内科常见病
循证治疗与案例精讲

主编 张延刚 朱春燕 满中萍 李家兵
　　　郭　蓉 孙淑媛 侯光友

黑龙江科学技术出版社

图书在版编目（CIP）数据

内科常见病循证治疗与案例精讲／张延刚等主编
. -- 哈尔滨：黑龙江科学技术出版社，2022.7
ISBN 978-7-5719-1503-2

Ⅰ．①内… Ⅱ．①张… Ⅲ．①内科－常见病－诊疗
Ⅳ．①R5

中国版本图书馆CIP数据核字（2022）第121711号

内科常见病循证治疗与案例精讲
NEIKE CHANGJIANBING XUNZHENG ZHILIAO YU ANLI JINGJIANG

主　　编	张延刚　朱春燕　满中萍　李家兵　郭　蓉　孙淑媛　侯光友
责任编辑	包金丹
封面设计	宗　宁
出　　版	黑龙江科学技术出版社
	地址：哈尔滨市南岗区公安街70-2号　邮编：150007
	电话：（0451）53642106　传真：（0451）53642143
	网址：www.lkcbs.cn
发　　行	全国新华书店
印　　刷	哈尔滨双华印刷有限公司
开　　本	787 mm×1092 mm　1/16
印　　张	30.25
字　　数	768千字
版　　次	2022年7月第1版
印　　次	2023年1月第1次印刷
书　　号	ISBN 978-7-5719-1503-2
定　　价	198.00元

F oreword 前言

　　内科学是临床医学的基础,内容涉及广泛,主要研究人体各系统疾病的病因、诊断与防治,并与各临床学科之间有着密切的联系。随着科学技术的发展,人们从实践中逐渐对人体各系统、各器官的疾病在病因和病理方面获得了比较明确的认识,加之诊断技术不断改进,以循证医学证据为指导的医学模式渐渐改变了以往以经验为主的医疗模式。为了跟上医学发展步伐,熟练掌握最新的诊断和治疗技术,临床内科医师迫切需要一本资料新、内容全、易掌握的参考书。基于这一需要,我们特组织有关专家、业务骨干集体编写了这本《内科常见病循证治疗与案例精讲》。

　　本书参阅了临床病例和专业资料,采用通俗易懂的语言介绍临床内科常见疾病的诊疗手段。首先,简单介绍了内科常见症状及内科常用检查的基础内容;然后重点就呼吸内科、心内科、肾内科、内分泌科等科室常见病的概念、临床表现、实验室检查、诊断与鉴别诊断、治疗等内容进行详细讲解。本书的编写秉承"专病专治"的原则,条理清晰、内容精炼,将基础理论与临床经典案例巧妙融合,抓住了疾病治疗的关键,可操作性强,指导对象明确,适合各级医院的临床医师、医学院校学生阅读使用。

　　由于内科学相关知识更新迅速,加之编者们编写时间紧张、编写经验有限,因此书中难免出现存在不足之处,恳请广大读者见谅,并批评指正。

《内科常见病循证治疗与案例精讲》编委会
2022 年 5 月

Contents
目 录

第一章
内科常见症状

第一节 眩 晕

眩晕实际上是一种运动幻觉(幻动),发作时患者感到外界旋转而自身不动,或感环境静止而自身旋转,或两者并存,除旋转外有时则为身体来回摆动、上升下降、地面高低不平、走路晃动。多为阵发性,短暂,但也有持续数周、数月。除轻症外,通常均伴程度不等的恶心、呕吐、面色苍白、出汗、眼震、步态不稳,甚至不能坐立,严重时患者卧床不动,头稍转动症状加重。

一、病因

(一)外源性前庭障碍
因前庭神经系统(自内耳至脑干前庭神经核、小脑、大脑额叶)以外的病变或环境影响所致。

1.全身性疾病

心脏病如充血性心力衰竭、心肌梗死、心律不齐、主动脉瓣狭窄、病态窦房结综合征等,高血压和低血压,尤其是直立性低血压、颈动脉窦综合征,血管病如脉管炎、主动脉弓综合征,代谢病如糖尿病、低血糖,内分泌病如甲状腺及甲状旁腺功能不足、肾上腺皮质功能低下、月经、妊娠、绝经期或更年期等,以及贫血、真性红细胞增多症等。

2.药物中毒

耳毒性抗生素如链霉素、卡那霉素、庆大霉素等,其他如酒精、一氧化碳、铅、奎宁、水杨酸钠、苯妥英钠、卡马西平、镇静剂、三环类抗抑郁药等。

3.病灶感染

鼻窦炎、慢性咽炎、龋齿、耳带状疱疹等。

4.晕动病

晕船、晕车、晕飞机。

5.精神病

焦虑症、癔症、精神分裂症。

(二)周围性前庭障碍
周围性前庭障碍即前庭周围性、迷路性或耳源性眩晕,引起眩晕的直接病因在周围性前庭神经系统本身(半规管、椭圆囊、圆囊、前庭神经节、前庭神经)。

1.梅尼埃病

梅尼埃病或称膜迷路积水,主要有三大症状:眩晕、耳鸣、耳聋。多起病于中年,男女发病率相等,影响内耳耳蜗及前庭系统,多为单侧,10%～20%为双侧。起病突然,先有耳鸣、耳聋,随后出现眩晕,持续数分钟至数小时,伴恶心、呕吐等,发作后疲劳、无力、嗜睡;眩晕消失后,耳鸣亦消失,听力恢复。急性期过后,一切如常,或有数小时、数天的平衡失调,间歇期长短不一。起初耳鸣、耳聋可完全消失,但反复发作后,耳鸣持续,听力亦不再恢复,无其他神经症状。间歇期体检,只有听力与前庭功能障碍,眼震为急性发作期的唯一体征,发作过后眼震消失。

2.前庭神经元炎

起病于呼吸道或胃肠道病毒感染之后,为突然发作的视物旋转,严重眩晕伴恶心、呕吐及共济失调,但无耳鸣或耳聋。患者保持绝对静卧,头部活动后眩晕加重,持续数天至数周,消退很慢,急性期有眼震,慢相向病灶侧,一侧或双侧前庭功能减退,见于青年,有时呈流行性。

3.位置性眩晕

其特点是患者转头至某一位置时出现眩晕,20～30秒后消失,伴恶心、呕吐、苍白,几乎都与位置有关,绝对不会自发,不论头和身体活动的快慢,仰卧时转头或站立时头后仰均能引起发作,听力及前庭功能正常,其症状与伴发的眼震可在位置试验时重现。

大多数位置性眩晕的病变在末梢器官,如圆囊自发变性、迷路震荡、中耳炎、镫骨手术后、前庭动脉闭塞等(位置试验时有一过性眼球震颤,易疲劳,而眩晕较重),故称良性阵发性位置性眩晕。部分位置性眩晕病变在中枢,如听神经、小脑、第四脑室及颞叶肿瘤,多发性硬化,后颅凹蛛网膜炎,脑脊液压力增高等。位置试验:当头保持某一特定的位置时,眼震持续,但眩晕不明显。

4.迷路炎

迷路炎为中耳炎的并发症,按病情轻重可分为迷路周围炎、浆液性迷路炎和化脓性迷路炎三种,均有不同程度的眩晕。

5.流行性眩晕

在一段时期内,眩晕患者明显增加。其特点为起病突然,眩晕甚为严重,无耳蜗症状,痊愈后很少再发,以往无类似发作史。可能与病毒感染影响迷路的前庭部位有关。

(三)中枢性前庭障碍

中枢性前庭障碍即前庭中枢性眩晕,任何病变累及前庭径路与小脑及大脑颞叶皮质连接的结构都可表现眩晕。

1.颅内肿瘤

肿瘤直接破坏前庭结构,或当颅内压增高时干扰前庭神经元的血液供应均可产生眩晕。成人以胶质瘤、脑膜瘤和转移性肿瘤居多,这些肿瘤除有中枢性位置性眼震外可无其他体征。儿童应考虑髓母细胞瘤。第四脑室囊肿可产生阵发性眩晕伴恶心和呕吐,称Bruns征(改变头位时突然出现眩晕、头痛、呕吐,甚至意识丧失,颈肌紧张收缩呈强迫头位)。

听神经瘤患者最先出现耳鸣,听力减弱,常缓慢进行。眩晕不严重,多为平衡失调而非旋转感,无眼震,前庭功能减退或消失。当肿瘤自内听道扩展至脑桥小脑角时出现角膜反射消失,同侧颜面麻木;当前庭神经核受压时出现眼震;压迫小脑时可有同侧肢体共济失调;压迫舌咽、迷走神经时则有声嘶、吞咽困难、同侧软腭瘫痪,视盘水肿,面瘫常为晚期症状。

2.脑血管病

(1)小脑后下动脉闭塞:引起延髓背外侧部梗死,可出现眩晕、恶心、呕吐及眼震;病侧舌咽、迷走神经麻痹,表现为饮水呛咳、吞咽困难、声音嘶哑、软腭麻痹及咽反射消失,病侧小脑性共济失调及 Horner 征,病侧面部和对侧的躯肢痛觉减退或消失(交叉性感觉障碍),称 Wallenberg 综合征,此征常见于椎动脉血栓形成。

(2)迷路卒中:内听动脉分为耳蜗支和前庭支,前庭支受累产生眩晕、恶心、呕吐、虚脱,若耳蜗支同时受累则有耳鸣、耳聋,若为耳蜗支单独梗死则出现突发性耳聋。

(3)椎-基底动脉供血不足:典型症状为发作性眩晕和复视,常伴眼震,有时恶心、呕吐,眩晕发作可能是半规管或脑干前庭神经核供血不全影响所致。常见轻偏瘫、偏瘫伴脑神经麻痹,临床表现视脑干损害的不同平面而定,多为一侧下运动神经元型脑神经瘫痪,对侧轻偏瘫,为脑干病变的特征。可有"猝倒发作",突然丧失全身肌张力而倒地,意识清楚,由下部脑干或上部脊髓发作性缺血影响皮质脊髓束或网状结构功能所致。可有枕部搏动性痛,在发作时或梗死进展期还可见到下列症状:①同向偏盲(枕叶缺血或梗死);②幻听、幻视(与颞叶病变有关);③意识障碍,无动性缄默或昏迷;④轻偏瘫,伴颅神经障碍,辨距不良,共济失调,言语、吞咽困难(继发于脑干损害);⑤位置性眼震;⑥核间性眼肌瘫痪;⑦感觉障碍。眩晕作为首发症状时可不伴神经症状。若一次发作无神经症状,反复发作也无小脑、脑干体征时,那么椎-基底动脉供血不足的诊断就不能成立。

(4)锁骨下动脉盗血综合征:系指无名动脉或锁骨下动脉近端部分闭塞发生患侧椎动脉压力下降,血液反流以致产生椎-基底动脉供血不足症状。以眩晕和视力障碍最常见,其次为晕厥。患侧桡动脉搏动减弱,收缩压较对侧相差 2.7 kPa(20 mmHg)以上。锁骨下可听到血管杂音。

(5)小脑、脑干梗死或出血。

3.颞叶癫痫

眩晕较常见,前庭中枢在颞叶,该处刺激时产生眩晕先兆,或为唯一的发作形式,发作时严重旋转感,恶心、呕吐时间短暂。听觉中枢亦在颞叶,故同时可有幻听,也有其他幻觉,如幻嗅等。除先兆外常有其他发作症状,如失神、凝视、梦样状态,并有咀嚼、吮唇等自动症及行为异常。此外,有似曾相识,不真实感,视物变大,恐惧、愤怒、忧愁等精神症状。约 2/3 患者有大发作。病因以继发于产伤、外伤、炎症、缺血最常见,其他如肿瘤、血管畸形、变性等。

4.头部外伤

颅底骨折,尤其颞骨横贯骨折,病情严重,昏迷醒后发现眩晕。多数外伤后眩晕并无颅底骨折,具体损害部位不明。无论有无骨折,临床多为头痛、头晕、平衡失调,转头时更明显。若有迷路或第Ⅷ对脑神经损害,则有自发性眩晕。若脑干损伤,瞳孔不等大,形状改变,光反应消失,复视,眼震,症状持续数周、数月甚至数年。有的颅脑伤患者,出现持久的头晕、头痛、神经过敏、性格改变等,则与躯体及精神因素有关,称脑外伤后综合征。

5.多发性硬化

眩晕作为最初出现的症状占 25%,而在所有病例的病程中可占 75%。耳鸣、耳聋少见。眼震呈水平或垂直型。核间性眼肌麻痹(眼球做水平运动时不能内收而外展正常),其他为肢体无力,感觉障碍,深反射亢进,有锥体束征及小脑损害体征等。以多灶性、反复发作、病情波动为特征,85%的患者脑脊液中 IgG 指数升高,头颅 CT 或 MRI 有助于诊断。

6.颈源性眩晕

眩晕伴颈枕痛,此外最显著的症状是颈项强直,有压痛,大多由颈椎关节强硬症骨刺压迫通过横突孔的椎动脉所致。

7.眼性眩晕

眼肌瘫痪复视时可产生轻度眩晕;屈光不正,先天性视力障碍,青光眼,视网膜色素变性等也可产生眩晕。

8.其他

延髓空洞症、遗传性共济失调等。

二、诊断

(一)明确是否为眩晕

病史应着重询问:发作时情况,有无自身或外界旋转感,发作与头位及运动的关系,起病缓急,程度轻重,持久或短暂等。鼓励患者详细描述,避免笼统地用"头晕"二字概括病情。询问伴随症状,有无恶心、呕吐、苍白、出汗,有无耳鸣、耳聋、面部和肢体麻木无力、头痛、发热,过去病史中应特别注意耳流脓、颅脑伤、高血压、动脉硬化、应用特殊药物等。根据病史,首先明确是眩晕,还是头重足轻、头晕眼花等一般性头晕。重度贫血、肺气肿咳嗽、久病后或者老年人突然由卧位或蹲位立起,以及神经症患者常诉头晕,正常人过分劳累也头晕,凡此等等,都不是真正眩晕,应加以区别。

(二)区别周围性或中枢性眩晕

1.周围性(迷路性)眩晕

其特点是明确的发作性旋转感,伴恶心、呕吐、面色苍白、出汗、血压下降,并有眼震、共济失调等,眩晕与伴发症状的严重性成正比。前庭神经核发出的纤维与迷走神经运动背核等有广泛联系,因此病变时可引起反射性内脏功能紊乱。多突然开始,症状严重,数分钟到数小时症状消失,很少超过数天或数周(因中枢神经有代偿作用),发作时出现眼震,水平型或细微旋转型,眼球转向无病变的一侧时眼震加重。严重发作时患者卧床,头不敢转动,常保持固定姿势。因病变同时侵犯耳蜗,故伴发耳鸣和耳聋。本型眩晕见于梅尼埃病、迷路炎、内耳外伤等。

2.中枢性(脑性)眩晕

无严重旋转感,多为持续不平衡感,如步态不稳。不伴恶心、呕吐及其他自主神经症状,可有自发性眼震,若有位置性眼震则方向多变且不固定,眼震的方向及特征多无助于区别中枢或周围性眩晕,但垂直型眼震提示脑干病变,眼震持续时间较长。此外,常有其他脑神经损害症状及长束征。耳鸣、耳聋少见,听力多正常,冷热水反应(变温)试验亦多正常。眩晕持续时间长,数周、数月、甚至数年。见于椎-基底动脉供血不足、脑干或后颅凹肿瘤、脑外伤、癫痫等。

(三)检查

全面体检,着重前庭功能及听力检查,诸如错定物位试验、Romberg 征、变温试验等,测两臂及立、卧位血压,尤其查有无位置性眼震(患者仰卧,头悬垂于检查台沿之外 30°,头摆向左侧或右侧,每改变位置时维持 60 秒)。正常时无眼震。周围性病变时产生的眩晕感与患者主诉相同,眼震不超过 15 秒;中枢性位置性眼震无潜伏期。

此外,应有针对性地选择各项辅助检查,如听神经瘤患者腰椎穿刺约有 2/3 病例出现脑脊液蛋白增高。可摄 X 线片、头颅 CT 或 MRI 等。怀疑颈源性眩晕时可摄颈椎 X 线片。癫痫患者做脑电图检查。经颅超声多普勒(TCD)可了解颅内血管病变及血液循环情况。眼震电图、脑干诱发电位检查有助于前庭系统眩晕的定位诊断。

(郭 蓉)

第二节 头 痛

狭义的头痛只是指颅顶部疼痛而言,广义的头痛可包括面、咽、颈部疼痛。对头痛的处理首先应找到产生头痛的原因。急性剧烈头痛与既往头痛无关,且以暴发起病或不断加重为特征者,提示有严重疾病存在,可带来不良后果。慢性或复发性头痛,成年累月久治不愈,多半属血管性或精神性头痛。临床上绝大部分患者是慢性或复发性头痛。

一、病因

(一)全身性疾病伴发的头痛

(1)高血压:头痛位于枕部或全头,跳痛性质,晨醒最重为高血压性头痛的特征,舒张压在17.3 kPa(130 mmHg)以上者较常见。

(2)肾上腺皮质功能亢进、原发性醛固酮增多症、嗜铬细胞瘤等,常引起持续性或发作性剧烈头痛,头痛与伴随儿茶酚胺释放时阵发性血压升高有关。

(3)颞动脉炎以50岁以上女性居多,头痛剧烈,常突然发作,并呈持续跳动性,一般限于一侧颞部,常伴有皮肤感觉过敏;受累的颞动脉发硬增粗,如管壁病变严重,颞动脉搏动消失,常有触痛,头颅其他血管也可发生类似病变。其可怕的并发症是单眼或双眼失明。本病不少患者伴有原因不明的风湿性肌肉-关节痛,可有夜汗、发热、血沉加速、白细胞计数增多。

(4)甲状腺功能减退或亢进。

(5)低血糖:当发生低血糖时通常有不同程度的头痛,尤其是儿童。

(6)慢性充血性心力衰竭、肺气肿。

(7)贫血和红细胞增多症。

(8)心脏瓣膜病变:如二尖瓣脱垂。

(9)传染性单核细胞增多症、亚急性细菌性心内膜炎、艾滋病所致的中枢神经系统感染或继发的机会性感染。

(10)头痛型癫痫:脑电图有癫痫样放电,抗癫痫治疗有效,多见于儿童的发作性剧烈头痛。

(11)绝经期头痛:头痛是妇女绝经期常见的症状,常伴有情绪不稳、心悸、失眠、周身不适等症状。

(12)变态反应性疾病引起的头痛常从额部开始,呈弥漫性,双侧或一侧,每次发作都是接触变应原后而发生,伴有变态反应症状。头痛持续几小时甚至几天。

(13)急慢性中毒后头痛。①慢性铅、汞、苯中毒:其特点类似功能性头痛,多伴有头晕、眩晕、乏力、食欲减退、情绪不稳,以及自主神经功能紊乱。慢性铅中毒可出现牙龈边缘的蓝色铅线,慢性汞中毒可伴有口腔炎,牙龈边缘出现棕色汞线。慢性苯中毒伴有白细胞计数减少,血小板和红细胞计数也相继减少。②一氧化碳中毒。③有机磷农药中毒。④乙醇中毒:宿醉头痛是在大量饮酒后隔天早晨出现的持续性头痛,由于血管扩张所致。⑤颠茄碱类中毒:由于阿托品、东莨菪碱过量引起头痛。

(14)脑寄生虫病引起的头痛:如脑囊虫病通常是全头胀痛、跳痛,可伴恶心、呕吐,但无明显定位意义。脑室系统囊虫病头痛的显著特征为由于头位改变突然出现剧烈头痛发作,呈强迫头位伴眩晕及喷射性呕吐,称为 Bruns 征。流行病学史可以协助诊断。

(二)五官疾病伴发的头痛

1.眼

(1)眼疲劳:如隐斜、屈光不正,尤其是未纠正的老视等。

(2)青光眼:眼深部疼痛,放射至前额。急性青光眼可有眼部剧烈疼痛,瞳孔常不对称,病侧角膜周围充血。

(3)视神经炎:除视物模糊外并有眼内、眼后或眼周疼痛,眼过分活动时产生疼痛,眼球有压痛。

2.耳、鼻、喉

(1)鼻源性头痛:系指鼻腔、鼻窦病变引起的头痛,多为前额深部头痛,呈钝痛和隐痛,无搏动性,上午较重,下午减轻,一般都有鼻病症状,如鼻塞、流脓涕等。

(2)鼻咽癌:除头痛外常有耳鼻症状,如鼻衄、耳鸣、听力减退、鼻塞,以及脑神经损害(第Ⅴ、Ⅵ、Ⅸ、Ⅻ对较常见)及颈淋巴结转移等。

3.齿

(1)龋病或牙根炎感染可引起第 2、3 支三叉神经痛。

(2)Costen 氏综合征:即颞颌关节功能紊乱,患侧耳前疼痛,放射至颞、面或颈部,伴耳阻塞感。

(三)头面部神经痛

1.三叉神经痛

疼痛不超出三叉神经分布范围,常位于口-耳区(自下犬齿向后扩展至耳深部)或鼻-眶区(自鼻孔向上放射至眼眶内或外),疼痛剧烈,来去急骤,约数秒钟即过。可伴面肌抽搐,流涎流泪,结膜充血,发作常越来越频繁,间歇期正常。咀嚼、刷牙、说话、风吹颜面均可触发。须区别系原发性或症状性三叉神经痛,后者检查时往往有神经损害体征,如颜面感觉障碍、角膜反射消失、颞肌咬肌萎缩等。病因有小脑脑桥角病变、鼻咽癌侵蚀颅底等。

2.眶上神经痛

位于一侧眼眶上部,眶上切迹处有持续性疼痛并有压痛,局部皮肤有感觉过敏或减退,常见于感冒后。

3.舌咽神经痛

累及舌咽神经和迷走神经的耳、咽支的感觉分布区域,疼痛剧烈并呈阵发性,但也可呈持续性,疼痛限于咽喉,或波及耳、腭甚至颈部,吞咽、伸舌均可促发。

4.枕神经痛

病变侵犯上颈神经感觉根或枕大神经或耳后神经,疼痛自枕部放射至头顶,也可放射至肩或同侧颞、额、眶后区域,疼痛剧烈,活动、咳嗽、喷嚏使疼痛加重,常为持续性痛,但可有阵发性痛,常有头皮感觉过敏,梳头时觉两侧头皮感觉不一样。病因不一,可见于受凉、感染、外伤、上颈椎类风湿病、寰枢椎畸形、小脑扁桃体下疝畸形(Arnold-Chiari 畸形)、小脑或脊髓上部肿瘤。

5.其他

Tolosa-Hunt 综合征,带状疱疹性眼炎等。

（四）颈椎病伤引起的头痛

1.颈椎关节强硬及椎间盘病

头痛位于枕部或下枕部，多钝痛，单侧或双侧，严重时波及前额、眼或颞部，甚至同侧上臂，起初间歇发作，后呈持续性，多发生在早晨，颈转动、咳嗽和用力时头痛加重。除由于颈神经根病变或脊髓受压引起者外神经体征少见，头和颈可呈异常姿势，颈活动受限，几乎总有枕下部压痛和肌痉挛，头顶加压可再现头痛。

2.类风湿关节炎和关节强硬性脊椎炎

枕骨下深部的间歇或持续疼痛，头前屈时呈锐痛和刀割样痛，头后仰或固定于两手间可暂时缓解，疼痛可放射至颜面部或眼。

3.枕颈部病变

寰枢椎脱位、寰枢关节脱位、寰椎枕化及颅底压迹均可产生枕骨下疼痛，屈颈或向前弯腰促发疼痛，平卧时减轻。小脑扁桃体疝、枕大孔脑膜瘤、上颈部神经纤维瘤、室管膜瘤、转移性瘤可牵拉神经根而产生枕骨下疼痛，向额部放射。头颅和脊柱本身病变诸如骨髓瘤、转移瘤、骨髓炎、脊椎结核、佩吉特病（变形性骨炎）引起骨膜痛，并产生反射性肌痉挛。

4.颈部外伤后

头痛剧烈，有时枕部一侧较重，持续性，颈活动时加重，运动受限，颈肌痉挛。

（五）颅内疾病所致头痛

1.脑膜刺激性头痛

自发性蛛网膜下腔出血，起病突然，多为全头痛，扩展至头、颈后部，呈"裂开样"痛，常有颈项强直。脑炎、脑膜炎时也为全面性头痛，伴有发热及颈项强直，脑脊液检查有助诊断。

2.牵引性头痛

由脑膜与血管或脑神经的移位或过牵引产生。见于颅内占位病变、颅内高压症和颅内低压症。各种颅内占位病变如硬膜下血肿、脑瘤、脑脓肿等均可产生头痛。脑瘤头痛，起初常是阵发性，早晨最剧，其后变为持续性，可并发呕吐。阻塞性脑积水引起颅内压增高，头痛为主要症状，用力、咳嗽、排便时头痛加重，常并发喷射性呕吐、脉缓、血压高、呼吸不规则、意识模糊、癫痫、视盘水肿等。颅内低压症见于腰穿后、颅脑损伤、脱水等，腰穿后头痛于腰穿后 48 小时内出现，于卧位坐起或站立后发生头痛，伴恶心、呕吐，平卧后头痛缓解，腰穿压力在 0.69 kPa（70 mmH$_2$O）以下，严重时无脑脊液流出，可伴有颈部僵直感。良性高颅压性头痛具有颅压增高的症状，急性或发作性全头痛，有呕吐、眼底视盘水肿，腰穿压力增高，头颅 CT 或 MRI 无异常。

（六）偏头痛

偏头痛可有遗传因素，以反复发作性头痛为特征，头痛程度、频度及持续时间可有很大差别，多为单侧，常有厌食、恶心和呕吐，有些病例伴情绪障碍。又可分为以下几种。

1.有先兆的偏头痛

占 10%～20%，青春期发病，有家族史，劳累、情绪因素、月经期等易发。发作前常有先兆，如闪光、暗点、偏盲、面、舌、肢体麻木等。继之以一侧或双侧头部剧烈搏动性跳痛或胀痛，多伴有恶心、呕吐、面色苍白、畏光或畏声。持续 2～72 小时恢复。间歇期自数天至十余年。

2.没有先兆的偏头痛

最常见，无先兆或有不清楚的先兆，见于发作前数小时或数天，包括精神障碍、胃肠道症状和体液平衡变化，面色苍白、头晕、出汗、兴奋、局部或全身水肿则与典型偏头痛相同，头痛可双侧，持续时间较长,自十多小时至数天,随年龄增长头痛强度变轻。

3.眼肌瘫痪型偏头痛

少见,头痛伴有动眼神经麻痹,常在持续性头痛3～5天后,头痛强度减轻时麻痹变得明显,睑下垂最常见。若发作频繁,动眼神经偶可永久损害。颅内动脉瘤可引起单侧头痛和动眼神经麻痹。

4.基底偏头痛

少见。见于年轻妇女和女孩,与月经周期明显有关。先兆症状包括失明、意识障碍和各种脑干症状,如眩晕、共济失调、构音障碍和感觉异常,历时20～40分钟,继之剧烈搏动性枕部头痛和呕吐。

5.偏瘫型偏头痛

以出现偏瘫为特征,头痛消失后神经体征可保留一段时期。

(七)丛集性头痛

丛集性头痛为与偏头痛密切相关的单侧型头痛,男多于女,常在30～60岁起病,其特点是一连串紧密发作后间歇数月甚至数年。发作突然,强烈头痛位于面上部、眶周和前额,常在夜间发作,密集的短阵头痛每次15～90分钟;有明显的并发症状,包括球结膜充血、流泪、鼻充血,约20%患者同侧有Horner综合征(瞳孔缩小,但对光及调节反射正常,轻度上睑下垂,眼球内陷,患侧头面颈部无汗,颜面潮红,温度增高,系交感神经损害所致),发作通常持续3～16周。

(八)紧张型头痛

紧张型头痛包括发作性及慢性肌肉收缩性头痛或非肌肉收缩性痛(焦虑、抑郁)。患者叙述含糊的弥漫性钝痛和重压感、箍紧感,几乎总是双侧性。偏头痛的特征样单侧搏动性疼痛少见,无明显恶心、呕吐等伴随症状。慢性头痛可以持续数十年,导致焦虑、抑郁状态,失眠、噩梦、厌食、疲乏、便秘、体重减轻等。镇痛剂短时有效,但长期服用反而可能造成药物依赖性头痛,生物反馈是较好的治疗方法。

(九)脑外伤后头痛

脑外伤后头痛指外伤恢复期后的慢性头痛,主要起源于颅外因素,如头皮局部瘢痕。可表现为肌肉收缩性痛、偏头痛、功能性头痛。有时并发转头时眩晕、恶心、变态反应和失眠。

二、诊断

(一)问诊

不少头痛病例的诊断(如偏头痛、精神性头痛等),主要是以病史为依据,特别要注意下列各点。

1.头痛的特点

(1)起病方式及病程:急、慢、长、短,发作性、持续性或在持续性基础上有发作性加重,注意发作时间长短及次数,以及头痛发作前后情况。

(2)头痛的性质及程度:压榨样痛、胀痛、钝痛、跳痛、闪电样痛、爆裂样痛、针刺样痛,加重或减轻因素,与体位的关系。

(3)头痛的部位:局部、弥散、固定、多变。

2.伴随症状

有无先兆(眼前闪光、黑蒙、口唇麻木及偏身麻木、无力),恶心、呕吐、头晕、眩晕、出汗、排便、五官症状(眼痛、视力减退、畏光、流泪、流涕、鼻塞、鼻出血、耳鸣、耳聋),神经症状(抽搐、瘫痪、感觉障碍),精神症状(失眠、多梦、记忆力减退、注意力不集中、淡漠、忧郁等)及发热等。

3.常见病因

有无外伤、感染、中毒或精神因素、肿瘤病史。

(二)系统和重点检查

在一般检查、神经检查及精神检查中应着重以下几点。

(1)体温、脉搏、呼吸、血压的测量。

(2)眼、耳、鼻、鼻窦、咽、齿、下颌关节有无病变,特别注意有无鼻咽癌迹象。

(3)头、颈部检查:注意有无强迫头位,颈椎活动幅度如何。观察体位改变(直立、平卧、转头)对头痛的影响。头颈部有无损伤、肿块、压痛、肌肉紧张、淋巴结肿大,有无血管怒张、发硬、杂音、搏动消失等。有无脑膜刺激征。

(4)神经检查:注意瞳孔大小、视力、视野,视盘有无水肿,头面部及肢体有无瘫痪和感觉障碍。

(三)分析方法

根据病史和体检的发现,对照前述病因分类中各种头痛的临床特点,进行细致考虑。一般而论,首先考虑是官能性还是器质性头痛。若属后者,分析是全身性疾病,还是颅内占位性病变,或非占位性病变引起的头痛,或颅外涉及眼、耳、鼻、喉、齿部疾病和头面部神经痛性头痛。对一时诊断不清者,应严密观察,定期复查,切忌"头痛医头",以免误诊。

(四)选择辅助检查

根据前述设想,推断头痛患者可能的病因,依照拟诊,选做针对性的辅助检查,如怀疑蛛网膜下腔出血,可检查脑脊液;怀疑脑瘤,可做头颅 CT 或 MRI;怀疑颅内感染,可行脑电图检查。

(朱春燕)

第三节　发　　热

一、概述

正常人的体温在体温调节中枢的控制下,人体的产热和散热处于动态平衡之中,维持体温在相对恒定的范围之内,腋窝下所测的体温为 36～37 ℃;口腔中舌下所测的体温为 36.3～37.2 ℃;肛门内所测的体温为 36.5～37.7 ℃。在生理状态下,不同的个体、不同的时间和不同的环境,体温会有所不同。①不同个体间的体温有差异:儿童由于代谢率较高,体温可比成年人高;老年人代谢率低,体温比成年人低。②同一个体体温在不同时间有差异:正常情况下,体温在早晨较低,下午较高;妇女体温在排卵期和妊娠期较高,月经期较低。③不同环境下的体温亦有差异:运动、进餐、情绪激动和高温环境下工作时体温较高,低温环境下工作时体温较低。在病理状态下,人体产热增多,散热减少,体温超过正常时,就称为发热。发热持续时间在2周以内为急性发热,超过2周为慢性发热。

(一)病因

引起发热的病因很多,按有无病原体侵入人体分为感染性发热和非感染性发热两大类。

1.感染性发热

各种病原体侵入人体后引起的发热称为感染性发热。引起感染性发热的病原体有细菌、病毒、支原体、立克次体、真菌、螺旋体及寄生虫。病原体侵入机体后可引起相应的疾病,不论急性还是慢性、局限性还是全身性均可引起发热。病原体及其代谢产物或炎性渗出物等外源性致热原,在体内作用于致热原细胞如中性粒细胞、单核细胞及巨噬细胞等,使其产生并释放白介素-1、干扰素、肿瘤坏死因子及炎症蛋白-1等而引起发热。感染性发热占发热病因的 $50\%\sim60\%$。

2.非感染性发热

由病原体以外的其他病因引起的发热称为非感染性发热。常见于以下原因。

(1)吸收热:由于组织坏死,组织蛋白分解和坏死组织吸收引起的发热称为吸收热。①物理和机械因素损伤:大面积烧伤、内脏出血、创伤、大手术后,骨折和热射病等。②血液系统疾病:白血病、恶性淋巴瘤、恶性组织细胞病、骨髓增生异常综合征、多发性骨髓瘤、急性溶血和血型不合输血等。③肿瘤性疾病:各种恶性肿瘤。④血栓栓塞性疾病:静脉血栓形成,如静脉、股静脉和髂静脉血栓形成。动脉血栓形成,如心肌梗死、脑动脉栓塞、肠系膜动脉栓塞和四肢动脉栓塞等。微循环血栓形成,如溶血性尿毒综合征和血栓性血小板减少性紫癜。

(2)变态反应性发热:变态反应产生时形成外源性致热原抗原抗体复合物,激活了致热原细胞,使其产生并释放白介素-1、干扰素、肿瘤坏死因子和炎症蛋白-1等引起的发热。如风湿热、药物热、血清病和结缔组织病等。

(3)中枢性发热:有些致热因素不通过内源性致热原而直接损害体温调节中枢,使体温调定点上移后发出调节冲动,造成产热大于散热,体温升高,称为中枢性发热。①物理因素:中暑等。②化学因素:重度安眠药中毒等。③机械因素:颅内出血和颅内肿瘤细胞浸润等。④功能性因素:自主神经功能紊乱和感染后低热。

(4)其他:如甲状腺功能亢进、脱水等。

发热都是由于致热因素的作用使人体产生的热量超过散发的热量,引起体温升高超过正常范围。

(二)发生机制

1.外源性致热原的摄入

各种致病的微生物或它们的毒素、抗原抗体复合物、淋巴因子、某些致炎物质(如尿酸盐结晶和硅酸盐结晶)、某些类固醇、肽聚糖和多核苷酸等外源性致热原多数是大分子物质,侵入人体后不能通过血-脑屏障作用于体温调节中枢,但可通过激活血液中的致热原细胞产生白介素-1等。

2.白介素-1等的产生

在各种外源性致热原侵入人体内后,能激活血液中的中性粒细胞,单核-巨噬细胞和嗜酸性粒细胞等,产生白介素-1、干扰素、肿瘤坏死因子和炎症蛋白-1。其中研究最多的是白介素-1。

3.白介素-1的作用部位

(1)脑组织:白介素-1可能通过下丘脑终板血管器(此处血管为有孔毛细血管)的毛细血管进入脑组织。

(2)POAH 神经元:白介素-1亦有可能通过下丘脑终板血管器毛细血管到达血管外间隙(即血-脑屏障外侧)的 POAH 神经元。

4.发热的产生

白介素-1作用于POAH神经元或在脑组织内再通过中枢介质引起体温调定点上移,体温调节中枢再对体温重新调节,发出调节命令,一方面可能通过垂体内分泌系统使代谢增加和/或通过运动神经系统使骨骼肌阵缩(即寒战),引起产热增加;另一方面通过交感神经系统使皮肤血管和立毛肌收缩,排汗停止,散热减少。这几方面作用使人体产生的热量超过散发的热量,体温升高,引起发热,一直达到体温调定点新的平衡点。

二、诊断

(一)发热程度诊断

(1)低热:体温超过正常,但低于38 ℃。

(2)中度热:体温为38.1~39 ℃。

(3)高热:体温为39.1~41 ℃。

(4)过高热:体温超过41 ℃。

(二)发热分期诊断

1.体温上升期

此期为白介素-1作用于POAH神经元或在脑组织内再通过中枢介质引起体温调定点上移,体温调节中枢对体温重新调节,发出调节命令,可通过代谢增加,骨骼肌阵缩(寒战),使产热增加;皮肤血管和立毛肌收缩,使散热减少。因此产热超过散热使体温升高。体温升高的方式有骤升和缓升两种。

(1)骤升型:体温在数小时内达到高热或以上,常伴有寒战。

(2)缓升型:体温逐渐上升在几天内达高峰。

2.高热期

此期为体温达到高峰后的时期,体温调定点已达到新的平衡。

3.体温下降期

此期由于病因已被清除,体温调定点逐渐降到正常,散热超过产热,体温逐渐恢复正常。与体温升高的方式相对应的有两种体温降低的方式。①骤降型:体温在数小时内降到正常,常伴有大汗。②缓降型:体温在几天内逐渐下降到正常。体温骤升和骤降的发热常见疟疾、大叶性肺炎、急性肾盂肾炎和输液反应。体温缓升缓降的发热常见于伤寒和结核。

(三)发热的分类诊断

1.急性发热

发热的时间在两周以内为急性发热。

2.慢性发热

发热的时间超过两周为慢性发热。

(四)发热的热型诊断

把不同时间测得的体温数值分别记录在体温单上,将不同时间测得的体温数值按顺序连接起来,形成体温曲线,这些曲线的形态称热型。

1.稽留热

体温维持在高热和以上水平达几天或几周。常见于大叶性肺炎和伤寒高热期。

2.弛张热

体温在一天内都在正常水平以上，但波动范围在 2 ℃以上。常见化脓性感染、风湿热、败血症等。

3.间歇热

体温骤升到高峰后维持几小时，再迅速降到正常，无热的间歇时间持续一到数天，反复出现。常见于疟疾和急性肾盂肾炎等。

4.波状热

体温缓升到高热后持续几天后，再缓降到正常，持续几天后再缓升到高热，反复多次。常见于布鲁氏菌病。

5.回归热

体温骤升到高热后持续几天，再骤降到正常，持续几天后再骤升到高热，反复数次。常见恶性淋巴瘤和部分恶性组织细胞病等。

6.不规则热

体温可高可低，无规律性。常见于结核病，风湿热等。

三、诊断方法

(一)详细询问病史

1.现病史

(1)起病情况和患病时间：发热的急骤和缓慢，发热持续时间。急性发热常见细菌、病毒、肺炎支原体、立克次体、真菌、螺旋体及寄生虫感染。其他有结缔组织病、急性白血病、药物热等。长期发热除中枢性原因外，还可包括以下四大类：①感染是长期发热最常见的原因，常见于伤寒、副伤寒、亚急性感染性心内膜炎、败血症、结核病、阿米巴肝脓肿、黑热病、急性血吸虫病等。在各种感染中，结核病是主要原因之一，特别是某些肺外结核，如深部淋巴结结核、肝结核。②造血系统的新陈代谢率较高，有病理改变时易引起发热，如非白血性白血病、深部恶性淋巴瘤、恶性组织细胞病等。③结缔组织疾病如播散性红斑狼疮、结节性多动脉炎、风湿热等，可成为长期发热的疾病。④恶性肿瘤增长迅速，当肿瘤组织崩溃或附加感染时则可引起长期发热，如肝癌、结肠癌等早期常易漏诊。

(2)病因和诱因：常见的有流行性感冒、其他病毒性上呼吸道感染、急性病毒性肝炎、流行性乙型脑炎、脊髓灰质炎、传染性单核细胞增多症、流行性出血热、森林脑炎、传染性淋巴细胞增多症、麻疹、风疹、流行性腮腺炎、水痘、肺炎支原体肺炎、肾盂肾炎、胸膜炎、心包炎、腹膜炎、血栓性静脉炎、丹毒、伤寒、副伤寒、亚急性感染性心内膜炎、败血症、结核病、阿米巴肝脓肿、黑热病、急性血吸虫病、钩端螺旋体病、疟疾、丝虫病、旋毛虫病、风湿热、药物热、血清病、系统性红斑狼疮、皮肌炎、结节性多动脉炎、急性胰腺炎、急性溶血、急性心肌梗死、脏器梗死或血栓形成、体腔积血或血肿形成、大面积烧伤、白血病、恶性淋巴瘤、癌、肉瘤、恶性组织细胞病、痛风发作、甲状腺危象、重度脱水、热射病、脑出血、白塞病、高温下工作等。

(3)伴随症状：寒战、结膜充血、口唇疱疹、肝脾大、淋巴结肿大、出血、关节肿痛、皮疹和昏迷等。发热的伴随症状越多，越有利于诊断或鉴别诊断，所以应尽量询问和采集发热的全部伴随症状。寒战常见于大叶性肺炎、败血症、急性胆囊炎、急性肾盂肾炎、流行性脑脊髓膜炎、疟疾、钩端螺旋体病、药物热、急性溶血或输血反应等。结膜充血多见于麻疹、咽结膜热、流行性出血热、斑疹伤寒、钩端螺旋体病等。口唇单纯疱疹多出现于急性发热性疾病,如大叶性肺炎、流行性脑脊髓膜炎、间日疟、流行性感冒等。淋巴结肿大见于传染性单核细胞增多症、风疹、淋巴结结核、局灶性化脓性感染、丝虫病、白血病、淋巴瘤、转移癌等。

肝脾大常见于传染性单核细胞增多症、病毒性肝炎、肝及胆管感染、布鲁氏菌病、疟疾、结缔组织病、白血病、淋巴瘤及黑热病、急性血吸虫病等。出血可见于重症感染及某些急性传染病,如流行性出血热、病毒性肝炎、斑疹伤寒、败血症等。也可见于某些血液病,如急性白血病、重型再生障碍性贫血、恶性组织细胞病等。关节肿痛常见于败血症、猩红热、布鲁氏菌病、风湿热、结缔组织病、痛风等。皮疹常见于麻疹、猩红热、风疹、水痘、斑疹伤寒、风湿热、结缔组织病、药物热等。昏迷发生在发热之后者常见于流行性乙型脑炎、斑疹伤寒、流行性脑脊髓膜炎、中毒性菌痢、中暑等;昏迷发生在发热前者见于脑出血、巴比妥类中毒等。

2.既往史和个人史

既往史:如过去曾患的疾病、有无外伤、做过何种手术、预防接种史和过敏史等。个人经历:如居住地、职业、旅游史和接触感染史等。职业:如工种、劳动环境等。发病地区及季节:对传染病与寄生虫病的诊断特别重要。某些寄生虫病如血吸虫病、黑热病、丝虫病等有严格的地区性。斑疹伤寒、回归热、白喉、流行性脑脊髓膜炎等流行于冬春季节;伤寒、乙型脑炎、脊髓灰质炎则流行于夏秋;钩端螺旋体病的流行常见于夏收与秋收季节。麻疹、猩红热、伤寒等急性传染病愈后常有较牢固的免疫力,第二次发病的可能性甚少。中毒型菌痢、食物中毒的患者发病前多有进食不洁饮食史;疟疾、病毒性肝炎可通过输血传染。阿米巴肝脓肿可有慢性痢疾病史。

(二)仔细全面体检

(1)记录体温曲线:每天记录 4 次体温以此判断热型。

(2)细致、精确、规范、全面和有重点的体格检查。

(三)准确的实验室检查

1.常规检查

常规检查包括三大常规(即血常规、尿常规和大便常规)、血沉和肺部 X 线片。

2.细菌学检查

可根据病情取血、骨髓、尿、胆汁、大便和脓液进行细菌培养。

(四)针对性的特殊检查

1.骨髓穿刺和骨髓活检

对血液系统的肿瘤和骨髓转移癌有诊断意义。

2.免疫学检查

免疫球蛋白电泳、类风湿因子、抗核抗体、抗双链 DNA 抗体等。

3.影像学检查

如超声、CT 和 MRI 下摄像仪检查。

4.淋巴结活检

对淋巴组织增生性疾病的确诊有诊断价值。

5.诊断性探查术

对经过以上检查仍不能诊断的腹腔内肿块可慎重采用。

四、鉴别诊断

(一)急性发热

急性发热指发热在 2 周以内者。病因主要是感染,其局部定位症状常出现在发热之后。准确的实验室检查和针对性的特殊检查对鉴别诊断有很大的价值。如果发热缺乏定位,白细胞计数不高或降低难以确定诊断的大多为病毒感染。

(二)慢性发热

1.长期发热

长期发热指中高度发热超过 2 周者。常见的病因有四类:感染、结缔组织疾病、肿瘤和恶性血液病。其中以感染多见。

(1)感染:常见的原因有伤寒、副伤寒、结核、败血症、肝脓肿、慢性胆囊炎、感染性心内膜炎、急性血吸虫病、传染性单核细胞增多症、黑热病等。

感染所致发热的特点:①常伴畏寒和寒战。②白细胞数 $>10\times10^9/L$、中性粒细胞 $>80\%$、杆状核粒细胞 $>5\%$,常为非结核感染。③病原学和血清学的检查可获得阳性结果。④抗生素治疗有效。

(2)结缔组织疾病:常见的原因有系统性红斑狼疮、风湿热、皮肌炎、白塞病、结节性多动脉炎等。

结缔组织疾病所致发热的特点:①多发于生育期的妇女。②多器官受累、表现多样。③血清中有高滴度的自身抗体。④抗生素治疗无效且易过敏。⑤水杨酸或肾上腺皮质激素治疗有效。

(3)肿瘤:常见各种恶性肿瘤和转移性肿瘤。肿瘤所致发热的特点:无寒战、抗生素治疗无效、伴进行性消瘦和贫血。

(4)恶性血液病:常见于恶性淋巴瘤和恶性组织细胞病。恶性血液病所致发热的特点:常伴于肝脾大、全血细胞计数减少和进行性衰竭,抗生素治疗无效。

2.慢性低热

慢性低热指低度发热超过 3 周者,常见的病因有器质性和功能性低热。

(1)器质性低热:①感染,常见的病因有结核、慢性泌尿系统感染、牙周脓肿、鼻旁窦炎、前列腺炎和盆腔炎等。注意进行有关的实验室检查和针对性的特殊检查对鉴别诊断有很大的价值。②非感染性发热,常见的病因有结缔组织疾病和甲亢,凭借自身抗体和毛、爪的检查有助于诊断。

(2)功能性低热:①感染后低热,急性传染病等引起高热在治愈后,由于体温调节中枢的功能未恢复正常,低热可持续数周,反复的体检和实验室检查未见异常。②自主神经功能紊乱,多见于年轻女性,一天内体温波动不超过 0.5 ℃,体力活动后体温不升反降,常伴颜面潮红、心悸、手颤、失眠等。并排除其他原因引起的低热后才能诊断。

(朱春燕)

第四节 心 悸

一、概述

心悸是人们主观感觉心跳或心慌,患者主诉心脏像擂鼓样,心脏停搏,心慌不稳等,常伴心前区不适,是由于心率过快或过缓、心律不齐、心肌收缩力增加或神经敏感性增高等因素引起。一般健康人仅在剧烈运动、神经过度紧张或高度兴奋时才会有心悸的感觉,神经官能症或处于焦虑状态的患者即使没有心律失常或器质性心脏病,也常以心悸为主诉而就诊,而某些患器质性心脏病者或出现频发性期前收缩,甚至心房颤动而并不感觉心悸。

二、诊断

(一)临床表现

由于心律失常引起的心悸,在检查患者的当时心律失常不一定存在,因此务必让患者详细陈述发病的缓急、病程的长短;发生心悸当时的主观症状,如有无心脏活动过强、过快、过慢、不规则的感觉;持续性或阵发性;是否伴有意识改变;周围循环状态如四肢发冷、面色苍白,以及发作持续时间等;有无多食、怕热、易出汗、消瘦等;心悸发作的诱因与体位、体力活动、精神状态,以及麻黄碱、胰岛素等药物的关系。体检重点检查有无心脏疾病的体征,如心脏杂音、心脏扩大及心律改变,有无血压增高、脉压增宽、动脉枪击音、水冲脉等高动力循环的表现,注意甲状腺是否肿大,有无突眼、震颤及杂音,以及有无贫血的体征。

(二)辅助检查

为明确有无心律失常存在及其性质应做心电图检查,如常规心电图未发现异常,可根据患者情况予以适当运动如仰卧起坐、蹲踞活动或 24 小时动态心电图检查,怀疑冠心病、心肌炎者给予运动负荷试验,阳性检出率较高,如高度怀疑有恶性室性心律失常者,应做连续心电图监测。如怀疑有甲状腺功能亢进、低血糖或嗜铬细胞瘤时可进行相关的实验室检查。

三、鉴别诊断

心悸的鉴别需明确其为心脏原发性节律紊乱引起还是继发循环系统以外的疾病所致,进一步需确定其为功能性还是器质性疾病导致的心悸。

(一)心律失常

1.期前收缩

期前收缩为心悸最常见的病因。不少正常人可因期前收缩的发生而以心悸就诊,心突然"悬空""下沉"或"停顿"感是期前收缩的特征。此种感觉不但与代偿间歇的长短有关,且往往与期前收缩后的心搏出量有关。心脏病患者发生期前收缩的机会更多,心肌梗死患者如期前收缩发生在前一心搏的 T 波上,特别容易引起室性心动过速或心室颤动,应及时处理。听诊可发现心跳不规则,第一心音增强,第二心音减弱或消失,以后有一较长的代偿间歇,桡动脉搏动减弱,甚或消失,形成脉搏短细。

15

2.阵发性心动过速

阵发性心动过速是一种阵发性规则而快速的异位心律,具有突发突止的特点,发作时间长短不一,心率在160～220次/分,大多数阵发性室上性心动过速是由折返机制引起,多无器质性心脏病,心动过速发作可由情绪激动、突然用力、疲劳或饱餐所致,亦可无明显诱因出现心悸、心前区不适、精神不安等,严重者可出现血压下降、头晕、乏力,甚至心绞痛。室性心动过速最常发生于冠心病,尤其是发生过心肌梗死有室壁瘤的患者及心功能较差者;也可见于其他心脏病甚至无心脏病的患者。阵发性室上性心动过速和室性心动过速心电图不难鉴别,但宽QRS波室上性心动过速有时与室速难以区分,必要时可做心脏电生理检查。

3.心房颤动

心房颤动亦为常见心悸原因之一,特别是初发又未经治疗而心率快速者。多发生在器质性心脏病基础上。由于心房活动不协调,失去有效收缩力,加以快而不规则心室节律使心室舒张期缩短,心室充盈不足,因而心排血量不足,常可诱发心力衰竭。体征主要是心律完全不规则,输出量甚少的心搏可引起脉搏短细,心率越快,脉搏短细越显著。心电图检查示窦性P波消失,出现细小而形态不一的心房颤动波,心室率绝对不齐则可明确诊断。

(二)心外因素性心悸

1.贫血

常见病因和诱因有钩虫病、溃疡病、痔、月经过多、产后出血、外伤出血等。心悸因心率代偿性增快所致,头晕、眼花、乏力、皮肤黏膜苍白为贫血疾病的共性,贫血纠正,心悸好转。各种贫血有其特有的临床表现,可有皮肤黏膜出血,上腹部压痛,消瘦,产后出血等。血常规、血小板计数、网织红细胞计数、血细胞比容、外周血及骨髓涂片、粪检寄生虫卵等可资鉴别。

2.甲状腺功能亢进症

以20～40岁女性多见。甲状腺激素分泌过多,兴奋和刺激心脏,心悸因代谢亢进心率增快引起,稍活动心悸明显加剧,伴手震颤、怕热、多汗、失眠、易激动、食欲亢进、消瘦;甲状腺弥漫性肿大;有细震颤和血管杂音;眼球突出,持续性心动过速。实验室检查甲状腺摄碘率升高,甲状腺抑制试验阴性,血总 T_3、T_4 升高,基础代谢率升高等。

3.休克

由于全身组织灌注不足,微循环血流减少,致使心率增快,出现心悸。典型临床症状为皮肤苍白,四肢皮肤湿冷,意识模糊,脉快而弱,血压明显下降,脉压小,尿量减少,二氧化碳结合力和血pH有不同程度的降低,收缩压下降至10.7 kPa(80 mmHg)以下,脉压<2.7 kPa(20 mmHg),原有高血压者收缩压较原有水平下降30%以上。

4.高原病

多见于初入高原者,由于在海拔3 000 m以上,大气压和氧分压降低,引起人体缺氧,心率代偿性增快而出现心悸,伴头痛、头晕、眩晕、恶心、呕吐、失眠、疲倦、气喘、胸闷、胸痛、咳嗽、咯血色泡沫痰、呼吸困难等,严重者可出现高原性肺脑水肿。X线检查见肺动脉段隆凸,右心室肥大,心电图见右心室肥厚及肺性P波等;血常规检查见红细胞数增多,如红细胞数>6.5×10^{12}/L,血红蛋白>18.5 g/L等。

5.发热性疾病

由病毒、细菌、支原体、立克次体、寄生虫等感染引起。心悸常与发热有明显关系,热退则心悸缓解。根据原发病不同有其不同临床体征,血、尿、粪常规检查及X线、超声检查等可明确诊断。

6.药物作用所致的心悸

肾上腺素、阿托品、甲状腺素等药物使用后心率加快,出现心悸。停药后心悸逐渐消失。临床表现除原有疾病的症状外,尚有心前区不适、面色潮红、烦躁不安、心动过速等,详细询问用药史及停药后症状消失可资鉴别。

(三)妊娠期心动过速

由于胎儿生长需要,血流量增加,流速加快,心率加快而致心悸。多见于妊娠后期,有妊娠期的变化,如子宫增大、乳房增大、呼吸困难等症状,下肢水肿、心动过速、腹部随妊娠月龄的增加而膨大,可伴有高血压。尿妊娠试验、黄体酮试验、超声检查等鉴别不难。

(四)更年期综合征

主要与卵巢功能衰退,性激素分泌失调有关。多发生于45～55岁,激素分泌紊乱、自主神经功能异常而引起心悸。主要特征为月经紊乱,全身不适,面部皮肤阵阵发红,忽冷忽热,出汗,情绪易激动,失眠,耳鸣,腰背酸痛,性功能减退等。血、尿中的雌激素及催乳素减少。卵泡刺激素(FSH)与黄体生成激素(LH)增高为诊断依据。

(五)心脏神经官能症

主要由于中枢神经功能失调,影响自主神经功能,造成心脏血管功能异常。患者群多为青壮年(20～40岁)女性,心悸与精神状态、失眠有明显关系,主诉较多。如呼吸困难、心前区疼痛、易激动、易疲劳、失眠、多梦、头晕、头痛、记忆力差、注意力涣散、多汗、手足冷、腹胀、尿频等。X线、心电图、超声心动图等检查正常。

(侯光友)

第五节　胸　痛

胸痛是由多种疾病引起的一种常见症状,胸痛的程度与病情的轻重可无平行关系。因其可能表示患者存在严重的,有时甚至是威胁生命的疾病,故临床医师应重视这一主诉。评价胸痛的首要任务是区别呼吸系统疾病所致的胸痛还是其他系统疾病,尤其是心血管疾病所致的胸痛。疼痛的性质和发生的环境有助于区分心绞痛或心肌梗死的疼痛,体格检查、X线检查和心电图检查通常可用于鉴别诊断。胸膜疼痛的典型表现是深呼吸或咳嗽使之加重,固定胸壁可使之被控制。如果产生胸腔积液,由于发炎的胸膜被隔开可使疼痛消失。胸膜摩擦音常伴随着胸膜疼痛,但也可单独发生。源于胸壁的疼痛也可因深呼吸或咳嗽而加重,但通常能通过局部触痛来鉴别。胸膜疼痛也可存在一些触痛(如肺炎链球菌肺炎伴胸膜疼痛),但通常轻微,定位不明确,并且只有深压才能引出。带状疱疹在出疹以前,可出现难以诊断的胸痛。

一、原因

(一)胸壁疾病

皮肤或皮下组织的化脓性感染、带状疱疹、肌炎、肋间神经炎和外伤等。

（二）胸腔脏器疾病

1.呼吸系统疾病

胸膜炎、胸膜肿瘤、肺梗死、自发性气胸、肺癌、肺炎、肺脓肿等。

2.循环系统疾病

心绞痛、急性心肌梗死、心肌病、心包炎、夹层主动脉瘤、心脏神经官能症等。

3.纵隔及食管疾病

纵隔炎、纵隔肿瘤、纵隔气肿、食管炎、食管肿瘤等。

（三）横膈及腹腔脏器疾病

膈胸膜炎、膈下脓肿、肝胆疾病、脾周围炎、脾梗死、急性胰腺炎等。

二、诊断思维

各种疾病所致的胸痛在疼痛部位、性质及持续时间等方面可有一定特点，有助于鉴别诊断。

（一）疼痛的部位

胸壁疾病的疼痛常固定于局部且有明显压痛；带状疱疹的疼痛沿神经走向分布；肋间神经疼痛限于该神经的支配区；心绞痛、心肌梗死时疼痛位于胸骨后和心前区且可放射至左肩和左臂内侧；食管、纵隔疾病常在胸骨后疼痛，还可向肩部或肩胛间区放射；膈下脓肿、膈胸膜炎时患侧下胸部疼痛，也可向同侧肩部及颈部放射；胸膜炎所致胸痛常在患侧胸廓运动度较大的侧胸壁下部位。

（二）疼痛的性质

肋间神经痛呈阵发性刀割样、触电样灼痛；神经根痛为刺痛；肌原性疼痛呈酸胀痛；骨源性疼痛呈锥刺痛；心绞痛呈压榨样痛；自发性气胸与急性干性胸膜炎多呈撕裂样痛或尖锐刺痛；食管炎多有灼热感或灼痛；肺癌则可有隐闷痛。

（三）疼痛的时间

肌源性疼痛常在肌肉收缩时加剧；食管疾病的疼痛常在吞咽动作时发生；胸膜炎的疼痛常在深吸气或咳嗽时加剧；心绞痛多在劳动或情绪激动时发生，持续数分钟，休息或含服硝酸甘油片后1～2分钟迅速缓解；心肌梗死的胸痛可持续数小时至数天，休息及含服硝酸甘油片无效；骨源性疼痛或肿瘤所致的疼痛则为持续性的。

（四）伴随症状

胸痛伴高热者考虑肺炎；伴咳脓痰者考虑肺脓肿；胸痛突然发生伴呼吸困难者应想到自发性气胸；纵隔和食管疾病胸骨后疼痛常伴咽下困难；带状疱疹在病变的神经支配区先有皮肤变态反应，后出现成簇小丘疹和疱疹。

（五）年龄

青壮年胸痛者多注意肌原性胸痛、肋软骨炎、胸膜炎、肺炎、肺结核；中老年胸痛多考虑心血管疾病、肿瘤侵犯。

（朱春燕）

第六节 咳嗽与咳痰

咳嗽是一种保护性反射动作,借以将呼吸道的异物或分泌物排出。但长期、频繁、剧烈的咳嗽影响工作与休息,则失去其保护性意义,属于病理现象。咳痰是凭借咳嗽动作将呼吸道内病理性分泌物或渗出物排出口腔外的病态现象。

一、咳嗽常见病因

主要为呼吸道与胸膜疾病。

(一)呼吸道疾病

从鼻咽部到小支气管整个呼吸道黏膜受到刺激时均可引起咳嗽,而刺激效应以喉部杓状间腔和气管分叉部的黏膜最敏感。呼吸道各部位受到刺激性气体、烟雾、粉尘、异物、炎症、出血、肿瘤等刺激时均可引起咳嗽。

(二)胸膜疾病

胸膜炎、胸膜间皮瘤、胸膜受到损伤或刺激(如自发性或外伤性气胸、血胸、胸膜腔穿刺)等均可引起咳嗽。

(三)心血管疾病

如二尖瓣狭窄或其他原因所致左心功能不全引起的肺淤血与肺水肿,或因右心或体循环静脉栓子脱落引起肺栓塞时,肺泡及支气管内有漏出物或渗出物,刺激肺泡壁及支气管黏膜,出现咳嗽。

(四)胃食管反流病

胃反流物对食管黏膜的刺激和损伤,少数患者以咳嗽与哮喘为首发或主要症状。

(五)神经精神因素

呼吸系统以外器官的刺激经迷走、舌咽和三叉神经与皮肤的感觉神经纤维传入,经喉下、膈神经与脊神经分别传到咽、声门、膈等,引起咳嗽;神经官能症,如习惯性咳嗽、癔症等。

二、咳痰常见病因

主要见于呼吸系统疾病,如急慢性支气管炎、支气管哮喘、支气管肺癌、支气管扩张、肺部感染(包括肺炎、肺脓肿等)、肺结核、过敏性肺炎等。另外有心功能不全所致肺淤血、肺水肿,以及白血病、风湿热等所致的肺浸润等。

三、咳嗽的临床表现

为判断其临床意义,应注意详细了解下述内容。

(一)咳嗽的性质

咳嗽无痰或痰量甚少,称为干性咳嗽,常见于急性咽喉炎、支气管炎的初期、胸膜炎、轻症肺结核等。咳嗽伴有痰液时,称为湿性咳嗽,常见于肺炎、慢性支气管炎、支气管扩张、肺脓肿及空洞型肺结核等疾病。

(二)咳嗽出现的时间与规律

突然出现的发作性咳嗽,常见于吸入刺激性气体所致急性咽喉炎与气管-支气管炎、气管与支气管异物、百日咳、支气管内膜结核、气管或气管分叉部受压迫刺激等。长期慢性咳嗽多见于呼吸道慢性病,如慢性支气管炎、支气管扩张、肺脓肿和肺结核等。

周期性咳嗽可见于慢性支气管炎或支气管扩张,且往往于清晨起床或夜晚卧下时(即体位改变时)咳嗽加剧;卧位咳嗽比较明显的可见于慢性左心功能不全;肺结核患者常有夜间咳嗽。

(三)咳嗽的音色

音色指咳嗽声音的性质和特点。

(1)咳嗽声音嘶哑:多见于喉炎、喉结核、喉癌和喉返神经麻痹等。

(2)金属音调咳嗽:见于纵隔肿瘤、主动脉瘤或支气管癌、淋巴瘤、结节病压迫气管等。

(3)阵发性连续剧咳伴有高调吸气回声(犬吠样咳嗽):见于百日咳、会厌、喉部疾病和气管受压等。

(4)咳嗽无声或声音低微:可见于极度衰弱的患者或声带麻痹。

四、痰的性状及临床意义

痰的性质可分为黏液性、浆液性、脓性、黏液脓性、血性等。急性呼吸道炎症时痰量较少,多呈黏液性或黏液脓性;慢性阻塞性肺疾病时,多为黏液泡沫痰,当痰量增多且转为脓性,常提示急性加重;支气管扩张、肺脓肿、支气管胸膜瘘时痰量较多,清晨与晚睡前增多,且排痰与体位有关,痰量多时静置后出现分层现象:上层为泡沫、中层为浆液或浆液脓性、底层为坏死组织碎屑;肺炎链球菌肺炎可咳铁锈色痰;肺厌氧菌感染,脓痰有恶臭味,阿米巴性肺脓肿咳巧克力色痰;肺水肿为咳粉红色泡沫痰;肺结核、肺癌常咳血痰;黄绿色或翠绿色痰,提示铜绿假单胞菌(绿脓杆菌)感染;痰白黏稠、牵拉成丝难以咳出,提示有白色念珠菌感染。

五、咳嗽与咳痰的伴随症状

(1)咳嗽伴发热:见于呼吸道(上、下呼吸道)感染、胸膜炎、肺结核等。

(2)咳嗽伴胸痛:多见于肺炎、胸膜炎、自发性气胸、肺梗死和支气管肺癌。

(3)咳嗽伴呼吸困难:见于喉炎、喉水肿、喉肿瘤、支气管哮喘、重度慢性阻塞性肺疾病、重症肺炎和肺结核、大量胸腔积液、气胸、肺淤血、肺水肿、气管与支气管异物等。呼吸困难严重时引起动脉血氧分压降低(缺氧)出现发绀。

(4)咳嗽伴大量脓痰:见于支气管扩张症、肺脓肿、肺囊肿合并感染和支气管胸膜瘘等。

(5)咳嗽伴咯血:多见于肺结核、支气管扩张、支气管肺癌、二尖瓣狭窄、肺含铁血黄素沉着症、肺出血-肾炎综合征等。

(6)慢性咳嗽伴杵状指(趾):主要见于支气管扩张、肺脓肿、支气管肺癌和脓胸等。

(7)咳嗽伴哮鸣音:见于支气管哮喘、慢性支气管炎喘息型、弥漫性支气管炎、心源性哮喘、气管与支气管异物、支气管肺癌引起气管与大气管不完全阻塞等。

(8)咳嗽伴剑突下烧灼感、反酸、饭后咳嗽明显:提示为胃食管反流性咳嗽。

(朱春燕)

第七节　恶心与呕吐

恶心与呕吐是临床常见症状,恶心为上腹部不适、紧迫、欲吐伴以迷走神经兴奋的一系列症状,如苍白、冷汗、流涎、心动过缓等;呕吐则是胃内容物甚至部分小肠内容物经食管至口腔再排出体外的症状。恶心多为呕吐的先兆,二者均为一复杂的反射动作,且由多种原因引起。多数为消化系统疾病所致,少数由全身疾病引起,须做全面、系统的问诊和查体方能做出诊断。反复持续的呕吐尚可引起严重并发症,故应予重视。

一、病因及分类

由于发病机理不完全清楚,恶心与呕吐尚无满意分类,一般分为反射性和中枢性两类。

(一)反射性呕吐

1.咽部受到刺激

如吸烟、剧咳、鼻咽部炎症或溢脓等。

2.胃十二指肠疾病

急、慢性胃肠炎,消化性溃疡,急性胃扩张或幽门梗阻,十二指肠壅滞等。

3.肠道疾病

急性阑尾炎、各型肠梗阻、急性出血坏死性肠炎、腹型过敏性紫癜。

4.肝、胆、胰疾病

急性肝炎,肝硬化,肝瘀血,急、慢性胆囊炎或胰腺炎。

5.全身性疾病

如肾输尿管结石、急性肾盂肾炎、急性盆腔炎、异位妊娠破裂等。心肌梗死、内耳迷路病变、青光眼、屈光不正等亦可出现恶心与呕吐。

(二)中枢性呕吐

(1)颅内感染:各种脑炎、脑膜炎。

(2)脑血管疾病:如脑出血、脑栓塞、脑血栓形成、高血压脑病及偏头痛等。

(3)颅脑损伤:脑挫裂伤或颅内血肿。

(4)癫痫:特别是持续状态。

(5)全身疾病:可能因尿毒症、肝昏迷、糖尿病酮症酸中毒或低血糖累及脑部,从而引起脑水肿、颅压改变等。

(6)药物:某些药物可因兴奋呕吐中枢而致呕吐。

二、诊断方法

(一)病史

1.呕吐的特点

先有恶心继而呕吐,多为反射性呕吐,由消化系统疾病、药物、中毒等引起;恶心缺如或很轻,呕吐剧烈呈喷射状为中枢性呕吐的特征,多由于颅内高压引起,患者常有头痛、脉缓;精神性呕吐,恶心轻微,呕吐不费力。

2.呕吐的时间

晨起恶心呕吐见于早孕、尿毒症、酒精中毒及鼻窦炎;晚上呕吐则见于幽门梗阻,呈朝食暮吐特征;餐后即吐、群体发病多为食物中毒;餐后或数餐之后呕吐见于胃潴留、胃轻瘫。

3.呕吐物性质

含隔顿隔夜食物者提示幽门梗阻,一般不含胆汁;含大量胆汁则梗阻平面多在十二指肠乳头以下或空肠梗阻;呕吐物量大带粪臭提示低位肠梗阻或胃、小肠结肠瘘;呕吐大量酸性胃液见于活动期溃疡或卓艾综合征。

4.呕吐伴随症状

伴头痛、眩晕应考虑到颅内高压、青光眼、偏头痛等,伴眩晕者应考虑迷路病变,如迷路炎或氨基糖苷类药物的毒性;伴腹痛者多为消化系统疾病所致,溃疡病、胃炎、肠梗阻等于呕吐后腹痛减轻,而胆囊炎、胰腺炎呕吐后不能缓解;伴腹泻者多为急性胃肠炎或各种原因的急性中毒,伴黄疸、发热及右上腹痛者多为胆道感染所致。

5.其他病史

有神经衰弱综合征,一般情况尚好者注意精神性呕吐;有腹部手术史者应考虑粘连、梗阻的可能;因其他疾病用药者(抗生素、抗肿瘤药、性激素类等)应考虑到药物的毒副作用;有其他消化道症状如厌食、厌油等应注意病毒性肝炎的黄疸前期。

(二)体征

应注意患者精神面貌、神志状态,疑有中枢性原因者应常规检查眼底有无视盘水肿,有无脑膜刺激征,另外应注意异常的呼吸气味,如肝臭、尿味、丙酮味等,注意有无充血性心力衰竭体征。腹部检查注意有无肝脾大、上腹压痛、肠型、蠕动波、振水声,以及肠鸣改变。

(三)实验室检查和特殊检查

根据上述资料的分析进行有选择性的、有的放矢的辅助检查,如对颅内压增高者涉及头颅CT、血压等检查;对疑有肝炎者行肝功能检查;对疑有早孕者行妊娠试验等。

呕吐物的检查应注意量、性状,有无胆汁、血液等,必要时做细菌培养、毒物分析,可能提供重要的病原学诊断依据。

三、鉴别诊断

恶心与呕吐鉴别涉及全身各系统许多疾病鉴别,根据其各自临床特点应无困难,兹不一一赘述。但临床实践中应特别注意器质性呕吐与神经性呕吐的鉴别(表 1-1),前者又应注意中枢性呕吐与反射性呕吐的鉴别(表 1-2)。

表 1-1 器质性呕吐与神经性呕吐的鉴别

	器质性呕吐	神经性呕吐
基本病变	存在	缺乏
精神因素	无	常伴怠倦、失眠、神经过敏、忧郁、焦虑等症状
恶心与干呕	一般较明显	缺乏
呕吐运动	较剧烈、费力	较轻,不费力
与进食的关系	不定	餐后即吐

	器质性呕吐	神经性呕吐
呕吐量	多	少
食欲	减退	正常
全身情况	差	尚好或稍差

表 1-2　中枢性呕吐与反射性呕吐的鉴别

	中枢性呕吐	反射性呕吐
基本病变	神经系统疾病	消化系统疾病,药物毒物等
举例	颅内肿瘤	幽门梗阻
发作因素	咳嗽、弯腰等颅压升高因素	溃疡或肿瘤病变加重
恶心、干呕	不明显	明显
呕吐特点	喷射性,量不定	反射性,量偏大或潴留性
伴随症状体征	头痛或眩晕、脉缓、视盘水肿或神经系统异常	腹痛、腹胀、胃、肠型或振水声等

四、处理原则

(一)病因治疗

初步判断神经性、器质性疾病的可能性,予以病因治疗。

(二)注意水盐平衡和营养支持

输液、输血,必要时完全肠外营养或胃造瘘、胃肠营养等。

(三)止吐药

1.抗胆碱能药

可阻断迷走神经冲动传入呕吐中枢,可用阿托品、普鲁苯辛或莨菪碱等。

2.抗组胺类药物

可作用于迷路和化学受体促发带,或抑制 5-HT 活性,可用苯海拉明、异丙嗪或赛庚啶等。

3.吩噻嗪类药物

主要作用于呕吐中枢,可用氯丙嗪、奋乃静等药。

4.多巴胺受体阻滞剂

可使迷走神经兴奋性相对加强而促进胃排空,可用甲氧氯普胺、多潘立酮。

5.西沙必利

选择性地作用于胃肠道肌间神经促进胆碱能神经递质传递,促进胃肠蠕动,防止恶心呕吐,应用时应防心律失常。

6.高选择性 5-HT 受体拮抗剂

康泉、恩丹西酮,多用于肿瘤的化学治疗(简称化疗)前或治疗中静脉推注或滴注,亦有片剂用于长期罹病的慢性恶心呕吐患者。

(朱春燕)

第二章
内科常用检查

第一节 心电图检查

一、心电图的测量方法

(一)时间和电压的标准

心电图记录纸上的小方格是长、宽均为 1 mm 的正方形。横向距离代表时间。常规记录心电图时,心电图纸向前移动的纸速为 25 mm/s。故每个小格 1 mm 代表 0.04 秒。心电图纸纵向距离代表电压,一般在记录心电图前,把定准电压调到 1 mV=10 mm,故每个小格即 1 mm 代表 0.1 mV(图 2-1)。

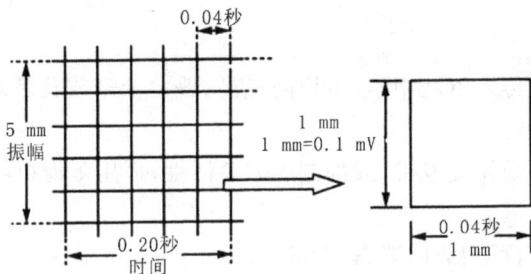

图 2-1　心电图记录纸时间和电压的标准

有时因为心电图电压太高,所以把定准电压改为 1 mV=5 mm;有时因为心电图电压太低,把定准电压调为 1 mV=20 mm,所以测量心电图时应注意定准电压的标准,据此定标。此外,尚需注意机器本身 1 mV 发生器的准确性,如标准电池失效等,若不注意会引起错误的诊断。

(二)各波间期测量方法

选择波幅较大且清晰的导联测量。一般由曲线突出处开始计算,如波形朝上应从基线下缘开始上升处量到终点;向下波应从基线上缘开始下降处量到终点,间期长短以秒计算(图 2-2)。

(三)各波高度和深度的测量

测量一个向上波(R 波)的高度时,应自等电位线的上缘量至电波的顶端。测量一个向下波

(Q 或 S 波)的深度时,应自等电位线的下缘量至电波的底端。测量后,按所示定准电压的标准折合为毫伏(mV)。

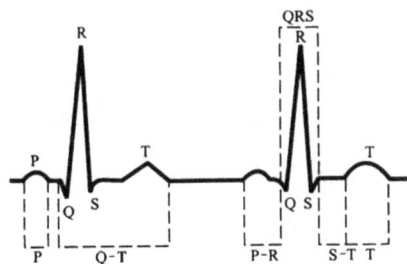

图 2-2　各波间期测量方法

(四)常用工具

量角规、计算尺、计算器、放大镜等。

二、心率的测量

若干个(5 个以上)P-P 或 R-R 间隔,求其平均值,若心房与心室率不同时应分别测量,其数值就是一个心动周期的时间(秒数)。

每分钟的心率可按公式计算:心率 $= \dfrac{60}{\text{平均 } R\text{-}R \text{ 或 } P\text{-}P \text{ 间期(秒)}}$

三、心电轴

心电轴是心电平均向量的电轴,一般是指前额面上的心电轴。瞬间综合向量亦称瞬间心电轴,其与标准 I 导联线(即水平线)所构成的角度即称为瞬间心电轴的角度。所有瞬间心电轴的综合即为平均心电轴。额面 QRS 电轴的测定法如下所述。

(一)目测法

目测 I、III 导联 QRS 波群的主波方向。若 I、III 导联 QRS 主波均为正向波,电轴不偏;若 I 导联主波为深的负向波,III 导联主波为正向波,电轴右偏;若 III 导联主波出现深的负向波,I 导联主波为正向波,电轴左偏(图 2-3)。

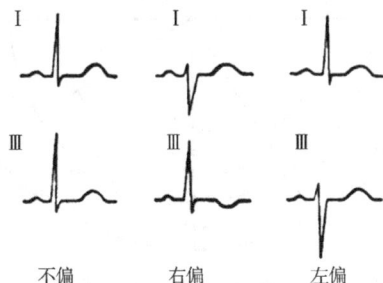

图 2-3　目测法测心电轴

(二)Bailey 六轴系统计算测定

将 6 个肢体导联的导联轴保持各自的方向移置于以 O 点为中心,再将各导联轴的尾端延长作为该导联的负导联轴,得到一个辐射状的几何图形,称为 Bailey 六轴系统(每两个相邻导联轴间的夹角为30°)(图2-4)。

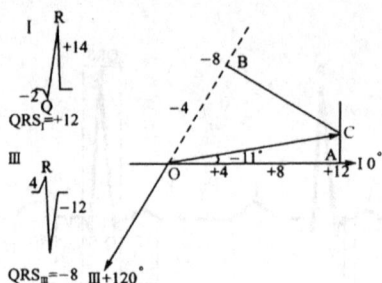

图 2-4　振幅法测定平均心电轴

(1)画出 Bailey 六轴系统中导联Ⅰ和导联Ⅲ的导联轴 OⅠ和 OⅢ,OⅠ的方向定为0°,OⅢ的方向定为+120°。

(2)根据心电图导联Ⅰ的 QRS 波形电压将向上的波作为正值,向下的波作为负值,计算各波电压的代数和,然后在 OⅠ上定 A 点,使 OA 的长度相当于电压代数和的数值。

(3)同样,根据心电图导联Ⅲ的 QRS 波形和电压,计算各波电压的代数和,然后在 OⅢ上定 B 点,OB 的长度相当于电压代数和的数值。

(4)通过 A 点做一直线垂直于 OⅠ,通过 B 点做一直线垂直于 OⅢ,这两条直线的交点为 C。

(5)连接 OC,将 OC 画为向量符号,OC 就是测得的心电轴,OC 与 OⅠ的夹角就是心电轴的方向(以度数代表)。

(三)查表法

根据心电图导联Ⅰ、导联Ⅲ的 QRS 波形和电压,计算各导联波形电压的代数和,然后用电压代数和的数值,查心电轴表测得的心电轴数值(图2-5)。

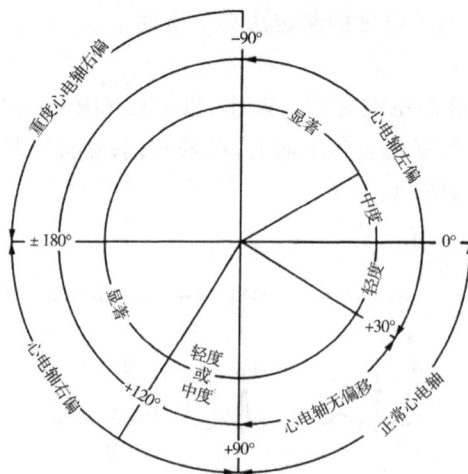

图 2-5　心电轴正常、心电轴偏移范围

1.0°~+90°:正常心电轴;2.0°~+30°:轻度左偏(但属正常范围);3.0°~
-30°:中度左偏;4.-30°~-90°:显著左偏;5.+90°~+120°:轻度或中度右
偏;6.+120°~±180°:显著右偏;7.±180°~-90°或270°:重度右偏(但部位
靠近-90°者可能属于显著左偏);8.+30°~+90°:无心电轴偏移

四、分析心电图的程序

分析心电图时将各导联心电图按惯例排列,先检查描记时有无技术上的误差,再检查时间的标记及电压的标准,一般时间标记的间隔为 0.04 秒(1 mm),电压的标准一般以 10 mm 代表 1 mV。应注意在特殊情况下电压的标准可能做适当的调整。

(1)找出 P 波:注意 P 波的形状、方向、时间及大小、高度是否正常;P-R 间期是否规则,并测 P-P 间期,若无 P 波,是否有其他波取而代之。根据 P 波的特点确定是否为窦性心律。

(2)找出 QRS 波群:注意 QRS 波群的形状、时间及大小是否正常;R-R 间期是否规则,并测 R-R 间期、QRS 波群及各波电压。

(3)P 波与 QRS 波的关系:测 P-R 间期。

(4)分析 ST 段的变化:ST 段形状及位置,升高或降低。

(5)T 波的形状、大小及方向。

(6)根据 P-P 间期、R-R 间期分别算出心房率、心室率,若心律不齐则至少连续测量 6 个 P-P 间期或 R-R 间期,求其平均值,算出心率。

(7)测定 Q-T 间期,计算 K 值(Q-Tc):$K = \dfrac{Q\text{-}T \text{ 间期}}{\sqrt{R\text{-}R}}$。

(8)根据 Ⅰ、Ⅲ 导推算出心电轴。

(9)根据心电图测量数值、图形形态、规律性和各波形及每个心动周期的相互关系,作出心电图的初步诊断。如果曾多次做心电图,应与过去的心电图比较以观察有无变化,结合临床资料作出进一步诊断,以提供临床医师作为最终临床诊断之参考。若考虑复查时,则应注明复查的日期。

五、心电图各波形正常范围及测量

(一)P 波

一般呈圆拱状,宽度不超过 0.11 秒,电压高度不超过 0.25 mV,P_{aVF} 直立,P_{aVR} 倒置,P 波在 Ⅰ、Ⅱ、$V_3 \sim V_6$ 直立,$V_{1ptf} < 0.03$(mm·s)。选择 P 波清楚高大的导联测量,如 Ⅱ、V_5、V_1 导联等。

(二)P-R 间期

此间期代表自心房开始除极至波动传导至心室肌(包括心室间隔肌)开始除极的时间。正常成人为 0.12~0.20 秒,P-R 间期的正常范围与年龄、心率快慢有关。如幼儿心动过速时,P-R 间期相应缩短。7~13 岁小儿心率在 70 次/分以下时 P-R 间期不超过 0.18 秒,而成人心率在 70 次/分以下时 P-R 间期小于0.20 秒。成人心率 170 次/分时 P-R 间期不超过 0.16 秒。

测量:不是一概以 Ⅱ 导联为准,而是选择宽大、清楚的 P 波最好,QRS 波群有明显 Q 波的导联(或 QRS 起始处清晰的导联)作为测量 P-R 间期的标准。P-R 间期是从 P 波开始到 QRS 波群开始。若 QRS 波群最初是 Q 波,那么则是 P-Q 间期,但一般仍称 P-R 间期。对多道同步心电图机描记的图形,多道同步心电图测量应从波形出现最早的位置开始。

(三)QRS 波群

代表心室肌的除极过程。

1.QRS 宽度

0.06~0.10 秒,不超过 0.12 秒。

2.QRS 波群形态及命名

以各波形的相对大小,用英文字母大小写表示(图 2-6)。

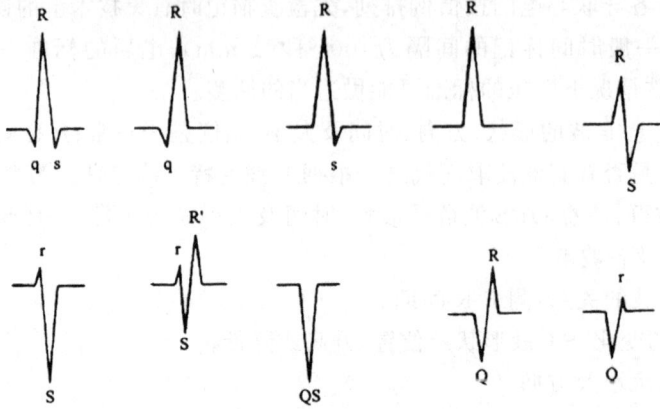

图 2-6　QRS 波群形态及命名

肢导联:①aVR,主波向下 rS 型或 Qr 型。②aVL,aVF 不恒定。③aVL 以 R 波为主时,R_{aVL}<1.2 mV。④aVF 以 R 波为主时,R_{aVF}<2.0 mV,各肢导联 R+S≥0.5 mV。

胸导联:R 或 S 波电压。①V_1 导联 R/S<1,Rv_1<1.0 mV,Rv_1+Sv_5<1.2 mV。②V_5 导联 R/S>1,Rv_5<2.5 mV,Rv_5+Sv_1<4.0 mV(男),Rv_5+Sv_1<3.5 mV(女)。

3.Q 波

Ⅰ、Ⅱ、aVF、V_4～V_6 qR 型时 Q 波时间宽度不应超过 0.04 秒,Q 波深度<1/4 R 波,Q 波宽度比深度更有意义。V_1、V_2 导联为 QS 型不一定是异常,V_5、V_6 导联经常可见到正常的 Q 波。

测量:测肢导联最宽的 QRS 波群或胸导联的 V_3 导联。一般测量胸导联中最宽的 QRS 波群,最好起始及结尾均清楚的导联,最好有 Q 及 RS 波的导联。

(四)ST 段

从 QRS 终点到 T 波起点的一段水平线,任何导联水平下降不得超过 0.05 mV。

肢导联、V_4～V_6 导联 ST 段升高不超过 0.1 mV,V_1～V_3 导联 ST 段升高可高达 0.3 mV,ST 段升高的形态更重要。

测量基线的确定:P-R 的延长线、T-P 的延长线。

(五)T 波

反映心室复极过程。T 波的方向和 QRS 波群的方向应该是一致的。

正常成年人 T 波在 aVR 向下,T 波在 Ⅰ、Ⅱ、V_3～V_6 直立,T 波在 Ⅲ、aVF、aVL、V_1 可直立、双向或向下。

各波段振幅、时间测量的新规定如下。

各波段振幅的测量:P 波振幅测量的参考水平应以 P 波起始前的水平线为准。测量 QRS 波群、J 点、ST 段、T 波和 u 波振幅,统一采用 QRS 起始部水平线作为参考水平。如果 QRS 起始部为一斜段(受心房复极波影响、预激综合征等情况),应以 QRS 波起点作为测量参考点。测量正向波形的高度时,应以参考水平线上缘垂直地测量到波的顶端;测量负向波形的深度时,应以参考水平线下缘垂直地测量到波的底端(图 2-7)。

中华医学会心电生理和起搏分会于 1998 年及《诊断学》(第五版,人民卫生出版社)出版中对各波段时间的测量有新的规定:由于近年来已开始广泛使用 12 导联同步心电图仪记录心电图,各波段时间测量定义已有新的规定,测量 P 波和 QRS 波时间,应从 12 导联同步记录中最早的 P 波起点测量至最晚的 P 波终点,以及从最早 QRS 波起点测量至最晚的 QRS 波终点;P-R 间期应从 12 导联同步心电图中最早的 P 波起点测量至最早的 QRS 波起点;Q-T 间期应是 12 导联同步心电图中最早的 QRS 波起点至最晚的 T 波终点的间距。如果采用单导联心电图仪记录,仍应采用既往的测量方法。P 波及 QRS 波时间应选择12个导联中最宽的 P 波及 QRS 波进行测量。P-R 间期应选择 12 个导联中 P 波宽大且有 Q 波的导联进行测量。Q-T 间期测量应取12个导联中最长的 Q-T 间期。一般规定,测量各波时间应自波形起点的内缘测至波形终点的内缘(图 2-8)。

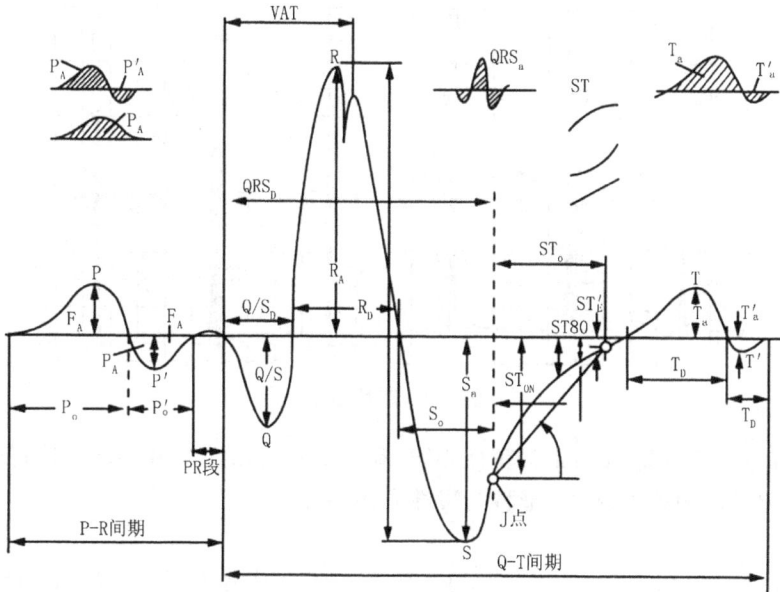

图 2-7　心电图波段振幅、时间测量新的规定示意图

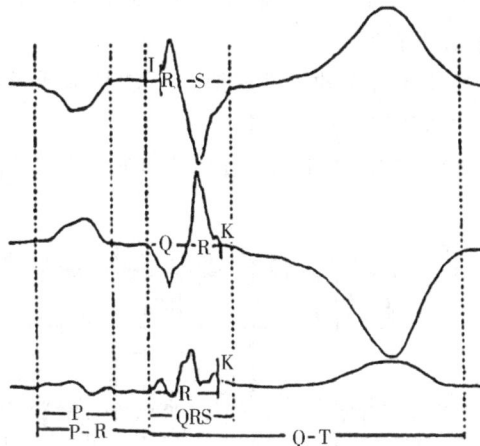

图 2-8　从多通道同步记录导联测量 P 波和 QRS 波时间示意图

六、P 波异常

P 波代表心房除极波。分析 P 波对心律失常的诊断与鉴别诊断具有重要意义。

(一)P 波性质

1.窦性 P 波

P 波源于窦房结:①P 波 I、II、aVF、$V_3 \sim V_6$ 导联直立,aVR 导联倒置。②P-R 间期 ≥0.12 秒。见图 2-9。

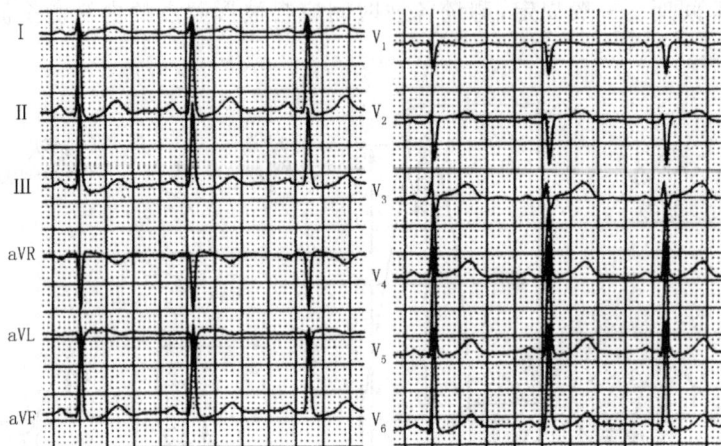

图 2-9　窦性心律

P 波频率在 60~100 bpm 为正常窦性心律;高于 100 bpm 为窦性心动过速;低于 60 bpm 为窦性心动过缓;P-P 间距差别>120 毫秒为窦性心律不齐。

2.房性 P 波

源于心房的 P' 波(用 P' 表示之)。①P' 形态与窦性 P 波不同。②P'-R 间期>120 毫秒。P' 波起源于右心房上部,与窦性 P 波大同小异。P' 波起自右心房下部,I、aVL、$V_1 \sim V_2$ 导联 P' 波直立,II、III、aVF 导联 P' 波倒置。P' 波起源于左心房,I、aVL、V_5、V_6 导联 P' 波倒置。P' 波起源于房间隔,其时间比窦性 P 波窄。

延迟发生的 P' 波为房性逸搏或过缓的房性逸搏。P' 波频率低于 60 bpm 为房性逸搏心律。P' 波频率为 60~100 bpm 为加速的房性逸搏心律。

提早发生的 P' 波为房性期前收缩;P' 波频率为 100~250 bpm,称为房性心动过速。见图 2-10。

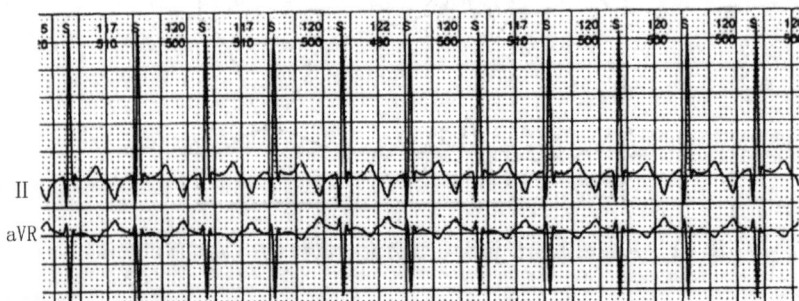

图 2-10　房性心动过速

3.交界性 P' 波

P' 波起源于房室交界区:①Ⅱ、Ⅲ、aVF 导联 P' 波倒置,Ⅰ、aVL 导联 P' 波直立。②P' 波位于 QRS 之前,P'-R 间期<120 毫秒。③交界性 P' 波位于 QRS 之中。④交界性 P' 波出现于 QRS 之后。见图 2-11。

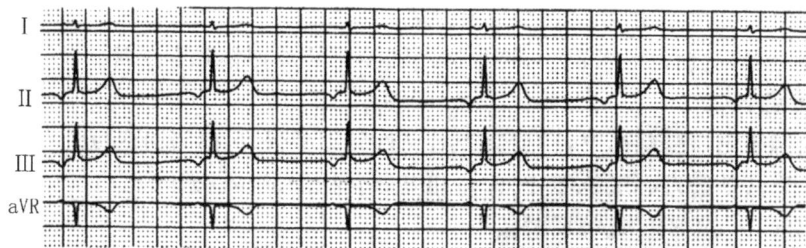

图 2-11　交界性心律

4.室性 P' 波

室性激动逆行心房传导产生室性 P' 波。逆传方式有两种:①沿正常传导系统逆传心房,R-P'间期较长,希氏束电图显示 V-H-A 顺序。②沿旁道逆传心房,R-P' 间期较短,希氏束电图显示 V-A-H 顺序。

(二)P 波时限改变

1.P 波时限延长

(1)左心房扩大或双心房扩大见于风心病、高血压病、扩张型心肌病(图 2-12)等。

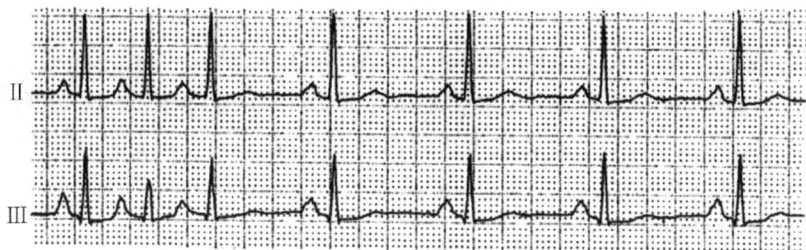

图 2-12　扩张型心肌病 P 波增大

(2)不完全性心房内传导阻滞见于冠心病、糖尿病等。

2.P 波时限变窄

(1)高钾血症。

(2)房性节律起自心房间隔部。

(3)甲状腺功能减退。

(4)房性融合波。

(三)P 波振幅改变

1.P 波振幅增大

(1)右心房扩大见于先心病、肺心病等。

(2)时相性心房内差异传导窦性心律时 P 波振幅正常,发生房性期前收缩、房性心动过速时 P' 波异常高尖。

(3)心房内压力增高,P 波高尖。

（4）心房肌梗死 P 波增高增宽，出现切迹。P-R 段抬高或降低。出现房性快速心律失常，常有心房肌梗死。

（5）电解质紊乱：低钾血症，P 波增高、T 波低平、U 波振幅增大。

（6）甲状腺功能亢进：窦性心动过速，P 波振幅增高、ST 段下降、T 波低平。

（7）立位心电图：P 波振幅可达 0.30 mV 左右。

（8）运动心电图：运动时 P 波高尖，终止运动试验后 P 波振幅降至正常。

2.P 波振幅减小

（1）激动起源于窦房结尾部 P 波振幅减小，窦性频率减慢，P-R 间期变短。

（2）房性节律激动起自心房中部，P′ 向量相互综合抵消，P′ 波减小。

（3）过度肥胖：P、QRS、T 振幅同时减小。

（4）甲状腺功能减退：P 波振幅减小，心率减慢，QRS 低电压，T 波低平。

（5）全身水肿：P、QRS、T 低电压。

（6）气胸，大量心包积液：P、QRS、T 振幅降低。

（7）高钾血症：随着血钾浓度逐渐增高，P 波振幅逐渐减小直至消失，T 波异常高耸，呈"帐篷"状。

七、QRS 波群异常

（一）异常 Q 波

异常 Q 波指 Q 波时间＞0.04 秒，Q 波深度大于后继 R 波的 1/4，Q 波出现粗钝与挫折，$V_1 \sim V_3$ 出现 q 及 QS 波。临床将 Q 波分为梗死性 Q 波与非梗死性 Q 波。

梗死性 Q 波特征：①原无 Q 波的导联上出现了 q 或 Q 波，呈 qrS、QR、Qr 或 QS 型。②q 波增宽、增深，由 qR 型变为 QR、Qr 型。③出现增高的 R 波。④R 波振幅减小。⑤Q 波消失，见于对侧部位发生了急性心肌梗死，或被束支传导阻滞等所掩盖。⑥有特征性的急性心肌梗死 ST 段和 T 波的演变规律。⑦有典型症状。⑧心肌标志物增高。⑨冠状动脉造影阳性，梗死部位的血管狭窄、闭塞或有新的血栓形成。

非梗死性 Q 波见于心肌病、先心病、心室肥大、预激综合征、肺气肿等，心电图特征：①Q 波深而窄。②Q 波无顿挫或切迹。③无 ST 段急剧抬高或下降。④无 T 波的演变规律。结合超声、冠状动脉造影等检查，可明确 Q 波或 QS 波的病因诊断。

1.Ⅰ、aVL 导联出现 Q 波或 QS 波

（1）急性广泛前壁心肌梗死：①Ⅰ、aVL、$V_1 \sim V_6$ 出现坏死型 q 波或 Q 波呈 qR、QR 或 QS 型。②出现特有的 ST-T 演变规律。③冠状动脉显影相关血管闭塞或几乎闭塞。

（2）高侧壁心肌梗死：①Ⅰ、aVL 出现坏死型 Q 或 Qs 波。②出现急性心肌梗死的 ST-T 演变规律。

（3）预激综合征：①预激向量指向下方，Ⅰ、aVL 导联预激波向下，呈 Qs 型或 QR 型。②P-R 间期缩短。③QRS 时限延长。④继发性 ST-T 改变。⑤电生理检查可以确定旁道的部位，并进行射频消融术。

（4）右心室肥大：Ⅰ、aVL 可呈 QS 型，V_1、V_2 导联 R 波异常增高，V_5、V_6 导联 S 波增深，临床有右心室肥大的病因和证据。

（5）左前分支阻滞：①Ⅰ、aVL 导联可呈 qR 型。②显著电轴左偏－45°～－90°。

(6)右位心:①Ⅰ、aVL 呈 QS 型或 Qr 型。②有右位心的其他证据。

(7)心脏挫裂伤:Ⅰ、aVL 导联出现 Q 波。

(8)扩张型心肌病:Ⅰ、aVL 导联出现 Q 型或 QS 波。

2.Ⅱ、Ⅲ、aVF 导联出现 Q 波或 QS 波

(1)急性下壁心肌梗死:①Ⅱ、Ⅲ、aVF 导联原无 q 波,以后出现了 Q 波或 q 波。②$Q_Ⅲ$≥40 毫秒,q_{aVF}>20 毫秒,Ⅱ导联有肯定的 q 波。③伴有后壁或右心室梗死。④出现急性下壁心肌梗死所具有的特征性ST-T演变规律。⑤合并一过性房室传导阻滞的发生率较高。⑥冠状动脉造影多为右冠状动脉病变。

(2)急性肺栓塞。①SⅠ、QⅢ、TⅢ综合征:即Ⅰ导联出现了 s 波,Ⅲ导联出现深的 Q 波及 T 波倒置。②Ⅱ、aVF 导联 q 波不明显。③右胸壁导联 ST 段抬高及 T 波倒置。④心电图变化迅速,数天后可恢复正常。

(3)左束支传导阻滞合并显著电轴左偏:①QRS 时限≥120 毫秒。②Ⅰ、aVL、V_5、V_6 呈单向 R 波。③Ⅱ、Ⅲ、aVF 呈 QS 型,$QS_Ⅲ$>$QS_Ⅱ$。④显著电轴左偏。⑤Ⅱ、Ⅲ、aVF 导联 ST 段抬高,ST-T 无动态演变。

(4)左后分支阻滞:①Ⅱ、Ⅲ、aVF 导联呈 qR 型,未能达到异常 Q 波的标准。②电轴右偏≥+110°。

(5)预激综合征:①预激向量指向左上方,Ⅱ、Ⅲ、aVF 导联预激波向下,呈 QS 波或 QR 波。②P-R 间期缩短120 毫秒。③QRS 时限延长。④电生理标测旁道多位于左心室后壁。

(6)二尖瓣脱垂:①Ⅱ、Ⅲ、aVF 导联可呈 Qs 型。②Ⅱ、Ⅲ、aVF 导联 ST 段下降,T 波倒置。③听诊有咔嚓音。④超声心动图显示二尖瓣脱垂的特征性改变。

3.右胸壁导联出现 q、Q 波及 QS 波

(1)前间壁心肌梗死:①V_1、V_2 或 V_3 出现 qrS 或 QS 波形。②有急性前间壁心肌梗死特征性 ST-T 演变规律。③心肌标志物增高。

(2)左心室肥大:①V_5、V_6 导联 R 波增大。②V_1、V_2 导联可出现 QS 波。③V_1~V_2 导联 ST 段抬高伴 T 波直立,V_5~V_6 导联 ST 段下降伴 T 波低平、双向或倒置。④有左心室肥大的病因及其他症状。

(3)左束支传导阻滞:①QRS 时限延长。②Ⅰ、aVL、V_5、V_6 呈 R 型,V_1、V_2 可呈 QS 型。③V_1~V_3 导联 ST 段抬高伴 T 波直立。V_5、V_6 导联 ST 段下降伴 T 波倒置。

(4)左前分支阻滞:少数左前分支阻滞,QRS 起始向量向后,可在 V_1、V_2 导联出现 qrS 波。

(5)右侧旁路:①P-R 间期<120 毫秒。②V_1、V_2 导联预激波向下,呈 QS 型或 QR 型。③QRS 时间增宽。④有继发性 ST-T 改变。

(6)慢性肺部疾病:慢性支气管炎、肺气肿、肺心病,可有下列心电图改变。①V_1~V_3 导联呈 QS 波。②V_4~V_6 导联 rS 波或 RS 波。③肢体导联 P 波增高,QRS 电压降低。

(7)右心室肥大:①V_1、V_2 呈 qR 型。②V_5、V_6 呈 rS 型。③额面 QRS 电轴显著右偏。

(8)扩张型心肌病:部分扩张型心肌病患者,右胸导联出现异常 Q 波或 QS 波,常伴有束支传导阻滞、不定型室内传导阻滞或室性心律失常。

4.左胸导联出现 Q 波或 QS 波

(1)急性前侧壁心肌梗死:①V_4~V_6 出现梗死性 Q 波或 QS 波。②梗死区的导联上有特征性 ST-T 改变。

(2)肥厚梗阻型心肌病:①V_1、V_2 导联 R 波增高。②$V_4 \sim V_6$ 导联 Q 波增深。Q 波时间不超过40毫秒。③$V_4 \sim V_6$ 导联 T 波直立。

(3)左心室肥大(舒张期负荷增重型):①$V_4 \sim V_6$ 导联 Q 波增深。②Ⅰ、aVL、Ⅱ、aVF、$V_4 \sim V_6$ 导联 R 波增高。③$V_4 \sim V_6$ 导联 ST 段轻度抬高伴 T 波直立。超声心动图显示主动脉瓣关闭不全等。

(4)左前旁路:①预激向量指向右前方,V_5、V_6 导联负向预激波,呈 rS 波或 QS 波。②P-R 间期缩短。③QRS 时限增宽。

(5)右心室肥大:①有时 $V_1 \sim V_6$ 均呈 QS 型。②QRS 电轴右偏。③QRS 振幅减小。

(6)迷走神经张力增高:①$V_4 \sim V_6$ 出现 Q 波,其宽度<40 毫秒。②$V_4 \sim V_6$ 导联 ST 段轻度抬高及 T 波直立。③常伴有窦性心动过缓。④见于健康人,特别是运动员。

(二)QRS 振幅异常

1.QRS 低电压

QRS 低电压指标准导联和加压单极肢体导联中,R+S 振幅的算术和<0.5 mV,或胸壁导联最大的 R+S 振幅的算术和<1.0 mV 者。标准导联低电压时,加压肢体单极导联必定也是低电压。低电压仅见于肢体导联或胸壁导联,也可见于全部导联上。引起低电压的原因如下。

(1)过度肥胖,心脏表面与胸壁之间的距离拉大,QRS 振幅降低,出现低电压。

(2)大面积心肌梗死,QRS 低电压,预示预后不良。病死率较 QRS 正常者高。

(3)心包积液及胸腔积液造成电流短路,致使 QRS 振幅减小。

(4)肺气肿 QRS 振幅减小,顺钟向转位。

(5)甲状腺功能减退 QRS 振幅减小,T 波低平,窦性心动过缓。

(6)扩张型心肌病晚期出现 QRS 时限延长,低电压。

(7)最大 QRS 向量垂直于肢体导联,QRS 振幅减小,但胸壁导联 QRS 振幅无明显降低。

2.QRS 振幅增大

(1)右心室肥大:①aVR、V_1、V_2、V_{3R} 导联 R 波增大。②V_5、V_6 导联呈 Rs 波或 rS 波。③QRS 电轴右偏。

(2)右束支传导阻滞:①V_1 导联出现终末 R' 波,呈 rsR' 型。②QRS 终末部分宽钝。③QRS 时限延长。

(3)左束支中隔支传导阻滞:①V_1、V_2 导联 R 波增高,呈 RS 型或 Rs 型。②V_5、V_6 导联无 q 波。③V_1、V_2 导联>RV_5、V_6 导联R 波。

(4)后壁心肌梗死:①V_1、V_2 或 V_3 导联 R 波增高,呈 RS 型或 Rs 型。②$V_7 \sim V_9$ 呈 QR、Qr 或 Qs 型。③$V_1 \sim V_3$ 的 ST 段下降伴 T 波直立;$V_7 \sim V_9$ 导联 ST 段抬高伴 T 波倒置。

(5)逆钟向转位:①$V_1 \sim V_3$ 呈 Rs 型或 RS 型。②V_5、V_6 呈 qR 波或 R 波。

(6)左心室肥大:①Ⅰ、Ⅱ、Ⅲ、aVL、$V_4 \sim V_6$ 导联出现增高 R 波。②R 波电压增高的导联上 ST 段下降及 T 波低平或倒置。

(7)不完全性左束支传导阻滞:①QRS 时限延长。②Ⅰ、aVL、V_5、V_6 呈单向 R 波。③V_5、V_6 导联R≥2.5 mV。④继发性 ST-T 改变。

(8)胸壁较薄:心脏与胸壁电极之间的距离缩短,QRS 电压增高。

(9)预激综合征:A 型预激综合征,$V_1 \sim V_6$ 导联出现高大 R 波;B 型预激综合征,$V_4 \sim V_6$ 导联出现高大 R 波;C 型预激综合征,V_1、V_2 导联出现高大 R 波;预激向量指向左上方,Ⅰ、aVL 导联 R 波增高;预激向量指向下方,Ⅱ、Ⅲ、aVF 导联 R 波增高。

(三)QRS 时限延长

1.左束支传导阻滞

(1)不完全性左束支传导阻滞:①QRS 时限轻度延长。②呈左束支传导阻滞图形。

(2)完全性左束支传导阻滞:①QRS 时限≥120 毫秒。②呈左束支传导阻滞图形。

2.右束支传导阻滞

(1)不完全性右束支传导阻滞:①QRS 时限轻度延长。②呈右束支传导阻滞图形。

(2)完全性右束支传导阻滞:①QRS 时限≥120 毫秒。②呈右束支传导阻滞图形。

3.左心室肥大

QRS 时限轻度延长、左心室面导联 QRS 振幅增大,继发性 ST-T 改变。

4.右心室肥大

QRS 电轴右偏,QRS 时限轻度延长,右胸壁导联 QRS 振幅增大。

5.心室预激波

P-R 间期缩短,QRS 时限延长,出现预激波。

6.心肌梗死超急性损伤期

(1)ST 段显著抬高,T 波高耸。

(2)R 波振幅增高。

(3)QRS 时限延长。

(4)常发展成为急性心肌梗死。

7.梗死周围阻滞

有心肌梗死的 Q 波或增宽 R 波,QRS 时限延长。QRS 电轴偏移。

8.不定型室内传导阻滞

QRS 时限增宽,QRS 波形既不像左束支传导阻滞,也不像右束支传导阻滞图形。见于扩张型心肌病、缺血性心肌病。

八、ST 段改变

ST 段改变包括 ST 段抬高、ST 段下降、ST 段缩短和 ST 段延长四种类型。ST 段改变可以独立存在,也可与 T 波及 QRS 波群改变并存。

(一)ST 段抬高

诊断标准:标肢导联 J 点后 60~80 毫秒处 ST 段抬高≥0.10 mV,右胸导联≥0.25 mV,左胸导联>0.10 mV 为异常。

对于一过性 ST 段抬高的患者应动态观察、记录 18 导联心电图。注意 ST 段抬高的程度、形态、持续时间与症状关系。胸痛伴有 ST 段急剧抬高为冠状动脉阻塞或其他病因引起的心肌损害。

损伤型 ST 段抬高是穿壁性心肌缺血的反映。患者往往有持续严重的胸痛及心肌缺血的其他临床表现和体征,如肌钙量的升高度。见于心肌梗死超急性损伤期,急性心肌梗死。

1.心肌梗死超急性损伤期

急性冠状动脉阻塞可立即引起急性损伤期图形改变,持续时间短暂,血管再通以后心电图可恢复原状。心电图特征如下。

(1)缺血区的导联上 T 波高耸。

(2)ST 段斜形抬高。

(3)急性损伤阻滞,QRS 时限增宽,室壁激动时间延长。

(4)伴有 ST-T 电交替。

(5)出现冠状动脉闭塞性心律失常。

(6)此期出现于梗死型 Q 波之前。

2.急性心肌梗死

冠状动脉阻塞,心肌由缺血发展到梗死。心电图特点如下。

(1)出现急性梗死性 Q 波。

(2)损伤区导联上 ST 段显著抬高。

(3)梗死区导联上 T 波振幅开始降低,一旦出现倒置 T 波,标志着心肌梗死进入充分发展期。

(4)能定位诊断如前壁或下壁心肌梗死。

3.变异型心绞痛

变异型心绞痛发作时,冠状动脉造影显示病变部位的血管处发生痉挛性狭窄或闭塞。相关的局部心肌供血显著减少或中断,导致急性心肌缺血,进一步导致损伤。严重者发展成为急性心肌梗死。

变异型心绞痛发作时,心电图上出现下列一种或几种改变,症状缓解以后,ST-T 迅速恢复正常或原状。

(1)损伤区的导联上 ST 段立即抬高 0.20 mV 以上,约有半数患者对应导联 ST 段下降。

(2)ST 段抬高的导联 T 波高耸,两支对称,波峰变尖,呈急性心内膜下心肌缺血的动态特征。

(3)QRS 时限延长至 0.11 秒。

(4)QRS 振幅增大。

(5)QT/Q-Tc 正常或缩短。

(6)出现缺血性 QRS、ST、T 或 Q-T 电交替。

(7)出现一过性室性期前收缩、室性心动过速,严重者发展成为心室颤动。

(8)发展成为急性心肌梗死。

4.Brugada 波与 Brugada 综合征

Brugada 波特征右胸导联 V_1 或 V_2 呈 rsR' 型,类似右束支传导阻滞图形,R' 波宽大,ST 段上斜型、马鞍型或混合型抬高,T 波倒置。伴有室性心动过速或发生心室颤动者,称为 Brugada 综合征。

5.急性心包炎

心包炎及心包积液常有异常心电图改变。

(1)炎症波及窦房结,引起窦性心动过速,晚期可发生心房颤动或束支传导阻滞。

(2)心外膜下心肌受损,除 aVR、V_1 导联外,ST 段普遍抬高,抬高的程度不像急性心肌梗死那样严重,不出现病死性 Q 波。

(3)出现心包积液时,QRS 振幅减小或 QRS 低电压。

(4)T 波普遍低平或倒置。

6.早期复极综合征

心室除极尚未结束,部分心室肌开始复极化,心电图特征如下。

(1)QRS 终末部出现 J 波,在 $V_3 \sim V_5$ 导联较明显,出现在 V_1、V_2 导联呈 rSR' 型,类似右束支传导阻滞。

(2)ST 段自 J 点处抬高 0.20 mV 左右,最高可达 1.0 mV 以上。持续多年形态不变。

(3)T 波高大。ST-T 改变在 Ⅱ、aVF、$V_2 \sim V_5$ 导联较明显。心率加快后 ST-T 恢复正常,心率减慢以后又恢复原状。

7.左束支传导阻滞

左束支传导延缓或阻滞性传导中断,室上性激动沿右束支下传心室,心室传导路径为右心室→室间隔→左心室,心室除极时间延长。心电图特征如下。

(1)Ⅰ、aVL、V_5、V_6 呈 R 型,V_1、V_2 呈 rS 型或 QS 型。

(2)$V_1 \sim V_3$ 导联 ST 段显著抬高,S 波或 QS 波越深,ST 段抬高的程度越显著。

(3)T 波高耸,ST-T 改变持续存在。

(4)QRS 时限延长≥120 毫秒。

(二)ST 段下降

J 点后 60~80 毫秒处 ST 段下降≥0.05 mV,为 ST 段异常。ST 段下降的形态可以多种多样。

1.典型心绞痛

心绞痛发作时出现一过性缺血性 ST-T 改变。症状缓解以后,ST 段立即恢复原状。

(1)出现缺血性 ST 段下降,下降的 ST 段呈水平型、下斜型及低垂型。

(2)T 波低平、双向或倒置。

(3)U 波改变。

(4)出现一过性心律失常。

2.无症状心肌缺血

(1)ST 段下降时无症状。

(2)ST 段下降持续 1 分钟以上,ST 段下降≥0.1 mV,两次缺血间隔 1 分钟以上。原有 ST 段下降,在原有下降基础上 ST 段再下降≥0.10 mV。

3.心肌病

(1)肥厚性心肌病:①ST 段下降,特别是心尖部肥厚性心肌病,$V_2 \sim V_6$ 导联 ST 段下降可达 0.50 mV 左右,ST 改变持续存在。②T 波倒置,呈冠状 T 波。

(2)扩张性心肌病:①ST 段下降。②T 波低平。③QRS 时限增宽。④室性期前收缩、心房颤动发生率高。

4.左心室肥大

(1)QRS 电压高大。

(2)ST 段下降。

(3)T 波负正双向或倒置。

5.右心室肥大

(1)右胸壁导联 QRS 振幅增大。

(2)$V_1 \sim V_3$ 导联的 ST 段下降伴 T 波倒置。

(3)QRS 电轴右偏。

6.右束支传导阻滞

(1)QRS-T 呈右束支传导阻滞特征。

(2)V_1、V_2 导联 ST 段下降不明显。

7.左束支传导阻滞

(1)继发性 ST 段下降见于Ⅰ、aVL、$V_4 \sim V_6$ 导联。

(2)QRS-T 波群呈左束支传导阻滞。

8.洋地黄中毒

(1)ST 段呈鱼钩状下降。

(2)T 波负正双向或倒置。

(3)Q-T 间期缩短。

9.心肌炎

(1)ST 段下降。

(2)T 波低平或倒置。

(3)常有窦性心动过速、P-R 间期延长、期前收缩等。

10.X 综合征

有心绞痛、心肌缺血的证据,心电图上可有 ST-T 改变。冠脉造影阴性。

11.电张调整性 ST-T 改变

起搏器植入前 ST-T 正常。起搏心律持续一段时间后,夺获心搏 ST 段下降,T 波倒置。此种情况还可见于阵发性束支传导阻滞、预激综合征等。

12.自主神经功能紊乱

多见于青年女性,ST 段下降 0.05 mV 左右,T 波多低平。运动试验阴性。

(三)ST 段延长

(1)低钙血症:①ST 段平坦延长。②Q-T 间期延长。③血清钙浓度降低。

(2)长 Q-T 间期。

(3)房室传导阻滞伴缓慢心律失常者,ST 段下降,Q-T 间期延长,U 波明显。

(4)冠心病急性心肌梗死演变期。

(四)ST 段缩短

(1)高钙血症:①ST 段缩短或消失。②Q-T 间期缩短。③血清钙浓度升高。

(2)早期复极综合征。

(3)洋地黄影响:应用洋地黄治疗过程中,心电图出现 ST 段呈鱼钩状下降,Q-T 间期缩短。

(4)心电-机械分离:心脏已经停止机械性舒缩期活动。QRS 时限增宽,ST 段及 Q-T 间期缩短。

九、T 波异常

T 波是心室复极过程中产生的电位变化,心室复极化过程较除极化过程缓慢,T 波时间比 QRS 更长。T 波极性是有规律的,一般肢体导联以 R 波占优势者,T 波直立。胸壁导联 V_1、V_2 的 T 波可以直立、双向或倒置。$V_3 \sim V_6$ 导联 T 波直立。正常 T 波升支长、降支短,波峰圆钝。T 波异常高耸或以 R 波为主的导联 T 波由直立转为低平、切迹、双向或倒置,称为 T 波异常。

（一）T 波高耸

T 波高耸指 T 波异常高尖，T 波振幅常达 1.5 mV 以上，见于急性冠状动脉疾病、高钾血症等。

1.急性心内膜下心肌缺血

冠状动脉闭塞后的即刻至数十分钟，最早发生的是急性心内膜下心肌缺血，在缺血区导联上 T 波异常高耸变尖，即心肌梗死超急性损伤期。此期持续时间短暂，一般心电图上记录不到这一变化过程，就已经发展成为急性心肌梗死。冠脉再通，心电图恢复原状。

2.急性心肌梗死

急性心肌梗死（AMI）数小时内，在 AMI Q 波的导联上 T 波异常高大，持续一段时间之后，T 波振幅开始逐渐降低。

3.早期复极综合征

属于正常变异，心电图特征：①T 波高耸主要见于 $V_2 \sim V_5$ 导联，其次是 Ⅱ、Ⅲ、aVF 导联。②ST 段呈上斜型抬高。③出现明显 J 波。

4.二尖瓣型 T 波

部分风心病二尖瓣狭窄及二尖瓣狭窄合并关闭不全的患者，$V_2 \sim V_5$ 导联出现异常高尖 T 波，酷似高钾血症心电图改变。T 波高耸持续数年，可随病情变化而发生改变。

5.高钾血症

临床上有引起高钾血症的病因，心电图上 P 波低平或消失，QRS 时限增宽呈室内传导阻滞图形，T 波高尖呈"帐篷"状，血液透析以后心电图迅速恢复原状。

（二）T 波倒置

1.冠心病

冠心病缺血性 T 波变化特征：①T 波呈箭头样（冠状 T 波），两肢对称，波峰变尖。②有动态变化。③能定位诊断。

心肌缺血性 T 波的类型：伴有胸痛出现的 T 波改变，称为有症状心肌缺血；无症状时发生的 T 波改变，称为无症状心肌缺血；急性期心肌梗死的 T 波演变规律是开始为 T 波高耸，出现梗死 Q 波以后，T 波幅度降低，几小时或几天后 T 波转为正负双向或倒置。T 波倒置由浅入深。持续几天至 3 个月，T 波倒置的程度逐渐减轻，直至恢复梗死前的心电图改变。

2.高血压病

严重高血压病常有 T 波低平、双向或倒置。左心室面导联 QRS 振幅增高，P 波增宽。

3.心肌病

各型肥厚性心肌病，特别是心尖部肥厚性心肌病，常有 T 波倒置，可酷似急性心内膜下心肌梗死演变期心电图，T 波倒置深，但无动态变化，冠脉造影正常。

4.迷走神经张力增高

迷走神经活动占据优势时，心电图表现为心率缓慢，ST 段斜型抬高 0.10～0.30 mV，T 波宽大，Q-T 间期在正常高限。

5.心室肥大

(1)右心室收缩期负荷增重，右心室面导联 T 波倒置。

(2)左心室收缩期负荷增重，左心室面导联 T 波倒置。

6.左束支传导阻滞

左束支传导阻滞，Ⅰ、aVL、$V_4 \sim V_6$ 导联 T 波双向或倒置。

7.预激综合征

预激综合征 T 波方向与预激波相反。预激波向上的导联 T 波倒置,预激波振幅越大,QRS 时限越宽,T 波倒置越深。预激波消失,T 波逐渐转为直立。

8.心脏手术

先心病、风心病、冠心病术后,引起心肌损害者,心电图上 T 波倒置。

9.慢性缩窄性心包炎

心电图改变有右心房扩大,QRS 振幅降低,T 波普遍低平或倒置。

10.心肌炎

急性心肌炎典型心电图改变,房室传导阻滞,ST 段抬高或下降,T 波倒置。窦性心动过速及各种类型的心律失常。超声心动图显示心脏扩大,收缩无力。

11.电解质紊乱

严重低钾血症心电图 P 波高尖,ST 段下降,T 波低平或倒置,U 波增高,临床上有可能引起低钾血症的病因。

12.药物影响

许多药物可使 T 波发生改变。洋地黄类药物有加速心室肌的复极作用,而使 ST 段呈鱼钩样下降,T 波负正双向,Q-T 间期缩短,停用洋地黄以后,ST-T 逐渐恢复原状。氨茶碱可使心率加快,T 波转为低平或倒置。应用胺碘酮可使 T 波增宽切迹。奎尼丁可使 T 波低平切迹,Q-T 间期延长。冠状动脉内注射罂粟碱可出现一过性巨大倒置 T 波,伴一过性 Q-T 间期延长。

13.二尖瓣脱垂综合征

心电图改变有 T 波低平,双向或倒置,心律失常。

14.脑血管意外

脑血管意外可引起巨大 T 波,有的 T 波倒置,有的 T 波直立,Q-T 间期延长。部分病例有异常 Q 波。

15.完全性房室传导阻滞

先天性及后天性完全性房室传导阻滞,伴过缓的交界性逸搏心律或室性逸搏心律,T 波宽大切迹,T 波倒置,两肢不对称,Q-T 间期延长,易发生室性心律失常。

16.电张调整性 T 波改变

植入起搏器以后,夺获心律的 T 波由直立转为倒置;或者转为窦性心律以后,T 波倒置持续一个阶段,才转为直立。这种现象称为电张调整性 T 波改变。

17.自主神经功能紊乱

心电图上仅有 T 波低平、双向或倒置变化,无其他器质性心脏病证据。心电图平板运动试验阴性,T 波倒置转为直立、低平或双向,或运动后 T 波倒置减浅。多见于青年女性。口服普萘洛尔可使 T 波转为直立。

十、U 波改变

U 波是体表心电图 T 波后低平的小波,于心室舒张早期出现,在体表导联中以 V$_3$ 最清晰。多年来,对 U 波产生的机制一直有争论,概括起来有以下几种解释:①U 波与浦肯野动作电位 4 相对应,为浦肯野纤维复极波。②动作电位的后电位。③舒张早期快速充盈期心室伸张的后电位,且 U 波异常与心室舒张功能异常有关。④U 波产生于动脉圆锥部,它可能是动脉圆锥部某些组织激动时的复极波。

正常人 U 波振幅 0.02～0.10 mV,U 波时限(20±2)毫秒,U 波上升支较快,下降支较缓慢。

U 波变化,可增大、降低或倒置,或发生 U 波电交替,多数原因是心肌缺血、肥厚,心动周期长短改变,药物和电解质的影响,少数可能由其病理因素所致。

(一)U 波增大

当 U 波振幅＞0.20 mV,或同一导联 U 波≥T 波,或者 T-U 融合认为 U 波振幅增大。长心动间歇后第一个窦性心搏的 U 波振幅增大是正常现象(心室容量越大,U 波振幅越高)。应用某些药物(如洋地黄、奎尼丁、胺磺酮、钙剂、肾上腺素、罂粟碱等)、低钾血症、高钙血症、低温、用力呼吸、抬高下肢、运动后均可出现 U 波振幅增大。

(二)U 波电交替

U 波电交替可能与心肌收缩强弱和脉压交替变化有关,可能与心肌损害或极慢的心室率有关。用抗心律失常药物后可出现 U 波电交替。

(三)U 波倒置

U 波倒置见于高血压、冠心病、心绞痛、心肌梗死、左右心室肥大、瓣膜病、先心病、心肌病、充血性心力衰竭、甲亢及某些药物(异丙肾上腺素、麻黄素、奎尼丁等)的影响,以及引起心室负荷增重的各种疾病。

十一、J 波的现状

J 点是指心电图 QRS 波与 ST 段的交点,或称结合点,是心室除极的 QRS 终末突然转化为 ST 段的转折点,标志着心室除极结束,复极开始。PJ 间期是从 P 波开始到 J 点,代表心房开始除极到心室除极结束之间的时间,正常 PJ＜270 毫秒,在发生室内和束支传导阻滞时 PJ 间期延长。

当心电图 J 点从基线明显偏移后,形成一定的幅度,持续一定的时间,并呈圆顶状或驼峰形态时,称为 J 波或 Osborn 波。J 波的振幅、持续时限仍无明确的规定和标准。

特异性心室颤动患者的心电图可以出现明显的 J 波,当无引起 J 波的其他原因存在时,称为自发性 J 波。特发性 J 波与一般性 J 波形态始终无差异,当伴发室性心动过速、心室颤动时可出现特发性 J 波,其原因不明。

(一)产生机制

J 波的产生机制至今尚未完全阐明,有以下不同的解释。

(1)M 细胞对 J 波产生的作用:在低温和高钙时,心外膜细胞和 M 细胞动作电位的尖峰圆顶形和1、2 相之间的切迹变得更明显,与心电图 J 点上升和出现明显的 J 波相一致,而心内膜细胞的动作电位仅有轻度改变。提示不同心肌细胞在复极早期产生的心室电位活动可能对 J 波的出现起一定的作用。

(2)心室肌除极程序异常、心室除极程序改变,形成额外的除极波。

(3)室间隔基底部最后除极:室间隔基底部对温度变化极为敏感,温度下降可使之传导延缓而导致心室最后除极形成 J 波。

(4)肺动脉圆锥部除极波:肺动脉圆锥部浦肯野细胞分布稀疏,该部除极最晚而产生 J 波。实验研究显示,切除肺动脉圆锥部 J 波消失。

(5)除极过程与复极过程的重叠波:由于除极过程延缓,心室肌除极尚未结束,部分心室肌已经开始复极,致使除极波与复极波重叠在一起形成 J 波。

(二)心电图特征

J 波的心电图特征如下。

(1)J 波常起始于 QRS 波的 R 波降支部分,其前面的 R 波与其特有的顶部圆钝的波形呈尖峰-圆顶状。

(2)J 波形态呈多样化,不同的机制可产生不同的 J 波形态。

(3)J 波呈频率依赖性,心率慢时 J 波明显,心率快时,J 波可以消失。

(4)J 波幅度变异较大,高时可达数毫伏。

(5)J 波以 Ⅱ 或 V_6 导联最常见(占 85%),然而在低温时以 V_3 或 V_4 导联最明显。我们观察到心电图上的 J 波以前壁导联最明显,其次是下壁导联。QRS 振幅较小的导联最为少见。

(6)V_1、aVR 导联 J 波多为负向,其余导联多呈正向波。V_1 导联为正向 J 波时,又像局限性右束支传导阻滞图形。

(7)低温情况下,J 波发生率高,体温在 30 ℃以上 J 波较小,体温在 30 ℃以下 J 波明显增大。

(8)心电图呈顺钟向转位时 J 波不明显。

(三)J 波的临床病症

J 波最早是在严重冻伤的低温患者的心电图上发现的。随着体温逐渐降低,J 波发生率逐渐增高,J 波增大。低温性 J 波的发生原理可能和钙离子流有关。低温引起钙泵活性降低,而胞质内钙增高,并使胞质内钙重吸引至胞质网内,恢复胞质钙水平的速度降低,钙内流受抑制,并影响钠-钾泵的功能,使心室肌细胞除极化和复极化的图形改变。在心内膜下及心外膜下深肌层中可以记录出驼峰状的波形,并与 J 波相对应。

高钙血症心电图表现为 P-R 间期延长,QRS 时限增宽,ST 段缩短或消失,T 波低平,Q-T 间期缩短,出现 J 波的原因可能是心内膜下心肌动作电位 2 相时程较心外膜下心肌显著缩短所致。高血钙引起的 J 波一般无圆顶状图形,而呈尖峰状或驼峰状,这是与低温性 J 波的不同之处。

中枢神经及外周神经系统病变可引起 J 波。交感神经系统功能障碍是引起神经源性 J 波的原因。

原因不明的 J 波,称为特发性 J 波。但有人认为可能与遗传因素或自主神经系统异常有关。

(侯学卿)

第二节　痰脱落细胞学检查

痰脱落细胞学检查是诊断肺恶性肿瘤的常用方法。

一、优点

(1)对肺癌的确诊率较高。

(2)可用于早期肺癌的诊断,尤其对 X 线阴性而痰检阳性的隐性肺癌诊断具有独特作用。

(3)简便易行、无创伤、费用低,可对肺癌高危人群做定期普查。

二、局限性

(1)不能对肺癌定位,可通过 X 线片、CT 及纤维支气管镜等加以弥补。

(2)有一定的假阳性率。

(3)有较高的假阴性率。

三、针对局限性的改进措施

为提高诊断的准确率,可采取以下改进措施。

(1)有大量胸腔积液压迫者,可抽取胸腔积液查找癌细胞。

(2)合并感染较重者应控制感染后再做痰涂片检查,如感染不易控制,说明有较重阻塞或合并支气管扩张等,可行纤维支气管镜等检查。

(3)周围型肺癌可做经皮肤的肺部针吸细胞学检查,有较高的阳性率,也弥补了纤维支气管镜难以到达肺边缘部位的缺陷。

四、标本的采集与制作对诊断的影响

痰液标本的采集与标本制作对作出正确的诊断也有较大的影响。

(1)癌细胞检查应以清晨第一口痰为宜,留痰前应先漱口,清洁口腔,然后用力咳出气管深部痰液,盛于清洁容器内送检。留痰容器最好是痰杯或纸盒(如注射器及包装盒),容易取出,又可吸去涎液。

(2)痰检一般以连查 3 次为宜。送检次数越多,阳性率越高。

(3)对痰少而不易咳出的患者可诱导咳痰:①先漱口,然后在室内外做深呼吸或适当的活动。②祛痰药口服 2～3 天或超声雾化吸入。③体位引流及拍击胸壁等。④经纤维支气管镜刷检涂片检查。

(4)痰标本必须新鲜,最好在 1 小时内涂片固定。

(孙淑媛)

第三节 肺功能检查

肺功能检查内容包括肺容积、通气、换气、呼吸动力、血气等项目。通过肺功能检查可对受检者呼吸生理功能的基本状况作出质和量的评价,明确肺功能障碍的程度和类型,进而可以更深一步地研究疾病的发病机制、病理生理,并对疾病的诊断、治疗、疗效判定、劳动能力评估及手术的耐受性等具有很大的帮助。以下简述临床常用肺功能检查项目。

一、通气功能检查

(一)肺容积

肺容积指在安静情况下,测定一次呼吸所出现的容积变化,不受时间限制,具有静态解剖学意义,是最基本的肺功能检查项目。肺容积由潮气量、补吸气量、补呼气量、残气量及深吸气量、功能残气量、肺活量、肺总量八项组成。其值与年龄、性别和体表面积有关。以下分别介绍各项指标的含义及其正常值。

1.潮气量(V_T)

潮气量为平静呼吸时每次吸入和呼出的气量。成人正常值为 400～500 mL。

2.补呼气量(ERV)

补呼气量为平静呼气末再尽最大力量呼气所呼出的气量。成人正常值:男性约 910 mL、女性约 560 mL。

3.补吸气量(IRV)

补吸气量为平静吸气末再尽最大力量吸气所吸入的气量。成人正常值:男性约 2 160 mL、女性约1 400 mL。

4.深吸气量(IC)

深吸气量为平静呼气末尽最大力量吸气所吸入的最大气量,即潮气量加补吸气量。成人正常值:男性约2 660 mL、女性约 1 900 mL。

5.肺活量(VC)

肺活量(VC)是指深吸气末尽力呼气所呼出的全部气量(即深吸气量加补呼气量)。成人正常值:男性约3 470 mL、女性约 2 440 mL;VC实测值占预计值的百分比小于 80% 为降低,其中 60%～79% 为轻度降低、40%～59% 为中度降低、小于 40% 为重度降低。肺活量降低提示限制性通气障碍,也可以提示严重阻塞性通气障碍。

6.功能残气量(FRC)

功能残气量为平静呼气末肺内所含气量,即补呼气量＋残气量(RV)。正常成人参考值:男性($3\,112\pm611$) mL、女性($2\,348\pm479$) mL。增加见于阻塞性肺气肿等,减少提示肺间质纤维化、ARDS 等。

7.残气量(RV)

残气量为最大呼气末肺内所含气量,即功能残气量－补呼气量。正常成人参考值:男性($1\,615\pm397$) mL、女性($1\,245\pm336$) mL。其临床意义同功能残气量。然而临床上残气量常以其占肺总量百分比即RV/TLC%作为判断指标,成人正常值:男性小于 35%、女性约 29%、老年人可达 50%。超过 40% 提示肺气肿。

8.肺总量(TLC)

肺总量为最大限度吸气后肺内所含气量,即肺活量＋残气量。正常成人参考值:男性($5\,766\pm782$) mL、女性($1\,353\pm644$) mL。肺总量减少见于广泛肺部疾病。

(二)通气功能测定

通气功能又称为动态肺容积,是指单位时间内随呼吸运动进出肺的气量和流速。常用指标如下。

1.每分钟静息通气量(V_E)

每分钟静息通气量指静息状态下每分钟呼出气的量,即潮气量×每分钟呼吸频率。正常值:男性($6\,663\pm200$) mL、女性($4\,217\pm160$) mL。$V_E>10$ L/min 提示通气过度,可发生呼吸性碱中毒,$V_E<3$ L/min 提示通气不足,可造成呼吸性酸中毒。

2.最大自主通气量(MVV)

最大自主通气量指在 1 分钟内以最大的呼吸幅度和最快的呼吸频率呼吸所得的通气量。可用来评估肺组织弹性、气道阻力、胸廓弹性和呼吸肌的力量,临床上常用作通气功能障碍、胸部手术术前判断肺功能状况、预计肺合并症发生风险的预测指标,以及职业病劳动能力鉴定的指标。正常成人参考值:男性(104 ± 2.71) L、女性(82.5 ± 2.17) L。临床常以实测值占预计值的百分比进行判定,实测占预计值小于80%为异常。

3.用力肺活量(FVC)和第一秒用力肺活量($FEV_{1.0}$)

FVC是指深吸气后以最大力量、最快的速度所能呼出的气量。其中第一秒用力呼气量($FEV_{1.0}$)是测定呼吸道有无阻力的重要指标。临床常用$FEV_{1.0}$和一秒率($FEV_{1.0}/FVC\%$)表示,正常成人$FEV_{1.0}$值:男性$(3\,179\pm117)$ mL、女性$(2\,314\pm48)$ mL;$FEV_{1.0}/FVC\%$均大于80%。

4.最大呼气中段流速(MMEF、MMF)

测定方法是将FVC起、止两点间分为四等份,取中间50%的肺容量与其所用呼气时间相比所得值。可作为早期发现小气道阻塞的指标。正常成人值:男性为$(3\,452\pm1\,160)$ mL/s、女性为$(2\,836\pm946)$ mL/s。

二、小气道功能检查

小气道是指吸气状态下内径不大于2 mm的细支气管,是许多慢性肺部阻塞性肺病早期容易受累的部位。因小气道阻力占气道总阻力的20%以下,故其异常变化不易被常规肺功能测定方法检出。

(一)闭合容积

闭合容积(CV)指平静呼吸至残气位时,肺下垂部小气道开始闭合时所能呼出的气体量。而小气道开始闭合时肺内留存的气体量则称为闭合总量(CC)。正常值随年龄增加而增加:CV/VC%,30岁为13%,50岁为20%,CC/TLC<45%。

(二)最大呼气流量-容积曲线

最大呼气流量-容积曲线(MEFV)为受试者在做最大用力呼气过程中,将呼出的气体容积与相应的呼气流量所记录的曲线,或称流量-容积曲线(V-V曲线)。临床上常用VC 50%和VC 5%时的呼气瞬时流量(V_{max50}和V_{max25})作为检测小气道阻塞的指标,凡两指标的实测值/预计值小于70%,且$V_{50}/V_{25}<2.5$即认为有小气道功能障碍。

三、换气功能检查

(一)通气/血流比例

在静息状态下,健康成人每分钟肺泡通气量约4 L,血流量约5 L,二者比例即通气/血流(V/Q)为0.8。在病理情况下,无论是V/Q比例增大或减小,均可导致动脉氧分压降低,临床常见于肺炎、肺不张、急性呼吸窘迫综合征、肺梗死和肺水肿等情况。

(二)肺泡弥散功能测定

肺泡弥散是肺泡内气体中的氧和肺泡壁毛细血管中的二氧化碳,通过肺泡壁毛细血管膜进行气体交换的过程。临床上弥散障碍主要是指氧的弥散障碍。弥散量如小于正常预计值的80%,提示弥散功能障碍。常见于肺间质纤维化、气胸、肺水肿、先天性心脏病、风湿性心脏病等情况。弥散量增加可见于红细胞增多症、肺出血等。临床上常用的单次呼吸法正常值为男187.52~288.80 mL/(kPa·min),女156.77~179.70 mL/(kPa·min)。

四、肺顺应性

肺顺应性用以反映肺组织的弹性,分为静态顺应性和动态顺应性两种。静态顺应性是指在呼吸周期中气流被短暂阻断时测得的肺顺应性,它反映肺组织的弹性,正常值为 2.0 L/kPa;动态肺顺应性是在呼吸周期中气流未被阻断时的肺顺应性,它受气道阻力影响,正常值为 1.5～3.0 L/kPa。其值降低,见于肺纤维化等疾病;其值增加,见于肺气肿。

五、呼吸道阻力

呼吸道阻力指气体在气道内流动时所产生的摩擦力,通常用产生单位流速所需的压力差来表示。一般采用体容积描记法或强迫脉冲振荡法测定。正常值为每分钟 0.098～0.294 kPa/L(流速 0.5 L/s)。阻塞性肺疾病呼吸道阻力增加,由于呼吸道阻力有 80% 以上来自大气道的阻力,若阻塞仅影响小气道,则阻力改变不大;限制性疾病呼吸道阻力多降低。

六、血液气体分析

动脉血气分析包括动脉氧分压、动脉二氧化碳分压和动脉氢离子浓度的测定,并根据相关的方程式由上述三个测定值计算出其他多项指标,从而判断肺换气功能及酸碱平衡的状况。血气分析的主要指标有以下几种。

(一)动脉血氧分压(PaO_2)

PaO_2 是指血液中物理溶解的氧分子所产生的压力。正常值为 12.6～13.3 kPa(95～100 mmHg)。PaO_2 可作为判断低氧血症及呼吸衰竭的指标。

(二)动脉血氧饱和度(SaO_2)

SaO_2 是单位血红蛋白含氧百分数,正常值为 95%～98%。SaO_2 也是反映机体是否缺氧的一个指标。但由于血红蛋白离解曲线(ODC)呈 S 形的特性,较轻度的缺氧时,尽管 PaO_2 已有明显下降,SaO_2 可无明显变化,因此 SaO_2 反映缺氧并不敏感,且有掩盖缺氧的潜在危险。

(三)动脉血氧含量(CaO_2)

CaO_2 指单位容积的动脉血液中所含氧的总量,包括与血红蛋白结合的氧及物理溶解的氧两个部分。正常值为 8.55～9.45 mmol/L(19～21 mL/dL)。CaO_2 是反映动脉血携氧量的综合性指标。慢性阻塞性肺疾病患者的 CaO_2 值随着 PaO_2 降低而降低,但血红蛋白正常或升高;贫血患者虽然 PaO_2 正常,但 CaO_2 随着血红蛋白的降低而降低。

(四)动脉血二氧化碳分压($PaCO_2$)

$PaCO_2$ 是指物理溶解在动脉血中的 CO_2(正常时每 100 mL 中溶解 2.7 mL)分子所产生的张力。其正常值为 4.7～6.0 kPa(35～45 mmHg),均值为 5.3 kPa(40 mmHg)。当呼吸衰竭时,如果 $PaCO_2$ >6.7 kPa(50 mmHg),称为 Ⅱ 型呼吸衰竭。同时 $PaCO_2$ 也是判断呼吸性酸或碱中毒的指标。

(五)pH

pH 是血液中氢离子浓度的指标或酸碱度。正常值为 7.35～7.45。pH<7.35 为失代偿性酸中毒,存在酸血症;pH>7.45 为失代偿性碱中毒,有碱血症。临床上不能单用 pH 来判断代谢性或呼吸性酸碱失衡,应结合其他指标进行综合判断。

(六)标准碳酸氢盐(SB)

SB 是指在 38 ℃,血红蛋白完全饱和,$PaCO_2$ 为 5.3 kPa(40 mmHg)的气体平衡后的标准状态下所测得的血浆 HCO_3^- 浓度。正常值为 22~27 mmol/L,平均值为 24 mmol/L。SB 是单纯反映代谢因素的指标,一般不受呼吸的影响。

(七)实际碳酸氢盐(AB)

AB 是指在实际 $PaCO_2$ 和血氧饱和度条件下所测得的血浆 HCO_3^- 含量,正常值为 22~27 mmol/L,平均值为 24 mmol/L。AB 在一定程度上受呼吸因素的影响。当呼吸性酸中毒时,AB>SB;当呼吸性碱中毒时,AB<SB;相反,代谢性酸中毒时,AB=SB 小于正常值;代谢性碱中毒时,AB=SB 大于正常值。

(八)缓冲碱(BB)

BB 指血液中一切具有缓冲作用的碱性物质的总和,包括 HCO_3^-、Hb^- 和血浆蛋白、HPO_4^{2-}。正常值为 45~50 mmol/L。BB 是反映代谢性因素的指标,减少提示代谢性酸中毒,增加提示代谢性碱中毒。

(九)碱剩余(BE)

BE 是指在标准状态(与 SB 者相同)下,将血液标本滴定至 pH=7.40 所需要的酸或碱的量,反映缓冲碱的增加或减少。BE 是反映代谢性因素的指标,正常值为(0±2.3)mmol/L。碱多,BE 为正值;酸多,BE 为负值。

(十)血浆 CO_2 含量

血浆 CO_2 含量($T\text{-}CO_2$)是指血浆中结合的和物理溶解的 CO_2 总含量。其中 HCO_3^- 占总量的 95% 以上,故 $T\text{-}CO_2$ 基本反映 HCO_3^- 的含量。又因其受呼吸影响,故在判断混合性酸碱失调时,其应用受到限制。

(颜 舒)

第四节 肝功能检查

目前用于了解肝脏合成、代谢、排泄等功能及判断肝脏病变情况的肝脏功能检查多种多样,只有依据病情仔细选择,并综合判断,才能真实反映肝脏功能,正确做出诊断。现将目前国内外常用的肝功能检查叙述于下。

一、胆红素代谢试验

(一)血清总胆红素测定

正常参考值为 2~17 $\mu mol/L$。血清总胆红素在<25.6 $\mu mol/L$ 时,肉眼看不到黄疸,称隐性黄疸,>25.6 $\mu mol/L$ 则称显性黄疸。由于正常肝脏对胆红素的代谢有很大的储备能力,因此血清胆红素并非肝脏功能的敏感指标,即使严重溶血,血清胆红素浓度一般不超过85 $\mu mol/L$,如超过此值,常表示有肝细胞损害或胆管阻塞。临床主要用于了解黄疸情况、肝细胞损害程度,判断预后,指导治疗。

(二)血清直接胆红素测定

正常参考值 $0\sim4\ \mu mol/L$。结合胆红素能与重氮磺胺酸起直接反应,因此又称直接胆红素。常用反应 1 分钟时的胆红素量代表,故又称 1 分钟胆红素。血清直接胆红素/总胆红素比值,在胆汁淤积性黄疸常大于 60%,肝细胞性黄疸常在 40%~60%,而在发生非结合胆红素升高时,不超过 20%,在黄疸鉴别诊断上有一定参考价值,但这是指平均值,并非绝对。

(三)尿胆红素测定

正常人尿中无胆红素存在。因只有结合胆红素能溶于水,从尿中排出,故尿胆红素阳性表明血清结合胆红素升高。而尿胆红素阴性的黄疸患者表示为非结合胆红素升高。在血清胆红素升高以前,尿中胆红素即可查到,故可用于病毒性肝炎的早期诊断。

(四)尿中尿胆原测定

正常人尿中仅有少量尿胆原。增高主要见于胆红素生成过多(如溶血)和肝细胞损害(如肝炎、肝硬化、肝中毒、肝缺血等),减少主要见于胆管阻塞。持续黄疸伴尿中尿胆原消失,提示恶性胆管梗阻,而间歇性常提示胆石症。病毒性肝炎早期肝细胞损害,尿胆原增加,高峰期因肝内胆汁淤积,尿中尿胆原可一过性减少,恢复期可再度增加,至黄疸消退后,才逐渐恢复正常。故有利于判断病情。

二、蛋白质代谢

除免疫球蛋白外,血浆内几乎所有的蛋白质均在肝脏合成,如清蛋白,酶蛋白,运载蛋白,凝血因子 Ⅰ、Ⅱ、Ⅴ、Ⅶ、Ⅸ、Ⅹ 等。除支链氨基酸在肌肉内分解外,大多数必需氨基酸均在肝内分解。肝脏还可将蛋白质代谢产物氨转化为尿素,由肾脏排出体外,故肝脏在蛋白质代谢过程中起着重要的作用。测定血浆蛋白水平,进行凝血试验,测定血氨及氨基酸水平,就可以反映肝脏功能。

(一)血浆蛋白测定

1.总蛋白

总蛋白正常参考值为 $68\sim80\ g/L$。肝病时,清蛋白合成减少,但 γ 球蛋白常增加,故而血清总蛋白量一般无明显变化。一般来说,血清总蛋白小于 60 g/L 时,表明预后不良。

2.清蛋白

清蛋白正常参考值为 $35\sim55\ g/L$。清蛋白仅由肝脏制造,正常人每天合成约 10 g,清蛋白半衰期较长,约 20 天,因此不是反映肝脏损害的敏感指标。清蛋白减少是慢性肝病尤其是肝硬化的特征,清蛋白反映肝脏合成代谢功能和储备能力,是估计预后的良好指标,小于 25 g/L 时表示预后不良。另外,营养不良、代谢加速、蛋白丢失过多及高 γ 球蛋白血症均可出现低清蛋白血症,应予鉴别。

3.前清蛋白

前清蛋白亦由肝细胞合成,半衰期 1.9 天。因半衰期短,肝病时变化敏感,反映近期肝损害比清蛋白要好。采用改良缓冲液在醋纤电泳上可以分出前清蛋白,参考值 $0.28\sim0.35\ g/L$。

4.球蛋白

球蛋白电泳可将球蛋白分为 α_1、α_2、β、γ 球蛋白。①α_1 球蛋白:在肝实质细胞破坏,如肝坏死、肝硬化时,α_1 球蛋白减少,与清蛋白减少相平行,对判断肝病病情和预后有参考意义。因 α_1 球蛋白中含有许多急性期反应蛋白和甲胎蛋白,故而在急性反应和肝癌时升高。②α_2 和 β 球蛋白:在慢性胆汁淤积伴高脂血症时,两者平行升高,而在肝细胞严重损害时则降低。③γ球蛋白:为免疫球蛋白,在肝脏疾病时升高。持续增高提示疾病转为慢性。如电泳时形成β-γ桥,提示肝硬化,用以鉴别慢性肝炎与肝硬化。

但应注意,血清蛋白改变可见于许多非肝脏疾病,如急慢性炎症、肿瘤、营养不良、肾病等,严格地说血清蛋白测定不能算作一项特异的肝功检查项目。

(二)蛋白质代谢产物测定

1.血氨

血氨正常参考值13～57 μmol/L。肝脏利用血液中的氨合成尿素,经肾脏排出体外,在肝功能不全或门体分流时血氨升高。血氨在诊断肝性脑病中有重要地位,多数肝性脑病患者血氨增高,但不是一个绝对可靠的诊断指标。

2.游离氨基酸测定

游离氨基酸测定正常时支链氨基酸(BCAA)与芳香族氨基酸(AAA)的比 BCAA/AAA=3～3.5(即 Fischer 比率)。严重肝病时,由肝脏代谢的 AAA 浓度升高,而主要由肌肉代谢的BCAA 则因肝病时血中胰岛素浓度升高而大量进入肌肉组织,血 BCAA 浓度下降,故比值下降,可降到1以下。有研究中认为其与肝性脑病的发生有关,有助于判断预后,并有治疗意义,输注支链氨基酸可改善部分肝性脑病症状。

(三)凝血因子与凝血试验

纤维蛋白原,凝血酶原因子Ⅱ、Ⅴ、Ⅸ、Ⅹ、Ⅶ,纤溶酶原,抗纤溶酶,抗凝血酶Ⅲ等均在肝脏合成,因肝脏贮备能力很大,故而只有严重肝病时,才会出现出血与凝血障碍。测定凝血因子可以了解肝脏功能,临床应用较多的是凝血试验。

1.凝血酶原时间(PT)

常用 Quick 法测定,正常参考值 14～17 秒,比对照延长 3 秒有意义。PT 与因子Ⅶ、Ⅹ、Ⅱ、Ⅴ、Ⅰ活性有关,是测定外源性凝血过程的试验。这些凝血因子的血浆半衰期均短于 1 天,故 PT在监视急性肝病的病理时特别有用。急性肝病时,PT 明显延长预示暴发性肝坏死的发生,当PT 活动度[即 $k/(pt-\gamma)$,其中 $k=303$, $\gamma=8.7$ 为常数],正常时为 80%～100%,下降至正常对照的 10% 以下时,提示预后恶劣。因子Ⅱ、Ⅶ、Ⅸ、Ⅹ 为维生素 K 依赖性因子,当胆汁淤积、脂肪泻等出现时维生素 K 吸收减少,从而使维生素 K 依赖性因子减少,PT 延长,此时肌内注射足量维生素 K 后 PT 可恢复正常,可以此鉴别肝细胞性黄疸和胆汁淤积性黄疸。

2.部分凝血活酶时间(PTT)

PTT 为内源性凝血系统的过筛试验,正常参考值 60～85 秒,较对照延长10 秒以上为延长,提示因子Ⅷ、Ⅸ、Ⅺ、Ⅻ缺乏或活性降低,也可见于因子Ⅰ、Ⅱ、Ⅴ、Ⅹ缺乏或活性降低。提示严重肝病或 DIC 时延长。

3.凝血酶时间(TT)

TT 反映血浆纤维蛋白原的反应性,正常参考值 16～18 秒,较对照延长3 秒为延长,见于严重肝病、纤溶亢进、血中类肝素抗凝物质存在时。

三、肝脏负荷试验

本组试验原理是向体内输入主要在肝内代谢的物质,测定其代谢速度,可反映肝脏功能。

(一)药物代谢试验

常用安替比林口服检测其血浆清除率或半衰期,该试验是慢性乙型肝炎活动性的良好指标。应用^{14}C 氨基比林(二甲基氨基安替比林)在肝中代谢最后生成$^{14}CO_2$从呼吸中排出,计算一定时间内呼气中排出的^{14}C 的百分比。此呼气试验可方便地反映肝内药物代谢动力学。研究表明肝炎和肝硬化患者呼出$^{14}CO_2$减少,异常程度与凝血酶原时间、清蛋白、空腹血清胆汁酸等具有良好的相关性,而胆汁淤积病例本试验正常或轻度异常。^{13}C 美沙西汀呼气试验也可用于反映肝实质细胞损害情况。

(二)半乳糖廓清试验

半乳糖进入肝内后迅速磷酸化,用一次性静脉注射法测定血中半乳糖清除速率,或用^{14}C 半乳糖呼气试验测定呼气中的$^{14}CO_2$量,可以判断肝脏功能,其最大价值在于随访肝病经过和判断疗效。

(三)尿素合成最大速率测定

本测定主要用于预测肝硬化患者能否代谢氮负荷,是否需调整饮食结构,预防肝性脑病。还用于门-体分流术后估计发生肝性脑病的危险,但本试验敏感性差,未广泛应用于临床。

(四)色氨酸耐量试验

空腹静脉注射色氨酸 4 mg/kg,45 分钟时测定游离色氨酸与总色氨酸(F/T)比值,正常人 F/T<0.14,肝损害时比值增加,耐量减退。

四、肝脏排泄试验

肝脏是重要的排泄器官,除可排泄内源性物质,如胆汁酸、胆固醇、胆红素,还可排泄外源性物质,如药物、色素、毒物等。测定肝脏排泄能力,可反映肝脏功能。

(一)色素排泄试验

1.磺溴酞钠(BSP)试验

因 BSP 偶可发生严重变态反应,又有 ICG 试验可将其取代,故已废除 BSP 试验。

2.靛氰绿(ICG)试验

将 ICG 注射于患者静脉后,一定时间内采取血样,测定 ICG 在血中的含量,了解 ICG 排泄情况。15 分钟血中潴留率 R_{15}ICG 正常值 7.83%±4.31%,每增加 5 岁,潴留率可增加0.2%~0.6%,上限为 12.1%。ICG 注入血液后,迅速与清蛋白和 α_1 球蛋白结合,分布于全身血管,几乎全部被肝细胞摄取,再逐步排入胆汁中。它没有肝外清除,不从肾排泄,不参与肝肠循环,以游离形式排入胆汁,是一种单纯的排泄试验,ICG 几乎无毒性及变态反应。影响 ICG 清除的主要因素是肝血流量、功能肝细胞总数、胆汁的排泄和胆管通畅程度,黄疸对 ICG 无影响。ICG 潴留率主要反映肝细胞贮备功能,在测定肝血流量和对慢性肝病的肝功能方面,目前认为是最有价值、最实用的色素,但其费用昂贵限制了应用。

(二)血清胆汁酸代谢试验

肝脏在胆汁酸的生物合成、分泌、摄取、加工转化中占重要地位,因而血清总胆汁酸可以较特异地反映肝细胞功能,在严重肝病时,其比胆红素更敏感地反映肝损害。该试验对肝硬化有特别的诊断参考价值,阳性率高于 ALT,且可用于判断预后,在急慢性肝炎胆汁淤积时均可升高。本试验虽然有重要的理论意义,但在临床上还没有把它列入常规肝功能检查项目。目前主要用于先天性和溶血性高胆红素血症的鉴别诊断,此两者血清胆汁酸正常,且有助于随访肝病经过和判断疗效。

五、肝脏疾病的酶学标志

(一)反映肝细胞损害的标志

1.转氨酶

临床上常用谷丙转氨酶(ALT)和谷草转氨酶(AST)。ALT 在肝内含量最多,仅存在于肝细胞质内,而 AST 在心肌中含量最高,在肝中存在于肝细胞线粒体(AST 线粒体同工酶,m-AST)和细胞质(AST 细胞质同工酶,c-AST)中。当肝细胞病变引起细胞膜通透性改变时或肝细胞破坏时,ALT 和 AST 可从细胞逸出进入血流,由于肝细胞内转氨酶浓度比血清高 $10^3 \sim 10^4$ 倍,故肝细胞损坏时,血清转氨酶浓度敏感地升高。其中 ALT 比 AST 更为敏感和特异。正常参考值 ALT(改良赖氏法)2~40 U/L,AST 4~40 U/L、AST/ALT 正常约 1.15。在急性病毒性肝炎、中毒性肝坏死、肝缺氧时转氨酶可明显升高,但升高幅度与肝细胞损伤严重程度不一定平行。如急性重型肝炎时,肝细胞大量坏死,不能合成转氨酶,可出现"酶胆分离"的现象,ALT 可见轻度升高或下降,而黄疸升高明显,提示预后恶劣。肝硬化活动期、肝癌、肝脓肿、胆管阻塞时,转氨酶可轻至中度升高。AST/ALT 比值在轻度肝损害时可降到 1 以下,而在严重肝损害时,则因线粒体中 AST 也释放入血,使血清 AST 升高幅度较 ALT 为大,比值升高,如乙醇性肝炎时 AST/ALT>2.0。因 ALT 在体内分布广,许多肝外病变时亦可升高,需加以鉴别。

2.乳酸脱氢酶(LDH)及其同工酶

LDH 广泛存在于人体组织中,缺乏特异性。用电泳法可分离出 5 种同工酶区带(LDH$_1$~LDH$_5$),LDH$_5$ 主要来自肝脏及横纹肌,在肝病及恶性肿瘤时 LDH$_5$ 升高,而心梗时 LDH$_1$ 升高,故分析血清 LDH 同工酶有助于病变定位。正常参考值:LDH 比色法 190~310 U。

3.谷氨酸脱氢酶(GLH)

GLH 主要分布于肝细胞线粒体内,尤以小叶中央区为主,而酒精性肝病及缺血性肝炎主要累及这些部位,故血清 GLH 活性可作为酒精性肝损害的标志。在缺血性肝炎,诊断价值高于转氨酶,非肝胆疾病很少升高。GLH 明显升高说明肝细胞有坏死病变。正常参考值 4.5 U/L。

4.血清谷胱甘肽 S 转移酶(GST)

肝细胞损害时,活性升高,GST 变化与肝脏病理变化有良好的一致性,在反映肝细胞损伤方面,其较 ALT 更为敏感。正常参考值(13.6±5.8)U/L。

5.腺苷脱氨酶(ADA)

正常参考值<25 U(改良 Morrtinek 法)。在急性肝实质细胞损伤时,ADA 和 ALT 往往同时升高。在慢活肝和肝硬化时 ALT 可不升高,而 ADA 升高较明显。在阻塞性黄疸时,ADA 活性很少升高,可与肝细胞性黄疸相鉴别。

(二)反映胆汁淤积的酶类

1.碱性磷酸酶(ALP)及其同工酶

正常血清中的 ALP 及其同工酶的主要来自骨和肝,正常参考值为 25~90 U/L。肝脏疾病时,ALP 浓度升高,主要是肝细胞过度制造 ALP 释放入血。肝内外胆管阻塞时,胆汁淤积,胆汁酸诱导肝细胞合成 ALP 增加并可将 ALP 从肝细胞内脂质膜上渗析出来,故血清 ALP 升高最显著。黄疸患者同时测定 ALP 和 ALT 或 AST 有助于鉴别诊断。肝炎、肝硬化时血清 ALP 轻至中度升高。肝硬化患者血清 ALP 浓度大于正常值 3 倍以上时应怀疑原发性肝癌。血清 ALP 升高亦见于各种骨骼疾病。ALP 同工酶测定有助于鉴别不同来源的 ALP。用聚丙烯酰胺凝胶梯度电泳,可将血清 ALP 分出活性带Ⅰ～Ⅶ。ALPⅠ诊断原发性肝癌敏感性差,但特异性很高,且与 AFP 间无相关性。ALPⅦ见于肝外阻塞性黄疸和转移性肝癌,用于鉴别诊断。而 ALPⅢ则主要见于骨病。

2.γ-谷氨酰转肽酶(γ-GT、GGT)

γ-GT 广泛分布于人体组织中,如肾、胰、肝内,正常人血清 γ-GT 主要来自肝脏,正常值<40 U/L。急性病毒性肝炎时,γ-GT 明显升高;慢性肝炎活动期 γ-GT 活力常增高,故可作为反映慢性肝病活动性的指标之一,慢性迁延性肝炎则多正常。肝内外阻塞性黄疸时 γ-GT 均可升高,原发性肝癌及酒精中毒者,γ-GT 也可明显升高。用聚丙烯酰胺梯度凝胶电泳可分离出肝癌特异性区带 γ-GTⅡ,对肝细胞癌的敏感性为 80%～90%,特异性为 90%,且与甲胎蛋白无相关性,故可与其联合诊断肝癌。由于 γ-GT 敏感性太高,在多种肝病及多种肝外疾病,如心肌梗死、胰腺疾病、糖尿病、风湿性关节炎、肺疾病等时均可升高,故可作为肝脏疾病的筛选试验。

3.5'-核苷酸酶(5'-NT)

血清 5'-NT 升高见于肝胆疾病及正常妊娠。对于肝胆疾病其诊断意义与 ALP 相似,但骨病时不升高,故主要临床价值在于判断血清 ALP 升高是由肝胆系统疾病还是骨骼疾病引起。正常参考值 2～17 U/L。

4.亮氨酸氨基肽酶(LAP)

与 5'-NT 一样,血清 LAP 升高仅见于肝胆疾病和妊娠。胆管阻塞时酶活性明显升高,尤以肝外恶性胆管梗阻时更为显著,骨病时正常。也可用于确定 ALP 升高是否来源于肝胆。正常参考值:男 306～613 nmol/(s·L),女 272～488 nmol/(s·L)。

(三)反映肝纤维化的酶类

1.单胺氧化酶(MAO)

肝硬化时 MAO 常明显升高,MAO 活力与肝脏表面结节形成的进程相平行。当肝内形成桥状纤维结缔组织时,约 80% MAO 升高;当假小叶形成时,MAO 活力几乎均增高。肝坏死时,肝细胞线粒体内 MAO 释放,血清 MAO 也可增高。MAO 同工酶可区别两种来源,MAO_1、MAO_2 主要来自线粒体,MAO_3 主要来自结缔组织,后者对肝硬化诊断有意义。MAO 正常参考值:12～40 U。

2.脯氨酰羟化酶(PH)

PH 是胶原合成酶,可用夹心酶联法测定血清免疫反应性脯氨酸羟化酶 β-亚单位(SIR-β-PH),普遍认为 SIR-β-PH 含量可以反映肝纤维增生的活动程度,但尚未常规应用。

3.胆碱酯酶同工酶(CHE)

有报道,在肝纤维化时,CHE 1、2、3 相对减少,CHE 5 相对升高,有利于诊断。

六、肝纤维化的血清学标志

纤维化是一个极其复杂的动态过程。目前临床上对肝纤维化的诊断仍以肝活检为主,但它具有创伤性,难以动态观察,所以肝纤维化的血清学诊断成为目前研究的一个热点。目前,已发现许多肝纤维化的血清学标志物,一般认为应联合不同类型的指标进行综合判断。酶学标志见前述,现将临床上已应用的其他标志简述如下。

(一)Ⅲ型前胶原肽(PⅢP)

PⅢP 已广泛应用于临床。其含量反映肝中活动性纤维增生,是诊断肝纤维化或早期肝硬化的良好指标,对慢性肝病预后判断有一定意义。正常人血清 PⅢP 含量为 7~9.9 ng/mL。肝硬化晚期因纤维合成已不活跃,PⅢP 可降低。另外,在急性肝炎和肝癌患者 PⅢP 也可升高。

(二)Ⅲ型原胶原(PCⅢ)

PCⅢ 与 PⅢP 有相似的临床意义,能反映肝纤维化程度,但肝脏炎症对 PCⅢ 影响较小,有研究者认为其较 PⅢP 诊断肝纤维化价值更高。

(三)Ⅳ型胶原($C_{Ⅳ}$)

Ⅳ型胶原正常值为 (99.3 ± 24.8) ng/mL,是构成基底膜的一种成分。肝纤维化时基底膜增生,$C_{Ⅳ}$ 是最早增生的胶原。$C_{Ⅳ}$ 可敏感地反映肝纤维化的程度,是判断肝纤维化尤其是早期肝纤维化的指标。可将 $C_{Ⅳ}$ 分离为 TS 胶原和 NC_1 片断,其中血清 TS 与肝纤维化程度正相关,是诊断肝纤维化的良好指标。

(四)层粘连蛋白(LN)

LN 是基底膜的主要成分,与 $C_{Ⅳ}$ 构成基底膜的骨架。已有研究证明,血清 LN 水平与肝纤维化程度及门脉高压间呈正相关。此外,原发性肝癌患者血清 LN 也可增高。正常值为 0.81~1.43 U/mL。

(五)透明质酸(HA)

HA 是细胞外间质的重要成分,可反映已形成的肝纤维化程度,对判断肝病严重程度及预后有一定临床意义。正常参考值 2~110 ng/mL。肝硬化患者>350 ng/mL。

(六)纤维连接蛋白受体(FNR)

血清 FNR 水平与肝纤维化程度高度正相关,是一种较好的肝纤维化标志物。

(七)其他

组织金属蛋白酶抑制剂(TIMP-1)有助于诊断活动性肝纤维化。转化生长因子 $β_1$(TGF-$β_1$)是众多细胞因子中,对肝纤维化最重要的因子,其活性能较好地反映肝纤维化的进展情况,并可用于判断预后及疗效。

七、肝癌标志

(一)甲胎蛋白(AFP)及其异质体

AFP 对肝细胞癌(HCC)具有确立诊断、早期诊断和鉴别诊断的价值,其动态变化比绝对值意义更大。正常参考值<25 ng/mL。诊断 HCC 标准:血清 AFP>500 ng/mL 持续 4 周或 AFP 在 200~500 ng/mL 持续 8 周者,在排除其他引起 AFP 增高的因素外,结合定位检查,即可做出肝癌诊断。许多亚临床肝癌或小肝癌血清 AFP 浓度在 200~500 ng/mL,注意观察此范围 AFP 的动态变化有助于早期诊断。AFP 低浓度持续阳性(低持阳)是指连续 2 个月查 AFP 3 次以上,均在 50~200 ng/mL。AFP 低持阳患者是肝癌高发人群,其中部分已是亚临床肝癌,应密切随访。AFP 是肝癌最重要的血清学标志,但诊断肝细胞癌有一定的假阳性和假阴性,影响了其诊断价值。AFP 假阳性可见于肝炎、肝硬化等非癌性肝病及胚胎癌、孕妇等。在肝炎、肝硬化时常伴有 ALT 升高,随病情好转 AFP 可下降,且 AFP 多<200 ng/mL。AFP 假阴性可见于不合成 AFP 的细胞株较多的肝细胞癌、小肝癌、分化较好或分化程度极低的肝癌,假阴性率约 30%。AFP 异质体的研究提高了 AFP 的诊断价值。用亲和电泳和层析技术可分为 LCA 结合型和 LCA 非结合型 AFP,LCA 结合型有利于早期诊断肝细胞癌,尤对 AFP 低浓度者特别适用。另外,AFP 单克隆抗体对肝癌的早期诊断和病情监护均有较高价值,已在研究之中。人们正在不

断探索 AFP 以外的其他肝癌标志,与 AFP 互补诊断,也取得了一些进展。

(二)诊断价值肯定、常与 AFP 联检的标志

(1)γ-谷氨酰转肽酶Ⅱ(γ-GTⅡ):如前所述,γ-GTⅡ是 γ-GT 的肝癌特异性区带,且与 AFP 浓度无关,可与 AFP 联检。

(2)酸性同工铁蛋白(HTFA):肝癌细胞合成、释放 HIFA,肝细胞癌时 HIFA 明显升高,优于常规 SF 测定价值,并有助于疗效观察。正常参考值(火箭电泳法)16~210 mg/L。

(3)异常凝血酶原(AP):在 AFP 低浓度和阴性的肝细胞癌患者中阳性率可达 67%~69%,与 AFP 联检可使肝细胞癌检出率明显提高。

(4)5'核苷酸磷酸二酯酶同工酶 V(5'NPDV):聚丙烯酰胺电泳时,病理情况下可出现 5'NPD 的 V 带,诊断肝细胞癌的敏感率为 84%,特异性仅为 48%,但测定快速同工酶带迁移率时,特异性明显提高。

(5)碱性磷酸酶同工酶:用聚丙烯酰胺凝胶梯度电泳,可将血清 ALP 分出活性带Ⅰ~Ⅷ,ALP 1 诊断肝细胞癌特异性达 98.6%,但敏感性差。用等电聚焦电泳法(IEF)分出 ALP 1~5 条区带,其中 ALP 3 检测肝细胞癌敏感性、特异性均较好。

(三)其他有参考价值的标志

有 α-L-岩藻糖苷酶(AFU)、$α_1$ 抗胰蛋白酶($α_1$AT)、醛缩酶 A(ALD-A)、丙酮酸激酶同工酶 M_2(Pyk-M_2)、$α_1$ 抗糜蛋白酶($α_1$AC)、铜蓝蛋白(CP)等。这些标志在肝癌时均可升高,诊断肝癌的特异性多在 90% 以上,敏感性多在 70%~80%,其中 AFU 水平和血清 AFP 值及肝癌大小无关。$α_1$AT 用刀豆素 A 亲和双向免疫电泳时峰值的变化可作为判断良恶性肝病的参考。ALD-A 在肝癌时水平增高,且与 AFP 水平无关。AAC 在肝癌组升高,而慢性良性肝病时降低,故研究者认为其较 $α_1$AT 更有利于良恶性肝病的鉴别。

多种血清标志物联检可互补诊断,尤其可提高 AFP 阴性肝癌的诊断率。国内报道,AFP 与 γ-GTⅡ 联检率达 94.4%,认为 γ-GTⅡ 是另一亚于 AFP 的肝癌标志,建议首先联检此二者用于诊断肝癌。AFP 联检 SF 阳性率为 92.3%~93.9%,两者同时阴性可排除肝癌。另外,还有用AⅢ、$α_1$AT、AFU、AFP 异质体与 AFP、GGTⅡ 联检,指标增多,联检率也提高,可提高肝癌的诊断率。

(张延刚)

第三章 呼吸内科诊疗

第一节 流行性感冒

一、概述

流行性感冒简称流感,是流感病毒引起的急性呼吸道传染病,也是一种潜伏期短、传染性强、传播速度快的疾病。其主要通过空气中的飞沫、人与人之间的接触或与被污染物品的接触传播。典型的临床症状为高热、乏力、头痛、全身酸痛等。全身中毒症状重而呼吸道症状较轻。一般冬、春季节为高发期,所引起的并发症和死亡现象非常严重。由于流感病毒致病力强,易发生变异,若人群对变异株缺乏免疫力,易引起暴发流行,迄今世界已发生过 5 次大的流行和若干次小流行,造成数十亿人发病,数千万人死亡。

二、病原学

(一)结构

流感病毒最早是在 1933 年由英国人威尔逊·史密斯发现,当时被称作 H1N1。属正黏液病毒科,呈球形或丝状,直径 80~120 nm,有包膜,是一种 RNA 病毒。病毒由核衣壳与外膜组成。病毒核衣壳含核蛋白(NP)、多聚酶和核糖核酸(RNA)。NP 具有型特异性,抗原性较稳定。多聚酶负责流感病毒 RNA 转录,由 3 个亚单位组成:PB1、PB2 和 PA,通常将这 3 种蛋白称为 3P 蛋白。单股负链核糖核酸(ss-RNA)为流感病毒的基因组,甲型、乙型流感病毒 RNA 共分 8 个节段。从 1~7 节段分别编码以下蛋白:PB2、PB1、PA、HA、NP、NA、M,目前认为第 8 节段是编码起连接 RNA 功能的非结构蛋白(NS1 和 NS2),各片段间可发生遗传物质的重组、交换、重组,最终导致新抗原、新亚型的出现。外膜由脂质双分子层与基质蛋白(M)组成,后者又分为 M1、M2 两型,M1 蛋白为外膜内层,M2 蛋白为外膜上的氢离子通道。基质蛋白抗原性较稳定,也具有型特异性。脂质双层除了磷脂分子外,还包含两型以辐射状突出于病毒体外的糖蛋白,即血凝素(hemagglutinin,HA)(棒状三聚体)和神经氨酸酶(neuraminidase,NA)(蘑菇形四聚体)。HA 能引起红细胞凝集而得名,其水解产物通过与宿主细胞膜上的唾液酸受体作用,协助病毒吸附于宿主细胞表面并进一步进入细胞内,是流感病毒致病的重要因素;NA 具有水解唾液酸的作用,能水解宿主细胞表面唾液酸受体特异性糖蛋白末端的 N-乙酰神经氨酸,协助与宿主细胞结合的新病毒颗粒释放,感染未受染细胞的,从而促进流感病毒进一步扩散、繁殖,也是流感抗病毒药物的一个作用靶点。

(二)分型

根据核蛋白与基质蛋白的抗原性不同,将流感病毒分为甲、乙、丙3型(即 A、B、C 3 型),3 型病毒具有相似的生物学特性。3 型流感病毒最主要的不同点在于宿主范围不同:甲型流感病毒宿主广泛;乙型、丙型主要感染人类,但也有少数报道在其他感染动物中分离到该型病毒。甲型按 H 和 N 抗原不同,又分若干亚型,H 可分为 16 个亚型(H1～H16),N 有 9 个亚型(N1～N9)。其中 H16 为 2004 年在瑞典黑头鸥中分离出的新亚型。人类流感主要与 H1、H_2、H3 和 N1、N2 亚型相关。

(三)变异性

流感病毒以易发生抗原变异为特点。抗原变异的形式主要有抗原漂移与抗原偏移两种形式。亚型内的小抗原变异称为抗原漂移,主要由病毒基因组的点突变引起,亦称抗原的量变,有助于病毒逃避宿主的防御。大的抗原变异称抗原转换即抗原质变,往往出现新的强病毒株,可引起世界性大流行。甲型流感病毒的抗原变异频繁,传染性大、传播速度快,2～3 年可发生一次小变异,每隔十几年会发生一次抗原大变异,并产生一个新的强毒株。乙型流感病毒的抗原变异较慢,亦有大、小变异,但未划分成亚型。丙型流感病毒抗原性很稳定,尚未发现变异。

(四)理化性质

流感病毒不耐热、酸和乙醚,100 ℃ 1 分钟或 56 ℃ 30 分钟灭活,对常用消毒剂(1%甲醛、过氧乙酸、含氯消毒剂等)、紫外线敏感,耐低温和干燥,真空干燥或－20 ℃ 以下仍可存活。对流感病毒结构、生物学特性等方面的深入了解可为诊断、治疗的进一步研究奠定基础。

三、流行病学

(一)传染源

流感患者和隐性感染者为主要传染源。病后 1 周内为传染期,以病初 2～3 天传染性最强。动物也可称为储存宿主和中间宿主。

(二)传播途径

空气飞沫或气溶胶经呼吸道传播为主,也可通过直接接触传播或病毒污染物品间接接触传播。

(三)易感人群

普遍易感,感染后对同一抗原型可获不同程度的免疫力。各型之间,以及各亚型之间无交叉免疫性,可反复发病。

(四)流行特征

1.流行特点

突然发生,迅速蔓延,发病率高和流行过程短是流感的流行特征。甲型流感常引起暴发流行,甚至是世界大流行,2～3 年发生小流行 1 次,根据世界上已发生的 4 次大流行情况分析,一般 10～15 年发生一次大流行。哺乳动物或鸟类等可被广泛感染。乙型流感呈局部流行或散发,亦可大流行;丙型以散发为主。乙型与丙型一般只会传染人类,但目前有发现猪也可被感染。

2.流行季节

四季均可发生,以秋、冬季为主。南方在夏、秋季也可见到流感流行。

3.免疫性

感染某株病毒可获 2～4 年的免疫力,但这种特异性免疫常不能抵御因抗原变异所形成新病毒株的再感染,使流感反复多次发生。由于流感病毒经常变异,每次感染的病毒株亦不相同,因此不同人群对流感的免疫状态不一致。

四、发病机制与病理改变

(一)侵入途径及病理

流感病毒主要侵袭呼吸道的纤毛柱状上皮细胞,并在此细胞内复制繁殖。也可感染单核细胞、巨噬细胞及另外一些粒细胞。新增殖的病毒颗粒释放到细胞外,再次侵入其他上皮细胞。流感病毒侵入细胞、复制、释放到细胞外。受病毒感染的上皮细胞发生变性、坏死与脱落,露出基底细胞层,从而引起局部炎症,并全身中毒反应,如发热、身痛和白细胞计数减少等。成人约于第 5 病日呼吸道上皮细胞开始再生,呼吸道上皮细胞再生后约 2 周新的纤毛上皮形成而恢复。以上为单纯流感过程。其主要病变损害有呼吸道上部和中部气管。

病毒可在支气管、细支气管与肺泡上皮细胞大量复制,从而侵袭整个呼吸道,整个呼吸道发生病变,致流感病毒肺炎。此病变老年人、婴幼儿、患有慢性疾病或接受免疫抑制剂治疗者易发生。其病理特征为全肺暗红色,气管与支气管内有血性液体,黏膜充血,纤毛上皮细胞脱落,并有上皮细胞再生现象。黏膜下有灶性出血、水肿和轻度白细胞浸润。肺泡内有纤维蛋白与水肿液,其中混有中性粒细胞、单核细胞等。炎性细胞释放的酶类和细胞因子加重肺部损伤,致使各种临床症状的出现。肺下叶肺泡出血,肺泡间质可增厚,肺泡与肺泡管中可有透明膜形成。如有继发感染,则病变更复杂。

(二)破坏细胞组织机制

1.病毒复制

病毒复制周期可简述如下:①流感病毒通过 HA 成分与细胞膜唾液酸受体结合,以胞吞形式进入到细胞内;②病毒包膜与内吞泡膜相融合后,其核衣壳成分被转入细胞核内;③病毒基因组 RNA 在细胞核内不断复制的同时,病毒信使 RNA 进入细胞质不断合成病毒蛋白成分;④在胞质内新合成的病毒蛋白又进入细胞核内与病毒基因组 RNA 一起组装成新的病毒颗粒;⑤新的病毒颗粒被运送到细胞膜内表面,以出芽方式到达细胞外,但此时并未脱离细胞,仍通过 NA 与细胞连接;⑥新病毒颗粒通过 NA 成分分解细胞膜唾液酸受体成分而与细胞膜分离,释放到细胞外。流感病毒大量复制、释放,不断感染新细胞,从而导致细胞的变性、坏死与脱落。

2.免疫因素

普遍研究认为各类细胞因子在流感病毒致病机制中起重要作用,细胞因子的过度产生导致免疫系统功能失调引起不同程度的病理损害。流感病毒进入宿主体内后,感染气道上皮细胞、单核细胞系统及其他免疫细胞后激发一系列免疫反应。主要通过 NF-κB、AP-1、STAT and IRF 等信号通路产生各类免疫因子,如趋化因子、促炎性因子及抗病毒因子等。以上细胞因子的表达又可反作用于宿主细胞,负调节或正调节细胞因子,导致免疫系统功能失调,破坏宿主组织、器官功能,如急性肺损伤机制。损坏严重者可致宿主死亡。

五、临床表现

典型流感起病急:潜伏期一般为 1～3 天。高热,伴畏寒,一般持续 2～3 天;全身中毒症状重,而呼吸道症状轻微。死亡病例主要为免疫力低下者。

(一)单纯型流感

以此型为主。急性病面容,体温可达 39～40 ℃。畏寒或寒战、乏力、头晕头痛、全身酸痛等症状明显;咳嗽、流涕、鼻塞、咽痛等呼吸道症状较轻;少数可有恶心、呕吐、食欲缺乏、腹泻、腹痛等消化道症状。眼结膜、咽部充血红肿。

(二)肺炎型流感

较少见,多发生于高龄、儿童、原有慢性疾病基础的人群,症状体征重,在发病数天内即可引起呼吸循环衰竭,病死率高。病因有原发病毒性肺炎、继发细菌性肺炎、混合细菌病毒性肺炎。常见细菌感染为肺炎链球菌、葡萄球菌、流感杆菌。表现为高热持续不退,剧烈咳嗽、咳血性痰、呼吸急促、发绀,肺部可闻及干、湿啰音等。影像学有肺阴影等肺炎表现。亦有病例症状较轻者,预后较好。

(三)其他类型

较少见。如脑炎型流感以中枢神经系统损害为特征,表现为瞻望、惊厥、意识障碍、脑膜刺激征等脑膜炎症状;胃肠型流感为流感病毒侵袭肠黏膜细胞引起,以恶心、呕吐、腹痛、腹泻为主要临床表现;中毒型流感主要表现循环功能障碍、血压下降、休克及 DIC 等。

六、并发症

(一)呼吸道并发症

主要有细菌性气管炎、细菌性支气管炎及细菌性肺炎等。

(二)雷耶(Reye)综合征

本综合征旧称急性脑病合并内脏脂肪变性综合征,是流感病毒感染时的严重并发症。发病年龄一般为 2～16 岁,是一种急性、一过性、可逆性和自限性疾病。基本病理改变为急性弥漫性脑水肿和弥漫性肝脂肪变性。伴有显著的脑病症状,包括抽搐、进行性意识障碍,甚至昏迷等。既往病死率高,随着对该病的进一步认识,病死率已有所下降,但可引起智力降低、癫痫、运动功能受损等严重后遗症。

(三)其他并发症

主要有中毒性休克、中毒性心肌炎及心包炎等。

七、实验室检查

(一)血液常规

白细胞总数正常或降低,分类正常或淋巴细胞相对增高,若继发细菌感染,白细胞及中性粒细胞可增多;重者可有乳酸脱氢酶(LDH)、肌酸磷酸激酶(CK)等增高。

(二)病毒分离

患者口咽分泌液接种于鸡胚或猴肾细胞培养分离出病毒。灵敏度高,但实验要求高、费时。

(三)血清学检查

患者早期和恢复期(2～4 周后)2 份血清,抗体效价 4 倍及以上为阳性。方法有血凝抑制试验、补体结合实验、酶联免疫吸附试验等。灵敏度、特异性均较差。

(四)RT-PCR 检测病毒核酸

快速、灵敏度高,但 RNA 在较复杂的温度梯度扩增过程中容易丢失信息,针对核酸检测发展的 NASBA(依赖核酸序列的扩增技术)是一种等温的核酸扩增技术,具有灵敏度高、准确度强、方便、快速等优点,全球已有针对禽流感病毒的 NASBA 检测试剂盒。

(五)快速诊断法

取患者鼻黏膜压片染色找包涵体,免疫荧光检测抗原。

(六)影像学等检查

对重症肺炎患者的诊断有一定辅助作用。

八、诊断

在流行及大流行期间可根据临床症状做出流感临床诊断,但散发病例等需结合流行病史、临床表现、实验室检查等综合诊断。

(一)流行病史

流行期间本地或邻近地区短期内出现相似症状者明显增多。

(二)临床表现

起病急,有发热、头痛、乏力、全身酸痛等全身中毒症状,而呼吸道表现较轻。

(三)诊断标准

1.疑似病例

流行病学史、临床表现。

2.确诊病例

流行病学史、临床表现、实验室病原学检查。

九、鉴别诊断

(一)普通感冒

多为散发,起病较慢,上呼吸道症状明显,全身症状较轻。如鼻病毒、副流感病毒、腺病毒、呼吸道合胞病毒、埃可病毒、柯萨奇病毒等。轻型流感与普通感冒往往很难鉴别。

(二)其他

流感伤寒型钩体病一般为夏、秋季多发,有疫水接触流行病史;有典型钩端螺旋体病的体征,包括腓肠肌压痛,腹股沟淋巴结肿大、压痛;血培养有助于诊断。支原体肺炎可通过病原学检查区别。

十、治疗

(一)一般对症治疗

对患者尽可能行呼吸道隔离,注意休息、适宜饮食;吸氧治疗,血氧饱和度维持在 90% 以上;有高热烦躁者可予解热镇静剂,儿童避免使用阿司匹林等水杨酸类药物,减少诱发 Reye 综合征。高热显著、呕吐剧烈者应予适当补液及支持治疗。对继发并发症者,应积极行相关治疗,降低病死率。

(二)早期抗病毒治疗

可抑制病毒复制,减少排毒量,减轻临床症状,缩短病程,并有利于防止肺炎等并发症的发生。

1.金刚烷胺和甲基金刚烷胺

金刚烷胺和甲基金刚烷胺为离子通道 M2 阻滞剂。可阻断病毒吸附于宿主细胞,抑制病毒复制,但仅对甲型流感有效。发病 48 小时内用药效果好。用法为成人 200 mg/d,分两次服用,老年患者减半;疗程3～5 天。不良反应有口干、头晕、嗜睡、共济失调等。甲基金刚烷胺抗病毒活性比前者高,且神经系统不良反应较少。但在过去的十多年内流感病毒对此类药物的耐药性已普遍存在。

2.奥司他韦

奥司他韦是一种强效的高选择性流感病毒 NA 抑制剂,是目前最为理想的抗流感病毒药物。其活性代谢物奥司他韦羧酸能竞争性与流感病毒 NA 位点结合,从而干扰病毒释放,减少甲型、乙型流感病毒的传播。发病初期使用,成人 75 mg/d,分两次服用,疗程一般为 5 天。不良反应主要为恶心、呕吐、腹痛、腹泻等消化道不适,也可有呼吸系统、中枢神经系统等不良反应。

3.扎那米韦

扎那米韦是一个有效的流感病毒唾液抑制剂,通过抑制流感病毒 NA 发挥作用,对金刚烷胺、金刚乙胺耐药的病毒株也有作用,阻止或干扰流感病毒的复制,用于流感的预防和治疗。适于每天给药,并具有良好的药效和安全性。美国 FDA 于 1999 年 8 月批准用于抗流感病毒的治疗。适用于成年患者和 12 岁以上的青少年患者,治疗由 A 型和 B 型流感病毒引起的流感,对金刚烷胺、金刚乙胺耐药的病毒株也起抑制作用。20 mg/d,分两次吸入,间隔约 12 小时,连用5 天。不良反应有:轻度或中度哮喘患者可引起支气管痉挛,其他不良反应少且轻微。

目前获准上市的以上四种抗流感病毒药物均存在耐药性的不断产生、不良反应的不断发现等弊端。针对以上问题,抗流感病毒的新药物仍在不断研制中。目前的研究方向主要是寻找另一类流感病毒蛋白为靶点,如在流感病毒复制过程中占重要位置的 RNA 聚合酶的 3 种蛋白(3P)。

十一、病例分享

xxx,男,65 岁,以"发热、咳嗽、咳痰 10 天,加重伴气喘 4 天"为主诉入院。查体:神志清、精神差,扶入病房,全身皮肤黏膜未见黄染、皮疹、出血点及蜘蛛痣。全身浅表淋巴结均未触及肿大,眼睑无水肿,结膜无充血,巩膜无黄染;口唇发绀,咽腔无充血,扁桃体无肿大;双肺呼吸音粗糙,双肺可闻及湿啰音,心前区无隆起,叩诊心脏浊音界无扩大。心律齐,各瓣膜听诊区未闻及病理性杂音;腹部平坦,无压痛,肝脾肋下未触及,双肾区无叩击痛,腹部移动性浊音阴性。肠鸣音正常,双下肢无水肿,生理反射存在,病理反射未引出。胸片提示:右肺感染? 血常规:白细胞计数:4.45×10⁹/L,红细胞计数:4.03×10¹²/L,血红蛋白浓度:134 g/L,血小板计数:102×10⁹/L,淋巴细胞比值:15.5%,粒细胞区细胞比值:81.40%,急查干式血气分析:剩余碱:－6.25 mol/L,酸碱度:7.409,二氧化碳分压:26.9 mmHg,氧分压:48.0 mmHg。

诊断:①Ⅰ型呼吸衰竭;②重症肺炎;③流行性感冒可能(甲型)。

治疗:患者全身炎症反应显著,予血必净清除炎症因子和炎症介质;患者病毒性肺炎,肺部感染,给予哌拉西林钠他唑巴坦联合盐酸莫西沙星抗感染治疗,帕拉米韦抗流感病毒感染,加用静脉丙种球蛋白抗病毒,提高免疫力;患者低蛋白血症,给予人血清蛋白输注,余继续给予化痰平喘、维持内环境稳定及对症支持。完善相关检查,诊断明确后,给予无创呼吸机辅助呼吸后,效果欠佳,进一步加重后,给予气管插管,有创呼吸机辅助呼吸,同时给予抗感染、抗病毒、保肝降酶等支持治疗。

(李延玲)

第二节　慢性阻塞性肺疾病

一、概述

(一)定义

慢性阻塞性肺疾病(chronic obstructive pulmonary disease,COPD)是一种以气流受限为特征的可以预防和治疗的疾病,气流受限不完全可逆,呈进行性发展,与肺部对香烟烟雾等有害气体或颗粒的异常炎症反应有关,COPD 主要累及肺脏,但也可以引起全身(或称肺外)的不良反应。

COPD 是指具有气流受限的慢性支气管炎(慢支)和/或肺气肿。慢支或肺气肿可单独存在,但在绝大多数情况下是合并存在,无论是单独或合并存在,只要有气流受限,均可以称为 COPD,当其合并存在时,各自所占的比重则因人而异。

慢支的定义为"慢性咳嗽、咳痰,每年至少 3 个月,连续 2 年以上,并能除外其他肺部疾病者"。

肺气肿的定义为"终末细支气管远侧气腔异常而持久的扩大,并伴有气腔壁的破坏,而无明显的纤维化"。

以上慢支和肺气肿的定义中都没有提到气流受限,而 COPD 是以气流受限为特征的疾病,因此现在国内外均逐渐以 COPD 这一名称取代具有气流受限的慢支和/或肺气肿。如果一个患者,具有 COPD 的危险因素,又有长期咳嗽、咳痰的症状,但肺功能检查正常,则只能视为 COPD 的高危对象,其中一部分患者在以后的随访过程中,可出现气流受限,但也有些患者肺功能始终正常,当其出现气流受限时,才能称为 COPD。

以往有些学者认为支气管哮喘,甚至支气管扩张都应包括在 COPD 之内,但支气管哮喘在发病机制上与 COPD 完全不同,虽然也有慢性气流受限,但其程度完全可逆或可逆性比较大,支气管扩张相对来说是一种局限性病变,二者均不应包括在 COPD 之内。

COPD 不仅累及肺,对全身也有影响,COPD 晚期常有体重下降,营养不良,骨骼肌无力,精神抑郁,由于呼吸衰竭,可并发肺源性心脏病,肺性脑病,还可伴发心肌梗死、骨质疏松等。因此 COPD 不仅是一种呼吸系统疾病,还是一种全身性疾病,在评定 COPD 的严重程度时,不仅要看肺功能,还要看全身的状况。

(二)流行病学

COPD 是呼吸系统最常见的疾病之一,据世界卫生组织(World Health Organization,WHO)调查,1990 年全球 COPD 病死率占各种疾病病死率的第 6 位,另外流行病学调查还表明 COPD 患病率在吸烟者、戒烟者中比不吸烟者明显高,男性比女性高,40 岁以上者比 40 岁以下者明显高。

二、慢性阻塞性肺疾病的病因病理

(一)病因

COPD 的病因至今仍不十分清楚,但已知与某些危险因素有关,吸烟是最主要的危险因素,但吸烟者中也只有 15%～20% 发生 COPD,因此个体的易感性也是重要原因,环境因素与个体的易感因素相结合导致发病。

1.环境因素

(1)吸烟:已知吸烟为 COPD 最主要的危险因素,大多数患者均有吸烟史,吸烟数量愈大,年限愈长,则发病率愈高。被动吸烟能够增加吸入有害气体和颗粒的总量,也可以导致 COPD 的发生。

(2)职业性粉尘和化学物质:包括有机或无机粉尘,化学物质和烟雾,如二氧化硅、煤尘、棉尘、蔗尘、盐酸、硫酸、氯气。

(3)室内空气污染:用生物燃料如木材、畜粪等或煤炭做饭或取暖,通风不良,在不发达国家,是不吸烟而发生 COPD 的重要原因。

(4)室外空气污染:在城市里汽车、工厂排放的废气,如一氧化氮、二氧化氮、二氧化硫、二氧化碳,其他如臭氧等,在 COPD 的发生上,作为独立的因素,可能起的作用较小,但可以引起COPD 的急性加重。

2.易感性

易感性包括易感基因和后天获得的易感性。

(1)易感基因:比较明确的是表达先天性 α_1-抗胰蛋白酶缺乏的基因,是 COPD 的一个致病原因,但这种病在我国还未见报道,有报道 COPD 在一个家庭中多发,但迄今尚未发现明确的基因,COPD 的表型较多,很可能是一种多基因疾病,流行病学调查发现吸烟者与早期慢支患者,其 FEV_1 逐年下降率与气道反应性有关,气道反应性高者,其 FEV_1 下降率加速,因此认为气道高反应性也是 COPD 发病的危险因素。某些研究资料表明气道高反应性与基因有关,总之,基因与 COPD 的关系,尚待深入研究。

(2)出生低体重:学龄儿童调查发现出生低体重者肺功能较差,这些儿童以后若吸烟,可能是 COPD 的一个易感因素。

(3)儿童时期下呼吸道感染:许多调查报告表明儿童时期下呼吸道感染与成年后 COPD 的发病有关,如果这些患病的儿童以后吸烟,则 COPD 的发病率显著增加,如果不吸烟,则对 COPD 的发生无明显影响,上述结果提示儿童时期下呼吸道感染可能是吸烟者发生 COPD 的易感因素,因儿童时期肺组织尚在发育,下呼吸道感染对肺组织的结构与功能均会发生不利影响,如果再吸烟,气道就更容易受到损害而发生 COPD,这种因果关系尚有待今后更多的研究资料证实。

(4)气道高反应性:气道高反应性是 COPD 的一个危险因素。气道高反应性除与基因有关外也可以是后天获得,继发于环境因素,例如氧化应激反应,可使气道反应性增高。

(二)病理

1.病理变化

COPD 特征性的病理变化见于中央气道、周围气道、肺实质和肺血管,存在着慢性炎症,在普通的吸烟者,也可以看到这种慢性炎症,是对吸入的有害物质的正常防御反应,但在 COPD 患者,这种炎症反应被放大而且持久,这种异常的炎症反应可能是由易感基因决定的。COPD 在不同的部位,有不同的炎症细胞,气道腔内中性粒细胞增多,气道腔、气道壁、肺实质巨噬细胞增加,

气道壁和肺实质 $CD8^+T$ 淋巴细胞增加,反复的组织损伤和修复导致气道结构的重塑和狭窄。

(1)中央气道(气管和内径>2 mm的支气管)。①炎症细胞:巨噬细胞增多,$CD8^+$(细胞毒)T淋巴细胞增多,气腔内中性粒细胞增多。②结构变化:杯状细胞增多,黏膜下腺体增大(二者致黏液分泌增多),上皮鳞状化生。

(2)周围气道(细支气管内径<2 mm)。①炎症细胞:巨噬细胞增多,T淋巴细胞($CD8^+$>$CD4^+$)增多,B淋巴细胞,淋巴滤泡,成纤维细胞增多,气腔内中性粒细胞增多。②结构变化:气道壁增厚,支气管壁纤维化,腔内炎性渗出,气道狭窄(阻塞性细支气管炎)炎性反应和渗出随病情加重而加重。

(3)肺实质(呼吸性细支气管和肺泡)。①炎症细胞:巨噬细胞增多,$CD8^+T$淋巴细胞增多,肺泡腔内中性粒细胞增多。②结构变化:肺泡壁破坏,上皮细胞和内皮细胞凋亡。

(4)肺血管。①炎症细胞:巨噬细胞增多,T淋巴细胞增多。②结构变化:内膜增厚,内皮细胞功能不全。平滑肌增厚导致肺动脉高压。

2.病理分类

各类型肺气肿如图3-1所示。

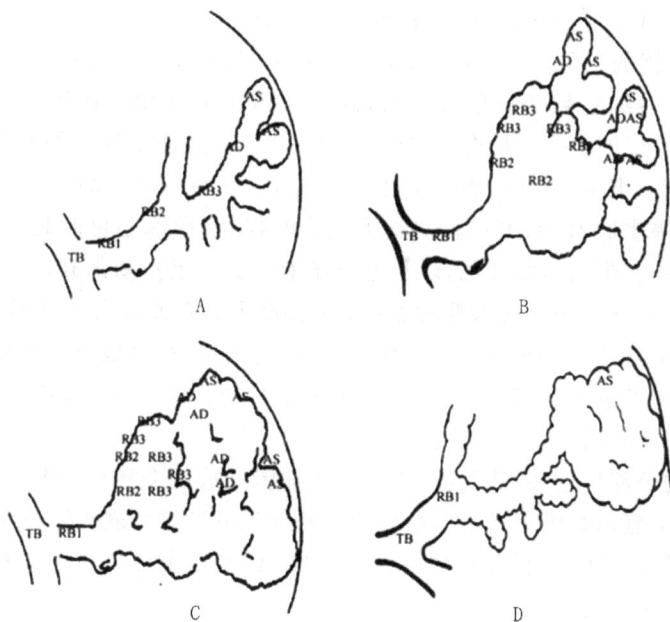

图 3-1　不同类型肺气肿示意图

A.正常肺小叶;B.小叶中心型肺气肿:呼吸性细支气管破坏融合,肺泡导管肺泡囊正常;C.全小叶型肺气肿:终末细支气管远端气腔全部破坏、融合扩大;D.隔旁肺气肿:小叶周围的肺泡腔破坏融合,靠近胸膜。TB:终末细支气管,RB 1~3:呼吸性细支气管,AD:肺泡导管,AS:肺泡囊

(1)小叶中心型肺气肿:呼吸性细支气管的破坏和扩张,常见于吸烟者和肺上部(图 3-1B)。

(2)全小叶型肺气肿:肺泡囊与呼吸性细支气管的破坏和融合,常见于先天性 α_1-抗胰蛋白酶缺乏者,也可见于吸烟者(图 3-1C)。

(3)隔旁肺气肿:为小叶远端肺泡导管、肺泡囊、肺泡的破坏与融合,位于肺内叶间隔或靠近胸壁的胸膜旁,常与以上两种肺气肿并存(图 3-1D)。

(4)肺大疱:肺气肿可伴有肺大疱,为直径>1 cm 的扩张的肺气肿气腔。肺气肿应与其他肺泡过度充气相鉴别,支气管哮喘由于支气管痉挛狭窄,远端肺泡腔残气增加,肺泡扩张,但并无肺泡壁的破坏,并非肺气肿。

(5)代偿性肺气肿也是正常的肺泡过度扩张,不同于 COPD 中的肺气肿。

(6)老年性肺气肿,部分老年患者也可见到肺泡腔扩张,肺容量增加,主要是肺泡壁的弹性组织退行性变,肺泡弹性降低所致,并无肺泡壁的破坏,也无明显的症状。

三、慢性阻塞性肺疾病的发病机制

近年来对 COPD 的研究已有了很大进展,但对其发病机制至今尚不完全明了。

(一)气道炎症

香烟的烟雾与大气中的有害物质能激活气道内的肺泡巨噬细胞,巨噬细胞处在 COPD 慢性炎症的关键位置,它被激活后释放各种细胞因子,包括白介素-8(IL-8)、肿瘤坏死因子-α(TNF-α)、干扰素诱导性蛋白-10(IP-10)、单核细胞趋化肽-1(MCP-1)与白三烯 B$_4$(LTB$_4$)。IL-8与 LTB$_4$ 是中性粒细胞的趋化因子,MCP-1 是巨噬细胞的趋化因子,IP-10 是 CD8$^+$ T 淋巴细胞的趋化因子,这些炎症细胞被募集至气道后,在其与组织细胞相互作用下,发生了慢性炎症。TNF-α 能上调血管内皮细胞间黏附分子-1(ICAM-1)的表达,使中性粒细胞黏附于血管壁并移行至血管外并向气道内聚集,巨噬细胞与中性粒细胞释放的弹性蛋白酶与 TNF-α 均能损伤气道上皮细胞,使其释放更多的 IL-8,进一步加剧了气道炎症,蛋白酶还可刺激黏液腺增生肥大,使黏液分泌增多,上皮细胞损伤后脱纤毛,以及免疫球蛋白受到蛋白酶的破坏,都能削弱气道的防御功能,容易继发感染,气道潜在的腺病毒感染,可以激活上皮细胞内的核因子 NF-κB 的转录,产生 IL-8 与 ICAM-1,吸引更多的中性粒细胞,使炎症持久不愈,这也可以解释为何 COPD 患者在戒烟以后,病情仍持续进展。CD8$^+$ T 淋巴细胞也是重要的炎症细胞,其释放的 TNF-α、穿孔素等能使肺泡细胞溶解和凋亡,导致肺气肿。

气道炎症引起的分泌物增多,使气道狭窄,炎症细胞释放的介质可引起气道平滑肌的收缩,使其增生肥厚,上皮细胞与黏膜下组织损伤后的修复过程可导致气道壁的纤维化与气道重塑,以上的病理改变共同导致阻塞性通气障碍。巨噬细胞在 COPD 炎症反应中的枢纽作用见图 3-2,小气道阻塞发生的机制见图 3-3。

(二)蛋白酶与抗蛋白酶的失平衡

香烟等有害气体与颗粒除了引起支气管、细支气管的炎症以外,还可引起肺泡的慢性炎症,肺泡腔内有多量的巨噬细胞与中性粒细胞聚集,前者可产生半胱氨酸蛋白酶与基质金属蛋白酶(matrix metallo proteinase,MMP),后者可产生丝氨酸蛋白酶与基质金属蛋白酶,它们可水解肺泡壁中的弹性蛋白与胶原蛋白,使肺泡壁溶解破裂,许多小的肺泡腔融合成大的肺泡腔,产生肺气肿,在呼吸性细支气管,则可引起呼吸性细支气管的破坏、融合,产生小叶中心型肺气肿。

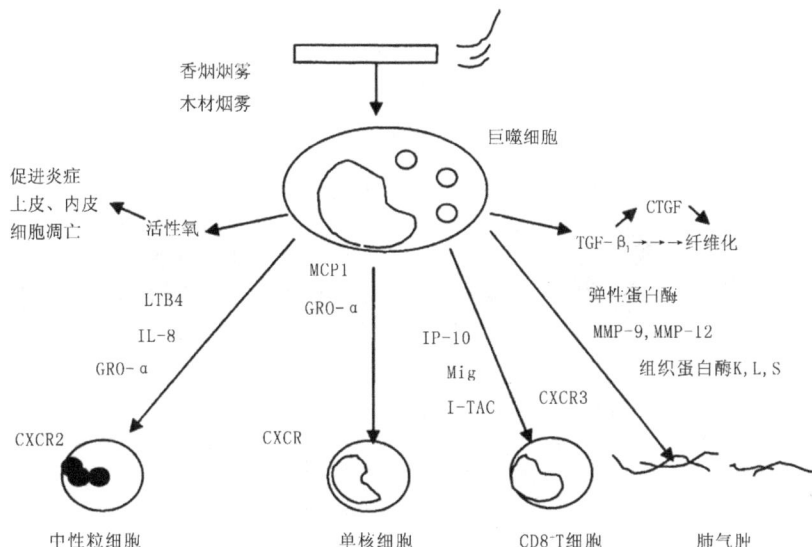

图 3-2 巨噬细胞在 COPD 炎症反应中的枢纽作用

巨噬细胞被香烟烟雾等激活后,可分泌许多炎症因子,促进了 COPD 炎症的发生,IL-8,生长相关性肿瘤基因 α(GRO-α)和白三烯 B₄(LTB₄)趋化中性粒细胞,巨噬细胞趋化蛋白 1(MCP₁)趋化单核细胞,γ-干扰素诱导性蛋白(IP-10),γ-干扰素诱导性单核细胞因子(Mig)与干扰素诱导性 T 细胞 α-趋化因子(I-TAC)趋化 CD8⁺ T 细胞。巨噬细胞释放基质金属蛋白酶(MMP)和组织蛋白酶溶解弹性蛋白并释放转化生长因子(TGF-β)和结缔组织生长因子(CTGF)导致纤维化。巨噬细胞还产生活性氧,放大炎症反应,损伤上皮和内皮细胞。CXCR:CXC 受体

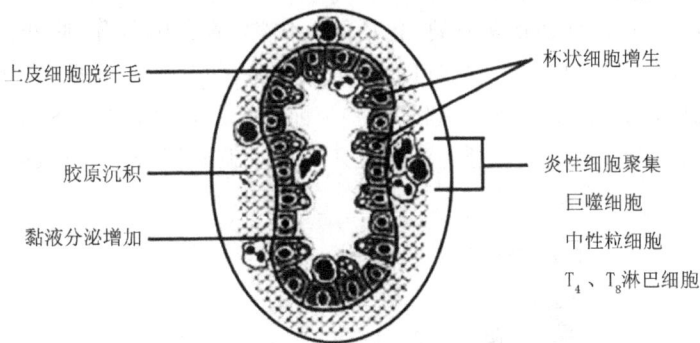

图 3-3 COPD 小气道阻塞发生机制

杯状细胞增生,气道炎症,黏液分泌增多,上皮细胞脱落纤毛,清除能力降低,胶原沉积,气道重塑

在正常情况下,由于抗蛋白酶的存在,可与蛋白酶保持平衡,使其不致对组织产生过度的破坏,血浆中的 α₂ 巨球蛋白、α₁-抗胰蛋白酶能与中性粒细胞释放的丝氨酸蛋白酶结合而使其失去活性,此外气道的黏液细胞、上皮细胞尚可分泌低分子的分泌型白细胞蛋白酶抑制药(secretory leuco protease inhibitor,SLPI),能够抑制中性粒细胞释放的弹性蛋白酶的活性。许多组织能产生半胱氨酸蛋白酶抑制药与组织基质金属蛋白酶抑制药(tissue inhibitors of matrix metalloproteinases,TIMPs)使这两种蛋白酶失活,但在 COPD 患者,可能由于基因的多态性,影响了某些抗蛋白酶的产量或功能,使其不足以对抗蛋白酶的破坏作用而发生肺气肿(图 3-4)。

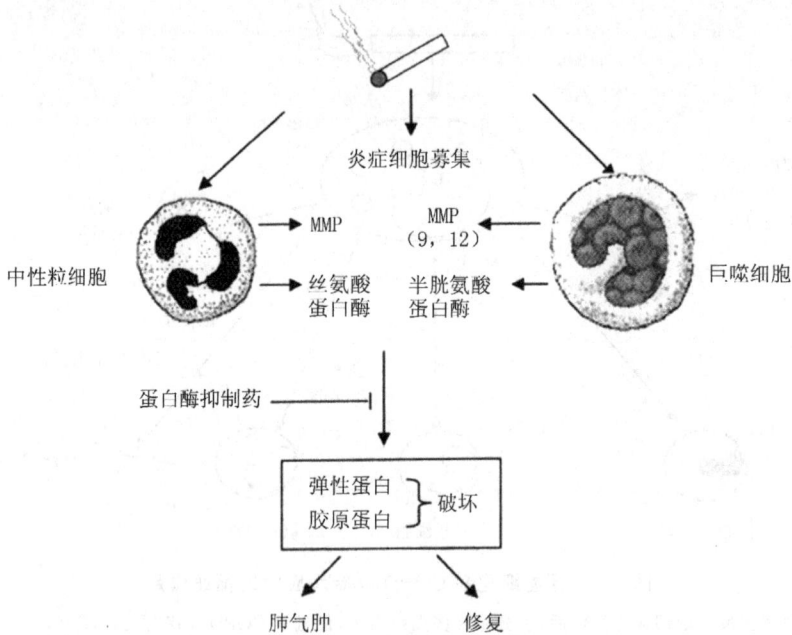

图 3-4　肺气肿的发生机制

香烟等烟雾导致炎症细胞向气道和肺泡聚集，巨噬细胞和中性粒细胞释放

多种蛋白酶，而抗蛋白酶的作用减弱，二者失去平衡；细胞外基质包括弹性

蛋白、胶原蛋白，受到破坏，发生肺气肿；MMP：基质金属蛋白酶

(三)氧化与抗氧化的不平衡

香烟的烟雾中含有许多活泼的氧化物，包括氮氧化物、氧自由基等，此外炎症细胞如巨噬细胞与中性粒细胞均可产生氧自由基，它们可氧化抗蛋白酶，使其失去活性，氧化物还可激活上皮细胞中的 NF-κB，促使其进入细胞核，加强了某些炎前因子的转录，如 IL-8 与 TNF-α 等，加重了气道的炎症(图 3-5)。中性粒细胞释放的活性氧还可以上调黏附分子的表达和增加气道的反应性，放大慢性炎症。

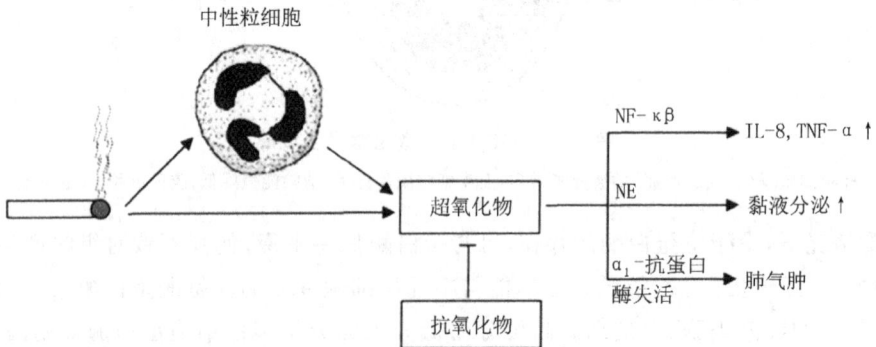

图 3-5　COPD 氧化-抗氧化失平衡

香烟烟雾与炎性细胞产生超氧化物能使上皮细胞中的 NF-κβ 激活，

进入细胞核，转录 IL-8、TNF-α，中性粒细胞弹性蛋白酶(NE)可刺激

黏液腺分泌，超氧化物可使 α$_1$-抗蛋白酶失活，有利于肺气肿的形成

四、慢性阻塞性肺疾病的病理生理

COPD的主要病理生理变化是气流受限,肺泡过度充气和通气灌注比例(V/Q)不平衡。

(一)气流受限

支气管炎症导致黏膜水肿增厚,分泌物增多,支气管痉挛,平滑肌肥厚和气管壁的纤维化使支气管狭窄,阻力增加,流速变慢。

肺气肿时由于肺泡壁的弹性蛋白减少,弹性压降低,呼气时驱动压降低,故流速变慢,此外由于细支气管壁上,均有许多肺泡附着,肺泡壁的弹力纤维对其有牵拉扩张作用,当弹性蛋白减少时,扩张作用减弱,故细支气管壁萎陷,气流受限(图3-6)。

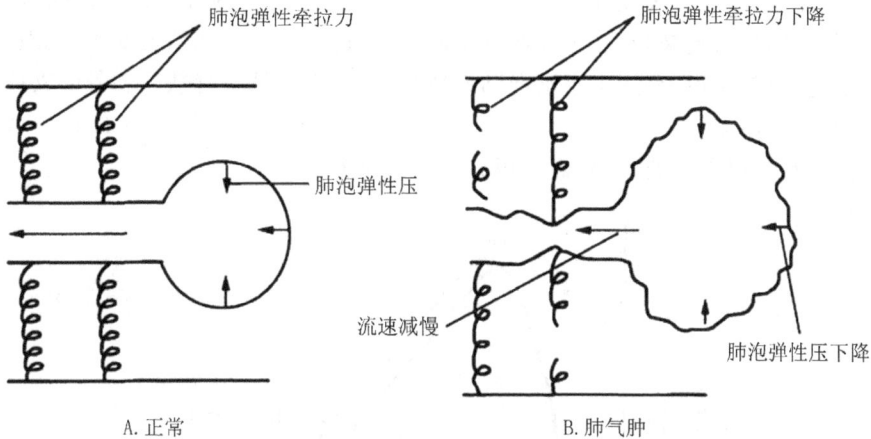

图 3-6 肺气肿时气流受限
A.正常肺泡与气道,气道壁外的弹簧表示附着在肺泡壁上的肺泡组织的弹性压力对气道壁的牵拉;B.肺气肿时,虽然肺泡容积增加,但弹性压力降低,附着在气道壁外侧的肺泡由于弹性压力降低,使其对气道的牵拉作用减弱,气道变窄,以上两种原因使气体流速受限

在COPD患者,由于肺泡弹性压的降低,支气管阻力的增加,最大呼气流速(maximal expiratory flow rates,Vmax)也明显受限(图3-7)。

图3-7为最大呼气流速容积(MEFV)曲线,从肺总量(total lung capacity,TLC)位用力呼气至残气容积(residual volume,RV)位,纵坐标为流速,横坐标为肺容积,左边线为升支,代表用力呼气的前1/3,右边线为降支,代表用力呼气的后2/3,顶点代表用力呼气峰流速,它是用力依赖性的,呼气愈用力,则该点愈高,而在该点以后各点的Vmax,则是非用力依赖性的,是在该点的肺容积情况下所得到的最大流速,即使再用力呼气,流速也不再增加,其发生的机制可以用在用力呼气时,胸腔内的气道受到的动态压迫解释(图3-8)。

图3-8A显示在某肺容积情况下,用力呼气时的流速受限,设肺泡弹性压(Pel)=0.59 kPa(6 cmH_2O),胸膜腔压(Ppl)=0.98 kPa(10 cmH_2O),肺泡压(Palv)=Pel+Ppl=1.57 kPa(16 cmH_2O),肺泡压为驱动压,驱动肺泡气向口腔侧运动,形成气道内压,在肺泡压驱动流速前进的过程中,必须不断地克服气道的阻力,消耗能量。因此气道内压从肺泡侧到口腔侧,逐渐地减弱,最后气道内压等于大气压,流速停止,由于气道内压不断地减弱,胸腔内的气道必有一点,气道内外的压力达到平衡,这一点称为等压点(equal pressure point,EPP),在图3-8A中,等压

点的压力为 0.98 kPa(10 cmH₂O)，在等压点的上游(肺泡侧)，气道内压大于胸膜腔压，气道不致萎陷，但在等压点的下游(口腔侧)，气道内压小于胸膜腔压，因此气道萎陷，阻力增加，流速降低(动态压迫)。在用力呼气时，胸膜腔压增加，一方面增加肺泡压，同时也增加了对胸腔内气道外侧壁的压力，而且这两个压力增加的量是相等的，因此等压点不变，即使再用力，流速也不会增加，如图 3-8B 所示，胸膜腔压由 0.98 kPa(10 cmH₂O)增加到 1.96 kPa(20 cmH₂O)，肺泡压由 1.57 kPa(16 cmH₂O)变为 2.55 kPa(26 cmH₂O)，气道外压也由 0.98 kPa(10 cmH₂O)变为 1.96 kPa(20 cmH₂O)，气道内外增加的压力量是一样的，等压点不变，流速仍然受限，应当注意，肺容积不同，等压点的位置也不同，在高肺容积时，肺泡弹性压也加大，同时对气道壁的牵拉作用也加大，因此胸腔内气道是扩张的，此时等压点在有软骨支撑的气管附近，用力呼气，气管不致萎陷，而只会增加流速，故 Vmax 是用力依赖性的，随着呼气的进行，肺容积越来越小，肺泡弹性压也越来越低，气道的阻力越来越大，为克服气道阻力，气道内压更早地消耗变小，气道内外的压力更早地达到平衡，也就是说，等压点逐渐向肺泡侧移位，气道壁越来越缺少软骨的支撑，容易受到胸膜腔压力的压迫，使流速受限，此时 Vmax 变为非用力依赖性的，等压点的上游，最大流速取决于肺泡弹性压与气道阻力的大小，而与用力的大小无关。

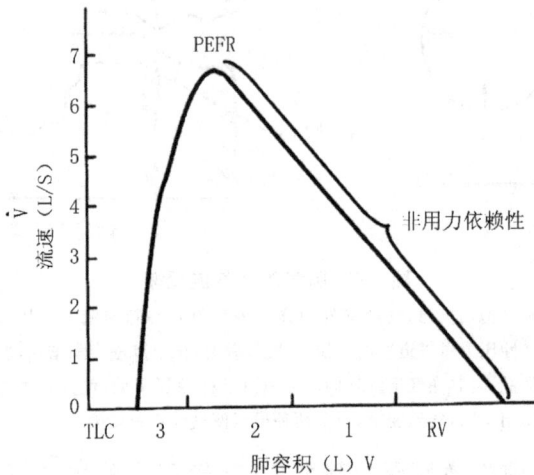

图 3-7　正常人最大呼气流速容积(MEFV)曲线

纵坐标为流速(V)，横坐标为肺容积(V)，曲线的顶点为呼气峰流速(peak expiratory
flow rate, PEFR)，是用力依赖性的，曲线下降支各点的流速为非用力依赖性的

正常人在用力呼气时的流速容积曲线，同样也显示，开始 1/3 是用力依赖性的，后 2/3 是非用力依赖性的，但在 COPD 患者，由于肺泡弹性压降低，气道阻力增加，等压点向上游移位，比正常人更靠近肺泡侧，常常在小气道，在用力呼气时，气道容易过早地陷闭，使 RV 加大，而且在相同肺容积情况下，其 Vmax 比正常人为小，在 MEFV 曲线上，表现为降支呈勺状向内凹陷(图 3-9)。

图 3-9 为一重度 COPD 患者(左侧)和一正常人(右侧)MEFV 曲线的比较，纵坐标为流速，横坐标为肺容积，COPD 患者的肺容积大，PEFR 明显降低，且降支明显地呈勺状向内凹陷。

用力呼气 →

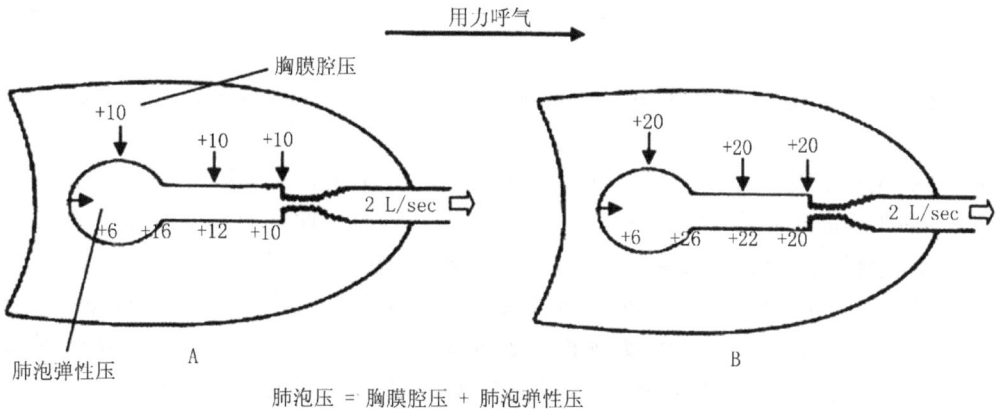

肺泡压 ＝ 胸膜腔压 ＋ 肺泡弹性压

图 3-8 非用力依赖部分的流速受限

A.肺泡弹性压＝6 cmH_2O,开始用力呼气时,胸膜腔压＝10 cmH_2O,肺泡压＝16 cmH_2O,随着呼
气的进行,气道内压逐渐降低,等压点为 10 cmH_2O,等压点下游的气道内压＜气道外压,动态压迫
变窄;B.呼气用力加大,胸膜腔压由 10 cmH_2O 增加到 20 cmH_2O,肺泡压由 16 cmH_2O 增加到
26 cmH_2O,气道内外的压力增加量是一样的,等压点不变,气道受压部位不变,流速没有增加

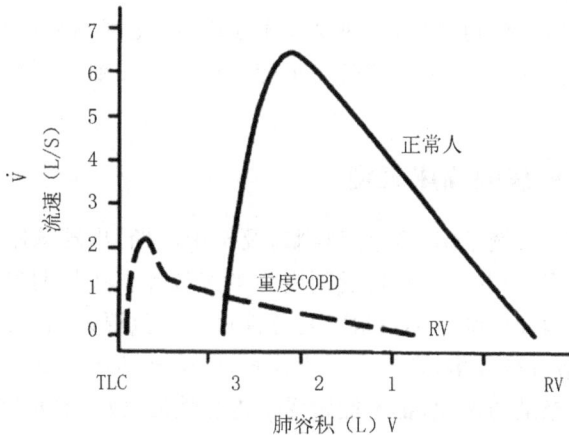

图 3-9 正常人与重度 COPD 患者的流速容积曲线

纵坐标为流速($\dot{V}$),横坐标为肺容积(V),COPD 患者 TLC 与 RV 明显增加,呼
气峰流速降低,肺容积＜70％FVC 时,流速明显受限,曲线的降支呈勺状凹陷

(二)肺泡过度充气

在 COPD 患者常有 RV 和功能残气量(functional residual capacity,FRC)的增加,由于肺泡
弹性压的降低和气道阻力的增加,呼气时间延长,在用力呼气末,肺泡气往往残留较多,因而 RV
增加,前述用力呼气时,小气道过早地陷闭,也是 RV 增加的原因,FRC 是潮气呼气末的肺容积,
此时向外的胸壁弹性压和向内的肺泡弹性压保持平衡,肺气肿时,肺泡弹性压降低,向外扩张的
力强,因而 FRC 增加,COPD 患者在潮气呼吸(平静呼吸)时,由于气道阻力的增加和呼吸频率的
增快,呼气时间不够长,往往不足以排出过多的肺泡气,就要开始下一次吸气,因此 FRC 越来越
高,这种情况称为动态性过度充气,随着 FRC 的增加,肺泡弹性压也增加,在呼气末,肺泡压可大
于大气压,所增加的压力称为内源性呼气末正压(intrinsic postive end expiratory pressure,

PEEPi),在下一次吸气时,胸膜腔的负压必须先抵消 PEEPi 后,才能有空气吸入,因而增加了呼吸功。

由于肺容积增加,横膈低平,在吸气开始时,横膈肌的肌纤维缩短,不在原始位置,因而收缩力减弱,容易发生呼吸肌疲劳。

由以上的病理生理可见,中重度 COPD 患者由于动态性肺泡过度充气,肺泡内源性 PEEP,吸气时对膈肌不利的几何学位置,在吸气时均会加重呼吸功,因此感到呼吸困难,特别是体力活动时,需要增加通气量,更感呼吸困难,最后导致呼吸肌疲劳和呼吸衰竭。

COPD 患者,呼气的时间常数延长,时间常数＝肺顺应性×气道阻力,COPD 患者常有肺顺应性与气道阻力的增加,所以时间常数延长,呼气时间常常不足以排出过多的肺泡气,使肺容积增加,肺容积过高时,肺顺应性反而降低,以致呼吸功增加,肺泡通气量(alveolar ventilation,VA)减少,但若肺泡的血流灌注量更少,肺气肿区仍然是通气大于灌注,存在无效腔通气,无效腔通气是无效通气,徒然增加呼吸功。

(三)通气灌注比例不平衡

COPD 患者的各个肺区肺泡顺应性和气道阻力常有差异,因而时间常数也不一致,造成肺泡通气不均,有的肺泡区通气高于血流灌注(高 V/Q 区),有的肺泡区通气低于血流灌注(低 V/Q 区),高 V/Q 区有部分气体是无效通气,低 V/Q 区则流经肺泡的血液得不到充分的氧合,即进入左心,产生低氧血症,这种低氧血症发生的机制是由于 V/Q 比例不平衡所致。慢性低氧血症会引起肺血管收缩,血管内皮、平滑肌增生和管壁重塑与继发性红细胞增多,产生肺动脉高压和肺源性心脏病。

五、慢性阻塞性肺疾病的临床表现

早期患者,即使肺功能持续下降,可毫无症状,及至中晚期,出现咳嗽、咳痰、气短等症状,痰量因人而异,为白色黏液痰,合并细菌感染后则变为黏液脓性。在长期患病过程中,反复急性加重和缓解是本病的特点,病毒或细菌感染常常是急性加重的重要诱因,常发生于冬季,咯血不常见,但痰中可带血丝,如咯血量较多,则应进一步检查,以除外肺癌和支气管扩张,晚期患者气短症状常非常明显,即使是轻微的活动,都不能耐受。进行性的气短,提示肺气肿的存在。

晚期患者可见缩唇呼吸,呼气时嘴唇呈吹口哨状,以增加气道内压,使肺泡气缓慢地呼出,避免小气道过早地萎陷,以减少 RV。患者常采取上身前倾,两手支撑在椅上的特殊体位,此种姿势,可固定肩胛带,使胸大肌和背阔肌活动度增加,以协助肋骨的运动。患者胸廓前后径增加,肺底下移,呈桶状胸,呼吸运动减弱,叩诊为过清音,呼吸音减弱,肺底可有少量湿啰音,如湿性啰音较多,则应考虑合并支气管扩张,肺炎,左心衰竭等。COPD 在急性加重期,肺部可听到哮鸣音,表示支气管痉挛或黏膜水肿,黏液堵塞,但其程度常不如支气管哮喘那样严重而广泛。患者缺氧时,可出现发绀,如果有杵状指,则应考虑其他原因所致,例如合并肺癌或支气管扩张等,因 COPD 或缺氧本身。并不会发生杵状指。合并肺源性心脏病时,可见颈静脉怒张,伴三尖瓣收缩期反流杂音,肝大、下肢水肿等,但水肿并不一定表示都有肺源性心脏病,因 COPD 呼吸衰竭伴低氧血症和高碳酸血症时,肾小球滤过率减少也可发生水肿。单纯肺源性心脏病心力衰竭时,很少有胸腔积液,如有胸腔积液则应进一步检查,以除外其他原因所致,例如合并左心衰竭或肿瘤等,呼吸衰竭伴膈肌疲劳时可出现胸腹矛盾呼吸运动,即在吸气时,胸廓向外,腹部内陷,呼气时相反。并发肺性脑病时,患者可出现嗜睡,神志障碍,与严重的低氧血症和高碳酸血症有关。

COPD可分两型,即慢支型和肺气肿型。慢支型又称紫肿型(blue bloater,BB),因缺氧发绀较重,常常合并肺源性心脏病,水肿明显;肺气肿型又称红喘型(pink puffer,PP),因缺氧相对较轻,发绀不明显,而呼吸困难、气喘较重。大多数患者,兼具这两型的特点,但临床上以某型的表现为主,确可见到。两型的特点见表3-1。

表3-1 COPD慢支型与肺气肿型临床特点的比较

	慢支型	肺气肿型
气短	轻	重
咳痰	多	少
支气管感染	频繁	少
呼吸衰竭	反复出现	终末期表现
胸部X线	纹理增重,心脏大	肺透光度增加、肺大疱、心界小
PaO_2(mmHg)	<60	>60
$PaCO_2$(mmHg)	>50	<45
血细胞比容	高	正常
肺源性心脏病	常见	少见或终末期表现
气道阻力	高	正常至轻度
弥散能力	正常	降低

六、慢性阻塞性肺疾病的实验室检查

(一)胸部X线与CT

慢支可见肺纹理增多;如果病变以肺气肿为主,可见肺透光度增加,肺纹理稀少,肋间隙增宽,横膈低平,有时可见肺大疱,普通X线对肺气肿的诊断阳性率不高,即使在中重度肺气肿,其阳性率也只有40%。薄层(1~1.5 mm)高分辨CT阳性率比较高,与病理表现高度相关,CT上可见到低密度的肺泡腔、肺大疱与肺血管减少,并可区别小叶中心型肺气肿,全小叶型肺气肿或隔旁肺气肿。胸部X线检查的另一重要功能在于发现其他肺疾病或心脏疾病,有助于COPD的鉴别诊断和并发症的诊断。

(二)肺功能

COPD的特点是慢性气流受限,要证实有无气流受限,只能依靠肺功能检查,最常用的指标是一秒钟用力呼气容积(forced expiratory volume in one second,FEV_1)占其预计值的百分比(FEV_1%预计值)和FEV_1与其用力肺活量(forced vital capacity,FVC)之比(FEV_1/FVC)。后者是检出早期COPD一项敏感的指标,而FEV_1%预计值对中晚期COPD的检查比较可靠,因中晚期COPD,FVC的降低比FEV_1的降低可相对更多,如果以FEV_1/FVC作为检测指标,则其比值可以不低或高。在诊断COPD时,必须以使用支气管舒张药以后测定的FEV_1为准,FEV_1<80%预计值,和/或FEV_1/FVC<70%可认为存在气流受限,FEV_1值要求是使用支气管舒张药以后测定的,是为了去除可逆因素的影响,反映的是基础FEV_1值,如果基础值低于正常,则证明该气流受限不完全可逆。因FEV_1可反映大小气道功能,且其重复性好,最为常用,呼气峰流速(PEF)的重复性比FEV_1差,一般不常用。

中晚期COPD患者常有TLC、FRC、RV与RV/TLC比例的增加,但这些改变均非特异性的,不能区别慢支和肺气肿。

肺气肿时由于肺泡壁破坏,肺血管床面积减少,因此肺一氧化碳弥散量(carbon monooxide diffusing capacity of lung,DLCO)降低,降低的程度与肺气肿的严重程度大致平行,如果有 DLCO的降低,则提示有肺气肿存在,但无 DLCO 的降低,不能排除有肺气肿,因 DLCO 不是一项敏感的指标。

肺顺应性(CL)可以用肺泡弹性压(Pel)与肺容积(V)相对应的变化表示,即 CL= $\triangle$V/$\triangle$Pel(L/cmH$_2$O),肺气肿时,Pel 降低,CL 增加,可作为肺气肿的一个标志,但测定 Pel,需先测定胸膜腔内压,需放置食管气囊,实际工作中不易实行。

中重度 COPD 患者,常常伴有明显的气短和活动耐力的降低,但气短症状与 FEV$_1$、FVC 的降低常常不平行,因此许多学者认为现在 COPD 轻重程度的分级,仅根据肺功能是不全面的,还应参考呼吸困难程度(分级)、营养状况[体重指数=体重(kg)/身高^2(m^2)]、运动耐力(6 分钟步行试验)等指标,但也应指出,现在的肺功能分级,仅根据 FEV$_1$、FVC 的改变也是不全面的,COPD 的气短常常与肺泡的动态性过度充气,内源性 PEEP 等有关,而 FEV$_1$、FVC 并不是反映肺泡动态性过度充气的指标,深吸气量(inspiratory capacity,IC)=TLC-FRC,因 TLC 在短期内变化不大,IC 与 FRC 成反比,IC 能间接反映 FRC 的大小,而 FRC 代表肺泡的充气程度,当肺泡过度充气时,FRC 增加,IC 减少,过度充气改善时,FRC 减少,IC 增加,它是反映气短和活动耐力程度较好的指标,当 IC 降至 40%正常预计值以下时,常有明显的气短和活动耐力的下降,IC 的改变也可作为评价 COPD 治疗反应和预后的重要指标。

(三)动脉血气

测定的指标包括动脉氧分压(arterial oxygen partial pressure,PaO$_2$)、二氧化碳分压(arterial carbon dioxide partial pressure,PaCO$_2$)、酸碱度(hydrogen ion concentration,pH)。平静时在海平面吸空气情况下,PaO$_2$<8.0 kPa(60 mmHg),PaCO$_2$≤6.0 kPa(45 mmHg),表示 COPD 伴有 I 型呼吸衰竭;PaO$_2$<8.0 kPa(60 mmHg),PaCO$_2$>6.7 kPa(50 mmHg),表示伴有 II 型呼吸衰竭,pH 的正常范围为7.35~7.45,其测定可帮助判断有无酸碱平衡失调。

当 PaO$_2$ 低于正常值时,FEV$_1$ 常在 50%预计值以下,肺源性心脏病时,FEV$_1$ 常在 30%预计值以下,PaO$_2$ 常在 7.3 kPa(55 mmHg)以下,慢性呼吸衰竭可导致肺源性心脏病的发生,当有肺源性心脏病的临床表现时,即使 FEV$_1$>30%预计值,也提示属于第 IV 级极重度 COPD。

(四)血红蛋白

当 PaO$_2$<7.3 kPa(55 mmHg)时,常伴有红细胞的增多与血红蛋白浓度的增加,因此血红蛋白浓度高时,提示有慢性缺氧的存在。

七、慢性阻塞性肺疾病的诊断与鉴别诊断

(一)诊断

COPD 是一种渐进性疾病,经过多年的发展才发生症状,因此发病年龄多在 40 岁以后,大多数患者有吸烟史或有害气体粉尘接触史,晚期患者根据其年龄、病史、症状、体征、胸部 X 线、肺功能、血气检查结果不难做出诊断,但在诊断上应注意以下几点。

(1)COPD 患者早期可无任何症状,要做到早期诊断,必须做肺功能检查,正常人自 25 岁以后,肺功能呈自然下降趋势,FEV$_1$ 每年下降 20~30 mL,但 COPD 患者每年下降 40~80 mL,甚至更多,如果一个吸烟者经随访数年(3~4 年),FEV$_1$ 逐年下降明显,即应认为是在向 COPD 发

展,应劝患者戒烟。FEV_1/FVC 对早期 COPD 的诊断是一个较敏感的指标。在 20 世纪 70 年代至 80 年代早期,小气道功能检查曾风靡一时,如闭合容积/N 活量%(CV/VC%),50%肺活量时最大呼气流速(V50),25%肺活量时最大呼气流速(V25),Ⅲ相斜率(AN2/L)等,当时认为这些指标的异常是早期 COPD 的表现,但经多年的观察,这些指标的异常并不能预测 COPD 的发生,而应以使用支气管舒张药后 FEV_1/FVC,FEV_1%预计值异常作为 COPD 早期诊断的指标,如果 $FEV_1/FVC<70\%$,而 $FEV_1\geq80\%$预计值,则是早期气流受限的指征。

(2)慢支的诊断标准是每年咳嗽、咳痰时间>3 个月,连续 2 年以上,并能除外其他心肺疾病,但这个时间标准是为做流行病学调查而人为制订的,对个体患者,要了解有无慢性气流受限及其程度,则必须做肺功能检查,如果已有肺功能异常,虽然咳嗽,咳痰时间未达到上述标准,亦应诊断为 COPD,反之,咳嗽、咳痰时间虽然达到了上述标准,但肺功能正常,亦不能诊断为COPD,而应随访观察。

(3)COPD 患者中,绝大多数慢支与肺气肿并存,但二者的严重程度各异,肺气肿的诊断实际上是一个解剖学诊断,因根据其定义,必须有广泛的气腔壁的破坏,但在实际工作中,要求解剖诊断是不可能的,而慢支与肺气肿都可引起慢性气流受限,二者在肺功能上较难区别,如果 DLCO减少,肺顺应性增加,则有助于肺气肿的诊断,胸部薄层高分辨率 CT 对肺气肿的诊断也有帮助。但应注意吸烟者中有相当一部分人胸部高分辨率 CT 可见肺气肿的影像,只有在肺功能检查时出现气流受限,才能诊断为 COPD。

(4)COPD 轻重程度肺功能的分级(表 3-2)。

表 3-2 COPD 轻重程度肺功能的分级(FEV_1:吸入支气管舒张药后值)

级别	肺功能
Ⅰ级(轻度)	$FEV_1/FVC<70\%$,$FEV_1\geq80\%$预计值
Ⅱ级(中度)	$FEV_1/FVC<70\%$,$50\%\leq FEV_1<80\%$预计值
Ⅲ级(重度)	$FEV_1/FVC<70\%$,$30\%\leq FEV_1<50\%$预计值
Ⅳ级(极重度)	$FEV_1/FVC<70\%$,$FEV_1<30\%$预计值或 $30\%\leq FEV_1<50\%$预计值,伴有慢性呼吸衰竭

(5)COPD 发展过程中,根据病情可分为急性加重期和稳定期。急性加重期是指患者在其自然病程中咳嗽、咳痰、气短急性加重,超越了平常日与日间的变化,需要改变经常性治疗者。急性加重的诱因,主要是支气管病毒或细菌的感染和空气污染,但也有 1/3 原因不明,急性加重时,痰量增加,变为脓性或黏液脓性,肺部可出现哮鸣音或伴发热等,合并肺炎时,虽然也可诱发急性加重,但肺炎本身并不属于急性加重的范畴;稳定期患者咳嗽、咳痰、气短等症状稳定或症状轻微。

(6)晚期支气管哮喘和支气管扩张患者,肺功能可类似 COPD,不应诊断为 COPD,但可合并有 COPD。在诊断 COPD 时必须除外其他可能引起气流受限的疾病。

(二)鉴别诊断

COPD 应注意与支气管扩张、肺结核、支气管哮喘、特发性间质性肺炎等鉴别。前二者根据其临床表现和胸部 X 线不难鉴别,而 COPD 与支气管哮喘的鉴别有时比较困难,二者均有 FEV_1的降低,通常是以慢性气流受限的可逆程度协助诊断,具体方法如下。

支气管舒张试验:①试验时患者应处于临床稳定期,无呼吸道感染。试验前 6 小时、12 小时分别停用短效与长效 β_2 受体激动药,试验前 24 小时停用茶碱制剂。②试验前休息 15 分钟,然后测定 FEV_1 共3次,取其最高值,吸入沙丁胺醇,或特布他林 2~4 喷,10~15 分钟后再测定

FEV_1 3 次,取其最高值。③计算 FEV_1 改善值,如果,且 FEV_1 绝对值在吸药后增加 200 mL 以上,为支气管舒张试验阳性,表示气流受限可逆性较大,支持支气管哮喘的诊断;如吸药后 FEV_1 改善率<15%则支持 COPD 的诊断。本试验在吸药后 FEV_1 改善率愈大,则对阳性的判断可靠性愈大,如果吸药后 FEV_1 绝对值的改善>400 mL,则更有意义。

因有 10%～20%的 COPD 患者支气管舒张试验也可出现阳性,故单纯根据这一项检查来鉴别是哮喘或 COPD 是不可取的,还应结合临床表现,综合判断才比较可靠。

在临床工作中经常遇到的是关于慢性喘息型支气管炎(慢喘支)的鉴别诊断问题,慢喘支与支气管哮喘很难区别,所谓慢喘支可能包括两种情况,一种是 COPD 合并了支气管哮喘,另一种是 COPD 急性加重期时,肺部出现了哮鸣音。如果一个 COPD 患者,出现了典型的支气管哮喘症状,例如接触某些变应原或刺激性气体后,肺部出现广泛的哮鸣音,过敏性体质,皮肤变应原试验阳性,支气管舒张试验阳性,对皮质激素治疗反应良好,则应诊断为 COPD 合并支气管哮喘。哮鸣音并非支气管哮喘所独有,某些 COPD 患者在急性加重时亦可出现哮鸣音,如果不具备以上哮喘发作的特点,则不应诊断为 COPD 合并哮喘,而应诊断为单纯的 COPD。慢性喘息型支气管炎这一名词以不用为宜,因应用这一名词,容易与 COPD 合并支气管哮喘发生混淆。

COPD 还应与特发性间质性肺炎相鉴别,因二者均有慢性咳嗽,气短等症状,后者胸部 X 线上的网状纹理容易误认为是慢支,但如果注意到其他特点则不难鉴别,COPD 的肺容积增加而特发性间质性肺炎肺容积减小,前者肺功能为阻塞性通气障碍而后者为限制性通气障碍,胸部高分辨率 CT 更容易将二者区别开来。应当注意的是 COPD 合并特发性间质性肺炎或其他限制性肺疾病时,其肺功能则兼具阻塞性通气障碍和限制性通气障碍的特点,因二者 FEV_1、FVC 都可以降低,此时诊断阻塞性通气障碍主要是根据 FEV_1/FVC 的降低,而限制性通气障碍主要是根据 TLC 的减少。

八、慢性阻塞性肺疾病的治疗

其治疗原则为:①缓解症状;②预防疾病进展;③改善活动的耐受性;④改善全身状况;⑤预防治疗并发症;⑥预防治疗急性加重;⑦降低病死率。

(一)稳定期的治疗

1.戒烟

COPD 与吸烟的关系十分密切,应尽一切努力劝患者戒烟,戒烟以后,咳嗽、咳痰可有很大程度的好转,对已有肺功能损害的患者,即使肺功能不能逆转,但戒烟后也可以明显延缓病情的发展,提高生存率,对每一个 COPD 患者,劝其戒烟是医师应尽的职责,也是一项重要的治疗,据调查经医师 3 分钟的谈话,可使 5%～10%的患者终身戒烟,其效果是可观的。

2.预防治疗感染

病毒与细菌感染常是病情加重的诱因,因寄生于 COPD 患者下呼吸道的细菌经常为肺炎链球菌与流感嗜血杆菌,如痰色变黄,提示细菌感染,可选用阿莫西林、阿莫西林/棒酸、头孢克洛、头孢呋辛等,重症患者可根据痰培养结果,给予抗生素治疗。为预防流感与肺炎,可行流感疫苗与肺炎链球菌疫苗的预防注射,流感疫苗能减少 COPD 的重症和病死率 50%左右,效果显著;肺炎链球菌疫苗可减少肺炎的发生,对 65 岁以上的老年人或肺功能较差者推荐应用。

3.排痰

COPD 患者的咳嗽是因痰多引起,因此应助其排痰而不是单纯镇咳,有些患者痰液黏稠,不易咳出,不仅影响通气功能,还会增加感染机会,可口服沐舒坦、氯化铵或中药祛痰药等,也可超声雾化吸入,注意补充液体,入量过少则会使痰液干燥黏稠,不易咳出。

4.抗胆碱能药物

COPD患者的迷走神经张力较高,而支气管基础口径是由迷走神经张力决定的,迷走神经张力越高,则支气管基础口径越窄。此外各种刺激,均能刺激迷走神经末梢,反射性地引起支气管痉挛,抗胆碱能药物可与迷走神经末梢释放的乙酰胆碱竞争性地与平滑肌细胞表面的胆碱能受体相结合,因而可阻断乙酰胆碱所致的支气管平滑肌收缩,对COPD患者有舒张支气管的作用,并可与 β_2 受体激动药合用,比单一制剂作用更强。

抗胆碱能药物吸入剂有溴化异丙托品,它是阿托品的四胺衍生物,难溶于脂质,因此与阿托品不同,经呼吸道或胃肠道黏膜吸收的量很少,从而可避免吸入后类似阿托品的一些不良反应。用定量吸入器(MDI)每天喷 3~4 次,每次 2 喷,每喷 20 μg,必要时每次可喷 40~80 μg,水溶液用雾化器雾化吸入,每次剂量可用 0.025% 水溶液 2 mL(0.5 mg),用生理盐水 1 mL 稀释,吸入后起效时间为 5 分钟,30~60 分钟达高峰,维持 4~6 小时,由于此药不良反应较少,可长期吸入,但溴化异丙托品的作用时间短,疗效也不是很理想。

新近研制的长效抗胆碱能药噻托溴铵,一次吸入后,其作用>24 小时。胆碱能的受体为毒蕈碱受体,在人体主要有 M_1、M_2、M_3 3 种亚型,M_1 存于副交感神经节,能介导乙酰胆碱的传递,M_3 分布在气道平滑肌细胞上,可能还分布在黏膜下腺体细胞上,能介导乙酰胆碱的作用,故 M_1、M_3 能促进气道平滑肌收缩和黏液腺分泌,M_2 分布在胆碱能神经末梢上,能反馈性地抑制乙酰胆碱的释放,故能部分地抵消 M_1、M_3 的作用。噻托溴铵能够竞争性地阻断乙酰胆碱与以上受体的结合,其对 M_1、M_3 的亲和力,比溴化异丙托晶强 10 倍,而其解离速度则慢 100 倍,对 M_2 的亲和力,虽然噻托溴铵也比溴化异丙托品强 10 倍,但二者与 M_2 的解离速度都比与 M_1、M_3 的解离速度快得多,因此噻托溴铵对 M 受体具有选择性,对乙酰胆碱的阻断作用比溴化异丙托品强而且持久,每天吸入 18 μg,作用持续>24 小时,能够有效地舒张支气管,减少肺泡动态性过度充气,缓解呼吸困难,其治疗作用 6 周达到高峰,能够减少 COPD 的急性加重和住院率。噻托溴铵的缺点是起效时间稍慢,约为 30 分钟,吸入后 3 小时作用达高峰,因此在急性加重期,不宜于单独用药,其口干的不良反应较溴化异丙托品常见,但并不严重,多数患者可以耐受。

5.β_2 受体激动药

其能舒张支气管,并有刺激支气管上皮细胞纤毛运动以利排痰的作用,可以预防各种刺激引起的支气管痉挛。常用的气雾剂有沙丁胺醇、特布他林等。前者每次吸入 100~200 μg(即喷吸 1~2 次),每天 3~4 次,后者每次吸入 250~500 μg,每天 3~4 次,吸入后起效时间为 5 分钟,1 小时作用达高峰,维持 4~6 小时。

6.氨茶碱

其有舒张支气管,加强支气管上皮细胞纤毛运动,改善膈肌收缩力的作用,根据病情缓急,可口服或静脉滴注,但后者可使心率增快,宜慎用,目前有长效茶碱控释片,每天 2 次,一次 1 片,可维持疗效 24 小时。茶碱血浓度监测对估计疗效和不良反应有一定意义,>5 mg/L 即有治疗作用,>15 mg/L 时,不良反应明显增加。

7.糖皮质激素

长期吸入皮质激素并不能改变 COPD 患者 FEV_1 下降的趋势,但对 FEV_1<50% 预计值并有症状和反复发生急性加重的 COPD 患者,规则地每天吸入布地奈德/福莫特罗,或沙美特

罗/氟地卡松联合制剂可减少急性加重的发作。前者干粉每吸的剂量为 160 μg/4.5 μg,后者干粉每吸的剂量为 50 μg/250 μg,每次 1～2 吸,每天 2 次。

8.氧疗

氧疗的指征为:①$PaO_2 \leqslant 7.3$ kPa(55 mmHg)或动脉血氧饱和度(SaO_2)$\leqslant 88\%$,有或无高碳酸血症;②PaO_2 7.3～8.0 kPa(55～60 mmHg),或 $SaO_2 < 89\%$,并有肺动脉高压、心力衰竭水肿或红细胞增多症(血细胞比容$>55\%$)。COPD 呼吸衰竭患者除低氧血症外,常伴有二氧化碳潴留,吸入氧浓度(FiO_2)过高,会加重二氧化碳潴留,对呼吸衰竭患者应控制性给氧,氧流量 1～2 L/min。呼吸衰竭患者最大的威胁为低氧血症,因会造成脑缺氧的不可逆性损害,因此对 COPD 合并明显的低氧血症患者,应首先给氧,但氧疗的目标是在静息状态下,将 PaO_2 提高到 8.0～10.0 kPa(60～75 mmHg),或使 SaO_2 升至90%～92%,如果要求更高,则需加大 FiO_2,容易发生二氧化碳麻醉。

对 COPD 所致的慢性低氧血症患者,使用长期的家庭氧疗,每天吸氧$\geqslant 15$ 小时,生存率有所改善。长期吸氧可以缓解患者的呼吸困难,改善生活质量,树立生活信心,对肺源性心脏病患者可以降低肺动脉压,改善心功能,因此应作为一个重要的治疗手段。

9.强心药与血管扩张药

对肺源性心脏病患者除伴有左心衰竭或室上性快速心律失常需用洋地黄外,一般不宜用,因缺氧时容易发生洋地黄中毒,对肺源性心脏病的治疗主要依靠纠正低氧血症和高碳酸血症,改善通气,控制感染,适当利尿等。近年来使用血管扩张药以降低肺动脉压的报道很多,其目的是减少右心室的后负荷,增加心排血量,改善氧合和组织的供氧,但使用血管扩张药后,有些患者的 PaO_2 反而下降,因 COPD 患者缺氧的主要原因,是肺内的 V/Q 比例不平衡,低 V/Q 区因为流经肺泡的血液不能充分氧合,势必降低 PaO_2,出于机体的自我保护机制,低 V/Q 区的供血小动脉发生反射性痉挛,以维持 V/Q 比例的平衡,使用血管扩张药后,低 V/Q 区的供血增加,又恢复了 V/Q 比例的不平衡,故 PaO_2 下降,而这部分增加的供血,则是由正常 V/Q 区或高 V/Q 区转来,使这两个区域的 V>Q,增加了无效腔通气,使 $PaCO_2$ 增加。一氧化碳吸入是选择性肺血管扩张药,但对 COPD 的缺氧治疗同样无效,还会增加 V/Q 比例的不平衡,而对急性呼吸窘迫综合征(ARDS)治疗有效,是因后者的缺氧机制是肺内分流,而前者的缺氧机制是 V/Q 比例不平衡,故吸入一氧化碳对 COPD 不宜。

10.肺减容手术(lung volume reduction surgery,LVRS)

对非均匀性肺气肿,上叶肺气肿较重而活动耐力下降的患者,切除过度扩张的部分,保留较轻的部分,可以减少 TLC、FRC,改善肺的弹性压与呼吸肌功能,改善生活质量,但由于费用昂贵,又是一种姑息手术,只能有选择地用于某些患者。

11.肺移植

对晚期 COPD 患者,经过适当的选择,肺移植可改善肺功能和生活质量,但肺移植的并发症多,成功率低,费用高,目前很难推广。

12.呼吸锻炼

对 COPD 患者应鼓励其做缓慢的深吸气深呼气运动,胸腹动作要协调,深呼气时要缩唇,以增加呼气时的阻力,防止气道萎陷,每天要有适合于自身体力的运动,以增加活动的耐力。

13.营养支持

重度 COPD 患者常有营养不良表现,可影响呼吸肌功能和呼吸道的防御功能,因此饮食中应含足够的热量和营养成分,接受呼吸机治疗的 COPD 患者,如果输入碳水化合物过多,会加重高碳酸血症,但对非呼吸机治疗患者则不必过多地限制碳水化合物,因减少碳水化合物,必然要增加脂肪含量,会引起患者厌食,营养支持是否能减少重症的发作和病死率,尚有待进一步的研究。

总之,稳定期 COPD 的治疗应根据病情而异,其分级治疗,表 3-3 可供参考。

表 3-3 稳定期 COPD 患者的推荐治疗

分期	特征	治疗方案
Ⅰ 级(轻度)	$FEV_1/FVC<70\%$,$FEV_1 \geqslant 80\%$ 预计值	避免危险因素;接种流感疫苗;按需使用支气管扩张药
Ⅱ 级(中度)	$FEV_1/FVC<70\%$,$50\% \leqslant FEV_1 <80\%$ 预计值	在上一级治疗的基础上,规律应用一种或多种长效支气管扩张药,康复治疗
Ⅲ 级(重度)	$FEV_1/FVC<70\%$,$30\% \leqslant FEV_1 <50\%$ 预计值	在上一级治疗的基础上,反复急性发作,可吸入糖皮质激素
Ⅳ 级(极重度)	$FEV_1/FVC<70\%$,$FEV_1 <30\%$ 预计值或 $30\% \leqslant FEV_1 <50\%$ 预计值,伴有慢性呼吸衰竭	在上一级治疗的基础上,如有呼吸衰竭、长期氧疗,可考虑外科治疗

(二)急性加重期的治疗

(1)重症患者应测动脉血气,如果 pH 失代偿,说明患者的病情是近期内加重,肾脏还未来得及代偿。应当详细了解过去急性加重的诱因、频率和治疗情况,稳定期和加重期的血气情况,以作为此次治疗的参考。

(2)去除诱因。COPD 急性加重的诱因常见的有呼吸道感染(病毒或细菌)、空气污染,其他如使用镇静药、吸氧浓度过高或其他并发症,也可使病情加重,其中吸氧浓度过高,可抑制呼吸,$PaCO_2$ 上升,以致发生神志障碍,甚为常见,必须仔细询问病史,当 $PaCO_2$ 在 12.0 kPa(90 mmHg)以上,又有吸氧史,常常提示吸氧浓度过高,应采用控制性给氧。肺源性心脏病患者因使用利尿药或皮质激素,均容易造成低钾、低氯性代谢性碱中毒,代谢性碱中毒可抑制呼吸,脑血管收缩和氧解离曲线左移,加重缺氧,去除诱因后,病情自然会有所好转。其他肺炎、肺血栓栓塞、左心衰竭、自发性气胸等所产生的症状也很类似 COPD 急性加重,必须仔细鉴别,予以相应的治疗。

(3)低流量氧吸入,每分钟氧流量不大于 2 L,氧疗的目标是保持 PaO_2 在 8.0~10.0 kPa (60~75 mmHg),或 SaO_2 90%~92%,吸氧后 30~60 分钟应再测血气,如果 PaO_2 上升且 pH 下降不明显,或病情好转,说明给氧适当,如果 $PaO_2>10.0$ kPa(75 mmHg),就有可能加重二氧化碳潴留和酸中毒。

(4)重症患者可经雾化器吸入支气管舒张药,0.025% 溴化异丙托品水溶液 2 mL(0.5 mg)加生理盐水 1 mL 和/或 0.5% 沙丁胺醇 0.5 mL 加生理盐水 2 mL 吸入,4~6 小时一次,雾化器的气源应使用压缩空气,而避免用氧气,因使用雾化器时,气源的流量近 5~7 L/min,可使 $PaCO_2$ 急剧升高,但在用雾化器时,应同时给予低流量氧吸入。在急性加重期也可联合糖皮质激素和 β_2 受体激动药治疗,或短效支气管舒张药,加用噻托溴铵。

(5)酌情静脉滴注氨茶碱 500~750 mg/d,速度宜慢,在可能条件下应动态监测氨茶碱血清浓度,使其保持 10~15 μg/mL。

(6)应用广谱抗生素和祛痰药。

(7) 如无糖尿病、溃疡、高血压等禁忌证,可口服泼尼松 30~40 mg/d,或静脉滴注其他相当剂量的糖皮质激素,共 7~10 天。延长疗程并不会增加疗效,反而增加不良反应。

(8) 如有肺源性心脏病心力衰竭体征,可适当应用利尿药。

(9) 机械通气治疗。目的是通过机械通气,支持生命,降低病死率,缓解症状,同时争取时间,通过药物等其他治疗使病情得到逆转。机械通气包括有创或无创,近年来通过随机对照研究,证明无创通气治疗急性呼吸衰竭的成功率,能达 80%~85%,能够降低 $PaCO_2$,改善呼吸性酸中毒,减少呼吸频率和呼吸困难,缩短住院时间,因为减少了插管有创通气,避免了并发症,也就降低了病死率,但无创通气并非适合所有患者,其适应证和禁忌证见表 3-4。有创性机械通气的适应证见表 3-5。

表 3-4　无创性正压通气在 COPD 加重期的应用指征

适应证(至少符合其中两项)

中至重度呼吸困难,伴辅助呼吸肌参与呼吸并出现胸腹矛盾呼吸运动

中至重度酸中毒(pH 7.30~7.35)和高碳酸血症[$PaCO_2$ 6.0~8.0 kPa(45~60 mmHg)]

呼吸频率>25 次/分

禁忌证(符合下列条件之一)

呼吸抑制或停止

心血管系统功能不稳定(低血压,心律失常,心肌梗死)

嗜睡、意识障碍或不合作者

易误吸者(吞咽反射异常,严重上消化道出血)

痰液黏稠或有大量气道分泌物

近期曾行面部或胃食管手术

头面部外伤,固有的鼻咽部异常

极度肥胖

严重的胃肠胀气

表 3-5　有创性机械通气在 COPD 加重期的应用指征

严重呼吸困难,辅助呼吸肌参与呼吸,并出现胸腹矛盾呼吸运动

呼吸频率>35 次/分

危及生命的低氧血症(PaO_2<5.3 kPa(40 mmHg)或 PaO_2/FiO_2<26.7 kPa(200 mmHg))

严重的呼吸性酸中毒(pH<7.25)及高碳酸血症

呼吸抑制或停止

嗜睡、意识障碍

严重心血管系统并发症(低血压、休克、心力衰竭)

其他并发症(代谢紊乱、脓毒血症、肺炎、肺血栓栓塞、气压伤、大量胸腔积液)

无创性正压通气治疗失败或存在无创性正压通气的使用禁忌证

机械通气的目标是使 PaO_2 维持在 8.0~10.0 kPa(60~75 mmHg),或 SaO_2 90%~92%,$PaCO_2$ 也不必降至正常范围,而是使其恢复至稳定期水平,pH 保持正常即可,如果要使 $PaCO_2$

降至正常,则会增加脱机的困难,同时 $PaCO_2$ 下降过快,肾脏没有足够的时间代偿,排出体内过多的 HCO_3 由呼吸性酸中毒转为代谢性碱中毒,对机体极为不利。

(10)呼吸兴奋药。COPD 呼吸衰竭急性加重期患者,是否应使用呼吸兴奋药,尚有不同意见,呼吸衰竭患者大多有呼吸中枢兴奋性增高,对这类患者使用呼吸兴奋药,徒然增加全身的氧耗,弊多利少。

(三)预后

影响预后的因素很多,但据观察,与预后关系最为密切的是患者的年龄与初始 FEV_1 值,年龄愈大、初始 FEV_1 值愈低,则预后愈差,长期家庭氧疗已被证明可改善预后。COPD 的预后,在个体间的差异较大,因此对一个具体患者,预言其生存时间的长短是不明智的。

(孙淑媛)

第三节　支气管哮喘

一、病因和发病机制

(一)病因

哮喘的病因还不十分清楚,大多认为是与多基因遗传有关的疾病,同时受遗传因素和环境因素的双重影响。

许多调查资料表明,哮喘的亲属患病率高于群体患病率,并且亲缘关系越近,患病率越高。哮喘患儿双亲大多存在不同程度气道反应性增高。目前,哮喘的相关基因尚未完全明确,但有研究表明存在有与气道高反应性、IgE 调节和特应性反应相关的基因,这些基因在哮喘的发病中起着重要的作用。

环境因素中主要包括某些激发因素,包括吸入物,如尘螨、花粉、真菌、动物毛屑、二氧化硫、氨气等各种特异和非特异性吸入物;感染,如细菌、病毒、原虫、寄生虫等;食物,如鱼、虾、蟹、蛋类、牛奶等;药物,如普萘洛尔、阿司匹林等;气候变化、运动、妊娠等都可能是哮喘的激发因素。

(二)发病机制

哮喘的发病机制尚不完全清楚。多数人认为哮喘与变态反应、气道炎症、气道反应性增高及神经机制等因素相互作用有关。

1.变态反应

当变应原进入具有特应性体质的机体后,可刺激机体通过 T 细胞的传递,由 B 细胞合成特异性 IgE,并结合于肥大细胞和嗜碱性粒细胞表面的高亲和性的 IgE 受体($Fc\varepsilon R_1$);IgE 也能结合于某些 B 细胞、巨噬细胞、单核细胞、嗜酸性粒细胞、NK 细胞及血小板表面的低亲和性 Fcα 受体($Fc\varepsilon R_2$)。若变应原再次进入体内,可与结合在 $Fc\varepsilon R$ 上的 IgE 交联,使该细胞合成并释放多种活性介质导致平滑肌收缩、黏液分泌增加、血管通透性增高和炎症细胞浸润等。炎症细胞在介质的作用下又可分泌多种介质,使气道病变加重,炎症反应增加,产生哮喘的临床症状。根据变应原吸入后哮喘发生的时间,可分为速发型哮喘反应(IAR)、迟发型哮喘反应(LAR)和双相型哮喘反应(OAR)。IAR 几乎在吸入变应原的同时立即发生反应,15~30 分钟达高峰,2 小时后逐渐恢复正常。LAR 6 小时左右发病,持续时间长,可达数天。而且临床症状重,常呈持续性哮喘表现,肺功能损害严重而持久。LAR 的发病机制较复杂,不仅与 IgE 介导的肥大细胞脱颗粒有关,而且主要是气道炎症所致。现在认为哮喘是一种涉及多种炎症细胞和结构细胞相互作用,许多介质和细胞因子参与的一种慢性炎症疾病。LAR 是由于慢性炎症反应的结果。

2.气道炎症

气道慢性炎症被认为是哮喘的本质。表现为多种炎症细胞特别是肥大细胞、嗜酸性粒细胞和 T 细胞等多种炎症细胞在气道的浸润和聚集。这些细胞相互作用可以分泌出多种炎症介质和细胞因子,这些介质、细胞因子与炎症细胞和结构细胞相互作用构成复杂的网络,使气道反应性增高,气道收缩,黏液分泌增加,血管渗出增多。已知肥大细胞、嗜酸性粒细胞、中性粒细胞、上皮细胞、巨噬细胞和内皮细胞都可产生炎症介质。

3.气道高反应性(AHR)

表现为气道对各种刺激因子出现过强或过早的收缩反应,是哮喘患者发生和发展的另外一个重要因素。目前普遍认为气道炎症是导致气道高反应性的重要机制之一,当气道受到变应原或其他刺激后,由于多种炎症细胞、炎症介质和细胞因子的参与,气道上皮和上皮内神经的损害等而导致气道高反应性。AHR 常有家族倾向,受遗传因素的影响,AHR 为支气管哮喘患者的共同病理生理特征,然而出现 AHR 者并非都是支气管哮喘,如长期吸烟、接触臭氧、病毒性上呼吸道感染、慢性阻塞性肺疾病(COPD)等也可出现 AHR。

4.神经机制

神经因素也被认为是哮喘发病的重要环节。支气管受复杂的自主神经支配。除胆碱能神经、肾上腺素能神经外,还有非肾上腺素能非胆碱能(NANC)神经系统。支气管哮喘与 β 肾上腺素受体功能低下和迷走神经张力亢进有关,并可能存在有 α 肾上腺素神经的反应性增加。NANC 能释放舒张支气管平滑肌的神经介质如血管活性肠肽(VIP)、一氧化氮(NO)及收缩支气管平滑肌的介质如 P 物质、神经激肽,两者平衡失调,则可引起支气管平滑肌收缩。

二、病理

显微镜下可见纤毛上皮剥离、气道上皮下有肥大细胞、嗜酸性粒细胞、淋巴细胞与中性粒细胞浸润。气道黏膜下组织水肿,微血管通透性增加,杯状细胞增殖及支气管分泌物增加,支气管平滑肌痉挛等病理改变。若哮喘长期反复发作,表现为支气管平滑肌肌层肥厚,气道上皮细胞下纤维化、黏液腺增生和新生血管形成等,导致气道重构。

三、临床表现

几乎所有的支气管哮喘患者都有长期性和反复发作性的特点,哮喘的发作与季节、周围环境、饮食、职业、精神心理因素、运动和服用某种药物有密切关系。

(一)主要临床表现

1.前驱症状

在变应原引起的急性哮喘发作前往往有打喷嚏、流鼻涕、眼痒、流泪、干咳或胸闷等前驱症状。

2.喘息和呼吸困难

喘息和呼吸困难是哮喘的典型症状,喘息的发作往往较突然。呼吸困难呈呼气性,表现为吸气时间短,呼气时间长,患者感到呼气费力,但有些患者感到呼气和吸气都费力。当呼吸肌收缩克服气道狭窄产生的过高支气管阻力负荷时,患者即可感到呼吸困难。一般来说,呼吸困难的严重程度和气道阻力增高的程度呈正比。但有 15% 的患者当 FEV_1 下降到正常值的 50% 时仍然察觉不到气流受限,表明这部分患者产生了颈动脉窦的适应,即对持续的刺激反应性降低。这说明单纯依靠症状的严重程度来评估病情有低估的危险,需要结合其他的客观检查手段来正确评价哮喘病情的严重程度。

3.咳嗽、咳痰

咳嗽是哮喘的常见症状,由于气道的炎症和支气管痉挛引起。干咳常是哮喘的前兆,哮喘发作时,咳嗽、咳痰症状反而减轻,以喘息为主。哮喘发作接近尾声时,支气管痉挛和气道狭窄减轻,大量气道分泌物需要排出时,咳嗽、咳痰可能加重,咳出大量的白色泡沫痰。有一部分哮喘患者,以刺激性干咳为主要表现,无明显的喘息症状,这部分哮喘称为咳嗽变异性哮喘(CVA)。

4.胸闷和胸痛

哮喘发作时,患者可有胸闷和胸部发紧的感觉。如果哮喘发作较重,可能与呼吸肌过度疲劳和拉伤有关。突发的胸痛要考虑自发性气胸的可能。

5.体征

哮喘的体征与哮喘的发作有密切的关系,在哮喘缓解期可无任何阳性体征。在哮喘发作期,根据病情严重程度的不同可有不同的体征。哮喘发作时支气管和细支气管进行性的气流受限可引起肺部动力学、气体交换和心血管系统一系列的变化。为了维持气道的正常功能,肺出现膨胀,伴有残气容积和肺总量的明显增加。由于肺的过度膨胀使肺内压力增加,产生胸腔内负压所需要的呼吸肌收缩力也明显增加。呼吸肌负荷增加的体征是呼吸困难、呼吸加快和辅助呼吸肌运动。在呼气时,肺弹性回缩压降低和气道炎症可引起显著的气道狭窄,在临床上可观察到喘息、呼气延长和呼气流速减慢。这些临床表现一般和第1秒用力呼气容积(FEV_1)和呼气高峰流量(PEF)的降低相关。由于哮喘患者气流受限并不均匀,通气的分布也不均匀,可引起肺通气/血流比值的失调,发生低氧血症,出现发绀等缺氧表现。在吸气期间肺过度膨胀和胸腔负压的增加对心血管系统有很大的影响。右心室受胸腔负压的牵拉使静脉回流增加,可引起肺动脉高压和室间隔的偏移。在这种情况下,受压的左心室需要将血液从负压明显增高的胸腔射到体循环,产生吸气期间的收缩压下降,称为奇脉。

(1)一般体征:哮喘患者在发作时,精神一般比较紧张,呼吸加快、端坐呼吸,严重时可出现口唇和指(趾)发绀。

(2)呼气延长和双肺哮鸣音:在胸部听诊时可听到呼气时间延长而吸气时间缩短,伴有双肺如笛声的高音调,称为哮鸣音。这是小气道梗阻的特征。两肺满布的哮鸣音在呼气时较明显,称呼气性哮鸣音。很多哮喘患者在吸气和呼气都可闻及哮鸣音。单侧哮鸣音突然消失要考虑发生自发性气胸的可能。在哮喘严重发作,支气管发生极度狭窄,出现呼吸肌疲劳时,喘鸣音反而消失,称为寂静肺,是病情危重的表现。

(3)肺过度膨胀体征:即肺气肿体征。表现为胸腔的前后径扩大,肋间隙增宽,叩诊呈过清音,肺肝浊音界下降,心浊音界缩小。长期哮喘的患者可有桶状胸,儿童可有鸡胸。

(4)奇脉:重症哮喘患者发生奇脉是吸气期间收缩压下降幅度[一般不超过 1.3 kPa(10 mmHg)]增大的结果。这种吸气期收缩压下降的程度和气流受限的程度相关,它反映呼吸肌对胸腔压波动的影响的程度明显增加。呼吸肌疲劳的患者不再产生较大的胸腔压波动,奇脉消失。严重的奇脉[不低于3.33 kPa(25 mmHg)]是重症哮喘的可靠指征。

(5)呼吸肌疲劳的表现:表现为呼吸肌的动用,肋间肌和胸锁乳突肌的收缩,还表现为反常呼吸,即吸气时下胸壁和腹壁向内收。

(6)重症哮喘的体征:随着气流受限的加重,患者变得更窘迫,说话不连贯,皮肤潮湿,呼吸和心率增加。并出现奇脉和呼吸肌疲劳表现。呼吸频率不<25 次/分,心率不低于 110 次/分,奇脉不低于3.33 kPa是重症哮喘的指征。患者垂危状态时可出现寂静肺或呼吸乏力、发绀、心动过缓、意识恍惚或昏迷等表现。

(二)重症哮喘的表现

1.哮喘持续状态

哮喘持续状态指哮喘严重发作并持续 24 小时以上,通常被称为"哮喘持续状态"。这是指发作的情况而言,并不代表该患者的基本病情,但这种情况往往发生于重症的哮喘患者,而且与预后有关,是哮喘本身的一种最常见的急症。许多危重哮喘病例的病情常常在一段时间内逐渐加剧,所有重症哮喘患者在某种因素的激发下都有随时发生严重致命性急性发作的可能,而无特定的时间因素。其中一部分患者可能在哮喘急性发作过程中,虽经一段时间的治疗,但病情仍然逐渐加重。

2.哮喘猝死

有一部分哮喘患者在经过一段相对缓解的时期后,突然出现严重急性发作,如果救治不及时,可在数分钟到数小时内死亡,称为哮喘猝死。哮喘猝死的定义为哮喘突然急性严重发作、患者在 2 小时内死亡。哮喘猝死的原因可能与哮喘突然发作或加重,引起严重气流受限或其他心肺并发症导致心跳和呼吸骤停有关。

3.潜在性致死性哮喘

潜在性致死性哮喘包括以下几种情况:①长期口服糖皮质激素类药物治疗;②以往曾因严重哮喘发作住院抢救治疗;③曾因哮喘严重发作而行气管切开、机械通气治疗;④既往曾有气胸或纵隔气肿病史;⑤本次发病过程中需不断超常规剂量使用支气管扩张药,但效果不明显。在哮喘发作中,还有一些征象值得高度警惕,如喘息症状频发,持续甚至迅速加重,气促(呼吸频率超过 30 次/分),心率超过140 次/分,体力活动和言语受限,夜间呼吸困难显著,取前倾位,极度焦虑、烦躁、大汗淋漓,甚至出现嗜睡和意识障碍,口唇、指甲发绀等。患者的肺部一般可以听到广泛哮鸣音,但若哮鸣音减弱,甚至消失,而全身情况不见好转,呼吸浅快,甚至神志淡漠和嗜睡,则意味着病情危重,随时可能发生心跳和呼吸骤停。此时的血气分析对病情和预后判断有重要参考价值。若动脉血氧分压(PaO_2)低于 8.0 kPa(60 mmHg)和/或动脉二氧化碳分压($PaCO_2$)高于 6.0 kPa (45 mmHg),动脉血氧饱和度(SaO_2)低于 90%,pH<7.35,则意味患者处于危险状态,应加强监护和治疗。

4.脆性哮喘(BA)

正常人的支气管舒缩状态呈现轻度生理性波动,第 1 秒用力呼气容积(FEV_1)和高峰呼气流量(PEF)在晨间降至最低(波谷),午后达最大值(波峰)。哮喘患者这种变化尤其明显。有一类哮喘患者 FEV_1 和 PEF 在治疗前后或一段时间内大幅度地波动,称为"脆性哮喘"。Ayres 在综合各种观点的基础上提出 BA 的定义和分型如下。

(1)Ⅰ型 BA:尽管采取了正规、有力的治疗措施,包括吸入糖皮质激素(如吸入二丙酸倍氯米松1 500 μg/d以上),或口服相当剂量糖皮质激素,同时联合吸入支气管舒张药,连续观察至少

150 天,半数以上观察日的 PEF 变异率超过 40%。

（2）Ⅱ型 BA:在基础肺功能正常或良好控制的背景下,无明显诱因突然急性发作的支气管痉挛,3 小时内哮喘严重发作伴高碳酸血症,可危及生命,常需机械通气治疗。月经期前发作的哮喘往往属于此类。

（三）特殊类型的哮喘

1.运动诱发性哮喘（EIA）

EIA 也称为运动性哮喘,是指达到一定的运动量后,出现支气管痉挛而产生的哮喘。其发作大多是急性的、短暂的,而且大多能自行缓解。运动性哮喘并非说明运动即可引起哮喘,实际上短暂的运动可兴奋呼吸,使支气管有短暂的舒张,其后随着运动时间的延长,强度增加,支气管发生收缩。运动性哮喘特点为:①发病均发生在运动后;②有明显的自限性,发作后经一定时间的休息后即可逐渐恢复正常;③一般无过敏性因素参与,特异性变应原皮试阴性,血清 IgE 水平不高。

但有些学者认为,运动性哮喘常与过敏性哮喘共存,说明两者之间存在一些联系。临床上可进行运动诱发性试验来判断是否存在运动性哮喘。如果运动后 FEV_1 下降 20%~40%,即可诊断为轻度运动性哮喘;FEV_1 下降 40%~65%,即可诊断为中度运动性哮喘;FEV_1 下降 65% 以上可诊断为重度运动性哮喘。有严重心肺或其他影响运动疾病的患者不宜进行运动诱发性试验。

2.药物性哮喘

由于使用某种药物导致的哮喘发作。常见的可能引起哮喘发作的药物有阿司匹林、β 受体阻滞药、血管紧张素转换酶抑制药（ACEI）、局部麻醉药、添加剂（如酒石黄）、医用气雾剂中的杀菌复合物等。个别患者吸入支气管舒张药时,偶尔也可引起支气管收缩,可能与其中的氟利昂或表面活性剂有关。免疫血清、含碘造影剂也可引起哮喘发作。这些药物通常是以抗原、半抗原或佐剂的形式参与机体的变态反应过程,但并非所有的药物性哮喘都是机体直接对药物产生变态反应引起。例如 β 受体阻滞药,它是通过阻断 β 受体,使 β_2 受体激动药不能在支气管平滑肌的效应器上起作用,从而导致支气管痉挛。

阿司匹林是诱发药物性哮喘最常见的药物,某些患者可在服用阿司匹林或其他非甾体抗炎药数分钟或数小时内发生剧烈支气管痉挛。此类哮喘多发生于中年人,在临床上可分为药物作用相和非药物作用相。药物作用相指服用阿司匹林等解热镇痛药后引起哮喘持续发作的一段时间,潜伏期可为 5 分钟至 2 小时,患者的症状一般很重,常见明显的呼吸困难和发绀,甚至意识丧失,血压下降,休克等。药物作用相的持续时间不等,从 2~3 小时至 1~2 天。非药物作用相阿司匹林性哮喘指药物作用时间之外的时间,患者可因各种不同的原因发作哮喘。阿司匹林性哮喘的发病可能与其抑制呼吸道花生四烯酸的环氧酶途径,使花生四烯酸的脂氧酶代谢途径增强,产生过多的白三烯有关。白三烯具有很强的支气管平滑肌收缩能力。近年来研制的白三烯受体拮抗药,如扎鲁斯特和孟鲁斯特可以很好地抑制口服阿司匹林导致的哮喘发作。

3.职业性哮喘

从广义上讲,凡是由职业性致喘物引起的哮喘统称为"职业性哮喘"。但从职业病学的角度,职业性哮喘应该有严格的定义和范围。

我国在 20 世纪 80 年代末制定了职业性哮喘诊断标准,致喘物规定为异氰酸酯类、苯酐类、多胺类固化剂、铂复合盐、剑麻和青霉素。职业性哮喘的发生率往往与工业的发展水平有关,发达的工业国家,职业性哮喘的发病率较高,美国的职业性哮喘的发病率为 15％左右。

职业性哮喘的病史有如下特点:①有明确的职业史,本病只限于与致喘物直接接触的劳动者;②既往(从事该职业前)无哮喘史;③自开始从事该职业至哮喘首次发作的"潜伏期"最少半年以上;④哮喘发作与致喘物的接触关系非常密切,接触则发病,脱离则缓解。

还有一些患者在吸入氯气、二氧化硫等刺激性气体时,出现急性刺激性干咳症状、咳黏痰、气急等症状,称为反应性气道功能不全综合征,可持续 3 个月以上。

四、实验室和其他检查

(一)血液学检查

发作时可有嗜酸性粒细胞增高,但多不明显,如并发感染可有白细胞计数增高,分类中性粒细胞比例增高。

(二)痰液检查

涂片在显微镜下可见较多嗜酸性粒细胞,可见嗜酸性粒细胞退化形成的尖棱结晶(Charcort-Leyden 结晶体),黏液栓(Curschmann 螺旋体)和透明的哮喘珠(Laennec 珠)。如合并呼吸道细菌感染,痰涂片革兰氏染色、细菌培养及药物敏感试验有助于病原菌诊断及指导治疗。

(三)呼吸功能检查

在哮喘发作时有关呼气流量的全部指标均显著下降,第 1 秒用力呼气容积(FEV_1)、第 1 秒用力呼气容积占用力肺活量比值($FEV_1/FVC\%$)、最大呼气中期流量(MMEF)、25％与 50％肺活量时的最大呼气流量($MEF_{25\%}$、$MEF_{50\%}$),以及高峰呼气流量(PEF)均减少。缓解期可逐渐恢复。有效支气管舒张药可使上述指标好转。在发作时可有用力肺活量减少、残气容积增加、功能残气量和肺总量增加,残气容积占肺总量百分比增高。

(四)动脉血气分析

哮喘严重发作时可有缺氧,PaO_2 降低,由于过度通气可使 $PaCO_2$ 下降,pH 上升,表现为呼吸性碱中毒。如重症哮喘,病情进一步发展,气道阻塞严重,可有缺氧及二氧化碳潴留,$PaCO_2$ 上升,表现呼吸性酸中毒。如缺氧明显,可合并代谢性酸中毒。

(五)胸部 X 线检查

早期在哮喘发作时可见两肺透亮度增加,呈过度充气状态;在缓解期多无明显异常。如并发呼吸道感染,可见肺纹理增加及炎性浸润阴影。同时要注意肺不张、气胸或纵隔气肿等并发症的存在。

(六)支气管激发试验

用于测定气道反应性。哮喘患者的气道处于一种异常敏感状态,对某些刺激表现出一种过强和/或过早的反应,称为气道高反应性(AHR)。如果患者就诊时 FEV_1 或 PEF 测定值在正常范围内,无其他禁忌证时,可以谨慎地试行支气管激发试验。吸入激发剂后,FEV_1 或 PEF 的下降超过 20％,即可确定为支气管激发试验阳性。此种检查主要价值见于以下几个方面。

1.辅助诊断哮喘

对于轻度、缓解期的支气管哮喘患者或患有变应性鼻炎而哮喘处于潜伏期的患者,气道高反应性可能是唯一的临床特征和诊断依据。早期发现气道高反应性对于哮喘的预防和早期治疗具有重要的指导价值,对于有职业刺激原反复接触史且怀疑职业性哮喘者,采用特异性支气管激发试验可以鉴别该刺激物是否会诱发支气管收缩,明确职业性哮喘的诊断很有意义。

2.评估哮喘严重程度和预后

气道反应性的高低可直接反映哮喘的严重程度,并对支气管哮喘的预后提供重要的参考资料。

3.判断治疗效果

气道反应轻者表示病情较轻,可较少用药,重者则提示应积极治疗。哮喘患者经长期治疗,气道高反应性减轻,可指导临床减药或停药,有学者提出将消除 AHR 作为哮喘治疗的最终目标。

(七)支气管舒张试验

测定气流受限的可逆性。对于一些已有支气管痉挛、狭窄的患者,采用一定剂量的支气管舒张药使狭窄的支气管舒张,以测定其舒张程度的肺功能试验,称为支气管舒张试验。若患者吸入支气管舒张药后,FEV_1 或 PEF 改善率超过或等于 15% 可诊断支气管舒张试验阳性。此项检查的应用价值在于以下几个方面。

1.辅助诊断哮喘

支气管哮喘的特征之一是支气管平滑肌的痉挛具有可逆性,故在支气管舒张试验时,表现出狭窄的支气管舒张。对一些无明显气流受限症状的哮喘患者或哮喘的非急性发作期,当其肺功能不正常时,经吸入支气管舒张药后肺功能指标有明显的改善,也可作为诊断支气管哮喘的辅助方法。对有些肺功能较差,如 $FEV_1 < 60\%$ 预计值患者,不宜做支气管激发试验时,可采用本试验。

2.指导用药

可通过本试验了解或比较某种支气管舒张药的疗效。有不少患者自述使用 β_2 受体激动药后效果不佳,但如果舒张试验阳性,表示气道痉挛可逆,仍可据此向患者耐心解释,指导正确用药。

(八)呼气高峰流量(PEF)的测定和监测

PEF 是反映哮喘患者气流受限程度的一项客观指标。通过测定大气道的阻塞情况,对于支气管哮喘诊断和治疗具有辅助价值。由于方便、经济、实用、灵活等优点,可以随时进行测定,在指导偶发性和夜间哮喘治疗方面更有价值。哮喘患者 PEF 值的变化规律是凌晨最低,午后或晚上最高,昼夜变异率不低于 20% 则提示哮喘的诊断。在相同气流受限程度下,不同患者对呼吸困难的感知能力不同,许多患者感觉较迟钝,往往直至 PEF 降至很低时才感到呼吸困难,往往延误治疗。对这部分患者,定期监测 PEF 可以早期诊断和预示哮喘病情的恶化。

(九)特异性变应原检测

变应原是一种抗原物质,能诱发机体产生 IgE 抗体。变应原检测可分为体内试验(变应原皮试)、体外特异性 IgE 抗体检测、嗜碱性粒细胞释放能力检测、嗜酸性粒细胞阳离子蛋白(ECP)检测等。目前常用前两种方法。变应原皮肤试验简单易行,但皮肤试验结果与抗原吸入气道反应并不一致,不能作为确定变应原的依据,必须结合临床发作情况或进行抗原特异性 IgE 测定加以评价。特异性 IgE 抗体(SIgE)是体外检测变应原的重要手段,灵敏度和特异性都很高,根据 SIgE 含量可确定患者变应原种类,可评价患者过敏状态,对哮喘的诊断和鉴别诊断都有一定的意义。

五、诊断

(一)诊断标准

(1)反复发作喘息、气急、胸闷或咳嗽,多与接触变应原、冷空气、物理、化学性刺激,以及病毒性上呼吸道感染、运动等有关。

（2）发作时在双肺可闻及散在或弥漫性、以呼气相为主的哮鸣音，呼气相延长。

（3）上述症状和体征可经治疗缓解或自行缓解。

（4）除外其他疾病所引起的喘息、气急、胸闷和咳嗽。

（5）临床表现不典型者（如无明显喘息或体征），应至少具备以下 1 项试验阳性：①支气管激发试验或运动激发试验阳性；②支气管舒张试验阳性 FEV_1 增加超过 12%，且 FEV_1 增加绝对值不低于 200 mL；③呼气流量峰值（PEF）日内（或 2 周）变异率不低于 20%。

符合（1）～（4）项或（4）、（5）项者，可以诊断为哮喘。

(二)分期

根据临床表现支气管哮喘可分为急性发作期、慢性持续期和临床缓解期。慢性持续期是指每周均不同频度和/或不同程度地出现症状（喘息、气急、胸闷、咳嗽等）；临床缓解期系指经过治疗或未经治疗症状、体征消失，肺功能恢复到急性发作前水平，并维持 3 个月以上。

(三)病情严重程度分级

1.病情严重程度的分级

主要用于治疗前或初始治疗时严重程度的判断，在临床研究中更有其应用价值（表 3-6）。

表 3-6　哮喘病情严重程度的分级

分级	临床特点
间歇状态（第 1 级）	症状不足每周 1 次
	短暂出现
	夜间哮喘症状不超过每个月 2 次
	FEV_1 占预计值达到 80% 或 PEF 达到 80% 个人最佳值，PEF 或 FEV_1 变异率＜20%
轻度持续（第 2 级）	症状达到每周 1 次，但不到每天 1 次
	可能影响活动和睡眠
	夜间哮喘症状每个月超过 2 次，但每周低于 1 次
	FEV_1 占预计值达到 80% 或 PEF 达到 80% 个人最佳值，PEF 或 FEV_1 变异率 20%～30%
中度持续（第 3 级）	每天有症状
	影响活动和睡眠
	夜间哮喘症状达到每周 1 次
	FEV_1 占预计值 60%～79% 或 PEF 60%～79% 个人最佳值，PEF 或 FEV_1 变异率＞30%
重度持续（第 4 级）	每天有症状
	频繁出现
	经常出现夜间哮喘症状
	体力活动受限
	FEV_1 占预计值＜60% 或 PEF＜60% 个人最佳值，PEF 或 FEV_1 变异率＞30%

2.控制水平的分级

这种分级方法更容易被临床医师掌握，有助于指导临床治疗，以取得更好的哮喘控制（表 3-7）。

表 3-7 哮喘控制水平分级

	完全控制 （满足以下所有条件）	部分控制（在任何 1 周内 出现以下 1～2 项特征）	未控制 （在任何 1 周内）
白天症状	无（或不超过 2 次/周）	超过 2 次/周	
活动受限	无	有	
夜间症状/憋醒	无	有	出现不低于 3 项部分控制特征
需要使用缓解药的次数	无（或不超过 2 次/周）	超过 2 次/周	
肺功能（PEF 或 FEV_1）	正常或不低于正常预计值/本人最佳值的 80%	小于正常预计值（或本人最佳值）的 80%	
急性发作	无	达到每年 1 次	在任何 1 周内出现 1 次

3.哮喘急性发作时的分级

哮喘急性发作是指喘息、气促、咳嗽、胸闷等症状突然发生，或原有症状急剧加重，常有呼吸困难，以呼气流量降低为其特征，常因接触变应原、刺激物或呼吸道感染诱发。其程度轻重不一，病情加重，可在数小时或数天内出现，偶尔可在数分钟内即危及生命，故应对病情做出正确评估，以便给予及时有效的紧急治疗。哮喘急性发作时病情严重程度的分级，见表 3-8。

表 3-8 哮喘急性发作时病情严重程度的分级

临床特点	轻度	中度	重度	危重
气短	步行、上楼时	稍事活动	休息时	
体位	可平卧	喜坐位	端坐呼吸	
讲话方式	连续成句	单词	单字	不能讲话
精神状态	可有焦虑,尚安静	时有焦虑或烦躁	常有焦虑、烦躁	嗜睡或意识模糊
出汗	无	有	大汗淋漓	
呼吸频率	轻度增加	增加	常超过 30 次/分	
辅助呼吸肌活动及三凹征	常无	可有	常有	胸腹矛盾运动
哮鸣音	散在,呼吸末期	响亮、弥漫	响亮、弥漫	减弱、乃至无
脉率（次/分）	<100	100～120	>120	脉率变慢或不规则
奇脉	无,<1.3 kPa（10 mmHg）	可有,1.3～3.3 kPa（10～25 mmHg）	常有,>3.3 kPa（25 mmHg）(成人)	无,提示呼吸肌疲劳
最初支气管扩张药治疗后 PEF 占预计值或个人最佳值%	>80%	60%～80%	<60%或<100 L/min或作用持续时间<2 小时	
PaO_2（吸空气）	正常	不低于 8.0 kPa（60 mmHg）	<8.0 kPa（60 mmHg）	<8.0 kPa（60 mmHg）
$PaCO_2$	<6.0 kPa（45 mmHg）	不超过 6.0 kPa（45 mmHg）	>6.0 kPa(45 mmHg)	
SaO_2（吸空气,%）	>95	91～95	不超过 90	不超过 90
pH				降低

只要符合某一严重程度的某些指标，而不需满足全部指标，及可提示为该级别的急性发作；1 mmHg＝0.133 kPa

六、鉴别诊断

(一)心源性哮喘

心源性哮喘常见于左心衰竭,发作时的症状与哮喘相似,但心源性哮喘多有高血压、冠状动脉粥样硬化性心脏病、风湿性心脏病和二尖瓣狭窄等病史和体征。阵发性咳嗽,常咳出粉红色泡沫痰,两肺可闻及广泛的湿啰音和哮鸣音,左心界扩大,心率增快,心尖部可闻及奔马律。病情许可行胸部 X 线检查时,可见心脏增大,肺淤血征,有助于鉴别。若一时难以鉴别,可雾化吸入 β_2 肾上腺素受体激动药或静脉注射氨茶碱缓解症状后,进一步检查,忌用肾上腺素或咖啡,以免造成危险。

(二)喘息型慢性支气管炎

实际上为慢支合并哮喘,多见于中老年人,有慢性咳嗽史,喘息长年存在,有加重期。有肺气肿体征,两肺可闻及湿啰音。

(三)支气管肺癌

中央型肺癌由于肿瘤压迫导致支气管狭窄或伴发感染时,可出现喘鸣音或类似哮喘样呼吸困难、肺部可闻及哮鸣音。但肺癌的呼吸困难及喘鸣症状进行性加重,常无诱因,咳嗽可有血痰,痰中可找到癌细胞,胸部 X 线摄片、CT 或 MRI 检查或支气管镜检查常可明确诊断。

(四)肺嗜酸性粒细胞浸润症

见于热带性嗜酸细胞增多症、肺嗜酸性粒细胞增多性浸润、外源性变态反应性肺泡炎等。病原体为寄生虫、花粉、化学药品、职业粉尘等,多有接触史,症状较轻,患者常有发热,胸部 X 线检查可见多发性、此起彼伏的淡薄斑片浸润阴影,可自行消失或再发。肺组织活检也有助于鉴别。

(五)变态反应性支气管肺曲菌病

本病是一种由烟曲菌等致病真菌在具有特应性个体中引起的一种变态反应性疾病。其与哮喘的鉴别要点如下:①典型者咳出棕褐色痰块,内含多量嗜酸性粒细胞;②X 线胸片呈现游走性或固定性浸润病灶;③支气管造影可以显示出近端支气管呈囊状或柱状扩张;④痰镜检或培养发现烟曲菌;⑤曲菌抗原皮试呈速发反应阳性;⑥曲菌抗原特异性沉淀抗体(IgG)测定阳性;⑦烟曲菌抗原皮试出现 Arthus 现象;⑧烟曲菌特异性 IgE 水平增高。

(六)气管、支气管软化及复发性多软骨炎

由于气管支气管软骨软化,气道不能维持原来正常状态,患者呼气或咳嗽时胸膜腔内压升高,可引起气道狭窄,甚至闭塞,临床表现为呼气性喘息,其特点:①剧烈持续性、甚至犬吠样咳嗽;②气道断层摄影或 CT 显示气管、大气管狭窄;③支气管镜检查时可见气道呈扁平状,呼气或咳嗽时气道狭窄。

(七)变应性肉芽肿性血管炎(又称 Churg-Strauss 综合征)

本病主要侵犯小动脉和小静脉,常侵犯细小动脉,主要累及多器官和脏器,以肺部浸润和周围血管嗜酸性粒细胞浸润增多为特征,本病患者绝大多数可出现喘息症状,其与哮喘的鉴别要点如下:①除喘息症状外,常伴有副鼻旁窦炎(88%)、变应性鼻炎(69%)、多发性神经炎(66%~98%);②病理检查特征有嗜酸性粒细胞浸润、肉芽肿病变、坏死性血管炎。

七、治疗

(一)脱离变应原

部分患者能找到引起哮喘发作的变应原或其他非特异刺激因素,应立即使患者脱离变应原的接触。

(二)药物治疗

治疗哮喘的药物可以分为控制药物和缓解药物。①控制药物:是指需要长期每天使用的药物。这些药物主要通过抗炎作用使哮喘维持临床控制,其中包括吸入糖皮质激素(简称激素)、全身用激素、白三烯调节药、长效 β_2 受体激动药(LABA,须与吸入激素联合应用)、缓释茶碱、色甘酸钠、抗 IgE 抗体及其他有助于减少全身激素剂量的药物等;②缓解药物:是指按需使用的药物。这些药物通过迅速解除支气管痉挛从而缓解哮喘症状,其中包括速效吸入 β_2 受体激动药、全身用激素、吸入性抗胆碱能药物、短效茶碱及短效口服 β_2 受体激动药等。

1.激素

激素是最有效的控制气道炎症的药物。给药途径包括吸入、口服和静脉应用等,吸入为首选途径。

(1)吸入给药:吸入激素的局部抗炎作用强;通过吸气过程给药,药物直接作用于呼吸道,所需剂量较小。通过消化道和呼吸道进入血液药物的大部分被肝灭活,因此全身性不良反应较少。研究结果证明吸入激素可以有效减轻哮喘症状、提高生命质量、改善肺功能、降低气道高反应性、控制气道炎症,减少哮喘发作的频率和减轻发作的严重程度,降低病死率。当使用不同的吸入装置时,可能产生不同的治疗效果。多数成人哮喘患者吸入小剂量激素即可较好地控制哮喘。过多增加吸入激素剂量对控制哮喘的获益较小而不良反应增加。由于吸烟可以降低激素的效果,故吸烟患者须戒烟并给予较高剂量的吸入激素。吸入激素的剂量与预防哮喘严重急性发作的作用之间有非常明确的关系,所以,严重哮喘患者长期大剂量吸入激素是有益的。

吸入激素在口咽部局部的不良反应包括声音嘶哑、咽部不适和念珠菌感染。吸药后及时用清水含漱口咽部,选用干粉吸入剂或加用储雾器可减少上述不良反应。吸入激素的全身不良反应的大小与药物剂量、药物的生物利用度、在肠道的吸收、肝首关代谢率及全身吸收药物的半衰期等因素有关。已上市的吸入激素中丙酸氟替卡松和布地奈德的全身不良反应较少。目前有证据表明成人哮喘患者每天吸入低至中剂量激素,不会出现明显的全身不良反应。长期高剂量吸入激素后可能出现的全身不良反应包括皮肤瘀斑、肾上腺功能抑制和骨密度降低等。已有研究证据表明吸入激素可能与白内障和青光眼的发生有关,但前瞻性研究没有证据表明与后囊下白内障的发生有明确关系。目前没有证据表明吸入激素可以增加肺部感染(包括肺结核)的发生率,因此伴有活动性肺结核的哮喘患者可以在抗结核治疗的同时给予吸入激素治疗。

气雾剂给药:临床上常用的吸入激素有 4 种(表 3-9),包括二丙酸倍氯米松、布地奈德、丙酸氟替卡松等。一般而言,使用干粉吸入装置比普通定量气雾剂方便,吸入下呼吸道的药物量较多。

溶液给药:布地奈德溶液经以压缩空气为动力的射流装置雾化吸入,对患者吸气配合的要求不高,起效较快,适用于轻中度哮喘急性发作时的治疗。

吸入激素是长期治疗哮喘的首选药物。国际上推荐的每天吸入激素剂量。我国哮喘患者所需吸入激素剂量比该表中推荐的剂量要小一些。

表 3-9　常用吸入型糖皮质激素的每天剂量与互换关系

药物	低剂量(μg)	中剂量(μg)	高剂量(μg)
二丙酸倍氯米松	200～500	500～1 000	1 000～2 000
布地奈德	200～400	400～800	800～1 600
丙酸氟替卡松	100～250	250～500	500～1 000
环索奈德	80～160	160～320	320～1 280

(2)口服给药:适用于中度哮喘发作、慢性持续哮喘吸入大剂量激素联合治疗无效的患者和作为静脉应用激素治疗后的序贯治疗。一般使用半衰期较短的激素(如泼尼松、泼尼松龙或甲泼尼龙等)。对于激素依赖型哮喘,可采用每天或隔天清晨顿服给药的方式,以减少外源性激素对下丘脑-垂体-肾上腺轴的抑制作用。泼尼松的维持剂量最好每天不超过 10 mg。

长期口服激素可以引起骨质疏松症、高血压、糖尿病、下丘脑-垂体-肾上腺轴的抑制、肥胖症、白内障、青光眼、皮肤菲薄导致皮纹和瘀斑、肌无力。对于伴有结核病、寄生虫感染、骨质疏松、青光眼、糖尿病、严重忧郁或消化性溃疡的哮喘患者,全身给予激素治疗时应慎重并应密切随访。长期甚至短期全身使用激素的哮喘患者可感染致命的疱疹病毒应引起重视,尽量避免这些患者暴露于疱疹病毒是必要的。尽管全身使用激素不是一种经常使用的缓解哮喘症状的方法,但是对于严重的急性哮喘是需要的,因为它可以预防哮喘的恶化、减少因哮喘而急诊或住院的机会、预防早期复发、降低病死率。推荐剂量:泼尼松龙 30～50 mg/d,5～10 天。具体使用要根据病情的严重程度,当症状缓解或其肺功能已经达到个人最佳值,可以考虑停药或减量。地塞米松因对垂体-肾上腺的抑制作用大,不推荐长期使用。

(3)静脉给药:严重急性哮喘发作时,应经静脉及时给予琥珀酸氢化可的松(400～1 000 mg/d)或甲泼尼龙(80～160 mg/d)。无激素依赖倾向者,可在短期(3～5 天)内停药;有激素依赖倾向者应延长给药时间,控制哮喘症状后改为口服给药,并逐步减少激素用量。

2.β₂ 受体激动药

通过对气道平滑肌和肥大细胞等细胞膜表面的 β_2 受体的作用,舒张气道平滑肌、减少肥大细胞和嗜碱性粒细胞脱颗粒和介质的释放、降低微血管的通透性、增加气道上皮纤毛的摆动等,缓解哮喘症状。此类药物较多,可分为短效(作用维持 4～6 小时)和长效(维持 12 小时)β₂ 受体激动药。后者又可分为速效(数分钟起效)和缓慢起效(30 分钟起效)两种(表 3-10)。

表 3-10　β₂ 受体激动药的分类

起效时间	作用维持时间	
	短效	长效
速效	沙丁胺醇吸入剂 特布他林吸入剂 非诺特罗吸入剂	福莫特罗吸入剂
慢效	沙丁胺醇口服剂 特布他林口服剂	沙美特罗吸入剂

(1)短效 β₂ 受体激动药(简称 SABA):常用的药物如沙丁胺醇和特布他林等。

吸入给药:可供吸入的短效 β₂ 受体激动药包括气雾剂、干粉剂和溶液等。这类药物松弛气道平滑肌作用强,通常在数分钟内起效,疗效可维持数小时,是缓解轻至中度急性哮喘症状的首选药物,也可用于运动性哮喘。如每次吸入 $100\sim200~\mu g$ 沙丁胺醇或 $250\sim500~\mu g$ 特布他林,必要时每 20 分钟重复 1 次。1 小时后疗效不满意者应向医师咨询或去急诊。这类药物应按需间歇使用,不宜长期、单一使用,也不宜过量应用,否则可引起骨骼肌震颤、低血钾、心律失常等不良反应。压力型定量手控气雾剂(pMDI)和干粉吸入装置吸入短效 β_2 受体激动药不适用于重度哮喘发作;其溶液(如沙丁胺醇、特布他林、非诺特罗及其复方制剂)经雾化泵吸入适用于轻至重度哮喘发作。

口服给药:如沙丁胺醇、特布他林、丙卡特罗片等,通常在服药后 $15\sim30$ 分钟起效,疗效维持 $4\sim6$ 小时。如沙丁胺醇 $2\sim4~mg$,特布他林 $1.25\sim2.5~mg$,每天 3 次;丙卡特罗 $25\sim50~\mu g$,每天 2 次。使用虽较方便,但心悸、骨骼肌震颤等不良反应比吸入给药时明显。缓释剂型和控释剂型的平喘作用维持时间可达 $8\sim12$ 小时,特布他林的前体药班布特罗的作用可维持 24 小时,可减少用药次数,适用于夜间哮喘患者的预防和治疗。长期、单一应用 β_2 受体激动药可造成细胞膜 β_2 受体的向下调节,表现为临床耐药现象,故应予避免。

注射给药:虽然平喘作用较为迅速,但因全身不良反应的发生率较高,国内较少使用。

贴剂给药:为透皮吸收剂型。现有产品有妥洛特罗,分为 0.5 mg、1 mg、2 mg 3 种剂量。由于采用结晶储存系统来控制药物的释放,药物经过皮肤吸收,因此可以减轻全身不良反应,每天只需贴敷 1 次,效果可维持 24 小时。对预防晨降有效,使用方法简单。

(2)长效 β_2 受体激动药(简称 LABA):这类 β_2 受体激动药的分子结构中具有较长的侧链,舒张支气管平滑肌的作用可维持 12 小时以上。目前,在我国临床使用的吸入型 LABA 有 2 种。沙美特罗:经气雾剂或碟剂装置给药,给药后 30 分钟起效,平喘作用维持 12 小时以上。推荐剂量 $50~\mu g$,每天 2 次吸入。福莫特罗:经吸入装置给药,给药后 $3\sim5$ 分钟起效,平喘作用维持 12 小时以上。平喘作用具有一定的剂量依赖性,推荐剂量 $4.5\sim9~\mu g$,每天 2 次吸入。吸入 LABA 适用于哮喘(尤其是夜间哮喘和运动诱发哮喘)的预防和治疗。福莫特罗因起效相对较快,也可按需用于哮喘急性发作时的治疗。

近年来推荐联合吸入激素和 LABA 治疗哮喘。这两者具有协同的抗炎和平喘作用,可获得相当于(或优于)应用加倍剂量吸入激素时的疗效,并可增加患者的依从性、减少较大剂量吸入激素引起的不良反应,尤其适合于中至重度持续哮喘患者的长期治疗。不推荐长期单独使用 LABA,应该在医师指导下与吸入激素联合使用。

3.白三烯调节药

包括半胱氨酰白三烯受体拮抗药和 5-脂氧化酶抑制药。除吸入激素外,是唯一可单独应用的长效控制药,可作为轻度哮喘的替代治疗药物和中重度哮喘的联合治疗用药。目前在国内应用主要是半胱氨酰白三烯受体拮抗药,通过对气道平滑肌和其他细胞表面白三烯受体的拮抗抑制肥大细胞和嗜酸粒细胞释放出的半胱氨酰白三烯的致喘和致炎作用,产生轻度支气管舒张和减轻变应原、运动和二氧化硫(SO_2)诱发的支气管痉挛等作用,并具有一定程度的抗炎作用。本品可减轻哮喘症状、改善肺功能、减少哮喘的恶化。但其作用不如吸入激素,也不能取代激素。作为联合治疗中的一种药物,本品可减少中至重度哮喘患者每天吸入激素的剂量,并可提高吸入激素治疗的临床疗效,联用本品与吸入激素的疗效比联用吸入 LABA 与吸入激素的疗效稍差。但本品服用方便。尤适用于阿司匹林哮喘、运动性哮喘和伴有过敏性鼻炎哮喘患者的治疗。本品使用较为安全。虽然有文献报道接受这类药物治疗的患者可出现 Churg-Strauss 综合征,但其与白三烯调节剂的因果关系尚未肯定,可能与减少全身应用激素的剂量有关。5-脂氧化酶抑制药齐留通可能引起肝损害,需监测肝功能。通常口服给药。白三烯受体拮抗药扎鲁司特20 mg,每天2次;孟鲁司特10 mg,每天1次;异丁司特10 mg,每天2次。

4.茶碱

具有舒张支气管平滑肌作用,并具有强心、利尿、扩张冠状动脉、兴奋呼吸中枢和呼吸肌等作用。有研究资料显示,低浓度茶碱具有抗炎和免疫调节作用。作为症状缓解药,尽管现在临床上在治疗重症哮喘时仍然静脉使用茶碱,但短效茶碱治疗哮喘发作或恶化还存在争议,因为它在舒张支气管,与足量使用的快速 β_2 受体激动药对比,没有任何优势,但是它可能改善呼吸驱动力。不推荐已经长期服用缓释型茶碱的患者使用短效茶碱,除非该患者的血清中茶碱浓度较低或者可以进行血清茶碱浓度监测时。

口服给药:包括氨茶碱和控(缓)释型茶碱。用于轻至中度哮喘发作和维持治疗。一般剂量为每天6~10 mg/kg。口服控(缓)释型茶碱后昼夜血药浓度平稳,平喘作用可维持12~24小时,尤其适用于夜间哮喘症状的控制。联合应用茶碱、激素和抗胆碱药物具有协同作用。但本品与 β_2 受体激动药联合应用时,易出现心率增快和心律失常,应慎用并适当减少剂量。

静脉给药:氨茶碱加入葡萄糖溶液中,缓慢静脉注射[注射速度不宜超过0.25 mg/(kg·min)]或静脉滴注,适用于哮喘急性发作且近24小时内未用过茶碱类药物的患者。负荷剂量为4~6 mg/kg,维持剂量为0.6~0.8 mg/(kg·h)。由于茶碱的"治疗窗"窄,以及茶碱代谢存在较大的个体差异,可引起心律失常、血压下降、甚至死亡,在有条件的情况下应监测其血药浓度,及时调整浓度和滴速。茶碱有效、安全的血药浓度范围应在6~15 mg/L。影响茶碱代谢的因素较多,如发热性疾病、妊娠、抗结核治疗可以降低茶碱的血药浓度;而肝脏疾病、充血性心力衰竭,以及合用西咪替丁或喹诺酮类、大环内酯类等药物均可影响茶碱代谢而使其排泄减慢,增加茶碱的毒性作用,应引起临床医师的重视,并酌情调整剂量。多索茶碱的作用与氨茶碱相同,但不良反应较轻。双羟丙茶碱的作用较弱,不良反应也较少。

5.抗胆碱药物

吸入抗胆碱药物如溴化异丙托品、溴化氧托品和溴化泰乌托品等,可阻断节后迷走神经传出支,通过降低迷走神经张力而舒张支气管。其舒张支气管的作用比 β_2 受体激动药弱,起效也较慢,但长期应用不易产生耐药,对老年人的疗效不低于年轻人。

本品有气雾剂和雾化溶液两种剂型。经pMDI吸入溴化异丙托品气雾剂,常用剂量为,每天3~4次;经雾化泵吸入溴化异丙托品溶液的常用剂量为50~125 μg,每天3~4次。溴化泰乌托品系新近上市的长效抗胆碱药物,对 M_1 和 M_3 受体具有选择性抑制作用,仅需每天1次吸入给药。本品与 β_2 受体激动药联合应用具有协同、互补作用。本品对有吸烟史的老年哮喘患者较为适宜,但对妊娠早期妇女和患有青光眼或前列腺肥大的患者应慎用。尽管溴化异丙托品被用在一些因不能耐受 β_2 受体激动药的哮喘患者上,但是到目前为止尚没有证据表明它对哮喘长期管理方面有显著效果。

6.抗IgE治疗

抗IgE单克隆抗体可应用于血清IgE水平增高的哮喘患者。目前它主要用于经过吸入糖皮质激素和LABA联合治疗后症状仍未控制的严重哮喘患者。目前在11~50岁的哮喘患者的治疗研究中尚没有发现抗IgE治疗有明显不良反应,但因该药临床使用的时间尚短,其远期疗效与安全性有待进一步观察。价格昂贵也使其临床应用受到限制。

7.变应原特异性免疫疗法(SIT)

通过皮下给予常见吸入变应原提取液(如尘螨、猫毛、豚草等),可减轻哮喘症状和降低气道高反应性,适用于变应原明确但难以避免的哮喘患者。其远期疗效和安全性尚待进一步研究与评价。变应原制备的标准化也有待加强。哮喘患者应用此疗法应严格在医师指导下进行。目前已试用舌下给药的变应原免疫疗法。SIT 应该是在严格的环境隔离和药物干预无效(包括吸入激素)情况下考虑的治疗方法。现在没有研究比较其和药物干预的疗效差异。现在还没有证据支持使用复合变应原进行免疫治疗的价值。

8.其他治疗哮喘药物

(1)抗组胺药物:口服第二代抗组胺药物(H_1 受体拮抗药)如酮替芬、氯雷他定、阿司咪唑、氮䓬司丁、特非那定等具有抗变态反应作用,在哮喘治疗中的作用较弱。可用于伴有变应性鼻炎哮喘患者的治疗。这类药物的不良反应主要是嗜睡。阿司咪唑和特非那定可引起严重的心血管不良反应,应谨慎使用。

(2)其他口服抗变态反应药物:如曲尼司特、瑞吡司特等可应用于轻至中度哮喘的治疗。其主要不良反应是嗜睡。

(3)可能减少口服糖皮质激素剂量的药物:包括口服免疫调节药(甲氨蝶呤、环孢素、金制剂等)、某些大环内酯类抗生素和静脉应用免疫球蛋白等。其疗效尚待进一步研究。

(4)中医中药:采用辨证施治,有助于慢性缓解期哮喘的治疗。有必要对临床疗效较为确切的中(成)药或方剂开展多中心随机双盲的临床研究。

(三)急性发作期的治疗

哮喘急性发作的治疗取决于发作的严重程度,以及对治疗的反应。治疗的目的在于尽快缓解症状、解除气流受限和低氧血症,同时还需要制定长期治疗方案以预防再次急性发作。

对于具有哮喘相关死亡高危因素的患者,需要给予高度重视,这些患者应当尽早到医疗机构就诊。高危患者包括:①曾经有过气管插管和机械通气的濒于致死性哮喘的病史;②在过去 1 年中因为哮喘而住院或看急诊;③正在使用或最近刚刚停用口服激素;④目前未使用吸入激素;⑤过分依赖速效 β_2 受体激动药,特别是每月使用沙丁胺醇(或等效药物)超过 1 支的患者;⑥有心理疾病或社会心理问题,包括使用镇静药;⑦有对哮喘治疗计划不依从的历史。

轻度和部分中度急性发作可以在家庭中或社区中治疗。家庭或社区中的治疗措施主要为重复吸入速效 β_2 受体激动药,在第 1 小时每 20 分钟吸入 2~4 喷。随后根据治疗反应,轻度急性发作可调整为每3~4 小时2~4 喷,中度急性发作每 1~2 小时 6~10 喷。如果对吸入性 β_2 受体激动药反应良好(呼吸困难显著缓解,PEF 占预计值>80%或个人最佳值,且疗效维持 3~4 小时),通常不需要使用其他的药物。如果治疗反应不完全,尤其是在控制性治疗的基础上发生的急性发作,应尽早口服激素(泼尼松龙0.5~1 mg/kg 或等效剂量的其他激素),必要时到医院就诊。

部分中度和所有重度急性发作均应到急诊室或医院治疗。除氧疗外,应重复使用速效 β_2 受体激动药,可通过压力定量气雾剂的储雾器给药,也可通过射流雾化装置给药。推荐在初始治疗时连续雾化给药,随后根据需要间断给药(每 4 小时 1 次)。目前尚无证据支持常规静脉使用 β_2 受体激动药。联合使用β_2 受体激动药和抗胆碱能制剂(如异丙托溴铵)能够取得更好的支气管舒张作用。茶碱的支气管舒张作用弱于 SABA,不良反应较大应谨慎使用。对规则服用茶碱缓释制剂的患者,静脉使用茶碱应尽可能监测茶碱血药浓度。中重度哮喘急性发作应尽早使用全身激素,特别是对速效 β_2 受体激动药初始治疗反应不完全或疗效不能维持,以及在口服激素基础上仍然出现急性发作的患者。口服激素与静脉给药疗效相当,不良反应小。

推荐用法:泼尼松龙 30~50 mg 或等效的其他激素,每天单次给药。严重的急性发作或口服激素不能耐受时,可采用静脉注射或滴注,如甲基泼尼松龙 80~160 mg,或氢化可的松 400~1 000 mg分次给药。地塞米松因半衰期较长,对肾上腺皮质功能抑制作用较强,一般不推荐使用。静脉给药和口服给药的序贯疗法有可能减少激素用量和不良反应,如静脉使用激素 2~3 天,继之以口服激素 3~5 天。不推荐常规使用镁制剂,可用于重度急性发作(FEV_1 25%~30%)或对初始治疗反应不良者。

重度和危重哮喘急性发作经过上述药物治疗,临床症状和肺功能无改善甚至继续恶化者,应及时给予机械通气治疗,其指征主要包括意识改变、呼吸肌疲劳、$PaCO_2$ 不低于 6.0 kPa (45 mmHg)等。可先采用经鼻(面)罩无创机械通气,若无效应及早行气管插管机械通气。哮喘急性发作机械通气需要较高的吸气压,可使用适当水平的呼气末正压(PEEP)治疗。如果需要过高的气道峰压和平台压才能维持正常通气容积,可试用允许性高碳酸血症通气策略以减少呼吸机相关肺损伤。

初始治疗症状显著改善,PEF 或 FEV_1 占预计值的百分比恢复到或个人最佳值60%者以上可回家继续治疗,PEF 或 FEV_1 为 40%~60%者应在监护下回到家庭或社区继续治疗,治疗前 PEF 或 FEV_1 低于 25%或治疗后低于 40%者应入院治疗。在出院时或近期的随访时,应当为患者制订一个详细的行动计划,审核患者是否正确使用药物、吸入装置和峰流速仪,找到急性发作的诱因并制订避免接触的措施,调整控制性治疗方案。严重的哮喘急性发作意味着哮喘管理的失败,这些患者应当给予密切监护、长期随访,并进行长期哮喘教育。

大多数哮喘急性发作并非由细菌感染引起,应严格控制抗菌药物的使用指征,除非有细菌感染的证据,或属于重度或危重哮喘急性发作。

(四)慢性持续期的治疗

哮喘的治疗应以患者的病情严重程度为基础,根据其控制水平类别选择适当的治疗方案。哮喘药物的选择既要考虑药物的疗效及其安全性,也要考虑患者的实际状况,如经济收入和当地的医疗资源等。要为每个初诊患者制订哮喘防治计划,定期随访、监测,改善患者的依从性,并根据患者病情变化及时修订治疗方案。哮喘患者长期治疗方案分为 5 级(表 3-11)。

表 3-11　根据哮喘病情控制分级制订治疗方案

第 1 级	第 2 级	第 3 级	第 4 级	第 5 级
哮喘教育、环境控制				
按需使用短效 β_2 受体激动药	按需使用短效 β_2 受体激动药			
控制性药物	选用 1 种	选用 1 种	加用 1 种或以上	加用 1 种或 2 种
	低剂量 ICS	低剂量 ICS 加 LABA	中高剂量 ICS 加 LABA	口服最小剂量的糖皮质激素
	白三烯调节药	中高剂量的 ICS	白三烯调节药	抗 IgE 治疗
		低剂量的 ICS 加白三烯调节药	缓释茶碱	
		低剂量的 ICS 加缓释茶碱		

ICS:吸入糖皮质激素

对以往未经规范治疗的初诊哮喘患者可选择第 2 级治疗方案,哮喘患者症状明显,应直接选择第 3 级治疗方案。从第 2 级到第 5 级的治疗方案中都有不同的哮喘控制药物可供选择。而在每一级中都应按需使用缓解药物,以迅速缓解哮喘症状。如果使用含有福莫特罗和布地奈德单一吸入装置进行联合治疗时,可作为控制和缓解药物应用。

如果使用该分级治疗方案不能够使哮喘得到控制,治疗方案应该升级直至达到哮喘控制为止。当哮喘控制并维持至少 3 个月后,治疗方案可考虑降级。建议减量方案:①单独使用中至高剂量吸入激素的患者,将吸入激素剂量减少 50％;②单独使用低剂量激素的患者,可改为每天 1 次用药;③联合吸入激素和 LABA 的患者,将吸入激素剂量减少约 50％,仍继续使用 LABA 联合治疗。当达到低剂量联合治疗时,可选择改为每天 1 次联合用药或停用 LABA,单用吸入激素治疗。若患者使用最低剂量控制药物达到哮喘控制 1 年,并且哮喘症状不再发作,可考虑停用药物治疗。上述减量方案尚待进一步验证。通常情况下,患者在初诊后 2～4 周回访,以后每 1～3 个月随访 1 次。出现哮喘发作时应及时就诊,哮喘发作后 2 周至 1 个月内进行回访。

对于我国贫困地区或低经济收入的哮喘患者,视其病情严重度不同,长期控制哮喘的药物推荐使用:①吸入低剂量激素;②口服缓释茶碱;③吸入激素联合口服缓释茶碱;④口服激素和缓释茶碱。这些治疗方案的疗效与安全性需要进一步临床研究,尤其要监测长期口服激素可能引起的全身不良反应。

八、教育与管理

尽管哮喘尚不能根治,但通过有效的哮喘管理,通常可以实现哮喘控制。成功的哮喘管理目标是:①达到并维持症状的控制;②维持正常活动,包括运动能力;③维持肺功能水平尽量接近正常;④预防哮喘急性加重;⑤避免因哮喘药物治疗导致的不良反应;⑥预防哮喘导致的死亡。

建立医患之间的合作关系是实现有效的哮喘管理的首要措施。其目的是指导患者自我管理,对治疗目标达成共识,制订个体化的书面管理计划,包括自我监测、对治疗方案和哮喘控制水平周期性评估、在症状和/或 PEF 提示哮喘控制水平变化的情况下,针对控制水平及时调整治疗以达到并维持哮喘控制。其中对患者进行哮喘教育是最基本的环节。

(一)哮喘教育

哮喘教育必须成为医患之间所有互助关系中的组成部分。对医院、社区、专科医师、全科医师及其他医务人员进行继续教育,通过培训哮喘管理知识,提高与患者沟通技巧,做好患者及家属教育。患者教育的目标是增加理解、增强技能、增加满意度、增强自信心、增加依从性和自我管理能力,增进健康减少卫生保健资源使用。

1.教育内容

(1)通过长期规范治疗能够有效控制哮喘。

(2)避免触发、诱发因素方法。

(3)哮喘的本质、发病机制。

(4)哮喘长期治疗方法。

(5)药物吸入装置及使用方法。

(6)自我监测,即如何测定、记录、解释哮喘日记内容、症状评分、应用药物、PEF,哮喘控制测试(ACT)变化。

(7)哮喘先兆、哮喘发作征象和相应自我处理方法,如何、何时就医。

（8）哮喘防治药物知识。

（9）如何根据自我监测结果判定控制水平,选择治疗。

2.教育方式

（1）初诊教育:是最重要的基础教育和启蒙教育,是医患合作关系起始的个体化教育,首先应提供患者诊断信息,了解患者对哮喘治疗的期望和可实现的程度,并至少进行以上（1）～（6）内容教育,预约复诊时间,提供教育材料。

（2）随访教育和评价:是长期管理方法,随访时应回答患者的疑问、评估最初疗效。定期评价、纠正吸入技术和监测技术,评价书面管理计划,理解实施程度,反复提供更新教育材料。

（3）集中教育:定期开办哮喘学校、学习班、俱乐部、联谊会进行大课教育和集中答疑。

（4）自学教育:通过阅读报纸、杂志、文章、看电视节目、听广播进行。

（5）网络教育:通过中国哮喘联盟网、全球哮喘防治创议网 GINA 等或互动多媒体技术传播防治信息。

（6）互助学习:举办患者防治哮喘经验交流会。

（7）定点教育:与社区卫生单位合作,有计划开展社区、患者、公众教育。

（8）调动全社会各阶层力量宣传普及哮喘防治知识。

哮喘教育是一个长期、持续过程,需要经常教育,反复强化,不断更新,持之以恒。

（二）哮喘管理

1.确定并减少危险因素接触

尽管对已确诊的哮喘患者应用药物干预,对控制症状和改善生活质量非常有效,但仍应尽可能避免或减少接触危险因素,以预防哮喘发病和症状加重。

许多危险因素可引起哮喘急性加重,被称为"触发因素",包括变应原、病毒感染、污染物、烟草烟雾、药物。减少患者对危险因素的接触,可改善哮喘控制并减少治疗药物需求量。早期确定职业性致敏因素,并防止患者进一步接触,是职业性哮喘管理的重要组成部分。

2.评估、治疗和监测

哮喘治疗的目标是达到并维持哮喘控制。大多数患者或家属通过医患合作制定的药物干预策略,能够达到这一目标,患者的起始治疗及调整是以患者的哮喘控制水平为依据,包括评估哮喘控制、治疗以达到控制,以及监测以维持控制这样一个持续循环过程（图 3-10）。

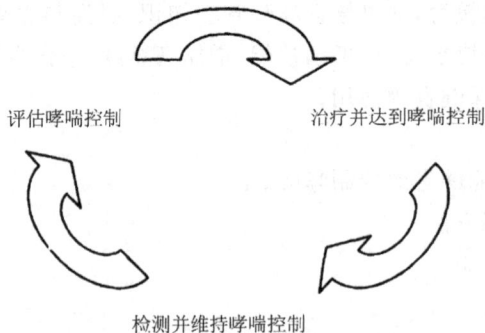

图 3-10 哮喘长期管理的循环模拟图

一些经过临床验证的哮喘控制评估工具如哮喘控制测试（ACT）、哮喘控制问卷（ACQ）、哮喘治疗评估问卷（ATAQ）等,也可用于评估哮喘控制水平。经国内多中心验证表明哮喘评估工具 ACT 不仅易学易用且适合中国国情。ACT 仅通过回答有关哮喘症状和生活质量的 5 个问题的评分进行综合判定,25 分为控制、20～24 分为部分控制、20 分以下为未控制,并不需要患者检查肺功能。这些问卷不仅用于临床研究,还可以在临床工作中评估患者的哮喘控制水平,通过长期连续检测维持哮喘控制,尤其适合在基层医疗机构推广,作为肺功能的补充,既适用于医师,也适用于患者自我评估哮喘控制,患者可以在家庭或医院,就诊前或就诊期间完成哮喘控制水平的自我评估。这些问卷有助于改进哮喘控制的评估方法并增进医患双向交流,提供了反复使用的客观指标,以便长期监测(表 3-12)。

表 3-12　哮喘控制测试(ACT)

问题 1	在过去 4 周内,在工作、学习或家庭中,有多少时候哮喘妨碍您进行日常活动					
	所有时间 1	大多数时间 2	有些时候 3	很少时候 4	没有 5	得分
问题 2	在过去 4 周内,您有多少次呼吸困难?					
	每天不止 1 次 1	每天 1 次 2	每周 3 至 6 次 3	每周 1 至 2 次 4	完全没有 5	得分
问题 3	在过去 4 周内,因为哮喘症状(喘息、咳嗽、呼吸困难、胸闷或疼痛),您有多少次在夜间醒来或早上比平时早醒					
	每周 4 晚或更多 1	每周 2 至 3 晚 2	每周 1 次 3	1 至 2 次 4	没有 5	得分
问题 4	在过去 4 周内,您有多少次使用急救药物治疗(如沙丁胺醇)?					
	每天 3 次以上 1	每天 1 至 2 次 2	每周 2 至 3 次 3	每周 1 次或更少 4	没有 5	得分
问题 5	您如何评价过去 4 周内,您的哮喘控制情况?					
	没有控制 1	控制很差 2	有所控制 3	控制很好 4	完全控制 5	得分

第 1 步:请将每个问题的得分写在右侧的框中。请尽可能如实回答,这将有助于与医师讨论您的哮喘;第 2 步:把每一题的分数相加得出总分;第 3 步:寻找总分的含义。25 分:完全控制;20～24 分:部分控制;低于 20 分:未得到控制

在哮喘长期管理治疗过程中,必须采用评估哮喘控制方法,连续监测提供可重复的客观指标,从而调整治疗,确定维持哮喘控制所需的最低治疗级别,以便维持哮喘控制,降低医疗成本。

(孙淑媛)

第四节　支气管扩张

支气管扩张是支气管慢性异常扩张的疾病,直径＞2 mm 中等大小近端支气管及其周围组织慢性炎症及支气管阻塞,引起支气管组织结构较严重的病理性破坏所致。儿童及青少年多见,常继发于麻疹、百日咳后的支气管炎,迁延不愈的支气管肺炎等。主要症状为慢性咳嗽、咳大量脓痰和/或反复咯血。

一、病因和发病机制

(一)支气管-肺组织感染

婴幼儿时期支气管肺组织感染是支气管扩张最常见的病因。由于婴幼儿支气管较细,且支气管壁发育尚未完善,管壁薄弱,易于阻塞和遭受破坏。反复感染破坏支气管壁各层组织,尤其是肌层组织及弹性组织的破坏,减弱了对管壁的支撑作用。支气管炎使支气管黏膜充血、水肿、

分泌物堵塞引流不畅,从而加重感染。左下叶支气管细长且位置低,受心脏影响,感染后引流不畅,故发病率高。左舌叶支气管开口与左下叶背段支气管开口相邻,易被左下叶背段感染累及,因此两叶支气管同时扩张也常见。

支气管内膜结核引起管腔狭窄、阻塞、引流不畅,导致支气管扩张。肺结核纤维组织增生、牵拉收缩,也导致支气管变形扩张,因肺结核多发于上叶,引流好,痰量不多或无痰,所以称之为"干性"支气管扩张。其他如吸入腐蚀性气体、支气管曲霉菌感染、胸膜粘连等可损伤或牵拉支气管壁,反复继发感染,引起支气管扩张。

(二)支气管阻塞

肿瘤、支气管异物和感染均引起支气管腔内阻塞,支气管周围肿大淋巴结或肿瘤的外压可致支气管阻塞。支气管阻塞导致肺不张,失去肺泡弹性组织缓冲,胸腔负压直接牵拉支气管壁引起支气管扩张。右肺中叶支气管细长,有三组淋巴结围绕,因非特异性或结核性淋巴结炎而肿大,从而压迫支气管,引起右肺中叶肺不张和反复感染,又称"中叶综合征"。

(三)支气管先天性发育障碍和遗传因素

支气管先天发育障碍,如巨大气管-支气管症,可能是先天性结缔组织异常、管壁薄弱所致的扩张。因软骨发育不全或弹性纤维不足,导致局部管壁薄弱或弹性较差所致支气管扩张,常伴有鼻旁窦炎及内脏转位(右位心),称为 Kartagener 综合征。与遗传因素有关的肺囊性纤维化,由于支气管黏液腺分泌大量黏稠黏液,分泌物潴留在支气管内引起阻塞、肺不张和反复继发感染,可发生支气管扩张。遗传性 α_1-抗胰蛋白酶缺乏症也伴有支气管扩张。

(四)全身性疾病

近年来发现类风湿关节炎、克罗恩病、溃疡性结肠炎、系统性红斑狼疮、支气管哮喘和泛细支气管炎等疾病可同时伴有支气管扩张。一些不明原因的支气管扩张,其体液和细胞免疫功能有不同程度的异常,提示支气管扩张可能与机体免疫功能失调有关。

二、病理

发生支气管扩张的主要原因是炎症。支气管壁弹力组织、肌层及软骨均遭到破坏,由纤维组织取代,使管腔逐渐扩张。支气管扩张的形状可为柱状或囊状,也常混合存在呈囊柱状。典型的病理改变为支气管壁全层均有破坏,黏膜表面常有溃疡及急、慢性炎症,纤毛柱状上皮细胞鳞状化生、萎缩,杯状细胞和黏液腺增生,管腔变形、扭曲、扩张,腔内含有多量分泌物。常伴毛细血管扩张,或支气管动脉和肺动脉的终末支扩张与吻合,进而形成血管瘤,破裂可出现反复大量咯血。支气管扩张发生反复感染,病变范围扩大蔓延,逐渐发展影响肺通气功能及肺弥散功能,导致肺动脉高压,引起肺心病、右心衰竭。

三、临床表现

本病多起病于小儿或青年,呈慢性经过,多数患者在童年期有麻疹、百日咳或支气管肺炎迁延不愈的病史。早期常无症状,随病情发展可出现典型临床症状。

(一)症状

(1)慢性咳嗽、大量脓痰:与体位改变有关,每天痰量可达 100~400 mL,支气管扩张分泌物积潴,体位变动时分泌物刺激支气管黏膜,引起咳嗽和排痰。痰液静置后分 3 层:上层为泡沫,中层为黏液或脓性黏液,底层为坏死组织沉淀物。合并厌氧菌混合感染时,则痰有臭味,常见病原体为铜绿假单胞菌、金黄色葡萄球菌、流感嗜血杆菌、肺炎链球菌和卡他莫拉菌。

（2）反复咯血：50%～70%的患者有不同程度的咯血史，从痰中带血至大量咯血，咯血量与病情严重程度、病变范围不一定成比例。部分患者以反复咯血为唯一症状，平时无咳嗽、咳脓痰等症状，称为干性支气管扩张，病变多位于引流良好的上叶支气管。

（3）反复肺部感染：特点为同一肺段反复发生肺炎并迁延不愈，此由于扩张的支气管清除分泌物的功能丧失，引流差，易于反复发生感染。

（4）慢性感染中毒症状：反复感染可引起发热、乏力、头痛、食欲减退等，病程较长者可有消瘦、贫血，儿童可影响生长发育。

（二）体征

早期或干性支气管扩张可无异常肺部体征。典型者在下胸部、背部可闻及固定、持久的局限性粗湿啰音，有时可闻及哮鸣音。部分慢性患者伴有杵状指（趾），病程长者可有贫血和营养不良，出现肺炎、肺脓肿、肺气肿、肺心病等并发症时可有相应体征。

四、实验室检查及辅助检查

（一）实验室检查

白细胞总数与分类一般正常，急性感染时白细胞总数及中性粒细胞比例可增高，贫血患者血红蛋白下降，血沉可增快。

（二）X线检查

早期轻症患者胸部平片可无特殊发现，典型X线表现为一侧或双侧下肺纹理增粗紊乱，其中有多个不规则的透亮阴影，或沿支气管分布的蜂窝状、卷发状阴影，急性感染时阴影内可出现小液平面。柱状支气管扩张的X线表现是"轨道征"，系增厚的支气管壁影。胸部CT显示支气管管壁增厚的柱状扩张，并延伸至肺周边，或成串、成簇的囊状改变，可含气液平面。支气管造影可确诊此病，并明确支气管扩张的部位、形态、范围和病变严重程度，为手术治疗提供资料。高分辨CT较常规CT具有更高的空间和密度分辨力，能够显示以次级肺小叶为基本单位的肺内细微结构，已基本取代支气管造影（图3-11）。

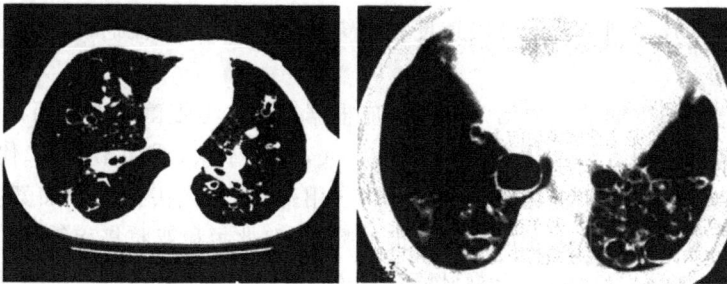

图3-11 胸部CT

（三）支气管镜检

可发现出血、扩张或阻塞部位及原因，可进行局部灌洗、清除阻塞，局部止血，取灌洗液行细菌学、细胞学检查，有助于诊断、鉴别诊断与治疗。

五、诊断

根据慢性咳嗽、咳大量脓痰、反复咯血和肺同一肺段反复感染等病史，查体于下胸部及背部可闻及固定而持久的粗湿啰音、结合童年期有诱发支气管扩张的呼吸道感染病史,X 线显示局部肺纹理增粗、紊乱或呈蜂窝状、卷发状阴影,可做出初步临床诊断,支气管造影或高分辨 CT 可明确诊断。

六、鉴别诊断

(一)慢性支气管炎

多发生于中老年吸烟者,于气候多变的冬春季节咳嗽、咳痰明显,多为白色黏液痰,感染急性发作时出现脓性痰,反复咯血症状不多见,两肺底散在的干湿啰音,咳嗽后可消失。胸片肺纹理紊乱,或有肺气肿改变。

(二)肺脓肿

起病急,全身中毒症状重,有高热、咳嗽、大量脓臭痰,X 线检查可见局部浓密炎症阴影,其中有空洞伴气液平面,有效抗生素治疗炎症可完全吸收。慢性肺脓肿则以往有急性肺脓肿的病史。支气管扩张和肺脓肿可以并存。

(三)肺结核

常有低热、盗汗、乏力等结核中毒症状,干、湿性啰音多位于上肺部,X 线胸片和痰结核菌检查可做出诊断。结核可合并支气管扩张,部位多见于双肺上叶及下叶背段支气管。

(四)先天性肺囊肿

先天性肺囊肿是一种先天性疾病,无感染时可无症状,X 线检查可见多个薄壁的圆形或椭圆形阴影,边界纤细,周围肺组织无炎症浸润,胸部 CT 检查和支气管造影有助于诊断。

(五)弥漫性泛细支气管炎

慢性咳嗽、咳痰,活动时呼吸困难,合并慢性鼻旁窦炎,胸片与胸 CT 有弥漫分布的边界不太清楚的小结节影。类风湿因子、抗核抗体、冷凝集试验可呈阳性,需病理学确诊。大环内酯类的抗生素治疗 2 个月以上有效。

七、治疗

支气管扩张的治疗原则是防治呼吸道反复感染,保持呼吸道引流通畅,必要时手术治疗。

(一)控制感染

控制感染是急性感染期的主要治疗措施。应根据病情参考细菌培养及药物敏感试验结果选用抗菌药物。轻者可选用氨苄西林或阿莫西林 0.5 g,一天 4 次,或用第一、二代头孢菌素;也可用氟喹诺酮类或磺胺类药物。重症患者需静脉联合用药;如三代头孢菌素加氨基糖苷类药物有协同作用。假单胞菌属细菌感染者可选用头孢他啶、头孢吡肟和亚胺培南等。若痰有臭味,多伴有厌氧菌感染,则可加用甲硝唑 0.5 g 静脉滴注,一天 2~3 次;或替硝唑 0.4~0.8 g 静脉滴注,一天 2 次。其他抗菌药物如大环内酯类、四环素类可酌情应用。经治疗后如体温正常,脓痰明显减少,则 1 周左右考虑停药。缓解期不必常规使用抗菌药物,应适当锻炼,增强体质。

(二)清除痰液

清除痰液是控制感染和减轻全身中毒症状的关键。

1.祛痰剂

口服氯化铵 0.3~0.6 g,或溴己新 8~16 mg,每天 3 次。

2.支气管舒张剂

由于支气管痉挛，部分患者痰液排出困难，在无咳血的情况下，可口服氨茶碱0.1~0.2 g，一天 3~4 次或其他缓解气道痉挛的药物，也可加用 β₂ 受体激动剂或异丙托溴铵吸入。

3.体位引流

体位引流是根据病变部位采取不同的体位，原则上使患处处于高位，引流支气管的开口朝下，以利于痰液排入大气道咳出，对于痰量多、不易咳出者更重要。每天 2~4 次，每次 15~30 分钟。引流前可行雾化吸入，体位引流时轻拍病变部位以提高引流效果。

4.纤维支气管镜吸痰

若体位引流痰液难以排出，可行纤维支气管镜吸痰，清除阻塞。可用生理盐水冲洗稀释痰液，并局部应用抗生素治疗，效果明显。

(三)咯血的处理

大咯血最重要的环节是防止窒息。若经内科治疗未能控制，可行支气管动脉造影，对出血的小动脉定位后注入吸收性明胶海绵或聚乙烯醇栓，或导入钢圈进行栓塞止血。

(四)手术治疗

适用于心肺功能良好，反复呼吸道感染或大咯血内科治疗无效，病变范围局限于一叶或一侧肺组织者。危及生命的大咯血，明确出血部位时部分病患需急诊手术。

八、预防及预后

积极防治婴幼儿麻疹、百日咳、支气管肺炎及肺结核等慢性呼吸道疾病，增强机体免疫及抗病能力，防止异物及尘埃误吸，预防呼吸道感染。

病变较轻者及病灶局限内科治疗无效手术切除者预后好；病灶广泛，后期并发肺心病者预后差。

(颜　舒)

第五节　慢性支气管炎

慢性支气管炎是由于感染或非感染因素引起气管、支气管黏膜及其周围组织的慢性非特异性炎症。临床上以慢性咳嗽、咳痰或气喘为主要症状。疾病不断进展，可并发阻塞性肺气肿、肺源性心脏病，严重影响劳动和健康。

一、病因和发病机制

病因尚未完全清楚，一般认为是多种因素长期相互作用的结果，这些因素可分为外因和内因两个方面。

(一)吸烟

大量研究证明吸烟与慢性支气管炎的发生有密切关系。吸烟时间越长，量越多，患病率也越高。戒烟可使症状减轻或消失，病情缓解，甚至痊愈。

(二)理化因素

理化因素包括刺激性烟雾、粉尘、大气污染(如二氧化硫、二氧化氮、氯气、臭氧等)的慢性刺激。这些有害气体的接触者慢性支气管炎患病率远较不接触者为高。

(三)感染因素

感染是慢性支气管炎发生、发展的重要因素,病毒感染以鼻病毒、黏液病毒、腺病毒和呼吸道合胞病毒为多见。细菌感染常继发于病毒感染之后,如肺炎链球菌、流感嗜血杆菌等。这些感染因素造成气管、支气管黏膜的损伤和慢性炎症。感染虽与慢性支气管炎的发病有密切关系,但目前尚无足够证据说明为首发病因。只认为是慢性支气管炎的继发感染和加剧病变发展的重要因素。

(四)气候

慢性支气管炎发病及急性加重常见于冬天寒冷季节,尤其是在气候突然变化时。寒冷空气可以刺激腺体,增加黏液分泌,使纤毛运动减弱,黏膜血管收缩,有利于继发感染。

(五)变态反应因素

此主要与喘息性支气管炎的发生有关。在患者痰液中嗜酸性粒细胞数量与组胺含量都有增高倾向,说明部分患者与变态反应因素有关。尘埃、尘螨、细菌、真菌、寄生虫、花粉,以及化学气体等,都可以成为变态反应因素而致病。

(六)呼吸道局部免疫功能降低及自主神经功能失调

此为慢性支气管炎发病提供内在的条件。老年人常因呼吸道的免疫功能减退,免疫球蛋白的减少,呼吸道防御功能退化等导致患病率较高。副交感神经反应增高时,微弱刺激即可引起支气管收缩痉挛,分泌物增多,而产生咳嗽、咳痰、气喘等症状。

综上所述,当机体抵抗力减弱时,呼吸道在不同程度易感性的基础上,有一种或多种外因的存在,长期反复作用,可发展成为慢性支气管炎。如长期吸烟损害呼吸道黏膜,加上微生物的反复感染,可发生慢性支气管炎。

二、病理

由于炎症反复发作,引起上皮细胞变性、坏死和鳞状上皮化生,纤毛变短,参差不齐或稀疏脱落。黏液腺泡明显增多,腺管扩张,杯状细胞也明显增生。支气管壁有各种炎性细胞浸润、充血、水肿和纤维增生。支气管黏膜发生溃疡,肉芽组织增生,严重者支气管平滑肌和弹性纤维也遭破坏以致机化,引起管腔狭窄。

三、临床表现

(一)症状

起病缓慢,病程长,常反复急性发作而逐渐加重。主要表现为慢性咳嗽、咳痰、喘息。开始症状轻微,气候变冷或感冒时,则引起急性发作,这时患者咳嗽、咳痰、喘息等症状加重。

1.咳嗽

主要由支气管黏膜充血、水肿或分泌物积聚于支气管腔内而引起咳嗽。咳嗽严重程度视病情而定,一般晨间和晚间睡前咳嗽较重,有阵咳或排痰,白天则较轻。

2.咳痰

痰液一般为白色黏液或浆液泡沫性,偶可带血。起床后或体位变动可刺激排痰,因此,常以清晨排痰较多。急性发作伴有细菌感染时,则变为黏液脓性,咳嗽和痰量也随之增加。

3.喘息或气急

喘息性慢性支气管炎可有喘息,常伴有哮鸣音。早期无气急。反复发作数年,并发阻塞性肺气肿时,可伴有轻重程度不等的气急,严重时生活难以自理。

(二)体征

早期可无任何异常体征。急性发作期可有散在的干、湿性啰音,多在背部及肺底部,咳嗽后可减少或消失。喘息型可听到哮鸣音及呼气延长,而且不易完全消失。并发肺气肿时有肺气肿体征。

四、实验室和其他检查

(一)X 线检查

早期可无异常。病变反复发作,可见两肺纹理增粗、紊乱,呈网状或条索状、斑点状阴影,以下肺野较明显。

(二)呼吸功能检查

早期常无异常。如有小呼吸道阻塞时,最大呼气流速-容积曲线在 75% 和 50% 肺容量时,流量明显降低,它比第 1 秒用力呼气容积更为敏感。发展到呼吸道狭窄或有阻塞时,常有阻塞性通气功能障碍的肺功能表现,如第 1 秒用力呼气量占用力肺活量的比值减少(<70%),最大通气量减少(低于预计值的 80%);流速-容量曲线降低更为明显。

(三)血液检查

慢支急性发作期或并发肺部感染时,可见白细胞计数及中性粒细胞增多。喘息型者嗜酸性粒细胞可增多。缓解期多无变化。

(四)痰液检查

涂片或培养可见致病菌。涂片中可见大量中性粒细胞,已破坏的杯状细胞,喘息型者常见较多的嗜酸性粒细胞。

五、诊断和鉴别诊断

(一)诊断标准

根据咳嗽、咳痰或伴喘息,每年发病持续 3 个月,连续 2 年或以上,并排除其他引起慢性咳嗽的心、肺疾病,可做出诊断。如每年发病持续不足 3 个月,而有明确的客观检查依据(如 X 线片、呼吸功能等)也可诊断。

(二)分型、分期

1.分型

可分为单纯型和喘息型两型。单纯型的主要表现为咳嗽、咳痰;喘息型者除有咳嗽、咳痰外尚有喘息,伴有哮鸣音,喘鸣在阵咳时加剧,睡眠时明显。

2.分期

按病情进展可分为 3 期。急性发作期是指"咳""痰""喘"等症状任何一项明显加剧,痰量明显增加并出现脓性或黏液脓性痰,或伴有发热等炎症表现 1 周之内。慢性迁延期是指有不同程度的"咳""痰""喘"症状迁延 1 个月以上者。临床缓解期是指经治疗或临床缓解,症状基本消失或偶有轻微咳嗽少量痰液,保持 2 个月以上者。

(三)鉴别诊断

慢性支气管炎需与下列疾病相鉴别。

1.支气管哮喘

常于幼年或青年突然起病,一般无慢性咳嗽、咳痰史,以发作性、呼气性呼吸困难为特征。发作时两肺布满哮鸣音,缓解后可无症状。常有个人或家族过敏性疾病史。喘息型慢性支气管炎多见于中、老年,一般以咳嗽、咳痰伴发喘息及哮鸣音为主要症状,感染控制后症状多可缓解,但肺部可听到哮鸣音。典型病例不难区别,但哮喘并发慢性支气管炎和/或肺气肿则难以区别。

2.咳嗽变异性哮喘

以刺激性咳嗽为特征,常由受到灰尘、油烟、冷空气等刺激而诱发,多有家族史或过敏史。抗生素治疗无效,支气管激发试验阳性。

3.支气管扩张

具有咳嗽、咳痰反复发作的特点,合并感染时有大量脓痰,或反复咯血。肺部以湿啰音为主,可有杵状指(趾)。X线检查常见下肺纹理粗乱或呈卷发状。支气管造影或CT检查可以鉴别。

4.肺结核

多有发热、乏力、盗汗、消瘦等结核中毒症状,咳嗽、咯血等,以及局部症状。经X线检查和痰结核菌检查可以明确诊断。

5.肺癌

患者年龄常在40岁以上,特别是有多年吸烟史,发生刺激性咳嗽,常有反复发生或持续的血痰,或者慢性咳嗽性质发生改变。X线检查可发现有块状阴影或结节状影或阻塞性肺炎。用抗生素治疗,未能完全消散,应考虑肺癌的可能,痰脱落细胞检查或经纤维支镜活检一般可明确诊断。

6.肺尘埃沉着病(尘肺)

有粉尘等职业接触史。X线检查肺部可见硅结节,肺门阴影扩大及网状纹理增多,可做出诊断。

六、治疗

在急性发作期和慢性迁延期应以控制感染和祛痰、镇咳为主。伴发喘息时,应予解痉平喘治疗。对临床缓解期宜加强锻炼,增强体质,提高机体抵抗力,预防复发为主。

(一)急性发作期的治疗

1.控制感染

根据致病菌和感染严重程度或药敏试验选择抗生素。轻者可口服,较重患者用肌内注射或静脉滴注抗生素。常用的有喹诺酮类、头孢菌素类、大环内酯类、β-内酰胺类或磺胺类口服,如左氧氟沙星 0.4 g,1 次/天;罗红霉素 0.3 g,2 次/天;阿莫西林 2~4 g/d,分 2~4 次口服;头孢呋辛 1.0 g/d,分 2 次口服;复方磺胺甲噁唑 2 片,2 次/天。能单独应用窄谱抗生素应尽量避免使用广谱抗生素,以免二重感染或产生耐药菌株。

2.祛痰、镇咳

可改善患者症状,迁延期仍应坚持用药。可选用氯化铵合剂 10 mL,3 次/天;也可加用溴己新8~16 mg,3 次/天;盐酸氨溴索 30 mg,3 次/天。干咳则可选用镇咳药,如右美沙芬、那可丁等。中成药镇咳也有一定效果。对年老体弱无力咳痰者或痰量较多者,更应以祛痰为主,协助排痰,畅通呼吸道。应避免应用强的镇咳药,如可卡因等,以免抑制中枢,加重呼吸道阻塞和炎症,导致病情恶化。

3.解痉、平喘

主要用于喘息明显的患者,常选用氨茶碱 0.1 g,3 次/天,或用茶碱控释药;也可用特布他林、沙丁胺醇等 β_2 受体激动剂加糖皮质激素吸入。

4.气雾疗法

对于痰液黏稠不易咳出的患者,雾化吸入可稀释气管内的分泌物,有利排痰。目前主要用超声雾化吸入,吸入液中可加入抗生素及痰液稀释药。

(二)缓解期治疗

(1)加强锻炼,增强体质,提高免疫功能,加强个人卫生,注意预防呼吸道感染,如感冒流行季节避免到拥挤的公共场所,出门戴口罩等。

(2)避免各种诱发因素的接触和吸入,如戒烟、脱离接触有害气体的工作岗位等。

(3)反复呼吸道感染者可试用免疫调节药或中医中药治疗,如卡介苗、多糖核酸、胸腺素等。

（颜　舒）

第六节　肺炎球菌肺炎

一、定义

肺炎球菌肺炎是由肺炎链球菌感染引起的急性肺部炎症,为社区获得性肺炎中最常见的细菌性肺炎。起病急骤,临床以高热、寒战、咳嗽、血痰及胸痛为特征,病理为肺叶或肺段的急性表现。近来,因抗生素的广泛应用,典型临床和病理表现已不多见。

二、病因

致病菌为肺炎球菌,革兰氏阳性,有荚膜,复合多聚糖荚膜共有 86 个血清型。成人致病菌多为 1 型、5 型。为口咽部定植菌,不产生毒素(除Ⅲ型),主要靠荚膜对组织的侵袭作用而引起组织的炎性反应,通常在机体免疫功能低下时致病。冬春季因带菌率较高(40％～70％)为本病多发季节。青壮年男性或老幼多见。长期卧床、心力衰竭、昏迷和手术后等易发生肺炎球菌性肺炎。常间诱因有病毒性上呼吸道感染史或受寒、酗酒、疲劳等。

三、诊断

(一)临床表现

因患者年龄、基础疾病及有无并发症,就诊是否使用过抗生素等影响因素,临床表现差别较大。

(1)起病:多急骤,短时寒战继之出现高热,呈稽留热型,肌肉酸痛及全身不适,部分患者体温低于正常。

(2)呼吸道症状:起病数小时即可出现,初起为干咳,继之咳嗽,咳黏性痰,典型者痰呈铁锈色,累及胸膜可有针刺样胸痛,下叶肺炎累及膈胸膜时疼痛可放射至上腹部。

(3)其他系统症状:食欲缺乏、恶心、呕吐,以及急腹症消化道状。老年人精神萎靡、头痛,意识朦胧等。部分严重感染的患者可发生周围循环衰竭,甚至早期出现休克。

(4)体检:急性病容,呼吸急促,体温达 39~40 ℃,口唇单纯疱疹,可有发绀及巩膜黄染,肺部听诊为实变体征或可听到啰音,累及胸膜时可有胸膜摩擦音甚至胸腔积液体征。

(5)合并症及肺外感染表现。①脓胸(5%~10%):治疗过程中又出现体温升高、白细胞计数增高时,要警惕并发脓胸和肺脓肿的可能。②脑膜炎:可出现神经症状或神志改变。③心肌炎或心内膜炎:心率快,出现各种心律失常或心脏杂音,脾大,心力衰竭。

(6)败血症或毒血症(15%~75%):可出现皮肤、黏膜出血点,巩膜黄染。

(7)感染性休克:表现为周围循环衰竭,如血压降低、四肢厥冷、心动过速等,个别患者起病既表现为休克而呼吸道症状并不明显。

(8)麻痹性肠梗阻。

(9)罕见 DIC、ARDS。

(二)实验室检查

1.血常规

白细胞计数(10~30)×10⁹/L,中型粒细胞增多 80% 以上,分类核左移并可见中毒颗粒。酒精中毒、免疫力低下及年老体弱者白细胞总数可正常或减少,提示预后较差。

2.病原体检查

(1)痰涂片及荚膜染色镜检,可见革兰氏染色阳性双球菌,2~3 次痰检为同一细菌有意义。

(2)痰培养加药敏可助确定菌属并指导有效抗生素的使用,干咳无痰者可做高渗盐水雾化吸入导痰。

(3)血培养致病菌阳性者可做药敏试验。

(4)脓胸者应做胸腔积液菌培养。

(5)对重症或疑难病例,有条件时可采用下呼吸道直接采样法做病原学诊断。如防污染毛刷采样(PSB)、防污染支气管-肺泡灌洗(PBAL)、经胸壁穿刺肺吸引(LA)、环甲膜穿刺经气管引(TTA)。

(三)胸部 X 线

(1)早期病变肺段纹理增粗、稍模糊。

(2)典型表现为大叶性、肺段或亚肺段分布的浸润、实变阴影,可见支气管气道征及肋膈角变钝。

(3)病变吸收较快时可出现浓淡不均假空洞征。

(4)吸收较慢时可出现机化性肺炎。

(5)老年人、婴儿多表现为支气管肺炎。

四、鉴别诊断

(一)干酪样肺炎

常有结枝中毒症状,胸部 X 线表现肺实变、消散慢,病灶多在肺尖或锁骨下、下叶后段或下叶背段,新旧不一、有钙化点、易形成空洞并肺内播散。痰抗酸菌染色可发现结核菌,PPD 试验常阳性,青霉素 G 治疗无效。

（二）其他病原体所致肺炎

（1）多为院内感染,金黄色葡萄球菌肺炎和克雷伯菌肺炎的病情通常较重。

（2）多有基础疾病。

（3）痰或血的细菌培养阳性可鉴别。

（三）急性肺脓肿

早期临床症状相似,病情进展可出现可大量脓臭痰,查痰菌多为金黄色葡萄球菌、克雷伯菌、革兰氏阴性杆菌、厌氧菌等。胸部 X 线可见空洞及液平。

（四）肺癌伴阻塞性肺炎

常有长期吸烟史、刺激性干咳和痰中带血史,无明显性感染中毒症状;痰脱落细胞可阳性;症状反复出现;可发现肺肿块、肺不张或肿大的肺门淋巴结;胸部 CT 及支气管镜检查可帮助鉴别。

（五）其他

ARDS、肺梗死、放射性肺炎和胸膜炎等。

五、治疗

（一）抗菌药物治疗

首先应给予经验性抗生素治疗,然后根据细菌培养结果进行调整。经治疗不好转者,应再次复查病原学及药物敏感试验进一步调整治疗方案。

1.轻症患者

（1）首选青霉素:青霉素每天 240 万单位,分 3 次肌内注射。或普鲁卡因青霉素每天120 万单位,分 2 次肌内注射,疗程 5～7 天。

（2）青霉素过敏者:可选用大环内酯类。红霉素每天 2 g,分 4 次口服,或红霉素每天 1.5 g 分次静脉滴注;或罗红霉素每天 0.3 g,分 2 次口服或林可霉素每天 2 g,肌内注射或静脉滴注;或克林霉素每天0.6～1.8 g,分 2 次肌内注射,或克林霉素每天 1.8～2.4 g 分次静脉滴注。

2.较重症患者

青霉素每天 120 万单位,分 2 次肌内注射,加用丁胺卡那每天 0.4 g 分次肌内注射;或红霉素每天1.0～2.0 g,分 2～3 次静脉滴注;或克林霉素每天 0.6～1.8 g,分 3～4 次静脉滴注;或头孢塞吩钠（头孢菌素Ⅰ）每天 2～4 g,分 3 次静脉注射。

疗程 2 周或体温下降 3 天后改口服。老人、有基础疾病者可适当延长。8％～15％青霉素过敏者对头孢菌素类有交叉过敏应慎用。如为青霉素速发性变态反应则禁用头孢菌素。如青霉素皮试阳性而头孢菌素皮试阴性者可用。

3.重症或有并发症患者（如胸膜炎）

青霉素每天 1 000 万单位～3 000 万单位,分 4 次静脉滴注;头孢唑啉钠（头孢菌素Ⅴ）,每天2～4 g,2 次静脉滴注。

4.极重症者如并发脑膜炎

头孢曲松每天 1～2 g 分次静脉滴注;碳青霉烯类如亚胺培南-西司他丁（泰能）每天 2 g,分次静脉滴注;或万古霉素每天 1～2 g,分次静脉滴注并加用第 3 代头孢菌素;或亚胺培南加第 3 代头孢菌素。

5.耐青霉素肺炎链球菌感染者

近来,耐青霉素肺炎链球菌感染不断增多,通常最小抑制浓度(MIC)$\geq$1.0 mg/L 为中度耐药,MIC$\geq$2.0 mg/L 为高度耐药。临床上可选用以下抗生素:克林霉素每天 0.6~1.8 g 分次静脉滴注;或万古霉素每天 1~2 g 分次静脉滴注;或头孢曲松每天 1~2 g分次静脉滴注;或头孢噻肟每天 2~6 g 分次静脉滴注;或氨苄西林/舒巴坦、替卡西林/棒酸、阿莫西林/棒酸。

(二)支持疗法

支持疗法包括卧床休息、维持液体和电解质平衡等。应根据病情及检查结果决定补液种类。给予足够热量、蛋白和维生素。

(三)对症治疗

胸痛者止痛;刺激性咳嗽可给予可卡因,止咳祛痰可用氯化铵或棕色合剂,痰多者禁用止咳剂;发热物理降温,不用解热药;呼吸困难者鼻导管吸氧。烦躁、谵妄者服用安定 5 mg 或水合氯醛 1~1.5 g 灌肠,慎用巴比妥类。鼓肠者给予缸管排气,胃扩张给予胃肠减压。

(四)并发症的处理

(1)呼吸衰竭:机械通气、支持治疗(面罩、气管插管、气管切开)。

(2)脓胸:穿刺抽液必要时肋间引流。

(五)感染性休克的治疗

(1)补充血容量:右旋糖酐-40 和平衡盐液静脉滴注,以维持收缩压 12.0~13.3 kPa(90~100 mmHg)。脉压>4.0 kPa(30 mmHg),尿量>30 mL/h,中心静脉压 0.6~1.0 kPa(4.4~7.4 mmHg)。

(2)血管活性药物的应用:输液中加入血管活性药物以维持收缩压 12.0~13.3 kPa(90~100 mmHg)。为升高血压的同时保证和调节组织血流灌注,近年来主张血管活性药物为主,配合收缩性药物,常用的有多巴胺、间羟胺、去甲肾上腺素和山莨菪碱等。

(3)控制感染:及时、有效地控制感染是治疗中的关键。要及时选择足量、有效的抗生素静脉并联合给药。

(4)糖皮质激素的应用:病情或中毒症状重及上述治疗血压不恢复者,在使用足量抗生素的基础上可给予氢化可的松 100~200 mg 或地塞米松 5~10 mg 静脉滴注,病情好转立即停药。

(5)纠正水、电解质和酸碱平衡紊乱:严密监测血压、心率、中心静脉压、血气、水、电解质变化,及时纠正。

(6)纠正心力衰竭:严密监测血压、心率、中心静脉压、意识及末梢循环状态,及时给予利尿及强心药物,并改善冠状动脉供血。

(颜　舒)

第七节　葡萄球菌肺炎

一、定义

葡萄球菌肺炎是致病性葡萄球菌引起的急性化脓性肺部炎症,主要为原发性(吸入性)金黄色葡萄球菌肺炎和继发性(血源性)金黄色葡萄球菌肺炎。临床上化脓坏死倾向明显,病情严重,细菌耐药率高,预后多较凶险。

二、易感人群和传播途径

多见于儿童和年老体弱者,尤其是长期应用糖皮质激素、抗肿瘤药物及其他免疫抑制剂者、慢性消耗性疾病患者,如糖尿病、恶性肿瘤、再生障碍性贫血、严重肝病、急性呼吸道感染和长期应用抗生素的患者。金黄色葡萄球菌肺炎的传染源主要有葡萄球菌感染病灶,特别是感染医院内耐药菌株的患者,其次为带菌者。主要通过接触和空气传播,医务人员的手、诊疗器械、患者的生物用品及铺床、换被褥都可能是院内交叉感染的主要途径。细菌可以通过呼吸道吸入或血源播散导致肺炎。目前因介入治疗的广泛开展和各种导管的应用,为表皮葡萄球菌的入侵提供了更多的机会,其在院内感染性肺炎中的比例也在提高。

三、病因

葡萄球菌为革兰氏阳性球菌,兼性厌氧,分为金黄色葡萄球菌、表皮葡萄球菌、腐生葡萄球菌,其中金黄色葡萄球菌致病性最强。血浆凝固酶可以使纤维蛋白原转变成纤维蛋白,后者包绕于菌体表面,从而逃避白细胞的吞噬,与细菌的致病性密切相关。凝固酶阳性的细菌,如金黄色葡萄球菌,凝固酶阴性的细菌,如表皮葡萄球菌、腐生葡萄球菌。但抗甲氧西林金黄色葡萄球菌(MRSA)和抗甲氧西林凝固酶阴性葡萄球菌(MRSCN)的感染日益增多,同时对多种抗生素耐药,包括喹诺酮类、大环内酯类、四环素类、氨基糖苷类等。近年来,国外还出现了耐万古霉素金黄色葡萄球菌(VRSA)的报道。目前 MRSA 分为两类,分别是医院获得性 MRSA(HA-MRSA)和社区获得性 MRSA(CA-MRSA)。

四、诊断

(一)临床表现

(1)多数急性起病,血行播散者常有皮肤疖痈史,皮肤黏膜烧伤、裂伤、破损,一些患者有金黄色葡萄球菌败血症病史,部分患者找不到原发灶。

(2)通常全身中毒症状突出,衰弱、乏力、大汗、全身关节肌肉酸痛、急起高热、寒战、咳嗽、由咳黄脓痰演变为脓血痰或粉红色乳样痰、无臭味儿、胸痛和呼吸困难进行性加重、发绀,重者甚至出现呼吸窘迫及血压下降、少尿等末梢循环衰竭的表现。少部分患者肺炎症状不典型,可亚急性起病。

(3)血行播散引起者早期以中毒性表现为主,呼吸道症状不明显。有时虽无严重的呼吸系统症状和高热,而患者已发生中毒性休克,出现少尿、血压下降。

(4)早期呼吸道体征轻微与其严重的全身中毒症状不相称是其特点之一,不同病情及病期体征不同,典型大片实变少见,如有则病侧呼吸运动减弱,局部叩诊浊音,可闻及管样呼吸音。有时可闻及湿罗音,双侧或单侧。合并脓胸、脓气胸时,视程度不同可有相应的体征。部分患者可有肺外感染灶、皮疹等。

(5)社区获得性肺炎中,若出现以下情况需要高度怀疑 CA-MRSA 的可能:流感样前驱症状;严重的呼吸道症状伴迅速进展的肺炎,并发展为 ARDS;体温超过 39 ℃;咯血;低血压;白细胞计数降低;X 线显示多叶浸润阴影伴空洞;近期接触 CA-MRSA 的患者;属于 CA-MRSA 寄殖群体;近 6 个月来家庭成员中有皮肤脓肿或疖肿的病史。

（二）实验室及辅助检查

外周血白细胞在 $20×10^9/L$ 左右，可高达 $50×10^9/L$，重症者白细胞可低于正常。中性粒细胞数增高，有中毒颗粒、核左移现象。血行播散者血培养阳性率可达 50%。原发吸入者阳性率低。痰涂片革兰氏染色可见大量成堆的葡萄球菌和脓细胞，白细胞内见到球菌有诊断价值。普通痰培养阳性有助于诊断，但有假阳性，通过保护性毛刷采样定量培养，细菌数量 $>10^3$ cfu/mL 时几乎没有假阳性。

血清胞壁酸抗体测定对早期诊断有帮助，血清滴度 $≥1:4$ 为阳性，特异性较高。

（三）影像学检查

肺浸润、肺脓肿、肺气囊肿和脓胸、脓气胸是金黄色葡萄球菌感染的四大 X 线征象，在不同类型和不同病期以不同的组合表现。早期病变发展，金黄色葡萄球菌最常见的胸片异常是支气管肺炎伴或不伴脓肿形成或胸腔积液。原发性感染者早期胸部 X 线表现为大片絮状、密度不均的阴影，可呈节段或大叶分布，也呈小叶样浸润，病变短期内变化大，可出现空洞或蜂窝状透亮区，或在阴影周围出现大小不等的气肿大泡。血源性感染者的胸部 X 线表现呈两肺多发斑片状或团块状阴影或多发性小液平空洞。

五、鉴别诊断

（一）其他细菌性肺炎

如流感嗜血杆菌、克雷伯菌、肺炎链球菌引起的肺炎，典型者可通过发病年龄、起病急缓、痰的颜色、痰涂片、胸部 X 线等检查加以初步鉴别。各型不典型肺炎的临床鉴别较困难，最终的鉴别均需病原学检查。

（二）肺结核

上叶金黄色葡萄球菌肺炎易与肺结核混淆，尤其是干酪性肺炎，也有高热、畏寒、大汗、咳嗽、胸痛，X 线胸片也有相似之处，还应与发生在下叶的不典型肺结核鉴别，通过仔细询问病史及相关的实验室检查大多可以区别，还可以观察治疗反应帮助诊断。

六、治疗

（一）对症治疗

休息、祛痰、吸氧、物理或化学降温、合理饮食、防止脱水和电解质紊乱，保护重要脏器功能。

（二）抗菌治疗

1.经验性治疗

治疗的关键是尽早选用敏感有效的抗生素，防止并发症。可根据金黄色葡萄球菌感染的来源（社区还是医院）和本地区近期药敏资料选择抗生素。社区获得性感染考虑为金黄色葡萄球菌感染，不宜选用青霉素，应选用苯唑西林和头孢唑林等第一代头孢菌素，若效果欠佳，在进一步病原学检查时可换用糖肽类抗生素治疗。怀疑医院获得性金黄色葡萄球菌肺炎，则首选糖肽类抗生素。经验性治疗中，尽可能获得病原学结果，根据药敏结果修改治疗方案。

2.针对病原菌治疗

治疗应依据痰培养及药物敏感试验结果选择抗生素。对青霉素敏感株，首选大剂量青霉素治疗，过敏者，可选大环内酯类、克林霉素、半合成四环素类、磺胺甲噁唑或第一代头孢菌素。甲氧西林敏感的产青霉素酶菌仍以耐酶半合成青霉素治疗为主，如甲氧西林、苯唑西林、氯唑西林，也可选头孢菌素(第一代或第二代头孢菌素)。对 MRSA 和 MRSCN 首选糖肽类抗生素:①万古霉素,1~2 g/d,(或去甲万古霉素1.6 g/d),但要将其血药浓度控制在 20 μg/mL 以下,防止其耳、肾毒性的发生。②替考拉宁,0.4 g,首3 剂每12 小时 1 次,以后维持剂量为 0.4 g/d,肾功能不全者应调整剂量。疗程不少于 3 周。MRSA、MRSCN还可选择利奈唑胺,(静脉或口服)1 次600 mg,每 12 小时 1 次,疗程10~14 天。

(三)治疗并发症

如并发脓胸或脓气胸时可行闭式引流,抗感染时间可延至 8~12 周。合并脑膜炎时,最好选用脂溶性强的抗生素,如头孢他啶、头孢哌酮、万古霉素及阿米卡星等,疗程要长。

(四)其他治疗

避免应用可导致白细胞减少的药物和糖皮质激素。

七、临床路径

(一)询问既往史

详细询问近期有无皮肤感染、中耳炎、进行介入性检查或治疗,有无慢性肝肾疾病、糖尿病病史,是否接受放化疗或免疫抑制剂治疗。了解起病急缓、痰的性状及演变,有无胸痛、呼吸困难、程度及全身中毒症状,尤应注意高热、全身中毒症状明显与呼吸系统症状不匹配者。

(二)体格检查

体检要注意生命体征,皮肤黏膜有无感染灶和皮疹,肺部是否有实变体征,还要仔细检查心脏有无新的杂音。

(三)辅助检查

包括血常规、血培养(发热时)、痰的涂片和培养(用抗生素之前)、胸部 X 线检查,并动态观察胸部影像学变化,必要时可行支气管镜检查及局部灌洗。

(四)处理

应用有效的抗感染治疗,加强对症支持,防止并积极治疗并发症。

(五)预防

增强体质,防止流感,可进行疫苗注射。彻底治疗皮肤及深部组织的感染,加强年老体弱者的营养支持,隔离患者和易感者,严格抗生素的使用规则,规范院内各项操作及消毒制度,减少交叉感染。

(颜　舒)

第八节　军团菌肺炎

一、定义

军团菌肺炎是由革兰氏染色阴性的嗜肺军团杆菌引起的一种以肺炎为主的全身感染性疾病,是军团菌病(LD)的一种临床类型。

二、病因

军团菌是一种无荚膜、不产气、对热耐力强的胞内寄生革兰氏阴性杆菌,广泛存在于人工和天然水环境中。菌株有 50 个种、70 个血清型,其中 50%对人有致病性。其中 90%军团菌肺炎由嗜肺军团杆菌引起。嗜肺军团菌包括 16 个血清型,其中血清 Ⅰ 型是引起军团菌肺炎最常见的致病菌。

三、流行病学

在蒸馏水、河水和自来水的存活时间分别为 3~12 个月、3 个月、1 年。静止水源或沉积物浓度高的水源为军团菌生长繁殖的理想场地。可经供水系统、空调或雾化吸入进入呼吸道引起感染。易感人群包括年老体弱,慢性心、肺、肾病,糖尿病、恶性肿瘤、血液病、艾滋病或接受免疫抑制剂治疗者。军团菌流行高峰为每年夏秋,全年均可发病,传染途径有两种:呼吸道吸入,以及误饮含军团菌的水。潜伏期 2~10 天。军团菌肺炎的危险因素包括近期旅游、接触不洁水流、肝肾衰竭、糖尿病、恶性肿瘤,其他的有高龄、免疫功能下降,特别是 AIDS、血液系统肿瘤,以及终末期肾脏病患者中发病率明显增高。

四、发病机制、病理

军团菌进入呼吸道后可被单核细胞吞噬,在细胞内增生逃脱宿主免疫。军团菌与宿主的相互作用结果决定是否致病。病理改变为急性纤维蛋白化脓性肺炎。病变多实变或呈小叶分布,严重者形成小脓肿。显微镜下可见肺泡上皮、内皮弥漫急性损伤,透明膜形成。病灶内可见中性粒细胞、巨噬细胞、红细胞和纤维素样渗出。直接免疫荧光或银染可见军团菌,病变可侵犯血管和淋巴管。肺外病变可见间质性肾炎、血管炎、心肌炎、化脓性心包炎、肌溶解等。

五、临床表现

临床表现差异很大,可无症状至多器官损伤。潜伏期 2~10 天。典型患者常为亚急性起病,发热(>39 ℃,弛张热)、畏寒、寒战、头痛、无力、肌肉疼痛。

(一)肺部表现

90%的患者有咳嗽,非刺激性干咳,可有少量非脓性痰;40%的患者胸痛,多呈胸膜样胸痛,较为剧烈;17%的患者可出现咯血,痰中带血丝为主;94%的患者有不同程度的呼吸困难。

(二)肺外表现

1.神经系统

发生率为 50%,常见神经状态改变,意识模糊、额部头痛、嗜睡、定向力障碍,偶见谵妄。神经系统异常严重程度与发热、低氧、代谢紊乱无明显相关性。脑脊液检查多正常,可有淋巴细胞或蛋白轻度增高。脑电图可呈典型弥漫慢波,偶见颈项强直。

2.消化系统

多在病初发生,25%有恶心、呕吐,30%有腹泻或稀便。多为糊状或水样便,无脓血和黏液便。可有肝功能异常。肝大、腹膜炎、胰腺炎、直肠周围脓肿等和阑尾脓肿罕见。

3.肾脏

25%~30%的患者可出现镜下血尿和蛋白尿,极少数可偶见肌红蛋白尿、急性间质性肾炎、肾盂肾炎、肾脓肿、肾小球肾炎,近 10％ 可发生急性肾衰竭。

4.心脏、血液系统

可出现相对缓脉,偶可出现心肌炎、心包炎、白细胞和血小板计数减少。

(三)体征

查体可见呼吸加快,相对性缓脉,可出现低血压。肺部听诊可闻及湿啰音,部分可闻及哮鸣音;随着疾病的进展出现肺部实变体征;1/3 的患者有少量胸腔积液。严重患者有明显呼吸困难和发绀。

(四)肺外表现

军团菌病常有明显的肺外症状。早期出现的消化道症状,约半数有腹痛、呕吐、腹泻,多为水样便,无脓血便。神经症状也较常见,如焦虑、神志迟钝、谵妄。患者可有肌肉疼痛及关节疼痛。部分患者有心包炎、心肌炎和心内膜炎,偶可合并急性肾衰竭、休克和 DIC。

六、实验室检查

(一)非特异性检查

白细胞计数中度升高、血沉增快、低钠血症常见,可有碱性磷酸酶升高、高氮质血症;部分重症患者有肝功能和肾功能损害的表现,出现蛋白尿、显微镜下血尿或转氨酶异常。

(二)胸部 X 线

无特异性,常表现为进展迅速的非对称、边缘不清的肺实质性浸润阴影。呈肺叶或肺段分布,下叶多见,部分患者出现心包积液、胸腔积液,免疫低下人群可出现空洞,甚至肺脓肿。胸部病灶吸收缓慢,可达 1～2 个月,有时临床治疗有效的情况下胸部 X 线仍然呈进展表现。

(三)特异性检查

1.分离和培养

痰液、血液、胸腔积液、气管抽取物、肺活检材料均可作为军团菌培养标本。军团菌在普通培养基上不能生长。需要在活性炭酵母浸液琼脂(BCYE)在 2.5％～5％ CO_2 环境下培养 1 周。大多数嗜肺军团菌出现阳性结果需 3～7 天,非嗜肺军团菌阳性需要 10 天以上。培养是军团菌诊断的"金标准"。敏感性可达 60％,特异性可达 100％。

2.直接免疫荧光抗体(DFA)

敏感性为 50％～70％,特异性为 96％～99％。该方法与其他细菌包括脆弱杆菌、假单胞菌、产黄杆菌属等有交叉反应。

3.尿抗原测定

尿抗原主要检测的抗原是军团菌细胞壁脂多糖成分。具有热稳定性及抗胰蛋白酶活性。最早可在出现症状后 1 天内检测到,可持续到有效抗生素治疗后数天或数周。尿抗原敏感性与疾病严重程度相关。因采用的俘获抗体是嗜肺军团菌血清 Ⅰ 型特异的,因此对于检测 Ⅰ 型军团菌敏感性为 70％～100％,特异性接近 100％。对于非 Ⅰ 型军团菌阳性率较低,为 14％～69％。

4.血清抗体测定

特异性 IgM 抗体在感染后 1 周左右出现。IgG 在发病 2 周开始升高,1 个月左右达峰。①间接免疫荧光试验(IFA):双份血清测定,急性期与恢复期血清抗体滴度呈 4 倍或 4 倍以上增高,且效价≥1∶128,可作为军团菌诊断依据;单份血清测定:抗体滴度≥1∶256,提示军团菌感染。②微量凝集试验(MAA)与试管凝集试验(TAT):军团菌全菌为抗原,检测患者血中抗体。起病 4 周和 8 周分别采血1次,抗体滴度4倍以上升高为阳性。③酶联免疫吸附试验(ELISA):

常用于流行病学调查。

七、诊断

军团菌肺炎的诊断应结合患者状况综合判断。典型病例有持续高热、寒战、刺激性干咳、胸痛、相对缓脉。胸片表现为下肺为主的非对称性浸润影。病程早期出现腹泻、ALT升高、低磷血症、尿蛋白阳性、少量红细胞,提示军团菌肺炎的诊断。

诊断标准:①临床表现有发热、寒战、咳嗽、胸痛症状。②胸部 X 线具有浸润性阴影伴胸腔积液。③呼吸道分泌物、痰、血液、胸腔积液 BCYE 培养基上有军团菌生长。④呼吸道分泌物荧光抗体检查军团菌抗体阳性。⑤血间接免疫荧光法检查急性期和恢复期两次军团菌抗体 4 倍或 4 倍以上增高。⑥尿 Ⅰ 型军团菌抗原阳性。

凡是具有①～②条加③～⑥条任何一项可诊断。

八、鉴别诊断

(一)肺炎支原体肺炎

儿童及青年人居多,冷凝集试验阳性。血清支原体 IgM 抗体阳性。

(二)肺炎球菌肺炎

冬季与初春季发病,不引起原发组织坏死或形成空洞,早期抗生素治疗效果好。

(三)肺部真菌感染

特有生态史,如潮湿发霉环境。广泛使用抗生素、糖皮质激素、细胞毒药物,痰、咽拭子、胸腔积液涂片发现真菌菌丝或孢子,培养有真菌生长。

(四)病毒性肺炎

冬季多见,前驱症状如上呼吸道感染、皮疹。白细胞计数降低多见,特定病毒抗体有助于诊断,抗生素治疗无效。

九、治疗

(一)针对军团菌治疗

首选大环内酯类抗生素和喹诺酮类。疗程依据临床表现不同而有所不同,大多数患者为7～14 天,对于有肺脓肿、脓胸和肺外感染的患者需要适当延长疗程至 3 周以上。对于合并细菌感染的患者可同时应用覆盖球菌的药物并根据病原学调整用药(表 3-13)。

表 3-13　针对军团菌治疗

抗生素	用量	用法
大环内酯类		
红霉素	2～4 g/d	静脉滴注或口服
阿奇霉素	500 mg/d	静脉滴注或口服
氟喹诺酮类		
环丙沙星	400 mg/8～12 小时	静脉滴注
加替沙星	200～400 mg/d	静脉滴注或口服
左氧氟沙星	500～750 mg/d	静脉滴注或口服
莫西沙星	400 mg/d	静脉滴注或口服

（二）对症支持治疗

止咳、化痰、退热、纠正水电解质紊乱等对症治疗。

十、预后

对于呼吸衰竭、需要气管插管及高龄、合并恶性肿瘤、合并其他细菌感染的患者预后差。肾脏受累患者预后更差。

（颜　舒）

第九节　肺炎克雷伯菌肺炎

一、概述

肺炎克雷伯菌肺炎（旧称肺炎杆菌肺炎）是最早被认识的革兰氏阴性杆菌肺炎，并且仍居当今社区获得性革兰氏阴性杆菌肺炎的首位，医院获得性革兰氏阴性杆菌肺炎的第二或第三位。肺炎克雷伯菌是克雷伯菌属最常见菌种，约占临床分离株的 95％。肺炎克雷伯菌又分肺炎、臭鼻和鼻硬结 3 个亚种，其中又以肺炎克雷伯菌肺炎亚种最常见。根据荚膜抗原成分的不同，肺炎克雷伯菌分 78 个血清型，引起肺炎者以 1～6 型为多。由于抗生素的广泛应用，20 世纪 80 年代以来肺炎克雷伯菌耐药率明显增加，特别是它产生超广谱 β-内酰胺酶（ESBLs），能水解所有第 3 代头孢菌素和单酰胺类抗生素。目前不少报道肺炎克雷伯菌中产 ESBLs 比率高达 30％～40％，并可引起医院感染暴发流行，正受到密切关注。该病好发于原有慢性肺部疾病、糖尿病、手术后和酒精中毒者，以中老年为多见。

二、诊断

（一）临床表现

多数患者起病突然，部分患者可有上呼吸道感染的前驱症状。主要症状为寒战、高热、咳嗽、咳痰、胸痛、呼吸困难和全身衰弱。痰色如砖红色，被认为是该病的特征性表现，可惜临床上甚为少见；有的患者咳痰呈铁锈色，或痰带血丝，或伴明显咯血。体检患者呈急性病容，常有呼吸困难和发绀，严重者有全身衰竭、休克和黄疸。肺叶实变期可发生相应实变体征，并常闻及湿啰音。

（二）辅助检查

1.一般实验室检查

周围血白细胞总数和中性粒细胞比例增加，核型左移。若白细胞不高或反见减少，提示预后不良。

2.细菌学检查

经筛选的合格痰标本（鳞状上皮细胞＜10 个/低倍视野或白细胞＞25 个/低倍视野），或下呼吸道防污染标本培养分离到肺炎克雷伯菌，且达到规定浓度（痰培养菌量≥10^6 cfu/mL、防污染样本毛刷标本菌是≥10^3 cfu/mL），可以确诊。据报道 20％～60％病例血培养阳性，更具有诊断价值。

3.影像学检查

X 线征象,包括大叶实变、小叶浸润和脓肿形成。右上叶实变时重而黏稠的炎性渗出物,使叶间裂呈弧形下坠是肺炎克雷伯肺炎具有诊断价值的征象,但是并不常见。在慢性肺部疾病和免疫功能受损患者,患该病时大多表现为支气管肺炎。

三、鉴别诊断

该病应与各类肺炎包括肺结核相鉴别,主要依据病原体检查,并结合临床做出判别。

四、治疗

(一)一般治疗
与其他细菌性肺炎治疗相同。
(二)抗菌治疗

轻、中症患者最初经验性抗菌治疗,应选用 β-内酰胺类联合氨基糖苷类抗生素,然后根据药敏试验结果进行调整。若属产 ESBL 菌株,或既往常应用第 3 代头孢菌素治疗、或在 ESBL 流行率高的病区(包括 ICU)、或临床重症患者最初经验性治疗应选择碳青霉烯类抗生素(亚胺培南或美罗培南),因为目前仅有该类抗生素对 ESBLs 保持高度稳定,没有耐药。哌拉西林/三唑巴坦、头孢吡肟对部分 ESBLs 菌株体外有效,还有待积累更多经验。

(颜 舒)

第十节 原发性肺泡低通气

原发性肺泡低通气(primary alveolar hypoventilation,PAH)是一种原因不明的呼吸调节异常。健康人自主呼吸是借助化学感受器和呼吸中枢的调节,使 $PaCO_2$ 和 pH 保持在狭窄的生理范围内。PAH 患者存在某些尚未发现的呼吸调节系统缺陷,呼吸中枢对 CO_2 刺激的敏感性和反应性均降低,致使肺泡通气减少,持续存在高碳酸血症和低氧血症。

PAH 可发生在任何年龄,主要累及 20~50 岁的男性。典型者呈隐袭发展,常在应用常规剂量镇静或麻醉药出现严重的呼吸抑制后才首先被发现。通气不足至一定程度可出现睡眠紊乱、清晨头痛、白天嗜睡及易疲劳、记忆力减退、严重者可出现发绀、红细胞计数增多、肺动脉高压和充血性心力衰竭。尽管动脉血气分析提示严重的低氧和 CO_2 潴留,但少见呼吸困难,可能因为化学感受器和通气驱动受损。屏气时间可明显延长而没有任何呼吸困难感觉。尽管患者清醒时可保持节律性呼吸,但通气水平已低于正常,并且在睡眠时进一步恶化,伴随着频繁的中枢性低通气或呼吸暂停。如不治疗,通常可在数月或数年内出现病情进行性加重,最终死亡。

PAH 诊断的依据是患者存在慢性呼吸隆酸中毒而无呼吸肌力不足或通气机制受损证据。由于患者能有意识地过度通气,进而使 $PaCO_2$ 降至正常甚至更低水平,所以单次动脉血气分析不一定能揭示高碳酸血症,但可揭示 HCO_3^- 增加。实验室检查可发现,尽管呼吸力学和呼吸肌力量无异常,但对高 CO_2 和低氧刺激的通气反应可明显减弱或丧失。

PAH 应与其他继发于脑干或化学感受器病变的低通气相区别。临床资料包括神经系统检查可提供线索,肺功能和睡眠呼吸监测对诊断和鉴别诊断具有重要价值。部分 PAH 患者对茶碱、黄体酮等具有较好的药物反应。由于许多 PAH 患者存在高碳酸血症和低氧血症,因此,在改善通气的同时,应给予合理的氧疗,能防止长期低氧血症导致的组织损害,降低肺动脉高压,降低死亡率,对于经上述方法治疗效果不佳者,需给予机械通气呼吸支持,常用无创正压通气。其适应证为:①具有夜间低通气症状如白天嗜睡、早晨头痛、疲乏、噩梦及遗尿;②休息时呼吸困难;③导致肺动脉高压和肺源性心脏病时的低通气;④吸氧时存在夜间低氧血症(动脉血氧饱和度低于 88%)。植入性膈神经起搏及体外负压通气也可试用。

(颜 舒)

第十一节 肥胖低通气综合征

肥胖低通气综合征(obesity hypoventilation syndrome,OHS)是一种以肥胖和高碳酸血症为特征的综合征,亦称匹克威克综合征。临床主要表现为病态肥胖,静息状态下的低氧血症、高碳酸血症、重度嗜睡、肺动脉高压和慢性右心衰竭,通常与 OSAHS 合并存在。但较单纯 OSAHS 有更高的并发症发生率和死亡率。

OHS 在普通人群中的准确发病率不清楚,有报道在肥胖 OSAHS 患者中发病率为 10%~20%,而在 BMI>35 kg/m² 的住院人群中发病率为 31%。

一、病因及发病机制

其发病机制可能与呼吸系统负荷过重、呼吸中枢调节异常、睡眠呼吸疾病、神经激素等有关。OHS 患者有特征性的持续夜间低氧血症,这一点与 OSAHS 不同。OSAHS 患者的夜间低氧血症只是频繁的、间歇性的,并与 AHI 相关。在 OHS 中,大约 90% 的患者同时存在阻塞性睡眠呼吸暂停综合征(AHI≥5,有或没有睡眠低通气综合征);而 10% 的患者则伴有睡眠低通气综合征(AHI<5),睡眠低通气综合征患者的特点为睡眠时的 $PaCO_2$ 较清醒时的增加 1.3 kPa(10 mmHg),而同时存在的氧饱和度持续减低不能用阻塞性呼吸暂停和低通气事件解释。值得注意的是,低通气不同于换气不足,低通气是指 OSAHS 患者在多导睡眠图上所出现的阻塞性呼吸事件,表现为气流幅度的降低。

二、诊断

OHS 的诊断包括以下内容。

(1)肥胖(BMI≥30 kg/m²)和清醒时的二氧化碳潴留[$PaCO_2$≥6.0 kPa(45 mmHg)],是诊断的必备条件,通常伴有 PaO_2<9.3 kPa(70 mmHg)。需要指出的是,BMI 在亚洲人或中国人诊断 OHS 所需的标准(BMI≥30 kg/m²)尚需更多的流行病学资料以明确。

(2)大多数患者(约 90%)同时存在睡眠呼吸疾病。

(3)如果患者的夜间动脉血 $PaCO_2$ 较白日升高超过 1.3 kPa(10 mmHg),则更有意义。

(3)排除其他疾病引起的高碳酸血症,如严重的阻塞性气道疾病;严重的间质性肺疾病;严重的胸壁疾病;严重的甲状腺功能减退;肢端肥大症;神经肌肉疾病和先天性中枢性肺泡低通气综合征。

三、鉴别诊断

需要排除其他疾病的引起高碳酸血症,如严重的阻塞性气道疾病;严重的间质性肺疾病;严重的胸壁疾病;严重的甲状腺功能减退;肢端肥大症;神经肌肉疾病和先天性中枢性肺泡低通气综合征。通过病史、体格检查及辅助检查(血液甲状腺功能、生长激素检测、胸部影像、肺功能、头颅影像及肌电图等)不难鉴别。

四、治疗

OHS 的治疗包括以下内容。

(一)减重

必要时外科手术辅助减重。体重减低将会有效的逆转 OHS,会改善睡眠呼吸疾病、减轻清醒时的呼吸衰竭并且改善肺功能。

(二)气道内正压通气

无创或有创通气可用于呼吸支持并逆转低通气。对由于急慢性呼吸衰竭而住院的 OHS 患者,及时而正确的正压通气治疗是重要的。稳定的 OHS 患者首先应该使用 nCPAP,CPAP 压力增加可消除所有的呼吸暂停、低通气、气流受限;如果气道阻塞解除,仍存在持续的中度低氧,应该考虑使用 BiPAP。增加 IPAP 压力使氧饱和度维持在 90% 以上。如果 IPAP 和 EPAP 之差在 $0.08 \sim 0.10$ kPa($8 \sim 10$ cmH$_2$O),氧饱和度仍然持续低于 90%,考虑 BiPAP 治疗的同时给氧或选用定容压力支持模式治疗。为了长期改善白天的低氧和高碳酸血症,大多数 OHS 患者需要 IPAP 在 $0.16 \sim 0.20$ kPa($16 \sim 20$ cmH$_2$O),EPAP 需要在 $0.06 \sim 0.10$ kPa($6 \sim 10$ cmH$_2$O);两者之间的差至少在 0.10 kPa(10 cmH$_2$O)。没有 OSA 的 OHS 患者,EPAP 压力可置于 0.05 kPa(5 cmH$_2$O),而增加 IPAP 压力用以改善通气。OHS 患者使用正压通气治疗可改善晨起头痛、白天嗜睡、呼吸困难、动脉血气、肺动脉高压、下肢水肿和继发性红细胞增多症。

(三)气管切开术

上气道阻塞在 OHS 发病中是重要的因素,并且有证据表明气管切开术能有效解决上气道阻塞。因气管切开术严重影响患者的生活质量,须严格掌握适应证。此方法仅为气道内正压通气及吸氧治疗无效时的最后手段。

(四)药物

药物治疗可用来刺激呼吸中枢,但目前治疗上进展不大。

(五)氧疗

大约有一半的 OHS 患者在正压通气治疗的同时需要夜间吸氧治疗,夜间或白天吸氧可显著减少患者对正压通气治疗的依赖。但单纯氧疗而没有正压通气治疗是不够的,不能改善低通气。

（颜　舒）

第十二节 睡眠呼吸暂停综合征

一、概述

睡眠呼吸暂停综合征(sleep apnea syndrome,SAS)是指各种原因导致的睡眠状态时发生的呼吸暂停和/或低通气,引起低氧血症、高碳酸血症及睡眠结构紊乱,进而产生一系列病理生理改变的临床综合征。SAS 是发病率较高并具有一定潜在危险的疾病。SAS 多出现中年以后,患病率为 2%～4%,男性多于女性,女性多发生于绝经期后。患病率随着年龄增加而增高。老年人口可达到 22%～24%,儿童患者也很常见。我国上海 30 岁以上人群患病率约为 3.6%,随着病情进展可以导致肺动脉高压、肺源性心脏病、高血压及严重的心脑损害,甚至发生猝死。

二、定义及分型

呼吸暂停系指口鼻呼吸气流均停止 10 秒以上;低通气是指呼吸气流降低超过正常气流强度的 50% 以上,并伴有 4% 或以上氧饱和度下降。正常人睡眠时也有呼吸暂停现象,而部分老年人或婴儿睡眠时可观察到周期性低通气,正常成年人在快速眼动睡眠时或在高原也可见到中枢性睡眠呼吸暂停。睡眠呼吸暂综合征是指每晚 7 小时睡眠中,呼吸暂停反复发作在 30 次以上或睡眠呼吸紊乱指数(AHI,平均每小时睡眠呼吸的暂停＋低通气次数)超过 5 次。

睡眠呼吸暂停综合征分 3 型:①阻塞型,指鼻和口腔无气流,但胸腹式呼吸仍然存在。②中枢型,指鼻和口腔气流与胸腹式呼吸运动同时暂停。③混合型,指一次呼吸暂停过程中,开始时出现中枢暂停,继之或同时出现阻塞型呼吸暂停,或开始出现阻塞型呼吸暂停,继之或同时出现中枢型呼吸暂停。

三、病因及发病机制

(一)中枢型睡眠呼吸暂停综合征(CSAS)

CSAS 可见于多种疾病,如神经系统的病变、脊髓前侧切断术、血管栓塞或变性病变引起的双侧后侧脊髓病变;自主神经功能异常如家族性自主神经异常、胰岛素相关的糖尿病、Shy-Drager综合征、脑炎。其他如肌肉的疾病,如膈肌的病变、肌强直性营养不良、肌病等,脑脊髓的异常、OndineCurse 综合征(呼吸自主调节对正常呼吸刺激反应衰竭)、枕骨大孔发育畸形、脊髓灰白质炎、外侧延髓综合征,某些肥胖者、充血性心力衰竭、鼻阻塞等,发作性睡眠猝倒和一些阻塞性睡眠呼吸暂停综合征患者行气管切开或腭垂腭咽成形术后等。

CSAS 发病机制:呼吸中枢位于延髓和脑干,并受控制意识和情绪的高级中枢影响,也受体液和感受性神经反射调节。位于延髓的呼吸神经元可产生呼吸的基本节律,位于脑干的呼吸中枢对调节和维持正常的节律性呼吸有重要作用。由醒觉转入睡眠时,高级中枢对呼吸的影响减弱,呼吸中枢对各种不同的刺激(如对高碳酸血症、低氧血症、上气道及肺和胸壁的反射性调节信号)反应性也减低,尤以在快速眼动睡眠期明显。这样在呼吸中枢及神经-呼吸肌系统出现病变时,虽然醒觉时可维持正常节律呼吸,睡眠时即可出现呼吸暂停。

(二)阻塞型睡眠呼吸暂停低通气综合征(OSAHS)

OSAHS可见于肥胖、鼻部疾病(鼻瓣的弹性下降、抵抗力减低、过敏性鼻炎、鼻中隔偏曲、鼻息肉、鼻中隔血肿等,鼻咽部癌瘤、腺样体增生、淋巴瘤)、咽壁肥大、扁桃体肥大、肢端肥大症、甲状腺功能减退症、巨舌、颈脂肪瘤、Hurter综合征、头和颈烧伤、乳头状瘤病和颈部肿瘤的压迫、会厌水肿、声带麻痹、喉功能不全、颌面骨性结构异常(上颌前后径短,下颌后缩,舌骨下移)等。

OSAHS发病机制:OSAHS的阻塞部位在咽腔。咽腔是上呼吸道和上食管的交叉路口,在生理上有重要意义。作为上气道的咽腔,从后鼻孔至会厌,缺乏完整的骨性结构支撑,主要靠咽腔周围肌的收缩来调节咽腔大小。咽周围肌主要包括翼状肌、腭帆张肌、颏舌肌、颏舌骨肌和胸骨舌骨肌,这些肌肉的收缩倾向于引起咽腔的开放。与躯干骨骼肌相比,咽腔周围肌的肌纤维少,血供丰富,三磷酸腺苷利用率高,收缩迅速,但易疲劳松弛。由觉醒转入睡眠时,咽腔周围肌紧张性降低,加之平卧睡眠时,由于重力的关系更易引起舌根与软腭后移,咽腔相对狭小。这样在有咽壁增厚、扁桃体肥大、巨舌、下颌后缩、颈部受压及咽部气流减少(鼻塞、咽腔入口狭窄等引起)等病理因素存在时,使咽腔闭合的压力大于开放的压力,即可引起咽腔完全闭塞,引起睡眠呼吸暂停。

中枢或阻塞因素导致呼吸停止后,可因缺氧或加深的呼吸运动等因素唤醒患者,呼吸恢复后又可入睡。总之,SAS的发病有多种因素参与,具体机制尚不完全清楚。

四、病理生理

SAS患者睡眠时可反复发生低氧血症及高碳酸血症,pH下降失代偿。OSAHS在发生咽腔闭塞时,可出现迷走性心动过缓,心率在30~50次/分,少数患者可出现严重的心动过缓伴8~12秒停搏,甚至发生猝死。通气恢复后心率加快,可达90~120次/分。另外,肥胖的OSAHS患者由于胸腔负压增加,可引起胃食管反流。睡眠时反复的呼吸暂停及低通气,导致低氧血症和高碳酸血症,严重者可导致神经调节功能失衡,儿茶酚胺、肾素-血管紧张素、内皮缩血管肽分泌增加,内分泌功能紊乱及血流动力学等改变,造成组织器官缺血、缺氧,多系统多器官功能障碍。反复、急剧的低氧血症、高碳酸症和pH改变对机体可产生多方面的影响(图3-12)。

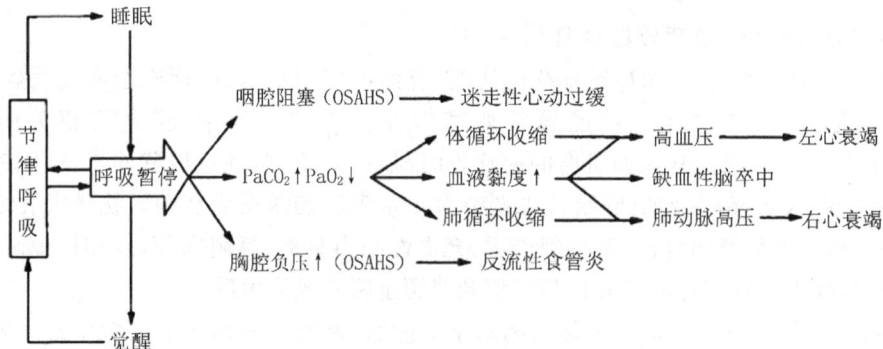

图3-12 睡眠呼吸暂停综合征的病理生理

反复出现的呼吸暂停伴随血氧饱和度下降,可导致频繁的觉醒,脑电图出现醒觉图形,表现为睡眠片断,睡眠结构紊乱,非快速眼动睡眠(N-REM睡眠)Ⅲ、Ⅳ期及快速眼动睡眠(REM睡眠)等深睡状态减少或缺如,导致患者白天嗜睡、困倦,并引起脑功能障碍,可造成智力减低、记忆力下降、性格改变或行为异常等。

五、临床表现

中枢性与阻塞性睡眠呼吸暂停除因原发病不同而有不同的临床表现外,两型的临床表现也有不同(表 3-14)。OSAHS 患者睡眠时常打鼾,鼾声大,打鼾与呼吸暂停交替出现,鼾声极不规则。多数患者呼吸暂停持续 20～30 秒,甚至达 2～3 分钟,每夜可发作数十至数百次。有些患者可发生憋醒,憋醒后常感心慌、胸闷或心前区不适。患者本人常不知睡眠时有打鼾和呼吸暂停,往往首先被同居室的人观察到。有的患者睡眠呼吸暂停窒息时间较长后,身体常翻动或四肢乱动或突然坐起。

表 3-14 SAS 患者的临床特征

项目	体型	白天嗜睡	夜间觉醒	鼻鼾	性功能障碍
中枢性	正常	少见	多见	中等	轻微
阻塞性	多肥胖	多见	少见	很大	明显

由于夜间睡眠质量不好,患者睡后仍不解乏,因而白天常常嗜睡和困倦。严重的患者在吃饭、与人谈话和看电视时也经常打瞌睡;骑自行车时可因打瞌睡而摔倒受伤;职业为汽车司机的患者,开车时可因打瞌睡而招致车祸。患者由于夜间血压增高常有晨起头痛,张口呼吸而引起咽喉干燥等。CSAS 患者由于呼吸调控或神经肌肉功能障碍,可出现反复发作的呼吸衰竭和肺泡低通气综合征。

因低氧血症及唤醒反应可引起患者夜间血压增高。起床活动后恢复正常,以后进而发展为持续性高血压;部分患者可因肺动脉高压而导致右心室肥大、右心衰竭。

SAS 中有超过 10% 的患者合并有慢性阻塞性肺疾病,常常存在呼吸中枢和呼吸功能失调,临床上可反复出现呼吸困难,发绀,严重低氧和高碳酸血症等呼吸衰竭症状。甚至因呼吸暂停时间过长而发生急性呼吸衰竭。

反复低氧及睡眠结构的紊乱可引起脑功能障碍,可出现记忆力、定向力减退,精神症状以抑郁、焦虑,疑病为明显。部分患者会出现幻觉,性功能障碍或阳痿等。

六、诊断

根据病史、体征和入睡后观察 15 分钟以上可做出推测性诊断。临床上对 SAS 的并发症如高血压、右心扩大、夜间心动过缓、心律失常、红细胞增多和憋醒、白天嗜睡等易于发现,但是,往往漏诊了引起上述改变的原发性原因 SAS 的诊断,从而不能对 SAS 进行合理的治疗,临床医师应当引起高度的重视。

确诊分型、病情轻重和疗效判断均需进行多导睡眠图(polysomnography,PSG)检查,睡眠时整夜监测记录脑电图、眼动图、肌电图、鼻和口腔气流、胸腹式呼吸、心电、脉搏血氧饱和度等。近年来,由于电子计算机及传感技术的进步,多导睡眠图还可以记录鼾音、pH 及 CPAP 压力改变等,且全部材料均可由计算机储存记录和分析,PSG 检查也也可携机回家,使检查在更自然的睡眠环境中进行。

在分型的基础上,应进一步明确病情的轻重程度。睡眠呼吸紊乱指数(AHI)在 5～20 者为轻度,AHI 在 21～50 者为中度,AHI 在 50 以上为重度。但临床上往往存在打鼾、白天嗜睡、困倦而 AHI<5 者,这类患者可能属于气道高阻力综合征。

在明确 SAS 诊断及分型的基础上,还需进一步查明引起该病的病因。对于 OSAS 患者,上气道 CT 断层扫描可测定咽腔的横断面积,X 线头颅、咽结构测量可显示气道的宽度、颅底的角度、下颌骨和甲状舌骨的位置,可为外科手术提供确切的依据。对于 CSAS 患者,应进一步分析引起呼吸调节异常的环节。

多次小睡潜伏间(multiple sleep latency test,MSLT)检查可用于评估嗜睡的严重程度,并与其他嗜睡疾病相鉴别。

七、鉴别诊断

(一)原发性鼾症
有明显的鼾声,PSG 检查无气道阻力增加,无呼吸暂停和低通气,无低氧血症。

(二)上气道阻力综合征
气道阻力增加,PSG 检查反复出现 α 觉醒波,夜间觉醒超过 10 次/小时,睡眠连续性中断,有疲倦及白天嗜睡,可有或无明显鼾声。无呼吸暂停和低氧血症。

(三)发作性睡病
白天过度嗜睡,发作性猝倒,PSG 检查睡眠潜伏期<10 分钟,入睡后 20 分钟内有快速眼动时相出现,无呼吸暂停和低氧血症。MSLT 检查平均潜伏期<8 分钟,有家族史。

八、治疗

SAS 治疗应根据其病因、类型、病情轻重而采用相应的治疗方法,治疗的主要目的是消除临床症状、减少并发症及降低死亡率。

(一)一般治疗

1.治疗原发病
治疗首先应考虑原发病的处理,CSAS 患者如重症肌无力可给予溴吡斯的明等药治疗,膈肌瘫痪可行体外膈肌起搏;减肥可使 OSAS 患者咽部脂肪沉积减少,增加咽腔的横截面积,患者体重减轻 10%,呼吸暂停次数减少近 50%;对于原发性甲状腺功能减退合并 OSAS 患者予以补充甲状腺素治疗后,睡眠呼吸暂停可显著改善或完全消失;对肢端肥大症患者,手术切除垂体肿瘤或服用抑制生长激素的药物后,睡眠呼吸暂停也有不同程度的缓解;上呼吸道感染可给予抗生素治疗。总之,引起 SAS 的原发疾病很多,对原发病的准确及时治疗,对 SAS 症状的缓解具有重要的意义。

2.吸氧治疗
对 CSAS 患者,吸氧治疗可消除或减少中枢性睡眠呼吸暂停,尤以在高原伴有低氧过度通气和酸中毒者适用。吸氧后可消除对呼吸控制通气不稳定性的影响、消除低氧血症对通气的抑制,以及低氧血症引起周期性呼吸的改变,因此低流量吸氧是治疗中枢性睡眠呼吸暂停有效的治疗方法。对 OSAS 患者,单纯经鼻吸氧尽管可以暂时改善低氧症状,但抵消低氧对呼吸中枢的刺激,可延长呼吸暂停的时间。但是,如果对严重的 OSAS 患者供氧加上持续气道正压通气(CPAP),则可明显减少呼吸暂停的次数,明显改善低氧血症。

3.其他
睡眠时应避免仰卧位,注意体位及枕头的高低,以维持上气道通畅为宜。睡前勿饱食、勿服安眠药,停止注射睾酮等。

(二)药物治疗

氨茶碱可兴奋呼吸中枢,对脑干损害引起的睡眠呼吸暂停可能有效。

(1)乙酰唑胺 125～250 mg,2～4 次/天,1～2 周,可增加颈动脉体活动,个别报道可减少中枢性睡眠呼吸暂停。

(2)甲羟孕酮 20 mg,每天 1～3 次/天,可兴奋呼吸中枢,对部分低通气及睡眠呼吸暂停者可增加通气、减少呼吸暂停次数,不良反应有性欲减退、体液潴留和经绝期后妇女撤药后月经可再来潮等,长期用药需要注意。

(3)普罗替林和氯丙咪嗪为抗抑郁药,对抑制快速眼动睡眠(REM 睡眠)有效,可减轻 REM 睡眠时出现的呼吸暂停和低氧血症。氯丙咪嗪常用剂量每次 25 mg,1～2 次/天,普罗替林常用剂量 10～20 mg/d。本类药物经动物试验表明可提高颏舌肌活性,有助于上气道开放,服药后个别患者可发生口干、尿潴留、心律失常等不良反应,临床使用受到一定限制。

药物治疗主要是针对 CSAS 患者,但 OSAS 患者往往也有呼吸中枢障碍,故临床上药物治疗也有一定效果。

(三)机械治疗

1.经鼻持续气道正压通气(nasal continuous positive airway pressure,nCPAP)

其原理系使用一个空气泵,空气经滤过、湿化后经面罩与患者相连,输送的正压范围在 0.2～2 kPa(2～20 cmH_2O),一般压力维持在 1 kPa(10 cmH_2O)左右患者较易接受,压力太大时患者会感到发憋而不适应,近年来人工通气机已小型化、便携式,患者携机长期在家中应用,已获得较好的临床治疗效果。

(1)nCPAP 治疗能减少 CSAS 患者的呼吸暂停,可明显改善 CSAS 患者的症状和低氧血症,改善周期性呼吸和陈-施呼吸。原理在于改善上气道受体的反射作用,促进氧合作用和改善循环机制。据报道 CPAP 治疗能直接减少中枢睡眠呼吸暂停的频率或者通过改善心脏功能而间接地减少呼吸暂停。

(2)对中、重度 OSAS 患者,经鼻持续气道内正压通气(nCPAP)是一个常用有效的治疗方法。在外科治疗前、后,减肥等尚未达到理想效果时,可给患者使用。由于一定正压的空气进入呼吸道,可使患者功能残气增加,减少上气道阻力,刺激上气道机械受体,增加咽腔周围肌张力,阻止睡眠时上气道塌陷,使患者保持上气道开放,如醒觉状态时一样的口径。CPAP 治疗的近期疗效表现为治疗后患者的呼吸暂停次数明显减少或消失,血氧饱和度上升,睡眠结构改善,减轻白天嗜睡症状,降低二氧化碳浓度,降低心率和肺动脉压。长期应用 nCPAP 治疗可降低红细胞比积和改善心射血分数,减轻气道周围软组织水肿,降低 OSAS 的病死率。治疗前、后必须用多导睡眠图监测对比,以调整到理想的正压水平并确定治疗效果。如患者感到鼻塞,用机前可适当用缩血管药或色甘酸滴鼻剂等滴鼻。

2.体外膈肌起搏

体外膈肌起搏可用于因膈肌瘫痪或疲劳而引起呼吸暂停的患者。

3.气道开放装置

如舌保留装置可阻止舌根后坠,鼻咽导管可保持咽腔通畅,畸齿校正装置可使下颌前移,扩大咽腔,但共同缺点是患者耐受差,同样可影响睡眠质量,限制了临床使用。

(四)手术治疗

1.悬腭垂软腭咽成形术(uvulopalatopharyngoplasty,UPPP)

此法经口摘除扁桃体,切除部分扁桃体的前后弓、部分软腭后缘及腭垂,增大口咽和鼻咽入口直径,以防止睡眠时的上气道阻塞。术前对患者的手术适应证不加选择,术后的有效率(呼吸暂停指数较术前降低至少达到50%者)约为50%。术后多导睡眠图复查无明显效果者,70%患者可主观感觉日间有所改善。

2.舌成形术

此法适用于巨舌、舌根后移、会厌过长或增厚患者,手术行中线舌根部分切除、会厌部分切除、会厌披裂黏膜部分切除,以打开下咽部中央通道,减少呼吸阻力,消除呼吸暂停。

3.气管造口术

对严重的 OSAS 伴严重的低氧血症,导致昏迷、心力衰竭或心律失常的患者,实行气管切开保留导管术,是防止上气道阻塞、解除致命性窒息最有效的救命性措施;也可用于拟行咽成形术的严重 OSAS;严重肥胖患者未达到治疗效果前也可先行气管切开保留导管术救治生命,待其他治疗方法证明有效后再拔除气管导管。其主要缺点是长期保留导管会造成患者的心理负担,容易造成气管切口周围及下呼吸道的感染。

4.其他

如下颌骨前移术、鼻中隔矫正术、舌骨悬吊术等。

九、预后

轻症预后较好,重症可引起严重的心脑血管并发症,病死率较高,据报道,未经治疗的患者,8 年内有 37%死亡。有报道 AHI>20 者的病率明显高于 AHI<20 者。

(颜 舒)

第十三节 高通气综合征

高通气综合征指以呼吸困难为突出表现,没有器质性心肺疾病,伴随焦虑和过度通气的一组综合征。过度通气状态,即血气 $PaCO_2$ 的降低,与高通气综合征不同。很多器质性疾病,尤其是支气管哮喘、肺栓塞、甲状腺功能异常等,都可伴随过度通气状态,血气 $PaCO_2$ 降低,后者不属于高通气综合征的范畴。诊断中应注意鉴别。

一、与焦虑的关系

焦虑是高通气综合征患者的一大特征,约 70%的患者同时符合精神疾病分类标准(DSM-Ⅳ)中焦虑障碍的诊断标准。所不同的是,焦虑障碍的诊断强调精神焦虑,同时要求伴随躯体症状;而高通气综合征的诊断更加偏重躯体症状和呼吸生理改变。

二、发病机制

尚不完全清楚,学术界倾向认为精神焦虑使皮质呼吸调节异常,丧失了呼吸调节的稳定性,发生一过性过度通气,导致症状的发生。

三、临床表现

高通气综合征的典型症状详见表 3-15,具有诊断的特异性。临床多为慢性过程,伴急性发作。急性发作时间多为 10~30 分钟,严重时长达 1 个多小时,多自然缓解。临床上可以表现为短期内频繁的症状发作,而另一时期又有较长的相对缓解期,迁延为慢性。严重发作时患者有濒临死亡的感觉,常急诊就医。尽管症状很重,但是尚未见到由于高通气综合征而死亡的报道。经过正确的诊断和处理,预后常较好。

表 3-15　高通气综合征的典型症状

项目	典型症状
呼吸渴求	长吸气、上不来气、吸不到底、有意识辅助呼吸
胸部发紧	胸部发紧、气堵在胸部、胸闷、胸部压迫感
肢体发麻	肢体麻木或针刺感、抽搐、头晕
焦虑	精神紧张、心烦意乱、坐卧不宁、烦躁、恐惧、濒死感

四、诊断

有经验的医师常根据病史和症状描述就可以诊断。面对突出的呼吸困难,系统体格检查、胸部 X 线片、动脉血气、肺功能、心电图、超声心动图等实验室检查没有发现明显异常,应考虑到高通气综合征。应注意与支气管哮喘、肺栓塞、甲状腺功能异常进行鉴别,必要时进行支气管激发试验、V/Q 显像以减少误诊。

五、治疗

(一)腹式呼吸训练治疗

分 3 个步骤。

(1)向患者解释症状与过度通气之间的联系,告知该疾病的性质和预后,解除患者的疑病观念,消除恐惧心理。

(2)学习腹式呼吸,通过减慢呼吸频率,减少或消除过度通气的倾向。

(3)患者需要接受 20 次呼吸训练,在 2~3 个月内完成。该治疗措施在缓解症状、减少发作频率和降低强度方面有很好的疗效,经过 2~3 个月的治疗,60%~70% 的患者症状得以缓解。1~2 年后随访,远期疗效很稳定,复发率较低。急性发作期的治疗是大家熟悉的面罩(或袋囊)重呼吸疗法,通过增加呼吸无效腔,使 $PaCO_2$ 增加,通气减低,症状迅速得到缓解。

(二)药物治疗

高通气综合征一经诊断,首选腹式呼吸训练治疗,尤其是躯体症状突出的患者,青少年患者应该尽可能避免精神药物治疗。精神药物治疗与腹式呼吸训练治疗相比具有疗程长、容易形成心理依赖、撤药反跳和复发率高的缺点。对焦虑突出、躯体症状不明显,伴有抑郁的患者,应该在精神专科医师的指导下使用精神药物。常用药物有以下几种。

1.苯二氮䓬类(BZD)

苯二氮䓬类药物能有效地减轻焦虑,其中的阿普唑仑被认为是有效抗惊恐药物。用量由低剂量开始,过 4～6 天后,依病情需要和耐受状况调整用量。其他常用药有地西泮、艾司唑仑、劳拉西泮。BZD 治疗焦虑简便易行,疗程充分后疗效明确。但 BZD 存在许多缺点难以克服。突出缺点是镇静性强、依赖潜力高,连续服用 4～8 周后即出现撤药反应。因此,在治疗显效后即刻拟定减药方案。即便如此,减药过程中仍有近 1/3 的患者出现症状反跳。少数患者难以彻底摆脱 BZD,终身服药。此外,高龄患者难以耐受较大剂量的 BZD,在治疗中易出现食欲下降、注意力难以集中、记忆障碍、全身软弱,甚至摔倒等。

2.选择性 5-羟色氨再摄取抑制剂(SSRI)

(1)帕罗西汀:用药从低剂量开始,在 6 周内增至充分治疗日用量,即帕罗西汀 20～60 mg。帕罗西汀对惊恐障碍疗效明确且耐受良好,可以减少发作频率,改善焦虑不安、抑郁等症状。帕罗西汀的优点在于不良反应轻,耐受良好。与传统的阿普唑仑比较,帕罗西汀依赖潜力低,但是复发率仍较高。

(2)西酞普兰:是近一段时间综合医院使用较多的 SSRI 类药,由于西酞普兰的抗焦虑疗效较差,躯体症状突出的患者尤其适宜。西酞普兰的治疗量为 20 mg,每天 1 次,服药方便,半衰期长约 15 天,起效慢,多数患者服药 1 个月后症状开始改善。不良反应小,安全性较好,患者耐受性好。建议疗程为 6～9 个月。

(三)认知行为疗法

作为一种独立的治疗方法,已用于治疗高通气综合征,无论单独或是与其他治疗合用,都是一种有效的治疗方法。认知行为治疗是在对患者进行疾病知识的系统教育后,让患者逐渐暴露于使其焦虑的实际场景并学会一种自控。

(颜　舒)

第四章
心内科诊疗

第一节　原发性高血压

高血压是一种以体循环动脉压升高为主要表现的临床综合征,是最常见的心血管疾病,可分为原发性及继发性两大类。在绝大多数患者中,高血压的病因不明,称之为原发性高血压,又称高血压病,占总高血压患者的 95％以上;在不足 5％的患者中,血压升高是某些疾病的一种临床表现,本身有明确而独立的病因,称之为继发性高血压。

我国高血压的发病率较高,1991 年全国高血压的抽样普查显示,血压＞18.7/12.0 kPa(140/90 mmHg)的人占 13.49％,美国＞18.7/12.0 kPa(140/90 mmHg)的人占 24％。在我国高血压的致死率和致残率也较高。

我国高血压的知晓率、治疗率和控制率均较低。

一、病因和发病机制

原发性高血压的病因尚未完全阐明,目前认为是在一定的遗传背景下由于多种后天环境因素作用使正常血压调节机制失代偿所致。

(一)遗传和基因因素

高血压病有明显的遗传倾向,据估计人群中至少 40％的血压变异是由遗传决定的。流行病学研究提示高血压发病有明显的家族聚集性。双亲无高血压、一方有高血压或双亲均有高血压,其子女高血压发生率分别为 3％、28％和 46％。单卵双生的同胞血压一致性较双卵双生同胞更为明显。

(二)环境因素

高血压可能是遗传易感性和环境因素相互影响的结果。体重超重、膳食中高盐和中度以上饮酒是国际上已确定且亦为我国的流行病学研究证实的与高血压发病密切相关的危险因素。

国人平均体重指数(BMI)中年男性和女性分别为 21～24.5 和 21～25,近 10 年国人的 BMI均值及超重率有增加的趋势。BMI 与血压呈显著相关,前瞻性研究表明,基线 BMI 每增加 1 kg/m²,高血压的发生危险 5 年内增加 9％。每天饮酒量与血压呈线性相关。

膳食中钠盐摄入量与人群血压水平和高血压病患病率呈显著相关性。为满足人体生理平衡,每天仅需摄入 0.5 g 氯化钠。国人每天食盐量北方为 12～18 g,南方为 7～8 g,高于西方国家。每人每天食盐平均摄入量增加 2 g,收缩压和舒张压分别增高 0.3 kPa(2 mmHg)和0.2 kPa(1.2 mmHg)。我国膳食钙摄入量低于中位数人群中,膳食钠/钾比值亦与血压呈显著相关。

(三)交感神经活性亢进

交感神经活性亢进是高血压发病机制中的重要环节。动物实验表明,条件反射可形成狗的神经精神源性高血压。长期处于应激状态如从事驾驶员、飞行员、外科医师、会计师、电脑等职业者高血压的患病率明显增加。原发性高血压患者中约 40% 循环中儿茶酚胺水平升高。长期的精神紧张、焦虑、压抑等所致的反复应激状态,以及对应激的反应性增强,使大脑皮质下神经中枢功能紊乱,交感神经和副交感神经之间的平衡失调,交感神经兴奋性增加,其末梢释放儿茶酚胺增多。

(四)肾素-血管紧张素-醛固酮系统(RAAS)

体内存在两种 RAAS,即循环 RAAS 和局部 RAAS。Ang II 是循环 RAAS 的最重要成分,通过强有力地直接收缩小动脉或通过刺激肾上腺皮质球状带分泌醛固酮而扩大血容量,或通过促进肾上腺髓质和交感神经末梢释放儿茶酚胺,均可显著升高血压。此外,体内其他激素如糖皮质激素、生长激素、雌激素等升高血压的途径亦主要经 RAAS 而产生。近年来发现,很多组织,例如血管壁、心脏、中枢神经、肾上腺中均有 RAAS 各成分的 mRNA 表达,并有 Ang II 受体和盐皮质激素受体存在。

引起 RAAS 激活的主要因素有肾灌注降低,肾小管内液钠浓度减少,血容量降低,低钾血症,利尿剂及精神紧张,寒冷,直立运动等。

目前认为,醛固酮在 RAAS 中占有不可缺少的重要地位,它具有依赖于 Ang II 的一面,又有不完全依赖于 Ang II 的独立作用,特别是在心肌和血管重塑方面。它除了受 Ang II 的调节外,还受低钾、ACTH 等的调节。

(五)血管重塑

血管重塑既是高血压所致的病理改变,也是高血压维持的结构基础。血管壁具有感受和整合急、慢性刺激并做出反应的能力,其结构处于持续的变化状态。高血压伴发的阻力血管重塑包括营养性重塑和肥厚性重塑两类。血压因素、血管活性物质和生长因子,以及遗传因素共同参与了高血压血管重塑的过程。

(六)内皮细胞功能受损

血管管腔的表面均覆盖着内皮组织,其细胞总数几乎和肝脏相当,可看作人体内最大的脏器之一。内皮细胞不仅是一种屏障结构,而且具有调节血管舒缩功能、血流稳定性和血管重塑的重要作用。血压升高使血管壁剪切力和应力增加,去甲肾上腺素等血管活性物质增多,可明显损害内皮及其功能。内皮功能障碍可能是高血压导致靶器官损害及其合并症的重要原因。

(七)胰岛素抵抗

高血压病患者中约有半数存在胰岛素抵抗现象。胰岛素抵抗指的是机体组织对胰岛素作用敏感性和/或反应性降低的一种病理生理反应,还使血管对体内升压物质反应增强,血中儿茶酚胺水平增加。高胰岛素血症可影响跨膜阳离子转运,使细胞内钙升高,加强缩血管作用。此外,还可影响糖、脂代谢。上述这些改变均能促使血压升高,诱发动脉粥样硬化病变。

二、病理解剖

高血压的主要病理改变是动脉的病变和左心室的肥厚。随着病程的进展,心、脑、肾等重要脏器均可累及,其结构和功能因此发生不同程度的改变。

(一)心脏

高血压病引起的心脏改变主要包括左心室肥厚和冠状动脉粥样硬化。血压升高和其他代谢内分泌因素引起心肌细胞体积增大和间质增生,使左心室体积和重量增加,从而导致左心室肥厚。血压升高和冠状动脉粥样硬化有密切的关系。冠状动脉粥样硬化病变的特点为动脉壁上出现纤维素性和纤维脂肪性斑块,并有血栓附着。随斑块的扩大和管腔狭窄的加重,可产生心肌缺血;斑块的破裂、出血及继发性血栓形成等可堵塞管腔造成心肌梗死。

(二)脑

脑小动脉尤其颅底动脉环是高血压动脉粥样硬化的好发部位,可造成脑卒中,颈动脉的粥样硬化可导致同样的后果。近半数高血压病患者脑内小动脉有许多微小动脉瘤,这是导致脑出血的重要原因。

(三)肾

高血压持续 5~10 年,即可引起肾脏小动脉硬化(弓状动脉硬化及小叶间动脉内膜增厚,入球小动脉玻璃样变),管壁增厚,管腔变窄,进而继发肾实质缺血性损害(肾小球缺血性皱缩、硬化,肾小管萎缩,肾间质炎性细胞浸润及纤维化),造成良性小动脉性肾硬化症。良性小动脉性肾硬化症发生后,由于部分肾单位被破坏,残存肾单位为代偿排泄废物,肾小球即会出现高压、高灌注及高滤过(三高),而此三高又有两面性,若持续存在又会促使残存肾小球本身硬化,加速肾损害的进展,最终引起肾衰竭。

三、临床特点

(一)血压变化

高血压病初期血压呈波动性,血压可暂时性升高,但仍可自行下降和恢复正常。血压升高与情绪激动、精神紧张、焦虑及体力活动有关,休息或去除诱因血压便下降。随病情迁延,尤其在并发靶器官损害或有合并症之后,血压逐渐呈稳定和持久升高,此时血压仍可波动,但多数时间血压处于正常水平以上,情绪和精神变化可使血压进一步升高,休息或去除诱因并不能使之满意下降和恢复正常。

(二)症状

大多数患者起病隐袭,症状缺如或不明显,仅在体检或因其他疾病就医时才被发现。有的患者可出现头痛、心悸、后颈部或颞部搏动感,还有的表现为神经官能症状如失眠、健忘或记忆力减退、注意力不集中、耳鸣、情绪易波动或发怒,以及神经质等。病程后期心、脑、肾等靶器官受损或有合并症时,可出现相应的症状。

(三)合并症的表现

左心室肥厚的可靠体征为抬举性心尖冲动,表现为心尖冲动明显增强,搏动范围扩大及心尖冲动左移,提示左心室增大。主动脉瓣区第二心音可增加,带有金属音调。合并冠心病时可发生心绞痛,心肌梗死甚至猝死。晚期可发生心力衰竭。

脑血管合并症是我国高血压病最为常见的合并症,年发病率为 120/10 万~180/10 万,是急性心肌梗死的 4~6 倍。早期可有一过性脑缺血发作(TIA),还可发生脑血栓形成、脑栓塞(包括腔隙性脑梗死)、高血压脑病,以及颅内出血等。长期持久血压升高可引起良性小动脉性肾硬化症,从而导致肾实质的损害,可出现蛋白尿、肾功能损害,严重者可出现肾衰竭。

眼底血管被累及可出现视力进行性减退,严重高血压可促使形成主动脉夹层并破裂,常可致命。

四、实验室和特殊检查

(一)血压的测量

测量血压是诊断高血压和评估其严重程度的主要依据。目前评价血压水平的方法有以下3种。

1.诊所偶测血压

诊所偶测血压(简称偶测血压)系由医护人员在标准条件下按统一的规范进行测量,是目前诊断高血压和分级的标准方法。应相隔2分钟重复测量,以2次读数平均值为准,如2次测量的收缩压或舒张压读数相差超过 0.7 kPa(5 mmHg),应再次测量,并取3次读数的平均值。

2.自测血压

采用无创半自动或全自动电子血压计在家中或其他环境中患者给自己或家属给患者测量血压,称为自测血压。它是偶测血压的重要补充,在诊断单纯性诊所高血压、评价降压治疗的效果、改善治疗的依从性等方面均极其有益。

3.动态血压监测

一般监测的时间为24小时,测压时间间隔白天为30分钟,夜间为60分钟。动态血压监测提供24小时,白天和夜间各时间段血压的平均值和离散度,可较为客观和敏感地反映患者的实际血压水平,且可了解血压的变异性和昼夜变化的节律性,估计靶器官损害与预后比偶测血压更为准确。

动态血压监测的参考标准正常值为24小时低于 17.3/10.7 kPa(130/80 mmHg),白天低于18.0/11.3 kPa(135/85 mmHg),夜间低于 16.7/10.0 kPa(125/75 mmHg)。夜间血压均值一般较白天均值低 10%～20%。正常血压波动曲线形状如长柄勺,夜间2～3时处于低谷,凌晨迅速上升,上午6～8时和下午4～6时出现两个高峰,尔后缓慢下降。早期高血压患者的动态血压曲线波动幅度较大,晚期患者波动幅度较小。

(二)尿液检查

肉眼观察尿的透明度、颜色,有无血尿;测比重、pH、蛋白和糖含量,并做镜检。尿比重降低(<1.010)提示肾小管浓缩功能障碍。正常尿液 pH 在 5.0～7.0。某些肾脏疾病如慢性肾炎并发的高血压可在血糖正常的情况下出现糖尿,系由近端肾小管重吸收障碍所引起。尿微量蛋白可采用放免法或酶联免疫法测定,其升高程度与高血压病程及合并的肾功能损害有密切关系。尿转铁蛋白排泄率更为敏感。

(三)血液生化检查

测定血钾、尿素氮、肌酐、尿酸、空腹血糖、血脂,还可检测一些选择性项目如 PRA、醛固酮。

(四)X 线片

早期高血压患者可无特殊异常,后期患者可见主动脉弓迂曲延长、左心室增大。X 线片对主动脉夹层、胸主动脉,以及腹主动脉缩窄有一定的帮助,但进一步确诊还需做相关检查。

(五)心电图

体表心电图对诊断高血压患者是否合并左心室肥厚、左心房负荷过重和心律失常有一定帮助。心电图诊断左心室肥厚的敏感性不如超声心动图,但对评估预后有帮助。

(六)超声心动图(UCG)

UCG 能可靠地诊断左心室肥厚,其敏感性较心电图高 7～10 倍。左心室重量指数(LVMI)是一项反映左心肥厚及其程度的较为准确的指标,与病理解剖的符合率和相关性较高。UCG 还可评价高血压患者的心脏功能,包括收缩功能、舒张功能。如疑有颈动脉、外周动脉和主动脉病变,应做血管超声检查;疑有肾脏疾病的患者,应做肾脏 B 超。

(七)眼底检查

可发现眼底的血管病变和视网膜病变。血管病变包括变细、扭曲、反光增强、交叉压迫及动静脉比例降低。视网膜病变包括出血、渗出、视盘水肿等。高血压眼底改变可分为 4 级。

Ⅰ级:视网膜小动脉出现轻度狭窄、硬化、痉挛和变细。

Ⅱ级:小动脉呈中度硬化和狭窄,出现动脉交叉压迫征,视网膜静脉阻塞。

Ⅲ级:动脉中度以上狭窄伴局部收缩,视网膜有棉絮状渗出、出血和水肿。

Ⅳ级:视盘水肿并有Ⅲ级眼底的各种表现。

高血压眼底改变与病情的严重程度和预后相关。Ⅲ和Ⅳ级眼底,是急进型和恶性高血压诊断的重要依据。

五、诊断和鉴别诊断

高血压患者应进行全面的临床评估。评估的方法是详细询问病史、做体格检查和实验室检查,必要时还要进行一些特殊的器械检查。

(一)诊断标准和分类

如表 4-1 所示,根据 1999 年世界卫生组织高血压专家委员会(WHO/ISH)确定的标准和中国高血压防治指南(1999 年 10 月)的规定,18 岁以上成年人高血压定义为在未服抗高血压药物的情况下收缩压≥18.7 kPa(140 mmHg)和/或舒张压≥12.0 kPa(90 mmHg)。患者既往有高血压史,目前正服用抗高血压药物,血压虽已低于 18.7/12.0 kPa(140/90 mmHg),也应诊断为高血压;患者收缩压与舒张压属于不同的级别时,应按两者中较高的级别分类。

表 4-1 1999 年 WHO 血压水平的定义和分类

类别	收缩压(mmHg)	舒张压(mmHg)
理想血压	<120	<80
正常血压	<120	<85
正常高值	130～139	85～89
1 级高血压(轻度)	140～159	90～99
亚组:临界高血压	140～149	90～94
2 级高血压(中度)	160～179	100～109
3 级高血压(重度)	≥180	≥110
单纯收缩期高血压	≥140	<90
亚组:临界收缩期高血压	140～149	<90

注:1 mmHg=0.133 kPa。

(二)高血压的危险分层

高血压是脑卒中和冠心病的独立危险因素。高血压病患者的预后和治疗决策不仅要考虑血

131

压水平,还要考虑到心血管疾病的危险因素、靶器官损害和相关的临床状况,并可根据某几项因素合并存在时对心血管事件绝对危险的影响,做出危险分层的评估。即将心血管事件的绝对危险性分为 4 类:低危、中危、高危和极高危。在随后的 10 年中发生一种主要心血管事件的危险性,低危组、中危组、高危组和极高危组分别为低于 15%、15%~20%、20%~30% 和高于 30%(见表 4-2)。

表 4-2　影响预后的因素

心血管疾病的危险因素	靶器官损害	合并的临床情况
用于危险性分层的危险因素	左心室肥厚(心电图、超声心动图或 X 线)	脑血管病
收缩压和舒张压的水平(1~3 级)	蛋白尿和/或血浆肌酐水平升高	缺血性脑卒中
男性>55 岁	106~177 μmol/L(1.2~2.0 mg/dL)	脑出血
女性>65 岁	超声或 X 线证实有动脉粥样硬化斑	短暂性脑缺血发作(TIA)
吸烟	块(颈、髂、股或主动脉)	心脏疾病
胆固醇>5.72 mmol/L	视网膜普遍或灶性动脉狭窄	心肌梗死
(2.2 mg/dL)		心绞痛
糖尿病		冠状动脉血运重建
早发心血管疾病家族史(发病年		充血性心力衰竭
龄<55 岁,女<65 岁)		肾脏疾病
加重预后的其他因素		糖尿病肾病
高密度脂蛋白胆固醇降低		肾衰竭(血肌酐水平
低密度脂蛋白胆固醇升高		>177 μmol/L 或 2.0 mg/dL)
糖尿病伴微量清蛋白尿		血管疾病
葡萄糖耐量降低		夹层动脉瘤
肥胖		症状性动脉疾病
以静息为主的生活方式		重度高血压性视网膜病变
血浆纤维蛋白原增高		出血或渗出
		视盘水肿

高血压危险分层的主要根据是弗明翰研究中心的平均年龄 60 岁(45~80 岁)患者随访10 年心血管疾病死亡、非致死性脑卒中和心肌梗死的资料。但西方国家高血压人群中并发的脑卒中发病率相对较低,而心力衰竭或肾脏疾病较常见,故这一危险性分层仅供我们参考(见表 4-3)。

表 4-3　高血压病的危险分层

危险因素和病史	血压(kPa)		
	1 级	2 级	3 级
Ⅰ　无其他危险因素	低危	中危	高危
Ⅱ　1~2 危险因素	中危	中危	极高危
Ⅲ　≥3 个危险因素或靶器官损害或糖尿病	高危	高危	极高危
Ⅳ　并存的临床情况	极高危	极高危	极高危

(三)鉴别诊断

在确诊高血压病之前应排除各种类型的继发性高血压,因为有些继发性高血压的病因可消除,其原发疾病治愈后,血压即可恢复正常。常见的继发性高血压有下列几种类型。

1.肾实质性疾病

慢性肾小球肾炎、慢性肾盂肾炎、多囊肾和糖尿病肾病等均可引起高血压。这些疾病早期均有明显的肾脏病变临床表现,在病程的中后期出现高血压,至终末期肾病阶段高血压几乎都和肾功能不全相伴发。因此,根据病史、尿常规和尿沉渣细胞计数不难与原发性高血压的肾脏损害相鉴别。肾穿刺病理检查有助于诊断慢性肾小球肾炎;多次尿细菌培养和静脉肾盂造影对诊断慢性肾盂肾炎有价值。糖尿病肾病者均有多年糖尿病史。

2.肾血管性高血压

单侧或双侧肾动脉主干或分支病变可导致高血压。肾动脉病变可为先天性或后天性。先天性肾动脉狭窄主要为肾动脉肌纤维发育不良所致;后天性狭窄由大动脉炎、肾动脉粥样硬化、动脉内膜纤维组织增生等病变所致,此外,肾动脉周围粘连或肾蒂扭曲也可导致肾动脉狭窄。此病在成人高血压中不足 1%,但在骤发的重度高血压和临床上有可疑诊断线索的患者中则有较高的发病率。如有骤发的高血压并迅速进展至急进性高血压、中青年尤其是 30 岁以下的高血压且无其他原因,腹部或肋脊角闻及血管杂音,提示肾血管性高血压的可能。可疑病例可做肾动脉多普勒超声、口服卡托普利激发后做同位素肾图和肾素测定、肾动脉造影、数字减影血管造影术(DSA),有助于做出诊断。

3.嗜铬细胞瘤

嗜铬细胞瘤 90% 位于肾上腺髓质,右侧多于左侧。交感神经节和体内其他部位的嗜铬组织也可发生此病。肿瘤释放出大量儿茶酚胺,引起血压升高和代谢紊乱。高血压可为持续性,亦可呈阵发性。阵发性高血压发作的持续时间从十多分钟至数天,间歇期亦长短不等。发作频繁者一天可数次。发作时除血压骤然升高外,还有头痛、心悸、恶心、多汗、四肢冰冷和麻木感、视力减退、上腹或胸骨后疼痛等。典型的发作可由于情绪改变如兴奋、恐惧、发怒而诱发。年轻人难以控制的高血压,应注意与此病相鉴别。此病如表现为持续性高血压则难与原发性高血压相鉴别。血和尿儿茶酚胺及其代谢产物香草基杏仁酸(VMA)的测定、酚妥拉明试验、胰高血糖素激发试验、可乐定抑制试验、甲氧氯普胺试验有助于做出诊断。超声、CT、MRI 可显示肿瘤的部位。

4.原发性醛固酮增多症

病因为肾上腺肿瘤或增生所致的醛固酮分泌过多,典型的症状和体征见以下 3 个方面。

(1)轻至中度高血压。

(2)多尿尤其夜尿增多、口渴、尿比重下降、碱性尿和蛋白尿。

(3)发作性肌无力或瘫痪、肌痛、抽搐或手足麻木感等。

凡高血压者合并上述 3 项临床表现,并有低钾血症、高血钠性碱中毒而无其他原因可解释的,应考虑此病之可能。实验室检查可发现血和尿醛固酮升高,血浆肾素降低、尿醛固酮排泄增多等。

5.皮质醇增多症

皮质醇增多症系肾上腺皮质肿瘤或增生分泌糖皮质激素过多所致。除高血压外,有向心性肥胖、满月脸、水牛背、皮肤紫纹、毛发增多、血糖增高等特征,诊断一般并不困难。24 小时尿中17-羟及 17-酮类固醇增多,地塞米松抑制试验及肾上腺皮质激素兴奋试验阳性有助于诊断。颅内蝶鞍 X 线检查、肾上腺 CT 扫描及放射性碘化胆固醇肾上腺扫描可用于病变定位。

6.主动脉缩窄

多数为先天性血管畸形,少数为多发性大动脉炎所引起。特点为上肢血压升高而下肢血压不高或降低,呈上肢血压高于下肢血压的反常现象。肩胛间区、胸骨旁、腋部可有侧支循环动脉的搏动和杂音或腹部听诊有血管杂音。胸部 X 线摄影可显示肋骨受侧支动脉侵蚀引起的切迹。主动脉造影可确定诊断。

六、治疗

(一)高血压患者的评估和监测程序

如图 4-1 所示,确诊高血压病的患者应根据其危险因素、靶器官损害及相关的临床情况做出危险分层。高危和极高危患者应立即开始用药物治疗。中危和低危患者则先监测血压和其他危险因素,而后再根据血压状况决定是否开始药物治疗。

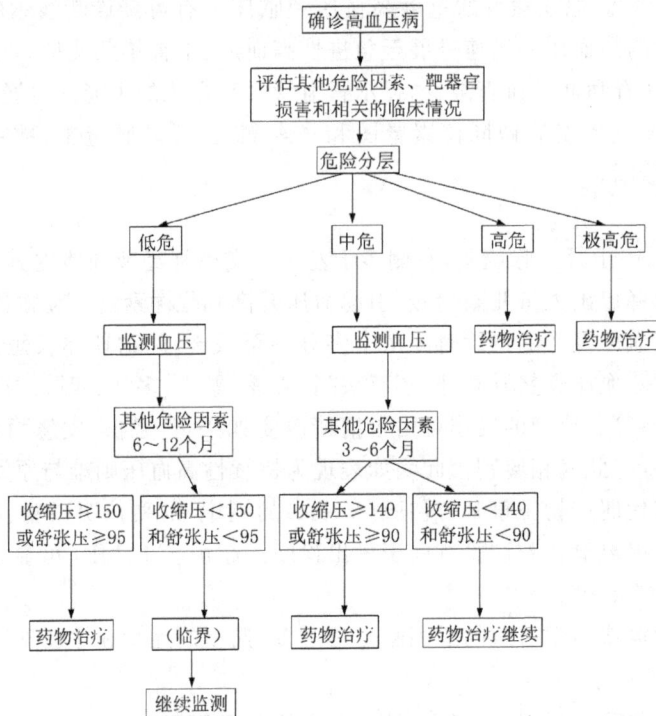

图 4-1　高血压病患者评估和处理程序(血压单位为 mmHg)

(二)降压的目标

根据新指南的精神,中青年高血压患者血压应降至 17.3/11.3 kPa(130/85 mmHg)以下。研究表明,舒张压达到较低目标血压组的糖尿病患者,其心血管病危险明显降低,故伴糖尿病者应把血压降至 17.3/10.7 kPa(130/80 mmHg)以下;高血压合并肾功能不全、尿蛋白超过1 g/24 h,至少应将血压降至 17.3/10.7 kPa(130/80 mmHg),甚至 16.7/10.0 kPa(125/75 mmHg)以下;老年高血压患者的血压应控制在 18.7/12.0 kPa(140/90 mmHg)以下,且尤应重视降低收缩压。

(三)非药物治疗

高血压应采取综合措施治疗,任何治疗方案都应以非药物疗法为基础。积极有效的非药物治疗可通过多种途径干扰高血压的发病机制,起到一定的降压作用,并有助于减少靶器官损害的发生。非药物治疗的具体内容包括以下几项。

1.戒烟

吸烟所致的加压效应使高血压合并症如脑卒中、心肌梗死和猝死的危险性显著增加,并降低或抵消降压治疗的疗效,加重脂质代谢紊乱,降低胰岛素敏感性,减弱内皮细胞依赖性血管扩张效应和增加左心室肥厚的倾向。戒烟对心血管的良好益处,任何年龄组在戒烟 1 年后即可显示出来。

2.戒酒或限制饮酒

戒酒和减少饮酒可使血压显著降低。

3.减轻和控制体重

体重减轻 10%,收缩压可降低 0.8 kPa(6.6 mmHg)。超重 10% 以上的高血压患者体重减少 5 kg,血压便明显降低,且有助于改善伴发的危险因素如糖尿病、高脂血症、胰岛素抵抗和左心室肥厚。新指南中建议体重指数(kg/m^2)应控制在 24 以下。

4.合理膳食

按 WHO 的建议,钠摄入每天应少于 2.4 g(相当于氯化钠 6 g)。通过食用含钾丰富的水果(如香蕉、橘子)和蔬菜(如油菜、苋菜、香菇、大枣等)增加钾的摄入。要减少膳食中的脂肪,适量补充优质蛋白质。

5.增加体力活动

根据新指南提供的参考标准,常用运动强度指标可用运动时的最大心率达到 180 次/分或 170 次/分减去平时心率,如要求精确则采用最大心率的 60%~85% 作为运动适宜心率。运动频度一般要求每周 3~5 次,每次持续 20~60 分钟即可。中老年高血压患者可选择步行、慢跑、上楼梯、骑自行车等。

6.减轻精神压力,保持心理平衡

长期精神压力和情绪忧郁既是导致高血压,又是降压治疗效果欠佳的重要原因。应对患者做耐心的劝导和心理疏导,鼓励其参加体育/文化和社交活动,鼓励高血压患者保持宽松、平和、乐观的健康心态。

(四)初始降压治疗药物的选择

高血压病的治疗应采取个体化的原则。应根据高血压危险因素、靶器官损害,以及合并疾病等情况选择初始降压药物。

(五)高血压病的药物治疗

1.药物治疗原则

(1)采用最小的有效剂量以获得可能有的疗效而使不良反应减至最小。

(2)为了有效防止靶器官损害,要求一天 24 小时内稳定降压,并能防止从夜间较低血压到清晨血压突然升高而导致猝死、脑卒中和心脏病发作。要达到此目的,最好使用每天一次给药而有持续降压作用的药物。

(3)单一药物疗效不佳时不宜过多增加单种药物的剂量,而应及早采用两种或两种以上药物联合治疗,这样有助于提高降压效果而不增加不良反应。

(4)判断某一种或几种降压药物是否有效,以及是否需要更改治疗方案时,应充分考虑该药物达到最大疗效所需的时间。在药物发挥最大效果前过于频繁地改变治疗方案是不合理的。

(5)高血压病是一种终身性疾病,一旦确诊后应坚持终身治疗。

2.降压药物的选择

目前临床常用的降压药物有许多种类。无论选用何种药物,其治疗目的均是将血压控制在理想范围,预防或减轻靶器官损害。新指南强调,降压药物的选用应根据治疗对象的个体情况,药物的作用、代谢、不良反应和药物的相互作用确定。

3.临床常用的降压药物

临床常用的药物主要有六大类:利尿剂、α受体阻滞剂、钙通道阻滞剂、血管紧张素转换酶抑制剂(ACEI)、β受体阻滞剂,以及血管紧张素Ⅱ受体拮抗剂。降压药物的疗效和不良反应情况个体间差异很大,临床应用时要充分注意。具体选用哪一种或几种药物就参照前述的用药原则全面考虑。

(1)利尿剂。

作用机制:此类药物可减少细胞外液容量、降低心排血量,并通过利钠作用降低血压。降压作用较弱,起作用较缓慢,但与其他降压药物联合应用时常有相加或协同作用,常可作为高血压的基础治疗。螺内酯不仅可以降压,而且能抑制心肌及血管的纤维化。

种类和应用方法:有噻嗪类、保钾利尿剂和襻利尿剂三类。降压治疗中比较常用的利尿剂有下列几种:氢氯噻嗪12.5～25 mg,每天一次;阿米洛利5～10 mg,每天一次;吲达帕胺1.25～2.5 mg,每天一次;氯噻酮12.5～25 mg,每天一次;螺内酯20 mg,每天一次;氨苯蝶啶25～50 mg,每天一次。在少数情况下用呋塞米20～40 mg,每天两次。

主要适应证:利尿剂可作为无并发症高血压患者的首选药物,主要适用于轻中度高血压,尤其是老年高血压包括老年单纯性收缩期高血压、肥胖,以及并发心力衰竭患者。襻利尿剂作用迅速,肾功能不全时应用较多。

注意事项:利尿剂应用可降低血钾,尤以噻嗪类和呋塞米为明显,长期应用者应适量补钾(每天1～3 g),并鼓励多吃水果和富含钾的绿色蔬菜。此外,噻嗪类药物可干扰糖、脂和尿酸代谢,故应慎用于糖尿病和血脂代谢失调者,禁用于痛风患者。保钾利尿剂因可升高血钾,应尽量避免与ACEI合用,禁用于肾功能不全者。利尿剂的不良反应与剂量密切相关,故宜采用小剂量。

(2)β受体阻滞剂。

作用机制:通过减慢心率、降低心肌收缩力、降低心排血量、降低血浆肾素活性等多种机制发挥降压作用。其降压作用较弱,起效时间较长(1～2周)。

主要适应证:主要适用于轻中度高血压,尤其在静息时心率较快(＞80次/分)的中青年患者,也适用于高肾素活性的高血压、伴心绞痛或心肌梗死后,以及伴室上性快速心律失常者。

种类和应用方法:常用于降压治疗的$β_1$受体阻滞剂有美托洛尔25～50 mg,每天1～2次;阿替洛尔25 mg,每天1～2次;比索洛尔2.5～10 mg,每天1次。选择性$α_1$和非选择性β受体阻滞剂有拉贝洛尔,每次0.1 g,每天3～4次,以后按需增至0.6～0.8 g,重症高血压可达每天1.2～2.4 g;卡维地洛6.25～12.5 mg,每天2次。拉贝洛尔和美托洛尔均有静脉制剂,可用于重症高血压或高血压危象而需要较迅速降压治疗的患者。

注意事项:常见的不良反应有疲乏和肢体冷感,可出现躁动不安、胃肠功能不良等。还可能影响糖代谢、脂代谢,因此伴有心脏传导阻滞、哮喘、慢性阻塞性肺疾病及周围血管疾病患者应列为禁忌;此类药可掩盖低血糖反应,因此应慎用于胰岛素依赖性糖尿病患者。长期应用者突然停药可发生反跳现象,即原有的症状加重、恶化或出现新的表现,较常见有血压反跳性升高,伴头痛、焦虑、震颤、出汗等,称为撤药综合征。

（3）钙通道阻滞剂（CCB）。

作用机制：主要通过阻滞细胞质膜的钙离子通道、松弛周围动脉血管的平滑肌，使外周血管阻力下降而发挥降压作用。

主要适应证：可用于各种程度的高血压，尤其是老年高血压伴冠心病、心绞痛、周围血管病、糖尿病或糖耐量异常，妊娠期高血压及合并有肾脏损害的患者。

种类和应用方法：应优先考虑使用长效制剂如非洛地平缓释片 2.5～5 mg，每天 1 次；硝苯地平控释片 30 mg，每天 1 次；氨氯地平 5 mg，每天 1 次；拉西地平 4 mg，每天 1～2 次；维拉帕米缓释片120～240 mg，每天 1 次；地尔硫草缓释片 90～180 mg，每天 1 次。由于有诱发猝死之嫌，速效二氢吡啶类钙通道阻滞剂的临床使用正在逐渐减少，而提倡应用长效制剂。其价格一般较低廉，在经济条件落后的农村及边远地区速效制剂仍不失为一种可供选择的抗高血压药物，可使用硝苯地平或尼群地平普通片剂 10 mg，每天 2～3 次。

注意事项：主要不良反应为血管扩张所致的头痛、颜面潮红和踝部水肿，发生率在 10％以下，需要停药的只占极少数。踝部水肿系由于毛细血管前血管扩张而非水钠潴留所致。硝苯地平的不良反应较明显且可引起反射性心率加快，但若从小剂量开始逐渐加大剂量，可明显减轻或减少这些不良反应。非二氢吡啶类钙通道阻滞剂对传导功能及心肌收缩力有负性影响，因此禁用于心脏传导阻滞和心力衰竭时。

（4）血管紧张素转换酶抑制剂（ACEI）。

作用机制：通过抑制血管紧张素转换酶使血管紧张素Ⅱ生成减少，并抑制缓激肽，使缓激肽降解。这类药物可抑制循环和组织的 RAAS，减少神经末梢释放去甲肾上腺素和血管内皮形成内皮素；还可作用于缓激肽系统，抑制缓激肽降解，增加缓激肽和扩张血管的前列腺素的形成。这些作用不仅能有效降低血压，而且具有靶器官保护的功能。

ACEI 对糖代谢和脂代谢无影响，血浆尿酸可能降低。即使合用利尿剂亦可维持血钾稳定，因 ACEI 可防止利尿剂所致的继发性高醛固酮血症。此外，ACEI 在产生降压作用时不会引起反射性心动过速。

种类和应用方法：常用的 ACEI 有卡托普利 25～50 mg，每天 2～3 次；依那普利 5～10 mg，每天1～2 次；贝那普利 5～20 mg，雷米普利 2.5～5 mg，培哚普利 4～8 mg，西那普利2.5～10 mg，福辛普利10～20 mg，均每天 1 次。

主要适应证：ACEI 可用来治疗轻中度或严重高血压，尤其适用于伴左心室肥厚、左心室功能不全或心力衰竭，糖尿病并有微量蛋白尿、肾脏损害（血肌酐＜265 μmol/L）并有蛋白尿等患者。本药还可安全地使用于伴有慢性阻塞性肺疾病或哮喘、周围血管疾病或雷诺现象、抑郁症，以及胰岛素依赖性糖尿病患者。

注意事项：最常见不良反应为持续性干咳，发生率为 3％～22％。多见于用药早期（数天至几周），亦可出现于治疗的后期，其机制可能由于 ACEI 抑制了激肽酶Ⅱ，使缓激肽的作用增强和前列腺素形成。症状不重应坚持服药，咳嗽半数可在 2～3 个月内消失。改用其他 ACEI，咳嗽可能不出现。福辛普利和西拉普利引起干咳少见。其他可能发生的不良反应有低血压、高钾血症、血管神经性水肿（偶尔可致喉痉挛、喉或声带水肿）、皮疹以及味觉障碍。

双侧肾动脉狭窄或单侧肾动脉严重狭窄、合并高血钾血症或严重肾衰竭等患者 ACEI 应列为禁忌。因有致畸危险也不能用于合并妊娠的妇女。

(5)血管紧张素Ⅱ受体拮抗剂(ARB)。

作用机制:这类药物可选择性阻断AngⅡ的Ⅰ型受体而起作用,具有ACEI相似的血流动力学效应。从理论上讲,其比ACEI存在如下优点:①作用不受ACE基因多态性的影响。②还能抑制非ACE催化产生的AngⅡ的致病作用。③促进AngⅡ与AT_2结合发挥"有益"效应。这三项优点结合起来将可能使ARB的降血压及对靶器官保护作用更有效,但需要大规模的临床试验进一步证实,目前尚无循证医学的证据表明ARB的疗效优于或等同于ACEI。

种类和应用方法:目前在国内上市的ARB有三类:第一、二、三代分别为氯沙坦、缬沙坦、依贝沙坦。氯沙坦50~100 mg,每天1次,氯沙坦和小剂量氢氯噻嗪(25 mg/d)合用,可明显增强降压效应;缬沙坦80~160 mg,每天1次;依贝沙坦150 mg,每天1次;替米沙坦80 mg,每天1次;坎地沙坦1 mg,每天1次。

主要适应证:适用对象与ACEI相同。目前主要用于ACEI治疗后发生干咳等不良反应且不能耐受的患者。氯沙坦有降低血尿酸作用,尤其适用于伴高尿酸血症或痛风的高血压患者。

注意事项:此类药物的不良反应轻微而短暂,因不良反应需中止治疗者极少。不良反应为头晕、与剂量有关的直立性低血压、皮疹、血管神经性水肿、腹泻、肝功能异常、肌痛和偏头痛等。禁用对象与ACEI相同。

(6)α_1受体阻滞剂。

作用机制:这类药可选择性阻滞血管平滑肌突触后膜α_1受体,使小动脉和静脉扩张,外周阻力降低。长期应用对糖代谢并无不良影响,且可改善脂代谢,升高HDL-C水平,还能减轻前列腺增生患者的排尿困难,缓解症状。降压作用较可靠,但是否与利尿剂、受体阻滞剂一样具有降低病死率的效益,尚不清楚。

种类和应用方法:常用制剂有哌唑嗪1 mg,每天1次;多沙唑嗪1~6 mg,每天1次;特拉唑嗪1~8 mg,每天1次;苯哌地尔25~50 mg,每天2次。

适应证:目前一般用于轻中度高血压,尤其适用于伴高脂血症或前列腺肥大患者。

注意事项:主要不良反应为"首剂现象",多见于首次给药后30~90分钟,表现为严重的直立性低血压、眩晕、晕厥、心悸等,系由于内脏交感神经的收缩血管作用被阻滞后,静脉舒张使回心血量减少。首剂现象以哌唑嗪较多见,特拉唑嗪较少见。合用β受体阻滞剂、低钠饮食或曾用过利尿剂者较易发生。防治方法是首剂量减半,临睡前服用,服用后平卧或半卧休息60~90分钟,并在给药前至少一天停用利尿剂。其他不良反应有头痛、嗜睡、口干、心悸、鼻塞、乏力、性功能障碍等,常可在连续用药过程中自行减轻或缓解。有研究表明哌唑嗪能增加高血压患者的死亡率,因此现在临床上已很少应用。

(六)降压药物的联合应用

降压药物的联合应用已公认为是较好和合理的治疗方案。

1.联合用药的意义

研究表明,单药治疗使高血压患者血压达标[<18.7/120 kPa(140/90 mmHg)]比率仅为40%~50%,而两种药物的合用可使70%~80%的患者血压达标。HOT试验结果表明,达到预定血压目标水平的患者中,采用单一药物、两药合用或三药合用的患者分别占30%~40%、40%~50%和少于10%,处于联合用药状态约占68%。

联合用药可减少单一药物剂量,提高患者的耐受性和依从性。单药治疗如效果欠佳,只能加大剂量,这就增加不良反应发生的危险性,且有的药物随剂量增加,不良反应增大的危险性超过了降压作用增加的效益,亦即药物的危险/效益比转向不利的一面。联合用药可避免此种两难局面。

联合用药还可使不同的药物互相取长补短,有可能减轻或抵消某些不良反应。任何药物在长期治疗中均难以完全避免其不良反应,如β受体阻滞剂的减慢心率作用,CCB可引起踝部水肿和心率加快。这些不良反应如能选择适当的合并用药就有可能被矫正或消除。

2.利尿剂为基础的两种药物联合应用

大型临床试验表明,噻嗪类利尿剂可与其他降压药有效地合用,故在需要合并用药时利尿剂可作为基础药物。常采用下列合用方法。

(1)利尿剂加 ACEI 或血管紧张素Ⅱ受体拮抗剂:利尿剂的不良反应是激活 RAAS,造成一系列不利于降低血压的负面作用。然而,这反而增强了 ACEI 或血管紧张素Ⅱ受体拮抗剂对 RAAS 的阻断作用,亦即这两种药物通过利尿剂对 RAAS 的激活,可产生更强有力的降压效果。此外,ACEI 和血管紧张素Ⅱ受体拮抗剂由于可使血钾水平稍上升,从而能防止利尿剂长期应用所致的电解质紊乱,尤其是低血钾等不良反应。

(2)利尿剂加β受体阻滞剂或 α_1 受体阻滞剂:β受体阻滞剂可抵消利尿剂所致的交感神经兴奋和心率增快作用,而噻嗪类利尿剂又可消除β受体阻滞剂或 α_1 受体阻滞剂的促肾滞钠作用。此外,在对血管的舒缩作用上噻嗪类利尿剂可加强 α_1 受体阻滞剂的扩血管效应,而抵消β受体阻滞剂的缩血管作用。

3.CCB 为基础的两药合用

我国临床上初治药物中仍以 CCB 最为常用。国人对此类药一般均有良好反应,CCB 为基础的联合用药在我国有广泛的基础。

(1)CCB 加 ACEI:前者具有直接扩张动脉的作用,后者通过阻断 RAAS 和降低交感活性,既扩张动脉,又扩张静脉,故两药在扩张血管上有协同降压作用。二氢吡啶类 CCB 产生的踝部水肿可被 ACEI 消除。两药在心肾和血管保护上,在抗增殖和减少蛋白尿上亦均有协同作用。此外,ACEI 可阻断 CCB 所致反射性交感神经张力增加和心率加快的不良反应。

(2)二氢吡啶类 CCB 加β受体阻滞剂:前者具有的扩张血管和轻度增加心排血量的作用,正好抵消β受体阻滞剂的缩血管及降低心排血量作用。两药对心率的相反作用可使患者心率不受影响。

4.其他的联合应用方法

如两药合用仍不能奏效,可考虑采用 3 种药物合用,例如噻嗪类利尿剂加 ACEI 加水溶性β受体阻滞剂(阿替洛尔),或噻嗪类利尿剂加 ACEI 加 CCB,以及利尿剂加β受体阻滞剂加其他血管扩张剂(肼屈嗪)。

(侯光友)

第二节　继发性高血压

继发性高血压也称症状性高血压,是指由一定的基础疾病引起的高血压,占所有高血压患者的1%～5%。由于继发性高血压的出现与某些确定的疾病和原因有关,一旦这些原发疾病(如原发性醛固酮增多症、嗜铬细胞瘤、肾动脉狭窄等)治愈后,高血压即可消失。所以临床上,对一个高血压患者(尤其是初发病例),应给予全面详细评估,以发现有可能的继发性高血压的病因,利于进一步治疗。

一、继发性高血压的基础疾病

(一)肾性高血压

(1)肾实质性:急、慢性肾小球肾炎,多囊肾,糖尿病肾病,肾积水。

(2)肾血管性:肾动脉狭窄、肾内血管炎。

(3)肾素分泌性肿瘤。

(4)原发性钠潴留(Liddle's 综合征)。

(二)内分泌性高血压

(1)肢端肥大症。

(2)甲状腺功能亢进。

(3)甲状腺功能减退。

(4)甲状旁腺功能亢进。

(5)肾上腺皮质:库欣综合征、原发性醛固酮增多症、嗜铬细胞瘤。

(6)女性长期口服避孕药。

(7)绝经期综合征等。

(三)血管病变

主动脉缩窄、多发性大动脉炎。

(四)颅脑病变

脑肿瘤、颅内压增高、脑外伤、脑干感染等。

(五)药物

如糖皮质激素、拟交感神经药、甘草等。

(六)其他

高原病、红细胞增多症、高血钙等。

二、常见的继发性高血压几种类型的特点

(一)肾实质性疾病所致的高血压

1.急性肾小球肾炎

(1)多见于青少年。

(2)起病急。

(3)有链球菌感染史。

(4)发热、血尿、水肿等表现。

2.慢性肾小球肾炎

应注意与高血压病引起的肾脏损害相鉴别。

(1)反复水肿史。

(2)贫血明显。

(3)血浆蛋白低。

(4)蛋白尿出现早而血压升高相对轻。

(5)眼底病变不明显。

3.糖尿病肾病

无论是胰岛素依赖型糖尿病(1型)或非胰岛素依赖型糖尿病(2型),均可发生肾损害而有高血压、肾小球硬化、肾小球毛细血管基膜增厚为主要的病理改变,早期肾功能正常,仅有微量蛋白尿,血压也可能正常;病情发展,出现明显蛋白尿及肾功能不全时血压升高。

对于肾实质病变引起的高血压,可以应用 ACEI 治疗,对肾脏有保护作用,除降低血压外,还可减少蛋白尿,延缓肾功能恶化。

(二)嗜铬细胞瘤

肾上腺髓质或交感神经节等嗜铬细胞肿瘤,间歇或持续分泌过多的肾上腺素和去甲肾上腺素,出现阵发性或持续性血压升高。其临床特点包括以下几个方面。

(1)有剧烈头痛,心动过速、出汗、面色苍白、血糖增高、代谢亢进等特征。

(2)对一般降压药物无效。

(3)血压增高期测定血或尿中儿茶酚胺及其代谢产物香草基杏仁酸(VMA),显著增高。

(4)超声、放射性核素、CT、MRI 可显示肿瘤的部位。

(5)大多数肿瘤为良性,可做手术切除。

(三)原发性醛固酮增多症

此病系肾上腺皮质增生或肿瘤分泌过多醛固酮所致。其特征包括以下几点。

(1)长期高血压伴顽固的低血钾。

(2)肌无力、周期性瘫痪、烦渴、多尿等。

(3)血压多为轻、中度增高。

(4)实验室检查:有低血钾、高血钠、代谢性碱中毒、血浆肾素活性降低、尿醛固酮排泄增多。

(5)螺内酯试验(+)具有诊断价值。

(6)超声、放射性核素、CT 可做定位诊断。

(7)大多数原发性醛固酮增多症是由单一肾上腺皮质腺瘤所致,手术切除是最好的治疗方法。

(8)螺内酯是醛固酮拮抗剂,可使血压降低,血钾升高,症状减轻。

(四)皮质醇增多症(库欣综合征)

由于肾上腺皮质肿瘤或增生,导致皮质醇分泌过多。其临床特点表现为以下几点。

(1)水钠潴留,高血压。

(2)向心性肥胖、满月脸,多毛、皮肤纹、血糖升高。

(3)24 小时尿中 17-羟类固醇或 17-酮类固醇增多。

(4)肾上腺皮质激素兴奋者试验阳性。

(5)地塞米松抑制试验阳性。

(6)颅内蝶鞍 X 线检查、肾上腺 CT 扫描,以及放射性碘化胆固醇肾上腺扫描可用于病变定位。

(五)肾动脉狭窄

(1)可为单侧或双侧。

(2)青少年患者的病变性质多为先天性或炎症性,老年患者多为动脉粥样硬化性。

（3）高血压进展迅速或高血压突然加重，呈恶性高血压表现。

（4）舒张压中、重度升高。

（5）四肢血压多不对称，差别大，有时呈无脉症。

（6）体检时可在上腹部或背部肋脊角处闻及血管杂音。

（7）眼底呈缺血性进行性改变。

（8）对各类降压药物疗效较差。

（9）大剂量断层静脉肾盂造影，放射性核素肾图有助诊断。

（10）肾动脉造影可明确诊断。

（11）药物治疗可选用 ACEI 或钙通道阻滞剂，但双侧肾动脉狭窄者不宜应用，以避免可能使肾小球滤过率进一步降低，肾功能恶化。

（12）经皮肾动脉成形术（PTRA）手术简便，疗效好，为首选治疗。

（13）必要时，可行血流重建术、肾移植术、肾切除术。

（六）主动脉缩窄

主动脉缩窄为先天性血管畸形，少数为多发性大动脉炎引起。其临床特点表现为以下几点。

（1）上肢血压升高而下肢血压不高或降低，呈上肢血压高于下肢的反常现象。

（2）肩胛间区、胸骨旁、腋部可有侧支循环动脉的搏动和杂音或腹部听诊有血管杂音。

（3）胸部 X 线摄影可显示肋骨受侧支动脉侵蚀引起的切迹。

（4）主动脉造影可确定诊断。

（侯光友）

第三节 心 律 失 常

心律失常是指心脏冲动的频率、节律、起源部位、传导速度或激动次序的异常。正常心脏冲动起源于窦房结，先后经结间束、房室结、希氏束、左和右束支及浦肯野纤维至心室。心律失常的发生是由于多种原因引起心肌细胞的自律性、兴奋性、传导性改变，导致心脏冲动形成和／或传导异常。临床上根据发作时心率的快慢，可将心律失常分为快速心律失常和缓慢心律失常。前者包括期前收缩、心动过速、心房颤动、心室颤动等，后者包括窦性缓慢心律失常、房室传导阻滞等。心律失常发生在无器质性心脏病者，大多病程短，可自行恢复，对血流动力学无明显影响，一般不增加心血管死亡危险性。发生于严重器质性心脏病或离子通道病的心律失常，病程较长，常有严重血流动力学障碍，可诱发心绞痛、休克、心力衰竭、昏厥甚至猝死，称重症心律失常。常见的病因为急性冠脉综合征、陈旧性心肌梗死、慢性充血性心力衰竭（射血分数＜40％）、各类心肌病、长 Q-T 间期综合征、预激综合征等。

心律失常的诊断应从详尽采集病史入手，病史通常能提供对诊断有用的线索。心电图检查是诊断心律失常最重要的一项无创性检查技术，应记录 12 导联心电图，并记录清楚显示 P 波导联的心电图长条以备分析，通常选择 V_1 或 Ⅱ 导联。系统分析应包括心房与心室节律是否规则，频率各为若干；P-R 间期是否恒定；P 波与 QRS 波群是否正常；P 波与 QRS 波群的相互关系等。在确定心律失常类型后，对重症心律失常患者，在院前和院内对其进行急救时首先要判断有无严重血流动力学障碍,并建立静脉通道,给予吸氧、心电监护,使用电击复律和/或抗心律失常药物迅速纠正心律失常。在血流动力学稳定、心律失常已纠正的情况下再分析、判断导致心律失常的病因和诱因,并给予相应的处理。

一、阵发性室上性心动过速

阵发性室上性心动过速,简称室上速,是一种阵发性、规则而快速的异位心律。根据起搏点部位及发生机制的不同,包括窦房折返性心动过速、心房折返性心动过速、自律性房性心动过速、房室结内折返性心动过速等。此外,利用隐匿性房室旁路逆行传导的房室折返性心动过速习惯上也归属于室上性心动过速的范畴。由于心动过速发作时频率很快,P 波往往埋伏于前一个T 波中,不易判定起搏点的部位,故常统称为阵发性室上性心动过速。在全部室上速病例中,房室结内折返性心动过速和房室折返性心动过速占 90% 以上。

(一)病因

阵发性室上性心动过速常见于正常的青年,情绪激动、疲劳或烟酒过量常可诱发。亦可见于各种心脏病患者,如冠心病、风湿性心脏病、慢性肺源性心脏病、甲状腺功能亢进性心脏病等。

(二)发病机制

折返是阵发性室上性心动过速发生的主要机制。由触发活动、自律性增高引起者为数甚少。在房室结存在双径路、房室间存在隐匿性房室旁路、窦房结细胞群之间存在功能性差异、心房内三条结间束或心房肌的传导性能不均衡或中断的情况下,两条传导性和不应期不一致的传导通路如形成折返环,其中一条传导通路出现单向传导阻滞时,适时的期前收缩或程序刺激在非阻滞通路上传导的时间使单向传导阻滞的通路脱离不应期,冲动沿着一定的方向在折返环中运行,即可形成阵发性室上性心动过速。

(三)临床表现

心动过速发作突然起始与终止,持续时间长短不一。症状包括心悸、胸闷、焦虑不安、头晕,少数患者可出现晕厥、心绞痛、心力衰竭、休克。症状轻重取决于发作时心室率快速的程度、持续时间,以及有无血流动力学障碍,亦与原发病的严重程度有关。体检心尖区第一心音强度恒定,心律绝对规则。

(四)诊断

1.心电图特征

(1)心率 150～250 次/分,节律规则。

(2)QRS 波群形态与时限正常,发生室内差异性传导或原有束支传导阻滞时,QRS 波群形态异常。

(3)P 波形态与窦性心律时不同,且常与前一个心动周期的 T 波重叠而不易辨认。

(4)ST 段轻度下移,T 波平坦或倒置(图 4-2)。

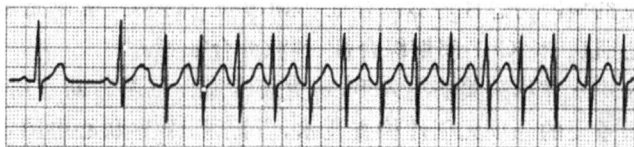

图 4-2 阵发性室上性心动过速

2.评估

(1)判断有无严重的血流动力学障碍、缺氧、二氧化碳潴留和电解质紊乱。

(2)判断有无器质性心脏病、心功能状态和发作的诱因。

(3)询问既往有无阵发性心动过速发作,每次发作的持续时间、主要症状及诊治情况。

(五)急诊处理

在吸氧、心电监护、建立静脉通路后,根据患者基础的心脏状况、既往发作的情况、有无血流动力学障碍,以及对心动过速的耐受程度做出处理。

1.同步直流电复律

当患者有严重的血流动力学障碍时,需要紧急电击复律。抗心律失常药物治疗无效亦应施行电击复律。能量一般选择 100~150 J。电击复律时如患者意识清楚,应给予地西泮 10~30 mg 静脉注射。应用洋地黄者不应电复律治疗。

2.刺激迷走神经

如患者心功能与血压正常,可先尝试刺激迷走神经的方法。颈动脉窦按摩(患者取仰卧位,先行右侧,每次 5~10 秒,切不可两侧同时按摩,以免引起脑缺血)、Valsalva 动作(深吸气后屏气、再用力呼气)、诱导恶心、将面部浸没于冰水中等方法可使心动过速终止。

3.腺苷与钙通道阻滞剂

首选治疗药物为腺苷,6~12 mg 静脉注射,时间 1~2 秒。腺苷起效迅速,不良反应有胸部压迫感、呼吸困难、面部潮红、窦性心动过缓、房室传导阻滞等。由于其半衰期短于 6 秒,不良反应即使发生亦很快消失。如腺苷无效可改用维拉帕米,首次 5 mg 稀释后静脉注射,时间为3~5 分钟,无效间隔 10 分钟再静脉注射 5 mg。亦可使用地尔硫䓬 0.25~0.35 mg/kg。上述药物疗效达 90% 以上。如患者合并心力衰竭、低血压或为宽 QRS 波心动过速,尚未明确室上性心动过速的诊断时,不应选用钙通道阻滞剂,宜选用腺苷静脉注射。

4.洋地黄与 β 受体阻滞剂

毛花苷 C 0.4~0.8 mg 稀释后静脉缓慢注射,以后每 2~4 小时静脉注射 0.2~0.4 mg,24 小时总量在 1.6 mg 以内。目前洋地黄已较少应用,但对伴有心功能不全患者仍为首选。

β 受体阻滞剂也能有效终止心动过速,但应避免用于失代偿的心力衰竭患者,并以选用短效 β 受体阻滞剂(如艾司洛尔)较为合适,剂量 50~200 μg/(kg·min)。

5.普罗帕酮

1~2 mg/kg(常用 70 mg)稀释后静脉注射,无效间隔 10~20 分钟再静脉注射 1 次,一般静脉注射总量不超过 280 mg。由于普罗帕酮有负性肌力作用及抑制传导系统作用,且个体间存在较大差异,对有心功能不全者禁用,对有器质性心脏病、低血压、休克、心动过缓者等慎用或禁用。

6.其他

合并低血压可应用升压药物,通过升高血压反射性地兴奋迷走神经、终止心动过速。可选用间羟胺 10~20 mg 或甲氧胺 10~20 mg,稀释后缓慢静脉注射。有器质性心脏病或高血压者不宜使用。

二、室性心动过速

室性心动过速简称室速,是指连续 3 个或 3 个以上的室性期前收缩,频率>100 次/分所构成的快速心律失常。

（一）病因

室速常发生于各种器质性心脏病,以缺血性心脏病最为常见;其次为心肌病、心力衰竭、二尖瓣脱垂、瓣膜性心脏病等;其他病因包括代谢紊乱、电解质紊乱、长 Q-T 间期综合征、Brugada 综合征、药物中毒等。少数室速可发生于无器质性心脏病者,称为特发性室速。

（二）发病机制

1.折返

折返形成必须具备两条解剖或功能上相互分离的传导通路、部分传导途径的单向阻滞和另一部分传导缓慢这三个条件。心室内的折返可为大折返、微折返。前者具有明确的解剖途径;后者为发生于小块心肌甚至于细胞水平的折返,是心室内的折返最常见的形式。心肌的缺血、低血钾及代谢障碍等引起心室肌细胞膜电位改变,动作电位时间、不应期、传导性的非均质性,使心肌电活动不稳定而诱发室速。

2.自律性增高

心肌缺血、缺氧、牵张过度均可使心室异位起搏点 4 相舒张期除极坡度增加、降低阈电位或提高静息电位的水平,使心室肌自律性增高而诱发室速。

3.触发活动

由后除极引起的异常冲动的发放。常由前一次除极活动的早期后除极或延迟后除极所诱发。它可见于局部儿茶酚胺浓度增高、心肌缺血-再灌注、低血钾、高血钙及洋地黄中毒时。

（三）临床表现

室速临床症状的轻重视发作时心脏基础病变、心功能状态、频率及持续时间等不同而异,而有很大差别。非持续性室速的患者通常无症状。持续性室速常伴有明显的血流动力学障碍与心肌缺血。临床症状包括心悸、气促、低血压、心绞痛、少尿、晕厥等。听诊心律轻度不规则,第一、第二心音分裂。室速发生房室分离时,颈静脉搏动出现间歇性 a 波,第一心音响度及血压随每次心搏而变化;室速伴有房颤时,则第一心音响度变化和颈静脉搏动间歇性 a 波消失。部分室速蜕变为心室颤动而引起患者猝死。

（四）诊断与鉴别诊断

1.心电图特征

(1)3 个或 3 个以上的室性期前收缩连续出现。

(2)QRS 波群宽大、畸形,时间>0.12 秒,ST-T 波方向与 QRS 波群主波方向相反。

(3)心室率通常为 100～250 次/分,心律规则,但亦可不规则。

(4)心房独立活动与 QRS 波群无固定关系,形成房室分离;偶尔个别或所有心室激动逆传夺获心房。

(5)通常发作突然开始。

(6)心室夺获与室性融合波:室速发作时少数室上性冲动可下传心室,产生心室夺获,表现为在 P 波之后提前发生一次正常的 QRS 波群。室性融合波的 QRS 波群形态介于窦性与异位心室搏动之间,其意义为部分夺获心室。心室夺获与室性融合波的存在对确立室速的诊断有重要价值(图 4-3)。

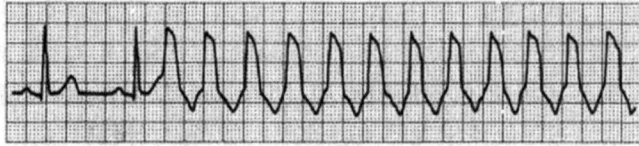

图 4-3　室性心动过速

2.室速的分类

(1)按室速发作持续时间的长短分为:①持续性室速,发作时间 30 秒以上,或室速发作时间未达 30 秒,但出现严重的血流动力学异常,需药物或电复律始能终止;②非持续性室速,发作时间短于 30 秒,能自行终止。

(2)按室速发作时 QRS 波群形态不同分为:①单形性室速,室速发作时,QRS 波群形态一致;②多形性室速,室速发作时,QRS 波群呈 2 种或 2 种以上形态。

(3)按室速发作时血流动力学的改变分为:①血流动力学稳定性室速;②血流动力学不稳定性室速。

(4)按室速持续时间和形态的不同分为:①单形性持续性室速;②单形性非持续性室速;③多形性持续性室速;④多形性非持续性室速。

3.鉴别诊断

室速与阵发性室上性心动过速伴束支传导阻滞或室内差异性传导或合并预激综合征的心电图十分相似,但各自的临床意义及治疗完全不同,因此应进行鉴别。

(1)阵发性室上性心动过速伴室内差异性传导:室速与阵发性室上性心动过速伴室内差异性传导酷似,均为宽 QRS 波群心动过速,二者应仔细鉴别。下述诸点有助于阵发性室上性心动过速伴室内差异性传导的诊断:①每次心动过速均由期前发生的 P 波开始;②P 波与 QRS 波群相关,通常呈 1:1 房室比例;③刺激迷走神经可减慢或终止心动过速。

(2)预激综合征伴心房颤动:预激综合征患者发生心房颤动,冲动沿旁道下传预激心室表现为宽 QRS 波,沿房室结下传表现为窄 QRS 波,有时二者融合 QRS 波介于二者之间。当室率较快时易与室速混淆。下述诸点有助于预激综合征伴心房颤动的诊断:①心房颤动发作前后有预激综合征的心电图形;②QRS 时限>0.20 秒,且由于预激心室程度不同 QRS 时限可有差异;③心律明显不齐,心率多>200 次/分;④心动过速 QRS 波中有预激综合征心电图形时有利于预激综合征伴心房颤动的诊断。

4.评估

(1)判断血流动力学状态、有无脉搏:当心电图显示为室性心动过速或宽 QRS 波心动过速时,首先要判断患者血流动力学是否稳定、有无脉搏。

(2)确定室速的类型、持续时间。

(3)判断有无器质性心脏病、心功能状态和发作的诱因。

(4)判断 Q-T 间期有无延长、是否合并低血钾和洋地黄中毒等。

(五)急诊处理

室速的急诊处理原则:对非持续性的室速,无症状、无晕厥史、无器质性心脏病者无须治疗;对持续性室速发作,无论有无器质性心脏病均应迅速终止发作,积极治疗原发病;对非持续性室速,有器质性心脏病患者亦应积极治疗。

1.吸氧

室性心动过速的患者,常有器质性心脏病,发作时间长时即有明显缺氧,应该注意氧气吸入。

2.直流电复律

无脉性室速、多形性室速应视同心室颤动,立即进行复苏抢救和非同步直流电复律,首次单相波能量为 360 J,双相波能量为 150 J 或 200 J。伴有低血压、休克、呼吸困难、肺水肿、心绞痛、晕厥或意识丧失等严重血流动力学障碍的单形性持续性室性心动过速者,首选同步直流电复律;药物治疗无效的单形性持续性室性心动过速者,也应行同步直流电复律。首次单相波能量为 100 J,如不成功,可增加能量。如血流动力学情况允许应予短时麻醉。洋地黄中毒引起的室性心动过速者,不宜用电复律,应给予药物治疗。

3.抗心律失常药物的使用

(1)胺碘酮:静脉注射胺碘酮基本不诱发尖端扭转性室速,也不加重或诱发心力衰竭。适用于血流动力学稳定的单形性室速、不伴 Q-T 间期延长的多形性室速、未能明确诊断的宽 QRS 心动过速、电复律无效或电复律后复发的室速、普鲁卡因胺或其他药物治疗无效的室速。在合并严重心功能受损或缺血的患者,胺碘酮优于其他抗心律失常药,疗效较好,促心律失常作用低。首剂静脉用药 150 mg,用 5%葡萄糖溶液稀释后,于 10 分钟注入。首剂用药 10~15 分钟后仍不能转复,可重复静脉注射 150 mg。室速终止后以 1 mg/min 速度静脉滴注 6 小时,随后以 0.5 mg/min 速度维持给药,原则上第一个 24 小时不超过 1.2 g,最大可达 2.2 g。第二个 24 小时及以后的维持量一般推荐 720 mg/24 h。静脉胺碘酮的使用剂量和方法要因人而异,使用时间最好不要超过4天。静脉使用胺碘酮的主要不良反应是低血压和心动过缓,减慢静脉注射速度、补充血容量、使用升压药或正性肌力药物可以预防,必要时采用临时起搏。

(2)利多卡因:近年来发现利多卡因对起源自正常心肌的室速终止有效率低;终止器质性心脏病或心力衰竭中室速的有效率不及胺碘酮和普鲁卡因胺;急性心肌梗死中预防性应用利多卡因,室颤发生率降低,但死亡率上升;此外终止室速、室颤复发率高,因此利多卡因已不再是终止室速、室颤的首选药物。首剂用药 50~100 mg,稀释后 3~5 分钟内静脉注射,必要时间隔 5~10 分钟后可重复 1 次,至室速消失或总量达 300 mg,继以 1~4 mg/min 的速度维持给药。主要不良反应有嗜睡、感觉迟钝、耳鸣、抽搐、一过性低血压等。禁忌证有高度房室传导阻滞、严重心力衰竭、休克、肝功能严重受损等。

(3)苯妥英钠:它能有效地消除由洋地黄过量引起的延迟性后除极触发活动,主要用于洋地黄中毒引起的室性和房性快速心律失常。也可用于长 Q-T 间期综合征所诱发的尖端扭转性室速。首剂用药100~250 mg,以注射用水 20~40 mL 稀释后 5~10 分钟内静脉注射,必要时每隔5~10 分钟重复静脉注射 100 mg,但 2 小时内不宜超过 500 mg,1 天不宜超过 1 000 mg。治疗有效后改口服维持,第 2~3 天维持量 100 mg,5 次/天;以后改为每 6 小时 1 次。主要不良反应有头晕、低血压、呼吸抑制、粒细胞减少等。禁忌证有低血压、高度房室传导阻滞(洋地黄中毒例外)、严重心动过缓等。

(4)普罗帕酮:1~2 mg/kg(常用 70 mg)稀释后以 10 mg/min 静脉注射,无效间隔 10~20 分钟再静脉注射 1 次,一般静脉注射总量不超过 280 mg。由于普罗帕酮有负性肌力作用及抑制传导系统作用,且个体间存在较大差异,对有心功能不全者禁用,对有器质性心脏病、低血压、休克、心动过缓者等慎用或禁用。

(5)普鲁卡因胺:100 mg 稀释后 3~5 分钟内静脉注射,每隔 5~10 分钟重复 1 次,直至心律失常被控制或总量达 1～2 g,然后以 1～4 mg/min 的速度维持给药。为避免普鲁卡因胺产生的低血压反应,用药时应有另外一个静脉通路,可随时滴入多巴胺,保持在推注普鲁卡因胺过程中血压不降。用药时应有心电图监测。应用普鲁卡因胺负荷量时可产生 QRS 增宽,如超过用药前50％则提示已达最大耐受量,不可继续使用。

(六)特殊类型的室性心动过速

1.尖端扭转性室速

尖端扭转性室速是多形性室速的一个特殊类型,因发作时 QRS 波群的振幅与波峰呈周期性改变,宛如围绕等电位线连续扭转而得名。往往连续发作 3～20 个冲动,间以窦性冲动,反复出现,频率 200～250 次/分(图 4-4)。在非发作期可有 Q-T 间期延长。当室性期前收缩发生在舒张晚期、落在前面 T 波的终末部分可诱发室速。由于发作时频率过快可伴有血流动力学不稳定的症状,甚至心脑缺血表现,持续发作控制不满意可恶化为心室颤动和猝死。临床见于先天性长Q-T间期综合征、严重的心肌损害和代谢异常、电解质紊乱(如低血钾或低血镁)、吩噻嗪和三环类抗抑郁药及抗心律失常药物(如奎尼丁、普鲁卡因胺或丙吡胺)的使用时。

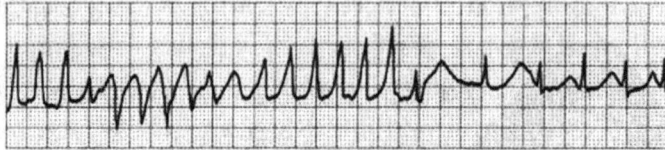

图 4-4 尖端扭转性室速

药物终止尖端扭转性室速时,首选硫酸镁,首剂 2 g,用 5％葡萄糖溶液稀释至 40 mL 缓慢静脉注射,时间 3～5 分钟,然后以 8 mg/min 的速度静脉滴注。ⅠA 类和Ⅲ类抗心律失常药物可使 Q-T 间期更加延长,故不宜应用。先天性长 Q-T 间期综合征治疗应选用 β 受体阻滞剂。对于基础心室率明显缓慢者,可起搏治疗,联合应用 β 受体阻滞剂。药物治疗无效者,可考虑左颈胸交感神经切断术,或置入埋藏式心脏复律除颤器。

2.加速性室性自主心律

加速性室性自主心律又称非阵发性室速、缓慢型室速。心电图常表现为连续发生 3～10 个起源于心室的 QRS 波群,心室率通常为 60～110 次/分。心动过速的开始与终止呈渐进性,跟随于一个室性期前收缩之后,或当心室异位起搏点自律性高于窦性频率时发生。由于心室与窦房结两个起搏点轮流控制心室节律,融合波常出现于心律失常的开始与终止时,心室夺获亦很常见。

加速性室性自主心律失常发生于心脏病患者,特别是急性心肌梗死再灌注期间、心脏手术、心肌病、风湿热与洋地黄中毒。发作短暂或间歇。患者一般无症状,亦不影响预后。通常无须治疗。

三、心房扑动

心房扑动简称房扑,是一种快速而规则、药物难以控制的心房异位心律,较心房颤动少见。

(一)病因

心房扑动常发生于器质性心脏病,如风湿性心脏病、冠心病、高血压性心脏病、心肌病等。此外,肺栓塞、慢性充血性心力衰竭、二/三尖瓣狭窄与反流导致心房扩大,亦可出现心房扑动。其他病因有甲状腺功能亢进症、酒精中毒、心包炎等,亦可见于一些无器质性心脏病的患者。

(二)发病机制

心脏电生理研究表明,房扑系折返所致。因这些折返环占领了心房的大部分区域,故称之为"大折返"。下腔静脉至三尖瓣环间的峡部常为典型房扑折返环的关键部位。围绕三尖瓣环呈逆钟向折返的房扑最常见,称典型房扑(Ⅰ型);围绕三尖瓣环呈顺钟向折返的房扑较少见,称非典型房扑(Ⅱ型)。

(三)临床表现

心房扑动往往有不稳定的倾向,可恢复为窦性心律或进展为心房颤动,亦可持续数月或数年。按摩颈动脉窦能突然成比例减慢心房扑动者的心室率,停止按摩后又恢复至原先心室率水平。令患者运动、施行增加交感神经张力或降低迷走神经张力的方法,可促进房室传导,使心房扑动的心室率成倍数增加。

房扑患者常有心悸、呼吸困难、乏力或胸痛等症状。有些房扑患者症状较为隐匿,仅表现为活动时乏力。如房扑伴有极快的心室率,可诱发心绞痛、心力衰竭。体检可见快速的颈静脉扑动。房室传导比例发生改变时,第一心音强度也随之变化。未得到控制且心室率极快的房扑,长期发展会导致心动过速性心肌病。

(四)诊断

1.心电图特征

(1)反映心房电活动的窦性 P 波消失,代之以规律的锯齿状扑动波称为 F 波,扑动波之间的等电位线消失,在 Ⅱ、Ⅲ、aVF 或 V₁ 导联最为明显,典型房扑在 Ⅱ、Ⅲ、aVF 导联上的扑动波呈负向,V₁ 导联上的扑动波呈正向,移行至 V₆ 导联时则扑动波演变成负向波。心房率为 250～350 次/分。非典型房扑,表现为 Ⅱ、Ⅲ、aVF 导联上的正向扑动波和 V₁ 导联上的负向扑动波,移行至 V₆ 导联时则扑动波演变正向扑动波,心房率为 340～430 次/分。

(2)心室率规则或不规则,取决于房室传导比例是否恒定。当心房率为 300 次/分,未经药物治疗时,心室率通常为 150 次/分(2∶1 房室传导)。使用奎尼丁、普罗帕酮等药物,心房率减慢至 200 次/分以下,房室传导比例可恢复 1∶1,导致心室率显著加速。预激综合征和甲状腺功能亢进症并发房扑,房室传导比例如为 1∶1,可产生极快的心室率。不规则的心室率是由于房室传导比例发生变化,如 2∶1 与 4∶1 传导交替所致。

(3)QRS 波群呈室上性,时限正常。当合并预激综合征、室内差异性传导和束支传导阻滞时,QRS 波增宽、畸形(图 4-5)。

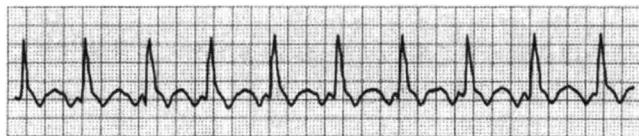

图 4-5　心房扑动

2.评估

(1)判断有无严重的血流动力学障碍。

(2)判断有无器质性心脏病、心功能状态和发作的诱因。

(3)判断房扑的持续时间。

（五）急诊处理

心房扑动常发生于器质性心脏病，在吸氧、心电监护、建立静脉通路后，根据患者基础的心脏状况、有无血流动力学障碍做出处理。房扑急诊处理的目的是在对原发病进行治疗的基础上将其转复为窦性心律，预防复发或单纯减慢心率以缓解临床症状。

1.心律转复

（1）直流电同步复律：是终止房扑最有效的方法。房扑发作时有严重的血流动力学障碍或出现心力衰竭，应首选直流电复律；对持续性房扑药物治疗无效者，亦宜用电复律。大多数房扑仅需50 J的单相波或更小的双相波电击，即能成功地将房扑转复为窦性心律。成功率为95％～100％。

（2）心房快速起搏：适用于电复律无效者，或已应用大剂量洋地黄不适宜复律者。成功率为70％～80％。对典型房扑（Ⅰ型）效果较好而对非典型房扑（Ⅱ型）无效。对于房扑伴1∶1传导或旁路前向传导，由于快速心房起搏可诱发快速心室率甚至心室颤动，故为心房快速起搏禁忌。将电极导管插至食管的心房水平，或经静脉穿刺插入电极导管至右心房处，以快于心房率10～20次/分开始，当起搏至心房夺获后突然终止起搏，常可有效地转复房扑为窦性心律。当初始频率不能终止房扑时，在原来起搏频率基础上增加10～20次/分，必要时重复上述步骤。终止房扑最有效的起搏频率一般为房扑频率的120％～130％。

（3）药物复律：对房扑复律有效的药物有以下几种。①伊布利特：转复房扑的有效率为38％～76％，转复时间平均为30分钟。研究证实，其复律成功与否与房扑持续时间无关。严重的器质性心脏病、Q-T间期延长或有窦房结病变的患者，不应给予伊布利特治疗。②普罗帕酮：急诊转复房扑的成功为40％。③索他洛尔：1.5 mg/kg转复房扑成功率远不如伊布利特。

2.药物控制心室率

对血流动力学稳定的患者，首先以降低心室率为治疗目的。

（1）洋地黄制剂：是房扑伴心功能不全患者的首选药物。可用毛花苷C 0.4～0.6 mg稀释后缓慢静脉注射，必要时于2小时后再给0.2～0.4 mg，使心率控制在100次/分以下后改为口服地高辛维持。房扑大多数先转为房颤，如继续使用或停用洋地黄过程中，可能恢复窦性心律；少数从心房扑动转为窦性心律。

（2）钙通道阻滞剂：首选维拉帕米，5～10 mg稀释后缓慢静脉注射，偶可直接复律，或经房颤转为窦性心律，口服疗效差。静脉应用地尔硫䓬亦能有效控制房扑的心室率。主要不良反应为低血压。

（3）β受体阻滞剂：可减慢房扑之心室率。

（4）对于房扑伴1∶1房室传导，多为旁道快速前向传导。可选用延缓旁道传导的普罗帕酮、胺碘酮、普鲁卡因胺等，禁用延缓房室传导、增加旁道传导而加快室率的洋地黄和维拉帕米等。

3.药物预防发作

多非利特、氟卡尼、胺碘酮均可用于预防发作。但ⅠC类抗心律失常药物治疗房扑时必须与β受体阻滞剂或钙通道阻滞剂合用，原因是ⅠC类抗心律失常药物可减慢房扑频率，并引起1∶1房室传导。

4.抗凝治疗

新近观察显示，房扑复律过程中栓塞的发生率为1.7％～7.0％，未经充分抗凝的房扑患者直流电复律后栓塞风险为2.2％。房扑持续时间超过48小时的患者，在采用任何方式的复律之前均应抗凝治疗。只有在下列情况下才考虑心律转复：患者抗凝治疗达标（INR值为 2.0～3.0）、房扑持续时间少于 48 小时或经食管超声未发现心房血栓。食管超声阴性者，也应给予抗凝治疗。

四、心房颤动

心房颤动亦称心房纤颤，简称房颤，指心房丧失了正常的、规则的、协调的、有效的收缩功能，而代之以 350～600 次/分的不规则颤动，是一种十分常见的心律失常。绝大多数见于器质性心脏病患者，可呈阵发性或持续性。在人群中的总发病率约为 0.4%，65 岁以上老年人发病率为3%～5%，80 岁后发病率可达 8%～10%。合并房颤后心脏病病死率增加 2 倍，如无适当抗凝，脑卒中增加 5 倍。

(一)病因

房颤常发生于原有心血管疾病者，常见于风湿性心脏病、冠心病、高血压性心脏病、甲状腺功能亢进、缩窄性心包炎、心肌病、感染性心内膜炎，以及慢性肺源性心脏病等。房颤发生在无心脏病变的中青年，称为孤立性房颤。老年房颤患者中部分是心动过缓-心动过速综合征的心动过速期表现。

(二)发病机制

目前得到公认的是多发微波折返学说和快速发放冲动学说。多发微波折返学说认为多发微波以紊乱方式经过心房，互相碰撞、再启动和再形成，并有足够的心房组织块来维持折返。快速发放冲动学说认为左右心房、肺静脉、腔静脉、冠状静脉窦等开口部位，或其内一定距离处(存在心房肌袖)有快速发放冲动灶，驱使周围心房组织产生心房颤动，由多发微波折返机制维持，快速发放冲动停止后心房颤动仍会持续。

(三)临床表现

房颤时心房有效收缩消失，心排血量比窦性心律时减少 25% 或更多。症状的轻重与患者心功能及心室率的快慢有关。轻者可仅有心悸、气促、乏力、胸闷;重者可致急性肺水肿、心绞痛、心源性休克甚至昏厥。阵发性房颤者自觉症状常较明显。房颤伴心房内附壁血栓者，可引起栓塞症状。房颤的典型体征是第一心音强弱不等，心律绝对不规则，脉搏短绌。

(四)诊断

1.心电图特点

(1)各导联中正常 P 波消失，代之以形态、间距及振幅均绝对不规则的心房颤动波(f 波)，频率350～600 次/分，通常在 Ⅱ、Ⅲ、aVF 或 V$_1$ 导联较为明显。

(2)R-R 间期绝对不规则，心室率较快;但在并发完全性房室传导阻滞或非阵发性交界性心动过速时，R-R 规则，此时诊断依靠 f 波的存在。

(3)QRS 波群呈室上性，时限正常。当合并预激综合征、室内差异性传导和束支传导阻滞时，QRS 波群增宽、畸形，此时心室率又很快，极易误诊为室速，食管导联心电图对诊断很有帮助。

(4)在长 R-R 间期后出现的短 R-R 间期，其 QRS 波群呈室内差异性传导(常为右束支传导阻滞型)称为 Ashman 现象;差异传导连续发生时称为蝉联现象(图 4-6)。

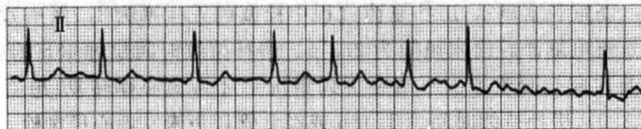

图 4-6　心房颤动

2.房颤的分类

(1)阵发性房颤:持续时间<7天(通常在 48 小时内),能自行终止,反复发作。

(2)持续性房颤:持续时间>7 天,或以前转复过,非自限性,反复发作。

(3)永久性房颤:终止后又复发,或患者无转复愿望,持久发作。

3.评估

(1)根据病史和体格检查确定患者有无器质性心脏病、心功能不全、电解质紊乱,是否正在使用洋地黄制剂。

(2)心电图中是否间歇出现或持续存在 δ 波,如存在则表明为预激综合征,洋地黄制剂和维拉帕米为禁忌药物。

(3)紧急复律是否有益处,如快速心室率所致的心肌缺血、肺水肿、血流动力学不稳定。

(4)复律后是否可维持窦律,如甲状腺疾病、左心房增大、二尖瓣疾病。

(5)发生栓塞并发症的危险因素有哪些,即是否需要抗凝治疗。

(五)急诊处理

房颤急诊处理的原则及目的:①恢复并维持窦性心律;②控制心室率;③抗凝治疗预防栓塞并发症。

1.复律治疗

(1)直流电同步复律:急性心肌梗死、难治性心绞痛、预激综合征等伴房颤患者,如有严重血流动力学障碍,首选直流电同步复律,初始能量 200 J。初始电复律失败,保持血钾在 4.5～5.0 mmol/L,30 分钟静脉注射胺碘酮 300 mg(随后 24 小时静脉滴注 900～1 200 mg),尝试进一步除颤。血流动力学稳定、房颤时心室率快(>100 次/分),用洋地黄难以控制,或房颤反复诱发心力衰竭或心绞痛,药物治疗无效,也需尽快电复律。

(2)药物复律:房颤发作在 7 天内的患者药物复律的效果最好。大多数这样的患者房颤是第一次发作,不少患者发作后 24～48 小时可自行复律。房颤时间较长的患者(>7 天)很少能自行复律,药物复律的成功率也大大减少。复律成功与否与房颤持续时间的长短、左心房大小和年龄有关。已证实有效的房颤复律药物有胺碘酮、普罗帕酮、氟卡尼、伊布利特、多非利特、奎尼丁。①普罗帕酮:用于≤7 天的房颤患者,单剂口服 450～600 mg,转复有效率可达 60% 左右。但不能用于 75 岁以上的老年患者、心力衰竭、病态窦房结综合征、束支传导阻滞、QRS≥0.12 秒、不稳定心绞痛、6 个月内有过心肌梗死、二度以上房室传导阻滞者等。②胺碘酮:可静脉或口服应用。口服用药住院患者 1.2～1.8 g/d,分次服,直至总量达 10 g,然后0.2～0.4 g/d维持;门诊患者0.6～0.8 g/d,分次服,直至总量达 10 g 后 0.2～0.4 g/d 维持。静脉用药者为30～60 分钟内静脉注射 5～7 mg/kg,然后 1.2～1.8 g/d 持续静脉滴注或分次口,直至总量达 10 g 后0.2～0.4 g/d维持。转复有效率为 20%～70%。③伊布利特:适用于 7 天左右的房颤。1 mg 静脉注射10 分钟,若 10 分钟后未能转复可重复 1 mg。应用时必须心电监护 4 小时。转复有效率为20%～75%。

2.控制心室率

(1)短期迅速控制心室率：血流动力学稳定的患者最初治疗目标是迅速控制心室率,使患者心室率≤100 次/分,保持血流动力学稳定,减轻患者症状,以便赢得时间,进一步选择最佳治疗方案。初次发作且在 24～48 小时的急性房颤或部分阵发性患者心室率控制后,可能自行恢复为窦性心律。

毛花苷 C:是伴有心力衰竭、肺水肿患者的首选药物。0.2～0.4 mg 稀释后缓慢静脉注射,必要时于 2～6 小时后可重复使用,24 小时内总量一般不超过 1.2 mg。若近期曾口服洋地黄制剂者,可在密切观察下给毛花苷 C 0.2 mg。

钙通道阻滞剂:地尔硫草 15 mg,稀释后静脉注射,时间 2 分钟,必要时 15 分钟后重复1 次,继以15 mg/h维持,调整静脉滴注速度,使心室率达到满意控制。维拉帕米 5～10 mg,稀释后静脉注射,时间 10 分钟,必要时 30～60 分钟后重复 1 次。应注意这两种药物均有一定的负性肌力作用,可导致低血压,维拉帕米更明显,伴有明显心力衰竭者不用维拉帕米。

β 受体阻滞剂:普萘洛尔 1 mg 静脉注射,时间 5 分钟,必要时每 5 分钟重复 1 次,最大剂量至5 mg,维持剂量为每 4 小时 1～3 mg;或美托洛尔 5 mg 静脉注射,时间 5 分钟,必要时每 5 分钟重复 1 次,最大剂量 10～15 mg;艾司洛尔 0.25～0.5 mg/kg 静脉注射,时间＞1 分钟,继以 50 μg/(kg·min)静脉滴注维持。低血压与心力衰竭者忌用 β 受体阻滞剂。

上述药物应在心电监护下使用,心室率控制后应继续口服该药进行维持。地尔硫草或 β 受体阻滞剂与毛花苷 C 联合治疗能更快控制心室率,且毛花苷 C 的正性肌力作用可减轻地尔硫草和 β 受体阻滞剂的负性肌力作用。

特殊情况下房颤的药物治疗。①预激综合征伴房颤:控制心室率避免使用 β 受体阻滞剂、钙通道阻滞剂、洋地黄制剂和腺苷等,因这些药物延缓房室结传导,房颤通过旁路下传使心室率反而增快。对心功能正常者,可选用胺碘酮、普罗帕酮、普鲁卡因胺或伊布利特等抗心律失常药物,使旁路传导减慢从而降低心室率,恢复窦律。胺碘酮用法:150 mg(3～5 mg/kg),用 5%葡萄糖溶液稀释,于 10 分钟注入。首剂用药 10～15 分钟后仍不能转复,可重复 150 mg 静脉注射。继以 1.0～1.5 mg/min 的速度静脉滴注 1 小时,以后根据病情逐渐减量,24 小时总量不超过 1.2 g。②急性心肌梗死伴房颤:提示左心功能不全,可静脉注射毛花苷 C 或胺碘酮以减慢心室率,改善心功能。③甲状腺功能亢进症伴房颤:首先给予积极的抗甲状腺药物治疗。应选用非选择性 β 受体阻滞剂(如卡维地洛)。④急性肺部疾病或慢性肺部疾病伴房颤。应纠正低氧血症和酸中毒,尽量选择钙通道阻滞剂控制心室率。

(2)长期控制心室率:持久性房颤的治疗目的为控制房颤过快的心室率,可选用 β 受体阻滞剂、钙通道阻滞剂或地高辛。但应注意这些药物的禁忌证。

3.维持窦性心律

房颤心律转复后要用药维持窦性心律。除伊布利特外,用于复律的药物也用于转复后维持窦律,因此常用普罗帕酮、胺碘酮和多非利特,还可使用阿奇利特、索他洛尔。

4.预防栓塞并发症

慢性房颤(永久性房颤)患者有较高的栓塞发生率。过去有栓塞病史、瓣膜病、高血压、糖尿病、老年患者、左心房扩大、冠心病等使发生栓塞的危险性增大。存在以上任何一种情况,均应接受长期抗凝治疗。口服华法林,使凝血酶原时间国际标准化比率(INR)维持在 2.0～3.0,能安全而有效地预防脑卒中的发生。不宜应用华法林的患者,以及无以上危险因素的患者,可改用阿司匹林(每天 100～300 mg)。房颤持续时间不超过 2 天,复律前无须做抗凝治疗。否则应在复律前接受 3 周的华法林治疗,待心律转复后继续治疗 4 周。紧急复律治疗可选用静脉注射肝素或皮下注射低分子肝素,复律后仍给予 4 周的抗凝治疗。在采取上述治疗的同时,要积极寻找房颤的原发疾病和诱发因素,给予相应处理。对房颤发作频繁、心室率很快、药物治疗无效者可施行射频消融、外科手术等。

五、心室扑动与心室颤动

心室扑动和心室颤动是最严重的心律失常,简称室扑和室颤。前者心室有快而微弱的收缩,后者心室各部分肌纤维发生快而不协调的颤动,对血流动力学的影响等同于心室停搏。室扑常为室颤的先兆,很快即转为室颤。而室颤则是导致心脏性猝死的常见心律失常,也是临终前循环衰竭的心律改变。原发性室颤为无循环衰竭基础上的室颤,常见于冠心病,及时电除颤可逆转。在各种心脏病的终末期发生的室扑和室颤,为继发性室扑和室颤,预后极差。

(一)病因

各种器质性心脏病及许多心外因素均可导致室扑和室颤,以冠心病、原发性心肌病、瓣膜性心脏病、高血压性心脏病最为常见。原发性室颤则好发于急性心肌梗死、心肌梗死溶栓再灌注后,原发性心肌病、病态窦房结综合征、心肌炎、触电、低温、麻醉,低血钾、高血钾、酸碱平衡失调,奎尼丁、普鲁卡因胺、锑剂和洋地黄等药物中毒,长 Q-T 间期综合征、Brugada 综合征、预激综合征合并房颤等。

(二)发病机制

室颤可以被发生于心室易损期的期前收缩所诱发,即"R-on-T"现象。然而,室颤也可在没有"R-on-T"的情况下发生,故有理论认为当一个行进的波正面碰到解剖障碍时可碎裂产生多个子波,后者可以单独存在并作为高频率的兴奋起源点触发室颤。多数学者认为心室肌结构的不均一是形成自律性增高和折返的基质,而多个研究都提示起源于浦肯野系统的触发活动在室颤发生起始阶段的重要作用。

(三)诊断

1.临床特点

典型的表现为阿-斯(Adams-Stokes)综合征:患者突然抽搐,意识丧失,面色苍白,几次断续的叹息样呼吸之后呼吸停止;此时心音、脉搏、血压消失、瞳孔散大。部分患者阿-斯综合征表现不明显即已猝然死亡。

2.心电图

(1)心室扑动:正常的 QRS-T 波群消失,代之以连续、快速、匀齐的大振幅波动,频率 150～250 次/分,一般在发生心室扑动后,常迅速转变为心室颤动,但也可转变为室性心动过速,极少数恢复窦性心律。室扑与室性心动过速的区别在于后者 QRS 与 T 波能分开,波间有等电位线,且 ORS 时限不如室扑宽。

(2)心室颤动:QRS-T 波群完全消失,代之以形状不同、大小各异、极不均匀的波动,频率 250～500 次/分,开始时波幅尚较大,以后逐渐变小,终于消失。室颤与室扑的区别在于前者波形及节律完全不规则,且电压极小(图 4-7)。

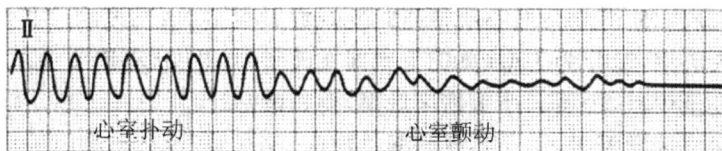

心室扑动 心室颤动

图 4-7 心室扑动与颤动

3.临床分型

(1)据室颤波振幅分型。①粗颤型:室颤波振幅>0.5 mV,多见于心肌收缩功能较好的患者,心肌蠕动幅度相对粗大有力,张力较好,对电除颤效果好。②细颤型:室颤波振幅<0.5 mV,多见于心肌收缩功能较差的情况。对电除颤疗效差。

(2)据室颤前心功能分型。①原发性室颤:又称非循环衰竭型室颤。室颤前无低血压、心力衰竭或呼吸衰竭,循环功能相对较好。室颤的发生与心肌梗死等急性病变有关。除颤成功率约为80%。②继发性室颤:又称循环衰竭型室颤。室颤前常有低血压、心力衰竭或呼吸衰竭,常同时存在药物、电解质紊乱等综合因素,除颤成功率低(<20%)。③特发性室颤:室颤发生前后均未发现器质性心脏病,室颤常突然发生,多数来不及复苏而猝死,部分自然终止而幸存。室颤幸存者常有复发倾向,属于单纯的心电疾病。④无力型室颤:又称临终前室颤。临终患者约有50%可出现室颤,室颤波频率慢,振幅低。

(四)急诊处理

1.非同步直流电击除颤

心室扑动或心室颤动一旦发生,紧急给予非同步直流电击除颤1次,单相波能量选择360 J,双相波选择150~200 J。电击除颤后不应检查脉搏、心律,应立即进行胸外心脏按压,2分钟或5个30∶2按压/通气周期后如仍然是室颤,再予除颤1次。

2.药物除颤

2~3次电击后仍为室颤首选胺碘酮静脉注射,无胺碘酮或有 Q-T 间期延长,可使用利多卡因,并重复电除颤。

3.病因处理

由严重低血钾引起的室颤反复发作,应静脉滴注大量氯化钾,一般用2~3 g氯化钾溶于5%葡萄糖溶液 500 mL 内,在监护下静脉滴注,最初24 小时内常需给氯化钾 10 g 左右,持续到心电图低血钾表现消失为止。由锑剂中毒引起的室颤反复发作,可反复用阿托品1~2 mg 静脉注射或肌内注射,同时亦需补钾。由奎尼丁或普鲁卡因胺引起的室颤不宜用利多卡因,需用阿托品或异丙肾上腺素治疗。

4.复苏后处理

若经以上治疗心脏复跳,但仍有再次骤停的危险,并可能继发脑、心、肾损害,从而发生严重并发症和后遗症。因此应积极地防治发生心室颤动的原发疾病,维持有效的循环和呼吸功能及水、电解质和酸碱平衡,防治脑水肿、急性肾衰竭和继发感染。

六、房室传导阻滞

房室传导阻滞又称房室传导阻滞,是指房室交界区脱离了生理不应期后,冲动从心房传至心室的过程中异常延迟,传导部分中断或完全被阻断。房室传导阻滞可为暂时性或持久性。根据心电图上的表现分三度：一度房室传导阻滞,指 P-R 间期延长,如心率＞50 次/分且无明显症状,一般不需要特殊处理,但在急性心肌梗死时要观察发展变化;二度房室传导阻滞指心房冲动有部分不能传入心室,又分为Ⅰ型(莫氏Ⅰ型即文氏型)与Ⅱ型(莫氏Ⅱ型);三度房室传导阻滞指房室间传导完全中断,可引起严重临床后果,要积极治疗。

二度以上的房室传导阻滞,由于心搏脱漏,可有心动过缓及心悸、胸闷等症状;高度或完全性房室传导阻滞时严重的心动过缓可致心源性晕厥,需急诊抢救治疗。

(一)病因

正常人或运动员可发生二度Ⅰ型房室传导阻滞,与迷走神经张力增高有关,常发生于夜间。导致房室传导阻滞的常见病变为急性心肌梗死、冠状动脉痉挛、病毒性心肌炎、心肌病、急性风湿热、钙化性主动脉瓣狭窄、心脏肿瘤(特别是心包间皮瘤)、原发性高血压、心脏手术、电解质紊乱、黏液性水肿等。

(二)发病机制

一度及二度Ⅰ型房室传导阻滞,阻滞部位多在房室结,病理改变多不明显,或仅有暂时性房室结缺血、缺氧、水肿、轻度炎症。二度Ⅱ型及三度房室传导阻滞,病理改变广泛而严重,且常持久存在,包括传导系统的炎症或局限性纤维化、急性前壁心肌梗死及希氏束、左右束支分叉处或双侧束支坏死、束支的广泛纤维性变。先天性完全性房室传导阻滞,可见房室结或希氏束的传导组织完全中断或缺如。

(三)临床表现

一度房室传导阻滞常无自觉症状。二度房室传导阻滞由于心搏脱漏,可有心悸、乏力等症状,亦可无症状。三度房室传导阻滞的症状取决于心室率的快慢与伴随病变,症状包括疲倦、乏力、头晕、晕厥、心绞痛、心力衰竭。如合并室性心律失常,患者可感到心悸不适。当一度、二度突然进展为三度房室传导阻滞,因心室率过缓,每分钟心排血量减少,导致脑缺血,患者可出现暂时性意识丧失,甚至抽搐,称为阿-斯综合征,严重者可引起猝死。往往感觉疲劳、软弱、胸闷、心悸、气短或晕厥,听诊心率缓慢规律。

一度房室传导阻滞,听诊时第一心音强度减弱。二度Ⅰ型房室传导阻滞的第一心音强度逐渐减弱并有心搏脱漏。二度Ⅱ型房室传导阻滞亦有间歇性心搏脱漏,但第一心音强度恒定。三度房室传导阻滞的第一心音强度经常变化。第二心音可呈正常或反常分裂,间或听到响亮亢进的第一心音。凡遇心房与心室同时收缩,颈静脉出现巨大的 a 波(大炮波)。

(四)诊断

1.心电图特征

(1)一度房室传导阻滞:每个心房冲动都能传导至心室,仅 P-R 间期＞0.20 秒,儿童＞0.18 秒(图 4-8)。房室传导束的任何部位传导缓慢,均可导致 P-R 间期延长。如 QRS 波群形态与时限正常,房室传导延缓部位几乎都在房室结,极少数在希氏束。QRS 波群呈现束支传导阻滞图形者,传导延缓可能位于房室结和/或希氏束-浦肯野系统。希氏束电图记录可协助确定部位。

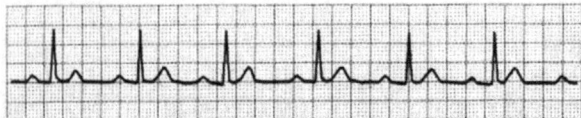

图 4-8　一度房室传导阻滞

(2)二度Ⅰ型房室传导阻滞:是最常见的二度房室传导阻滞类型。表现为 P-R 间期随每一心搏逐次延长,直至一个 P 波受阻不能下传心室,QRS 波群脱漏,如此周而复始;P-R 间期增量逐次减少;脱漏前的 P-R 间期最长,脱漏后的 P-R 间期最短;脱漏前 R-R 间期逐渐缩短,且小于脱漏后的 R-R 间期(图 4-9)。最常见的房室传导比率为 3∶2 和 5∶4。在大多数情况下,阻滞位于房室结,QRS 波群正常,极少数位于希氏束下部,QRS 波群呈束支传导阻滞图形。二度Ⅰ型房室传导阻滞很少发展为三度房室传导阻滞。

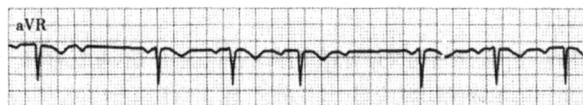

图 4-9　二度Ⅰ型房室传导阻滞

(3)二度Ⅱ型房室传导阻滞:P-R 间期固定,可正常或延长,QRS 波群呈周期性脱漏,房室传导比例可为 2∶1,3∶1,3∶2,4∶3,5∶4 等。房室传导比例呈 3∶1 或 3∶1 以上者称为高度房室传导阻滞。当 QRS 波群增宽、形态异常时,阻滞位于希氏束-浦肯野系统。若 QRS 波群正常,阻滞可能位于房室结(图 4-10)。

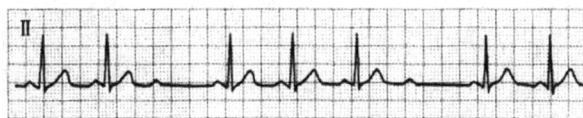

图 4-10　二度Ⅱ型房室传导阻滞

(4)三度房室传导阻滞:又称完全性房室传导阻滞。全部 P 波不能下传,P 波与 QRS 波群无固定关系,形成房室脱节。P-P 间期<R-R 间期。心室起搏点在希氏束分叉以上或之内为房室交界性心律,QRS 波群形态与时限正常,心室率 40～60 次/分,心律较稳定;心室起搏点在希氏束以下,心室率30～40 次/分,心律常不稳定(图 4-11)。

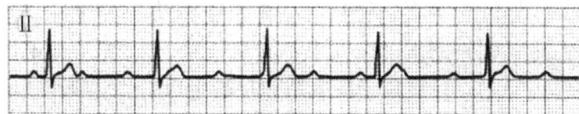

图 4-11　三度房室传导阻滞

2.评估
(1)据病史、体格检查、实验室和其他检查判断有无器质性心脏病、心功能状态和诱因。
(2)判断血流动力学状态。

(五)急诊处理

病因治疗主要针对可逆性病因和诱因。如急性感染性疾病控制感染,洋地黄中毒的治疗和电解质紊乱的纠正等。应急治疗可用药物和电起搏。

1.二度Ⅰ型房室传导阻滞

常见于急性下壁心肌梗死,阻滞是短暂的。若心室率>50 次/分,无症状者不必治疗,可先严密观察,注意勿发展为高度房室传导阻滞。当心室率<50 次/分,有头晕、心悸症状者可用阿托品0.5～1.0 mg 静脉注射,或口服麻黄碱 25 mg,3 次/天。异丙肾上腺素 1～2 mg 加入生理盐水500 mL,静脉滴注,根据心室率调节滴速。

2.二度Ⅱ型房室传导阻滞

可见于急性前壁心肌梗死,病变范围较广泛,常涉及右束支、左前分支、左后分支或引起三度房室传导阻滞,病死率极高。经用上述药物治疗不见好转,需安装临时起搏器。

3.洋地黄中毒的治疗

洋地黄中毒可停用洋地黄;观察病情,非低钾者一般应避免补钾;静脉注射阿托品;试用抗地高辛抗体。

4.药物应急治疗的选择

(1)异丙肾上腺素:为肾上腺能β受体激动剂。可兴奋心脏高位节律点窦房结和房室结、增快心率、加强心肌的收缩力、改善传导功能、提高心律的自律性,适用于三度房室传导阻滞伴阿-斯综合征急性发作、病态窦房结综合征。心肌梗死、心绞痛患者禁用或慎用。

(2)肾上腺素:兴奋α受体及β受体,可增强心肌收缩力,增加心排血量,加快心率;扩张冠状动脉,增加血流量,使周围小血管及内脏血管收缩(对心、脑、肺血管收缩作用弱);松弛平滑肌,解除支气管及胃肠痉挛;可兴奋心脏的高位起搏点及心脏传导系统,故心脏停搏时肾上腺素是首选药物。可用于二度或三度房室传导阻滞者。

(3)麻黄碱:为间接及直接兼有作用的拟肾上腺素药,对α受体、β受体有兴奋作用,升压作用弱而持久,有加快心率作用,适用于二度或三度房室传导阻滞症状较轻的患者。

(4)阿托品:主要是解除迷走神经对心脏的抑制作用,使心率加快。适用于治疗各种类型的房室传导阻滞、窦性心动过缓、病态窦房结综合征。

(5)肾上腺皮质激素:具有消炎、抗过敏、抗内毒素、抑制免疫反应的作用,减轻机体对各种损伤的病理反应,有利于房室传导改善,适用于炎症或水肿等引起的急性获得性完全性心脏传导阻滞。5%碳酸氢钠或11.2%乳酸钠,除能纠正代谢性酸中毒外,还有兴奋窦房结的功能。适用于酸中毒、高血钾所致完全性房室传导阻滞及心脏停搏。

5.起搏

适用于先天性或慢性完全性心脏传导阻滞。通常选用永久按需起搏器,急性获得性完全性心脏传导阻滞可选用临时按需起搏器。

(侯光友)

第四节　急性病毒性心肌炎

急性病毒性心肌炎是指嗜心性病毒感染引起的,以心肌非特异性间质性炎症为主,伴有心肌细胞变性、溶解或坏死病变的心肌炎。病变可累及心脏传导和起搏系统,亦可累及心包膜。临床上以肠道病毒(柯萨奇病毒B组2、4两型最多见,其次为5、3、1型及A组的1、4、9、16、23型,艾柯病毒和脊髓灰质炎病毒等)和流感病毒较为常见。此外,麻疹、腮腺炎、乙型脑炎、肝炎和巨细胞病毒等也可引起心肌炎。

一、发病机制

病毒如何引起心肌损伤的机制迄今尚未阐明,可能途径包括以下几种。

(一)病毒直接侵犯心肌

病毒感染后可引起病毒血症,经血流直接侵犯心肌,导致心肌纤维溶解、坏死、水肿及炎性细胞浸润。有人认为,急性暴发性病毒性心肌炎和病毒感染后1~4周内猝死者,病毒直接侵犯心肌可能是主要的发病机制。

(二)免疫变态反应

对于大多数病毒性心肌炎,尤其是慢性心肌炎,目前认为主要是通过免疫变态反应而致病。参与免疫反应的可能是病毒本身,也可能是病毒-心肌抗体复合物。既有体液免疫参与,又有细胞免疫参与。此外,患者免疫功能低下在发病中也起重要作用。

二、诊断

(一)临床表现特点

(1)起病前1~3周内常有上呼吸道或消化道感染史。

(2)症状与体征。心脏受累表现:心悸、气促、心前区疼痛等。体检:轻者心界不扩大,重者心浊音界扩大,心率增快且与体温升高不相称,可出现舒张期奔马律,心律失常以频发期前收缩多见,亦可表现为房室传导阻滞,以至出现心动过缓、心尖区第一心音低钝。可闻及收缩期吹风样杂音。重症患者可短期内出现心力衰竭或心源性休克,少数因严重心律失常而猝死。

(3)老幼均可发病,但以儿童和年轻人较易发病。

(二)实验室检查及其他辅助检查特点

(1)心电图常有各种心律失常表现,以心室性期前收缩最常见,其次为房室传导阻滞、束支及室内传导阻滞、心动过速等。心肌损害可表现为 ST 段降低、T 波低平或倒置、Q-T 间期延长等。暴发性病毒性心肌炎可有异常 Q 波、阵发性室性心动过速、高度房室传导阻滞,甚至心室颤动等。心电图改变对心肌炎的诊断并无特异性。

(2)血清酶学检查可有 CK 及其同工酶(CK-MB)、AST 或 LDH 及其同工酶(LDH1)增高。

(3)X 线、超声心动图检查示心脏轻至中度增大,搏动减弱,有时可伴有心包积液,此时称心肌心包炎。

(4)血白细胞可轻至中度增多,血沉加速。

(5)从咽拭子、尿、粪、血液及心包穿刺液中分离出病毒,且在恢复期血清中同型病毒抗体滴度较初期或急性期(第一份)血清升高或下降 4 倍以上,可认为是新近有病毒感染。

诊断病毒性心肌炎必须排除可能引起心肌损害的其他疾病,常见的如风湿性心肌炎、中毒性心肌炎、结缔组织和代谢性疾病所致心肌损害,以及原发性心肌病等。

三、治疗

目前,对急性病毒性心肌炎尚缺乏特异性治疗方法,但多数患者经过一段时间休息及对症治疗后能自行痊愈,少数可演变为慢性心肌炎或遗留不同程度心律失常表现,个别暴发型重症病例可导致死亡。本病主要治疗措施如下。

(一)充分休息,防止过劳

本病一旦确诊,应卧床休息,进食易消化和富含维生素、蛋白质的食物。充分休息在急性期应列为主要治疗措施之一。早期不重视卧床休息,可能会导致心脏进行性增大和带来较多的后遗症,一般需休息3个月左右。心脏已经扩大或曾出现过心功能不全者应延长至半年,直至心脏不再缩小、心功能不全症状消失后,在密切观察下逐渐增加活动量,恢复期仍应适当限制活动3~6个月。

(二)酌情应用改善心肌细胞营养与代谢的药物

辅酶 A 50~100 U 或肌苷 200~400 mg,每天 1~2 次,肌内注射或静脉注射;细胞色素 C 15~30 mg,每天1~2 次,静脉注射,该药应先皮试,无变态反应者才能注射。ATP 或三磷酸胞苷(CTP)20~40 mg,每天 1~2 次,肌内注射,前者尚有口服或静脉制剂,剂量相同。辅酶 Q_{10},每天 30~60 mg,口服;或 10 mg,每天 2 次,肌内注射及静脉注射。FDP 5~10 g,每天 1~2 次,静脉滴注,对重症病毒性心肌炎可能有效。一般情况下,上述药物视病情适当搭配或联合应用 2 或 3 种即可,10~14 天为 1 个疗程。此外,极化液疗法:氯化钾 1~1.5 g,普通胰岛素8~12 U,加入 10%葡萄糖液 500 mL 内,每天 1 次,静脉滴注,尤其适用于频发室性期前收缩者。在极化液基础上再加入 25%硫酸镁 5~10 mL,对快速型心律失常疗效更佳,7~14 天为 1 个疗程。大剂量维生素 C,每天5~10 g静脉滴注,以及丹参酮注射液40~80 mg,分 2 次加入 50%葡萄糖液 20 mL 内静脉注射或稀释后静脉滴注,连用 2 周,也有一定疗效。

(三)肾上腺皮质激素

激素有抑制炎性反应、降低血管通透性、减轻组织水肿及抗变态反应作用,但可抑制免疫反应和干扰素的合成、促进病毒繁殖和炎症扩散、加重心肌损害,因此应用激素有利有弊。为此,多数学者主张病毒性心肌炎急性期,尤其是最初 2 周内,病情并非危重者不用激素。但短期内心脏急剧增大、高热不退、急性心力衰竭、严重心律失常、休克、全身中毒症状严重合并多脏器损害或高度房室传导阻滞者,可试用地塞米松,每天 10~30 mg,分次静脉注射,或用氢化可的松,每天200~300 mg,静脉滴注,连用 3~7 天,待病情改善后改口服,并迅速减量至停,一般疗程不宜超过2周。若用药 1 周仍无效,则停用。激素对重症病毒性心肌炎有效,其可能原因与抑制了心肌炎症、水肿,消除过度、强烈的免疫反应和减轻毒素作用有关。

(四)抗生素

急性病毒性心肌炎可使用广谱抗生素,如氨苄西林、头孢菌素等,以防止继发性细菌感染,因后者常是诱发病毒感染的条件,特别是流感、柯萨奇及腮腺炎病毒感染,且可加重病毒性心肌炎的病情。

(五)抗病毒药物

疗效不肯定,因为病毒性心肌炎主要是免疫反应的结果。即使是由于病毒直接侵犯所致,但抗病毒药物能否进入心肌细胞内杀灭病毒也尚有疑问。流感病毒所致心肌炎可试用吗啉胍(ABOB)100~200 mg,每天 3 次;金刚烷胺 100 mg,每天 2 次。疱疹病毒性心肌炎可试用阿糖胞苷和利巴韦林,前者剂量为每天 50~100 mg,静脉滴注,连用 1 周;后者为 100 mg,每天 3 次,视病情连用数天至 1 周,必要时亦可静脉滴注,剂量为每天 300 mg。此外,中草药如板蓝根、连翘、大青叶、黄连、黄芩、虎杖等也具抗病毒作用。

(六)免疫调节剂

(1)人白细胞干扰素 1.5 万~2.5 万单位,每天 1 次,肌内注射,7~10 天为 1 个疗程,间隔 2~3 天,视病情可再用 1~2 个疗程。

(2)应用基因工程制成的干扰素 100 万单位,每天 1 次,肌内注射,2 周为 1 个疗程。

(3)聚肌胞,每天 1~2 mg,每 2~3 天 1 次,肌内注射,2~3 个月为 1 个疗程。

(4)简化胸腺素 10 mg,每天肌内注射 1 次,共 3 个月,以后改为 10 mg,隔天肌内注射 1 次,共半年。

(5)免疫核糖核酸(IRNA)3 mg,每 2 周 1 次,皮下注射或肌内注射,共 3 个月,以后每月肌内注射 3 mg,连续 6～12 个月。

(6)转移因子(TF)1 mg,加注射水 2 mL,每周 1～2 次,于上臂内侧或两侧腋部皮下或臀部肌内注射。

(7)黄芪有抗病毒及调节免疫功能,对干扰素系统有激活作用,在淋巴细胞中可诱生 γ 干扰素,还能改善内皮细胞生长及正性肌力作用,可口服、肌内注射或静脉内给药。用量为黄芪口服液(每支含生黄芪 15 g)1 支,每天 2 次,口服;或黄芪注射液(每支含生黄芪 4 g/2 mL)2 支,每天 1～2 次,肌内注射;或在 5%葡萄糖液 500 mL 内加黄芪注射液 4～5 支,每天 1 次,3 周为 1 个疗程。

(七)纠正心律失常

基本上按一般心律失常治疗。对于室性期前收缩、快速型心房颤动可用胺碘酮 0.2 g,每天 3 次,1～2 周后或有效后改为每天 0.1～0.2 g 维持。阵发性室性心动过速、心室扑动或颤动,应尽早采用直流电电击复律,亦可迅速静脉注射利多卡因 50～100 mg,必要时隔 5～10 分钟后再注,有效后静脉滴注维持 24～72 小时。心动过缓可用阿托品治疗,也可加用激素。对于莫氏 Ⅱ 型和三度房室传导阻滞,尤其有脑供血不足表现或有阿-斯综合征发作者,应及时安置人工心脏起搏器。

(八)心力衰竭和休克的防治

重症急性病毒性心肌炎可并发心力衰竭或休克。有心力衰竭者应给予低盐饮食、供氧,视病情缓急可选用口服或静脉注射洋地黄类制剂,但剂量应控制在常规负荷量的 1/2～2/3,必要时可并用利尿剂、血管扩张剂和非洋地黄类正性肌力药物,同时注意水、电解质平衡。

(李家兵)

第五节　感染性心内膜炎

感染性心内膜炎(infective endocarditis,IE)为心脏内膜表面微生物感染导致的炎症反应。IE 最常累及的部位是心脏瓣膜,包括自体瓣膜和人工瓣膜,也可累及心房或心室的内膜面。近年来随着诊断及治疗技术的进步,IE 的致死率和致残率显著下降,但诊断或治疗不及时的患者,病死率仍然很高。

一、流行病学

由于疾病自身的特点及诊断的特殊性,很难对 IE 进行注册或前瞻性研究,没有准确的患病率数字。每年的发病率为 1.9/10 万～6.2/10 万。近年来,随着人口老龄化、抗生素滥用、先天性心脏病存活年龄延长,以及心导管和外科手术患者的增多,IE 的发病率呈增加的趋势。

二、病因与诱因

(一)患者因素

1.瓣膜性心脏病

瓣膜性心脏病是 IE 最常见的基础病。近年来,随着风湿性心脏病发病率的下降,风湿性心脏瓣膜病在 IE 基础病中所占的比例已明显下降,占 6%～23%。与此对应,随着人口老龄化,退行性心脏瓣膜病所占的比例日益升高,尤其是主动脉瓣和二尖瓣关闭不全。

2.先天性心脏病

由于介入封堵和外科手术技术的进步,成人先天性心脏病患者越来越多,在此基础上发生的 IE 也较前增加,室间隔缺损、法洛四联症和主动脉缩窄是最常见的原因。主动脉瓣二叶钙化也是诱发 IE 的重要危险因素。

3.人工瓣膜

人工瓣膜置换者发生 IE 的危险是自体瓣膜的 5～10 倍,术后 6 个月内危险性最高,之后在较低的水平维持。

4.既往 IE 病史

既往 IE 病史是再次感染的明确危险因素。

5.近期接受可能引起菌血症的诊疗操作

各种经口腔(如拔牙)、气管、食管、胆管、尿道或阴道的诊疗操作及血液透析等,均是 IE 的诱发因素。

6.体内存在促非细菌性血栓性赘生物形成的因素

如白血病、肝硬化、癌症、炎性肠病和系统性红斑狼疮等可导致血液高凝状态的疾病,也可增加 IE 的危险。

7.自身免疫缺陷

自身免疫缺陷包括体液免疫缺陷和细胞免疫缺陷,如 HIV。

8.静脉药物滥用

静脉药物滥用者发生 IE 的危险可升高 12 倍。赘生物常位于血流从高压腔经病变瓣口或先天缺损至低压腔产生高速射流和湍流的下游,如二尖瓣关闭不全的瓣叶心房面、主动脉瓣关闭不全的瓣叶心室面和室间隔缺损的间隔右心室侧,可能与这些部位的压力下降及内膜灌注减少,有利于微生物沉积和生长有关。高速射流冲击心脏或大血管内膜可致局部损伤,如二尖瓣反流面对的左心房壁、主动脉瓣反流面对的二尖瓣前叶腱索和乳头肌及动脉导管未闭射流面对的肺动脉壁,也容易发生 IE。在压差较小的部位,例如房间隔缺损、大室间隔缺损、血流缓慢(如心房颤动或心力衰竭)及瓣膜狭窄的患者,则较少发生 IE。

(二)病原微生物

近年来,导致 IE 的病原微生物谱也发生了很大变化。金黄色葡萄球菌感染明显增多,同时也是静脉药物滥用患者的主要致病菌,而草绿色链球菌感染明显减少。凝固酶阴性的葡萄球菌以往是自体瓣膜心内膜炎的次要致病菌,现在是人工瓣膜心内膜炎和院内感染性心内膜炎的重要致病菌。此外,绿脓杆菌、革兰氏阴性杆菌及真菌等以往较少见的病原微生物也日渐增多。

三、病理

IE 特征性的病理表现是在病变处形成赘生物,由血小板、纤维蛋白、病原微生物、炎性细胞和少量坏死组织构成,病原微生物常包裹在赘生物内部。

(一)心脏局部表现

1.赘生物本身的影响

大的赘生物可造成瓣口机械性狭窄,赘生物还可导致瓣膜或瓣周结构破坏,如瓣叶破损、穿孔或腱索断裂,引起瓣膜关闭不全,急性者最终可发生猝死或心力衰竭。人工瓣膜患者还可导致瓣周漏和瓣膜功能不全。

2.感染灶局部扩散

产生瓣环或心肌脓肿、传导组织破坏、乳头肌断裂、室间隔穿孔和化脓性心包炎等。

(二)赘生物脱落造成栓塞

1.右心 IE

右心赘生物脱落可造成肺动脉栓塞、肺炎或肺脓肿。

2.左心 IE

左心赘生物脱落可造成体循环动脉栓塞,如脑动脉、肾动脉、脾动脉、冠状动脉及肠系膜动脉等,导致相应组织的缺血坏死和/或脓肿;还可能导致局部动脉管壁破坏,形成动脉瘤。

(三)菌血症

感染灶持续存在或赘生物内的病原微生物释放入血,形成菌血症或败血症,导致全身感染。

(四)自身免疫反应

病原菌长期释放抗原入血,可激活自身免疫反应,形成免疫复合物,沉积在不同部位导致相应组织的病变,如肾小球肾炎(免疫复合物沉积在肾小球基膜)、关节炎、皮肤或黏膜出血(小血管炎,发生漏出性出血)等。

四、分类

既往习惯按病程分类,目前更倾向于按疾病的活动状态、诊断类型、瓣膜类型、解剖部位和病原微生物进行分类。

(一)按病程分类

按病程分类分为急性 IE(病程<6 周)和亚急性 IE(病程>6 周)。急性 IE 多发生在正常心瓣膜,起病急骤,病情凶险,预后不佳,有发生猝死的危险;病原微生物以金黄色葡萄球菌为主,细菌毒力强,菌血症症状明显,赘生物容易碎裂或脱落。亚急性 IE 多发生在有基础病的心瓣膜,起病隐匿,经积极治疗预后较好;病原微生物主要是条件性致病菌,如溶血性链球菌、凝固酶阴性的葡萄球菌及革兰氏阴性杆菌等,这些病原微生物毒力相对较弱,菌血症症状不明显,赘生物碎裂或脱落的比例较急性 IE 低。

(二)按疾病的活动状态分类

按疾病的活动状态分类分为活动期和愈合期,这种分类对外科手术治疗非常重要。活动期包括术前血培养阳性及发热,术中取血培养阳性,术中发现病变组织形态呈炎症活动状态,或在抗生素疗程完成之前进行手术。术后 1 年以上再次出现 IE,通常认为是复发。

(三)按诊断类型分类

按诊断类型分类分为明确诊断(definite IE)、疑似诊断(suspected IE)和可能诊断(possible IE)。

（四）按瓣膜类型分类

按瓣膜类型分类分为自体瓣膜 IE 和人工瓣膜 IE。

（五）按解剖部位分类

按解剖部位分类分为二尖瓣 IE、主动脉瓣 IE 及室壁 IE 等。

（六）按病原微生物分类

按照病原微生物血培养结果分为金黄色葡萄球菌性 IE、溶血性链球菌性 IE、真菌性 IE 等。

五、临床表现

（一）全身感染中毒表现

发热是 IE 最常见的症状，除有些老年或心、肾衰竭的重症患者外，几乎均有发热，与病原微生物释放入血有关。亚急性者起病隐匿，体温一般＜39 ℃，午后和晚上高，可伴有全身不适、肌痛/关节痛、乏力、食欲缺乏或体重减轻等非特异性症状。急性者起病急骤，呈暴发性败血症过程，通常高热伴有寒战。其他全身感染中毒表现还包括脾大、贫血和杵状指，主要见于亚急性者。

（二）心脏表现

心脏的表现主要为新出现杂音或杂音性质、强度较前改变，瓣膜损害导致的新的或增强的杂音通常为关闭不全的杂音，尤以主动脉瓣关闭不全多见。但新出现杂音或杂音改变不是 IE 的必备表现。

（三）血管栓塞表现

血管栓塞表现为相应组织的缺血坏死和/或脓肿。

（四）自身免疫反应的表现

自身免疫反应主要表现为肾小球肾炎、关节炎、皮肤或黏膜出血等，非特异性，不常见。皮肤或黏膜的表现具有提示性，包括：①瘀点，可见于任何部位；②指/趾甲下线状出血；③Roth 斑，为视网膜的卵圆形出血斑，中心呈白色，多见于亚急性者；④Osler 结节，为指/趾垫出现的豌豆大小红色或紫色痛性结节，多见于亚急性者；⑤Janeway 损害，为手掌或足底处直径 1～4 mm 无痛性出血性红斑，多见于急性者。

六、辅助检查

（一）血培养

血培养是明确致病菌最主要的实验室方法，并为抗生素的选择提供可靠的依据。为了提高血培养的阳性率，应注意以下几个环节。

（1）取血频次：多次血培养有助于提高阳性率，建议至少送检 3 次，每次采血时间间隔至少 1 小时。

（2）取血量：每次取血 5～10 mL，已使用抗生素的患者取血量不宜过多，否则血液中的抗生素不能被培养液稀释。

（3）取血时间：有人建议取血时间以寒战或体温骤升时为佳，但 IE 的菌血症是持续的，研究发现，体温与血培养阳性率之间没有显著相关性，因此不需要专门在发热时取血。高热时大部分细菌被吞噬细胞吞噬，反而影响了培养效果。

（4）取血部位：前瞻性研究表明，无论病原微生物是哪一种，静脉血培养阳性率均显著高于动脉血。因此，静脉血培养阴性的患者没有必要再采集动脉血培养。每次取血应更换穿刺部位，皮肤应严格消毒。

(5)培养和分离技术:所有怀疑 IE 的患者,应同时做需氧菌培养和厌氧菌培养;人工瓣膜置换术后、长时间留置静脉导管或导尿管及静脉药物滥用患者,应加做真菌培养。结果阴性时应延长培养时间,并使用特殊分离技术。

(6)取血之前已使用抗生素患者的处理:如果临床高度怀疑 IE 而患者已使用了抗生素治疗,应谨慎评估,病情允许时可以暂停用药数天后再次培养。

(二)超声心动图

所有临床上怀疑 IE 的患者均应接受超声心动图检查,首选经胸超声心动图(TTE);如果 TTE 结果阴性,而临床高度怀疑 IE,应加做经食管超声心动图(TEE);TEE 结果阴性,而仍高度怀疑,2～7 天后应重复 TEE 检查。如果是有经验的超声医师,且超声机器性能良好,多次 TEE 检查结果阴性基本可以排除 IE 诊断。

超声心动图诊断 IE 的主要证据包括赘生物,附着于瓣膜、心腔内膜面或心内植入物的致密回声团块影,可活动,用其他解剖学因素无法解释;脓肿或瘘;新出现的人工瓣膜部分裂开。

临床怀疑 IE 的患者,其中约 50% 经 TTE 可检出赘生物。在人工瓣膜,TTE 的诊断价值通常不大。TEE 有效弥补了这一不足,其诊断赘生物的敏感度为 88%～100%,特异度达 91%～100%。

(三)其他检查

IE 患者可出现血白细胞计数升高,核左移;血沉及 C-反应蛋白升高;高丙种球蛋白血症,循环中出现免疫复合物,类风湿因子升高,血清补体降低;贫血,血清铁及血清铁结合力下降;尿中出现蛋白和红细胞等。心电图和胸片也可能有相应的变化,但均不具有特异性。

七、诊断和鉴别诊断

(一)诊断

首先应根据患者的临床表现筛选出疑似病例。

1.高度怀疑

(1)新出现杂音或杂音性质、强度较前改变。

(2)来源不明的栓塞事件。

(3)感染源不明的败血症。

(4)血尿、肾小球肾炎或怀疑肾梗死。

(5)发热伴以下任何一项:①心内有植入物;②有 IE 的易患因素;③新出现的室性心律失常或传导障碍;④首次出现充血性心力衰竭的临床表现;⑤血培养阳性(为 IE 的典型病原微生物);⑥皮肤或黏膜表现;⑦多发或多变的浸润性肺感染;⑧感染源不明的外周(肾、脾和脊柱)脓肿。

2.低度怀疑

发热,不伴有以上任何一项。对于疑似病例应立即进行超声心动图和血培养检查。

1994 年 Durack 及其同事提出了 Duke 标准,给 IE 的诊断提供了重要参考。后来经不断完善形成了目前的 Duke 标准修订版,包括 2 项主要标准和 6 项次要标准。具备 2 项主要标准,或 1 项主要标准+3 项次要标准,或 5 项次要标准为明确诊断;具备 1 项主要标准+1 项次要标准,或 3 项次要标准为疑似诊断。

(1)主要标准包括以下 2 项。①血培养阳性:2 次血培养结果一致,均为典型的 IE 病原微生物,如溶血性链球菌、牛链球菌、HACEK 菌、无原发灶的社区获得性金黄色葡萄球菌或肠球菌。

连续多次血培养阳性,且为同一病原微生物,这种情况包括至少 2 次血培养阳性,且间隔时间>12 小时;3 次血培养均阳性或≥4 次血培养中的多数均阳性,且首次与末次血培养间隔时间至少 1 小时。②心内膜受累证据。超声心动图阳性发现赘生物:附着于瓣膜、心腔内膜面或心内植入物的致密回声团块影,可活动,用其他解剖学因素无法解释;脓肿或瘘;新出现的人工瓣膜部分裂开。

(2)次要标准包括以下 6 项。①存在易患因素:如基础心脏病或静脉药物滥用。②发热:体温>38 ℃。③血管栓塞表现:主要动脉栓塞,感染性肺梗死,真菌性动脉瘤,颅内出血,结膜出血及 Janeway 损害。④自身免疫反应的表现:肾小球肾炎、Osler 结节、Roth 斑及类风湿因子阳性。⑤病原微生物证据:血培养阳性,但不符合主要标准;或有 IE 病原微生物的血清学证据。⑥超声心动图证据:超声心动图符合 IE 表现,但不符合主要标准。

(二)鉴别诊断

IE 需要和心脏肿瘤、系统性红斑狼疮、Marantic 心内膜炎、抗磷脂综合征、类癌综合征、高心排量肾细胞癌、血栓性血小板减少性紫癜及败血症等疾病相鉴别。

八、治疗

(一)治疗原则

(1)早期应用:连续采集 3～5 次血培养后即可开始经验性治疗,不必等待血培养结果。对于病情平稳的患者可延迟治疗 24～48 小时,对预后没有影响。

(2)充分用药:使用杀菌性而非抑菌性抗生素,大剂量,长疗程,旨在完全杀灭包裹在赘生物内的病原微生物。

(3)静脉给药为主:保持较高的血药浓度。

(4)病原微生物不明确的经验性治疗:急性者首选对金黄色葡萄球菌、链球菌和革兰氏阴性杆菌均有效的广谱抗生素,亚急性者首选对大多数链球菌(包括肠球菌)有效的广谱抗生素。

(5)病原微生物明确的针对性治疗:应根据药敏试验的结果选择针对性的抗生素,有条件时应测定最小抑菌浓度(Minimum inhibitory concentration,MIC)以判定病原微生物对抗生素的敏感程度。

(6)部分患者需要外科手术治疗。

(二)病原微生物不明确的经验性治疗

治疗应基于临床及病原学证据。病原微生物未明确的患者,如果病情平稳,可在血培养 3～5 次后立即开始经验性治疗;如果过去的 8 天内患者已使用了抗生素治疗,可在病情允许的情况下延迟 24～48 小时再进行血培养,然后采取经验性治疗。2004 年欧洲心脏协会(ESC)指南推荐的方案以万古霉素和庆大霉素为基础。我国庆大霉素的耐药率较高,而且庆大霉素的肾毒性大,多选用阿米卡星替代庆大霉素,0.4～0.6 g 分次静脉给药或肌内注射。万古霉素费用较高,也可选用青霉素类,如青霉素 320 万～400 万单位静脉给药,每 4～6 小时一次;或萘夫西林 2 g 静脉给药,每 4 小时一次。

病原微生物未明确的治疗流程图见图 4-12 所示,经验性治疗方案见表 4-4 所示。

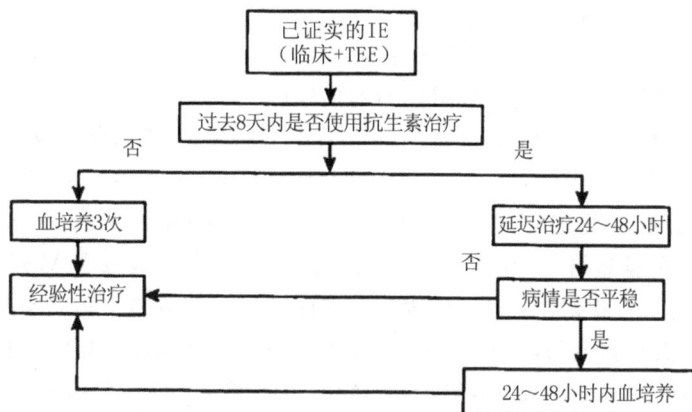

图 4-12 病原微生物未明确的治疗流程图

表 4-4 经验性治疗方案

		剂量	疗程
自体瓣膜 IE	万古霉素	15 mg/kg 静脉给药,每 12 小时一次	4~6 周
	* 庆大霉素	1 mg/kg 静脉给药,每 8 小时一次	2 周
人工瓣膜 IE	万古霉素	15 mg/kg 静脉给药,每 12 小时一次	4~6 周
	* 利福平	300~450 mg 口服,每 8 小时一次	4~6 周
	* 庆大霉素	1 mg/kg 静脉给药,每 8 小时一次	2 周

注:* 每天最大剂量 2 g,需要监测药物浓度,必要时可加用氨苄西林。

(三)病原微生物明确的针对性治疗

1.链球菌感染性心内膜炎

根据药物的敏感性程度选用青霉素、头孢曲松、万古霉素或替考拉宁。

(1)自体瓣膜 IE 且对青霉素完全敏感的链球菌感染(MIC≤0.1 mg/L):年龄≤65 岁,血清肌酐正常的患者,给予青霉素 1 200 万~2 000 万单位/24 小时,分 4~6 次静脉给药,疗程 4 周;加庆大霉素3 mg/(kg·24 h)(最大剂量 240 mg/24 h),分 2~3 次静脉给药,疗程 2 周。年龄>65 岁,或血清肌酐升高的患者,根据肾功能调整青霉素的剂量,或使用头孢曲松 2 g/24 h,每天 1 次静脉给药,疗程均为 4 周。对青霉素和头孢菌素过敏的患者使用万古霉素 3 mg/(kg·24 h),每天 2 次静脉给药,疗程 4 周。

(2)自体瓣膜 IE 且对青霉素部分敏感的链球菌感染(MIC 0.1~0.5 mg/L)或人工瓣膜 IE:青霉素2 000 万~2 400 万单位/24 小时,分 4~6 次静脉给药,或使用头孢曲松 2 g/24 h,每天 1 次静脉给药,疗程均为 4 周;加庆大霉素 3 mg/(kg·24 h),分 2~3 次静脉给药,疗程 2 周;之后继续使用头孢曲松 2 g/24 h,每天1 次静脉给药,疗程 2 周。对这类患者也可单独选用万古霉素,3 mg/(kg·24 h),每天 2 次静脉给药,疗程 4 周。

(3)对青霉素耐药的链球菌感染(MIC>0.5 mg/L):治疗同肠球菌。

替考拉宁可作为万古霉素的替代选择,推荐用法为 10 mg/kg 静脉给药,每天 2 次,9 次以后改为每天 1 次,疗程 4 周。

2.葡萄球菌感染性心内膜炎

葡萄球菌感染性心内膜炎约占所有 IE 患者的 1/3,病情危重,有致死危险。90%的致病菌为金黄色葡萄球菌,其余 10%为凝固酶阴性的葡萄球菌。

(1)自体瓣膜 IE 的治疗方案有以下几种。①对甲氧西林(新青霉素)敏感的金黄色葡萄球菌(Methicillin-susceptible staphylococcus aureus,MSSA)感染:苯唑西林 8～12 g/24 h,分 4 次静脉给药,疗程 4 周(静脉药物滥用患者用药 2 周);加庆大霉素 3 mg/(kg·24 h)(最大剂量 240 mg/24 h),分 3 次静脉给药,疗程至少 5 天。②对青霉素过敏患者 MSSA 感染:万古霉素 3 mg/(kg·24 h),每天 2 次静脉给药,疗程4～6周;加庆大霉素 3 mg/(kg·24 h)(最大剂量 240 mg/24 h),分 3 次静脉给药,疗程至少 5 天。③对甲氧西林耐药的金黄色葡萄球菌(Methicillin-resistant staphylococcus aureus,MRSA)感染:万古霉素 30 mg/(kg·24 h),每天 2 次静脉给药,疗程 6 周。

(2)人工瓣膜 IE 的治疗方案有以下几点。①MSSA 感染:苯唑西林 8～12 g/24 h,分 4 次静脉给药,加利福平 900 mg/24 h,分 3 次静脉给药,疗程均为 6～8 周;再加庆大霉素 3 mg/(kg·24 h)(最大剂量240 mg/24 h),分 3 次静脉给药,疗程 2 周。②MRSA 及凝固酶阴性的葡萄球菌感染:万古霉素30 mg/(kg·24 h),每天 2 次静脉给药,疗程 6 周;加利福平 300 mg/24 h,分 3 次静脉给药,再加庆大霉素3 mg/(kg·24 h)(最大剂量 240 mg/24 h),分 3 次静脉给药,疗程均为6～8周。

3.肠球菌及青霉素耐药的链球菌感染性心内膜炎

与一般的链球菌不同,多数肠球菌对包括青霉素、头孢菌素、克林霉素和大环内酯类抗生素在内的许多抗生素耐药。甲氧嘧啶-磺胺异噁及新一代喹诺酮类抗生素的疗效也不确定。

(1)青霉素 MIC≤8 mg/L,庆大霉素 MIC<500 mg/L:青霉素 1 600 万～2 000 万单位/24 小时,分4～6 次静脉给药,疗程 4 周;加庆大霉素 3 mg/(kg·24 h)(最大剂量 240 mg/24 h),分2 次静脉给药,疗程 4 周。

(2)青霉素过敏或青霉素/庆大霉素部分敏感的肠球菌感染:万古霉素 30 mg/(kg·24 h),每天 2 次静脉给药,加庆大霉素 3 mg/(kg·24 h),分 2 次静脉给药,疗程均 6 周。

(3)青霉素耐药菌株(MIC>8 mg/L)感染:万古霉素 3 mg/(kg·24 h),每天 2 次静脉给药,加庆大霉素 3 mg/(kg·24 h),分 2 次静脉给药,疗程均 6 周。

(4)万古霉素耐药或部分敏感菌株(MIC 4～16 mg/L)或庆大霉素高度耐药菌株感染:需要寻求微生物学家的帮助,如果抗生素治疗失败,应及早考虑瓣膜置换。

4.革兰氏阴性菌感染性心内膜炎

约 10%自体瓣膜 IE 和 15%人工瓣膜 IE,尤其是瓣膜置换术后 1 年发生者多由革兰氏阴性菌感染所致。其中 HACEK 菌属最常见,包括嗜血杆菌(Haemophilus)、放线杆菌(Actinobacillus)、心杆菌(Cardiobacterium)、埃肯菌(Eikenella)和金氏杆菌(Kingella)。常用治疗方案为头孢曲松 2 g/24 h 静脉给药,每天 1 次,自体瓣膜 IE 疗程 4 周,人工瓣膜 IE 疗程 6 周。也可选用氨苄西林 12 g/24 h,分 3～4 次静脉给药,加庆大霉素 3 mg/(kg·24 h),分 2～3 次静脉给药。

5.立克次体感染性心内膜炎

立克次体感染性心内膜炎可导致 Q 热,治疗选用多西环素 100 mg 静脉给药,每 12 小时一次,加利福平。为预防复发,多数患者需要进行瓣膜置换。由于立克次体寄生在细胞内,因此术后抗生素治疗还需要至少 1 年,甚至终生。

6.真菌感染性心内膜炎

近年来,真菌感染性心内膜炎有增加趋势,尤其是念珠菌属感染。由于单独使用抗真菌药物死亡率较高,而手术的死亡率下降,因此真菌感染性心内膜炎首选外科手术治疗。药物治疗可选用两性霉素 B 或其脂质体,1 mg/kg,每天 1 次,连续静脉滴注有助减少不良反应。

九、预后

影响预后的因素不仅包括患者的自身情况及病原微生物的毒力,还与诊断和治疗是否正确、及时有关。总体而言,住院患者出院后的长期预后尚可(10 年生存率 81%),其中部分开始给予药物治疗的患者后期仍需要手术治疗。既往有 IE 病史的患者,再次感染的风险较高。人工瓣膜 IE 患者的长期预后较自体瓣膜 IE 患者差。

(李家兵)

第六节 心 绞 痛

一、稳定型心绞痛

稳定型心绞痛是在冠状动脉狭窄的基础上,冠状动脉供血不足引起的心肌急剧的、暂时的缺血缺氧综合征。临床特点为阵发性胸骨后或心前区压榨性疼痛,常发生于劳力性心肌负荷增加时,持续数分钟,休息或用硝酸酯制剂后消失,其临床表现在 1~3 个月内相对稳定。

(一)病因与发病机制

最常见的病因为冠状动脉粥样硬化。其他病因最常见为重度主动脉瓣狭窄或关闭不全,肥厚型心肌病和先天性冠状动脉畸形等亦可是本病病因。

心肌能量的产生依赖大量的氧气供应。心肌对氧的依赖性最强,耗氧量为 9 mL/(min·100 g),高居人体其他器官之首。生理条件下,心肌细胞从冠状动脉血中摄取氧的能力也最强,可摄取血氧含量的 65%~75%,接近于最大摄取量,因此,当心肌需氧量增加时,心肌细胞很难再从血液中摄取更多的氧,而只能依靠增加冠状动脉血流储备来满足心肌需氧量的增加。正常情况下,冠状循环储备能力很强,如剧烈体力活动时,冠状动脉扩张可通过使其血流量增加到静息时的 6~7 倍,即使在缺氧状态下,也能使血流量增加 4~5 倍。然而在病理条件下(如冠状动脉狭窄),冠状循环储备能力下降,冠状动脉供血与心肌需血之间就会发生矛盾,即冠状动脉血流量不能满足心肌的代谢需要,此时就会引起心肌缺血缺氧,诱发心绞痛。

动脉粥样硬化斑块导致冠状动脉狭窄,冠状动脉扩张性减弱,血流量减少。当冠状动脉管腔狭窄<50%时,心肌血供基本不受影响,即血液供应尚能满足心肌平时的需要,则无心肌缺血症状,各种心脏负荷试验也无阳性表现。当至少一支主要冠状动脉管腔狭窄>75%时,静息时尚可代偿,但当心脏负荷突然增加(如劳累、激动、左心衰竭等)时,则心肌氧耗量增加,而病变的冠状动脉不能充分扩张以供应足够的血液和氧气,即可引起心绞痛发作。此种心肌缺血为"需氧增加性心肌缺血",而且粥样硬化斑块稳定,冠状动脉对心肌的供血量相对比较恒定。这是大多数稳定型心绞痛的发病机制。

169

疼痛产生的原因:产生疼痛的直接原因可能是在缺血缺氧的情况下,心肌内积聚过多的代谢产物如乳酸、丙酮酸、磷酸等酸性物质或类激肽多肽类物质,刺激心脏内自主神经的传入纤维末梢,经 $T_{1\sim5}$ 交感神经节和相应的脊髓段,传至大脑,即可产生疼痛感觉。这种痛觉可反映在与自主神经进入水平相同脊髓段的脊神经所分布的区域——胸骨后和两臂的前内侧与小指,尤其是在左侧,而多不在心脏部位。有人认为,在缺血区内富有神经分布的冠状血管的异常牵拉或收缩,也可直接产生疼痛冲动。

(二)病理生理和病理解剖

患者在心绞痛发作之前,常有血压升高、心率增快、肺动脉压和肺毛细血管压升高的变化,反映心脏和肺的顺应性降低。发作时可有左心室收缩力和收缩速度降低、射血速度减慢、左心室收缩压下降、心搏量和心排血量降低、左心室舒张末期压和血容量增加等左心室收缩和舒张功能障碍的病理生理变化。左心室壁可呈收缩不协调或部分心室壁有收缩减弱的现象。

粥样硬化可累及冠状动脉任何一支,其中以左前降支受累最为多见,病变也最为严重,其次是右冠状动脉、左回旋支和左主干。血管近端的病变较远端为重,主支病变较分支为重。粥样硬化斑块多分部在分支血管开口处,且常为偏心性,呈新月形。

冠状动脉造影显示,稳定型心绞痛患者中,有 1 支、2 支或 3 支冠状动脉腔径减少>70%者各占 25%左右,左主干狭窄占 5%~10%,无显著狭窄者约占 15%;而在不稳定型心绞痛患者中,单支血管病变约占 10%,2 支血管病变 20%,3 支血管病变占 40%,左主干病变约占 20%,无明显血管梗阻者占 10%,而且病变常呈高度狭窄、偏心性狭窄、表面毛糙或充盈缺损等。冠状动脉造影未发现异常的心绞痛患者,可能是因为冠状动脉痉挛、冠状动脉内血栓自发性溶解、微循环灌注障碍或造影检查时未识别,也可能与血红蛋白与氧的离解异常、交感神经过度活动、儿茶酚胺分泌过多或心肌代谢异常等有关。

(三)临床表现

1.症状

心绞痛以发作性胸痛为主要临床表现,疼痛的特点如下。

(1)部位:典型心绞痛的部位是在胸骨体上中段之后或左前胸,范围有手掌大小甚至横贯前胸,界限不很清楚;可以放射到颈部、咽部、颌部、上腹部、肩背部、左臂及左手指,也可以放射至其他部位。非典型者可以表现在胸部以外的其他部位如上腹部、咽部、颈部等。疼痛每次发作的部位往往是相似的。

(2)性质:常呈紧缩感、绞榨感、压迫感、烧灼感、胸闷或窒息感、沉重感,有的只表现为胸部不适、乏力或气短,主观感觉个体差异较大,但一般不会是针刺样疼痛。疼痛发作时,患者往往被迫停止原来的活动,直至症状缓解。

(3)持续时间:疼痛呈阵发性发作,持续数分钟,一般不会超过 10 分钟,也不会转瞬即逝或持续数小时。疼痛可数天或数周发作一次,亦可一天内发作多次。

(4)诱因:疼痛常由体力劳动(如快步行走、爬坡等)或情绪激动(如愤怒、焦急、过度兴奋等)所诱发,饱食、寒冷、吸烟、贫血、心动过速和休克等亦可诱发。疼痛多发生于劳力或激动当时而不在其之后。典型的心绞痛常在相似的条件下发生,但有时同样的劳力只在早晨而不在下午引起心绞痛,可能与晨间疼痛阈值较低有关。

(5)缓解方式:一般停止诱发活动后疼痛即可缓解,舌下含硝酸甘油也能在 2~5 分钟内(很少超过 5 分钟)使之缓解。

2.体征

体检常无明显异常。心绞痛发作时可有心率增快、血压升高、焦虑、出汗等;有时可闻及第四心音、第三心音或奔马律,心尖部收缩期杂音(系乳头肌缺血性功能失调引起二尖瓣关闭不全所致),第二心音逆分裂;偶闻双肺底湿啰音。

3.分级

参照加拿大心血管学会(CCS)分级标准,将稳定型心绞痛严重程度分为四级。

Ⅰ级:一般体力活动如行走和上楼等不引起心绞痛,但紧张、剧烈或持续用力可引起心绞痛发作。

Ⅱ级:日常体力活动稍受限制,快步行走或上楼、登高、饭后行走或上楼、寒冷或风中行走、情绪激动等可发作心绞痛,或仅在睡醒后数小时内发作,在正常情况下以一般速度平地步行 200 m 以上或登一层以上的楼梯受限。

Ⅲ级:日常体力活动明显受限,在正常情况下以一般速度平地步行 100～200 m 或登一层楼梯时可发作心绞痛。

Ⅳ级:轻微活动或休息时即可出现心绞痛症状。

(四)辅助检查

1.实验室检查

基本检查包括空腹血糖(必要时查糖耐量试验)、血脂和血红蛋白等;胸痛较明显者需查心肌坏死标志物;冠状动脉造影前还需查尿常规、肝肾功能、电解质、肝炎相关抗原、人类免疫缺陷病毒(HIV)及梅毒血清试验等;必要时检查甲状腺功能。

2.心电图检查

(1)静息心电图:约半数心绞痛患者的心电图在正常范围。可有陈旧性心肌梗死或非特异性ST-T 改变,有时出现房室或束支传导阻滞或室性、房性期前收缩等心律失常。不常见的隐匿性心电图表现为U 波倒置。与既往心电图做比较,可提高心电图的诊断准确率。

(2)心绞痛发作时心电图:95%的患者于心绞痛时出现暂时的缺血性 ST 段移位。因心内膜下心肌更容易发生缺血,故常见反映心内膜下心肌缺血的导联 ST 段压低>0.1 mV,发作缓解后恢复;有时出现T 波倒置。平时有 T 波持续倒置者,心绞痛发作时可变为直立(称为"假性正常化")。T 波改变反映心肌缺血的特异性不如 ST 段,但与平时心电图比较则有助于诊断。

(3)心电图负荷试验:运动负荷试验最为常用,运动可增加心脏负荷以激发心肌缺血。运动方式主要有分级踏板或蹬车。

(4)心电图连续监测:常用方法是让患者佩带慢速转动的记录装置,以两个双极胸导联(现可同步 12 导联)连续记录并自动分析 24 小时心电图(动态心电图),然后在显示屏上快速回放并进行人机对话选段记录,最后打印综合报告。动态心电图可发现 ST-T 改变和各种心律失常,出现时间可与患者的活动情况和症状相对照。胸痛发作时心电图显示缺血性 ST-T 改变有助于心绞痛的诊断。

3.超声心动图

超声心动图可以观察心腔大小、心脏结构、室壁厚度和心肌功能状态,根据室壁运动异常,可判断心肌缺血和陈旧性梗死区域。稳定型心绞痛患者的静息超声心动图大都无异常表现,负荷超声心动图有助于识别心肌缺血的范围和程度。

4.血管内超声和冠状动脉内多普勒血流描记

血管内超声是近年来应用于临床的一种高分辨率检查手段,可作为冠状动脉造影更进一步的确诊手段。

5.多层螺旋 X 线计算机断层显像

多层螺旋 X 线计算机断层显像可进行冠状动脉三维重建,能较好应用于冠心病的诊断。

(五)内科治疗

1.一般治疗

心绞痛发作时立刻休息,症状一般在停止活动后即可消除。平时应尽量避免各种诱发因素如过度体力活动、情绪激动、饱餐、便秘等。调节饮食,特别是进食不宜过饱,避免油腻饮食,忌烟酒。调整日常生活与工作量;减轻精神负担;治疗高血压、糖尿病、贫血、甲状腺功能亢进症等相关疾病。

2.硝酸酯类

该类药物可扩张冠状动脉、降低血流阻力、增加冠状循环血流量;同时能扩张周围血管,减少静脉回流,降低心室容量、心腔内压力、心排血量和血压,降低心脏前后负荷和心肌需氧量,从而缓解心绞痛。患有青光眼、颅内压增高、低血压者不宜应用本类药物。

硝酸甘油:心绞痛发作时应用,0.3~0.6 mg舌下含化,可迅速被唾液溶解而吸收,1~2分钟开始起效,作用持续约 30 分钟。对约 92% 的患者有效,其中 76% 在 3 分钟内见效。

3.β 受体阻滞剂(美托洛尔)

阻断拟交感胺类的刺激作用,减慢心率、降低血压,减弱心肌收缩力和降低心肌氧耗量,从而缓解心绞痛发作。

4.钙通道阻滞剂

本类药物能抑制 Ca^{2+} 进入细胞和心肌细胞兴奋-收缩耦联中 Ca^{2+} 的作用,因而可抑制心肌收缩,减少心肌氧耗;扩张冠状动脉,解除冠状动脉痉挛,改善心肌供血。

5.抗血小板药物

若无特殊禁忌,所有患者均应服用阿司匹林。

6.调脂药物

调脂药物在治疗冠状动脉粥样硬化中起重要作用,他汀类制剂可使动脉粥样硬化斑块消退,并可改善血管内皮细胞功能。

7.代谢类药物

曲美他嗪通过调节心肌能源底物,抑制脂肪酸氧化,促进葡萄糖氧化,优化心肌能量代谢,能改善心肌缺血及左心室功能,缓解心绞痛,而不影响血流动力学。

8.中医中药治疗

目前以"活血化淤"法(常用丹参、红花、川芎、蒲黄、郁金、丹参滴丸或脑心通等)、"芳香温通"法(常用苏合香丸、苏冰滴丸、宽胸丸或保心丸等),以及"祛痰通络"法(如通心络)最为常用。此外,针刺或穴位按摩治疗也可能有一定疗效。

二、不稳定型心绞痛

不稳定型心绞痛是指稳定型劳力性心绞痛以外的缺血性胸痛,包括初发型劳力性心绞痛、恶化型劳力性心绞痛,以及各型自发性心绞痛。不稳定型心绞痛通常认为是介于稳定型心绞痛与急性心肌梗死之间的一种临床状态。

(一)病因与发病机制

不稳定型心绞痛与稳定型劳力性心绞痛的差别在于当冠状动脉粥样硬化斑块不稳定时,易发生斑块破裂或出血、血小板聚集,或血栓形成,或冠状动脉痉挛致冠状动脉内张力增加,使心肌的血氧供应突然减少,心肌代谢产物清除障碍,引起心绞痛发作。此种心肌缺血为"供氧减少性心肌缺血",是引起大多数不稳定型心绞痛的原因。虽然这种心绞痛也可因劳力负荷增加而诱发,但劳力终止后胸痛并不能缓解。

(二)临床表现

1.症状

不稳定型心绞痛的胸痛部位和性质与稳定型心绞痛相似,但通常程度更重,持续时间较长,患者偶尔从睡眠中痛醒。以下线索有助于不稳定型心绞痛的诊断。

(1)诱发心绞痛的体力活动阈值突然或持久地降低。

(2)心绞痛发生的频率、严重程度和持续时间增加或延长。

(3)出现静息性或夜间性心绞痛。

(4)胸痛放射至附近或新的部位。

(5)发作时伴有新的相关特征,如出汗、恶心、呕吐、心悸或呼吸困难等。

(6)原来能使疼痛缓解的方式只能暂时或不完全性地使疼痛缓解。

2.体征

可有一过性第三心音或第四心音,重症者可有肺部啰音或原有啰音增加、心动过缓或心动过速,或因二尖瓣反流引起的收缩期杂音。若疼痛发作期间发生急性充血性心力衰竭和低血压提示预后较差。

3.分级

依据心绞痛严重程度将不稳定型心绞痛分为3级。

Ⅰ级:初发性、严重性或加剧性心绞痛,指心绞痛发生在就诊前2个月内,无静息时疼痛,每天发作3次或以上,或稳定型心绞痛的心绞痛发作更频繁或更严重,持续时间更长,或诱发体力活动的阈值降低。

Ⅱ级:静息型亚急性心绞痛,指就诊前1个月内发生过1次或多次静息型心绞痛,但近48小时内无发作。

Ⅲ级:静息型急性心绞痛,指在48小时内有1次或多次静息型心绞痛发作。

(三)内科治疗

不稳定型心绞痛是严重的、具有潜在危险性的疾病,随时可能发展为急性心肌梗死,因此应引起高度重视。对疼痛发作频繁或持续不缓解,以及高危患者应立即住院治疗。

1.一般治疗

(1)急性期宜卧床休息,消除心理负担,保持环境安静,必要时给予小剂量镇静剂和抗焦虑药物。

(2)有呼吸困难、发绀者应给氧吸入,维持血氧饱和度达到90%以上。

(3)积极诊治可能引起心肌耗氧量增加的疾病,如感染、发热、急性胃肠道功能紊乱、甲状腺功能亢进症、贫血、心律失常和原有心力衰竭的加重等。

(4)必要时应重复检测心肌坏死标记物,以排除急性心肌梗死。

2.硝酸酯类制剂

在发病最初 24 小时的治疗中,静脉内应用硝酸甘油有利于较恒定地控制心肌缺血发作;对已用硝酸酯药物和 β 受体阻滞剂等作为标准治疗的患者,静脉应用硝酸甘油能减少心绞痛的发作次数。初始用量 5～10 $\mu g/min$,持续滴注,每 3～10 分钟增加 10 $\mu g/min$,直至症状缓解或出现明显不良反应如头痛或低血压[收缩压＜12.0 kPa(90 mmHg)或比用药前下降 4.0 kPa(30 mmHg)]。目前推荐静脉用药症状消失 24 小时后,改用口服制剂或皮肤贴剂。持续静脉应用硝酸甘油 24～48 小时即可出现药物耐受。

3.β 受体阻滞剂

可用于所有无禁忌证的不稳定型心绞痛患者,并应及早开始应用,口服剂量要个体化,使患者安静时心率 50～70 次/分。

4.钙通道阻滞剂

钙通道阻滞剂能有效地减轻心绞痛症状,尤其用于治疗变异型心绞痛疗效最好。

5.抗凝制剂(肝素和低分子肝素)

静脉注射肝素治疗不稳定型心绞痛是有效的,推荐剂量为先给予肝素 80 U/kg 静脉注射,然后以 18 U/(kg·h)的速度静脉滴注维持,治疗过程中需注意开始用药或调整剂量后 6 小时测定部分激活凝血酶时间(APTT),并调整用量,使 APTT 控制在 45～70 秒。低分子肝素与普通肝素相比,可以只根据体重调节皮下用量,而不需要实验室监测;疗效肯定,使用方便。

6.抗血小板制剂

(1)阿司匹林类制剂:阻断血小板聚集,防止血栓形成,抑制血管痉挛。阿司匹林可降低不稳定型心绞痛患者的死亡率和急性心肌梗死的发生率,除了短期效应外,长期服用也是有益的。用量每天 75～325 mg。小剂量阿司匹林的胃肠道不良反应并不常见,对该药过敏、活动性消化性溃疡、局部出血和出血体质者则不宜应用。

(2)二磷酸腺苷(ADP)受体拮抗剂:氯吡格雷是新一代血小板 ADP 受体抑制剂,可抑制血小板内 Ca^{2+} 活性,抑制血小板之间纤维蛋白原桥的形成,防止血小板聚集,作用强于阿司匹林,既可单用于阿司匹林不能耐受者,也可与阿司匹林联合应用。常用剂量每天 75 mg,必要时先给予负荷量 300 mg,2 小时后达有效血药浓度。本药不良反应小,作用快,不需要复查血象。

7.血管紧张素转换酶(ACE)抑制剂

冠心病患者均能从 ACE 抑制剂治疗中获益,合并糖尿病、心力衰竭或左心室收缩功能不全的高危患者应该使用 ACE 抑制剂。临床常用制剂有卡托普利、依那普利。

8.调脂制剂

他汀类药物能有效降低胆固醇和低密度脂蛋白胆固醇(LDL-C),并因此降低心血管事件;同时他汀类还有延缓斑块进展、稳定斑块和抗炎等有益作用。常用他汀制剂有洛伐他汀、辛伐他汀。在应用他汀类药物时,应严密监测转氨酶及肌酸激酶等生化指标,及时发现药物可能引起的肝脏损害和疾病。

(李家兵)

第七节 心肌梗死

心肌梗死包括急性心肌梗死和陈旧性心肌梗死,主要是指心肌的缺血性坏死。其中,急性心肌梗死(AMI)是指在冠状动脉病变的基础上,发生冠状动脉血供急剧的减少或中断,使相应的心肌发生严重、持久的急性缺血而导致的心肌坏死,属冠心病的严重类型。

一、病因与发病机制

基本病因主要是冠状动脉粥样硬化造成一支或多支冠状动脉狭窄,导致心肌血供不足,且侧支循环未充分建立。在此基础上,一旦发生粥样斑块破裂等突发情况,就会造成冠状动脉阻塞,使心肌血供急剧减少或中断,若急性缺血严重而持久达1小时以上,即可发生心肌坏死。大量研究证明,绝大多数心肌梗死的发生,是由不稳定粥样斑块的破溃、出血和管腔内血栓形成所致冠状动脉闭塞;少数是由于粥样斑块内或其下出血,或血管持续痉挛;偶为冠状动脉栓塞、炎症或先天性畸形,或主动脉夹层累及冠状动脉开口等造成。

促使粥样斑块破裂出血及血栓形成的诱因有以下几点。

(1)日间6时至12时交感神经活动增加,机体应激反应性增强,心肌收缩力增强,心率和血压升高,冠状动脉张力增加,易致冠状动脉痉挛。

(2)在饱餐特别是进食大量脂肪后,血脂增高,血黏稠度增高,易致血流缓慢,血小板聚集。

(3)重体力活动、情绪过分激动、血压急剧上升或用力大便时,致左心室负荷突然显著加重。

(4)休克、脱水、出血、外科手术或严重心律失常,导致心排血量和冠状动脉灌流量骤减。

(5)夜间睡眠时迷走神经张力增高,冠状动脉容易发生痉挛。

(6)介入治疗或外科手术操作时损伤冠状动脉。

心肌梗死可发生在频发心绞痛的患者,也可发生于原无症状者。心肌梗死后继发的严重心律失常、休克或心力衰竭,均可使冠状动脉灌流量进一步降低,心肌坏死范围扩大。

二、病理生理和病理解剖

(一)左心室功能障碍

冠状动脉发生向前血流中断,阻塞部位以下的心肌丧失收缩能力,无法完成收缩功能,并可依次出现四种异常收缩形式。

(1)运动同步失调,即相邻心肌节段收缩时相不一致。

(2)收缩减弱,即心肌缩短幅度减小。

(3)无收缩,即心肌不运动。

(4)反常收缩,即矛盾运动,表现为梗死区心肌于收缩期膨出。

残余正常心肌在早期出现代偿性收缩增强,但多因矛盾运动而为无效做功。梗死发生后2周内,梗死区的过度运动减弱,收缩功能可有某种程度的恢复(尤其是梗死部位有再灌注使心肌顿抑减轻时)。如果心肌缺血损伤的范围太大,左心室泵功能受到严重损害,则心搏量、心排血量、血压和dp/dt峰值降低,收缩末期容积增加。在梗死后的数周时间里,左心室舒张末期容积增加,舒张压开始下降而趋于正常。

(二)心室重构

心肌梗死发生后,左心室腔大小、形态和厚度发生改变,这些改变称为心室重构。重构是左心室扩张和残余非梗死心肌肥厚等因素的综合结果,重构过程反过来影响左心室功能及患者的预后。除了梗死范围以外,影响左心室扩张的重要因素还有左心室负荷状态和梗死相关动脉的通畅程度。左心室压力升高可导致室壁张力增加和梗死扩展,而通畅的梗死区相关动脉可加快瘢痕形成和梗死区组织的修复,减少梗死扩展和心室扩大。

1.梗死扩展

梗死扩展指梗死心肌节段随后发生的面积扩大,而梗死心肌量不增加。导致梗死扩展的原因有:①心肌束之间的滑动,致使单位容积内心肌细胞减少;②正常心肌细胞碎裂;③坏死区内组织丧失。梗死扩展的特征为梗死区不成比例的变薄和扩张,形成牢固的纤维化瘢痕。梗死扩展的程度与梗死前室壁厚度有关,即原有的心肌肥大可防止或减轻心室壁变薄。心尖部是心室最薄的部位,也是最容易受到梗死扩展损伤的区域。

2.心室扩大

心室存活部分的扩大也与重构有重要关联。心室重构在梗死发生后立即开始,并持续数月甚至数年。在大面积梗死的情况下,为维持心搏量,有功能的心肌增加了额外负荷,可发生代偿性肥厚,但最终也会受损,导致心室的进一步扩张和心脏整体功能的障碍,最后发生心力衰竭。心室扩大还可造成心肌除极和复极异常,易导致致命性心律失常。心室扩大的程度与心肌梗死范围、梗死相关动脉开放迟早,以及心室非梗死区局部肾素-血管紧张素系统的激活程度有关。

(三)心肌梗死形成过程

几乎所有的心肌梗死都是在冠状动脉粥样硬化的基础上发生血栓形成所致。在冠状动脉闭塞后20~30分钟,其所供血心肌即有少量坏死;1~2小时后绝大部分心肌呈凝固性坏死,心肌间质充血、水肿,伴大量炎性细胞浸润。之后,坏死的心肌纤维逐渐溶解,形成肌溶灶,并逐渐形成肉芽组织;坏死组织1~2周后开始吸收,并逐渐纤维化,并于6~8周形成瘢痕愈合,称为陈旧性或愈合性心肌梗死。瘢痕大者可逐渐向外膨出形成室壁瘤。病变可波及心包产生反应性心包炎,也可波及心内膜形成附壁血栓。在心腔压力的作用下,坏死的心壁还可发生破裂。心肌梗死灶分为三型。

1.透壁性心肌梗死

此型最常见,心肌坏死累及心室壁的全层或接近全层,病灶较大,直径在2.5 cm以上,常见于冠状动脉完全闭塞者,心电图上有 ST 段抬高并大都出现异常 Q 波,因此又叫"Q 波性心肌梗死"或"ST 段抬高性心肌梗死"。

2.非透壁性心肌梗死

此型的心肌坏死累及心内膜下和/或中层心肌,但没有波及整个心室壁到外膜,梗死灶分布常较广泛,严重者可累及左心室壁四个面的心内膜下心肌,常见于冠状动脉严重狭窄但未完全闭塞者,心电图表现为 ST 段压低,一般无异常 Q 波,又称"非 Q 波心肌梗死"或"心内膜下心肌梗死"。

3.灶性心肌梗死

心肌梗死范围较小,呈灶性分布于心室壁内,心电图无 ST 段抬高和异常 Q 波,临床常易漏诊而为尸检发现,血肌钙蛋白的测定有助于微型心肌梗死的判断。

三、临床表现

急性心肌梗死的临床表现与梗死的范围、部位和侧支循环形成等密切相关。

(一)先兆

半数以上患者在发病前数天有乏力、胸部不适,以及活动时心悸、气急、烦躁、心绞痛等前驱症状,其中以新发心绞痛(初发型心绞痛)或原有心绞痛加重(恶化型心绞痛)最为突出;心绞痛发作较以往频繁、剧烈、持续时间长,硝酸甘油疗效差,诱发因素不明显;心电图示 ST 段一过性明显抬高(变异性心绞痛)或压低,T 波倒置或增高(假性正常化)。此时应警惕近期内发生心肌梗死的可能。发现先兆,及时住院处理,可使部分患者避免发生心肌梗死。

(二)症状

1.疼痛

疼痛是最先出现的症状,多发生于清晨,疼痛发生的部位和性质常类似于心绞痛,但多无明显诱因,且常发生于静息或睡眠时,疼痛程度较重,范围较广,持续时间较长(可达数小时或数天),休息和含硝酸甘油多不能缓解。患者常烦躁不安、出汗、恐惧或有濒死感。少数患者(多为糖尿病或老年患者)无疼痛,或一开始即表现为休克或急性心力衰竭。部分患者疼痛位于上腹部,易被误认为胃穿孔或急性胰腺炎等急腹症;部分患者疼痛放射至下颌、颈部或背部上方,易被误认为牙痛或骨关节痛。另有少数患者在整个急性病程中无任何明显症状,而被以后体检或尸检发现曾患过心肌梗死。

2.全身症状

全身症状主要有发热、心动过速、白细胞计数增高和血沉增快等,是由坏死物质吸收所致。发热一般于疼痛发生后 24～48 小时出现,程度与梗死范围常呈正相关,体温一般在 38 ℃左右,很少超过39 ℃,持续 1 周左右。

3.胃肠道症状

约 1/3 的患者在疼痛剧烈时伴有频繁的恶心、呕吐和上腹胀痛,与迷走神经受坏死心肌刺激和心排血量降低致组织灌注不足等有关;肠胀气亦不少见,重症者可发生呃逆(以下壁心肌梗死多见)。

4.心律失常

心律失常见于 75％～95％的患者,多发生于起病 1～2 周内,而以 24 小时内最为多见,可伴乏力、头晕、晕厥等症状。心律失常以室性心律失常最多见,尤其是室性期前收缩。若室性期前收缩呈频发(＞5 次/分)、成对、成串(连发≥3 个)、多源性出现或落在前一心搏的易损期(R 在 T 上)时,常为心室颤动的先兆。房室传导阻滞和束支传导阻滞也较多见,多见于下壁心肌梗死。室上性心律失常则较少,多发生在心力衰竭患者中。前壁心肌梗死易发生室性心律失常,若前壁心肌梗死并发房室传导阻滞或右束支传导阻滞,表明梗死范围广泛,病情严重。

5.低血压和休克

疼痛时血压下降常见,未必是休克,但如疼痛缓解后收缩压仍低于 10.7 kPa(80 mmHg),且伴有烦躁不安、面色苍白、皮肤湿冷、脉细而快、大汗淋漓、尿量减少(＜20 mL/h)、神志迟钝甚至昏厥者,则为休克表现。休克多在起病后数小时至 1 周内发生,见于约 20％的急性心肌梗死患者。休克主要是由心肌广泛(40％以上)坏死、心排血量急剧下降所致,也与神经反射引起的周围血管扩张或血容量不足等因素有关。休克一般持续数小时至数天,可反复出现,严重者可在数小时内致死。

6.心力衰竭

主要是急性左心衰竭,可在起病最初几天内发生或在疼痛、休克好转阶段出现,系梗死后心脏舒缩力显著减弱或收缩不协调所致,发生率为32%～48%。表现为呼吸困难、咳嗽、发绀、烦躁等,严重者可发生肺水肿,随后出现颈静脉怒张、肝大、水肿等右心衰竭表现。右心室梗死者可一开始即出现右心衰竭表现,伴血压下降。

(三)体征

1.心脏体征

心脏浊音界可有轻至中度增大,心率多增快,少数也可减慢,心尖处和胸骨左缘之间扪及迟缓的收缩期膨出,是由心室壁反常运动所致,可持续几天至几周;心尖区有时可扪及额外的收缩期前的向外冲动,伴有听诊时的第四心音(即房性或收缩期前奔马律),系左心室顺应性减弱使左心室舒张末期压力升高所致。第一、二心音多减弱,可出现第四心音(房性)奔马律,少数有第三心音(室性)奔马律。10%～20%的患者在发病第2～3小时出现心包摩擦音,系反应性纤维蛋白性心包炎所致。乳头肌功能障碍或断裂引起二尖瓣关闭不全时,心尖区可出现粗糙的收缩期杂音或伴收缩中晚期喀喇音。发生室间隔穿孔者,胸骨左下缘出现响亮的收缩期杂音,常伴震颤。右心室梗死较重者可出现颈静脉怒张,深吸气时更为明显。

2.血压

除发病极早期可出现一过性血压升高外,几乎所有患者在病程中都会有血压降低。起病前有高血压者,血压可降至正常;起病前无高血压者,血压可降至正常以下,且可能不再恢复到发病前的水平。

3.其他

另外可有与心律失常、休克或心力衰竭有关的其他体征。

四、辅助检查

(一)心电图检查

心电图常有进行性改变,对急性心肌梗死的诊断、定位、定范围、估计病情演变和预后都有帮助。

1.特征性改变

(1)急性 ST 段抬高性心肌梗死(STEMI)。在面向梗死区的导联上出现下列特征性改变:①宽而深的 Q 波(病理性 Q 波);②ST 段呈弓背向上型抬高;③T 波倒置,往往宽而深,两肢对称。在背向心肌梗死区的导联上则出现相反的改变,即 R 波增高、ST 段压低和 T 波直立并增高。

(2)急性非 ST 段抬高性心肌梗死(NSTEMI):不出现病理性 Q 波;ST 段压低≥0.1 mV,但 aVR(有时还有 V_1)导联 ST 段抬高;对称性 T 波倒置。

2.动态性改变

(1)STEMI。①超急性期改变:起病数小时内,可无异常,或出现异常高大、两肢不对称的 T 波。②急性期改变:数小时后,ST 段明显抬高呈弓背向上,与直立的 T 波相连形成单向曲线;数小时到 2 天内出现病理性 Q 波,同时 R 波降低,Q 波在 3～4 天内稳定不变,以后 70%～80%者永久存在。③亚急性期改变:如未进行治疗干预,ST 段抬高持续数天至 2 周并逐渐回到基线水平;T 波则变为平坦或倒置。④慢性期改变:数周至数月以后,T 波呈 V 形倒置,两肢对称,波谷尖锐,T 波倒置可永久存在,也可在数月到数年内逐渐恢复。

(2)NSTEMI:ST 段普遍压低(除 aVR 或 V_1 导联外)或轻度抬高,继而 T 波倒置,但始终不出现Q 波,但相应导联的 R 波电压进行性降低。ST-T 改变可持续数天、数周或数月。

3.定位和定范围

STEMI 的定位和定范围可根据出现特征性改变的心电图导联数来判断。

(二)超声心动图

超声心动图可以根据室壁运动异常判断心肌缺血和梗死区域,并可将负荷状态下室壁运动异常分为运动减弱、运动消失、矛盾运动及室壁瘤。该技术有助于除外主动脉夹层,评估心脏整体和局部功能、乳头肌功能和室间隔穿孔的发生等。

(三)放射性核素检查

1.放射性核素扫描

利用坏死心肌细胞中的 Ca^{2+} 能结合放射性锝(Tc)焦磷酸盐或坏死心肌细胞的肌凝蛋白可与其特异性抗体结合的特点,静脉注射^{99m}Tc-焦磷酸盐或^{111}In-抗肌凝蛋白单克隆抗体进行“热点”扫描或照相;或利用坏死心肌血供断绝和瘢痕组织中无血管以致^{201}TI(铊)或^{99m}Tc-MIBI 不能进入细胞的特点,静脉注射这些放射性核素进行“冷点”扫描或照相,均可显示心肌梗死的部位和范围。前者主要用于急性期,后者主要用于慢性期。

2.放射性核素心腔造影

静脉内注射焦磷酸亚锡被细胞吸附后,再注射^{99m}Tc 即可使红细胞或清蛋白被标记上放射性核素,得到心腔内血池显影,可显示室壁局部运动障碍和室壁瘤,测定左室射血分数,判断心室功能。

3.正电子发射计算机断层扫描(PET)

利用发射正电子的核素示踪剂如^{18}F、^{11}C、^{12}N 等进行心肌显像,既可判断心肌血流灌注,也可了解心肌的代谢情况,准确评估心肌的存活状态。

(四)冠状动脉造影

选择性冠状动脉造影就是利用特制定型的心导管经皮穿刺入下肢股动脉沿降主动脉逆行至升主动脉根部,分别将导管置于左、右冠脉口,在注射显影剂的同时行 X 线电影摄像或磁带录像,可清楚地将整个左或右冠状动脉的主干及其分支的血管腔显示出来,可以了解血管有无狭窄病灶存在,对病变部位、范围、严重程度、血管壁的情况等做出明确诊断,决定治疗方案(介入手术或内科治疗),还可用来判断疗效。这是一种较为安全可靠的有创诊断技术。

1.适应证

(1)拟行手术治疗的冠心病患者。

(2)拟行瓣膜置换术前了解有无冠状动脉疾病。

(3)经冠状动脉溶栓治疗或行经皮冠状动脉腔内成形术。

(4)冠状血管重建术后复查冠状动脉通畅情况。

(5)不典型心绞痛或原因不明的胸痛而需确诊者。

(6)疑有先天性冠状动脉畸形或其他病变者如冠状动静脉瘘和冠状动脉瘤等。

2.禁忌证

(1)对造影剂过敏者。

(2)有严重肝肾功能不全者。

(3)有严重心肺功能不全者。

(4)有严重心律失常和完全性房室传导阻滞者。

(5)有电解质紊乱明显低钾者。

(6)合并严重感染者。

3.术前护理

(1)心理护理患者多表现为紧张、恐惧、急躁、焦虑等,护理人员要安慰患者,使其配合,以避免这种不良的心理反应造成病情的加重。

(2)指导患者完善各种检查如血常规、尿常规、出凝血时间、肝肾功能、心电图、心脏超声检查、胸部 X 线片检查。

(3)双侧腹股沟区备皮,做碘过敏试验。

(4)标记双侧足背动脉搏动部位,以便术后对比观察。

(5)保证良好的休息和睡眠。对于精神紧张的患者,可在术前 1 天晚应用镇静剂。

(6)术前教会患者练习床上排尿排便。

4.术后护理

(1)鼓励患者多饮水,以便使造影剂尽快排出体外。观察有无造影剂引起的不良反应。

(2)因术后极易引起腹胀,不宜进食奶制品或生冷食物,不宜吃得过饱,最好吃粥类或面汤类食物,待可下床活动后再常规进食。

(3)术后卧床休息。穿刺一侧下肢应绝对制动 4～6 小时,术后 24 小时可下床活动。应用血管缝合器的患者术后 6 小时可下床活动。

(4)观察穿刺局部有无出血、血肿,注意足背动脉搏动情况。

(5)术后给予心电监护和血压监测。

(五)实验室检查

针对急性心肌梗死可做如下实验室检查。

1.一般实验室检查

起病 24～48 小时后,白细胞可增至$(10～20)\times10^9/L$,中性粒细胞增多至$75\%～90\%$,嗜酸性粒细胞减少或消失;血沉加快;C-反应蛋白(CRP)增高。这些炎症反应可持续 1～3 周。起病数小时至 2 天血中游离脂肪酸增高,显著增高者易发生严重室性心律失常。血糖可应激性增高,糖耐量可下降,2～3 周后恢复。

2.血心肌坏死标记物增高

(1)肌红蛋白:起病后 2 小时内升高,12 小时内达高峰,24～48 小时内恢复正常。

(2)肌钙蛋白 I(cTnI)或 T(cTnT):均于起病 3～4 小时后升高,其中 cTnI 于 11～24 小时达高峰,7～10 天降至正常;cTnT 于 24～48 小时达高峰,10～14 天降至正常。

(3)肌酸激酶同工酶 CK-MB:起病后 4 小时内增高,16～24 小时达高峰,3～4 天恢复正常。

对心肌坏死标记物的测定应进行综合评价,如肌红蛋白在急性心肌梗死后出现最早,也十分敏感,但特异性不强;cTnT 和 cTnI 出现稍延迟,敏感性强,特异性高,在症状出现后 6 小时内测定为阴性者,则6 小时后应再复查,其缺点是持续时间可长达 10～14 天,对在此期间出现胸痛者,不利于判断是否为出现新的梗死;CK-MB 虽不如 cTn 敏感,但对急性心肌梗死早期(起病＜4 小时)诊断有较重要价值,其增高程度能较准确地反映梗死范围,其高峰出现时间是否提前有助于判断溶栓治疗是否成功。

以往沿用多年的急性心肌梗死心肌酶谱测定,包括肌酸激酶(CK)、天门冬酸氨基转移酶(AST)和乳酸脱氢酶(LDH),其特异性及敏感性均远不如上述心肌坏死标记物高,但仍有一定的参考价值。三者在急性心肌梗死发病后6~10小时开始升高,分别于12小时、24小时和2~3天内达高峰,并分别于3~4天、3~6天和1~2周内回降至正常。

五、治疗

急性心肌梗死是临床最急危重症之一,"时间就是心肌,心肌就是生命。"因此必须争分夺秒地进行抢救和治疗。

(一)内科治疗

强调及早发现,及早住院,并加强住院前的就地处理。治疗原则:尽快恢复心肌血液再灌注,挽救濒死心肌,防止梗死范围扩大,缩小心肌缺血范围,保护和维持心脏功能;及时处理严重心律失常、泵衰竭和各种并发症,防止猝死,使患者不但能渡过急性期,且康复后还能保存尽可能多的有功能心肌。

1.监护和一般治疗

(1)休息:急性期宜卧床休息,保持环境安静,减少探视,防止不良刺激,解除焦虑,以减轻心脏负担。

(2)吸氧:吸氧特别用于休克或泵衰竭患者,对一般患者也有利于防止心律失常、改善心肌缺血和缓解疼痛。通常在发病早期给予持续鼻导管或面罩吸氧2~3天,氧流量为3~5 L/min。病情严重者根据氧分压处理。

(3)监测:在冠心病监护室对患者心电、血压和呼吸进行监测,同时观察其神志、出入量和末梢循环,对严重泵衰竭者还需监测肺毛细血管压和静脉压。除颤仪应随时处于备用状态。

2.解除疼痛

选用下列药物尽快解除疼痛:①哌替啶50~100 mg肌内注射,必要时1~2小时后再注射一次,以后每4~6小时可重复应用;吗啡5~10 mg稀释后静脉注射,每次2~3 mL。注意对呼吸功能的抑制。②疼痛较轻者,可用可卡因或罂粟碱0.03~0.06 g肌内注射或口服,或再试用硝酸甘油0.3~0.6 mg或硝酸异山梨酯5~10 mg舌下含化或静脉滴注,注意可引起心率增快和血压下降。

3.心肌再灌注治疗

起病后应尽早并最迟在12小时内实施心肌再灌注治疗(如到达医院后30分钟内开始溶栓或90分钟内开始介入治疗),可使闭塞的冠状动脉再通,心肌得到再灌注,濒临坏死的心肌可能得以存活或使坏死范围缩小,可防止或减轻梗死后心肌重塑,改善患者预后,是一种积极的治疗措施。

(1)溶栓疗法:即通过溶解血管中的新鲜血栓而使血管再通,具有简便、经济、易操作等优点,早期应用可改善症状,降低病死率。对无条件施行或估计不能及时(接诊后90分钟之内)实施急症介入治疗的急性STEMI患者,应在接诊后30分钟内行溶栓治疗。

适应证:①发病12小时以内,心电图至少两个相邻导联ST段抬高(胸导联≥0.2 mV,肢导联≥0.1 mV),或新出现或推测新出现的左束支传导阻滞,患者年龄<75岁;②发病12小时以内且12导联心电图符合正后壁的STEMI患者;③急性STEMI发病时间已超过12小时但在

24 小时之内者,若仍有进行性缺血性胸痛或广泛 ST 段抬高,仍应给予溶栓治疗;④对年龄＞75 岁但 ST 段显著性抬高的急性心肌梗死患者,经慎重权衡利弊后仍可考虑溶栓治疗,但用药剂量宜减少。

绝对禁忌证:①出血性脑卒中史,或 3 个月(不包括 3 小时)内有缺血性脑卒中者;②脑血管结构异常(如动静脉畸形)患者;③颅内恶性肿瘤(原发或转移)患者;④可疑主动脉夹层患者;⑤活动性出血或出血体质者(月经者除外);⑥3 个月内有严重头面部闭合性创伤患者。

相对禁忌证:①慢性、严重高血压病史血压控制不良,或目前血压≥24.0/14.7 kPa(180/110 mmHg)者;②3 个月之前有缺血性脑卒中、痴呆或已知的其他颅内病变者;③3 周内有创伤或大手术史,或较长时间(＞10 分钟)的心肺复苏史者;④近 2~4 周有内脏出血者;⑤有不能压迫的血管穿刺者;⑥妊娠;⑦活动性消化性溃疡;⑧目前正在使用治疗剂量的抗凝药或已知有出血倾向者;⑨5 天前用过链激酶或对该药有过敏史而计划再使用该药者。

溶栓药物的应用:纤维蛋白溶酶激活剂可激活血栓中纤维蛋白溶酶原,使其转变为纤维蛋白溶酶而溶解冠状动脉内血栓。国内常用的溶栓药物有:①尿激酶(UK),150 万~200 万单位(或 2.2 万单位/千克)溶于 100 mL 注射盐水中,于 30~60 分钟内静脉滴入。溶栓结束后继续用普通肝素或低分子肝素 3~5 天。②链激酶(SK)或重组链激酶(rSK),150 万单位在 30~60 分钟内静脉滴入,注意可出现寒战、发热等变态反应。③重组组织型纤维蛋白溶酶原激活剂(rt-PA),阿替普酶,全量 100 mg 在 90 分钟内静脉给予,具体用法:先于 2 分钟内静脉注射 15 mg,继而在 30 分钟内静脉滴注 50 mg,之后于 60 分钟内再滴注 35 mg;国内有报道半量给药法也能奏效,即总量 50 mg,先静脉注射 8 mg,再将剩余的 42 mg 于 90 分钟内静脉滴入。瑞替普酶,10 MU 于 2 分钟以上静脉注射,30 分钟后重复上述剂量。注意用 rt-PA 前先静脉注射负荷剂量普通肝素 60 U/kg,随后静脉注射 12 U/kg,调整 APTT 在 50~70 秒,连用 3~5 天。

溶栓再通直接判断指标:根据冠状动脉造影显示的血流情况,采用 TIMI 分级标准,将冠状动脉血流分为 4 级。TIMI 0 级:梗死相关血管完全闭塞,远端无造影剂通过;TIMI 1 级:少量造影剂通过冠状动脉闭塞处,但远端血管不显影;TIMI 2 级:梗死相关血管完全显影,但与正常血管相比血流缓慢;TIMI 3 级:梗死相关血管完全显影,且血流正常。

溶栓再通间接判断指标:即临床判断标准。具备下列 2 项或以上者视为再通(但②和③组合除外):①心电图抬高的 ST 段于用药开始后 2 小时内回降＞50％;②胸痛于用药开始后 2 小时内基本消失;③用药开始后 2 小时内出现再灌注性心律失常,如各种快速、缓慢性心律失常,最常见为一过性非阵发性室性心动过速;④血清 CK-MB 酶峰值提前至 12~14 小时内出现,cTn 峰值提前至 12 小时内。

(2)介入治疗。

(3)紧急主动脉-冠状动脉旁路移植术。

4.消除心律失常

心律失常必须及时消除,以免演变为严重心律失常甚至猝死。

(1)室性心律失常:频发室性期前收缩或室性心动过速,立即用以下药物。①利多卡因:50~100 mg 稀释后静脉注射,每 5~10 分钟重复一次,直至期前收缩消失或用药总量达 300 mg,继以 1~3 mg/min 维持静脉滴注。稳定后可用美西律维持口服。②胺碘酮:首剂 75~150 mg(负荷量≤5 mg/kg)生理盐水 20 mL 稀释,10 分钟内静脉注射,有效后继以 0.5~1.0 mg/min 维持静脉滴注,总量＜1 200 mg/d,必要时 2~3 天后改为口服,负荷量 600~800 mg/d,7 天后改为维持量 100~400 mg/d。③索他洛尔:首剂 1~1.5 mg/kg 葡萄糖 20 mL 稀释,15 分钟内静脉注入,必要时重复 1.5 mg/kg 一次,后可改用口服,每天 160~640 mg。

室性心动过速药物疗效不满意时,尤其是发生持续多形性室性心动过速或心室颤动时,应尽快采用同步或非同步直流电除颤或复律。

(2)缓慢性心律失常:对缓慢性窦性心律失常,可用阿托品 0.5~1 mg 反复肌内或静脉注射;若同时伴有低血压,可用异丙肾上腺素;药物无效或不良反应明显时可应用临时心脏起搏治疗。

对房室传导阻滞出现下列情况时,宜安置临时心脏起搏器:①二度Ⅱ型或三度房室传导阻滞伴 QRS 波增宽者;②二度或三度房室传导阻滞出现过心室停搏者;③三度房室传导阻滞心室率<50 次/分,伴有明显低血压或心力衰竭药物治疗效果差者;④二度或三度房室传导阻滞合并频发室性心律失常或伴有血流动力学障碍者。

(3)室上性快速心律失常:可选用 β 受体阻滞剂、洋地黄类制剂(起病 24 小时后)、维拉帕米、胺碘酮等,药物治疗不能控制时,也可考虑用同步直流电转复。

(4)心搏骤停:立即实施心脏复苏处理。

5.控制休克

(1)补充血容量:估计有血容量不足,或中心静脉压和肺动脉楔压(PCWP)低者,用右旋糖酐-40 或 5%~10%葡萄糖静脉滴注,补液后如中心静脉压上升至 1.77 kPa(18 cmH$_2$O)以上或 PCWP>2.4 kPa(18 mmHg)时,则应停止扩容。右心室梗死时,中心静脉压的升高未必是补充血容量的禁忌。

(2)应用升压药:若补充血容量后血压仍不升,且 PCWP 和心排血量正常时,提示周围血管张力不足,可用多巴胺起始剂量 3~5 μg/(kg·min)静脉滴注,或去甲肾上腺素 2~8 μg/min 静脉滴注,亦可选用多巴酚丁胺,起始剂量 3~10 μg/(kg·min)静脉滴注。

(3)应用血管扩张剂:若经上述处理血压仍不上升,且 PCWP 增高,心排血量低或周围血管显著收缩以致四肢厥冷并有发绀时,可用硝普钠静脉滴注,15 μg/min 开始,每 5 分钟逐渐增量,至 PCWP 降至 2.0~2.4 kPa(15~18 mmHg);或硝酸甘油 10~20 μg/min 开始,每 5~10 分钟增加 5~10 μg/min,直至左心室充盈压下降。

(4)其他治疗:措施包括纠正酸中毒、避免脑缺血、保护肾功能,以及必要时应用洋地黄制剂等。为了降低心源性休克导致的死亡率,主张有条件的医院用主动脉内气囊反搏(IABP)治疗。

6.治疗心力衰竭

主要是治疗急性左心衰竭,以应用吗啡(或哌替啶)和利尿剂为主,亦可选用血管扩张剂减轻左心室负荷,或用多巴酚丁胺 10 μg/(kg·min)静脉滴注,或用短效血管紧张素转换酶抑制剂。由于最早期出现的心力衰竭主要是坏死心肌间质充血和水肿引起的顺应性下降所致,而左心室舒张末期容量尚不增大,因此在梗死发生后 24 小时内应尽量避免使用洋地黄制剂。右心室梗死患者慎用利尿剂。

7.其他治疗

下列治疗方法可能有助于挽救濒死心肌,防止梗死扩大,缩小缺血范围,加快愈合,但有些治疗方法尚未完全成熟或疗效尚存争议,因此可根据患者具体情况选用。

(1)血管紧张素转换酶抑制剂和血管紧张素Ⅱ受体阻滞剂:若无禁忌证且收缩压>13.3 kPa(100 mmHg)[或较前下降不超过 4.0 kPa(30 mmHg)]者,可在起病早期从低剂量开始应用血管紧张素转换酶抑制剂,有助于改善恢复期心肌重塑,降低心力衰竭发生率和死亡率,尤其适用于前壁心肌梗死伴肺充血或 LVEF<40％的患者。常用制剂有卡托普利起始 6.25 mg，然后 12.5~25 mg，每天 2 次；依那普利 2.5 mg，每天 2 次；雷米普利 5~10 mg，每天 1 次；福辛普利 10 mg，每天 1 次。不能耐受血管紧张素转换酶抑制剂者，可选用血管紧张素Ⅱ受体阻滞剂，如氯沙坦、缬沙坦或坎地沙坦等。

（2）抗凝和抗血小板治疗：在梗死范围较广、复发性梗死或有梗死先兆者可考虑应用。其药物治疗包括：①继续应用阿司匹林；②应用肝素或低分子量肝素，维持凝血时间在正常的两倍左右（试管法 20~30 分钟，APTT 法 60~80 秒，ACT 法 300 秒左右）；③氯吡格雷 75 mg，每天 1 次，维持应用，必要时先给予 300 mg 负荷量；④血小板糖蛋白Ⅱb/Ⅲa 受体阻滞剂：可选择用于血栓形成的高危患者尤其接受 PCI 的高危患者。有出血、出血倾向或出血既往史、严重肝肾功能不全、活动性消化溃疡、血压过高、新近手术而伤口未愈者，应慎用或禁用。

（3）调脂治疗：3-羟基-3-甲基戊二酰辅酶 A（HMG-CoA）还原酶抑制剂可以稳定粥样斑块，改善内皮细胞功能，建议及早应用。如辛伐他汀每天 20~40 mg，普伐他汀每天 10~40 mg，氟伐他汀每天 40~80 mg，阿托伐他汀每天 10~80 mg，或瑞舒伐他汀每天 5~20 mg。

（4）极化液：氯化钾 1.5 g，胰岛素 8~10 U 加入 10％葡萄糖液 500 mL 中静脉滴注，每天 1~2 次，7~14 天为 1 个疗程。极化液可促进心肌摄取和代谢葡萄糖，使钾离子进入细胞内，恢复细胞膜极化状态，有利于心脏正常收缩，减少心律失常，并促使心电图抬高的 ST 段回到等电位线。近年有人建议在上述溶液中加入硫酸镁 5 g，称为改良极化液，但不主张常规应用。

8.右心室梗死的处理

治疗措施与左心室梗死略有不同。右心室心肌梗死引起右心衰竭伴低血压而无左心衰竭表现时，宜扩张血容量治疗。在血流动力学监测下静脉补液，直到低血压得到纠治或肺毛细血管压达 2.0~2.4 kPa（15~18 mmHg）；如输液 1~2 L 后低血压未能纠正，可用正性肌力药物如多巴酚丁胺。不宜用利尿药。伴有房室传导阻滞者可予以临时心脏起搏治疗。

9.急性非 ST 段抬高性心肌梗死的处理

无 ST 段抬高的急性心肌梗死住院期病死率较低，但再梗死率、心绞痛再发生率和远期病死率则较高。低危组患者（无并发症、血流动力稳定、不伴反复胸痛）以阿司匹林和肝素尤其是低分子量肝素治疗为主；中危组（伴持续或反复胸痛，心电图无变化或 ST 段压低 1 mV 左右）和高危组（并发心源性休克、肺水肿或持续低血压）患者则以介入治疗为首选。

10.并发症处理

并发栓塞时，用溶栓和/或抗凝疗法。室壁瘤如影响心功能或引起严重心律失常，宜手术切除或同时做冠状动脉旁路移植手术。心脏破裂和乳头肌功能严重失调可考虑手术治疗，但手术死亡率高。心肌梗死后综合征可用糖皮质激素或阿司匹林、吲哚美辛等治疗。

11.恢复期的处理

如病情稳定，体力增进，可考虑出院。主张出院前做症状限制性运动负荷心电图、放射性核素和/或超声显像检查，若显示心肌缺血或心功能较差，宜行冠状动脉造影检查，以决定是否进一步处理。提倡恢复期进行康复治疗，逐步进行适当的体育锻炼，有利于体力和工作能力的提高。如每天 1 次或每周至少 3 次进行≥30 分钟的运动（步行、慢跑、踏车或其他有氧运动），并辅以日常活动的增加（如工作间歇步行、园艺和家务等）。经 2~4 个月的体力活动锻炼后，酌情恢复部分或轻体力工作；部分患者可恢复全天工作，但应避免过重体力劳动或精神过度紧张。

（二）介入治疗

PCI是目前公认的首选的最安全有效的恢复心肌再灌注的治疗手段,因此具备实施介入治疗条件的医院,应尽早对急性心肌梗死患者实施急症介入治疗。

1.直接PCI

直接PCI即不行溶栓治疗,直接实施PCI。适应证:①ST段抬高或新出现左束支传导阻滞(影响ST段分析)的心肌梗死;②ST段抬高性心肌梗死并发心源性休克;③适合再灌注治疗而有溶栓禁忌证;④非ST段抬高性心肌梗死,梗死相关动脉严重狭窄,血流＜TIMI 2级。

注意事项:①发病12小时以上一般不宜施行急症PCI;②不宜对非梗死相关的动脉施行急症PCI;③急症PCI要由有经验者实施,以避免延误治疗时机和出现不良后果;④对心源性休克者宜先行主动脉内气囊反搏治疗,并待血压稳定后再实施PCI。

2.补救性PCI

补救性PCI即溶栓治疗后闭塞冠状动脉未再通,再补行PCI治疗。溶栓治疗后仍有明显胸痛,抬高的ST段无明显降低者,应尽快进行冠状动脉造影,如显示TIMI血流0～2级,说明相关动脉未再通,宜立即施行PCI。

3.溶栓治疗再通者的PCI

溶栓治疗成功的患者,如无缺血复发表现,可在7～10天后行冠状动脉造影,如残留的狭窄病变适宜PCI治疗,则可给予PCI。

（三）外科治疗

急性心肌梗死的外科冠状动脉旁路移植手术主要用于:①介入治疗失败或溶栓治疗无效且有手术指征者;②冠状动脉造影显示高危病变(如左主干病变)者;③心肌梗死后合并室壁瘤、室间隔穿孔或乳头肌功能不全所致严重二尖瓣反流者;④非Q波性心肌梗死内科治疗效果不佳者。

（李家兵）

第八节　慢性心力衰竭

慢性原发性心肌病变和心室长期压力或容量负荷过重,可分别引起原发性或继发性心肌舒缩功能受损。在早期,通过代偿调节,尚能使心室每搏输出量和心排血量满足休息和活动时组织代谢的需要;在后期,即使通过充分代偿调节已不能维持足够的每搏输出量和心排血量。前者称为慢性心力衰竭的代偿期,亦称潜在性、代偿性或无症状性心功能不全;后者称为慢性心力衰竭的失代偿期,亦称为失代偿性心功能不全。由于慢性心力衰竭的失代偿期大多有各器官阻性充血(或淤血)的表现,因而通常称为充血性心力衰竭,亦称有症状性心力衰竭。

一、病因

先天或获得性心肌、心瓣、心包或大血管、冠脉结构异常,导致血流动力功能不全是慢性心力衰竭的基础病因。成人充血性心力衰竭的常见的病因为冠状动脉粥样硬化心脏病(冠心病)、高血压心脏病(高心病)、瓣膜病、心肌病和肺源性心脏病(肺心病)。其他较常见的病因有心肌炎、肾炎和先天性心脏病。较少见的易被忽视的病因有心包疾病、甲状腺功能亢进与减退症、贫血、维生素 B_1 缺乏病、动静脉瘘、心房黏液瘤，以及肿瘤、结缔组织疾病、高原病及少见的内分泌病等。

上述心力衰竭的基本原因，可通过下列机制影响心功能，引起心力衰竭。①原发性心肌收缩力受损：包括心肌梗死、心肌炎症、变性或坏死（如冠心病、肺心病、心肌病等）、心肌缺氧或纤维化（如冠心病、肺心病、心肌病等）、心肌的代谢、中毒性改变等，都使心肌收缩力减弱而导致心力衰竭。②心室的压力负荷（后负荷）过重：肺及体循环高压，左、右心室流出道狭窄，主动脉瓣或肺动脉瓣狭窄等，均能使心室收缩时阻力增高、后负荷加重，引起继发性心肌舒缩功能减弱而导致心力衰竭。③心室的容量负荷（前负荷）过重：瓣膜关闭不全、心内或大血管间左至右分流等，使心室舒张期容量增加，前负荷加重，也可引起继发性心肌收缩力减弱和心力衰竭。④高动力性循环状态：主要发生于贫血、体循环动静脉瘘、甲状腺功能亢进症、维生素 B_1 缺乏性心脏病，由于周围血管阻力降低，心排血量增多，也能引起心室容量负荷加重，导致心力衰竭。⑤心室前负荷不足：二尖瓣狭窄，心脏压塞和限制型心肌病等，引起心室充盈受限，体、肺循环充血。

心力衰竭的诱发因素常见有：①感染，呼吸道感染为最多，其次为风湿热。在儿童风湿热则占首位。女性患者中泌尿系统感染亦常见。亚急性感染性心内膜炎也常因损害心瓣膜和心肌而诱发心力衰竭。②过度体力活动和情绪激动。③钠盐摄入过多。④心律失常，特别是快速性心律失常，如伴有快速心室率的心房颤动（房颤）、心房扑动（房扑）。⑤妊娠和分娩。⑥输液（特别是含钠盐的液体）、输血过快和/或过多。⑦洋地黄过量或不足。⑧药物作用：使用抑制心肌收缩力的药物，如β受体阻滞剂，体内儿茶酚胺的消耗药物（如利血平类），交感神经节阻滞药（如胍乙啶）和某些抗心律失常药物（如奎尼丁、普鲁卡因胺、维拉帕米等）；水钠潴留，激素和药物的应用，如肾上腺皮质激素等造成水钠潴留。⑨其他：出血和贫血、肺栓塞、室壁瘤、心肌收缩不协调、乳头肌功能不全等。

二、临床表现和实验室检查

按心力衰竭开始发生于哪一侧和充血主要表现的部位，将心力衰竭分为左侧心力衰竭、右侧心力衰竭和全心衰竭。心力衰竭开始发生在左侧心脏，以肺充血为主的称为左侧心力衰竭；开始发生在右侧心脏并以肝、肾等器官和周围静脉淤血为主的，称为右侧心力衰竭。两者同时存在的称全心衰竭。以左侧心力衰竭开始的情况较为多见，大多经过一段时间发展为肺动脉高压而引起右侧心力衰竭。单独的右侧心力衰竭较少见。

（一）左侧心力衰竭

可分为左心室衰竭和左心房衰竭两种。左心室衰竭多见于高血压心脏病、冠心病、主动脉病变和二尖瓣关闭不全。急性肾小球肾炎和风湿性全心炎是儿童和少年患者左心室衰竭的常见病因。二尖瓣狭窄时，左心房压力明显增高，也有肺充血表现，但非左心室衰竭引起，因而称为左心房衰竭。

1.症状

（1）呼吸困难：是左侧心力衰竭的主要症状。不同情况下肺充血的程度有差异，呼吸困难的表现有下列不同形式。①劳力性呼吸困难：开始仅在剧烈活动或体力劳动后出现呼吸急促，如登楼、上坡或平地快走等活动时出现气急。随肺充血程度的加重，可逐渐发展到更轻的活动时或体力劳动后、甚至休息时，也发生呼吸困难。②端坐呼吸：一种由于平卧时极度呼吸困难而必须采取的高枕、半卧位或坐位以解除或减轻困难的状态。程度较轻的,高枕或半卧位时无呼吸困难;严重的必须端坐;最严重的即使端坐床边,两腿下垂,上身向前,双手紧握床边,仍不能缓解严重的呼吸困难。③阵发性夜间呼吸困难:又称心源性哮喘,是左心室衰竭早期的典型表现。呼吸困难可连续数夜,每夜发作或间断发作。典型发作在夜间熟睡1~2小时后,患者因气闷、气急而突然惊醒,被迫立即坐起,可伴阵咳、哮鸣性呼吸音或泡沫样痰。发作较轻的采取坐位后十余分钟至1小时左右呼吸困难自动消退,患者又能平卧入睡,次日白天无异常感觉。严重的可持续发作,阵发咳嗽,咳粉红色泡沫样痰,甚至发展成为急性肺水肿。由于早期呼吸困难多在夜间发作,开始常能自动消退,白天症状可不明显,因而并不引起患者注意。即使就医,也常因缺少心力衰竭的阳性体征而被忽视。发作时伴阵咳或哮鸣的可被误诊为支气管炎或哮喘。④急性肺水肿:急性肺水肿的表现与急性左心功能不全相同。

(2)体力下降:倦怠、乏力、运动耐力减弱。

2.体征

(1)原有心脏病的体征。

(2)陈-施呼吸:见于严重心力衰竭,预后不良。呼吸有节律地由暂停逐渐增快、加深,再逐渐减慢、变浅,直到再停,半分钟至一分钟后呼吸再起,如此周而复始。脑缺氧严重的患者还可伴有嗜睡、烦躁、神志错乱等精神症状。

(3)左心室增大:心尖冲动向左下移位,心率增快,心尖区有舒张期奔马律,肺动脉瓣区第二心音亢进,其中舒张期奔马律最有诊断价值,在患者心率增快或卧位并做深呼气时更容易听到。左心室扩大还可形成相对性二尖瓣关闭不全,产生心尖区收缩期杂音。

(4)交替脉:脉搏强弱交替。轻度交替脉仅能在测血压时发现。

(5)肺部啰音:阵发性呼吸困难或急性肺水肿时可有粗大湿啰音,满布两肺,并可伴有哮鸣音。

(6)胸腔积液:左侧心力衰竭患者中的25%有胸腔积液。胸腔积液可局限于肺叶间,也可呈单侧或双侧胸腔积液,胸腔积液蛋白含量高,心力衰竭好转后消退。

3.早期X线检查

肺静脉充盈左侧心力衰竭在X线检查时仅见肺上叶静脉扩张、下叶静脉较细,肺门血管阴影清晰。在肺间质水肿期可见肺门血管影增粗、模糊不清,肺血管分支扩张增粗,或肺叶间淋巴管扩张。在肺泡水肿阶段,开始可见密度增高的粟粒状阴影,继而发展为云雾状阴影。急性肺水肿时可见自肺门伸向肺野中部及周围的扇形云雾状阴影。此外,左侧心力衰竭有时还可见认到局限性肺叶间、单侧或双侧胸腔积液;慢性左侧心力衰竭患者还可以有叶间胸膜增厚,心影可增大(左心室增大)。

(二)右侧心力衰竭

多由左侧心力衰竭引起。出现右侧心力衰竭后,由于右心室排血量减少,肺充血现象有所减轻,呼吸困难亦随之减轻。单纯右侧心力衰竭多由急性或慢性肺心病引起。

1.症状

主要由慢性持续淤血引起各脏器功能改变所致,如长期消化道淤血引起的食欲缺乏、恶心、呕吐等;肾脏淤血引起尿量减少、夜尿多、蛋白尿和肾功能减退;肝淤血引起上腹饱胀,甚至剧烈腹痛,长期肝淤血可引起黄疸、心源性肝硬化。

2.体征

(1)原有心脏病体征。

(2)心脏增大:以右心室增大为主者可伴有心前区抬举性搏动(胸骨左缘心脏冲动有力且持久)。心率增快,部分患者可在胸骨左缘相当于右心室表面处听到舒张早期奔马律。右心室明显扩大可形成功能性三尖瓣关闭不全,产生三尖瓣区收缩期杂音,吸气时杂音增强。

(3)静脉充盈:颈外静脉充盈为右侧心力衰竭的早期表现。半卧位或坐位时在锁骨上方见到颈外静脉充盈,或颈外静脉充盈最高点距离胸骨角水平 10 cm 以上,都表示静脉压增高,常在右侧较明显。严重右侧心力衰竭静脉压显著升高时,手背静脉和其他表浅静脉也充盈,并可见静脉搏动。

(4)肝大和压痛:出现也较早,大多发生于皮下水肿之前。肝大剑突下较肋下肋缘明显,质地较软,具有充实饱满感,边缘有时扪不清,叩诊剑突下有浊音区,且有压痛。压迫肝脏(或剑突下浊音区)时可见颈静脉充盈加剧(肝-颈静脉反流现象)。随心力衰竭的好转或恶化,肝大可在短时期内减轻或增剧。右侧心力衰竭突然加重时,肝脏急性淤血,肝小叶中央细胞坏死,引起肝脏急剧增大,可伴有右上腹与剑突下剧痛和明显压痛、黄疸,同时血清 ALT 常显著升高,少数人甚至达 1 000 U 以上。一旦心力衰竭改善,肝大和黄疸消退,血清转氨酶也在 1～2 周内恢复正常。长期慢性右侧心力衰竭引起心源性肝硬化时,肝触诊质地较硬,压痛可不明显,常伴黄疸、腹水及慢性肝功能损害。

(5)下垂性水肿:早期右侧心力衰竭水肿常不明显,多在颈静脉充盈和肝大明显后才引起凹陷性水肿。水肿最早出现在身体的下垂部位,起床活动者以足、踝内侧和胫前较明显,仰卧者骶区消肿;侧卧者卧侧肢体水肿显著。病情严重可发展到全身水肿。

(6)胸腔积液和腹水:胸膜静脉回流至上腔静脉、支气管静脉和肺静脉,右侧心力衰竭时静脉压增高,可有双侧或单侧胸腔积液。双侧胸腔积液时,右侧量常较多,单侧胸腔积液也以右侧为多见,其原因不明。胸腔积液含蛋白量较高(2～3 g/100 mL),细胞数正常。大量腹水多见于三尖瓣狭窄、三尖瓣下移和缩窄性心包炎,亦可见于晚期心力衰竭和右心房球形血栓堵塞下腔静脉入口时。

(7)心包积液:少量心包积液在右侧心力衰竭或全心衰竭时不少见。

(8)发绀:长期右侧心力衰竭患者大多数有发绀,可表现为面部毛细血管扩张、青紫和色素沉着。

(9)其他:晚期患者可有明显营养不良、消瘦甚至恶病质。

3.实验室检查

(1)静脉压增高:肘静脉压超过 1.37 kPa(14 cmH_2O)或重压肝脏 0.5～1 分钟后上升 0.098～0.196 kPa(1～2 cmH_2O)的,提示有右侧心力衰竭[我国 1 425 例正常成年人测定正常范围 0.29～1.37 kPa(3～14 cmH_2O),平均 0.97 kPa(9.9 cmH_2O)]。

(2)血液检查:血清胆红素和丙氨酸氨基转移酶(ALT)可略增高。

(3)尿的改变:可有轻度蛋白尿、尿中有少量透明或颗粒管型和少量红细胞,可有轻度氮质血症。

(三)舒张性心力衰竭

正常心脏舒张期等容弛张阶段心室腔压力快速下降,持续至二尖瓣开放后,进入快速充盈阶段,再经过缓慢充盈和心房收缩阶段,心室充盈量在肺静脉平均压低于 1.6 kPa(12 mmHg)时足以提供适应机体需要的心排血量。舒张功能障碍时,心室舒张和/或充盈不良,充盈压增高,充盈量减少,左心房和肺静脉压相应增高。心室充盈量在肺静脉平均压等于 1.6 kPa(12 mmHg)条件下才能提供足以适应机体需要的心排血量。舒张性功能障碍的主要后果是心室充盈压增高,与其上游静脉压增高所致肺或体循环淤血。

舒张功能障碍可表现为舒张早期心室功能受损和/或心室顺应性降低,起始通过充盈压增高可能维持静息时每搏输出量正常,但常难以满足机体需要增高时的心排血量。心力衰竭患者大多有左心室收缩功能障碍伴不同程度舒张功能障碍;部分患者以左心室舒张功能障碍为主,静息时收缩功能正常或接近正常。心肌缺血、心肌肥厚和心肌纤维性变是舒张功能障碍常见的病理基础。最常见的病因包括冠心病、原发性高血压病、糖尿病、主动脉瓣狭窄、肥厚型心肌病、限制型心肌病等。心室顺应性降低也见于部分高龄正常人。

舒张性心力衰竭的临床表现可从无症状、运动耐力下降到气促、肺水肿。急性心肌缺血或高血压未满意控制的患者可出现急性舒张功能不全所致急性肺水肿。

超声心动图多普勒测定或核素心肌显影评估收缩和舒张功能是诊断舒张和/或收缩功能障碍的常用方法。目前大多数采用多普勒超声心动图二尖瓣血流频谱间接测定心室舒张功能。

(四)心功能的判定和分级

心功能指心脏做功能力的限度。NYHA 心功能的限度美国纽约心脏病学会据患者自觉症状的分级。①Ⅰ级:体力活动不受限,一般体力活动不引起过度的乏力、心悸、气促和心绞痛。②Ⅱ级:轻度体力活动受限,静息时无不适,但低于日常活动量即致乏力、心悸、气促或心绞痛。③Ⅲ级:体力活动明显受限,静息时无不适,但低于日常活动量即致乏力、心悸、气促或心绞痛。④Ⅳ级:不能无症状地进行任何体力活动,休息时可有心力衰竭或心绞痛症状,任何体力活动都加重不适。

1994 年 3 月上述分级方案修订时,增加了客观评价指标(心电图、负荷试验、X 线、超声心动图和核素显影检查结果)定为 A.无心血管疾病的客观依据;B.有轻度心血管疾病的客观依据;C.有中等程度心血管疾病的客观依据;D.严重心血管疾病的客观依据。轻、中、重心血管疾病的定义难以确切标明,由临床医师主观判断。

联合症状和客观指标分级可能弥补原有方案主观症状与客观指标分离,仅反映血流动力学的症状变化等不足。如客观检查示严重主动脉瓣狭窄或严重冠脉狭窄的患者,自觉症状不明显或极轻微,联合分级定为ⅠD。而客观检查示轻度主动脉瓣狭窄或轻度冠脉狭窄的无症状患者,则定为ⅠB。又如 LVEF 均<35%的无症状左心室收缩功能障碍者定为ⅠC,而有症状性心力衰竭者定为Ⅱ~ⅢC。

本分组简便易行,新修订的联合指标分级在对比不同临床试验人选对象的心功能状态、评价治疗效果,以及分析不同亚组的治疗影响时,均很有帮助。

三、诊断

典型的心力衰竭诊断并不困难。左侧心力衰竭的诊断依据为原有心脏病的体征和体循环淤血的表现,且患者大多有左侧心力衰竭的病史。

值得注意的是心力衰竭的早期诊断。早期心力衰竭患者症状可不明显,常能自由活动,坚持工作,劳力性气促和阵发性夜间呼吸困难是左侧心力衰竭的早期症状,但常不引起注意,并常因白天就诊缺少阳性体征而被忽视,如不详细询问病史、不仔细检查、未发现舒张期奔马律及 X 线典型表现,易被漏诊。颈静脉充盈和肝大是右侧心力衰竭的早期症状,易被忽视。心力衰竭时肝大等也不一定都是心力衰竭所致。如劳力性气促可由阻塞性肺气肿、肺功能不全、肥胖或身体虚弱引起。夜间呼吸困难也可由支气管哮喘发作引起。肺底湿啰音可由慢性支气管炎、支气管扩张或肺炎引起。心力衰竭引起的湿啰音大多为两侧对称性的,偶见于单侧,或仅有哮鸣音。下肢水肿可由静脉曲张、静脉炎、肾脏或肝脏疾病、淋巴水肿等所致,还可在久坐或月经前后、妊娠后期发生;妇女原因不明性下肢水肿亦不少见。另外,心力衰竭时可因长期卧床液体积聚在腰骶部而不发生下肢水肿。肝大可由血吸虫病、肝炎、脂肪肝引起。颈静脉充盈可由肺气肿或纵隔瘤压迫上腔静脉引起。胸腔积液可由胸膜结核、肿瘤和肺梗死引起;腹水也可由肝硬化、低蛋白血症、腹膜结核、肿瘤引起。

心力衰竭时常伴心脏扩大,但正常大小的心脏也可发生心力衰竭,如急性心肌梗死。肺气肿时心脏扩大可被掩盖;心脏移位或心包积液又可被误认为心脏扩大。

X线是确诊左心肺间质水肿期的主要依据,还有助于心力衰竭和肺部疾病的鉴别。超声心动图不能确诊心力衰竭,但是区分收缩或舒张功能不全的主要手段,还能评估心脏结构和功能,帮助确立心力衰竭病因。静脉压测定有助于确诊早期右侧心力衰竭。血流动力学监测不适用于慢性心力衰竭的诊断。心电图和血生化指标则对心力衰竭诊断无帮助。

四、并发症

血流迟缓和长期卧床可导致下肢静脉血栓形成,继而发生肺栓塞和肺梗死,此时有胸痛、咯血、黄疸、心力衰竭加重甚至休克等表现。左、右心腔内附壁血栓可分别引起体动脉和肺动脉栓塞;体动脉栓塞可致脑、肾、脾、肠系膜梗死及上、下肢坏死。有卵圆孔未闭者,体循环静脉血栓脱落形成的栓子,有可能在到达右穿过未闭的卵圆孔到达左心房,再经左心房进入体循环,形成所谓反常栓塞。长期卧床患者特别是有肺水肿者极易并发呼吸道感染,特别是支气管肺炎。

五、防治

近年来对心力衰竭的防治有重大进展。评价疗效的方法除根据症状、血流动力学效应、运动耐量和生活质量的改善外,还增加了长期治疗的安全性、病死率、生存期、神经激素系统激活程度等指标。在防治的对策上日益强调预防心力衰竭形成和发展的重要性。对无症状的和轻度的心力衰竭主张用血管紧张素转换酶抑制药(ACEI)治疗以改善预后;对重度有症状的心力衰竭亦宜用 ACEI 联合利尿药和/或地高辛治疗,以减轻症状、减少致残和延长生存期。

具体措施包括以下几方面。

(一)病因防治

风湿性心瓣膜病在我国仍属慢性心力衰竭的常见病因。应用青霉素治疗链球菌感染,已使风湿热和风湿性心瓣膜病在发达国家基本绝迹。择期手术治疗心瓣膜病,有效地控制高血压,以及积极防治冠脉病变与心肌缺血等病因治疗;消除心力衰竭的诱因如控制感染、避免体力过劳和精神刺激等,可预防心力衰竭的发生。

(二)收缩性心力衰竭的治疗

1.减轻心脏负荷

减轻心脏负荷包括减少体力活动和精神刺激。严重者宜绝对卧床休息,在心功能逐步改善过程中,适当下床活动,以免卧床休息过久并发静脉血栓形成或肺炎。此外,应注意解除精神负担,必要时给予小量镇静剂。

2.限制钠盐的摄入

适当限制日常饮食中的钠盐摄入量,食盐量日 2～5 g,忌盐腌制食物。应用利尿药引起大量利尿时,钠盐限制不宜过严,以免发生低钠血症。

3.利尿药的应用

利尿药通过抑制肾小管不同部位的 Na^+ 重吸收,或增加肾小球 Na^+ 的滤过,增进 H_2O、Na^+ 排出,从而降低心室充盈压,减轻肺循环和/或体循环淤血所致临床症状,其疗效肯定,但对心力衰竭整体过程的影响(如生存率等)不明,长期应用利尿药理论上可能产生以下不良反应:①降低心排血量,从而激活 RAS,血浆肾素和醛固酮增高。②导致低钾血症。③降低糖耐量。④导致高尿酸血症。⑤导致高脂血症。⑥导致室性心律失常。目前利尿药为治疗心力衰竭伴水钠潴留患者的一线药物,大多与其他心力衰竭的治疗药物(如地高辛、ACEI)联合应用,单纯舒张性心力衰竭利尿药宜慎用。

常用的利尿药:①噻嗪类利尿药。氢氯噻嗪 12.5～50 mg/d,氯噻酮 12.5～50 mg/d,美托拉宗 1～10 mg/d,氯噻嗪 250～1 000 mg/d。②襻利尿药。呋塞米口服 20～40 mg/d,布美他尼口服 0.5～1 mg/d,依他尼酸口服 25～50 mg/d。③保钾利尿药。螺内酯 25～75 mg/d,阿米洛利 2.5～7.5 mg/d,氨苯蝶啶 50～100 mg/d。

合理应用利尿药:①利尿药适用于有左或右心室充盈压增高表现的患者,如颈静脉充盈伴静脉压增高、肝大伴肝颈静脉反流征阳性、劳力性或夜间阵发气促、肺淤血、肺水肿,以及心源性水肿等。②急性心力衰竭伴肺水肿时,静脉推注襻利尿药(呋塞米)是首选治疗。其静脉扩张作用可在利尿作用出现前迅速减轻前负荷与症状。③轻度钠潴留患者应用噻嗪类利尿药常可获得满意疗效,中度以上钠潴留患者多需应用襻利尿药。起始先用小剂量间断治疗,如每周 2～3 次,利尿效果不满意时,再增加剂量和/或连续服用,病情减轻后再间断给药。定期测体重可及时发现隐性水肿,以调节利尿药用量。连续利尿应注意预防低钾血症,可联用保钾利尿药。④重度心力衰竭或伴肾功能不全的患者,宜选用襻利尿药,也可联用襻利尿药和美托拉宗。注意大量利尿所致并发症。⑤顽固性水肿大多联合应用利尿药,如大剂量襻利尿药和噻嗪类、保钾利尿药联用,间断辅以静脉推注襻利尿药。噻嗪类或襻利尿药与 ACEI 联用,可减少利尿药引起低钾血症和 RAS 系统激活等不良反应,降低耐药性的发生率。联用时应密切观察血压、血容量、肾功能与血电解质改变。

(三)正性肌力药物的应用

由于慢性心力衰竭患者心肌收缩力减弱,改善心肌收缩功能曾被认为是心力衰竭的首要治疗。

正性肌力药物主要有以下几种。

1.洋地黄类

(1)禁忌证:①洋地黄过量或中毒。洋地黄过量或中毒的表现之一是心力衰竭症状加重,常被误诊为剂量不足而盲目增加洋地黄量,甚至因而致死。②肥厚性梗阻型心肌病并发心力衰竭的病理生理机制为心室舒张不全与收缩过度,因而属单纯舒张性心力衰竭。洋地黄不能改善心室舒张功能,其正性收缩作用可使流出道梗阻加重,因而除并发心房颤动或其他房性快速心律失常外,不宜用洋地黄治疗。③房室传导阻滞。部分或完全性房室传导阻滞都属于洋地黄应用的禁忌证。但如并发急性肺水肿,来不及置人工心脏起搏器治疗时,可在严密观察下试用快速作用的洋地黄制剂,并在病情许可时安置起搏器。起搏器安置后仍有心力衰竭表现的患者,可以加用洋地黄治疗。④室性期前收缩和室性心动过速曾被列为洋地黄应用的禁忌证。但由心力衰竭引起的室性期前收缩或室性心动过速,以及因室性期前收缩或室性心动过速而加重的心力衰竭,而能排除洋地黄过量,则洋地黄治疗可中断上述的恶性循环,表4-5。

表 4-5　用于慢性心力衰竭的洋地黄类药物

制剂	给药途径	作用时间				负荷量		平均每天维持量
		开始	高峰	持续	消失	剂量	给药法	
洋地黄	口服	2～4 小时	8～12 小时	4～7 天	2～3 周	0.7 g	3 次/天,每次 0.1 g(首剂0.2 g)共 2 天	0.05 g
洋地黄毒苷	口服	2~4 小时	8～12 小时	4～7 天	2～3 周	0.7 mg	3 次/天,每次 0.1 mg(首剂 0.2 mg)共 2 天	0.05 mg
地高辛	口服	1～2 小时	4～12 小时			1.5 mg	3 次/天,每次 0.25 mg 共 2 天	0.250～0.375 mg
	静脉	10 分钟	第一峰 30～60 分钟 第二峰 4～6 小时	1～2 小时	3～6 天	0.75 mg	首剂 0.25～0.50 mg,4～6 小时后可再注射 0.25 mg	
毛花苷 C	静脉	10 分钟	1～2 小时	1～2 天	3～6 天	0.8 mg	首剂 0.6 mg 或 0.4 mg,2～4 小时后再注射 0.2～0.4 mg	
毒毛花苷 K	静脉	5 分钟	1 小时	1～2 天	2～3 天	0.250～0.375 mg	首剂 0.25 mg,必要时可在 2 小时后再注射 0.125 mg	

(2)预防性用药:已证明尚能维持代偿功能。使用洋地黄也能提高心肌工作效率,因而有主张在特殊条件下用洋地黄预防心力衰竭的。如:①准备进行心内手术的患者,术前洋地黄预防治疗。为避免手术完毕直流电复律时并发严重室性快速心律失常,一般于术前 2 天停用。②缩窄性心包炎、心包剥离术前用洋地黄可预防术后严重心力衰竭和心源性休克。

(3)给药方法:一般每天给予维持量即可。为使洋地黄制剂较早出现疗效,可选用毛花苷 C 或地高辛,先给负荷量继以维持量,负荷量可分次给予。3 天内用过地高辛的一般不用负荷量,但如病情需要,可小剂量分次给药,并密切观察疗效及毒副作用。对急性左侧心力衰竭和心室率快速的房性快速心律失常(伴或不伴心力衰竭)患者,宜将负荷量一次给予。急性心肌梗死、急性心肌炎、肺心病、黏液性水肿或贫血等引起的心力衰竭,负荷量不宜过大,并应分次给予。肾功能不全者禁用负荷量。

2.非洋地黄类正性肌力药

(1)肾上腺素能受体兴奋药:多巴胺是去甲肾上腺素的前体,其作用随应用剂量的大小而表现不同,较小剂量[2 μg/(kg·min)]表现为心肌收缩力增强,血管扩张,特别是肾小动脉扩张,心率加快不明显。这些都是治疗心力衰竭所需的作用。如果大剂量或更大剂量[5～10 μg/(kg·min)]则可出现心力衰竭不利的相反作用。

此外,患者对多巴胺的反应个体差异较大,应由小剂量开始逐渐增量,以不引起心率加快及血压升高为度。

(2)磷酸二酯酶抑制药:氨力农用量为负荷量 0.75 mg/kg,稀释后静脉注入,再以 5～10 μg/(kg·min)静脉滴注,每天总量 100 mg。米力农用量为 0.75 mg/kg,稀释后静脉注入,再以0.5 μg/(kg·min)静脉滴注 4 小时。

(四)血管紧张素转换酶(ACE)抑制药的应用

提早对心力衰竭治疗,从心脏尚处于代偿期而无明显症状时,即开始给予 ACE 抑制药的干预治疗是心力衰竭治疗方面的重要进展。通过 ACE 抑制药限制心肌、小血管重构,以达到维护心肌的功能,推迟充血性心力衰竭的到来,降低远期死亡率。

ACE 抑制药目前种类很多,在选择应用时主要考虑其半衰期的长短,确定用药剂量及每天次数。卡托普利为最早用于临床的含巯基的 ACE 抑制药,用量为 12.5～25.0 mg,每天 2 次;贝那普利半衰期较长并有 1/3 经肝脏排泄,对有早期肾功能损害者较适用,用量为 5～10 mg,每天 1 次;培哚普利亦为长半衰期制剂,可每天用一次 2～4 mg。

(五)β受体阻滞剂的应用

从传统的观念看来β受体阻滞剂以其负性肌力作用而禁用于心力衰竭。但现代观点认为心力衰竭时心脑的代偿机制虽然在早期能维持心脏排血功能,但在长期的发展过程中将对心肌产生有害的影响,加速患者的死亡。代偿机制中交感神经兴奋性的增强是一个重要的组成部分,而β受体阻滞剂可对抗这一效应。为此 20 世纪 80 年代以来不少学者在严密观察下审慎地进行了β受体阻滞剂治疗心力衰竭的临床验证,其中一项较大规模的试验应用美托洛尔治疗扩张型心肌病心力衰竭,与对照组相比其结果证实患者不仅可以耐受用药,还可以降低致残率、住院率,提高运动量。

进一步研究是β受体阻滞剂的制剂选择问题,美托洛尔选择性阻滞β₁,受体而无血管扩张作用;卡维地洛作为新的非选择性并有扩张血管作用的β受体阻滞剂,用于心力衰竭治疗,大规模临床试验其结果优于美托洛尔,可明显降低病死率、住院率,以及提高患者的运动耐量。

由于β受体阻滞剂确实具有负性肌力的作用,临床应用仍应十分慎重。待心力衰竭情况稳定后,首先从小剂量开始,逐渐增加剂量,适量维持。

(六)舒张性心力衰竭的治疗

舒张性心力衰竭的治疗原则与收缩功能不全有所差别,主要措施如下。

(1)β受体阻滞剂:改善心肌顺应性,使心室的容量-压力曲线下降,表明舒张功能改善。

(2)钙通道阻滞剂:降低心肌细胞内钙浓度,改善心脏主动舒张功能,主要用于肥厚型心肌病。

(3)ACE 阻滞药:有效控制高血压,从长远来看改善心肌及小血管重构,有利于改善舒张功能,最适用于高血压心脏病及冠心病。

(4)尽量维持窦性心律,保持房室顺序传导,保证心室舒张期充分容量。

(5)对肺淤血症状较明显者,可适量应用静脉扩张药(硝酸甘油制剂)或利尿药降低前负荷,但不宜过度,因过分的减少前负荷可使心排血量下降。

(6)在无收缩功能障碍的情况下,禁用正性肌力药物。

(七)"顽固性心力衰竭"及不可逆心力衰竭的治疗

"顽固性心力衰竭"又称为难治性心力衰竭,是指经过各种治疗,心力衰竭不见好转,甚至还有进展者,但并非心脏情况已至终末期不可逆转者。对这类患者应努力寻找潜在的原因,并纠正,如风湿活动、感染性心内膜炎、贫血、甲状腺功能亢进症、电解质紊乱、洋地黄类过量、反复发生的小面积肺栓塞等。或者患者是否有与心脏无关的其他疾病如肿瘤等。同时调整心力衰竭用药,强效利尿药和血管扩张药及正性肌力药物联合应用等。对重度顽固性水肿也有试用血液超滤法。

对不可逆心力衰竭患者大多是病因无法纠正的,如扩张型心肌病、晚期缺血性心肌病患者,心肌情况已至终末状态不可逆转。其唯一的出路是心脏移植。从技术上看心脏移植成功率已很高,5 年存活率已可达 60% 以上,但限于我国目前条件,尚无法普遍开展。

(李家兵)

第五章

肾内科诊疗

第一节　急进性肾小球肾炎

急进性肾小球肾炎,简称急进性肾炎(rapidly progressive glomer-ulonephritis,RPGN)是一种较少见的肾小球疾病。特征是在血尿、蛋白尿、高血压和水肿等肾炎综合征表现基础上,肾功能迅速下降,数周内进入肾衰竭,伴随出现少尿(尿量<400 mL/d)或无尿(尿量<100 mL/d)。此病的病理类型为新月体性肾炎。

1914 年德国学者 Frenz 提出的肾炎分类,把血压高、肾功能差和进展快的肾炎称为"亚急性肾炎"(本病雏形)。1942 年英国学者 Ellis 对 600 例肾炎患者的临床和病理进行了回顾性分析,提出了"快速性肾炎"概念(本病基本型)。此后,1962 年发现部分 RPGN 患者抗肾小球基底膜(GBM)抗体阳性,1982 年又发现部分患者抗中性粒细胞胞质抗体(ANCA)阳性,证实本病是一组病因不同但具有共同临床和病理特征的肾小球疾病。1988 年 Couser 依据免疫病理学特点对 RPGN 进行分型,被称为 Couser 分型(经典分型),本病被分为抗 GBM 抗体型、免疫复合物型及肾小球无抗体沉积型(推测与细胞免疫或小血管炎相关),这是现代 RPGN 的基本分型。这种分型使 RPGN 诊断标准统一,便于临床研究。

国外报道在肾小球疾病肾活检病例中,RPGN 占 2%~5%,国内两个大样本原发性肾小球疾病病理报告,占 1.6%~3.0%。在儿童肾活检病例中,本病所占比例<1%。由于并非所有 RPGN 患者都有机会接受肾活检,而且部分病情危重风险大的患者医师也不愿做肾活检,所以 RPGN 的实际患病率很可能被低估。

一、表现、诊断及鉴别诊断

(一)病理表现

确诊 RPGN 必须进行肾活检病理检查,如前所述,只有病理诊断新月体肾炎,RPGN 才能成立。光学显微镜下见到 50% 以上的肾小球具有大新月体(占据肾小囊切面 50% 以上面积),即可诊断新月体肾炎。依据新月体组成成分的不同,又可进一步将其分为细胞新月体、细胞纤维新月体和纤维新月体。细胞新月体是活动性病变,病变具有可逆性,及时进行治疗此新月体有可能消散;而纤维新月体为慢性化病变,已不可逆转。

免疫荧光检查可进一步对 RPGN 进行分型。Ⅰ型(抗 GBM 抗体型):IgG 和 C3 沿肾小球毛细血管壁呈线状沉积,有时也沿肾小管基底膜沉积。Ⅱ型(免疫复合物型):免疫球蛋白及 C3 于肾小球系膜区及毛细血管壁呈颗粒状沉积。Ⅲ型(寡免疫复合物型):免疫球蛋白和补体均阴性,或非特异微弱沉积。

以免疫病理为基础的上述 3 种类型新月体肾炎,在光镜及电镜检查上也各有其自身特点。Ⅰ型 RPGN 多为一次性突然发病,因此光镜下新月体种类(指细胞性、细胞纤维性或纤维性)较均一,疾病早期有时还能见到毛细血管襻节段性纤维素样坏死;电镜下无电子致密物沉积,常见基底膜断裂。Ⅱ型 RPGN 的特点是光镜下肾小球毛细血管内细胞(指系膜细胞及内皮细胞)增生明显,纤维素样坏死较少见;电镜下可见肾小球内皮下及系膜区电子致密物沉积。Ⅲ型 RPGN 常反复发作,因此光镜下新月体种类常多样化,细胞性、细胞纤维性及纤维性新月体混合存在,而且疾病早期肾小球毛细血管襻纤维素样坏死常见;电镜下无电子致密物沉积。另外,各型 RPGN 早期肾间质均呈弥漫性水肿,伴单个核细胞(淋巴及单核细胞)及不同程度的多形核细胞浸润,肾小管上皮细胞空泡及颗粒变性;疾病后期肾间质纤维化伴肾小管萎缩;Ⅲ型 RPGN 有时还能见到肾脏小动脉壁纤维素样坏死。

曾有学者将血清 ANCA 检测与上述免疫病理检查结果结合起来对 RPGN 进行新分型,分为如下 5 型:新Ⅰ型及Ⅱ型与原Ⅰ型及Ⅱ型相同,新Ⅲ型为原Ⅲ型中血清 ANCA 阳性者(约占原Ⅲ型病例的 80%),Ⅳ型为原Ⅰ型中血清 ANCA 同时阳性者(约占原Ⅰ型病例的 30%),Ⅴ型为原Ⅲ型中血清 ANCA 阴性者(约占原Ⅲ型病例的 20%)。以后临床实践发现原Ⅱ型中也有血清 ANCA 阳性者,但是它未被纳入新分型。

(二)临床表现

本病的基本临床表现如下。①可发生于各年龄段及不同性别:Ⅰ型 RPGN(包括合并肺出血的 Goodpasture 综合征)以男性患者为主,具有青年(20~39 岁,占 40.3%)及老年(60~79 岁,占 24.4%)2 个发病高峰。而Ⅱ型以青中年和女性多见,Ⅲ型以中老年和男性多见。②起病方式不一,病情急剧恶化:可隐匿起病或急性起病,呈现急性肾炎综合征(镜下血尿或肉眼血尿、蛋白尿、水肿及高血压),但在疾病某一阶段病情会急剧恶化,血清肌酐(SCr)于数周内迅速升高,出现少尿或无尿,进入肾衰竭。而急性肾炎起病急,多在数天内达到疾病顶峰,数周内缓解,可与本病鉴别。③伴或不伴肾病综合征:Ⅰ型很少伴随肾病综合征,Ⅱ型及Ⅲ型肾病综合征常见。随肾功能恶化常出现中度贫血。④疾病复发:Ⅰ型很少复发,Ⅲ型(尤其由 ANCA 引起者)很易复发。

下列实验室检查有助于 RPGN 各型鉴别。①血清抗 GBM 抗体:Ⅰ型 RPGN 患者全部阳性。②血清 ANCA:约 80%的Ⅲ型 RPGN 患者阳性,提示小血管炎致病。③血清免疫复合物增高及补体 C3 下降:仅见于少数Ⅱ型 RPGN 患者,诊断意义远不如抗 GBM 抗体及 ANCA。

(三)诊断及鉴别诊断

本病的疗效和预后与能否及时诊断密切相关,而及时诊断依赖于医师对此病的早期识别能力,和实施包括肾活检在内的检查。临床上呈现急性肾炎综合征表现(血尿、蛋白尿、水肿和高血压)的患者,数周内病情未见缓解(急性肾炎在 2~3 周内就会自发利尿,随之疾病缓解),SCr 反而开始升高,就要想到此病可能。不要等肾功能继续恶化至出现少尿或无尿(出现少尿或无尿才开始治疗,疗效将很差),而应在 SCr"抬头"之初,就及时给患者进行肾活检病理检查。肾活检是诊断本病最重要的检查手段,因为只有病理诊断新月体肾炎,临床才能确诊 RPGN;同时肾活检还能指导制订治疗方案(分型不同,治疗方案不同,将于后述)和判断预后(活动性病变为主预后较好,慢性化病变为主预后差)。无条件做肾活检的医院应尽快将患者转往能做肾活检的上级医院,越快越好。

RPGN 确诊后,还应根据是否合并系统性疾病(如系统性红斑狼疮、过敏性紫癜等)来区分原发性 RPGN 及继发性 RPGN;并根据肾组织免疫病理检查及血清相关抗体(抗 GBM 抗体、ANCA)检验来对原发性 RPGN 进行分型。

二、发病机制的研究现状及进展

(一)发病机制概述

对 RPGN 发病机制的研究最早始于动物模型试验。1934 年 Masugi 的抗肾抗体肾炎模型(用异种动物抗肾皮质血清建立的兔、大鼠抗肾抗体肾炎模型)、1962 年 Steblay 的抗 GBM 肾炎模型(用羊自身抗 GBM 抗体建立的羊抗 GBM 肾炎模型)及 1967 年 Lerner 的 Goodpasture 综合征动物模型(用注入异种抗 GBM 抗体的方法在松鼠猴体内制做出的肺出血-肾炎综合征模型)都确立抗 GBM 抗体在本病中的致病作用。随着 Couser 免疫病理分类法在临床的应用,对本病发病机制的研究从Ⅰ型(抗 GBM 型)逐渐扩展至Ⅱ型(免疫复合型)和Ⅲ型(寡免疫沉积物型)。研究水平也由早期的整体、器官水平转向细胞水平(单核巨噬细胞、T、B 淋巴细胞、肾小球固有细胞等),目前更深入到分子水平(生长因子、细胞因子、黏附分子等),但是对本病的确切发病机制仍尚未完全明白。

RPGN 在病因学和病理学上有一个显著的特征,即多病因却拥有一个基本的病理类型。表明本病起始阶段有多种途径致病,最终可能会有一共同的环节导致肾小球内新月体形成。研究表明肾小球毛细血管壁损伤(基底膜断裂)是启动新月体形成的关键环节。基底膜断裂(裂孔)使单核巨噬细胞进入肾小囊囊腔、纤维蛋白于囊腔聚集、刺激囊壁壁层上皮细胞增生,而形成新月体。进入囊腔中的单核巨噬细胞在新月体形成过程中起着主导作用,具有释放多种细胞因子,刺激壁层上皮细胞增生,激活凝血系统和诱导纤维蛋白沉积等多种作用。新月体最初以细胞成分为主(除单核巨噬细胞及壁层上皮细胞外,近年证实脏层上皮细胞,即足细胞,也是细胞新月体的一个组成成分),随之为细胞纤维性新月体,最终变为纤维性新月体。新月体纤维化也与肾小囊囊壁断裂密切相关,囊壁断裂可使肾间质的成纤维细胞进入囊腔,产生Ⅰ型和Ⅲ型胶原(间质胶原),促进新月体纤维化。

肾小球毛细血管壁损伤(GBM 断裂)确切机制仍欠明确,主要有如下解释。

1.体液免疫

抗 GBM 抗体(IgG)直接攻击 GBM 的Ⅳ胶原蛋白 α3 链引发的Ⅱ型(细胞毒型)变态反应和循环或原位免疫复合物沉积在肾小球毛细血管壁或系膜区引发的Ⅲ型(免疫复合物型)变态反应,均可激活补体、吸引中性粒细胞及激活巨噬细胞释放蛋白水解酶,造成 GBM 损伤和断裂。20 世纪 60 年代至 20 世纪 90 年代体液免疫一直是本病发病机制研究的重点,在Ⅰ型和Ⅱ型 RPGN 也都证实了体液免疫的主导作用。

2.细胞免疫

体液免疫的特征是免疫复合物的存在。1979 年 Stilmant 和 Couser 等报道了 16 例原发性 RPGN 患者的肾小球并无免疫沉积物,对体液免疫在这些患者中的致病作用提出了质疑。而后,1988 年 Couser 对 RPGN 进行疾病分型时,直接提出第 3 种类型,即"肾小球无抗体沉积型",它的发病机制可能与细胞免疫或小血管炎相关。1999 年 Cunningham 在 15 例Ⅲ型患者肾活检标本的肾小球中,观察到活化的 T 细胞、单核巨噬细胞和组织因子的存在,获得了细胞免疫在本型肾炎发病中起重要作用的证据。由 T 淋巴细胞介导的细胞免疫主要通过细胞毒性 T 细胞（CD4$^-$，CD8$^+$）的直接杀伤作用和迟发型超敏反应 T 细胞（CD4$^+$，CD8$^+$）释放各种细胞因子、活化单核巨噬细胞的作用，而导致毛细血管壁损伤。

3.炎症细胞

中性粒细胞可通过补体系统活性成分（C3a、C5a）的化学趋化作用、F$_c$受体及 C3b 受体介导的免疫黏附作用及毛细血管内皮细胞损伤释放的细胞因子（如白细胞黏附因子），而趋化到并聚集于毛细血管壁受损处，释放蛋白溶解酶、活性氧和炎性介质损伤毛细血管壁。

新月体内有大量的单核巨噬细胞，其浸润与化学趋化因子、黏附因子及骨桥蛋白相关。巨噬细胞既是免疫效应细胞也是炎症效应细胞，它可通过自身杀伤作用破坏毛细血管壁，也可通过产生大量活性氧、蛋白溶解酶及分泌细胞因子而损伤毛细血管壁；还能刺激壁层上皮细胞增生及纤维蛋白沉积，从而促进新月体形成。

4.炎性介质

在本病中 T 淋巴细胞、单核巨噬细胞、中性粒细胞、肾小球系膜细胞、上皮细胞及内皮细胞均可释放各自的炎性介质，它们在 RPGN 的发病中起着重要作用。已涉及本病的炎症介质包括补体成分（C3a、C5a、膜攻击复合体 C5b-9 等）、白介素（IL-1，IL-2，IL-4，IL-6，IL-8）、生长因子（转化生长因子 TGF-β、血小板源生长因子 PDGF、成纤维细胞生长因子 FGF 等）、肿瘤坏死因子（TNF-α）、干扰素（IFN-β，IFN-γ）、细胞黏附分子（细胞间黏附分子 ICAM、血管细胞黏附分子 VCAM）及趋化因子，活性氧（超氧阴离子 O_2^-、过氧化氢 H_2O_2、羟自由基 HO^-、次卤酸如次氯酸 HOCl）、一氧化氮（NO）、花生四烯酸环氧化酶代谢产物（前列腺素 PGE$_2$、PGF$_2$、PGI$_2$ 及血栓素 TXA$_2$）和酯氧化酶代谢产物（白三烯 LTC4、LTD4）、血小板活化因子（PAF）等。炎性介质具有网络性、多效性和多源性特点，作用时间短且局限，多通过相应受体发挥致病效应。

综上所述，在 RPGN 发病机制中，致肾小球毛细血管壁损伤（GBM 断裂）的过程，既有免疫机制（包括细胞免疫及体液免疫）也有炎性机制参与。今后继续对各种炎性介质的致病作用进行深入研究，将有助于从分子水平阐明本病发病机制，也能为本病治疗提供新的思路和线索。

(二)发病机制研究的进展

近年，RPGN 发病机制的研究有很大进展，本文将着重对抗 GBM 抗体及 ANCA 致病机制的某些研究进展作一简介。

1.抗肾小球基底膜抗体新月体肾炎

(1)抗原位点：GBM 与肺泡基底膜中的胶原Ⅳ分子，由 α3、α4 和 α5 链构成，呈三股螺旋排列，其终端膨大呈球形非胶原区（NC1 区），两个胶原Ⅳ分子的终端球形非胶原区头对头地相互交联形成六聚体结构。原来已知抗 GBM 抗体的靶抗原为胶原Ⅳ α3 链的 NC1 区，即 α3（Ⅳ）NC1，它有两个抗原决定簇，被称为 E$_A$ 及 E$_B$；而近年发现胶原Ⅳ α5 链的 NC1 区，α5（Ⅳ）NC1，也是抗 GBM 抗体的靶抗原，同样可以引起抗 GBM 病。

在正常的六聚体结构中，两个头对头交联的 α3（Ⅳ）NC1 形成双聚体，抗原决定簇隐藏于中不暴露，故不会诱发抗 GBM 抗体。在某些外界因素作用下（如震波碎石，呼吸道吸入烃、有机溶剂或香烟），此双聚体被解离成单体，隐藏的抗原决定簇暴露，即可诱发自身免疫形成抗 GBM 抗体。

(2)抗体滴度与抗体亲和力：抗 GBM 抗体主要为 IgG1 亚型（91%），其次是 IgG4 亚型（73%），IgG4 亚型并不能从经典或旁路途径激活补体，因此在本病中的致病效应尚欠清。北京大学第一医院所进行的研究已显示,抗 GBM 抗体亲和力和滴度与疾病病情及预后密切相关。2005 年他们报道抗 GBM 抗体亲和力与肾小球新月体数量相关,抗体亲和力越高,含新月体的肾小球就越多,肾损害越重。2009 年他们又报道,循环中抗 E_A 和/或 E_B 抗体滴度与疾病严重度和疾病最终结局相关,抗体滴度高的患者,诊断时的血清肌酐水平及少尿发生率高,最终进入终末肾衰竭或死亡者多。此外,北京大学第一医院还在少数正常人的血清中检测出 GBM 抗体,但此天然抗体的亲和力和滴度均低,且主要为 IgG2 亚型及 IgG4 亚型,这种天然抗体与致病抗体之间的关系值得深入研究。

(3)细胞免疫:动物实验模型研究已显示,在缺乏抗 GBM 抗体的条件下,将致敏的 T 细胞注射到小鼠或大鼠体内,小鼠或大鼠均会出现无免疫球蛋白沉积的新月体肾炎。α3(Ⅳ)NC1 中的多肽序列——pCol(28−40)多肽,或与pCol(28−40)多肽序列类似的细菌多肽片段均能使 T 细胞致敏。

动物实验还显示,CD4$^+$ T 细胞,特别是 Th1 和 Th17 细胞,是致新月体肾炎的重要反应细胞;近年,CD8$^+$ T 细胞也被证实为另一个重要反应细胞,给 WKY 大鼠腹腔注射抗 CD8 单克隆抗体能有效地预防和治疗抗 GBM 病,减少肾小球内抗 GBM 抗体沉积及新月体形成。对抗 GBM 病患者的研究还显示,CD4$^+$ 和 CD25$^+$ 调节 T 细胞能在疾病头 3 个月内出现,从而抑制 CD4$^+$ T 细胞及 CD8$^+$ T 细胞的致病效应。

(4)遗传因素:对抗 GBM 病遗传背景的研究已显示,本病与主要组织相容性复合物(MHC)Ⅱ类分子基因具有很强的正性或负性联系。1997 年 Fisher 等在西方人群中已发现 HLA-DRB1*15 及 HLA-DRB1*04 基因与抗 GBM 病易感性密切相关,近年,日本及中国人群的研究也获得了同样结论。而 HLA-DRB1*0701 及 HLA-DRB1*0101 却与抗 GBM 病易感性呈负性相关。

2.抗中性粒细胞细胞质抗体相关性新月体肾炎

(1)抗体作用:近年对 ANCA 的产生及其致病机制有了较清楚了解。感染释放的肿瘤坏死因子 α(TNF-α)及白介素 1(IL-1)等前炎症细胞因子,能激发中性粒细胞使其胞质内的髓过氧化物酶(MPO)及蛋白酶 3(PR3)转移至胞膜,刺激 ANCA 产生。ANCA 的(Fab)$_2$ 段与细胞膜表面表达的上述靶抗原结合,而 Fc 段又与其他中性粒细胞表面的 Fc 受体结合,致使中性粒细胞激活。激活的中性粒细胞能高表达黏附分子,促其黏附于血管内皮细胞,还能释放活性氧及蛋白酶(包括 PR3),损伤内皮细胞,导致血管炎发生。

(2)补体作用:补体系统在本病中的作用,近来才被阐明。现已知中性粒细胞活化过程中释放的某些物质,能促进旁路途径的 C3 转化酶 C3bBb 形成,从而激活补体系统,形成膜攻击复合体 C5b-9,杀伤血管内皮细胞;而且,补体活化产物 C3a 和 C5a 还能趋化更多的中性粒细胞聚集到炎症局部,进一步扩大炎症效应。

(3)遗传因素:对 ANCA 相关小血管炎候选基因的研究很活跃。对 MHCⅡ类分子基因的研究显示,HLA-DPBA*0401 与肉芽肿多血管炎(原称韦格纳肉芽肿)易感性强相关,而 HLA-DR4 及 HLA-DR6 与各种 ANCA 相关小血管炎的易感性均相关。

此外,还发现不少基因与 ANCA 相关小血管炎易感性相关,这些基因编码的蛋白能参与免疫及炎症反应,如CTLA4(其编码蛋白能抑制 T 细胞功能),PTPN22(其编码蛋白具有活化B细胞功能),IL-2RA(此基因编码高亲和力的白介素-2 受体),AAT Z 等位基因(α-抗胰蛋白酶能抑制 PR3 活性,减轻 PR3 所致内皮损伤。编码 α-抗胰蛋白酶的基因具有高度多态性,其中 AAT Z 等位基因编码的 α-抗胰蛋白酶活性低,抑制 PR3 能力弱)。

总之,对 RPGN 发病机制的研究,尤其在免疫反应及遗传基因方面的研究,进展很快,应该密切关注。

三、治疗

(一)治疗现状

随着发病机制研究的深入和治疗手段的进步,RPGN 的短期预后较以往已有明显改善。Ⅰ型RPGN 患者的 1 年存活率已达 70%~80%,肾脏 1 年存活率达 25%,而出现严重肾功能损害的Ⅲ型 RPGN 患者 1 年缓解率可达 57%,已进行透析治疗的患者 44%可脱离透析。但要获得长期预后的改善,还需要进行更多研究。

由于本病是免疫介导性炎症疾病,所以主要治疗仍是免疫抑制治疗。临床治疗分为诱导缓解治疗和维持缓解治疗两个阶段,前者又包括强化治疗(如血浆置换治疗、免疫吸附治疗及甲泼尼龙冲击治疗等)及基础治疗(糖皮质激素、环磷酰胺或其他免疫抑制剂治疗)。

(二)各型急进性肾炎的治疗方案

1.抗肾小球基底膜型(Ⅰ型)急进性肾炎

由于本病相对少见,且发病急、病情重、进展快,因此很难进行前瞻性随机对照临床试验,目前的治疗方法主要来自小样本的治疗经验总结。此病的主要治疗为血浆置换(或免疫吸附),糖皮质激素(包括大剂量甲泼尼龙冲击及泼尼松口服治疗)及免疫抑制剂(首选环磷酰胺)治疗,以迅速清除体内致病抗体和炎性介质,并阻止致病抗体再合成。

2012 年 KDIGO 制定的《肾小球疾病临床实践指南》对于抗 GBM 型 RPGN 推荐的治疗意见及建议如下。

推荐:除就诊时已依赖透析及肾活检示 100%新月体的患者外,所有抗 GBM 型 RPGN 患者均应接受血浆置换、环磷酰胺和糖皮质激素治疗(证据强度 1B)。临床资料显示,就诊时已依赖透析及肾活检示 85%~100%肾小球新月体的患者上述治疗已不可能恢复肾功能,而往往需要长期维持性肾脏替代治疗。

建议:本病一旦确诊就应立即开始治疗。甚至高度怀疑本病在等待确诊期间,即应开始大剂量糖皮质激素及血浆置换治疗(无证据等级)。

推荐:抗 GBM 新月体肾炎不用免疫抑制剂做维持治疗(1C)。

药物及血浆置换的具体应用方案如下。

糖皮质激素。第 0~2 周:甲泼尼龙 500~1 000 mg/d 连续 3 天静脉滴注,此后口服泼尼松 1 mg/(kg·d),最大剂量 80 mg/d(国内最大剂量常为 60 mg/d)。第 2~4 周:0.6 mg/(kg·d);第 4~8 周:0.4 mg/(kg·d);第 8~10 周:30 mg/d;第 10~11 周:25 mg/d;第 11~12 周:20 mg/d;第 12~13 周:17.5 mg/d;第 13~14 周:15 mg/d;第 14~15 周:12.5 mg/d;第 15~16 周:10 mg/d;第 16 周:标准体重<70 kg 者为 7.5 mg/d,标准体重≥70 kg 者为10 mg/d,服用 6 个月后停药。

环磷酰胺:2 mg/(kg·d)口服,3 个月。

血浆置换:每天用 5%人血清蛋白置换患者血浆 4 L,共 14 天,或直至抗 GBM 抗体转阴。对有肺出血或近期进行手术(包括肾活检)的患者,可在置换结束时给予 150~300 mL 新鲜冰冻血浆。可根据病情调整血浆置换量(如每次 2 L)、置换频度(如隔天 1 次)及置换液(如用较多的新鲜冰冻血浆)。有条件时,还可以应用免疫吸附治疗。此外,国内不少单位应用双重血浆置换,它也能有效清除抗 GBM 抗体,在血浆清蛋白及新鲜冰冻血浆缺乏时也可考虑应用。队列对照研究表明,用血浆置换联合激素及免疫抑制剂治疗能提高患者存活率。

英国(71 例,2001 年报道)和中国(176 例,2011 年报道)两个较大样本的回顾性研究显示,早期确诊、早期治疗是提高疗效的关键。影响预后的因素有抗 GBM 抗体水平、血肌酐水平及是否出现少尿或无尿等。

2.寡免疫复合物型(Ⅲ型)急进性肾炎

近 10 余年来,许多前瞻性多中心的随机对照临床研究已对本病的治疗积累了宝贵经验,本病治疗分为诱导缓解治疗和维持缓解治疗两个阶段。2012 年 KDIGO 制定的《肾小球疾病临床实践指南》对于 ANCA 相关性 RPGN 治疗的推荐意见及建议如下。

(1)诱导期治疗。推荐:①用环磷酰胺及糖皮质激素作为初始治疗(证据强度 1A)。②环磷酰胺禁忌的患者,可改为利妥昔单抗及糖皮质激素治疗(证据强度 1B)。③对已进行透析或血肌酐上升迅速的患者,需同时进行血浆置换治疗(证据强度 1C)。

建议:①对出现弥漫肺泡出血的患者,宜同时进行血浆置换治疗(证据强度 2C)。②ANCA 小血管炎与抗 GBM 肾小球肾炎并存时,宜同时进行血浆置换治疗(证据强度 2D)。

药物及血浆置换的具体应用方案如下。

环磷酰胺:①静脉滴注方案为 0.75 g/m²,每 3～4 周静脉滴注 1 次;年龄＞60 岁或肾小球滤过率＜20 mL/(min · 1.73 m²)的患者,减量为 0.5 g/m²。②口服方案为 1.5～2 mg/(kg · d),年龄＞60 岁或肾小球滤过率＜20 mL/(min · 1.73 m²)的患者,应减少剂量。应用环磷酰胺治疗时,均需维持外周血白细胞计数＞3×10^9/L。

糖皮质激素:甲泼尼龙 500 mg/d,连续 3 天静脉滴注;泼尼松 1 mg/(kg · d)口服,最大剂量 60 mg/d,连续服用 4 周。3～4 个月内逐渐减量。

血浆置换:每次置换血浆量为 60 mL/kg,两周内置换 7 次;如有弥漫性肺出血则每天置换 1 次,出血停止后改为隔天置换 1 次,总共 7～10 次;如果合并抗 GBM 抗体则每天置换 1 次,共 14 次或至抗 GBM 抗体转阴。

已有几个随机对照临床试验比较了利妥昔单抗与环磷酰胺治疗 ANCA 相关小血管炎的疗效及不良反应,两药均与糖皮质激素联合应用,所获结果相似,而利妥昔单抗费用昂贵。

当患者不能耐受环磷酰胺时,吗替麦考酚酯是一个备选的药物。小样本前瞻队列研究(17 例)和随机对照研究(35 例)显示,吗替麦考酚酯在诱导 ANCA 相关小血管炎缓解上与环磷酰胺疗效相近。

(2)维持期治疗:对诱导治疗后病情已缓解的患者,推荐进行维持治疗,建议至少治疗 18 个月;对于已经依赖透析的患者或无肾外疾病表现的患者,不做维持治疗。

维持治疗的药物如下:①推荐硫唑嘌呤 1～2 mg/(kg · d)口服(证据强度 1B);②对硫唑嘌呤过敏或不耐受的患者,建议改用吗替麦考酚酯口服,剂量用至 1 g 每天 2 次(证据强度 2C)(国内常用剂量为 0.5 g,每天 2 次);③对前两药均不耐受且肾小球滤过率≥60 mL/(min · 1.73 m²)的患者,建议用甲氨蝶呤治疗,口服剂量每周 0.3 mg/kg,最大剂量每周 25 mg(证据强度 1C)。④有上呼吸道疾病的患者,建议辅以复方甲硝唑口服治疗(证据强度 2B)。⑤不推荐用依那西普(为肿瘤坏死因子 α 拮抗剂)做辅助治疗(证据强度 1A)。

除上述指南推荐及建议的药物外,临床上还有用他克莫司或来氟米特进行维持治疗的报道。

ANCA 小血管炎有较高的复发率,有报道其 1 年复发率为 34%,5 年复发率为 70%。维持期治疗是为了减少疾病的复发,但是目前的维持治疗方案是否确能达到上述目的仍缺乏充足证据,而且长期维持性治疗是否会潜在地增加肿瘤及感染的风险也需要关注。已经启动的为期4年的REMAIN研究有可能为此提供新的循证证据。

3.免疫复合物型(Ⅱ型)急进性肾炎

Ⅱ型RPGN(如IgA肾病新月体肾炎)可参照Ⅲ型RPGN的治疗方案进行治疗,即用甲泼尼龙冲击做强化治疗,并以口服泼尼松及环磷酰胺做基础治疗。对环磷酰胺不耐受者,也可以考虑换用其他免疫抑制剂。

总之,在治疗RPGN时,一定要根据疾病类型及患者具体情况(年龄、体表面积、有无相对禁忌证等)来个体化地制订治疗方案,而且在实施治疗过程中还要据情实时调整方案。另外,一定要熟悉并密切监测各种药物及治疗措施的不良反应,尤其要警惕各种病原体导致的严重感染,避免盲目"过度治疗"。最后,对已发生急性肾衰竭的患者,要及时进行血液净化治疗,以维持机体内环境平衡,赢得治疗时间。

(马　娟)

第二节　急性肾小球肾炎

急性肾小球肾炎简称"急性肾炎",是一种常见的原发性肾小球疾病。本病大多呈急性起病,临床表现为血尿、蛋白尿、高血压、水肿、少尿及氮质血症。因其表现为一组临床综合征,为此又称为"急性肾炎综合征"。急性肾小球肾炎常见于多种致病微生物感染之后发病,尤其是链球菌感染,但也有部分患者由其他微生物感染所致,如葡萄球菌、肺炎链球菌、伤寒杆菌、梅毒、病毒、原虫及真菌等引起。通常临床所指急性肾小球肾炎即指链球菌感染后肾小球肾炎,本节也以此为重点阐述。

一、发病机制与临床表现

(一)发病因素机制

本病发病与抗原抗体介导的免疫损伤密切相关。当机体被链球菌感染后,其菌体内某些有关抗原与相应的特异抗体于循环中形成抗原-抗体复合物,随血流抵达肾脏,沉积于肾小球而致病。但也可能是链球菌抗原中某些带有阳电荷的成分通过与肾小球基底膜(GBM)上带有阴电荷的硫酸类肝素残基作用,先植于GBM,然后通过原位复合物方式而致病。当补体被激活后,炎症细胞浸润,导致肾小球免疫病理损伤而致疾病。肾小球毛细血管的免疫性炎症使毛细血管腔变窄,甚至闭塞,并损害肾小球滤过膜。可出现血尿、蛋白尿及管型尿等,并使肾小球滤过率下降。因而对水钠各种溶质(包括含氮代谢产物,无机盐)的排泄减少,而发生水钠潴留,继而引起细胞外液容量增加。因此,临床上有水肿,尿少,全身循环充血状态和呼吸困难、肝大、静脉压增高等表现。本病引发的高血压目前认为是由于血容量增加所致,同时,也可能与肾素-血管紧张素-醛固酮系统活力增强有关。

本病急性期表现为弥漫性毛细血管内增生性肾小球肾炎、肾小球增大,并含有细胞成分,内皮细胞肿胀,系膜细胞浸润。电镜下可见上皮下沉淀物呈驼峰状。免疫荧光检查可见弥漫的呈颗粒状的毛细血管襻或系膜区的 IgG、C3 和备解素的免疫沉着,偶有少量 IgM 和 C4。

(二)临床表现

急性肾小球肾炎可发生于各年龄组,但以儿童及青少年多见。本证起病较急,病情轻重不一,多数病例病前有链球菌感染史。感染灶以上呼吸道及皮肤为主,如扁桃体炎、咽炎、气管炎、鼻窦炎等。在上述前驱感染后,有 1～3 周无症状的间歇期而发病。间歇期后,即急性起病,首发症状多为水肿和血尿,是典型性急性肾炎综合征。重症者可发生急性肾衰竭。

1.全身症状

发病时症状轻重不一,患者常有头痛、食欲减退、恶心呕吐、腰困、疲乏无力,部分患者先驱感染没有控制,可有发热、咽喉疼痛、咳嗽、体温一般在 38 ℃上下,发热以儿童多见。

2.水肿少尿

水肿少尿常为本病的首发症状,占患者的 80%～90%,在发生水肿之前,患者都有少尿水肿。轻者仅晨起眼睑水肿,或伴有双下肢轻度可凹陷性水肿,面色较苍白。重者可延及全身,体重增加。水肿出现的部位主要取决于两个因素,即重力作用和局部组织张力。儿童皮肤及皮下组织较紧密,则水肿的凹陷性不十分明显。另外,水肿的程度还与钠盐的食入量有密切关系。钠盐入量多则水肿加重,严重者可有胸腔积液、腹水。

3.血尿

几乎全部患者均有肾小球源性血尿,是本病常见的初起症状。尿是浑浊棕红色,洗肉水样色。一般数天内消失,也可持续 1～2 周转为镜下血尿。经治疗后一般镜下血尿多在 6 个月内完全消失,也可因劳累、紧张、感染后反复出现镜下血尿,也有持续 1～2 年才完全消失。

4.蛋白尿

多数患者有不同程度的蛋白尿,以清蛋白为主。极少数患者表现为肾病综合征。蛋白尿持续存在提示病情迁延或有转为慢性肾炎的可能。

5.高血压

大部分患者可出现一过性轻、中度高血压。收缩压舒张压均增高,往往与血尿、水肿同时存在。一般持续 2～3 周,多随水肿消退而降至正常。产生原因主要与水钠潴留、血容量扩张有关。经利尿消肿后血压随之下降,少数患者可出现重度高血压,并可并发高血压脑病,心力衰竭或视网膜病变,出现充血性心力衰竭,肺水肿等。

6.肾功能异常

少数患者可出现少尿(<400 mL/24 h),肾功能一过性受损,表现为轻度氮质血症。于 1～2 周后尿量增加,肾功能于利尿后数天内可逐渐恢复,仅有极少数患者可表现为急性肾衰竭。

二、诊断与鉴别诊断

(一)诊断

1.前驱感染史

一般起病前有呼吸道或皮肤感染,也可能有其他部位感染。

2.尿常规及沉渣检查

(1)血尿:为急性肾炎重要表现,肉眼血尿或镜下血尿,尿中红细胞多为严重变形红细胞。此系红细胞通过病变毛细血管壁和流经肾小管过程中,因渗透压改变而变形。此外,还可见红细胞管型,表示肾小球有出血渗出性炎症,是急性肾炎重要特点。

（2）管型尿：尿沉渣中常见有肾小管上皮细胞、白细胞，偶有白细胞管型及大量透明和颗粒管型，一般无蜡样管型及宽大管型，如果出现此类管型，提示原肾炎急性加重，或全身系统性疾病，如红斑狼疮或血管炎。

（3）尿蛋白：通常为＋～＋＋，24小时蛋白总量＜3.0 g，尿蛋白多属非选择性。

（4）尿少与水肿：本病急性发作期24小时尿量一般在1 000 mL以下，并伴有面部及下肢轻度水肿。

3.血常规检查

白细胞计数可正常或增加，此与原感染性是否仍继续存在有关。急性期血沉常增快，一般在30～60 mm/h，常见轻度贫血，此与血容量增大、血液稀释有关，于利尿消肿后即可恢复，但也有少数患者有微血管溶血性贫血。

4.肾功能及血生化检查

急性期肾小球滤过率（GFR）呈不同程度下降，但肾血浆流量常可正常。因此滤过分数常下降。与肾小球功能受累相比，肾小管功能相对良好，肾浓缩功能仍多保持正常。临床常见一过性氮质血症，血中尿素氮、肌酐轻度增高，尿钠和尿钙排出减少，不限进水的患者可有轻度稀释性低钠血症。此外，还可出现高血钾和代谢性酸中毒症。

5.有关链球菌感染的细胞学和血清学检查

链球菌感染后，机体对菌体成分及其产物相应的抗体，如抗链球菌溶血素O抗体（ASO），其阳性率可达50％～80％，常借助检测此抗体以证实前期的链球菌感染。通常在链球菌感染后2～3周出现，3～5周滴度达高峰，半年内可恢复正常，75％患者1年内转阴。在判断所测结果时应注意，ASO滴度升高仅表示近期内曾有链球菌感染，与急性肾炎发病之可能性及病情严重性不直接相关。经有效抗生素治疗者其阳性率降低，皮肤感染灶患者阳性率也低。另外，部分患者起病早期循环免疫复合物及血清冷球蛋白可呈阳性，但应注意病毒所致急性肾炎者可能前驱期短，一般为3～5天，以血尿为主要表现，C3不降低，ASO不增高，预后好。

血浆补体测定除个别病例外，肾炎病程早期，血总补体及C3均明显下降，6～8周后可恢复正常，此规律性变化为急性肾炎的典型表现。血清补体下降程度与急性肾炎病情轻重无明显相关，但低补体血症持续8周以上者，应考虑有其他类型肾炎之可能，如膜增生性肾炎，冷球蛋白血症或狼疮性肾炎等。

6.血浆蛋白和脂质测定

本证患者有少数血清蛋白常轻度降低，此系水钠潴留的血容量增加和血液稀释造成，并不是由尿蛋白丢失而致，经利尿消肿后可恢复正常。有少数患者，伴有 α_2、β脂蛋白增高。

7.其他检查

如少尿一周以上，或进行性尿量减少伴肾功能恶化者，病程超过两个月而无好转趋势者、急性肾炎综合征伴肾病综合征者，应考虑进行肾活检以明确诊断，指导治疗。

8.非典型病例的临床诊断

最轻的亚临床病例可全无水肿、高血压和肉眼血尿，仅于链球菌感染后或急性肾炎紧密相接触者，行尿常规检查而发现镜下血尿，甚或尿检也正常，仅血中C3呈典型的规律性改变，即急性期明显降低，而6～8周恢复正常。此类患者如行肾活检可呈典型的毛细血管内增生及特征性驼峰病变。

(二)鉴别诊断

1.发热性尿蛋白

急性感染发热患者,可出现蛋白尿、管型及镜下血尿,极易与不典型或轻度急性肾炎患者相混淆,但前者无潜伏期,无水肿和高血压,热退后尿常规迅速恢复正常。

2.急进性肾炎

起病初与急性肾炎很难鉴别,本病在数天或数周内出现进行性肾功能不全,少尿无尿,可帮助鉴别,必要时需采用肾穿刺病理检查,如表现为新月体肾炎可资鉴别诊断。

3.慢性肾炎急性发作

大多数慢性肾炎往往隐匿起病,急性发作常继发感然后,前驱期往往较短,1~2天即出现水肿,少尿,氮质血症等,严重者伴有贫血、高血压,肾功能持续损害,常常可伴有夜尿增多,尿比重常低。

4.IgA 肾病

主要以反复发作性血尿为主要表现,ASO、C3 往往正常,肾活检可以明确诊断。

5.膜性肾炎

常以急性肾炎样起病,但常常蛋白尿明显,血清补体持续下降>8周,本病恢复不及急性肾炎明显,必要时于肾穿活检明确诊断。

6.急性肾盂肾炎或尿路感染

尿常规检查,常有白细胞和脓细胞、红细胞,患者并有明显的尿路刺激症状和畏寒发热,补体正常,中段尿培养可确诊。

7.继发性肾炎

如过敏性紫癜性肾炎,狼疮性肾炎,乙型肝炎病毒相关性肾炎等。本类肾炎原发病症状明显,不难诊断。

8.并发症

(1)循环充血状态:因水钠潴留,血容量扩大,循环负荷过重,乃至表现循环充血性心力衰竭甚至肺水肿,此与病情轻重和治疗情况相关,临床表现为气急,不能平卧,胸闷,咳嗽,肺底湿性啰音,肝大压痛,心率快,奔马律等左右心力衰竭竭症状。系因血容量扩大所致,而与真正心肌泵衰竭不同,且强心剂效果不佳,而利尿剂的应用常助其缓解。

(2)高血压脑病:是指血压急剧增高时(尤其是舒张压)伴发的中枢神经系统症状而言,一般儿童较成年人多见。一般认为此证是在高血压的基础上,脑部小血管痉挛,导致脑缺氧、脑水肿而致。但也有人认为当血压急剧升高时,脑血管原具备的自动舒缩功能失调或失控,脑血管高度充血脑水肿而致。此外,急性肾炎时,水钠潴留也在发病中起一定作用。此并发症多发生在急性肾炎起病后1~2周内。起病较急,临床表现为剧烈头痛,频繁恶心呕吐,继之视力障碍,眼花,复视,暂时性黑蒙,并有嗜睡或烦躁。如不及时治疗则发生惊厥、昏迷,少数暂时偏瘫失语,严重时发生脑疝。神经系统多无局限性体征,浅反射及腱反射可减弱或消失,眼底检查常见视网膜小动脉痉挛,有时可见视盘水肿,脑脊液清亮,压力和蛋白正常或略高。当高血压伴视力障碍、惊厥、昏迷之一项,即可诊断。

(3)急性肾衰竭:急性肾炎患者中,有相当一部分病例有程度不一的氮质血症,但真正进展为急性肾衰竭者仅为极少数。由于防治及时,前两类并发症已大为减少,但合并急性肾衰竭尚无有效防止措施,已成为急性肾炎死亡的主要原因。临床表现为少尿或无尿,血尿素氮、肌酐升高,高血钾、代谢性酸中毒等尿毒症改变。在此情况下应及时血液透析,肾替代疗法(按急性肾衰竭治疗)。如经治疗少尿或无尿3~5天或1周者,此后尿量逐渐增加,症状消失,肾功能可逐渐恢复。

(三)诊断标准

(1)起病较急,病情轻重不一,青少年儿童发病多见。

(2)前驱有上呼吸道及皮肤等感染史,多在感染后1~4周发病。

(3)多见血尿(肉眼或镜下血尿),蛋白尿,管型(颗粒管型和细胞管型)。

(4)水肿,轻者晨起双眼睑水肿,重者可有双下肢及全身水肿。

(5)时有短暂氮质血症,轻中度高血压,B超双肾形态大小正常。

三、治疗

本病的治疗以休息及对症治疗为主,纠正水钠潴留,纠正血循环容量负荷重,抗高血压,防治急性期并发症,保护肾功能,如急性肾衰竭可行透析治疗。因本病属自限性疾病,一般不适宜应用糖皮质激素及细胞毒类药物。

(一)一般治疗

急性期应卧床休息2~3周,待肉眼血尿消失,水肿消退及血压恢复正常,然后逐渐增加室内活动量,3~6个月内应避免较重的体力活动。如活动后尿改变加重者应再次卧床休息。急性期低钠饮食,每天摄入食盐3g以下,保证充足热量。肾功能正常者不需限制蛋白质入量,适当补充优质蛋白质饮食,对有氮质血症者,应限制蛋白质入量,以减轻肾脏负担。水肿重尿少者,除限盐外还应限制水的入量。

(二)感染灶的治疗

对有咽部、牙周、鼻窦、气管、皮肤感染灶者应给予青霉素1~2周治疗。对青霉素过敏者可用大环内酯类抗生素。对于反复发作的慢性扁桃体炎,病证迁延2~6个月者,尿中仍有异常且考虑与扁桃体病灶有关时,待病情稳定后(尿蛋白少于+),尿沉渣计数少于10个/Hp者,可考虑做扁桃体切除术,术前术后需用2~3周青霉素。

(三)抗凝治疗

根据发病机制,且有肾小球内凝血的主要病理改变,主要为纤维素沉积及血小板聚集,因此,在临床治疗时并用抗凝降纤疗法,有助于肾炎的缓解和恢复,具体方法如下。

1.肝素

按成人每天总量5 000~10 000 U加入5%葡萄糖注射液250 mL静脉滴注,每天1次,10~14天为1个疗程,间隔3~5天,再行下1个疗程,共用2~3个疗程。

2.丹红注射液

成人用量20~40 mL,加入5%葡萄糖注射液中,用法疗程同肝素,小儿酌减。或选择其他活血化瘀中成药注射剂,如血塞通、舒血通、川芎、丹参注射剂等。

3.尿激酶

成人5万~10万单位/天,加入5%葡萄糖250 mL中,用法疗程如丹红注射液,小儿酌减。注意肝素与尿激酶不要同时应用。

4.双嘧达莫

成人50~100 mg,每天3次口服,可连服8~12周,小儿酌情服用。

(四)利尿消肿

急性肾炎的主要生理病理变化为钠潴留,细胞外液量增加导致临床上水肿,高血压,循环负荷过重及致心肾功能不全等并发症。应用利尿药不仅能达到消肿利尿作用,且有助于防治并发症。

1.轻度水肿

颜面部及双下肢轻度水肿(无胸腔积液、腹水者),常用噻嗪类利尿药。如氢氯噻嗪,成人25～50 mg,1～2 次/天,口服,此类利尿药作用于远端肾小管。当 GFR 为 25 mL/min 时,常不能产生利尿效果,此时可用襻利尿剂。

2.中度水肿

伴有肾功能损害及少量胸腔积液或腹水者,先用噻嗪类利尿药,氢氯噻嗪 25～50 mg,1～2 次/天。但当 GFR 为 25 mL/min 时,可加用襻利尿剂,如呋塞米每次 20～40 mg,1～3 次/天,如口服效差,可肌内注射或静脉给药,30 分钟起效,但作用短暂,仅 4～6 小时,可重复应用。此两种药在肾小球滤过功能严重受损,肌酐清除率 5～10 mL/min 时,仍有利尿作用,应注意大剂量时可致听力及肾脏严重损害。急性肾炎一般不用汞利尿剂、保钾利尿剂及渗透性利尿剂。

3.重度水肿

当每天尿量<400 mL 时,并有大量胸腔积液,腹水,伴肾功能不全,甚至急性肾衰竭、高血压、心力衰竭并发症时,立即应用大剂量强利尿剂,如呋塞米 60～120 mg,缓慢静脉推注,但剂量不能>1 000 mg/d。因剂量过大,并不能增强利尿效果,反而使不良反应明显增加,导致不可逆性耳聋。应用后如利尿效果仍不理想,则应考虑血液净化疗法,如血液透析,腹膜透析等,而不应冒风险应用过大剂量的利尿药。此外,还可应用血管解痉药,如多巴胺以达利尿目的。

注意:其他利尿药不宜应用,如汞利尿药对肾实质有损害;渗透性利尿药如甘露醇可增加血容量,加重心脑血管负荷而发生意外,还有诱发急性肾衰竭的潜在危险;保钾利尿剂可致血钾升高,尿少时不宜使用。对高尿酸血症患者,应慎用利尿药。

(五)降压治疗

血压不超过 18.7/12.0 kPa(140/90 mmHg)者可暂缓治疗,严密观察。若经休息、限水盐、利尿治疗,血压仍高者,应给予降压药,可根据高血压的程度,起病缓急,首选一种品种和小剂量使用。

1.钙通道阻滞剂

钙通道阻滞剂如硝苯地平、尼群地平类。此类药品可通过阻断钙离子进入细胞内而干扰血管平滑肌的兴奋-收缩偶联,降低外阻血管阻力而使血压下降,并能较好地维持心、脑、肾血流量。口服或舌下含服均吸收良好,每次 10 mg,2～3 次/天,用药后 20 分钟血压下降,1～2 小时作用达高峰,持续 4～6 小时。控释片、缓释片按说明服用,与 β 受体阻滞剂合用可提高疗效,并可减轻硝苯地平引起的心率加快。

2.血管紧张素转化酶抑制剂

通过抑制血管紧张素转换酶的活性,而抑制血管紧张素扩张小动脉,适用于肾素-血管紧张素-醛固酮系统介导的高血压,也可应用于合并心力衰竭的患者,常用药物如卡托普利口服 25 mg,15 分钟起效,服用盐酸贝那普利 5～10 mg,每天 1 次服用,对肾素依赖性高血压效果更好。

3.α₁受体阻滞剂

α₁受体阻滞剂如哌唑嗪,具有血管扩张作用,能减轻心脏前后负荷,宜从小剂量开始逐渐加量,不良反应有直立性低血压、眩晕或乏力等。

4.硝普钠

硝普钠用于严重高血压者,用量为 $1\sim3$ $\mu g/(kg\cdot min)$,速度持续静脉滴注,数秒内即起作用。其常溶于 $200\sim500$ mL 的 5%葡萄糖注射液中静脉滴注,先从小剂量开始,依血压调整滴数。此药物的优点是作用快、疗效高,且毒性小,既作用于小动脉阻力血管,又作用于静脉的血容量血管,能降低外周阻力,而不引起静脉回流增加,故尤适应于心力衰竭患者。

(六)严重并发症的治疗

1.急性循环充血性状态和急性充血性心力衰竭的治疗

当急性肾炎出现胸闷、心悸、肺底啰音、心界扩大等症状时,心排血量并不降低,射血指数并不减少,与心力衰竭的病理生理基础不同,而是水钠潴留,血容量增加所致淤血状态。此时首先要绝对卧床休息,严格限制钠、水入量,同时应用强利尿药。硝普钠或酚妥拉明药物多能使症状缓解,发生心力衰竭时,可适当应用地高辛或毒毛花苷 K。危重患者可采用轮流束缚上下肢或静脉放血,每次 $150\sim300$ mL,以减轻心脏负荷和肺淤血。当保守治疗无效时,可采用血透脱水治疗。

2.高血压脑病治疗

出现高血压脑病时,应首选硝普钠,剂量为 5 mg 加入 10%葡萄糖注射液 100 mL 中静脉滴注,4 滴/分开始。用药时应监测血压,每 $5\sim10$ 分钟测血压 1 次。根据血压变化情况调节滴数,最大15 滴/分,为 $1\sim2$ $\mu g/(kg\cdot min)$,每天总剂量<100 $\mu g/kg$。用药后如患者高血压脑病缓解,神志好转,停止抽搐,则应改用其他降压药维持血压。因高血压脑病可致生命危险,故应快速降压,争分夺秒。硝普钠起效快,半衰期短,$1\sim2$ 分钟可显效,停药 $1\sim10$ 分钟作用可消失,无药物依赖性。但应注意硝普钠可产生硫氰酸盐代谢产物,故静脉用药浓度应低,滴速应慢,应用时间要短(<48 小时),并应严密监测血压,如降压过度,可使有效循环血容量过低,而致肾血流量降低,灌注不足引起肾功能损害。应用硝普钠抢救急性肾炎高血压危象,疗效可靠安全,而且不良反应小。

当高血压伴有脑水肿时,宜采用强利尿药及脱水药以降低颅脑压力。降颅压和脱水治疗可应用 20%甘露醇,每次 5 mL/kg,静脉注射或静脉快速滴注,视病情 $4\sim8$ 小时 1 次。呋塞米每次 1 mg/kg 静脉滴注,每 $6\sim8$ 小时 1 次。地塞米松 $0.3\sim0.5$ mg/kg(或 $5\sim10$ mg/次,每 $6\sim8$ 小时 1 次)。如有惊厥注意对症止痉。持续抽搐者,成人可用地西泮每次 0.3 mg/kg,总量不超过 $10\sim15$ mg 静脉给药,并可辅助吸氧等。

3.透析治疗

本病有以下两种情况时可采用透析治疗。

(1)少尿性急性肾衰竭,特别是有高血钾存在时。

(2)严重水钠潴留引起急性左心衰竭者,应及时给予透析治疗,以帮助患者度过急性期。由于本病具有自愈倾向,肾功能多可逐渐恢复,一般不需要长期维持透析。

临床应注意在治疗本病时,不宜应用糖皮质激素及非甾体抗炎药和山莨菪碱类药物治疗。本病大多预后良好,部分病例可在数月内自愈。老年患者有持续性高血压、大量蛋白尿,或肾功能损害者预后较差,肾组织增生病变重,伴有较多新月体形成者预后较差。

(马 娟)

第三节 慢性肾小球肾炎

慢性肾小球肾炎简称慢性肾炎（CGN），是指尿蛋白、血尿、高血压、水肿为基本临床特点的一组肾小球疾病。起病方式各有不同，病理类型及病程不一，临床表现多样化。大部分患者病情隐匿迁延，病变缓慢进展，可有不同程度的肾功能损害，最终将发展为慢性肾衰竭。部分患者病变可呈急性加重和进展。由于本组疾病的病理类型及病期不同，主要临床表现各不相同，疾病表现呈多样化，治疗较困难，预后也相对较差。

一、病因病机与临床表现

（一）病因病机

1.发病原因

慢性肾炎是一组多病因的慢性肾小球病变为主的肾小球疾病，大多数患者的病因不十分明确。但经临床免疫病理和实验室的资料说明，慢性肾炎的发病原因与免疫机制关系密切，与链球菌感染无明确关系，15％～20％是从急性肾小球肾炎转变而来，大部分慢性肾炎患者无急性肾炎病史，可能是由于各种细菌、病毒、原虫、感染等因素通过诱导自身抗原耐受的丧失，炎症介质因子及非免疫机制等引起本病，而并非直接的免疫反应病因。感染因素及其后的刺激导致免疫复合物在肾小球内沉积，提示体液免疫反应是慢性肾小球肾炎损伤的主要原因。然而，在肾小球内及肾小球外引起针对靶抗原的、有细胞参与的、免疫反应；单核巨噬细胞在诱发疾病中具有重要作用。

2.病理机制

（1）免疫机制的反应：主要发生在肾小球内，有较多的组织损伤介质被激活，有生长因子及补体产生趋化因子，引起白细胞募集。C_{5b-9}对肾小球细胞的攻击，纤维素沉积，甚至形成新月体。炎症介质的刺激使肾炎进入慢性期，随着许多氧化物及蛋白酶的产生，发生细胞增殖，表型转化，细胞外基质积聚，引起肾小球硬化和永久性肾功能损害。

（2）非免疫机制的参与：主要参与肾小球肾炎的慢性进展，如有效过滤面积减少，残余肾小球滤过率升高，肾缺血，各种因子细胞释放，以及肾小管中蛋白质成分增高造成的毒性作用，均可加重肾小球硬化和慢性肾间质纤维化。

（3）慢性肾炎的病理特点：是由两侧肾脏弥漫性肾小球病变和多种病理类型引起的，因长期的反复发作，呈慢性肾炎过程，肾小球毛细血管逐渐破坏，纤维组织增生，肾小球纤维化，淋巴细胞浸润，玻璃样变，随之可导致肾小管肾间质继发性病变。后期肾皮质变薄，肾脏体积缩小，形成终末期固缩肾。在肾硬化的肾小球间有时可见肥大的肾小球。病理类型可见几种：系膜增生性肾炎、膜性肾病、系膜毛细血管性肾炎、局灶性节段性肾小球硬化、增生硬化型肾小球肾炎。

（二）临床表现

慢性肾炎可发生于任何年龄和性别，多数起病缓慢隐匿，临床以蛋白尿、血尿、高血压、水肿为基本特征，常有不同程度的肾功能损害。由于各种因素影响，病情时轻时重，反复发作，逐渐发展为慢性肾衰竭。

发病初、早期,患者可表现乏力,劳倦,腰部隐痛、刺痛,或困重,食欲减退,水肿可有可无,有水肿也不严重,部分患者可无明显的临床症状。尿检验蛋白尿持续存在,通常在非肾病综合征范围,并有不同程度的肾小球源性血尿及管型,多呈镜下血尿,肉眼血尿少见。血压可正常或轻度升高。肾功能正常或轻度损伤,肌酐清除率下降,或轻度氮质血症表现,可持续数年或数十年。肾功能逐渐恶化并出现相应的临床表现,如贫血、血压升高、酸中毒等,最终进展为尿毒症。

有部分慢性肾炎患者,可以高血压为突出或首先发现,特别是舒张压持续性中等以上的程度上升,可有眼底出血、渗血,甚则视盘水肿。如果未有控制使血压持续稳定,肾功能恶化较快。未经治疗,多数患者肾功能呈慢性渐进性损害,预后较差。当患者因感染、过度疲劳、精神压力过大,或使用肾毒性药物等因素,常可使病情呈急性发作或急骤恶化,经及时治疗或驱除病因后病情可有一定程度的缓解,但也可能因此而进入不可逆的肾衰竭。肾功能损害程度和发展快慢主要与病理类型相关,同时也与合理治疗和认真的调护等因素关系密切。

二、分类与辅助检查

(一)分类

慢性肾炎临床表现多样,个体差异较大,中青年发病率高,易误诊。蛋白尿(一般在 $1\sim3$ g/24 h)、血尿、管型尿、水肿及高血压,病史 1 年以上者,无论有无肾损害,均应考虑此病。在除外继发性肾小球肾炎及遗传性肾小球肾病后,临床上可诊断为慢性肾炎。根据临床表现,分为以下 5 型。

1.普通型

该类型较为常见,病程迁延,病情相对稳定,多表现为轻度至中度水肿,高血压和肾功能损害。尿蛋白定性+~+++,镜下呈肾小球源性血尿和管型尿等。病理改变以 IgA 肾病、非 IgA 系膜增生性肾炎即局灶系膜增生性较常见,也可见于局灶性节段性肾小球硬化早期和膜增生性肾炎等。

2.肾病性大量蛋白尿型

除具有普通型的表现外,部分患者可表现肾病性大量蛋白尿,病理分型以微小病变型肾病、膜增生性肾炎、局灶性肾小球硬化等多见。

3.高血压型

除上述表现外,以持续性中度血压增高为主,特别是舒张压持续增高,常伴有眼底视网膜动脉细窄、迂曲和动静脉交叉压迫现象,少数可有絮状物或出血,病理常以局灶节段性肾小球硬化和弥漫性增生为多见,或晚期多有肾小球硬化表现。

4.混合型

临床上既有肾病型表现,同时又有高血压型表现,多伴有不同程度肾功能减退征象,病理改变可为局灶性、节段性肾小球硬化和晚期弥漫性增生性肾小球肾炎等。

5.急性发作型

在病情相对稳定或持续进展过程中,由于各种微生物感染、过度疲劳或精神打击等因素较短的潜伏期(一般 2~7 天)后,而出现类似急性肾炎的临床表现,经治疗和休息等调治后,可恢复原先水平,或病情恶化逐渐发展至尿毒症,或者是反复发作多次后,肾功能急剧减退而出现尿毒症一系列临床表现。病理改变为弥漫性增生,肾小球硬化基础上出现新月体和/或明显间质性肾炎。

(二)辅助检查

1.尿液检查

尿异常是慢性肾炎的基本特点和标志,蛋白尿是诊断慢性肾炎的主要依据。尿蛋白一般在 $1\sim3$ g/24 h,尿沉渣可见颗粒管型和透明管型,多数可有肾小球源性镜下血尿,少数患者可有间发性肉眼血尿。

2.肾功能检查

多数慢性肾炎患者可有不同程度的肾小球滤过率(GFR)下降,早期表现为肌酐清除率下降,其后血肌酐、尿素氮升高,可伴不同程度的肾小管功能减退,如近端肾小管尿浓缩功能减退和/或近端小管重吸收功能下降。

3.影像学检查

B超检查早期可显示肾实质回声粗乱,晚期可有肾体积缩小等改变。

4.病理检查

肾活检有助于明确诊断,如无特殊禁忌证,有条件的医院应强调所有慢性肾炎患者进行肾活检,肾活检有助于与继发性肾小球疾病的鉴别诊断。另外,可以明确肾小球病变的组织学类型和病理损害程度及活动性,从而指导合理的治疗,延缓慢性肾损害的进展。

三、鉴别诊断与诊断标准

(一)鉴别诊断

1.继发性肾小球疾病

如狼疮性肾炎,过敏性紫癜性肾炎,乙型肝炎相关性肾损害,以上可依据相应的系统表现及特异性实验室检查可资鉴别。

2.遗传性肾病

Alport综合征常起病于青少年儿童,多在10岁之前起病,患者有眼(圆锥形或球形晶状体)、耳(神经性耳聋)、肾形态异常,并有阳性家族史(多为性连锁显性遗传、常染色体显性遗传及常染色体隐性遗传)。

3.其他原发性肾小球疾病

(1)隐匿性肾小球肾炎:主要表现为无症状性血尿和/或蛋白尿,无水肿、高血压和肾功能减退。

(2)感染后急性肾炎:有前驱感染,并以急性发作起病的慢性肾炎需与此病鉴别。二者的潜伏期不同,血清C3的动态变化有助于鉴别。另外,疾病的转归不同,慢性肾炎无自愈倾向,呈慢性进展,可资鉴别。

4.原发性高血压肾损害

先有较长期的高血压,然后出现肾损害,临床上近端肾小管功能损伤较肾小球功能损伤早,尿改变轻微,仅少量蛋白尿,常有高血压的其他靶器官并发症。

(二)诊断标准

(1)起病缓慢,病情迁延,临床表现可轻可重,或时轻时重,随着病情发展,可有肾功能减退、贫血、电解质紊乱等情况出现。

(2)可有水肿、高血压、蛋白尿、血尿及管型尿等表现中的一种或数种,临床表现多种多样,有时伴有肾病综合征或重度高血压。

(3)病程中可有急性发作,常因呼吸道及其他感染诱发,发作有时类似急性肾炎之表现,有些病例可自动缓解,有些病例则出现病情加重。

四、治疗

慢性肾小球肾炎早期应该针对病理类型给予治疗,抑制免疫介导炎症,抑制细胞增生,减轻肾脏硬化;并应以防止或延缓肾功能进行性损害及恶化;改善临床症状及防治合并症为主要目的。强调综合整体调治,可采取下列综合措施。

(一)一般治疗

1.动静结合,以静和休息为主

避免劳累及精神压力过大。因上列因素可加重肾功能负荷,及加重高血压、水肿和尿检异常,这在治疗恢复过程中非常重要。

2.饮食调节

(1)蛋白质的摄入:慢性肾炎患者应根据肾功能减退程度决定蛋白质的入量。轻度肾功能减退者,蛋白食入量应 0.6 g/(kg·d),以优质蛋白为主,适当辅以 α-酮酸或必需氨基酸,可适当增加碳水化合物的摄入,以满足机体能量需要,防止负氮平衡。如患者肾功能正常,可适当放宽蛋白入量,一般不易超过1.0 g/(kg·d),以免加重肾小球高滤过等所致的肾小球硬化。慢性肾炎、肾功能损害患者,如长期限制蛋白质入量,势必导致必需氨基酸的缺乏。因此,补充 α-酮酸是必要的。α-酮酸含有多种必需氨基酸,摄入后经过转氨基作用形成相应的氨基酸,可使机体既获取了必需氨基酸,又减少了不必要的氨基,还提供了一定量的钙,对肾性高磷酸盐血症和继发性甲状旁腺功能亢进起到良好的作用。

(2)盐的摄入:有高血压和水肿的慢性肾炎,盐的摄入一般控制在 3 g/d 以下。

(3)脂肪的摄入:高脂血症是促进肾脏病变加重的独立的危险因素,尤其是慢性肾炎大量蛋白尿的患者脂质代谢紊乱而出现的高脂血症。应限制脂肪摄入,限制含有大量饱和酸和脂肪酸的动物脂肪更为重要。

(二)药物治疗

1.积极控制高血压

高血压是加速肾小球硬化、促进肾功能恶化的重要危险因素,为此积极控制高血压是十分重要的环节。控制高血压可防止肾功能减退,或使已经受损的肾功能有所改善,并可防止心血管的合并症,改善近期预后,具体治疗原则如下。

(1)力争达到目标值,如尿蛋白<1 g/d 的患者,血压控制在 17.3/10.7 kPa(130/80 mmHg)左右;如尿蛋白≥1.0 g/d 的患者,血压应控制在 16.7/10.0 kPa(125/75 mmHg)以下水平。

(2)降压速度不能过低过快,使血压平稳下降。

(3)先以一种药物小剂量开始,必要时联合用药,直至血压控制满意。

(4)优选具有肾保护作用、能减缓肾功能恶化的降压药物。

(5)降压药物的选择:首选血管紧张素转换酶抑制剂(ACEI)、血管紧张素Ⅱ受体拮抗剂(ARB);其次是长效钙通道阻滞剂(CCB)、β受体阻滞剂、血管扩张剂、利尿剂等。由于 ACEI 与 ARB 除具有降压作用外,还有减少尿蛋白和延缓肾功能恶化、保护肾的功能效应,应优先选用。

肾功能不全患者应用 ACEI 或 ARB 时,应注意防止高血钾和血肌酐升高发生。但血肌酐 >264 μmol/L 时,务必在严密检测下谨慎应用,尤其注意监测肾功能和血钾。

2.严密控制蛋白尿

蛋白尿是慢性肾损害进程中的独立危险因素,是肾功能渐进性恶化不利条件,控制蛋白尿可延缓疾病的进展。尿蛋白导致肾损害的机制有以下几点。

(1)导致肾小管上皮细胞重吸收蛋白过多而致细胞溶酶体破裂,释放溶酶体酶和补体引起组织损伤。

(2)肾小管上皮细胞摄取过多的清蛋白和脂肪酸,导致脂质合成和释放,引起细胞浸润,并释放组织因子造成组织损伤。

(3)肾小管本身产生的 Tamm-Horsfall 蛋白与滤液中蛋白相互作用阻塞肾小管。

(4)尿中补体成分增加,特别是 C_{5b-9} 膜攻击复合物激活近曲小管上皮的补体替代途径。

(5)肾小管蛋白质产氨增多,以及活化的氨基化 C3 的相应产生。

(6)尿中转铁蛋白释放铁离子,产生游离-OH 损伤肾小管。

以上因素导致小管分泌内皮素引起间质缺氧,产生致纤维因子。

控制蛋白尿药物的选择:ACEI 与 ARB 具有降低尿蛋白的作用,这种减少尿蛋白的作用并不依赖其降压的作用。因此,对于非肾病综合征范围内的蛋白尿可使用 ACEI 和/或 ARB 控制蛋白尿治疗。因用这类药物减少蛋白尿与剂量相关,所以其用药剂量常需要高于降压所需剂量,但应预防低血压的发生。如依那普利 20～30 mg/d 和/或氯沙坦 100～150 mg/d,才可发挥较好的降低蛋白尿和肾脏保护作用。

3.糖皮质激素和细胞毒类药物的应用

由于慢性肾炎是因多种因素引起的综合征表现,其病因、病理类型、病情变化和临床表现、肾功能损害程度等差异很大,故是否应用皮质激素、细胞毒类药物,应根据临床表现和病理类型不同,综合分析,予以确立是否应用。

(1)有大量蛋白尿伴或不伴肾功能轻度损害者,可考虑应用糖皮质激素,一般应用泼尼松 1 mg/(kg·d),治疗过程中严密观察血压和肾功能,一旦有肾功能损害应酌情撤减。

(2)肾功能进行性减退者,不宜继续使用常规的口服糖皮质激素治疗。

(3)根据病理检查结果应用:如为活动性病变为主,细胞增生,炎症细胞浸润等,伴有大量蛋白尿则应用激素及细胞毒类积极治疗。泼尼松 1 mg/(kg·d),环磷酰胺 2 mg/(kg·d)。若病理检查结果为慢性病变为主(肾小管萎缩,间质纤维化),则不考虑皮质激素等免疫抑制剂治疗。如果病理检查结果表现为活动性病变和慢性病变并存,肾功能已有轻度损害(Scr<256 μmol/L),伴有大量蛋白尿,这类患者也可考虑皮质激素与细胞毒类药物的治疗(剂量同上),并可加用雷公藤总苷 60 mg/d,分 3 次服用。需密切观察肾功能的变化。

4.抗凝药和血小板解聚药物治疗

抗凝药和血小板解聚药有一定的稳定肾功能和减轻肾脏病理损伤、延缓肾病的进展作用。即使无高凝状态和各种病理类型表现者,也可常规较长时间的配合激素及细胞毒类,或单独应用此类药物。常用药物如下。

(1)低分子肝素:该药的抗凝活性在于与抗凝血酶Ⅲ的结合后肝素链上的五聚糖抑制剂凝血酶和凝血因子Ⅹa,结果抗栓效果优于抗凝作用,生物利用度高,出血倾向少,半衰期比普通肝素长 2～4 倍,常用剂量为 5 000 U/d,腹壁皮下注射或静脉滴注,一般 7～10 天为 1 个疗程。根据临床表现和检验凝血系列,无出血倾向者,可连续应用 2～3 个疗程。

(2)双嘧达莫:此为血小板解聚药,用量 200～300 mg/d,分 3 次口服,每月为 1 个疗程,可连续服用 6 个月以上。

(3)阿司匹林:50~150 mg/d,每天 1 次,无出血倾向者可连续服用 6 个月以上。

(4)盐酸噻氯匹定 250~500 mg/d。西洛他唑 50~200 mg/d。

(5)华法林:4~20 mg/d,分 2 次服用,根据凝血酶原时间以 1 mg 为阶梯调整剂量。药物使用期间应定期检验凝血酶原时间(至少 3 周 1 次),防止出血,应严密观察。

以上的抗凝、溶栓、解聚血小板、扩张血管的中药与西药制剂,在应用时可选择 1~4 种,应注意有出血倾向者,或有变态反应等不良反应者忌用或慎用,并要随时观察凝血酶时间。

5.降脂药物治疗

肾病并发脂质代谢紊乱,可加重肾功能的损害,并引起细胞凋亡,导致组织损伤。因此,当肾病并发脂质异常时,特别是低密度脂蛋白异常,应引起重视进而调节。他汀类药物不仅可以降血脂,更重要的是可以与肾脏纤维化有关分子的活性可逆性抑制系膜细胞、平滑肌细胞和小管上皮细胞对胰岛素样生长因子(PDGF)的增生反应,抑制单核细胞化学趋化蛋白和黏附因子的产生,减轻肾组织的损伤和纤维化。

6.避免加重肾损害的因素

在慢性肾炎的治疗恢复过程中,应积极预防感染、低血容量、腹水、水电解质和酸碱平衡紊乱,避免过度劳累、妊娠和应用肾毒性药物,解除心理压力,如有血尿酸升高应积极治疗等。

(马　娟)

第四节　原发性肾病综合征

一、诊断

(一)肾病综合征的概念及分类

肾病综合征(nephrotic syndrome,NS)系指各种原因导致的大量蛋白尿(>3.5 g/d)、低清蛋白血症(<30 g/L)、水肿和/或高脂血症。其中大量蛋白尿和低清蛋白血症是诊断的必备条件,具备这两条再加水肿和/或高脂血症肾病综合征诊断即可成立。

肾病综合征可分为原发性、继发性和遗传性三大类(也有学者将遗传性归入继发性肾病综合征)。继发性肾病综合征很常见,在我国常由糖尿病肾病、狼疮性肾炎、乙肝病毒相关性肾炎、过敏性紫癜性肾炎、恶性肿瘤相关性肾小球病、肾淀粉样变性和汞等重金属中毒引起。遗传性肾病综合征并不多见,在婴幼儿主要见于先天性肾病综合征(芬兰型及非芬兰型),此外,少数 Alport 综合征患者也能呈现肾病综合征。

(二)原发性肾病综合征的诊断及鉴别诊断

原发性肾病综合征是原发性肾小球疾病最常见的临床表现。符合肾病综合征诊断标准,并能排除各种病因的继发性肾病综合征和遗传性疾病所致肾病综合征,方可诊断原发性肾病综合征。

如下要点能帮助原发性与继发性肾病综合征鉴别。

1.临床表现

应参考患者的年龄、性别及临床表现特点,有针对性地排除继发性肾病综合征,例如,儿童应重点排除乙肝病毒相关性肾炎及过敏性紫癜肾炎所致肾病综合征;老年患者则应着重排除淀粉样变性肾病、糖尿病肾病及恶性肿瘤相关性肾小球病所致肾病综合征;女性,尤其青中年患者均需排除狼疮性肾炎;对于使用不合格美白或祛斑美容护肤品病理诊断为肾小球微小病变病(minimal change disease,MCD)或膜性肾病(membranous nephropathy,MN)的年轻女性肾病综合征患者,应注意排除汞中毒可能。认真进行系统性疾病的有关检查,而且必要时进行肾穿刺病理活检可资鉴别。

2.病理表现

原发性肾病综合征的主要病理类型为 MN(常见于中老年患者)、MCD(常见于儿童及部分老年患者)及局灶节段性肾小球硬化(focal segmental glomerular sclerosis,FSGS),另外,某些增生性肾小球肾炎如 IgA 肾病、系膜增生性肾炎、膜增生性肾炎、新月体肾炎等也能呈现肾病综合征表现。各种继发性肾小球疾病的病理表现,在多数情况下与这些原发性肾小球疾病病理表现不同,再结合临床表现进行分析,鉴别并不困难。

近年来,利用免疫病理技术鉴别原发性(或称特发性)MN 与继发性 MN(在我国常见于狼疮性 MN、乙肝病毒相关性 MN、恶性肿瘤相关性 MN 及汞中毒相关性 MN 等)已有较大进展。现在认为,原发性 MN 是自身免疫性疾病,其中抗足细胞表面的磷脂酶 A2 受体(phospholipase A2 rreceptor,PLA2R)抗体是重要的自身抗体之一,它主要以 IgG4 形式存在,但是外源性抗原及非肾自身抗原诱发机体免疫反应导致的继发性 MN 却并非如此。基于上述认识,现在已用抗 IgG 亚类(包括 IgG1、IgG2、IgG3 和 IgG4)抗体及抗 PLA2R 抗体对肾组织进行免疫荧光或免疫组化检查,来帮助鉴别原、继发性 MN。

国内外研究显示,原发性 MN 患者肾小球毛细血管壁上沉积的 IgG 亚类主要是 IgG4,并常伴 PLA2R 沉积;而狼疮性 MN 及乙肝病毒相关性 MN、肾小球毛细血管壁上沉积的 IgG 主要是 IgG1、IgG2 或 IgG3,且不伴 PLA2R 沉积;恶性肿瘤相关性 MN 及汞中毒相关性 MN 毛细血管壁上沉积的 IgG 亚类也非 IgG4 为主,有无 PLA2R 沉积,目前尚无研究报道。不过,并非所有检测结果都绝对如此,文献报道原发性 MN 患者肾小球毛细血管壁上以 IgG4 亚类沉积为主者占 81%～100%,有 PLA2R 沉积者占 69%～96%,所以仍有部分原发性 MN 患者可呈阴性结果,另外阳性结果也与继发性 MN 存在一定交叉。为此 IgG 亚类及 PLA2R 的免疫病理检查结果仍然需要再进行综合分析,才能最后判断它在鉴别原、继发 MN 上的意义。

3.实验室检查

近年来,研究还发现一些原发性肾小球疾病病理类型的血清标志物,它们在一定程度上对鉴别原发性与继发性肾病综合征也有帮助。

(1)血清 PLA2R 抗体:美国 Beck 等研究显示 70% 的原发性 MN 患者血清中含有抗 PLA2R 抗体,而狼疮性肾炎、乙肝病毒相关性肾炎等继发性 MN 患者血清无此抗体,显示此抗体对于原发性 MN 具有较高的特异性。此后欧洲及中国的研究显示,原发性 MN 患者血清 PLA2R 抗体滴度还与病情活动度相关,病情缓解后抗体滴度降低或消失,复发时滴度再升高。不过,在原发性 MN 患者中,此血清抗体的阳性率为 57%～82%,所以阴性结果仍不能除外原发性 MN。

(2)可溶性尿激酶受体(soluble urokinase receptor,suPAR):Wei 等检测了 78 例原发性 FSGS、25 例 MCD、16 例 MN、7 例先兆子痫和 22 例正常人血清中 suPAR 的浓度,结果发现原发

性 FSGS 患者血清 suPAR 浓度明显高于正常对照和其他肾小球疾病的患者,提示 suPAR 可能是原发性 FSGS 的血清学标志物。Huang 等的研究基本支持 Wei 的看法,同时发现随着 FSGS 病情缓解,血清 suPAR 水平也明显降低,但是他们的研究结果并不认为此检查能鉴别原发性及继发性 FSGS。为此,今后还需要更多的研究来进一步验证。就目前已发表的资料看,约 2/3 原发性 FSGS 患者血清 suPAR 抗体阳性,但是其检测结果与其他肾小球疾病仍有一定重叠,这些在分析试验结果时应该注意。

二、治疗原则、进展与展望

(一)治疗原则

原发性肾病综合征的治疗原则主要有以下内容。①主要治疗:原发性肾病综合征的主要治疗药物是糖皮质激素和/或免疫抑制剂,但是具体应用时一定要有区别地制订个体化治疗方案。原发性肾病综合征的不同病理类型在药物治疗反应、肾损害进展速度及肾病综合征缓解后的复发上都存在很大差别,所以,首先应根据病理类型及病变程度来有区别地实施治疗;另外,还需要参考患者年龄、体重、有无激素及免疫抑制剂使用禁忌证、是否有生育需求及个人意愿采取不同的用药。有区别、个体化地制订激素和/或免疫抑制剂的治疗方案,是现代原发性肾病综合征治疗的重要原则。②对症治疗:水肿(重时伴腹水及胸腔积液)是肾病综合征患者的常见症状,利尿治疗是主要的对症治疗手段。利尿要适度,以每天体重下降 0.5～1.0 kg 为妥。如果利尿过猛可导致电解质紊乱、血栓栓塞及肾前性急性肾损害(acute kidney injury,AKI)。③防治并发症:加强对感染、血栓栓塞、蛋白质缺乏、脂代谢紊乱及 AKI 等并发症的预防与治疗。④保护肾功能:要努力防治疾病本身及治疗措施不当导致的肾功能恶化。

(二)具体治疗药物及措施

1.免疫抑制治疗

(1)糖皮质激素:对免疫反应多个环节都有抑制作用。能抑制巨噬细胞对抗原的吞噬和处理;抑制淋巴细胞 DNA 合成和有丝分裂,破坏淋巴细胞,使外周淋巴细胞数量减少;抑制辅助性 T 细胞和 B 细胞,使抗体生成减少;抑制细胞因子如 IL-2 等生成,减轻效应期的免疫性炎症反应等。激素于 20 世纪 50 年代初开始应用于原发性肾病综合征治疗,至今仍是最常用的免疫抑制治疗药物。

我国在原发性肾病综合征治疗中激素的使用原则如下。①起始足量:常用药物为泼尼松(或泼尼松龙)每天 1 mg/kg(最高剂量 60 mg/d),早晨顿服,口服 8～12 周,必要时可延长至 16 周(主要适用于 FSGS 患者);②缓慢减药:足量治疗后每 2～3 周减原用量的 10% 左右,当减至 20 mg/d 左右肾病综合征易反复,应更缓慢减量;③长期维持:最后以最小有效剂量(10 mg/d 左右)再维持半年或更长时间,以后再缓慢减量至停药。这种缓慢减药和维持治疗方法可以巩固疗效、减少肾病综合征复发,更值得注意的是这种缓慢减药方法是预防肾上腺皮质功能不全或危象的较为有效方法。激素是治疗原发性肾病综合征的"王牌",但是不良反应也很多包括感染、消化道出血及溃疡穿孔、高血压、水钠潴留、升高血糖、降低血钾、股骨头坏死、骨质疏松、精神兴奋,库欣综合征及肾上腺皮质功能不全等,使用时应密切监测。

(2)环磷酰胺:此药是烷化剂类免疫抑制剂。破坏 DNA 的结构和功能,抑制细胞分裂和增殖,对 T 细胞和 B 细胞均有细胞毒性作用,由于 B 细胞生长周期长,故对 B 细胞影响大。是临床上治疗原发性肾病综合征最常用的细胞毒类药物,可以口服使用,也可以静脉注射使用,由于口服与静脉治疗疗效相似,因此治疗原发性肾病综合征最常使用的方法是口服。具体用法为每天2 mg/kg(常用100 mg/d),分2~3次服用,总量6~12 g。用药时需注意适当多饮水及避免睡前服药,并应对药物的各种不良反应进行监测及处理。常见的药物不良反应有骨髓抑制、出血性膀胱炎、肝损伤、胃肠道反应、脱发与性腺抑制(可能造成不育)。

(3)环孢素A:是由真菌代谢产物提取得到的11个氨基酸组成环状多肽,可以人工合成。能选择性抑制T辅助细胞及T细胞毒效应细胞,选择性抑制T辅助性细胞合成IL-2,从而发挥免疫抑制作用。不影响骨髓的正常造血功能,对B细胞、粒细胞及巨噬细胞影响小。已作为MN的一线用药,以及难治性MCD和FSGS的二线用药。常用量为每天3~5 mg/kg,分两次空腹口服,服药期间需监测药物谷浓度并维持在100~200 ng/mL。近年来,有研究显示用小剂量环孢素A(每天1~2 mg/kg)治疗同样有效。该药起效较快,在服药1个月后可见到病情缓解趋势,3~6个月后可以缓慢减量,总疗程为1~2年,对于某些难治性并对环孢素A依赖的病例,可采用小剂量每天1~1.5 mg/kg维持相当长时间(数年)。若治疗6个月仍未见效果,再继续应用患者获得缓解机会不大,建议停用。当环孢素A与激素联合应用时,激素起始剂量常减半如泼尼松或泼尼松龙每天0.5 mg/kg。环孢素A的常见不良反应包括急性及慢性肾损害、肝毒性、高血压、高尿酸血症、多毛及牙龈增生等,其中造成肾损害的原因较多(如肾前性因素所致AKI、慢性肾间质纤维化所致慢性肾功能不全等),且有时此损害发生比较隐匿需值得关注。当血肌酐(SCr)较基础值增长超过30%,不管是否已超过正常值,都应减少原药量的25%~50%或停药。

(4)他克莫司:又称FK-506,与红霉素的结构相似,为大环内脂类药物。其对免疫系统作用与环孢素A相似,两者同为钙调神经磷酸酶抑制剂,但其免疫抑制作用强,属高效新型免疫抑制剂。主要抑制IL-2、IL-3和干扰素-γ等淋巴因子的活化和IL-2受体的表达,对B细胞和巨噬细胞影响较小。主要不良反应是糖尿病、肾损害、肝损害、高钾血症、腹泻和手颤。腹泻可以致使本药血药浓度升高,又可以是其一种不良反应,需要引起临床医师关注。该药物费用昂贵,是治疗原发性肾病综合征的二线用药。常用量为每天0.05~0.10 mg/kg,分两次空腹服用。服药物期间需监测药物谷浓度并维持在5~10 ng/mL,治疗疗程与环孢素A相似。

(5)吗替麦考酚酯:商品名骁悉。在体内代谢为吗替麦考酚酸,后者为次黄嘌呤单核苷酸脱氢酶抑制剂,抑制鸟嘌呤核苷酸的从头合成途径,选择性抑制T、B淋巴细胞,通过抑制免疫反应而发挥治疗作用。诱导期常用量为1.5~2.0 g/d,分2次空腹服用,共用3~6个月,维持期常用量为0.5~1.0 g/d,维持6~12个月。该药对部分难治性肾病综合征有效,但缺乏随机对照试验(RCT)的研究证据。该药价格昂贵,由于缺乏RCT证据,现不作为原发性肾病综合征的一线药物,仅适用于一线药物无效的难治性病例。主要不良反应是胃肠道反应(腹胀、腹泻)、感染、骨髓抑制(白细胞计数减少及贫血)及肝损害。特别值得注意的是,在免疫功能低下患者应用吗替麦考酚酯,可出现卡氏肺孢菌肺炎、腺病毒或巨细胞病毒等严重感染,甚至威胁生命。

(6)来氟米特:商品名爱诺华,是一种有效的治疗类风湿关节炎的免疫抑制剂,在国内其适应证还扩大到治疗系统性红斑狼疮。此药通过抑制二氢乳清酸脱氢酶活性,阻断嘧啶核苷酸的生物合成,从而达到抑制淋巴细胞增殖的目的。国外尚无使用来氟米特治疗原发性肾病综合征的报道,国内小样本针对IgA肾病合并肾病综合征的临床观察显示,激素联合来氟米特的疗效与激素联合吗替麦考酚酯的疗效相似,但是,后者本身在IgA肾病治疗中的作用就不肯定,因此,这个研究结果不值得推荐。新近一项使用来氟米特治疗16例难治性成人MCD的研究显示,来氟米特对这部分患者有效,并可以减少激素剂量。由于缺乏RCT研究证据,指南并不推荐用来氟米特治疗原发性肾病综合征。治疗类风湿关节炎等病的剂量为 $10\sim20$ mg/d,共用6个月,以后缓慢减量,总疗程为 $1.0\sim1.5$ 年。主要不良反应为肝损害、感染和变态反应,国外尚有肺间质纤维化的报道。

2.利尿消肿治疗

如果患者存在有效循环血容量不足,则应在适当扩容治疗后再予利尿剂治疗;如果没有有效循环血容量不足,则可直接应用利尿剂。

(1)利尿剂治疗:轻度水肿者可用噻嗪类利尿剂联合保钾利尿剂口服治疗,中、重度水肿伴或不伴体腔积液者,应选用襻利尿剂静脉给药治疗(此时肠道黏膜水肿,会影响口服药吸收)。襻利尿剂宜先从静脉输液小壶滴入一个负荷量(如呋塞米 $20\sim40$ mg,使髓襻的药物浓度迅速达到利尿阈值),然后再持续泵注维持量(如呋塞米 $5\sim10$ mg/h,以维持髓襻的药物浓度始终在利尿阈值上),如此才能获得最佳利尿效果。每天呋塞米的使用总量不超过 200 mg。"弹丸"式给药间期髓襻药物浓度常达不到利尿阈值,此时会出现"利尿后钠潴留"(髓襻对钠重吸收增强,出现"反跳"),致使襻利尿剂的疗效变差。另外,现在还提倡襻利尿剂与作用于远端肾小管及集合管的口服利尿药(前者如氢氯噻嗪,后者如螺内酯及阿米洛利)联合治疗,因为应用襻利尿剂后,远端肾单位对钠的重吸收会代偿增强,使襻利尿剂利尿效果减弱,并用远端肾单位利尿剂即能克服这一缺点。

(2)扩容治疗:对于合并有效血容量不足的患者,可静脉输注胶体液提高血浆胶体渗透压扩容,从而改善肾脏血流灌注,提高利尿剂疗效。临床常静脉输注血浆代用品右旋糖酐来进行扩容治疗,应用时需注意:①用含糖而不用含钠的制剂,以免氯化钠影响利尿疗效。②应用相对分子质量为 $20\sim40$ kDa 的制剂(即右旋糖酐-40),以获得扩容及渗透性利尿双重疗效。③用药不宜过频,剂量不宜过大。一般而言,可以一周输注 2 次,每次输注 250 mL,短期应用,而且如无利尿效果就应及时停药。盲目过大量、过频繁地用药可能造成肾损害(病理显示近端肾小管严重空泡变性呈"肠管样",化验血清肌酐增高,原来激素治疗敏感者变成激素抵抗,出现利尿剂抵抗)。④当尿量<400 mL/d 时禁用,此时药物易滞留并堵塞肾小管,诱发急性肾衰竭。

由于人血制剂(血浆及清蛋白)来之不易,而且难以完全避免变态反应及血源性感染,因此在一般情况下不提倡用人血制剂来扩容利尿。只有当患者尿量<400 mL/d,又必须进行扩容治疗时,才选用血浆或清蛋白。

(3)利尿治疗疗效不好的常见原因如下:①有效血容量不足的患者,没有事先静脉输注胶体液扩容,肾脏处于缺血状态,对襻利尿剂反应差;而另一方面滥用胶体液包括血浆制品及血浆代用品导致严重肾小管损伤(即前述的肾小管呈"肠管样"严重空泡变性)时,肾小管对襻利尿剂可完全失去反应,常需数月时间,待肾小管上皮细胞再生并功能恢复正常后,才能重新获得利尿效果。②呋塞米的血浆蛋白(主要为清蛋白)结合率高达 $91\%\sim97\%$。低清蛋白血症可使其血中游离态浓度升高,肝脏对其降解加速;另外,结合态的呋塞米又能随清蛋白从尿排出体外。因此,低清蛋白血症可使呋塞米的有效血浓度降低及作用时间缩短,故而利尿效果下降。③襻利尿剂没有按前述要求规范用药,尤其值得注意的是中、重度肾病综合征患者仍旧口服给药,肠黏膜水肿致使药物吸收差;间断静脉"弹丸"式给药,造成给药间期"利尿后钠潴留";不配合服用作用于远端肾单位的利尿药,削弱了襻利尿剂疗效。④肾病综合征患者必须严格限盐(摄取食盐 $2\sim3$ g/d),而医师及患者忽视限盐的现象在临床十分普遍,不严格限盐上述药物的利尿效果会显著减弱。临床上,对于少数利尿效果极差的难治性重度水肿患者,可采用血液净化技术进行超滤脱水治疗。

3.血管紧张素Ⅱ拮抗剂治疗

大量蛋白尿是肾病综合征的最核心问题,由它引发肾病综合征的其他临床表现(低蛋白血症、高脂血症、水肿和体腔积液)和各种并发症。此外,持续性大量蛋白尿本身可导致肾小球高滤过,增加肾小管蛋白重吸收,加速肾小球硬化,加重肾小管损伤及肾间质纤维化,影响疾病预后。因此减少尿蛋白在肾病综合征治疗中十分重要。

近年来,常用血管紧张素转化酶抑制剂(ACEI)或血管紧张素 AT1 受体阻断剂(ARB)作为肾病综合征者减少尿蛋白的辅助治疗。研究证实,ACEI 或 ARB 除具有降压作用外,还有确切的减少尿蛋白排泄(可减少 30%)和延缓肾损害进展的肾脏保护作用。其独立于降压的肾脏保护作用机制:①对肾小球血流动力学的调节作用。此类药物既扩张入球小动脉,又扩张出球小动脉,但是后一作用强于前一作用,故能使肾小球内高压、高灌注和高滤过降低,从而减少尿蛋白排泄,保护肾脏。②非血流动力学的肾脏保护效应。此类药能改善肾小球滤过膜选择通透性,改善足细胞功能,减少细胞外基质蓄积,故能减少尿蛋白排泄,延缓肾小球硬化及肾间质纤维化。因此,具有高血压或无高血压的原发性肾病综合征患者均宜用 ACEI 或 ARB 治疗,前者能获得降血压及降压依赖性肾脏保护作用,而后者可以获得非降压依赖性肾脏保护效应。

应用 ACEI 或 ARB 应注意如下事项:①肾病综合征患者在循环容量不足(包括利尿、脱水造成的血容量不足,及肾病综合征本身导致的有效血容量不足)情况下,应避免应用或慎用这类药物,以免诱发 AKI。②肾功能不全和/或尿量较少的患者服用这类药物,尤其与保钾利尿剂(螺内酯等)联合使用时,要监测血钾浓度,谨防高钾血症发生。③对激素及免疫抑制剂治疗敏感的患者,如 MCD 患者,蛋白尿能很快消失,无必要也不建议服用这类药物。④不推荐 ACEI 和 ARB 联合使用。

三、不同病理类型的治疗方案

(一)膜性肾病(MN)

应争取将肾病综合征治疗缓解或者部分缓解,无法达到时,则以减轻症状、减少尿蛋白排泄、延缓肾损害进展及防治并发症作为治疗重点。MN 患者尤应注意防治血栓栓塞并发症。

本病不提倡单独使用激素治疗。推荐使用足量激素(如泼尼松或泼尼松龙始量每天 1 mg/kg)联合细胞毒类药物(环磷酰胺)治疗,或较小剂量激素(如泼尼松或泼尼松龙始量每天 0.5 mg/kg)联合环孢素 A 或他克莫司治疗。激素相对禁忌或不能耐受者,也可以单独使用环孢素 A 或他克莫司治疗。对于使用激素联合环磷酰胺治疗无效的病例可以换用激素联合环孢素 A 或他克莫司治疗,反之亦然;对于治疗缓解后复发病例,可以重新使用原方案治疗。

2012 年 KDIGO 制定的《肾小球肾炎临床实践指南》,推荐 MN 所致肾病综合征患者应用激素及免疫抑制剂治疗的适应证如下:①尿蛋白持续超过4 g/d,或是较基线上升超过 50%,经抗高血压和抗蛋白尿治疗 6 个月未见下降(1B 级证据);②出现严重的、致残的或威胁生命的肾病综合征相关症状(1C 级证据);③诊断 MN 后的 6~12 个月内 SCr 上升≥30%,能除外其他原因引起的肾功能恶化(2C 级证据)。

而出现以下情况建议不用激素及免疫抑制剂治疗:①SCr 持续>3.5 mg/dL(>309 μmol/L)或估算肾小球滤过率(eGFR)<30 mL/(min·1.73 m²);②超声检查肾脏体积明显缩小(如长径<8 cm);③合并严重的或潜在致命的感染。

(二)微小病变肾病

应力争将肾病综合征治疗缓解。本病所致肾病综合征对激素治疗十分敏感,治疗后肾病综合征常能完全缓解,但是缓解后肾病综合征较易复发,而且多次复发即可能转型为FSGS,这必须注意。

初治病例推荐单独使用激素治疗;对于多次复发或激素依赖的病例,可选用激素与环磷酰胺联合治疗;担心环磷酰胺影响生育者或者经激素联合环磷酰胺治疗后无效或仍然复发者,可选用较小剂量激素(如泼尼松或泼尼松龙始量每天0.5 mg/kg)与环孢素A或他克莫司联合治疗,或单独使用环孢素A或他克莫司治疗;对于环磷酰胺、环孢素A或他克莫司等都无效或不能耐受的病例,可改用吗替麦考酚酯治疗。对于激素抵抗型患者需重复肾活检,以排除FSGS。

(三)局灶节段性肾小球硬化

应争取将肾病综合征治疗缓解或部分缓解,但是无法获得上述疗效时,则应改变目标将减轻症状、减少尿蛋白排泄、延缓肾损害进展及防治并发症作为治疗重点。既往认为本病治疗效果差,但是,近年来的系列研究显示约有50%患者应用激素治疗仍然有效,但显效较慢。其中,顶端型FSGS的疗效与MCD相似。

目前,推荐使用足量激素治疗,如果肾病综合征未缓解,可持续足量服用4个月,完全缓解后逐渐减量至维持剂量,再服用0.5~1.0年;对于激素抵抗或激素依赖病例可以选用较小剂量激素(如泼尼松或泼尼松龙始量每天0.5 mg/kg)与环孢素A或他克莫司联合治疗,有效病例环孢素A可在减量至每天1.0~1.5 mg/kg后,维持服用1~2年。激素相对禁忌或不能耐受者,也可以单独使用环孢素A或他克莫司治疗。不过对SCr升高及有较明显肾间质的患者,使用环孢素A或他克莫司要谨慎。应用细胞毒药物(如环磷酰胺)、吗替麦考酚酯治疗本病目前缺乏循证医学证据。

(四)系膜增生性肾炎

非IgA肾病的系膜增生性肾炎在西方国家较少见,而我国病例远较西方国家多。本病所致肾病综合征的治疗方案,要据肾小球的系膜病变程度,尤其是系膜基质增多程度来决定。轻度系膜增生性肾炎所致肾病综合征的治疗目标及方案与MCD相同,且疗效及转归与MCD也十分相似;而重度系膜增生性肾炎所致肾病综合征可参考原发性FSGS的治疗方案治疗。

(五)膜增生性肾炎

原发性膜增生性肾炎较少见,疗效很差。目前并无循证医学证据基础上的有效治疗方案可被推荐,临床上可以试用激素加环磷酰胺治疗,无效者还可试用较小量糖皮质激素加吗替麦考酚酯治疗。如果治疗无效,则应停用上述治疗。

(六)IgA肾病

约1/4的IgA肾病患者可出现大量蛋白尿(>3.5 g/d),而他们中仅约1/2患者呈现肾病综合征。现在认为,部分呈现肾病综合征的IgA肾病实际为IgA肾病与MCD的重叠(免疫荧光表现符合IgA肾病,而光镜及电镜表现支持MCD),这部分患者可参照MCD的治疗方案进行治疗,而且疗效及转归也与MCD十分相似;而另一部分患者是IgA肾病本身导致肾病综合征(免疫荧光表现符合IgA肾病,光镜及电镜表现为增生性肾小球肾炎或FSGS),这部分患者似可参照相应的增生性肾小球肾炎及FSGS的治疗方案进行治疗。

应当指出的是,上述多数治疗建议是来自西方国家的临床研究总结,值得从中借鉴,但是是否完全符合中国情况,还必须通过我们自己的实践来进一步验证及总结,不应该教条地盲目应用。同时还应指出,上述治疗方案是依据疾病普遍性面对群体制订的,而在临床实践中患者情况多种多样,必须具体问题具体分析,个体化地实施治疗。

四、难治性肾病综合征的治疗

(一)难治性肾病综合征的概念

目前,尚无难治性肾病综合征一致公认的定义。一般认为,难治性肾病综合征包括激素抵抗性、激素依赖性及频繁复发性的原发性肾病综合征。激素抵抗性肾病综合征系指用激素规范化治疗 8 周(FSGS 病例需 16 周)仍无效者;激素依赖性肾病综合征系指激素治疗缓解病例,在激素撤减过程中或停药后14 天内肾病综合征复发者;频繁复发性肾病综合征系指经治疗缓解后半年内复发≥2 次,或 1 年内复发≥3 次者。难治性肾病综合征的患者由于病程较长,病情往往比较复杂,临床治疗上十分棘手。

(二)难治性肾病综合征的常见原因

遇见难治性肾病综合征时,应仔细寻找原因。可能存在如下原因。

1.诊断错误

误将一些继发性肾病(如淀粉样变性肾病等)和特殊的原发性肾病(如脂蛋白肾病、纤维样肾小球病等)当成了普通原发性肾小球疾病应用激素治疗,当然不能取得满意疗效。

2.激素治疗不规范

激素治疗不规范包括:①重症肾病综合征患者仍然口服激素治疗,由于肠黏膜水肿药物吸收差,激素血浓度低影响疗效。②未遵守"足量、慢减、长期维持"的用药原则,例如始量不足、"阶梯式"加量,或减药及停药过早过快,都会降低激素疗效。③忽视药物间相互作用,例如卡马西平和利福平等药能使泼尼松龙的体内排泄速度增快,血药浓度降低过快,影响激素治疗效果。

3.静脉输注胶体液不当

过频输注血浆制品或血浆代用品导致肾小管严重损伤(肾小管呈"肠管样"严重空泡变性)时,患者不但对利尿剂完全失去反应,而且原本激素敏感的病例(如 MCD)也可能变成激素抵抗。

4.肾脏病理的影响

激素抵抗性肾病综合征常见于膜增生性肾炎及部分 FSGS 和 MN;频繁复发性肾病综合征常见于 MCD 及轻度系膜增生性肾炎(包括 IgA 肾病及非 IgA 肾病),而它们多次复发后也容易变成激素依赖性肾病综合征,甚至转换成 FSGS 变为激素抵抗。

5.并发症的影响

肾病综合征患者存在感染、肾静脉血栓、蛋白营养不良等并发症时,激素疗效均会降低。年轻患者服激素后常起痤疮,痤疮上的"脓头"就能显著影响激素疗效,需要注意。

6.遗传因素

近 10 余年研究发现,5%～20%的激素抵抗性肾病综合征患者的肾小球足细胞存在某些基因突变,它们包括导致肾病蛋白异常的 *NPHS1* 基因突变、导致足突蛋白异常的 *NPHS2* 基因突变、导致 CD2 相关蛋白异常的 *CD2AP* 基因突变、导致细胞骨架蛋白 α-辅肌动蛋白 4 异常的 *ACTIN*4 基因突变,以及导致 WT-1 蛋白异常的 *WT-1* 基因突变等。

(三)难治性肾病综合征的治疗对策

难治性肾病综合征的病因比较复杂,有的病因如基因突变难以克服,但多数病因仍有可能改变,从而改善肾病综合征难治状态。对难治性肾病综合征的治疗重点在于明确肾病诊断,寻找可逆因素,合理规范用药。现将相应的治疗措施分述如下。

1.明确肾病诊断

临床上常见的误诊原因为:①未做肾穿刺病理检查;②进行了肾穿刺活检,但是肾组织未做电镜检查(如纤维样肾小球病等将漏诊)及必要的特殊组化染色(如刚果红染色诊断淀粉样变病)和免疫组化染色检查(如载脂蛋白 ApoE 抗体染色诊断脂蛋白肾病);③病理医师与临床医师沟通不够,没有常规进行临床-病理讨论。所以,凡遇难治性肾病综合征,都应仔细核查有无病理诊断不当或错误的可能,必要时应重复肾活检,进行全面的病理检查及临床-病理讨论,以最终明确疾病诊断。

2.寻找及纠正可逆因素

某些导致肾病综合征难治的因素是可逆的,积极寻找及纠正这些可逆因素,就可能改变"难治"状态。①规范化应用激素和免疫抑制剂;对于激素使用不当的 MCD 患者,在调整激素用量和/或改变给药途径后,就能使部分激素"抵抗"患者变为激素有效。MN 应避免单用激素治疗,从开始就应激素联合环磷酰胺或环孢素 A 治疗;多次复发的 MCD 也应激素联合环磷酰胺或环孢素 A 治疗。总之,治疗规范化极重要。②合理输注胶体液:应正确应用血浆代用品或血浆制剂扩容,避免滥用导致严重肾小管损伤,而一旦发生就应及时停用胶体液,等待受损肾小管恢复(常需数月),只有肾小管恢复正常后激素才能重新起效。③纠正肾病综合征并发症:前文已述,感染、肾静脉血栓、蛋白营养不良等并发症都可能影响激素疗效,应尽力纠正。

3.治疗无效病例的处置

尽管已采取上述各种措施,仍然有部分难治性肾病综合征患者病情不能缓解,尤其是肾脏病理类型差(如膜增生性肾炎和部分 MN 及 FSGS)和存在某些基因突变者。这些患者应该停止激素及免疫抑制剂治疗,而采取 ACEI 或 ARB 治疗及中药治疗,以期减少尿蛋白排泄及延缓肾损害进展。大量蛋白尿本身就是肾病进展的危险因素,因此,对这些患者而言,能适量减少尿蛋白就是成功,就可能对延缓肾损害进展有利。而盲目地继续应用激素及免疫抑制剂,不但不能获得疗效,反而可能诱发严重感染等并发症,危及生命。

五、对现有治疗的评价及展望

综上所述,实施有区别的个体化治疗是治疗原发性肾病综合征的重要原则及灵魂所在。首先应根据肾病综合征患者的病理类型及病变程度,其次要考虑患者年龄、体重、有无用药禁忌证、有无生育需求及个人用药意愿来有区别、个体化地制订治疗方案。现在国内肾穿刺病理检查已逐渐推广,这就为实施有区别的个体化的治疗,提高治疗效果奠定了良好基础。

激素及免疫抑制剂用于原发性肾病综合征治疗已经 60 余年,积累了丰富经验。新的药物及制剂不断涌现,尤其环磷酰胺、环孢素 A、他克莫司、吗替麦可酚酯等免疫抑制剂的先后问世,也为有区别地进行个体化治疗提供了更多有效手段。

尽管原发性肾病综合征的治疗取得了很大进展,但是,治疗药物至今仍主要局限于激素及某些免疫抑制剂。用这样的治疗措施,不少病理类型和病变程度较重的患者仍不能获得良好的治疗效果,一些治疗有效的患者也不能克服停药后的疾病复发,而且激素及免疫抑制剂都有着各种不良反应,有些不良反应甚至可以致残或导致死亡。所以开发新的治疗措施及药物,提高治疗疗效,减少治疗不良反应仍是亟待进行的工作,且任重而道远。

继续深入研究阐明不同类型肾小球疾病的发病机制,进而针对机制的不同环节寻求相应干预措施,是开发新药的重要途径。例如,近年已发现肾小球足细胞上的 PLA2R 能参与特发性 MN 发病,而 suPAR 作为血清中的一种通透因子也能参与 FSGS 致病,如果今后针对它们能够发掘出有效的干预方法及治疗药物,即可能显著提高这些疾病的治疗疗效。最近已有使用利妥昔单抗(抗 CD20 分子的单克隆抗体)治疗特发性 MN 成功的报道,经过利妥昔单抗治疗后,患者血清抗 PLA2R 抗体消失,MN 获得缓解,而且不良反应少。

治疗措施和药物的疗效及安全性需要高质量的临床 RCT 试验进行验证。但是在治疗原发性肾病综合征上我国的 RCT 试验很少,所以我国肾病学界应该联手改变这一状态,以自己国家的多中心 RCT 试验资料,来指导医疗实践。

六、常见并发症

原发性肾病综合征的常见并发症包括感染、血栓和栓塞、急性肾损伤、高脂血症及蛋白质代谢紊乱等。所有这些并发症的发生都与肾病综合征的核心病变——大量蛋白尿和低清蛋白血症具有内在联系。由于这些并发症常使患者的病情复杂化,影响治疗效果,甚至危及生命,因此,对它们的诊断及防治也是原发性肾病综合征治疗中非常重要的一部分。

(一)感染

感染是原发性肾病综合征的常见并发症,也是导致患者死亡的重要原因之一。随着医学的进展,现在感染导致患者死亡已显著减少,但在临床实践中它仍是我们需要警惕和面对的重要问题。特别是对应用激素及免疫抑制剂治疗的患者,感染常会影响治疗效果和整体预后,处理不好仍会危及生命。

原发性肾病综合征患者感染的发生主要与以下因素有关:①大量蛋白尿导致免疫球蛋白及部分补体成分从尿液丢失,如出现非选择性蛋白尿时大量 IgG 及补体 B 因子丢失,导致患者免疫功能受损。②使用激素和/或免疫抑制剂治疗导致患者免疫功能低下。③长期大量蛋白尿导致机体营养不良,抵抗力降低。④严重皮下水肿乃至破溃,细菌容易侵入引起局部软组织感染;大量腹水容易发生自发性腹膜炎。它们严重时都能诱发败血症。

常见的感染为呼吸道感染、皮肤感染、肠道感染、尿路感染和自发性腹膜炎,病原微生物有细菌(包括结核菌)、真菌、病毒、支原体和卡氏肺孢菌等。

有关预测原发性肾病综合征患者发生感染的临床研究还很缺乏。一项儿科临床观察显示,若患儿血浆清蛋白<15 g/L,其发生感染的相对危险度(relative risk,RR)是高于此值患儿的9.8倍,因此尽快使肾病综合征缓解是预防感染发生的关键。一项日本的临床研究表明,成人肾病综合征患者感染发生率为 19%,其危险因素是血清 IgG<6 g/L(RR=6.7),SCr>176.8 μmol/L(2 mg/dL)(RR=5.3)。对于血清 IgG<600 mg/dL 的患者,每 4 周静脉输注丙种球蛋白 10~15 g,可以明显地预防感染发生。

需要注意,正在用激素及免疫抑制剂治疗的患者,其发生感染时临床表现可能不典型,患者可无明显发热,若出现白细胞计数升高及轻度核左移也容易被误认为是激素引起,因此对这些患者更应提高警惕,应定期主动排查感染,包括一些少见部位的感染如肛周脓肿。

感染的预防措施包括:①注意口腔护理,可以使用抑制细菌及真菌的漱口液定时含漱,这对使用强化免疫抑制治疗(如甲泼尼龙冲击治疗)的患者尤为重要。对于严重皮下水肿致皮褶破溃渗液的患者,需要加强皮肤护理,防治细菌侵入。②使用激素及免疫抑制剂时,要严格规范适应证、药量及疗程,并注意监测外周血淋巴细胞及 CD4+ 淋巴细胞总数的变化,当淋巴细胞计数

＜600/μL和/或CD4$^+$淋巴细胞计数＜200/μL时,可以给予复方磺胺甲硝唑(即复方新诺明)预防卡氏肺孢菌感染,具体用法为每周两次,每次两片(每片含磺胺甲硝唑400 mg和甲氧苄啶80 mg)。③对于血清IgG＜6 g/L或反复发生感染的患者,可以静脉输注丙种球蛋白来增强体液免疫;对于淋巴细胞计数＜600/μL和/或CD4$^+$淋巴细胞计数＜200/μL的患者,可以肌内注射或静脉输注胸腺素来改善细胞免疫。④对于反复发生感染者,还可请中医辨证施治,予中药调理预防感染。虽然在临床实践中,我们发现中药调理能够发挥预防感染的作用,但是,目前还缺乏循证医学证据支持。

需要指出的是,若使用激素及免疫抑制剂患者发生了严重感染,可以将这些药物尽快减量或者暂时停用,因为它们对控制感染不利,而且合并感染时它们治疗NS的疗效也不佳。但是,某些重症感染如卡氏肺棘球蚴肺炎却不宜停用激素,因为激素能减轻间质性肺炎,改善缺氧状态,降低病死率。

(二)血栓和栓塞

肾病综合征合并血栓、栓塞的发生率为10％～42％,常见肾静脉血栓(RVT)、其他部位深静脉血栓和肺栓塞。动脉血栓较为少见。血栓和栓塞的发生率与肾病综合征的严重程度、肾小球疾病的种类有关,但检测手段的敏感性也影响本病的发现。

1.发病机制

肾病综合征易并发血栓、栓塞主要与血小板活化、凝血及纤溶异常、血液黏稠度增高相关。临床观察发现:①肾病综合征患者血小板功能常亢进,甚至数量增加,患者血清血栓素(TXA2)及血管假性血友病因子(vWF)增加,可促使血小板聚集、黏附功能增强并被激活。②低清蛋白血症刺激肝脏合成蛋白,导致血中大分子的凝血因子Ⅰ、Ⅱ、Ⅴ、Ⅶ、Ⅷ、Ⅹ浓度升高;而内源性抗凝物质(凝血酶Ⅲ及蛋白C、S)因相对分子质量小随尿丢失至血浓度降低。③纤溶酶原相对分子质量较小随尿排出,血清浓度降低,而纤溶酶原激活物抑制物PAI-1及纤溶酶抑制物α2-巨球蛋白血浓度升高。上述变化导致血栓易于形成而不易被溶解。④肾病综合征患者有效血容量不足血液浓缩及出现高脂血症等,致使血液黏稠度增高,也是导致血栓发生的危险因素。此外,不适当地大量利尿,以及使用激素治疗也能增加血栓形成的风险。

肾小球疾病的病理类型也与血栓、栓塞并发症有关:MN的发生率最高,为29％～60％,明显高于MCD和FSGS(分别为24.1％和18.8％),MN合并血栓的风险是IgA肾病的10.8倍,并易发生有临床症状的急性静脉主干血栓如肾静脉、肺血管主干血栓,原因至今未明。

研究认为,能预测肾病综合征患者血栓、栓塞并发症风险的指标为:①血浆清蛋白＜20 g/L,新近发现MN患者血浆清蛋白＜28 g/L血栓栓塞风险即明显升高;②病理类型为MN;③有效血容量明显不足。

2.临床表现与影像学检查

血栓、栓塞并发症的临床表现可能非常不明显,以肾静脉血栓为例,多数分支小血栓并没有临床症状。因此,要对肾病综合征患者进行认真细致地观察,必要时及时做影像学检查,以减少漏诊。患者双侧肢体水肿不对称,提示水肿较重的一侧肢体有深静脉血栓可能;腰痛、明显血尿、B超发现一侧或双侧肾肿大,以及不明原因的AKI,提示肾静脉血栓;胸闷、气短、咯血和胸痛提示肺栓塞。

在肾静脉血栓诊断方面,多普勒超声有助于发现肾静脉主干血栓,具有方便、经济和无损伤的优点,但是敏感性低,而且检查准确性较大程度地依赖操作者技术水平。CT及磁共振肾静脉成像有较好的诊断价值,而选择性肾静脉造影仍是诊断的"金标准"。在肺栓塞诊断上,核素肺通气/灌注扫描是较为敏感、特异的无创性诊断手段。CT 及磁共振肺血管成像及超声心动图也可为诊断提供帮助,后者可发现肺动脉高压力、右心室和/或右心房扩大等征象。肺动脉造影是诊断肺栓塞的"金标准",发现栓塞后还可以局部溶栓。上述血管成像检查均需要使用对比剂(包括用于 X 线检查的碘对比剂及用于磁共振检查的钆对比剂),故应谨防对比剂肾损害,尤其是对已有肾损害的患者。

3.预防与治疗

原发性肾病综合征并发血栓、栓塞的防治至今没有严格的 RCT 临床研究报道,目前的防治方案主要来自小样本的临床观察。

(1)血栓、栓塞并发症的预防:比较公认的观点是,肾病综合征患者均应服用抗血小板药物,而当血浆清蛋白<20 g/L 时即开始抗凝治疗。对于 MN 患者抗凝指征应适当放宽一些。Lionaki S 等研究显示,MN 患者血浆清蛋白≤28 g/L 深静脉血栓形成的风险是>28 g/L 者的2.5 倍,血浆清蛋白每降低10 g/L,深静脉血栓的风险增加 2 倍,因此,目前有学者建议 MN 患者血浆清蛋白<28 g/L 即应予预防性抗凝治疗。抗凝药物常采用肝素或低分子肝素皮下注射或口服华法林。口服华法林时应将凝血酶原时间的国际标准化比率(INR)控制在 1.5～2.0,华法林与多种药物能起相互反应,影响(增强或减弱)抗凝效果,用药时需要注意。

(2)血栓、栓塞并发症的治疗:血栓及栓塞并发症一旦发生即应尽快采用如下治疗。

溶栓治疗:引起急性肾衰竭的急性肾静脉主干大血栓,或导致收缩压下降至<12.0 kPa(90 mmHg)的急性肺栓塞,均应考虑进行溶栓治疗。既往常用尿激酶进行溶栓,最适剂量并未确定,可考虑用 6 万～20 万单位稀释后缓慢静脉滴注,每天 1 次,10～14 天 1 个疗程;现在也可采用重组人组织型纤溶酶原激活剂治疗,它能选择性地与血栓表面的纤维蛋白结合,纤溶效力强,用量 50 mg 或100 mg,开始时在 1～2 分钟内静脉推注 1/10 剂量,剩余的 9/10 剂量稀释后缓慢静脉滴注,2 小时滴完。使用重组人组织型纤溶酶原激活剂要监测血清纤维蛋白原浓度,避免过低引起出血。国内多中心研究结果显示,50 mg 和/或100 mg 两种剂量的疗效相似,而前者出血风险明显降低。

抗凝治疗:一般而言,原发性肾病综合征患者出现血栓、栓塞并发症后要持续抗凝治疗半年,若肾病综合征不缓解且血清蛋白仍<20 g/L 时,还应延长抗凝时间,否则血栓、栓塞并发症容易复发。用口服华法林进行治疗时,由于华法林起效慢,故需在开始服用的头 3～5 天,与肝素或低分子肝素皮下注射重叠,直至 INR>2.0 后才停用肝素或低分子肝素。在整个服用华法林期间都一定要监测 INR,控制 INR 在2.0～2.5范围。若使用重组人组织型纤溶酶原激活进行溶栓治疗,则需等血清纤维蛋白原浓度回复正常后,才开始抗凝治疗。

(三)急性肾损伤

由原发性肾病综合征引起的 AKI 主要有如下 2 种:①有效血容量不足导致的肾前性 AKI,常只出现轻、中度氮质血症。②机制尚不清楚的特发性 AKI,常呈现急性肾衰竭(ARF)。至于肾小球疾病本身(如新月体性肾小球肾炎)引起的 AKI、治疗药物诱发的 AKI(如药物过敏所致急性间质性肾炎或肾毒性药物所致急性肾小管坏死),以及肾病综合征并发症(如急性肾静脉主干血栓)所致 AKI,均不在此讨论。

1.急性肾前性氮质血症

严重的低清蛋白血症导致血浆胶体渗透压下降,水分渗漏至皮下及体腔,致使有效循环容量不足,肾灌注减少,而诱发急性肾前性氮质血症。临床上出现血红蛋白增高、体位性心率及血压变化(体位迅速变动如从卧到坐或从坐到站时,患者心率加快、血压下降,重时出现直立性低血压,乃至虚脱)、化验血尿素氮(BUN)与 SCr 升高,但是 BUN 升高幅度更大(两者均以 mg/dL 作单位时,BUN 与 SCr 之比值>20∶1,这是由于肾脏灌注不足时,原尿少在肾小管中流速慢,其中尿素氮被较多地重吸收入血导致)。急性肾前性氮质血症者应该用胶体液扩容,然后利尿,扩容利尿后肾功能即能很快恢复正常。盲目增加襻利尿剂剂量,不但不能获得利尿效果,反而可能造成肾素-血管紧张素系统及交感神经系统兴奋,进一步损害肾功能。而且,这类患者不能用 ACEI 或 ARB 类药物,它们也会加重肾前性氮质血症。

2.特发性急性肾衰竭

特发性 ARF 最常见于复发性 MCD,也可有时见于其他病理类型,机制不清,某些病例可能与大量尿蛋白形成管型堵塞肾小管和/或肾间质水肿压迫肾小管相关。患者的临床特点是年龄较大(有文献报道平均 58 岁),尿蛋白量大(常>10 g/d),血浆清蛋白低(常<20 g/L),常在肾病综合征复发时出现 AKI(经常为少尿性急性肾衰竭)。特发性 ARF 要用除外法进行诊断,即必须一一排除各种病因所致 ARF 后才能诊断。对特发性 ARF 的治疗措施包括:①积极治疗基础肾脏病。由于绝大多数患者的基础肾脏病是 MCD,故应选用甲泼尼龙冲击治疗(每次 0.5～1.0 g 稀释后静脉滴注,每天或隔天 1 次,3 次为 1 个疗程),以使 MCD 尽快缓解,患者尿液增多冲刷掉肾小管中管型,使肾功能恢复。②进行血液净化治疗。血液净化不但能清除尿毒素、纠正水电解质酸碱平衡紊乱,维持生命赢得治疗时间;而且还能通过超滤脱水,使患者达到干体重,减轻肾间质水肿,促肾功能恢复。③口服或输注碳酸氢钠。可碱化尿液,防止肾小管中蛋白凝固成管型,并可纠正肾衰竭时的代谢性酸中毒。大多数患者经上述有效治疗后肾功能可完全恢复正常,但往往需要较长恢复时间(4～8 周)。必须注意,此 AKI 并非有效血容量不足引起,盲目输注胶体液不但不能使 AKI 改善,反而可能引起急性肺水肿。

(四)脂肪代谢紊乱

高脂血症是肾病综合征的表现之一。统计表明约有 80% 的患者存在高胆固醇血症、高低密度脂蛋白血症及不同程度的高三酰甘油血症。高脂血症不仅可以进一步损伤肾脏,而且还可使心脑血管并发症增加,因此,合理有效地控制血脂,也是原发性肾病综合征治疗的重要组成部分。

肾病综合征合并高脂血症的机制尚未完全阐明,已有的研究资料提示:高胆固醇血症发生的主要原因是肾病综合征时肝脏脂蛋白合成增加(大量蛋白尿致使肝脏合成蛋白增加,合成入血的脂蛋白因相对分子质量大不能从肾滤过排除,导致血浓度增高),而高三酰甘油血症发生的主要原因是体内降解减少(肾病综合征时脂蛋白脂酶从尿中丢失,使其在活性下降,导致三酰甘油的降解减少)。

对于激素治疗反应良好的肾病综合征病理类型(如 MCD),不要急于应用降脂药,肾病综合征缓解后数月内血脂往往即能自行恢复正常,这样可使患者避免发生不必要的药物不良反应及增加医疗花费。若应用激素及免疫抑制剂治疗,肾病综合征不能在短期内缓解甚至无效时(如某些 MN 患者),则应予降脂药物治疗。以高胆固醇血症为主要表现者,应选用羟甲基戊二酰辅酶A(HMG-CoA)还原酶抑制剂,即他汀类药物,每晚睡前服用,服药期间要注意肝及肌肉损害(严重者可出现横纹肌溶解)不良反应。以高三酰甘油血症为主要表现者,应选用纤维酸衍生物类药,即贝特类药物,用药期间注意监测肝功能。另外,所有高脂血症患者均应限制脂肪类食物摄入,高三酰甘油血症患者还应避免糖类摄入过多。

(五)甲状腺功能减退

相当一部分原发性肾病综合征患者血清甲状腺素水平低下,这是由于与甲状腺素结合的甲状腺结合球蛋白(相对分子质量 60 kDa)从尿液中大量丢失而导致。观察表明,约 50% 的患者血中的总 T_3 及总 T_4 下降,但是游离 T_3(FT_3)、游离 T_4(FT_4)及促甲状腺素(TSH)正常。患者处于轻度的低代谢状态,这可能有利于肾病综合征患者的良性调整,避免过度能量消耗,因此不需要干预。

不过个别患者可出现甲状腺功能减退症的表现,以致使本来激素敏感的病理类型使用激素治疗不能获得预期效果。这时需要仔细监测患者的甲状腺功能,若 FT_3、FT_4 下降,特别是 TSH 升高时,在认真排除其他病因导致的甲状腺功能减退症后,可给予小剂量甲状腺素治疗(左甲状腺素 25~50 μg/d),常能改善患者的一般状况及对激素的敏感性。虽然这种治疗方法尚缺乏 RCT 证据,但在临床实践中具有一定效果。这一经验治疗方法还有待于今后进一步的临床试验验证。

(马　娟)

第五节　IgA 肾病

IgA 肾病是一组以系膜区 IgA 沉积为特征的肾小球肾炎,1968 年由法国病理学家 Berger 和 Hinglais 最先报道,目前已成为全球最常见的原发性肾小球疾病。我国最早于 1984 年由北京协和医院与北京医科大学第一医院联合报道了一组 40 例 IgA 肾病。此后,国内各中心对该病的报道日益增多,研究百花齐放。本节将针对 IgA 肾病的一些重要而值得探索的问题加以讨论。

一、IgA 肾病的流行病学特点与发病机制

(一)流行病学特点

1.广泛性与异质性

IgA 肾病为全世界范围内最常见的原发肾小球疾病。各个年龄段都能发病,但高峰在 20~40 岁。北美和西欧的调查显示男女比例为 2:1,而亚太地区比例为 1:1。IgA 肾病的发病率存在着明显的地域差异,亚洲地区明显高于其他地区。美国的人口调查显示 IgA 肾病年发病率为 1/100 000,儿童人群年发病率为 0.5/100 000,而这个数字仅为日本的 1/10。中国的一项 13 519 例肾活检资料显示,IgA 肾病在原发肾小球疾病中所占比例高达 45%。此外,在无肾病临床表现的人群中,于肾小球系膜区能发现 IgA 沉积者也占 3%~16%。

以上数据提示了 IgA 肾病的广泛性与异质性特点。首先,IgA 肾病发病的地域性及发病人群的构成存在明显差异。这些差异可能与遗传、环境因素相关,也可能与各地选择肾活检的指征不同有关。日本和新加坡选择尿检异常(如镜下血尿)的患者常规进行肾穿刺病理检查,为此 IgA 肾病发生率即可能偏高;而美国主要选择蛋白尿>1.0 g/d 的患者进行肾穿刺,则其 IgA 肾病发生率即可能偏低。其次,IgA 肾病的发病存在明显的个体差异性。肾脏病理检查发现系膜区 IgA 沉积却无肾炎表现的个体并不少。同样为系膜区 IgA 沉积,有的患者出现肾炎有的患者

却无症状,原因并不清楚。欲回答这个问题必须对发病机制有更透彻理解,IgA 于肾小球沉积的过程与免疫复合物造成的肾损伤过程可能是分别独立调控的环节,同时,基因的多态性的研究或许能解释这些表型差异。最后,不同地域患者、不同个体的临床表现及治疗反应的差异势必会影响治疗决策,为此目前国际上尚无统一的治疗指南。2012 年改善全球肾脏病预后组织(KDIGO)发表了《肾小球肾炎临床实践指南》,其中对 IgA 肾病治疗的建议几乎都来自较低级别证据。

2.病程迁延,认识过程曲折

早期观点认为 IgA 肾病是一良性过程疾病,预后良好。随着研究深入及随访期延长,现已明确其中相当一部分患者的病程呈进展性,高达 50% 的患者能在 20～25 年内逐渐进入终末期肾脏病(ESRD),这就提示对 IgA 肾病积极进行治疗、控制疾病进展很重要。

(二)发病机制

1.免疫介导炎症的发病机制

(1)黏膜免疫反应与异常 IgA1 产生:大量研究表明 IgA 肾病的启动与血清中出现过量的异常 IgA1(铰链区 O-糖链末端半乳糖缺失,对肾小球系膜组织有特殊亲和力)密切相关。这些异常 IgA1 在循环中蓄积到一定程度,并沉积于肾小球系膜区,才可能引发 IgA 肾病。目前关于致病性 IgA1 的来源主要有两种观点,均与黏膜免疫反应相关。其一,从临床表现来看,肉眼血尿往往发生于黏膜感染(如上呼吸道、胃肠道或泌尿系统感染)之后,提示 IgA1 的发生与黏膜免疫相关,推测肾小球系膜区沉积的 IgA1 可能来源于黏膜免疫系统。其二,IgA 肾病患者过多的 IgA1 可能来源于骨髓免疫活性细胞。Julian 等提出"黏膜-骨髓轴"观点,认为血清异常升高的 IgA 并非由黏膜产生,而是由黏膜内抗原特定的淋巴细胞或抗原递呈细胞进入骨髓腔,诱导骨髓 B 细胞增加 IgG1 分泌所致。所以,血中异常 IgA1 的来源目前尚未明确,有可能来源于免疫系统的某一个部位,也可能是整个免疫系统失调的结果。

以上发病机制的认识开阔了治疗思路,即减少黏膜感染,控制黏膜免疫反应,有可能减少 IgA 肾病的发病及复发。对患有慢性扁桃体炎并反复发作的患者,现在认为择机摘除扁桃体有可能减少黏膜免疫反应,降低血中异常 IgA1 和循环免疫复合物水平,从而减少肉眼血尿发作和尿蛋白。

(2)免疫复合物形成与异常 IgA1 的致病性:异常 IgA1 沉积于肾小球系膜区的具体机制尚未完全清楚,可能通过与系膜细胞抗原(包括种植的外源性抗原)或细胞上受体结合而沉积。大量研究证实免疫复合物中的异常 IgA1 与系膜细胞结合后,即能激活系膜细胞,促其增殖、释放细胞因子和合成系膜基质,诱发肾小球肾炎;而非免疫复合物状态的异常 IgA1 并不能触发上述致肾炎反应。上述含异常 IgA1 的免疫复合物形成过程能被多种因素调控,包括补体成分 C3b 及巨噬细胞和中性粒细胞上的 IgA Fc 受体(CD89)的可溶形式。

以上过程说明系膜区的异常 IgA1 沉积与肾炎发病并无必然相关性,其致肾炎作用在一定程度上取决于免疫复合物形成及其后续效应。此观点可能也解释了为何有人系膜区有 IgA 沉积却无肾炎表现的原因。

(3)受体缺陷与异常 IgA1 清除障碍:现在认为肝脏可能是清除异常 IgA 的主要场所。研究发现,与清除异常 IgA1 免疫复合物相关的受体有肝细胞上的去唾液酸糖蛋白受体(ASGPR)及肝脏 Kupffer 细胞上的 IgA Fc 受体(FcαRI,即 CD89),如果这些受体数量减少或功能异常,就能导致异常 IgA1 免疫复合物清除受阻,这也与 IgA 肾病发病相关。

　　肝硬化患者能产生一种病理表现与 IgA 肾病十分相似的肾小球疾病,被称为"肝硬化性肾小球疾病",其发病机制之一即可能与异常 IgA1 清除障碍相关。

　　(4)多种途径级联反应致肾脏损伤:正如前述,含有异常 IgA1 的免疫复合物沉积于系膜,将触发炎症反应致肾脏损害。从系膜细胞活化、增殖,释放前炎症及前纤维化细胞因子,合成及分泌细胞外基质开始,通过多种途径的级联放大反应使肾损害逐渐加重。受累细胞从系膜细胞扩展到足细胞、肾小管上皮细胞、肾间质成纤维细胞等肾脏固有细胞及循环炎症细胞;病变性质从炎症反应逐渐进展成肾小球硬化及肾间质纤维化等不可逆病变,最终患者进入 ESRD。

　　免疫-炎症损伤的级联反应概念能为治疗理念提出新思路。2013 年 Coppo 等人认为应该对 IgA 肾病早期进行免疫抑制治疗,这可能会改善肾病的长期预后。他们认为 IgAN 治疗存在"遗产效应",若在疾病早期阻断一些免疫发病机制的级联放大反应,即可能留下持久记忆,获得长时期疗效。这一观点大大强调了早期免疫抑制治疗的重要性。

　　综上所述,随着基础研究的逐步深入,IgA 肾病的发病机制已越来越趋清晰,但是遗憾的是,至今仍无基于 IgA 肾病发病机制的特异性治疗问世,当前治疗多在减轻免疫病理损伤的下游环节,今后应力争改变这一现状。

　　2.基因相关的遗传发病机制

　　遗传因素一定程度上影响着 IgA 肾病发生。在不同的种族群体中,血清糖基化异常的 IgA1 水平显现出不同的遗传特性。约 75% 的 IgA 肾病患者血清异常 IgA1 水平超过正常对照的第 90 百分位,而其一级亲属中也有 30%～40% 的成员血清异常 IgA1 水平升高,不过,这些亲属多数并不发病,提示还有其他决定发病的关键因素存在。

　　家族性 IgA 肾病的病例支持发病的遗传机制及基因相关性。多数病例来自美国和欧洲的高加索人群,少数来自日本,中国香港也有相关报道。2004 年北京大学第一医院对 777 例 IgA 肾病患者进行了家族调查,发现 8.7% 患者具有阳性家族史,其中 1.3% 已肯定为家族性 IgA 肾病,而另外 7.4% 为可疑家族性 IgA 肾病,为此有学者认为在中国 IgA 肾病也并不少见。

　　目前对于 IgA 肾病发病的遗传因素的研究主要集中于 HLA 基因多态性、T 细胞受体基因多态性、肾素-血管紧张素系统基因多态性、细胞因子基因多态性及子宫珠蛋白基因多态性。IgA 肾病可能是个复杂的多基因性疾病,遗传因素在其发生发展中起了多大作用,尚有待进一步的研究。

二、IgA 肾病的临床-病理表现与诊断

(一)IgA 肾病的临床表现分类

1.无症状性血尿、伴或不伴轻度蛋白尿

　　患者表现为无症状性血尿,伴或不伴轻度蛋白尿(少于 1 g/d),肾功能正常。我国一项试验对表现为单纯镜下血尿的 IgA 肾病患者随访 12 年,结果显示 14% 的镜下血尿消失,但是约 1/3 患者出现蛋白尿(超过 1 g/d)或者肾小球滤过率(GFR)下降。这个结果也提示对表现无症状性血尿伴或不伴轻度蛋白尿的 IgA 肾病患者,一定要长期随访,因为其中部分患者随后可能出现病变进展。

　　2.反复发作肉眼血尿

　　多于上呼吸道感染(细菌性扁桃体炎或病毒性上呼吸道感染)后 3 天内发病,出现全程肉眼血尿,儿童和青少年(80%～90%)较成人(30%～40%)多见,多无伴随症状,少数患者有排尿不

适或胁腹痛等。一般认为肉眼血尿程度与疾病严重程度无关。患者在肉眼血尿消失后,常遗留下无症状性血尿、伴或不伴轻度蛋白尿。

3.慢性肾炎综合征

常表现为镜下血尿、不同程度的蛋白尿(常>1.0 g/d,但少于大量蛋白尿),而且随病情进展常出现高血压、轻度水肿及肾功能损害。这组IgA肾病患者的疾病具有慢性进展性质。

4.肾病综合征

表现为肾病综合征的IgA肾病患者并不少见。对这类患者首先要做肾组织的电镜检查,看是否IgA肾病合并微小病变病,如果是,则疾病治疗及转归均与微小病变病相似。但是,另一部分肾病综合征患者,常伴高血压和/或肾功能减退,肾脏病理常为Lee氏分级Ⅲ~Ⅴ级,这类IgA肾病治疗较困难,预后较差。

5.急性肾损伤

IgA肾病在如下几种情况下可以出现急性肾损害(AKI)。①急进性肾炎:临床呈现血尿、蛋白尿、水肿及高血压等表现,肾功能迅速恶化,很快出现少尿或无尿,肾组织病理检查为新月体肾炎。IgA肾病导致的急进性肾炎还经常伴随肾病综合征。②急性肾小管损害:这往往由肉眼血尿引起,可能与红细胞管型阻塞肾小管及红细胞破裂释放二价铁离子致氧化应激反应损伤肾小管相关。常为一过性轻度AKI。③恶性高血压:IgA肾病患者的高血压控制不佳时,较容易转换成恶性高血压,伴随出现AKI,严重时出现急性肾衰竭(ARF)。

上述各种类型IgA肾病患者的血尿,均为变形红细胞血尿或变形红细胞为主的混合型血尿。

(二)IgA肾病的病理特点、病理分级及对其评价

1.IgA肾病的病理特点

(1)免疫荧光(或免疫组化)表现:免疫病理检查可发现明显的IgA和C3于系膜区或系膜及毛细血管壁沉积,也可合并较弱的IgG和/或IgM沉积,但C1q和C4的沉积少见。有时小血管壁可以见到C3颗粒沉积,此多见于合并高血压的患者。

(2)光学显微镜表现:光镜下IgA肾病最常见的病理改变是局灶或弥漫性系膜细胞增生及系膜基质增多,因此最常见的病理类型是局灶增生性肾炎及系膜增生性肾炎,有时也能见到新月体肾炎或膜增生性肾炎,可以伴或不伴节段性肾小球硬化。肾小球病变重者常伴肾小管间质病变,包括不同程度的肾间质炎症细胞浸润,肾间质纤维化及肾小管萎缩。IgA肾病的肾脏小动脉壁常增厚(不伴高血压也增厚)。

(3)电子显微镜表现:电镜下可见不同程度的系膜细胞增生和系膜基质增多,常见大块高密度电子致密物于系膜区或系膜区及内皮下沉积。这些电子致密物的沉积部位与免疫荧光下免疫沉积物的沉积部位一致。肾小球基底膜正常。

所以,对于IgA肾病诊断来说,免疫荧光(或免疫组化)表现是特征性表现,不做此检查即无法诊断IgA肾病;电镜检查若能在系膜区(或系膜区及内皮下)见到大块高密度电子致密物,对诊断也有提示意义。而光镜检查无特异表现。

2.IgA肾病的病理分级

(1)Lee氏和Hass氏分级:目前临床常用的IgA肾病病理分级为Lee氏和Hass氏分级。这两个分级系统简便实用,对判断疾病预后具有较好作用。

(2)牛津分型:国际IgA肾病组织与肾脏病理学会联合建立的国际协作组织,2009年提出了一项具有良好重复性和预后预测作用的新型 IgA 肾病病理分型——牛津分型。

牛津分型应用了 4 个能独立影响疾病预后的病理指标,并详细制订了评分标准。这些指标包括系膜细胞增生(评分 M0 及 M1)、节段性硬化或粘连(评分 S0 及 S1)、内皮细胞增生(评分 E0 及 E1)及肾小管萎缩/肾间质纤维化(评分 T0、T1 及 T2)。牛津分型的最终病理报告,除需详细给出上述 4 个指标的评分外,还要用附加报告形式给出肾小球个数及一些其他定量病理指标(如细胞及纤维新月体比例、纤维素样坏死比例、肾小球球性硬化比例等),以更好地了解肾脏急性和慢性病变情况。

牛津分型的制订过程比以往任何分级标准都严谨及科学,而且聚集了国际肾脏病学家及病理学家的共同智慧。但是,牛津分型也存在一定的局限性,例如新月体病变对肾病预后的影响分析较少,且其研究设计没有考虑到不同地区治疗方案的差异性,亚洲的治疗总体较积极(用激素及免疫抑制剂治疗者较多),因此牛津分型在亚洲的应用尚待进一步验证。

综上可见,病理分级(或分型)的提出需要兼顾指标全面、可重复性好及临床实用(包括操作简便、指导治疗及判断预后效力强)多方面因素,任何病理分级(或分型)的可行性都需要经过大量临床实践予以检验。

(三)诊断方法、诊断标准及鉴别诊断

1.肾活检指征及意义

IgA 肾病是一种依赖于免疫病理学检查才可确诊的肾小球疾病。但是目前国内外进行肾活检的指征差别很大,欧美国家大多主张对持续性蛋白尿>1.0 g/d 的患者进行肾活检,而在日本对于尿检异常(包括单纯性镜下血尿)的患者均建议常规做肾活检。有学者认为,掌握肾活检指征太紧有可能漏掉一些需要积极治疗的患者,而且目前肾穿刺活检技术十分成熟,安全性高,故肾活检指征不宜掌握过紧。确有这样一部分 IgA 肾病患者,临床表现很轻,尿蛋白<1.0 g/d,但是病理检查却显示中度以上肾损害(Lee 氏分级Ⅲ级以上),通过肾活检及时发现这些患者并给予干预治疗很重要。所以,正确掌握肾活检指征,正确分析和评价肾组织病理检查结果,对指导临床合理治疗具有重要意义。

2.IgA 肾病的诊断标准

IgA 肾病是一个肾小球疾病的免疫病理诊断。免疫荧光(或免疫组化)检查见 IgA 或 IgA 为主的免疫球蛋白伴补体 C3 呈颗粒状于肾小球系膜区或系膜及毛细血管壁沉积,并能从临床除外过敏性紫癜肾炎、肝硬化性肾小球疾病、强直性脊柱炎肾损害及银屑病肾损害等继发性 IgA 肾病,诊断即能成立。

3.鉴别诊断

IgA 肾病应注意与以下疾病鉴别。

(1)以血尿为主要表现者:需要与薄基底膜肾病及 Alport 综合征等遗传性肾小球疾病鉴别。前者常呈单纯性镜下血尿,肾功能长期保持正常;后者除血尿及蛋白尿外,肾功能常随年龄增长而逐渐减退直至进入 ESRD,而且还常伴眼耳病变。肾活检病理检查是鉴别的关键,薄基底膜肾病及 Alport 综合征均无 IgA 肾病的免疫病理表现,而电镜检查却能见到各自特殊的肾小球基底膜病变。

(2)以肾病综合征为主要表现者:需要与非 IgA 肾病的系膜增生性肾炎鉴别。两者都常见于青少年,肾病综合征表现相似。假若患者血清 IgA 增高和/或血尿显著(包括肉眼血尿),则较支持 IgA 肾病。鉴别的关键是肾活检免疫病理检查,IgA 肾病以 IgA 沉积为主,而非 IgA 肾病常以 IgM 或 IgG 沉积为主,沉积于系膜区或系膜及毛细血管壁。

(3)以急进性肾炎为主要表现者:少数 IgA 肾病患者临床呈现急进性肾炎综合征,病理呈现新月体性肾炎,他们实为 IgA 肾病导致的 Ⅱ 型急进性肾炎。这种急进性肾炎应与抗肾小球基底膜抗体或抗中性粒细胞胞质抗体致成的 Ⅰ 型或 Ⅲ 型急进性肾炎鉴别。血清抗体检验及肾组织免疫病理检查是准确进行鉴别的关键。

三、IgA 肾病的预后评估及治疗选择

(一)疾病活动性及预后的评估指标及其意义

1.疾病预后评价指标

(1)蛋白尿及血压控制:蛋白尿和高血压的控制好坏会影响肾功能的减退速率及肾病预后。Le 等通过多变量分析显示,与肾衰竭关系最密切的因素为时间平均尿蛋白水平(TA-UP)及时间平均动脉压水平(TA-MAP)。计算方法:求 6 个月内每次随访时的尿蛋白量及血压的算术平均值,再计算整个随访期间所有算术平均值的均值。

(2)肾功能状态:起病或病程中出现的肾功能异常与不良预后相关,表现为 GFR 下降,血清肌酐水平上升。日本一项针对 2 270 名 IgA 肾病患者 7 年随访的研究发现,起病时血清肌酐水平与达到 ESRD 的比例成正相关。

(3)病理学参数:病理分级的预后评价意义已被许多研究证实。系膜增生、内皮增生、新月体形成、肾小球硬化、肾小管萎缩及间质纤维化的程度与肾功能下降速率及肾脏存活率密切相关。重度病理分级患者预后不良。

(4)其他因素:肥胖 IgA 肾病患者肾脏预后更差,体重指数(BMI)超过 25 kg/m^2 的患者,蛋白尿、病理严重度及 ESRD 风险均显著增加。此外,低蛋白血症、高尿酸血症也是肾脏不良结局的独立危险因素。

2.治疗方案选择的依据

只有对疾病病情及预后进行全面评估才可能制订合理治疗方案。应根据患者年龄、临床表现(如尿蛋白、血压、肾功能及其下降速率)及病理分级来综合评估病情,分析各种治疗的可能疗效及不良反应,最后选定治疗方案。而且,在治疗过程中还应根据疗效及不良反应来实时对治疗进行调整。

(二)治疗方案选择的共识及争议

1.非免疫抑制治疗

(1)拮抗血管紧张素 Ⅱ 药物:目前血管紧张素转化酶抑制剂(ACEI)或血管紧张素 AT1 受体阻滞剂(ARB)已被用作 IgA 肾病治疗的第一线药物。研究表明,ACEI/ARB 不仅具有降血压作用,而且还有减少蛋白尿及延缓肾损害进展的肾脏保护效应。由于 ACEI/ARB 类药物的肾脏保护效应并不完全依赖于血压降低,因此 ACEI/ARB 类药物也能用于血压正常的 IgA 肾病蛋白尿患者治疗。2012 年 KDIGO 制订的《肾小球肾炎临床实践指南》,推荐对尿蛋白>1 g/d 的 IgA 肾病患者长期服用 ACEI 或 ARB 治疗(证据强度 1B);并建议对尿蛋白 0.5~1.0 g/d 的 IgA 肾病患者也用 ACEI 或 ARB 治疗(证据强度 2D)。指南还建议,只要患者能耐受,ACEI/ARB 的剂量可逐渐增加,以使尿蛋白降至 1 g/d 以下(证据强度 2C)。

ACEI/ARB 类药物用于肾功能不全患者需慎重,应评估患者的药物耐受性并密切监测药物不良反应。服用 ACEI/ARB 类药物之初,患者血清肌酐可能出现轻度上升(较基线水平上升

<30%)，这是由药物扩张出球小动脉引起。长远来看，出球小动脉扩张使肾小球内高压、高灌注及高滤过降低，对肾脏是起保护效应，因此不应停药。但是，用药后如果出现血清肌酐明显上升（超过了基线水平的35%），则必须马上停药。多数情况下，血清肌酐异常升高是肾脏有效血容量不足引起，故应及时评估患者血容量状态，寻找肾脏有效血容量不足的原因，加以纠正。除急性肾损害外，高钾血症也是ACEI/ARB类药物治疗的另一严重不良反应，尤易发生在肾功能不全时，需要高度警惕。

这里还需要强调，根据大量随机对照临床试验的观察结果，近年国内外的高血压治疗指南均不提倡ACEI和ARB两药联合应用。指南明确指出：在治疗高血压方面两药联用不能肯定增强疗效，却能增加严重不良反应；而在肾脏保护效应上，也无足够证据支持两药联合治疗。2013年刚发表的西班牙PRONEDI试验及美国VANEPHRON-D试验均显示，ACEI和ARB联用，与单药治疗相比，在减少2型糖尿病肾损害患者的尿蛋白排泄及延缓肾功能损害进展上并无任何优势。而在VANEPHRON-D试验中，两药联用组的高钾血症及急性肾损害不良反应却显著增加，以致试验被迫提前终止。

(2)深海鱼油：深海鱼油富含的n-3(ω-3)多聚不饱和脂肪酸，理论上讲可通过竞争性抑制花生四烯酸，减少前列腺素、血栓素和白三烯的产生，从而减少肾小球和肾间质的炎症反应，发挥肾脏保护作用。几项大型随机对照试验显示，深海鱼油治疗对IgA肾病患者具有肾功能保护作用，但是荟萃分析却未获得治疗有益的结论。因此，深海鱼油的肾脏保护效应还需要进一步研究验证。鉴于深海鱼油治疗十分安全，而且对防治心血管疾病肯定有益，所以2012年KDIGO制订的《肾小球肾炎临床实践指南》建议，给尿蛋白持续>1 g/d的IgA肾病患者予深海鱼油治疗（证据强度2D）。

(3)扁桃体切除：扁桃体是产生异常IgA1的主要部位之一。很多IgA肾病患者都伴有慢性扁桃体炎，而且扁桃体感染可导致肉眼血尿发作，所以择机进行扁桃体切除就被某些学者推荐作为治疗IgA肾病的一个手段，认为可以降低患者血清IgA水平和循环免疫复合物水平，使肉眼血尿发作及尿蛋白排泄减少，甚至对肾功能可能具有长期保护作用。

近期日本一项针对肾移植后复发IgA肾病患者的小规模研究表明，扁桃体切除术组降低尿蛋白作用显著（从880 mg/d降到280 mg/d），而未行手术组则无明显变化。日本另外一项针对原发性IgA肾病的研究也同样显示，扁桃体切除联合免疫抑制剂治疗，在诱导蛋白尿缓解和/或血尿减轻上效果均较单用免疫抑制治疗优越。不过上面两个研究均为非随机研究，且样本量较小，因此存在一定局限性。Wang等人的荟萃分析也认为，扁桃体切除术联合激素和肾素-血管紧张素系统(RAS)阻断治疗，至少对轻中度蛋白尿且肾功能尚佳的IgA肾病患者具有肾功能的长远保护效应。

但是，2012年KDIGO制订的《肾小球肾炎临床实践指南》认为，扁桃体切除术常与其他治疗（特别是免疫抑制剂）联合应用，所以疗效中扁桃体切除术的具体作用难以判断，而且也有临床研究并未发现扁桃体切除术对改善IgA肾病病情有益。所以，该指南不建议用扁桃体切除术治疗IgA肾病（证据强度2C），认为还需要更多的随机对照试验进行验证。不过，有学者认为如果扁桃体炎与肉眼血尿发作具有明确关系时，仍可考虑择机进行扁桃体切除。

(4)抗血小板药物：抗血小板药物曾被广泛应用于IgA肾病治疗，并有小样本临床试验显示双嘧达莫治疗IgA肾病有益，但是许多抗血小板治疗都联用了激素和免疫抑制治疗，故其确切作用难以判断。2012年KDIGO制订的《肾小球肾炎临床实践指南》不建议使用抗血小板药物治疗 IgA 肾病(证据强度 2C)。

2.免疫抑制治疗

(1)单用糖皮质激素治疗:2012 年 KDIGO 的《肾小球肾炎临床实践指南》建议,IgA 肾病患者用 ACEI/ARB 充分治疗 3～6 个月,尿蛋白仍未降达 1 g/d 以下,而患者肾功能仍相对良好(GFR >50 mL/min)时,应考虑给予 6 个月的激素治疗(证据强度 2C)。多数随机试验证实,6 个月的激素治疗确能减少尿蛋白排泄,以及降低肾衰竭风险。

不过,Hogg 等人进行的试验,是采用非足量激素相对长疗程治疗,随访2 年,未见获益。另一项 Katafuchi 等人开展的低剂量激素治疗,虽然治疗后患者尿蛋白有所减少,但是最终进入 ESRD 的患者比例并无改善。这两项试验结果均提示中小剂量的激素治疗对 IgA 肾病可能无效。Lv 等进行的文献回顾分析也发现,在肾脏保护效应上,相对大剂量短疗程的激素治疗方案比小剂量长疗程治疗方案效果更优。

在以上研究中,激素相关的不良反应较少,即使是采用激素冲击治疗,3 月内使用甲泼尼龙达到 9 g,不良反应报道也较少。但是,既往的骨科文献认为使用甲泼尼龙超过 2 g,无菌性骨坏死发生率就会上升;Lv 等进行的文献复习也认为激素治疗会增加不良反应(如糖尿病或糖耐量异常、高血压、消化道出血、Cushing 样体貌、头痛、体重增加、失眠等)发生,因此仍应注意。

(2)激素联合环磷酰胺或硫唑嘌呤治疗:许多回顾性研究和病例总结(多数来自亚洲)报道,给蛋白尿>1 g/d 和/或 GFR 下降和/或具有高血压的 IgA 肾病高危患者,采用激素联合环磷酰胺或硫唑嘌呤治疗,病情能明显获益。但是,其中不少研究存在选择病例及观察的偏倚,因此说服力牵强。

近年有几篇联合应用激素及上述免疫抑制剂治疗 IgA 肾病的前瞻随机对照试验结果发表,多数试验都显示此联合治疗有效。两项来自日本同一组人员的研究,给肾脏病理改变较重和/或蛋白尿显著而 GFR 正常的 IgA 肾病患儿,进行激素、硫唑嘌呤、抗凝剂及抗血小板制剂的联合治疗,结果均显示此联合治疗能获得较高的蛋白尿缓解率,并且延缓了肾小球硬化进展,因此在改善疾病长期预后上具有优势。2002 年 Ballardie 等人报道的一项小型随机临床试验,用激素联合环磷酰胺续以硫唑嘌呤进行治疗,结果肾脏的 5 年存活率联合治疗组为 72%,而对照组仅为 6%。但是,2010 年 Pozzi 等发表了一项随机对照试验却获得了阴性结果。此试验入组患者为血清肌酐水平低于 176.8 μmol/L(2 mg/dL)、蛋白尿水平高于 1 g/d 的 IgA 肾病病例,分别接受激素或激素联合硫唑嘌呤治疗,经过平均 4.9 年的随访,两组结局无显著性差异。

总的来说,联合治疗组的不良反应较单药治疗组高,包括激素不良反应及免疫抑制剂的不良反应(骨髓抑制等),而且两者联用时更容易出现严重感染(各种微生物感染,包括卡氏肺孢子菌及病毒感染等),这必须高度重视。因此,在治疗 IgA 肾病时,一定要认真评估疗效与风险,权衡利弊后再做出决策。

2012 年 KDIGO 制订的《肾小球肾炎临床实践指南》建议,除非 IgA 肾病为新月体肾炎肾功能迅速减退,否则不应用激素联合环磷酰胺或硫唑嘌呤治疗(证据强度 2D);IgA 肾病患者 GFR <30 mL/(min·1.73 m²)时,若非新月体肾炎肾功能迅速减退,不用免疫抑制剂治疗(证据强度 2C)。多数试验及其他一些临床试验,激素联合环磷酰胺或硫唑嘌呤治疗的对象均非 IgA 肾病新月体肾炎患者,可是治疗结果对改善病情均有效,所以将此激素联合免疫抑制剂治疗仅限于 IgA 肾病新月体肾炎肾功能迅速减退患者,是否有必要?很值得研究。

(3)其他免疫抑制剂的应用。

1)吗替麦考酚酯:分别来自中国、比利时,以及美国的几项随机对照试验研究了高危 IgA 肾病患者使用吗替麦考酚酯(MMF)治疗的疗效。来自中国的研究指出,在 ACEI 的基础上使用 MMF(2 g/d),有明确降低尿蛋白及稳定肾功能的作用。另外一项中文发表的研究也显示 MMF 治疗能够降低尿蛋白,12 个月内尿蛋白量由 1.0～1.5 g/d 降至 0.50～0.75 g/d,比大剂量口服泼尼松更有益。与此相反,比利时和美国在白种人群中所做的研究(与前述中国研究设计相似)均认为 MMF 治疗对尿蛋白无效。此外,Xu 等进行的荟萃分析也认为,MMF 在降尿蛋白方面并没有显著效益。所以 MMF 治疗 IgA 肾病的疗效目前仍无定论,造成这种结果差异的原因可能与种族、MMF 剂量或者其他尚未认识到的影响因素相关,基于此,2012 年 KDIGO 制定的《肾小球肾炎临床实践指南》并不建议应用 MMF 治疗 IgA 肾病(证据强度 2C)。认为需要进一步研究观察。

值得注意的是,如果将 MMF 用于肾功能不全的 IgA 肾病患者治疗,必须高度警惕卡氏肺孢子菌肺炎等严重感染,以前国内已有使用 MMF 治疗 IgA 肾病导致卡氏肺孢子菌肺炎死亡的案例。

2)雷公藤多苷:雷公藤作为传统中医药曾长期用于治疗自身免疫性疾病,其免疫抑制作用已得到大量临床试验证实。雷公藤多苷是从雷公藤中提取出来的有效成分。Chen 等的荟萃分析认为,应用雷公藤多苷治疗 IgA 肾病,其降低尿蛋白作用肯定。但是国内多数临床研究的证据级别都较低,因此推广雷公藤多苷的临床应用受到限制。此外,还需注意此药的毒副作用,如性腺抑制(男性不育及女性月经紊乱、闭经等)、骨髓抑制、肝损害及胃肠道反应。

3)其他药物:环孢素 A 用于 IgA 肾病治疗的相关试验很少,而且它具有较大的肾毒性,有可能加重肾间质纤维化,目前不推荐它在 IgA 肾病治疗中应用。来氟米特能通过抑制酪氨酸激酶和二氢乳清酸脱氢酶而抑制 T 细胞和 B 细胞的活化增殖,发挥免疫抑制作用,临床已用其治疗类风湿关节炎及系统性红斑狼疮。国内也有少数用其治疗 IgA 肾病的报道,但是证据级别均较低,其确切疗效尚待观察。

3.对 IgA 肾病慢性肾功能不全患者进行免疫抑制治疗的争议

几乎所有的随机对照研究均未纳入 GFR<30 mL/min 的患者,GFR 在30～50 mL/min 的患者也只有少数入组。对这部分人群来说,免疫抑制治疗是用或者不用,若用应该何时用,如何用,均存在争议。

有观点认为,即使 IgA 肾病已出现慢性肾功能不全,一些依然活跃的免疫或非免疫因素仍可能作为促疾病进展因素发挥不良效应,所以可以应用激素及免疫抑制剂进行干预治疗。一项病例分析报道,对平均 GFR 为 22 mL/min 的 IgA 肾病患者,用大剂量环磷酰胺或激素冲击续以 MMF 治疗,患者仍有获益。另外,Takahito 等的研究显示,给 GFR<60 mL/min 的 IgA 肾病患者予激素治疗,在改善临床指标上较单纯支持治疗效果好,但是对改善肾病长期预后无效。

对于进展性 IgA 肾病患者,如果血清肌酐水平>221 μmol/L(2.5 mg/dL)时,至今无足够证据表明免疫抑制治疗仍然有效。有时这种血肌酐阈值被称为"一去不返的拐点",因此选择合适的治疗时机相当关键。但是该拐点的具体范围仍有待进一步研究确证。

综上所述,对于 GFR 在 30～50 mL/min 范围的 IgA 肾病患者,是否仍能用免疫抑制治疗,目前尚无定论;但是对 GFR<30 mL/min 的患者,一般认为不宜进行免疫抑制治疗。

(张莉莉)

第六章
内分泌科诊疗

第一节　腺垂体功能减退症

　　腺垂体功能减退症指由不同病因引起腺垂体全部或大部分受损,导致一种或多种腺垂体激素分泌不足或绝对缺乏所致的临床综合征。腺垂体功能减退症是临床上较常见的内分泌疾病,其病因和临床表现多种多样。发生在成年人的腺垂体功能减退症又称为西蒙病。妇女因产后大出血引起腺垂体缺血性坏死所致的腺垂体功能减退症由英国医师 Sheehan 在 1953 最先报道,称为希恩综合征,其临床表现最为典型。严重的病例可在某些诱因促发下,或因治疗不当而诱发垂体危象。该病发病年龄以 21～40 岁最为多见,也可发生于儿童期。本节主要介绍成人腺垂体功能减退症。

一、病因与发病机制

　　腺垂体功能减退症是一种多病因的疾病。按照发病部位不同,一般将由腺垂体本身病变引起者称为原发性,由下丘脑、中枢神经系统病变及垂体门脉系统受损等导致的各种释放激素分泌不足引起者称为继发性。常见的病因为垂体瘤及产后垂体缺血性坏死。在发达国家,Sheehan 综合征发生率较低,仅占垂体功能低下患者的 5%。在发展中国家,过去 Sheehan 综合征较为多见,近年来由于医疗水平的提高,在城市中该病因所引起者已减少,但在农村和偏远地区仍非少见。目前,垂体瘤是造成腺垂体功能减退症的最常见病因,约占该病的 50%。

(一)垂体、下丘脑等附近肿瘤

　　体积较大的腺瘤常压迫正常垂体组织,或压迫到垂体柄而妨碍垂体正常组织的血液供应,或影响下丘脑释放或抑制激素的分泌而造成腺垂体功能减退。如巨大的垂体瘤、颅咽管瘤、脑膜瘤、松果体瘤、下丘脑、视交叉附近的胶质瘤和错钩瘤等。转移癌、白血病、淋巴瘤和组织细胞增多症引起的本症少见。部分患者的垂体肿瘤切除后,其腺垂体功能减退症状可以恢复,但如病程较长,正常垂体组织已发生不可逆变化,则不可恢复。由垂体肿瘤发生急性出血导致垂体卒中而引起的功能减退也不少见。成人最常见者为垂体腺瘤,其造成的腺垂体功能减退症常同时伴有肿瘤分泌的激素水平升高及其相应靶腺器官功能亢进的表现。

(二)产后腺垂体萎缩及坏死

　　常由于与分娩相关的产后大出血(胎盘滞留、前置胎盘)、产褥感染、羊水栓塞或感染性休克等病因所引起,垂体血管痉挛或发生弥散性血管内凝血(DIC),继而垂体门脉系统缺血而导致垂体坏死。病变发生的病理基础目前认为仍然与妊娠时的生理改变相关。在妊娠时,雌激素刺激垂体分泌催乳素增加,垂体明显增生肥大,较孕前增长2~3倍。增生肥大的垂体受蝶鞍骨性限制,在急性缺血肿胀时极易损伤,加以垂体门脉血管无交叉重叠,缺血时不易建立侧支循环,因此当发生分娩大出血,供应垂体前叶及垂体柄的动脉发生痉挛而闭塞,使垂体门脉系统缺血而导致垂体坏死萎缩。另一种观点认为,垂体坏死的发生与DIC有关,子痫、羊水栓塞、胎盘早期剥离和产褥热等都可以引起弥散性血管内凝血。由于神经垂体的血流供应不依赖门脉系统,故产后出血所引起者一般不伴有神经垂体坏死。腺垂体缺血性坏死也可发生于有血管病变的糖尿病或妊娠期糖尿病患者,其他血管病变如结缔组织病、镰形细胞性贫血、颞动脉炎、海绵窦栓塞、颈动脉瘤等亦可引起本病。

(三)手术、创伤或放射性损伤

严重颅脑外伤可直接损伤到垂体组织或造成垂体柄断裂,引起腺垂体功能减退,可同时累及神经垂体而并发尿崩症。手术切除,如垂体瘤术后等发生的急性垂体前叶功能减退往往由于垂体或垂体柄损伤所致。垂体瘤放射治疗(简称放疗)或鼻咽癌等颅底及颈部放疗后均可引起本症。在放疗若干年后,部分患者可出现垂体功能减退。文献报道垂体手术加放疗5年内垂体功能减退的发生率高达67.55%。本病也可见于电离辐射10年后,可能由门脉血管炎所致。近年来随着显微外科,立体定向外科技术的发展,放疗中垂体正常组织受损的机会明显降低,从而垂体功能减退症的发生率及严重性也有明显改善。

(四)感染和浸润性疾病

各种病毒性、结核性、化脓性脑膜炎、脑膜脑炎、流行性出血热、病毒、真菌和梅毒等均可直接破坏腺垂体或影响下丘脑引起下丘脑-垂体损伤而导致功能减退。结节病、组织细胞增多症、嗜酸性肉芽肿病、白血病、血色病,以及各种脂质累积病,甚至转移性肿瘤(较常见的有乳癌和肺癌)侵犯到下丘脑和脑垂体前叶也可引起腺垂体功能减退。

(五)自身免疫性疾病

自1962年首次报道淋巴细胞性垂体炎以来,已有近百例此类病例,好发于女性,男女比例约为1:7,多发生于妊娠期或产后,是一种自身免疫性疾病,也可伴有其他内分泌腺体的自身免疫性损伤(如甲状腺炎、肾上腺炎、卵巢炎、睾丸炎、萎缩性胃炎和淋巴细胞性甲状旁腺炎等)。病变垂体有大量淋巴细胞和浆细胞浸润,偶见淋巴滤泡形成,初有垂体肿大,继而纤维化和萎缩等。其临床表现类似垂体肿瘤。

(六)遗传性(先天性)腺垂体功能减退

临床报道较罕见,主要有两种。一种是由于调节垂体发育的基因突变或缺失导致垂体先天性发育不良。在腺垂体的胚胎发育中,由于同源框转录因子突变导致一种或多种垂体分泌的激素异常。*PIT1*基因显性突变引起生长激素(GH)、催乳素(PRL)和促甲状腺激素(TSH)缺乏,*POUF1*的突变可致严重的腺垂体功能减退。另一种是由于先天性下丘脑、垂体或其附近的脑组织畸形累及垂体所致,其特点是有新生儿低血糖,出生时矮小,鞍鼻,外生殖器小,伴多种垂体前叶激素缺失,完全性GH缺如,可伴视神经发育不全,下丘脑垂体发育异常等。

(七)特发性腺垂体功能减退症

确切病因尚不明确,可能是由于某种自身免疫现象引起,有些患者具有遗传背景。发病多与营养、心理、精神和环境因素有关。

(八)其他

一些血管病变亦可累及垂体前叶,如广泛性动脉硬化,糖尿病性血管病变可引起垂体缺血坏死,颞动脉炎、海绵窦血栓常导致垂体缺血,引起垂体梗死。

二、临床表现

本病的临床症状可分为与病因有关的表现和腺垂体功能减退的表现。本病患者如未获得及时诊断和治疗,发展至后期容易在各种诱因的促发下发生垂体危象。

(一)与病因有关的临床表现

因原发疾病不同临床表现多变。Sheehan 综合征病例有难产而产后大出血、休克或其他感染等并发症。产后患者极度虚弱,无乳汁分泌,可有低血糖症状,产后全身状态恢复差,无月经来潮。

垂体内或其附近肿瘤引起者可出现压迫症状,症状随被压迫的组织功能损伤情况而定。最常见为头痛和视神经交叉受压引起的视野缺损。X 射线示蝶鞍扩大,床突被侵蚀与钙化点等病变,有时可出现颅内压增高的症状。病变累及下丘脑时可出现下丘脑综合征,如厌食或多食,睡眠节律改变,体温异常等。垂体瘤或垂体柄受损,门脉阻断时,由于多巴胺作用减弱,PRL 分泌增多,女性呈乳溢、闭经与不育,男性诉阳痿。

其他由手术、感染和创伤等引起者各有其相关病史及表现。

(二)腺垂体功能减退的表现

腺垂体功能减退的临床表现取决于患者的发病年龄、性别、腺垂体组织的毁坏程度、各种垂体激素减退的速度及相应靶腺萎缩的程度。一般认为,腺垂体组织毁坏 50%以下时,可无任何临床表现;破坏 75%时,症状明显;达 95%以上时,则出现完全性、持续性严重的腺垂体功能减退表现。但上述关系并非绝对。

腺垂体激素分泌不足的表现大多是逐步出现,催乳素(PRL)和生长激素(GH)是最易累及的激素,其次为促性腺激素(LH 和 FSH)及促甲状腺激素(TSH)。促肾上腺皮质激素(ACTH)缺乏较少见。以 Sheehan 综合征为例,最早是 PRL 分泌不足而出现产后无乳、乳房萎缩,以及 GH 分泌不足出现乏力、低血糖。这是因为 PRL 和 GH 不经过靶腺,而是直接作用于器官组织的缘故。继之,LH 和 FSH 分泌不足,出现闭经、不育、性欲减退、乳房及生殖器官萎缩等。最后,往往于若干年后才出现 TSH 和 ACTH 的分泌不足的症状。ACTH 明显不足时可危及生命,而促性腺激素不足不易引起人们的注意。因此,相当一部分轻症患者仅表现为疲乏无力、体力衰退、胃纳减退、月经少和产后无乳等不易引人注意的症状,若干年后因应激诱发危象而就诊。

1.促性腺激素和催乳素分泌不足综合征

女性患者产后无乳,乳腺萎缩,长期闭经与不育为本症的特征。毛发常脱落,尤以腋毛、阴毛为明显,眉毛稀少或脱落。女性生殖器萎缩,宫体缩小,会阴部和阴部黏膜萎缩,常伴阴道炎。男性胡须稀少,伴阳痿,睾丸松软缩小,体力衰弱,易于疲乏,精神不振等症状。性欲减退或消失,如发生在青春期前可有第二性征发育不全。雌激素不足还会导致骨质疏松,并增加冠状动脉疾病的危险性。雄激素不足使肌肉萎缩、无力。

2.促甲状腺激素分泌不足综合征

促甲状腺激素分泌不足综合征属继发性甲状腺功能减退,临床表现常较原发性甲状腺功能减退症轻,患者常诉畏寒、乏力,皮肤干燥而粗糙、苍黄、弹性差、少光泽和少汗等,但出现典型的黏液性水肿者较少。较重病例可有食欲减退、便秘、反应迟钝、表情淡漠和记忆力减退等。部分患者可出现精神异常,表现为幻觉、妄想、木僵或躁狂,严重者可发生精神分裂症等。

3.促肾上腺皮质激素分泌不足综合征

促肾上腺皮质激素分泌不足主要影响糖皮质激素,表现为继发性皮质醇分泌不足,而盐皮质激素醛固酮所受影响较小。早期或轻症患者的症状往往不明显。患者常见症状有极度疲乏,体力软弱。有时,食欲缺乏、恶心、呕吐、体重减轻、脉搏细弱、血压低和体质屡弱。患者的机体免疫力、防御和监护系统功能较差,故易发生感染。重症病例有低血糖症发作,对外源性胰岛素的敏感性增加。肤色变浅,面容及乳晕等处苍白,这是由于促肾上腺皮质激素-促脂素(ACTH-βLPH)中黑色素细胞刺激素(MSH)分泌减少所致,与原发性肾上腺皮质功能减退症的皮肤色素沉着迥然不同。

4.生长激素(GH)不足综合征

本病患者生长激素缺乏在儿童可引起生长障碍,表现为矮小症。但是成人生长激素不足,由于没有特征性临床表现,过去一直未受到应有的重视。垂体腺瘤及其手术和放疗,及其他原因所导致垂体功能减退,生长激素是最易累及的激素,许多患者甚至在垂体其他激素分泌减少不是很明显时,实际上已伴有垂体 GH 的缺乏。生长激素不足表现为身体组分的改变,包括肌肉组织异常减少,肌肉张力和运动能力常常减弱,以及腹部脂肪组织增加,引起腰围/臀围比率增加;骨密度尤其是小梁骨减少;血总胆固醇,低密度脂蛋白胆固醇水平升高;心理和行为异常;同时可使成年人纤溶酶原活性抑制剂(PAI-1)的活性增加和血纤维蛋白原升高,从而增加动脉血栓形成的概率。患者心血管疾病的发生率增高,寿命缩短。

(三)垂体危象

腺垂体功能减退危象多发生在较严重的病例。由于机体对各种刺激的应激能力下降,各种应激,如感染、劳累、腹泻、呕吐、失水、饥饿、受寒、停药、创伤、手术、麻醉及服用镇静安眠类药物、降血糖药物等常可诱发垂体危象及昏迷。

临床上可分以下几种类型。①低血糖性昏迷:最常见,在糖皮质激素和生长激素同时缺乏的患者更易发生。其原因可能是自发性的,即由于进食过少引起,或由于胰岛素所诱发。②感染性昏迷:患者由于机体抵抗力低下,易于发生感染,且感染后易于发生休克、昏迷。体温可高达40 ℃以上,脉搏往往不相应地增加,血压降低。③低体温性昏迷:此类危象常发生于冬季,起病缓慢,逐渐进入昏迷,体温很低,可在 26～30 ℃。④水中毒性昏迷:由于患者缺乏皮质醇,利尿功能减退,常因摄入水过多发生,细胞外液呈低渗状态,引起细胞内水分过多,细胞代谢和功能发生障碍。患者表现为淡漠、嗜睡、恶心、呕吐、精神紊乱和抽搐,最后陷入昏迷。⑤低钠性昏迷:因胃肠紊乱、手术、感染等所致钠丢失而机体无法代偿,患者可出现周围循环衰竭,昏迷等。⑥镇静、麻醉药物性昏迷:患者对镇静、麻醉剂甚为敏感,一般常用剂量即可使患者陷入昏睡,甚至昏迷。⑦垂体卒中:由垂体肿瘤急性出血所致,起病急,患者突发严重头痛、颈项强直、眩晕和呕吐,很快陷入昏迷。临床上往往呈混合型,表现为精神失常、谵妄、高热或低温、恶心、呕吐、低血糖症状、低体温、低血压、昏厥、昏迷和惊厥等一系列症状。

三、实验室检查

下丘脑、垂体与靶腺激素测定有助于了解内分泌功能,兴奋试验进一步明确相应靶腺激素的储备及反应性,可帮助判断病变部位在下丘脑或垂体。

(一)下丘脑-垂体-性腺轴功能检查

女性需测定血促卵泡激素(FSH)、黄体生成激素(LH)及雌二醇(E_2);男性测定血 FSH、LH 和睾酮(T)。由于 FSH 和 LH 都是脉冲式分泌的,所以单次测定并不能反映垂体的功能状态。临床上性腺功能低下的患者,如女性检测其 E_2 水平低下,男性 T 水平降低,但 FSH 和 LH 水平在正常范围或偏低,则提示垂体储备能力降低。黄体生成激素释放激素(LHRH)兴奋试验有助于定位诊断,方法是静脉注射 LHRH $100\sim200\ \mu g$ 后于 0 分钟、30 分钟、45 分钟和 60 分钟分别抽血测 FSH、LH,在 $30\sim45$ 分钟时出现分泌高峰为正常。如反应较弱或高峰延迟出现提示病变位于下丘脑,如对 LHRH 无反应,则提示病变部位在腺垂体。

(二)下丘脑-垂体-甲状腺轴功能检查

激素测定包括 TSH、T_3、T_4、FT_3 和 FT_4,此病由于是垂体 TSH 减少引起 T_3、T_4、FT_3、FT_4 水平低下,可与原发性甲状腺功能减退相区别,后者 TSH 增高。疑为下丘脑病变所致时,需做促甲状腺释放激素(TRH)兴奋试验进行鉴别。

(三)下丘脑-垂体-肾上腺皮质轴功能检查

24 小时尿游离皮质醇及血皮质醇均低于正常时血 ACTH 仍在正常范围或降低。24 小时尿游离皮质醇测定优于单次血清皮质醇测定。CRH 兴奋试验有助于判断病变部位,静脉注射 CRH $1\ \mu g/kg$ 后,垂体分泌 ACTH 功能正常者,15 分钟 ACTH 可达高峰,ACTH 分泌功能减退患者则反应减退或无反应。

(四)生长激素测定

80%以上的腺垂体功能减退患者 GH 储备降低。由于正常人 GH 的分泌呈脉冲式,有昼夜节律,且受年龄、饥饿和运动等因素的影响,故一次性测定血清 GH 水平并不能反映 GH 的储备能力。血清 IGF-1 浓度亦是反映生长激素水平的有价值指标。胰岛素、精氨酸、L-多巴等兴奋试验有助于评估垂体的储备能力。为确诊有无成人生长激素缺乏,应行 2 项 GH 兴奋试验,其中胰岛素低血糖试验虽最为可靠,但需谨慎进行,尤其对于严重腺垂体功能减退症患者、60 岁以上且存在心、脑血管潜在疾病的患者不宜采用。进一步行生长激素释放激素(GHRH)兴奋试验可有助于明确病变部位。

(五)催乳素测定

垂体组织破坏性病变时血清催乳素水平降低,而下丘脑疾病由于丧失多巴胺对 PRL 的抑制,催乳素很少降低,反而是升高的,因而催乳素的测定往往对病变的定位有帮助。TRH 及甲氧氯普胺兴奋试验可判断垂体分泌催乳素储备能力。

此外,本病患者生化检查常可发现低血糖,血钠、血氯常偏低,血钾大多正常。血常规检查多呈正常细胞正常色素型贫血,少数患者为巨幼红细胞型,一般为每立方毫米 300 万～400 万,白细胞总数偏低,分类计数中淋巴细胞及嗜酸粒细胞常偏高。

四、影像学检查

高分辨率 CT 或 MRI(必要时进行增强)是首选方法。蝶鞍的头颅 X 射线和视野测定提示有无肿瘤存在。无高分辨率 CT 或 MRI 时,可采用蝶鞍多分层摄片。怀疑鞍旁血管异常或血管瘤时可行脑血管造影。

五、诊断与鉴别诊断

本病诊断包括病因确定和对内分泌功能状态的评价,主要根据临床表现结合实验室功能检测和影像学检查,但须与以下疾病鉴别。

(一)神经性厌食

好发于年轻女性,表现为厌食,对体形观念异常,患者消瘦、乏力和畏寒,常伴有抑郁、固执,并出现性功能减退,闭经或月经稀少,第二性征发育差,乳腺萎缩,阴毛、腋毛稀少等症状。实验室检查除性腺功能减退(促性腺激素和性激素下降)较明显外,其余的垂体功能基本正常。

(二)多靶腺功能减退

患者由于多个垂体激素的靶腺出现功能低下易与本症混淆。如 Schmidt 综合征患者,常有皮肤色素加深及黏液性水肿。但本症患者往往皮肤苍白,黏液性水肿罕见。实验室检查可发现垂体激素水平升高有助于鉴别。

此外,本病在临床上还需注意与原发性甲状腺功能减退症、慢性肾上腺皮质功能减退症以及一些慢性消耗性疾病相鉴别。本病误诊的原因往往是只注意到本病的某一较突出的症状,而忽略了整体病情的全面考虑。尤其部分患者因应激发生垂体危象昏迷而首次就诊,易误诊为脑血管意外、脑膜炎和心源性疾病等。当临床上遇到原因不明的昏迷患者,应考虑到腺垂体功能减退的可能,进行详细的病史询问和全面的体检。

六、治疗

首先积极行病因治疗,如颅内肿瘤,可行手术切除或放疗,因感染引起者,选用有效安全的抗生素治疗。防治产后大出血及产褥热等均可防止本病的发生。近年来,在积极推广妇幼卫生和围生期保健的基础上,发病率已显著下降。垂体瘤手术、放疗中也须注意预防此症。

(一)营养及护理

患者以高热量、高蛋白质及富含维生素的膳食为宜,饮食中适量注意钠、钾和氯的补充。尽量预防感染、劳累等应激刺激。若严重贫血,则可给予输血,加强支持治疗。

(二)激素替代治疗

本病一经诊断,需马上开始进行激素替代治疗。理论上以选择腺垂体激素最为合理,但此类激素属肽类,不易补充,且价格昂贵,长期应用易产生相应抗体而失效,故目前本病仍以靶腺激素替代治疗为主。根据检查结果,在了解患者肾上腺皮质、甲状腺和性腺激素水平减退情况的基础上,选择相应的激素替代治疗。由于替代激素的药代动力学与自身分泌的激素特性之间存在差异,以及各种病因的病理生理情况不同,要求替代激素的选择和给药方法必须个体化。临床上多为混合型,因此大多应用多种靶腺激素生理性剂量联合替代治疗。

1.补充糖皮质激素

糖皮质激素是需要首先补充的激素,尤其应优先于甲状腺激素,以免诱发肾上腺危象。首选氢化可的松,也可选用可的松、泼尼松等(需经肝脏转化为氢化可的松)。剂量应个体化,一般所需剂量为氢化可的松每天 12.5~37.5 mg,或泼尼松每天 2.5~7.5 mg,服用方法应模仿生理分泌的时间,以每天上午 8:00 服全日量 2/3、下午 14:00 服 1/3 较为合理。应注意,剂量需随病情而调节,当有感染、创伤等应激时,应加大剂量。根据应激刺激的大小,临时增加剂量,轻度应激(如感冒、轻度外伤等)原口服剂量加倍;中度应激(如中等手术、较重创伤等)增用氢化可的松 100 mg/d,静脉滴注,分 2~3 次给药;重度应激(大手术、严重感染和重度外伤等)增用氢化可的松 200~400 mg/d,静脉滴注,分 3~4 次静脉滴注。应激消除后在数天内逐渐递减至平时剂量。

在皮质激素替代治疗过程中,需要定期监测患者的体质指数、腰围、血压、血糖、血电解质及血脂水平,警惕皮质激素过量引起代谢紊乱。疗效的判定主要根据临床表现评估。测定血浆 ACTH、皮质醇和尿游离皮质醇对疗效评估无意义。

2.补充甲状腺激素

该激素的补充须从小剂量开始逐渐增加剂量,以免起始剂量过大而加重肾上腺皮质负担,诱发危象。可用干甲状腺片,从每天 10～20 mg 开始,数周内逐渐增加到 60～120 mg,分次口服。如用左甲状腺素(LT_4),开始每天 25 μg,每 1～2 周增加 25 μg 直至每天用量 75～100 μg。对老年、心脏功能欠佳者,如初始应用大量甲状腺激素,可诱发心绞痛。对同时伴有肾上腺皮质功能减退者,应用甲状腺激素宜慎重,最好同时补充小量糖皮质激素及甲状腺激素。应强调的是,本病与原发性甲状腺功能减退治疗有所不同,应先补充肾上腺皮质激素,然后再用甲状腺激素或两种药物同时使用,这对于低体温的患者尤为重要。若单用甲状腺激素,可加重肾上腺皮质功能不全,甚至诱发垂体危象。当遇有严寒或病情加重时,应适当增加甲状腺激素用量,但同时也要相应调整皮质激素用量,以免导致肾上腺皮质功能不全。监测血清 FT_3、FT_4 水平来调节剂量,使 FT_4 水平在正常值范围的上半部分,TSH 水平对继发性甲状腺功能减退判断替代治疗剂量是否合适没有帮助。

3.补充性激素

育龄期妇女可采用人工月经周期治疗,己烯雌酚 0.5～1.0 mg 或炔雌醇每天口服 0.02～0.05 mg,连续服用 25 天,在最后 5 天(21～25 天),同时每天加用甲羟孕酮(甲羟孕酮)4～8 mg 口服,或每天加黄体酮 10 mg 肌内注射,共 5 天。停药 1 周。在停用黄体酮后,患者可出现撤退性子宫出血。现亦有多种固定配方的雌孕激素制剂便于患者使用。雌孕激素周期使用可维持第二性征和性功能。如患者有生育要求,可用人绝经期促性素(HMG)或绒毛膜促性素(HCG)以促进生育。如下丘脑疾病引起者还可用 LHRH(以微泵做脉冲式给药),以促进排卵。男性患者可用雄性激素补充,有益于促进第二性征发育,改善性欲,增强体力。常用十一酸睾酮胶囊(如安特尔)口服,通常起始剂量每天 120～160 mg 连续服用 2～3 周,然后服用维持剂量,每天 40～120 mg,应根据个体反应适当调整剂量。亦有针剂十一酸睾酮注射液(如思特珑)每月 1 次,肌内注射 250 mg。

4.补充生长激素

补充生长激素过去一直未受到应有的重视,近十余年来,对于腺垂体功能减退症患者进行生长激素治疗有相当多的文献报道。1996 年,美国 FDA 已正式批准基因重组人生长激素(rHGH)用于治疗成人生长激素缺乏症(AGHD)。但至今 GH 替代治疗剂量尚无统一的标准,具有高度个体化的特点。rHGH 能提高患者的生活质量、显著改善骨密度及降低心血管疾病的危险,但是否会导致肿瘤的复发及恶性肿瘤的发生目前尚存争议。

(三)病因治疗

病因治疗包括垂体瘤手术切除或放疗等。

(四)垂体危象处理

去除诱因,适当加强营养,注意保暖,避免应激刺激,纠正水和电解质紊乱。对于可疑病例慎用或禁用巴比妥类安眠药、氯丙嗪等中枢神经抑制药、吗啡等麻醉剂,尽可能限制胰岛素和口服降糖药的使用。

1.补液

周围循环衰竭患者需及时补充生理盐水,对于低血糖患者需快速静脉注射 50% 葡萄糖溶液

40～60 mL,继以10％葡萄糖生理盐水静脉滴注。液体中加入氢化可的松,每天100～200 mg,或用地塞米松注射液做静脉或肌内注射,亦可加入液体内滴入。

2.低温或高热

低温者须注意保暖,可用热水浴疗法,或用电热毯等使患者体温逐渐回升至35 ℃以上,并给予小剂量甲状腺激素(需注意与糖皮质激素同用)。高热者用物理降温,并及时去除诱因,药物降温需慎用。

3.水中毒

水中毒可口服泼尼松10～25 mg,或可的松50～100 mg,或氢化可的松40～80 mg,每6小时1次。不能口服者可补充氢化可的松50～200 mg(或地塞米松1～5 mg)缓慢静脉注射。

七、预后

极重症患者可因产后大出血休克或重度感染而死亡;轻症患者可带病生活数十年,但体质虚弱,体力明显下降,由于表现不明显,易延误诊断。经确诊并予以适当治疗者可维持较好的生活质量。

(冯文煦)

第二节 侏 儒 症

一、垂体性侏儒症

垂体性侏儒症是指在青春期生长发育以前,因下丘脑-垂体功能缺陷,生长激素释放激素(GHRH)-生长激素(GH)-生长介素(SM)任一环节分泌缺乏或生物效应不足所致的生长发育障碍,又称GH缺乏症(GHD)。按病因可分为特发性和继发性两类;按病变部位可分为垂体性和下丘脑性两种;按受累激素的多少可分为单一性GH缺乏和伴垂体其他激素缺乏症的不同类型。

(一)病因及发病机制

1.特发性

特发性占60％～70％,男性多见,原因不明,可分为单一性GH缺乏和伴垂体其他激素缺乏症的不同类型。

2.继发性

继发于下丘脑-垂体及其附近肿瘤、感染、创伤和手术等。使下丘脑-腺垂体或垂体门脉系统中断,GHRH不能到达腺垂体,致GH释放减少。儿童期长期大剂量应用肾上腺皮质激素也可引起。

3.遗传性

遗传性可分为遗传性单一GH缺乏,遗传性多种腺垂体激素缺乏,GH增多性侏儒症(如Laron综合征)等。

(二)临床表现

1.生长迟缓

大多数患儿出生时身高、体重正常,1~2岁后生长节律逐渐变慢,与同龄正常人平均身高的差距随年龄增长而越来越明显。至成年时低于130 cm。骨龄延迟2年以上,身体比例似儿童,即上半身长于下半身。垂体性矮小者的智力与年龄相符,学习成绩与同龄者无差别。垂体性矮小症者的身材矮小,匀称协调,至成人后仍保持儿童外貌和矮小体型,皮肤较细腻而干燥,有皱纹,皮下脂肪丰满,身高不到130 cm。

2.骨骼发育不全长

骨短小,骨化中心发育迟缓,骨龄相当于身高年龄,比年龄晚4年以上。骨骼延迟融合,常至30岁仍不融合,有的患者甚至终身不融合。

3.性器官不发育

至青春期后仍无第二性征出现,男性生殖器小似幼儿,睾丸小而软,常伴有隐睾;女性有原发性闭经,乳房不发育,臀部不发达,无女性体型,无腋毛及阴毛,外阴幼稚,子宫小。

4.特殊面容

面容幼稚,皮下脂肪丰富,成年后呈特征性"老小孩"模样。

5.智力

智力与年龄相等,虽然身材短小,性器官发育不良,但智力发育正常,学习成绩与同龄同学相仿。但久病后可有少数患者出现抑郁、反应迟钝和长期血糖偏低可使智力减退。

6.垂体病变表现

特发性患者无垂体压迫症状表现,如系肿瘤引起,可有垂体、垂体周围组织或下丘脑受压的临床表现,如头痛、视力下降或视野缺损、尿崩、嗜睡、肥胖及垂体功能低下等表现。

(三)实验室检查

1.一般常规检查

其主要包括血常规、尿常规及相关生化检查以了解全身基本情况。注意有无血吸虫病和肠寄生虫病。由于GH分泌呈脉冲式,峰值与谷值相差较大,故不能仅靠基础GH值来诊断本病。一般可根据需要和重点怀疑的病因选择必要的检查,如 T_3、T_4、FT_3、FT_4、TSH、ACTH、皮质醇、LH、FSH、PRL、睾酮和雌二醇等。

2.糖代谢紊乱

在口服糖耐量试验(OGTT)中,不少患者在服糖后2~3小时血糖偏低。部分患者可表现为糖耐量减退。OGTT示糖尿病样曲线,血浆胰岛素分泌反应较正常差。用GH治疗后,糖耐量改善,胰岛素分泌增加。

3.垂体功能检查

对垂体性矮小症的诊断,常须做GH兴奋试验,如胰岛素低血糖试验、精氨酸兴奋试验、左旋多巴试验和可乐定试验等,一般选择两项。精氨酸和精氨酸与GHRH序贯联合试验。血清IGF-1、IGFBP-3测定对本病诊断亦有一定帮助。

(1)胰岛素低血糖兴奋GH试验。①原理:低血糖刺激脑内葡萄糖受体,激活单胺类神经元通过α受体促进GHRH分泌,同时抑制SS分泌;②方法:普通胰岛素0.1 U/kg体重加入2 mL生理盐水中1次静脉注射。采血测GH的同时测血糖,血糖低于2.78 mmol/L或比注射前血糖值降低50%以上为有效刺激。试验前试验后30、60和90分钟采血测GH、血糖;③结果判断:刺激后 GH 峰值 10 $\mu g/L$ 以上时为正常反应,<5 $\mu g/L$ 为反应低下。

(2)左旋多巴兴奋 GH 试验。①原理:左旋多巴通过刺激 GHRH 促进 GH 的分泌;②方法:患者餐后服左旋多巴制剂 500 mg,体重 15～30 kg 者服 250 mg;服药前及服药后 30、60、90 和 120 分钟分别采血测 GH 值;③结果判断:正常人 60～120 分钟时 GH$\geqslant$7 $\mu g/L$,垂体性矮小者无反应。于口服左旋多巴前 20 分钟内上下楼梯 20 次左右可提高试验的反应性,称运动-左旋多巴试验。

4.其他检查

特发性侏儒症垂体可缩小,或垂体不发育;肿瘤引起者可有蝶鞍扩大,鞍上钙化;骨化中心发育迟缓,骨龄幼稚,一般延迟 4 年以上,有 TSH 和 GnH 缺乏者至 30 岁骨骺仍不融合。

(四)诊断依据

垂体性矮小症主要依据其临床特点和血清 GH 明显降低做出诊断,必要时可进行 GH 兴奋试验,如血清 GH 仍无明显升高(<7 $\mu g/L$)则符合本病的诊断。在临床上,本病须与其他疾病相鉴别。

1.全身性疾病所致的矮小症

患者在儿童时期患有心、肝、肾、胃和肠等慢性疾病或各种慢性感染,如结核病、血吸虫病和钩虫病等都可因生长发育障碍而致身材矮小。

2.呆小症(克汀病)

甲减发病于胎儿或新生儿,可引起患者的生长发育障碍。患儿除身材矮小外,常伴甲减表现及智力低下。

3.Turner 综合征

Turner 综合征为性染色体异常所致的女性分化异常,其性染色体核型常为 45,XO。除身材矮小外,伴有生殖器官发育不全,原发性闭经,亦可伴有颈蹼、肘外翻、盾形胸等畸形,患者血清 GH 正常。

4.青春期延迟

生长发育较同龄儿童延迟,常到 16～17 岁以后才开始第二性征发育,智力正常,无内分泌系统或慢性疾病依据。一旦开始发育,骨骼生长迅速,性成熟良好,最终身高可达正常人标准。

5.Laron 矮小症

患者的血清 GH 免疫活性测定正常或升高,但 IGF-1 低下(由于 GH 受体缺陷)。先天性 IGF-1 抵抗患者的血清 GH 基础值及兴奋试验均为正常反应。

(五)治疗

肿瘤引起者或有明显病因者应进行病因治疗。特发性病因不明者应进行内分泌治疗。垂体性侏儒症的治疗目的是使患儿尽量达到正常身高。

1.GH 治疗

对 GHD 最理想的治疗是用 GH 替代治疗。早期应用可使生长发育恢复正常。身高及体重增加,使骨纵向生长,但骨龄及性征不变。rhGH 治疗剂量多按临床经验决定。近年来用药剂量已至每周0.5～0.7 U/kg。增加剂量会提高生长反应。多数认为,每天给药疗效优于每周注射治疗,间歇治疗(治疗 6 个月停药 3～6 个月)治疗效果不如连续治疗好。临睡前注射使血中 GH 浓度如正常入睡后升高,采用夜晚注射具有更佳的效果。

2.GHRH 治疗

目前认为,GHRH 治疗仅应用于 GH 分泌障碍较轻的下丘脑性 GHD 患儿,但其剂量、用药途径,包括鼻吸用药及注射频率尚未确定,严重的 GHD 儿童仍用 rhGH 治疗。

3.性激素

多年来临床试用合成类固醇来促进患儿的生长,常用人工合成的蛋白同化苯丙酸诺龙,对蛋白质合成有强大的促进作用,能促进骨的纵向生长,对性征和骨骼融合影响小。一般,14 岁开始治疗,剂量为每月1.0～1.5 mg/kg体重,每 1～2 周肌内注射 1 次,连用 3 个月后停用 3 个月,共用1～3 年。女性患者剂量不宜过大。治疗 2～3 年后生长减慢,并最终因骨骺融合而停止生长,开始治疗时一般 1 年可增高 10 cm 左右。

4.绒促性素(HCG)

在接近发育年龄后开始应用,每周 2 次,每次 500～1 000 U,以后可增至 1 500～2 000 U,连用2～3 个月为 1 个疗程,停药 3 个月后再开始第二疗程,可用 4～6 个疗程,对性腺及第二性征有促进作用。多与雄性激素交替使用。

5.甲状腺素

对于伴有甲状腺功能低下者应用甲状腺片,在补足 GH 的同时,补充小量的甲状腺片,有促进生长和骨骺融合的作用,剂量从每天 15 mg 开始,1～2 周后加量至 30～60 mg 维持,并长期应用。

6.其他

部分 GHD 患者可有多发性垂体激素缺乏。GH 治疗可使潜在的下丘脑性甲减病情加重。若患儿对 GH 反应不理想,或血清 T_4 水平降至正常值以下,应及时补充甲状腺素。确有肾上腺皮质功能减退者应长期补充可的松。必要时,可给小剂量的促性腺激素或性激素以诱发青春发育。近年来,又研制了可口服或鼻内吸入的 GHRH 制剂,它们的促 GH 分泌作用是特异的,不激活垂体的腺苷环化酶,不抑制 GH 的分泌。但其效果有待进一步观察。

二、特殊类型侏儒症

(一)原基因性侏儒症

原基因性侏儒症属遗传性疾病,可能由隐性基因遗传。患儿在出生时即有体重轻、瘦小,酷似早产儿,出生后生长缓慢,比同龄儿童小,全身成比例的矮小,骨龄、骨骼比例、外貌、智力和性发育与年龄大致一致。成年以后呈特征性的"缩小成人"。各内分泌腺功能、激素水平正常。个别患者可能有"鸟头"等其他畸形。

(二)家族性侏儒症

本病身材矮小,骨骼比例、骨龄、智力、牙龄成熟和性发育等与年龄一致,内分泌功能正常,家族中有类似患者。

(三)体质性矮小症

本病患者的身高和性发育比正常儿童略晚 2～3 年,而有的同正常人无区别,为矮小的成年人,一旦青春期发动,身高、体格发育及性发育迅速加快,最终一切同正常人,仅在家族中有类似生长发育延迟的家族史。

(冯文煦)

第三节　巨人症与肢端肥大症

一、巨人症

(一)病因及发病机制

主要是由于腺垂体 GH 细胞瘤或细胞增生发生在青少年期,由于骨骺未融合,在大量生长激素的作用下,引起机体迅速生长而形成巨人症。在少年期起病的巨人症患者,有的病例在骨骺融合后可继续发展,成为肢端肥大性巨人症。该病在本质上与肢端肥大症为发病时间不同,而病因及发病机制一致。

(二)临床表现

本病较少见,病程可分为形成期和衰退期两个阶段,临床特点如下。

1.形成期

(1)过度生长:从儿童期起生长非常迅速,至 20 岁时身高可超过 2 m。由于骨龄多延迟,骨骺一直不融合,可持续至 30 岁,此时身高可达 2.5 m,肌肉发达,臂力过人,由于四肢生长快,指距大于身长,内脏器官如心、肝、脾、胃、肠、胰和肾均呈肥大。

(2)内分泌代谢变化:①大部分患者由于促性腺激素不足,引起性腺发育不良,男性表现睾丸、阴茎小,女性表现为乳房、阴道发育不良,阴毛稀少;②甲状腺和肾上腺早期功能正常,晚期可有继发性降低;③糖代谢的形成期糖耐量一般在正常范围内,部分患者晚期可有糖耐量降低甚至发生糖尿病。

2.衰退期

患者生长至最高峰期以后,逐渐开始过早衰退,表现为精神不振、疲乏无力、肌肉松弛、毛发脱落、性腺萎缩、性欲减退、不育、智力低下、体温低、心率慢、血糖异常及合并显性糖尿病。此期历时 4～5 年后,患者一般早年死亡,平均寿命 20 岁左右。由于抵抗力下降,患者多因感染而死亡。

(三)实验室检查

GH 明显升高,大多数患者在 10 $\mu g/L$ 以上,个别高达 100 $\mu g/L$ 以上,且不被高血糖所抑制;血磷、血钙升高,尿钙排泄增加;基础代谢率升高。

(四)诊断依据

凡具备以下特点可确诊:①过度生长或合并肢端肥大;②蝶鞍扩大,骨龄延迟;③GH 在 20 $\mu g/L$ 以上且不被高血糖抑制;④12 岁以后仍有高血磷。

(五)治疗

同肢端肥大症。

有人主张女性患者身高超过 1.65 m 者即应开始性激素治疗,14 岁以后再用性激素治疗一般疗效不满意。

二、肢端肥大症

肢端肥大症是由于腺垂体持久地分泌过多生长激素(GH)引起的疾病,其病理基础为垂体前叶 GH 瘤或垂体 GH 细胞增生,但肿瘤或增生的病因未明。也有少数为下丘脑分泌生长激素抑制激素(SS)不足所致。多在青春期以后骨骼已融合者表现为肢端肥大症,发展慢,以骨骼、软组织、内脏的增生肥大为主要特征;少数患者起病于青春期,至成人后继续发展形成肢端肥大性巨人症。本症早期体格、内脏普遍性肥大,垂体前叶功能亢进,晚期多有体力衰退,腺垂体受 GH 瘤压迫而引起继发性垂体前叶功能减退,尤其是促性腺激素受累最为明显。

(一)病因及发病机制

1.垂体前叶 GH 瘤

本病多数为 GH 腺瘤,少数为腺癌,肿瘤导致 GH 分泌过多。很多证据支持垂体腺瘤为单克隆来源。一些证据提示,约 40% 的 GH 瘤与体细胞的 G 蛋白(Gs)异常有关。

2.增生

垂体前叶 GH 细胞增生。

3.下丘脑功能紊乱

下丘脑分泌 GIH 不足或 GHRH 过多,也可引起肢端肥大症。

4.异源性 GHRH 分泌综合征

近几年来,报道了数例无垂体肿瘤,但有胰腺、肺、肾上腺、乳腺、卵巢和神经节等部位肿瘤的肢端肥大症患者。经过手术切除这些肿瘤后,GH 过度分泌状况,以及由此产生的临床表现(如过度出汗、肥胖和关节增大)随之缓解。这些垂体外肿瘤大多数能分泌 GHRH。

(二)临床表现

1.特殊体貌

(1)头面部:面部增长变阔,眉弓及双颧隆突,巨鼻大耳,厚唇肥舌,下颌突出,牙列稀疏,鼻旁窦与喉头增大,言语不清,浊音明显。

(2)四肢:手指足趾明显增粗,肥大,掌跖肥厚,渐觉手套、鞋子小。

(3)其他:全身皮肤粗厚,多汗,多脂,皮肤毛孔增大,胸椎后凸,脊柱活动受限,胸廓增大,晚期因骨质疏松而成佝偻。因肋骨与肋软骨交界处增生而成明显串珠样改变。

2.内分泌代谢变化

(1)甲状腺:约 20% 的患者有弥漫性甲状腺肿大,个别呈结节样肿大,基础代谢率增高,但^{131}I吸收率、T_3 和 T_4 正常,少数患者有甲状腺功能亢进症表现。晚期可因垂体功能低下出现继发性甲减。

(2)肾上腺:皮质肥大而髓质正常,皮质束状带及网状带增生,个别可有腺瘤形成,尿 17-酮升高,17-羟正常。女性可有多毛和阴蒂增大,但一般无肾上腺皮质功能亢进表现。晚期亦可出现继发性肾上腺皮质功能减退症。

(3)性腺:男性睾丸肥大,疾病早期性欲亢进,但以后多逐渐减退,发展成阳痿。女性性欲减退、月经紊乱,闭经不育。性腺功能减退主要是垂体肿瘤压迫所致,促性腺激素的分泌减少。

(4)催乳:肢端肥大症患者有 20%～50%PRL 水平升高,催乳者占 4% 左右。男性可有乳房发育。高 PRL 血症可能是由于肿瘤压迫垂体柄及垂体门脉系统,使 PRL 抑制素不能到达腺垂体而导致腺垂体分泌 PRL 增加,也可能是由于同时合并有 PRL 瘤所致。另外,GH 的分子结构同 PRL 存在一定的同源性,故 GH 有溢乳活性。

(5)糖代谢:肢端肥大症患者常伴有糖代谢异常。50% 患者表现为糖耐量降低,25%～35%出现继发性糖尿病。

3.内脏肥大

在过度 GH 的作用下,心、肝、肾、胃和肠等脏器均呈肥大性改变,尤其是心血管系统病变如心脏肥大、高血压、高血脂、动脉硬化及心力衰竭是本病致死致残的主要原因之一。

4.肿瘤压迫症状

(1)头痛:约 60% 的患者诉头痛,多为两颞侧或额部的胀痛。后期肿瘤增大致颅内压升高,可有全头痛,并伴有恶心、呕吐和视盘水肿等颅内高压表现。

(2)视力障碍及视野缺损:40% 左右的患者存在视力改变,以视野缺损多见,最常见的视野缺损为双眼颞侧半盲(视交叉中心受压)、单眼颞侧半盲或全盲,久之另一眼颞侧半盲(视交叉前方受压)、双眼同侧半盲(视交叉后方受压)等。常由肿瘤对视神经或血管的压迫,视神经萎缩导致。

(3)下丘脑受损症状:若肿瘤增大,下丘脑受压时即有尿崩症、嗜睡、多食和肥胖等表现。

(三)实验室检查

1.血清 GH 测定

人 GH 呈脉冲式分泌,具昼夜节律分泌特征,受运动、应激及代谢变化的影响,正常人一般在 5 μg/L 以内。肢端肥大症患者的 GH 分泌丧失昼夜节律性,血 GH 基础值增高,可在 15 μg/L 以上,活动期可高达 100～1 000 μg/L,且不受高血糖抑制,甚至高血糖抑制后反常升高。

2.血 IGF-1 测定

GH 通过促进肝脏合成 IGF-1,而一般认为肢端肥大的临床表现主要是由于 IGF-1 的作用增强所致;IGF 呈持续性分泌,半衰期长,不受取血时间、进餐与否、睾酮和地塞米松等的影响;因此血清 IGF-1 水平是反映慢性 GH 过度分泌的最优指标。当血清 IGF-1 水平高于同性别、同年龄的正常人均值 2 个标准差以上时,判断为血清 IGF-1 水平升高。

3.其他垂体激素测定

ACTH、TSH 多为正常,PRL 正常或升高,GnRH 下降。血 PRL 升高提示肿瘤分泌 PRL 或压迫了垂体柄。

4.钙、磷测定

少数患者血清钙、磷升高,尿排钙增多,尿磷减少,AKP 一般正常。PTH 和降钙素水平正常。若有持续高钙血症者应警惕合并甲状旁腺功能亢进或多发性内分泌腺瘤的可能。

5.其他靶腺激素测定

约 50% 的患者有基础代谢率升高,但 T_3、T_4、血皮质醇、17-羟和 17-酮均正常,疾病晚期可有各种促激素及相应靶腺激素水平低下。

6.血糖

本病患者血糖可高于正常,可出现糖耐量曲线异常,甚至出现显性糖尿病的血糖改变。

7.血 IGF 结合蛋白-3(IGFBP-3)

IGFBP-3 的分子量为 150×10^3D 的三元复合物,由于 IGFBP-3 是由 GH 通过 IGF-1 诱导产生的,因此 IGFBP-3 的浓度有助于肢端肥大症和巨人症的生化评估。大多数正常成人的血 IGFBP-3 浓度为 2～4 mg/L,而病情活动的本病患者常超过 10 mg/L。

8.血 GH 结合蛋白(GHBP)持续低血 GHBP 水平

其提示肢端肥大症处于活动期。

9.口服葡萄糖抑制试验

该试验为临床确诊肢端肥大症和巨人症最常用的试验,亦为目前判断各种药物、手术及放疗疗效的"金标准"。患者口服 75 g 葡萄糖,分别于口服葡萄糖前 30 分钟,服葡萄糖后 30、60、90 分钟和 120 分钟采血测 GH 浓度。正常人于服糖 120 分钟后,GH 降至 2 μg/L 或更低。多数肢端肥大症患者 GH 水平不降低,呈矛盾性升高,GH 水平对葡萄糖无反应或部分被抑制。

10.影像学表现

巨人症 X 射线检查示全身骨骼均匀性增长变粗,二次骨化中心出现及愈合均可延迟,但骨皮质与骨松质密度及结构一般正常。该病在颅骨及手足骨具有较典型的 X 射线表现。前者表现为内外板增厚、以板障增厚为著;后者以末节指骨骨丛增生呈花簇状为特征,可并有手足骨增粗、骨皮质增厚、关节间隙增宽和掌骨与近侧指骨头部小的外生骨疣。其他尚可见椎体增大、椎体边缘骨质增生,肋骨呈串珠样改变。MRI 和 CT 扫描可了解垂体 GH 腺瘤的大小和腺瘤与邻近组织的关系,MRI 优于 CT。

(四)诊断依据

肢端肥大症凭临床征象及 X 射线表现即能确诊,不必再行其他影像学检查来协助诊断。但因其大部分患者系垂体肿瘤所致,为了发现较小的垂体肿瘤,应尽早行垂体 CT 或 MRI 检查。

凡有以下表现者证明病情处于活动期:①肢端呈进行性增大;②视野呈进行性缩小;③持久或进行性头痛加重;④糖耐量试验异常或合并糖尿病;⑤GH 水平明显升高,且不被高血糖抑制;⑥高血磷或高血钙;⑦基础代谢升高;⑧多汗、溢乳。

(五)治疗

主要治疗方案是手术、放射、药物和联合治疗。本病的治疗需要多学科专家小组权衡利弊和风险,制定个体化治疗方案,并遵循规范的治疗流程:多数患者将手术作为一线治疗,如果手术未能治愈,则可接受药物治疗。如果最大剂量的 SSA 或多巴胺受体激动药仍不能充分地控制病情,则应根据疾病的临床活动性和生化指标,考虑进行放疗,或者再次手术。肢端肥大症的治疗目的主要是根除 GH 瘤,解除垂体肿瘤对正常组织的压迫症状,减少生长激素的过度分泌,以及对糖尿病等内分泌紊乱的相应治疗和处理。

1.手术治疗

大部分垂体 GH 腺瘤的首选治疗方法。主要手术方法为经蝶窦腺瘤切除术,主要适用于肿瘤较小者,经 CT 扫描定位并诊断为微腺瘤者,术后并发症少。部分患者可达根治效果。对于向鞍上或鞍外生长的巨大肿瘤、有严重而发展迅速的视力障碍和垂体卒中,可考虑采用经额入路方式摘除垂体肿瘤。确诊患者原则上均适于手术治疗;部分患者经药物治疗后可适合手术治疗,改善手术效果。手术禁忌证:①鼻部感染、蝶窦炎和鼻中隔手术史(相对);②巨大垂体腺瘤明显向侧方侵入海绵窦、颅中窝,向额叶底、向鞍背后方斜坡发展者(相对);③有凝血机制障碍或其他严重疾病而不能耐受手术者。

2.放疗

目前,不建议作为垂体 GH 腺瘤的首选治疗方法,最常用于术后病情缓解不全和残余肿瘤的辅助治疗。目前,采用垂体放疗方法有超高压放疗、α 粒子放疗、伽玛(γ)刀、⁹⁰Y 丸植入治疗或立体成像放疗(SCRT)等。其中,以 SCRT 效果最好,治疗效果与手术相近。垂体放疗的主要不良反应是在放疗后可出现垂体前叶功能减退症,有时,对视交叉和下丘脑腹侧有损害。垂体放射的剂量为 4～5 周内给予 40～50 Gy,每周放疗 5 天。

3.药物治疗

药物治疗包括生长抑素类似物(SSA)、多巴胺受体激动药,以及 GH 受体拮抗剂。SSA 是目前药物治疗的首选,在本病治疗中的 5 个阶段均发挥作用:一线治疗;术前治疗,以缩小肿瘤体积;肿瘤切除后残余肿瘤的辅助治疗;放疗后的过渡治疗;并发症治疗。

(1)多巴胺能药物:多巴胺能药物对正常人可兴奋 GH 的释放,对肢端肥大症患者可使血浆 GH 下降。约半数肢端肥大症患者的 GH 分泌可被多巴胺及其激动药所抑制,其抑制机制尚不清楚。临床上应用的多巴胺能激动药有溴隐亭、长效溴隐亭、培高利特、麦角乙胺、卡麦角林及 CV209-502。国内主要应用溴隐亭,一般小剂量渐加至每次 5 mg,每天 3～4 次。可有恶心、呕吐、腹痛和直立性低血压等不良反应,治疗一段时间后可消失。溴隐亭只是通过抑制 GH 的分泌而起治疗作用,并不破坏肿瘤,所以停药后,患者 GH 可迅速上升,肿瘤增大,若同时用放疗,复发率要低得多。故建议应用溴隐亭治疗同时给予放疗。

(2)SSA:生长抑素对 GH 释放具有抑制作用,可抑制垂体瘤分泌 GH。天然生长抑素的半衰期太短,并有抑制胰岛素、胰高血糖素和促胃液素等多种激素的分泌,停用后 GH 分泌有反跳,不适于临床应用。八肽生长抑素类似物(奥曲肽)是一种长效生长抑素类似物,对 GH 的释放抑制作用强而持久,适合临床应用治疗肢端肥大症。起始剂量 50 μg,每天 2～3 次,以后根据血 GH 水平调整剂量,最高剂量可达每天 1 500 μg,治疗 1～2 周后多数患者症状可明显改善,GH 浓度不同程度地减少,75％病例可达正常值。

(3)赛庚啶:9-羟色胺拮抗剂,20 世纪 90 年代用于治疗肢端肥大症,其药理机制不十分清楚。可能使血 GH 水平降低,推测可能是通过直接抑制垂体分泌 GH,也可能作用于下丘脑,减少 GHRH 的分泌或增加 GH 释放抑制激素的分泌。一般,每天服用 4～32 mg,可使症状好转,糖代谢有所改善,但对较严重者及伴有重型糖尿病者的效果不满意。

(4)性激素:性激素有对抗 GH 的外周作用,并且还可抑制 GH 的释放,对部分患者的病情有一定程度的缓解。常用甲羟孕酮 10 mg,每天 3～4 次,可与雌激素交替使用。雌激素不能减少 GH 的分泌,但长期使用可使症状有所改善。

(5)其他治疗:合并糖尿病等按并发症予以相应治疗。疾病晚期并发垂体前叶功能减退时应以相应激素进行替代治疗。

(冯文煦)

第四节 甲状腺功能亢进症

甲状腺功能亢进症(简称甲亢)是指由于甲状腺本身或甲状腺以外的多种原因引起的甲状腺激素增多,进入循环血中,作用于全身的组织和器官,造成机体的神经、循环、消化等各系统的兴奋性增高和代谢亢进为主要表现的疾病的总称。甲亢是内分泌系统的常见病和多发病。本病可发生于任何年龄,从新生儿到老年人均可能患甲亢,但最多见于中青年女性。

甲亢的病因较复杂,其中以 Graves 病(GD)最多见,又称毒性弥漫性甲状腺肿,是一种伴甲状腺激素分泌增多的器官特异性自身免疫性疾病,约占所有甲亢患者的 85％;其次为亚急性甲状腺炎伴甲亢和结节性甲状腺肿伴甲亢;其他少见的病因有垂体性甲亢、碘甲亢等。本节主要讨论 Graves 病。

一、病因及发病机制

GD 的发病机制和病因未明,一般认为它是以遗传易患性为背景,在精神创伤、感染等应激因素作用下,诱发体内的免疫系统功能紊乱,"禁忌株"细胞失控,Ts 细胞减弱了对 Th 细胞的抑制,特异 B 细胞在特异 Th 细胞辅助下产生异质性免疫球蛋白(自身抗体)而致病。可作为这些自身抗体的组织抗原或抗原成分很多,主要有 TSH、TSH 受体、Tg、甲状腺 TPO 等。

二、病理

(一)甲状腺

甲状腺多呈不同程度的弥漫性、对称性肿大,或伴峡部肿大。质软至韧,包膜表面光滑、透亮,也可不平或呈分叶状。甲状腺内血管增生、充血,使其外观呈鲜牛肉色或猪肝色。滤泡增生明显,呈立方形或高柱状,并可形成乳头状皱褶突入滤泡腔内,腔内胶质常减少或消失。细胞核位于底部,可有分裂象。高尔基器肥大,内质网发育良好,有较多核糖体,线粒体常增多。凡此均提示滤泡上皮功能活跃,处于 TH 合成和分泌功能亢进状态。

(二)眼

浸润性突眼者的球后组织中常有脂肪浸润,纤维组织增生,黏多糖和糖胺聚糖沉积,透明质酸增多,淋巴细胞及浆细胞浸润。眼肌纤维增粗、纹理模糊,肌纤维透明变性、断裂及破坏,肌细胞内黏多糖亦增多。

(三)双下肢对称性胫前黏液性水肿

双下肢对称性胫前黏液性水肿少见。病变皮肤切片在光镜下可见黏蛋白样透明质酸沉积,伴多数带颗粒的肥大细胞、吞噬细胞和内质网粗大的成纤维细胞浸润;电镜下可见大量微纤维伴糖蛋白及酸性糖胺聚糖沉积。

(四)其他

骨骼肌、心肌有类似上述眼肌的改变,但较轻。久病者或重度甲亢患者肝内可有脂肪浸润、灶状或弥漫性坏死、萎缩,门静脉周围纤维化乃至肝硬化。颈部、支气管及纵隔淋巴结增大较常见,脾亦可增大。少数病例可有骨质疏松。

三、临床表现

女性多见,男女之比为 1:(4~6),各年龄组均可发病,以 20~40 岁为多。临床表现不一,老年和儿童患者的临床表现常不典型,典型病例表现三联症。

(一)甲状腺激素分泌过多综合征

1.高代谢综合征

由于 T_3、T_4 分泌过多和交感神经兴奋性增高,促进物质代谢,氧化加速使产热、散热明显增多,患者常有疲乏无力、怕热多汗,皮肤温暖潮湿、体重锐减、低热(危象时可有高热)等。

2.心血管系统

患者可有心悸、胸闷、气短、心动过速,严重者可导致甲亢性心脏病。查体时可见:①心动过速,常为窦性,休息及熟睡时心率仍快。②心尖区第一心音亢进,常有收缩期杂音,偶在心尖部可听到舒张期杂音。③心律失常以期前收缩、房颤多见,房扑及房室传导阻滞少见。④可有心脏肥大、扩大及心力衰竭。⑤由于收缩压上升、舒张压下降,脉压增大,有时出现水冲脉、毛细血管搏动等周围血管征。

3.精神、神经系统

患者易激动、烦躁、失眠、多言多动、记忆力减退。有时出现幻觉,甚而表现为亚躁狂症或精神分裂症。偶尔表现为寡言、抑郁者,以老年人多见。可有双手及舌平伸细震颤,腱反射亢进。

4.消化系统

患者常有食欲亢进、多食消瘦、大便频繁。老年患者可有食欲缺乏、厌食。重者可有肝大及肝功能异常,偶有黄疸。

5.肌肉骨骼系统

部分患者可有甲亢性肌病、肌无力及肌萎缩,多见于肩胛与骨盆带肌群。周期性瘫痪多见于青年男性患者,原因不明。

6.内分泌系统

早期血 ACTH、皮质醇及 24 小时尿 17-羟皮质类固醇(17-羟)升高,继而受过多 T_3、T_4 抑制而下降,皮质醇半衰期缩短。

7.生殖系统

女性常有月经减少或闭经,男性有阳痿,偶有乳腺发育。

8.血液和造血系统

周围血液中,淋巴细胞绝对值和百分比及单核细胞增多,但白细胞总数偏低。血小板寿命缩短。有时可出现皮肤紫癜或贫血。

(二)甲状腺肿

绝大多数患者有程度不等的弥漫性、对称性甲状腺肿大,随吞咽动作上下运动;质软、无压痛、久病者较韧;肿大程度与甲亢轻重无明显关系;左、右叶上下极可扪及细震颤,可闻及收缩期吹风样或连续性收缩期增强的血管杂音,为诊断本病的重要体征。极少数无甲状腺肿大或甲状腺位于胸骨后纵隔内。甲状腺肿大压迫气管、食管及喉返神经时,出现气短、进食哽噎及声音嘶哑。

(三)眼征

GD 患者中,有 25%～50%伴有眼征,其中突眼为重要而较特异的体征之一。突眼多与甲亢同时发生,但亦可在甲亢症状出现前或甲亢经药物治疗后出现,少数仅有突眼而缺少其他临床表现。按病变程度可分为单纯性(干性、良性、非浸润性)和浸润性(水肿性、恶性)突眼两类。

1.非浸润性突眼

非浸润性突眼占大多数,无症状,主要因交感神经兴奋和 TH 的 β肾上腺素能样作用致眼外肌群和提上睑肌张力增高有关,球后及眶内软组织改变不大,突眼度<18 mm,经治疗常可恢复,预后良好。眼征有以下几种。①Dalrymple 征:眼裂增大。②Stellwag 征:瞬目减少。③Mobius征:双眼聚合能力欠佳。④Von Graefe 征:眼向下看时巩膜外露。⑤Joffroy 征:眼向上看时前额皮肤不能皱起。

2.非浸润性突眼

非浸润性突眼较少见,症状明显,多发生于成年患者,由于眼球后软组织水肿和浸润所致,预后较差。除上述眼征更明显外,往往伴有眼睑肿胀肥厚,结膜充血水肿。患者畏光、复视、视力减退,阅读时易疲劳、异物感、眼胀痛或刺痛、流泪,眼球肌麻痹而视野缩小、斜视,眼球活动度减少甚至固定。突眼度一般>19 mm,左右突眼度常不等。由于突眼明显,不能闭合,结膜及角膜经常暴露,尤其是睡眠时易受外界刺激而引起充血、水肿,继而感染。

四、实验室检查

(一)血清甲状腺激素测定

1.血清总三碘甲状腺原氨酸(TT$_3$)

TT$_3$ 浓度常与 TT$_4$ 的改变平行,但在甲亢初期与复发早期,TT$_3$ 上升往往很快,约 4 倍于正常;而 TT$_4$ 上升较缓,仅为正常的 2.5 倍,故测定 TT$_3$ 为早期 GD、治疗中疗效观察及停药后复发的敏感指标,亦是诊断 T$_3$ 型甲亢的特异指标。但应注意老年淡漠型甲亢或久病者 TT$_3$ 可不高。

2.血总甲状腺素(TT$_4$)

TT$_4$ 是判定甲状腺功能最基本的筛选指标,在估计患者甲状腺激素结合球蛋白 TBG 正常情况下,TT$_4$ 的增高提示甲亢。甲亢患者 TT$_4$ 升高受 TBG 影响,而 TBG 又受雌激素、妊娠、病毒性肝炎等影响而升高,受雄激素、低蛋白血症(严重肝病、肾病综合征)、泼尼松等的影响而下降,分析时必须注意。

3.血清游离甲状腺素(FT$_4$)及游离 T$_3$(FT$_3$)

不受血 TBG 影响,能直接反映甲状腺功能。其敏感性和特异性均明显高于 TT$_4$ 和 TT$_3$,含量极微,正常值因检查机构而有不同。

4.血清反 T$_3$(rT$_3$)

rT$_3$ 无生物活性,是 T$_4$ 在外周组织的降解产物,其血浓度的变化与 T$_3$、T$_4$ 维持一定比例,尤其是与 T$_4$ 的变化一致,可作为了解甲状腺功能的指标。

(二)促甲状腺激素(TSH)

甲状腺功能改变时,TSH 的波动较 T$_3$、T$_4$ 更迅速而显著,故血中 TSH 是反映下丘脑-垂体-甲状腺轴功能的敏感指标。尤其是对亚临床型甲亢和亚临床型甲减的诊断有重要意义。垂体性甲亢升高,甲状腺性甲亢正常或降低。

(三)甲状腺摄^{131}I率

本法诊断甲亢的符合率达 90%。正常值为 3 小时,5%～25%;24 小时,20%～45%,高峰出现在 24 小时。甲亢患者摄^{131}I率增强,3 小时＞25%,24 小时＞45%,且高峰前移。缺碘性甲状腺肿摄^{131}I率也可增高,但一般无高峰前移,可做 T$_3$ 抑制试验鉴别。影响摄^{131}I率的因素如下。①使摄^{131}I率升高的因素:长期服用女性避孕药。②使摄^{131}I率降低的因素:多种食物及含碘药物(包括中药)、抗甲状腺药物、溴剂、利舍平(利血平)、保泰松、对氨基水杨酸、甲苯磺丁脲等。做本测定前应停用上述药物、食物 2 个月以上。孕妇和哺乳期妇女禁用。

(四)促甲状腺激素释放激素(TRH)兴奋试验

GD 时血 T$_3$、T$_4$ 增高,反馈抑制 TSH,故 TSH 细胞不被 TRH 兴奋。如静脉注射 TRH 200 μg 后 TSH 有升高反应,可排除甲亢;如 TSH 不增高(无反应)则支持甲亢的诊断。本试验因在体外进行测定 TSH,无须将核素引入人体,故不良反应少,对年老有冠心病或甲亢性心脏病者较 T$_3$ 抑制试验安全。

(五)T$_3$ 抑制试验

T$_3$ 抑制试验主要用于鉴别甲状腺肿伴摄^{131}I率增高系由甲亢或是单纯性甲状腺肿所致;也曾用于长期抗甲状腺药物治疗后,预测停药后复发可能性的参考。方法:先测定基础摄^{131}I率后,口服 T$_3$ 20 μg,每天 3 次,连续 6 天(或甲状腺片 60 mg,每天 3 次,连服 8 天),然后再测摄^{131}I率。

对比两次结果,正常人及单纯性甲状腺肿患者摄^{131}I率下降50%以上;甲亢患者不被抑制,故摄^{131}I的下降<50%。伴有冠心病、甲亢性心脏病或严重甲亢者禁用本项试验,以免诱发心律失常、心绞痛或甲状腺危象。

(六)甲状腺自身抗体测定

未经治疗的GD患者血TSAb阳性检出率可达80%~100%,有早期诊断意义,对判断病情活动、是否复发也有价值;还可以作为治疗后停药的重要指标。50%~90%的GD患者血中可检出TGAb和/或TPOAb,但滴度较低。如长期持续阳性且滴度较高,提示患者有进展为自身免疫性甲减的可能。

(七)影像学检查

超声、放射性核素扫描、CT、MRI等可根据需要选用。

五、诊断及鉴别诊断

(一)诊断

根据临床表现三联征及实验室检查,诊断并不困难。但早期轻型、老年人、小儿表现不典型,尤其是淡漠型甲亢应特别注意。

(二)鉴别诊断

1.单纯性甲状腺肿

无甲亢症状。摄^{131}I率虽也增高但高峰不前移。T_3抑制试验可被抑制。T_3正常或偏高,T_4正常或偏低,TSH正常或偏高。TRH兴奋试验正常。血TSAb、TGAb和TPOAb阴性。

2.神经官能症

神经、精神症状相似,但无高代谢症状群、突眼及甲状腺肿,甲状腺功能正常。

3.其他疾病

以消瘦、低热为主要表现者,应与结核、恶性肿瘤鉴别;腹泻者应与慢性结肠炎鉴别;心律失常应与冠心病、风湿性心脏病鉴别;淡漠型甲亢应与恶性肿瘤、消耗病鉴别;突眼应与眶内肿瘤、慢性肺心病等相鉴别。

六、治疗

一般治疗是解除精神紧张和负担、避免情绪波动。确诊后应适当卧床休息并给予对症、支持疗法。忌碘饮食,补充足够热量和营养如蛋白、糖类及各种维生素。有交感神经兴奋、心动过速者可用普萘洛尔、利舍平等;如失眠可给地西泮、氯氮䓬。

甲亢的治疗,常用方法如下。

(一)控制甲亢的基本方法

(1)抗甲状腺药物治疗。

(2)放射性碘治疗。

(3)手术治疗。

(二)抗甲状腺药物治疗

疗效较肯定;一般不引起永久性甲减;方便、安全、应用最广。

1.常用药物

(1)硫脲类:甲硫氧嘧啶和丙硫氧嘧啶(PTU)。

(2)咪唑类:甲巯咪唑(MMI)和卡比马唑。

2.作用机制

通过抑制过氧化物酶活性,使无机碘氧化为活性碘而作用于碘化酪氨酸减少,阻止甲状腺激素合成,丙硫氧嘧啶还可以抑制 T_4 在周围组织中转化为 T_3,故首选用于严重病例或甲状腺危象。

3.适应证

病情轻、甲状腺呈轻至中度肿大者;年龄在 20 岁以下,或孕妇、年迈体弱或合并严重心、肝、肾疾病等而不宜手术者;术前准备;作为放射性[131]I治疗前后的辅助治疗;甲状腺次全切除后复发而不宜用[131]I治疗者。

4.剂量用法与疗程

长程治疗分为初治期、减量期及维持期,按病情轻重决定剂量。

(1)初治期:丙硫氧嘧啶或甲硫氧嘧啶:300～450 mg/d,甲巯咪唑或卡比马唑:30～40 mg/d,分2～3 次口服。至症状缓解或 T_3、T_4 恢复正常时即可减量。

(2)减量期:每 2～4 周减量 1 次,丙硫氧嘧啶或甲硫氧嘧啶每次减 50～100 mg/d,甲巯咪唑或卡比马唑每次减 5～10 mg/d,待症状完全消除,体征明显好转后再减至最小维持量。

(3)维持期:丙硫氧嘧啶或甲硫氧嘧啶 50～100 mg/d,甲巯咪唑或卡比马唑 5～10 mg/d,维持1.5～2 年,必要时还可以在停药前将维持量减半。疗程中除非有较严重的反应,一般不宜中断,并定期随访疗效。

5.治疗中注意事项

(1)如经治疗症状缓解但甲状腺肿大及突眼却加重时,抗甲状腺药物应酌情减量,并加用甲状腺片,每天 30～60 mg。可能由于抗甲状腺药物过量,T_3、T_4 减少后对 TSH 反馈抑制减弱,故 TSH 分泌增多促使甲状腺增生、肥大。

(2)注意抗甲状腺药物不良反应:粒细胞计数减少与药疹甲巯咪唑较丙硫氧嘧啶常见,初治时每周化验白细胞总数、白细胞分类,以后每 2～4 周 1 次。常见于开始服药 2～3 个月。当白细胞计数低于 $4×10^9$/L 时应注意观察,试用升白细胞药物如维生素 B_4、利血生、鲨肝醇、脱氧核糖核酸,必要时可采用泼尼松。如出现突发的粒细胞缺乏症(对药物的变态反应),常表现咽痛、发热、乏力、关节酸痛等时,应紧急处理并停药。有些患者用抗甲状腺药物后单有药疹,一般不必停药,可给抗组胺药物,必要时可更换抗甲状腺药物种类,目前临床用药中丙硫氧嘧啶出现药疹者较少,但应该特别警惕出现剥脱性皮炎、中毒性肝炎等,一旦出现应停药抢救。

(3)停药问题:近年认为完成疗程后尚须观察,TRAb 或 TSI 免疫抗体明显下降者方可停药以免复发。

(三)放射性碘治疗

1.放射性碘治疗甲亢作用机制

利用甲状腺高度摄取和浓集碘的能力及[131]I释放出 β 射线对甲状腺的毁损效应(β 射线在组织内的射程约 2 mm,电离辐射仅限于甲状腺局部而不累及毗邻组织),破坏滤泡上皮而减少 TH 分泌。另外,也抑制甲状腺内淋巴细胞的抗体生成,加强了治疗效果。

2.适应证

(1)中度甲亢、年龄在 25 岁以上者。

(2)对抗甲状腺药有过敏等反应而不能继用,或长期治疗无效,或治疗后复发者。

(3)合并心、肝、肾等疾病不宜手术,或术后复发,或不愿手术者。

(4)非自身免疫性家族性毒性甲状腺肿者。

(5)某些高功能结节者。

3.禁忌证

(1)妊娠、哺乳期妇女(^{131}I可透过胎盘和进入乳汁)。

(2)年龄在 25 岁以下者。

(3)严重心、肝、肾衰竭或活动性肺结核者。

(4)外周血白细胞计数在 $3\times10^9/L$ 以下或中性粒细胞计数低于 $1.5\times10^9/L$ 者。

(5)重症浸润性突眼症。

(6)甲状腺不能摄碘者。

(7)甲状腺危象。

4.方法与剂量

根据甲状腺估计重量和最高摄^{131}I率推算剂量。一般主张每克甲状腺组织一次给予 ^{131}I 70~100 μCi(1 Ci=3.7×10^{10}Bq)放射量。甲状腺重量的估计有 3 种方法:①触诊法。②X 线检查。③甲状腺显像。

5.治疗前注意事项

不能机械采用公式计算剂量,应根据病情轻重、过去治疗情况、年龄、甲状腺有无结节、^{131}I在甲状腺的有效半衰期长短等全面考虑;服^{131}I前 2~4 周应避免用碘剂及其他含碘食物或药物;服 ^{131}I前如病情严重,心率超过 120 次/分,血清 T_3、T_4 明显升高者宜先用抗甲状腺药物及普萘洛尔治疗,待症状减轻方可用放射性^{131}I治疗。最好服抗甲状腺药物直到服^{131}I前 2~3 天再停,然后做摄^{131}I率测定,接着采用^{131}I治疗。

6.疗效

一般治疗后 2~4 周症状减轻,甲状腺缩小,体重增加,3~4 个月 60% 以上的患者可治愈。如半年后仍未缓解,可进行第二次治疗,且于治前先用抗甲状腺药物控制甲亢症状。

7.并发症

(1)甲状腺功能减退:分暂时性和永久性甲减两种,早期由于腺体破坏,后期由于自身免疫反应所致。一旦发生均需用 TH 替代治疗。

(2)突眼的变化不一:多数患者的突眼有改善,部分患者无明显变化,极少数患者的突眼恶化。

(3)放射性甲状腺炎:见于治疗后 7~10 天,个别可诱发危象,故必须在^{131}I治疗前先用抗甲状腺药物治疗。

(4)致癌问题:^{131}I治疗后癌发生率并不高于一般居民的自然发生率,但由于年轻患者对电离辐射敏感,有报道婴儿和儿童时期颈都接受过 X 线治疗者甲状腺癌的发生率高,故年龄在25岁以下者应选择其他治疗方法。

(5)遗传效应:经^{131}I治疗后有报道可引起染色体变异,但仍在探讨中,并须长期随访观察方能得出结论。为保证下一代及隔代子女的健康,将妊娠期列为^{131}I治疗的禁忌证是合理的。

(四)手术治疗

甲状腺次全切除术的治愈率可达 70% 以上,但可引起多种并发症,有的病例于术后多年仍可复发,或出现甲状腺功能减退症。

1.适应证

(1)中、重度甲亢,长期服药无效,停药后复发,或不愿长期服药者。

(2)甲状腺巨大,有压迫症状者。

(3)胸骨后甲状腺肿伴甲亢者

(4)结节性甲状腺肿伴甲亢者。

2.禁忌证

(1)较重或发展较快的浸润性突眼者。

(2)合并较重的心、肝、肾、肺疾病,不能耐受手术者。

(3)妊娠早期(第3个月前)及晚期(第6个月后)。

(4)轻症可用药物治疗者。

3.术前准备

先抗甲状腺药物治疗达下列指标者方可进行术前服药:①症状减轻或消失。②心率恢复到80~90次/分。③T_3、T_4恢复正常。④BMR<+20%。达到上述指标者开始进行术前服用复方碘溶液。服法:3~5滴/次,每天服3次,逐日增加1滴直至10滴/次,维持2周。作用:减轻甲状腺充血、水肿,使甲状腺质地变韧,方便手术并减少出血。近年来,使用普萘洛尔或普萘洛尔与碘化物联合使用做术前准备,疗效迅速,一般于术前及术后各服1周。

4.手术并发症

(1)出血:须警惕引起窒息,严重时须气管切开。

(2)局部伤口感染。

(3)喉上与喉返神经损伤,引起声音嘶哑。

(4)甲状旁腺损伤或切除,引起暂时性或永久性手足抽搐。

(5)突眼加重。

(6)甲状腺功能减退症。

(7)甲状腺危象。

(五)高压氧治疗

1.治疗机制

(1)高压氧治疗可以迅速增加各组织供氧,甲亢患者因甲状腺素增多,机体各组织代谢旺盛、耗氧量增加,要求心脏收缩力增强、心率加快,增加心排血量为组织运送更多氧气和营养物质。心率加快、血压升高结果增加心肌的耗氧量。患者进行高压氧治疗可以迅速增加各组织的氧气供应,减轻心脏负担;高压氧治疗可以减慢心率,降低心肌耗氧量。

(2)高压氧治疗可以降低机体的免疫能力,减少抗体的产生、减少淋巴细胞的数量。

(3)高压氧治疗可以改善大脑皮质的神经活动,改善自主神经功能,稳定患者情绪。调整机体免疫功能。

(4)有实验证明,高压氧治疗可以调整甲状腺素水平,不论甲状腺素水平高或低,经高压氧治疗均有恢复正常水平的趋势。

2.治疗方法

(1)治疗压力不宜过高,1.8~2.0 ATA、每次吸氧60分钟、每天1次、连续1~2个疗程。

(2)配合药物治疗。

(3)甲状腺危象患者可在舱内进行高压氧治疗同时配合药物治疗。

(4)甲状腺手术前准备,行高压氧治疗可减少甲状腺血流量。

七、应急措施

(1)当患者出现明显呼吸困难、发绀、抽搐、昏迷、血压下降、心律失常等情况时,提示有急性呼吸衰竭的可能,立即建立人工气道,行气管插管或气管切开,保持呼吸道通畅,加压给氧,监测生命体征的变化,同时保持静脉液路通畅。

(2)一旦呼吸停止应立即行人工呼吸、气管插管,调用呼吸机进行合理的机械通气。

八、健康教育

(1)给患者讲述疾病的有关知识,如药物、输血治疗的目的、氧气吸入的重要性,使患者主动配合治疗。

(2)保持良好的情绪,保证充足的休息和睡眠,以促进身体恢复。

(3)康复期注意营养,适当户外活动,提高机体抵抗力。

(4)对恶性肿瘤坚持化疗者和病理产科患者再次怀孕者,应特别注意监测 DIC 常规、血小板计数,注意出血倾向,及时就诊。

(冯文煦)

第五节　甲状腺功能减退症

甲状腺功能减退症简称甲减,是组织的甲状腺激素作用不足或缺如的一种病理状态,即甲状腺激素合成、分泌或生物效应不足所致的一组内分泌疾病。甲减的发病率有地区及种族的差异。碘缺乏地区的发病率明显较碘供给充分地区高。女性甲减较男性多见,且随年龄增加,其患病率上升。新生儿甲减发生率约为 1/4 000,青春期甲减发病率降低,其患病率随着年龄上升,在年龄≥65 岁的人群中,显性甲减的患病率为 2%～5%。甲减为较常见的内分泌疾病,且常首先求治于非专科医师。

一、病因

99%以上的甲减为原发性甲减,仅不足 1%的病例为 TSH 缺乏引起。原发性甲减绝大多数系由自身免疫性(桥本)甲状腺炎、甲状腺放射性碘治疗或甲状腺手术导致。

二、分类

临床上,按甲减起病时年龄分类可分下列三型。

(1)功能减退始于胎儿期或出生不久的新生儿者,称呆小病(又称克汀病)。

(2)功能减退始于发育前儿童期者,称幼年甲状腺功能减退症,严重时称幼年黏液性水肿。

(3)功能减退始于成人期者,称甲状腺功能减退症,严重者称黏液性水肿。

三、发病机制

(一)呆小病(克汀病)

呆小病有地方性及散发性两种。

1.地方性呆小病

地方性呆小病多见于地方性甲状腺肿流行区,因母体缺碘,供应胎儿的碘不足,以致甲状腺发育不全和激素合成不足。此型甲减对迅速生长中胎儿的神经系统特别是大脑发育危害极大,造成不可逆性的神经系统损害。

2.散发性呆小病

散发性呆小病见于各地,病因不明。母亲既无缺碘又无甲状腺肿等异常,推测其原因有以下几方面。

(1)甲状腺发育不全或缺如:①患儿甲状腺本身生长发育缺陷;②母体在妊娠期患某种自身免疫性甲状腺病,血清中存在抗甲状腺抗体,经血行通过胎盘而入胎儿破坏胎儿部分或全部甲状腺;③母体妊娠期服用抗甲状腺药物或其他致甲状腺肿物质,阻碍了胎儿甲状腺发育和激素合成。

(2)甲状腺激素合成障碍:常有家族史,激素合成障碍主要有五型。①甲状腺摄碘功能障碍:可能由于参与碘进入细胞的“碘泵”发生障碍影响碘的浓集。②碘的有机化过程障碍,又可包括过氧化物酶缺陷,此型甲状腺摄碘力强,但碘化物不能被氧化为活性碘,致不能碘化酪氨酸和碘化酶缺陷。③碘化的酪氨酸不能形成单碘及双碘酪氨酸。碘化酪氨酸耦联缺陷:甲状腺已生成的单碘及双碘酪氨酸发生耦联障碍,以致甲状腺素(T_4)及三碘甲状腺原氨酸(T_3)合成减少。④碘化酪氨酸脱碘缺陷:由于脱碘酶缺乏,游离的单碘及双碘酪氨酸不能脱碘而大量存在于血中不能再被腺体利用,并从尿中大量排出,间接引起碘的丢失过多。甲状腺球蛋白合成与分解异常:酪氨酸残基的碘化及由碘化酪氨酸残基形成 T_3、T_4 的过程,都是在完整的甲状腺球蛋白分子中进行。⑤甲状腺球蛋白异常,可致 T_3、T_4 合成减少。并可产生不溶于丁醇的球蛋白,影响 T_3、T_4 的生物效能。甲状腺球蛋白的分解异常可使周围血液中无活性的碘蛋白含量增高。

未经治疗的呆小病造成儿童期和青春期的生长迟滞、智力受损和代谢异常,显然,早期诊断和治疗是极为重要的。

(二)幼年甲状腺功能减退症

病因与成人患者相同。

(三)成年甲状腺功能减退症

病因可分为甲状腺激素缺乏、促甲状腺激素缺乏和末梢组织对甲状腺激素不应症三大类。

1.由于甲状腺本身病变致甲状腺激素缺乏

由于甲状腺本身病变致甲状腺激素缺乏即原发性甲减。其中部分病例病因不明,又称“特发性”,较多发生甲状腺萎缩,约为甲减发病率的 5%。大部分病例有以下比较明确的原因:①甲状腺的手术切除,或放射性碘或放射线治疗后。②甲状腺炎:与自身免疫有关的慢性淋巴细胞性甲状腺炎后期为多,亚急性甲状腺炎引起者罕见。③伴甲状腺肿或结节的功能减退:慢性淋巴细胞性甲状腺炎多见,偶见于侵袭性纤维性甲状腺炎,可伴有缺碘所致的结节性地方性甲状腺肿和散在性甲状腺肿。④腺内广泛病变:多见于晚期甲状腺癌和转移性肿瘤,较少见于甲状腺结核、淀粉样变、甲状腺淋巴瘤等。⑤药物:抗甲状腺药物治疗过量;摄入碘化物(有机碘或无机碘)过多;

使用阻碍碘化物进入甲状腺的药物如过氯酸钾、硫氰酸盐、间苯二酚、对氨基水杨酸钠(PAS)、保泰松、碘胺类药物、硝酸钴、碳酸锂等,甲亢患者经外科手术或^{131}I治疗后对碘化物的抑制甲状腺激素合成及释放作用常较敏感,故再服用含碘药物则易发生甲减。

2.由于促甲状腺激素不足

由于促甲状腺激素不足可分为垂体性与下丘脑性两种。

(1)由于腺垂体功能减退使促甲状腺激素(TSH)分泌不足所致,又称为垂体性(或继发性)甲减。

(2)由于下丘脑疾病使促甲状腺激素释放激素(TRH)分泌不足所致。又称为下丘脑性(或三发性)甲减。

3.末梢性(周围性)甲减

末梢性甲减是指末梢组织甲状腺激素不应症,即甲状腺激素抵抗。临床上常可见一些有明显的甲减的症状,但甲状腺功能检查结果则与之相矛盾。病因有二:①由于血中存在甲状腺激素结合抗体,从而导致甲状腺激素不能发挥正常的生物效应。②由于周围组织中的甲状腺激素受体数目减少,受体对甲状腺激素的敏感性减退导致周围组织对甲状腺激素的效应减少。

甲状腺激素抵抗的主要原因是外周组织对甲状腺激素的敏感性降低。正常情况下,T_3和T_4可抑制性地反馈作用于垂体,具有活性的T_3抵达外周组织与甲状腺激素受体结合产生生物效应。甲状腺激素抵抗时由于垂体对甲状腺激素的敏感性降低,其负反馈受抑,导致TSH升高,结果甲状腺激素分泌增加,作用于外周不敏感的组织出现甲减症状,而抵抗不明显的组织则出现甲亢表现。

四、病理

(一)呆小病

散发性者除激素合成障碍一类甲状腺呈增生肿大外,多数在甲状腺部位或舌根仅有少许滤泡组织,甚至完全缺如。地方性甲状腺肿呈萎缩或肿大,腺体内呈局限性上皮增生及退行性变。腺垂体常较大,部分病例示蝶鞍扩大,切片中TSH细胞肥大。此外,可有大脑发育不全、脑萎缩、骨成熟障碍等。

(二)黏液性水肿

原发性者甲状腺呈显著萎缩,腺泡大部分被纤维组织所替代,兼有淋巴细胞浸润,残余腺泡上皮细胞矮小,泡内胶质含量极少。放射线治疗后甲状腺的改变与原发性者相似。慢性甲状腺炎者腺体大多有淋巴细胞、浆细胞浸润且增大,后期可纤维化而萎缩,服硫脲类药物者腺体增生肥大,胶质减少而充血。继发于垂体功能减退者垂体有囊性变或纤维化,甲状腺腺体缩小,腺泡上皮扁平,腔内充满胶质。

甲状腺外组织的病理变化包括皮肤角化,真皮层有黏液性水肿,细胞间液中积聚多量透明质酸、黏多糖、硫酸软骨素和水分,引起非凹陷性水肿。内脏细胞间液中有相似情况,称内脏黏液性水肿。浆膜腔内有黏液性积液。全身肌肉不论骨骼肌、平滑肌或心肌都可有肌细胞肿大、苍白,肌浆纤维断裂且有空泡变性和退行性病灶,心脏常扩大,间质水泡伴心包积液。肾脏可有基底膜增厚从而出现蛋白尿。

五、临床表现

甲减可影响全身各系统,其临床表现并不取决于甲减的病因而是与甲状腺激素缺乏的程度有关。

(一)呆小病

病因繁多,于出生时常无特异表现,出生后数周内出现症状。共同的表现有皮肤苍白,增厚,多皱褶,多鳞屑。口唇厚,舌大且常外伸,口常张开多流涎,外貌丑陋,面色苍白或呈蜡黄,鼻短且上翘,鼻梁塌陷,前额多皱纹,身材矮小,四肢粗短,手常呈铲形,脐疝多见,心率缓慢,体温偏低,其生长发育均低于同年龄者,当成年后常身材矮小。各型呆小病可有的特殊表现如下。

1.先天性甲状腺发育不全

腺体发育异常的程度决定其症状出现的早晚及轻重。腺体完全缺如者,症状可出现于出生后1～3个月且较重,无甲状腺肿。如尚有残留或异位腺体时,多数在6个月～2岁内出现典型症状,且可伴代偿性甲状腺肿大。

2.先天性甲状腺激素合成障碍

病情因各种酶缺乏的程度而异。一般在新生儿期症状不显,后逐渐出现代偿性甲状腺肿,且多为显著肿大。典型的甲状腺功能低下可出现较晚,可称为甲状腺肿性呆小病,可能为常染色体隐性遗传。在碘有机化障碍过程中除有甲状腺肿和甲状腺功能低下症状外,常伴有先天性神经性聋哑,称 Pendred 综合征。这两型多见于散发性呆小病者,其母体不缺碘且甲状腺功能正常,胎儿自身虽不能合成甲状腺激素但能从母体得到补偿。故不致造成神经系统严重损害,出生后3个月以上,母体赋予的甲状腺激素已耗竭殆尽,由于本身甲状腺发育不全或缺如或由于激素合成障碍,使体内甲状腺激素缺乏处于很低水平,出现显著的甲状腺功能低下症状,但智力影响却较轻。

3.先天性缺碘

先天性缺碘多见于地方性呆小病。因母体患地方性甲状腺肿,造成胎儿期缺碘,在胎儿及母体的甲状腺激素合成均不足的情况下,胎儿神经系统发育所必需的酶[如尿嘧啶核苷二磷酸(UDP)等]生成受阻或活性降低,造成胎儿神经系统严重且不可逆的损害、出生后永久性的智力缺陷及听力、语言障碍,但出生后患者的甲状腺在供碘好转的情况下,能加强甲状腺激素合成,故甲状腺功能低下症状不明显,这种类型又称为"神经型"呆小病。

4.母体怀孕期服用致甲状腺肿制剂或食物

母体怀孕期服用致甲状腺肿制剂或食物如卷心菜、大豆、对氨基水杨酸、硫脲类、间苯二酚、保泰松及碘等,这些食物中致甲状腺肿物质或药物能通过胎盘,影响甲状腺功能,出生后引起一过性甲状腺肿大,甚至伴有甲状腺功能低下。此型临床表现轻微、短暂,常不被发现,如妊娠期口服大量碘剂且历时较长,碘化物通过胎盘可导致新生儿甲状腺肿,巨大者可产生初生儿窒息死亡,故妊娠妇女不可用大剂量碘化物。哺乳期中碘亦可通过乳汁进入婴儿体内引起甲状腺肿伴甲减。

(二)幼年黏液性水肿

临床表现随起病年龄而异,幼儿发病者除体格发育迟缓和面容改变不如呆小病显著外,余均和呆小病相似。较大儿童及青春期发病者,大多似成人黏液性水肿,但伴有不同程度的生长阻滞,青春期延迟。

(三)成人甲状腺功能减退及黏液性水肿

临床表现取决于起病的缓急、激素缺乏的速度及程度,且与个体对甲状腺激素减少的反应差异性有一定关系,故严重的甲状腺激素缺乏有时临床症状也可轻微。轻型者症状较轻或不典型;

重型者累及的系统广泛,称黏液性水肿。现今严重甲减患者较以往少见,该术语常用以描述甲减表现的皮肤和皮下组织黏液性水肿这一体征。临床型甲减的诊断标准应具备不同程度的临床表现及血清 T_3、T_4 的降低,尤其是血清 T_4 和 FT_4 的降低为临床型甲减的一项客观实验室指标。临床上无或仅有少许甲减症状,血清 FT_3 及 FT_4 正常而 TSH 水平升高,此种情况称为"亚临床甲减",需根据 TSH 测定和/或 TRH 试验确诊,可进展至临床型甲减,伴有甲状腺抗体阳性和/或甲状腺肿者进展机会较大。

成人甲状腺功能减退最早症状是出汗减少、怕冷、动作缓慢、精神萎靡、疲乏、嗜睡、智力减退、胃口欠佳、体重增加、大便秘结等。当典型症状出现时有下列表现。

1.低基础代谢率症状群

疲乏、行动迟缓、嗜睡、记忆力明显减退且注意力不集中,因周围血液循环差和能量产生降低以致异常怕冷、无汗及体温低于正常。

2.黏液性水肿面容

面部表情可描写为"淡漠""愚蠢""假面具样""呆板",甚至"白痴"。面颊及眼睑虚肿,垂体性黏液性水肿有时颜面胖圆,犹如满月。面色苍白,贫血或带黄色或陈旧性象牙色。有时可有颜面皮肤发绀。由于交感神经张力下降对 Müller 肌的作用减弱,故眼睑常下垂形或眼裂狭窄。部分患者有轻度突眼,可能和眼眶内球后组织有黏液性水肿有关,但对视力无威胁。鼻、唇增厚,舌大而发声不清,言语缓慢,音调低嘎,头发干燥、稀疏、脆弱,睫毛和眉毛脱落(尤以眉梢为甚),男性胡须生长缓慢。

3.皮肤

皮肤苍白或因轻度贫血及甲状腺激素缺乏使皮下胡萝卜素变为维生素 A 及维生素 A 生成视黄醛的功能减弱,以致高胡萝卜素血症,加以贫血肤色苍白,因而常使皮肤呈现特殊的蜡黄色,且粗糙少光泽,干而厚、冷、多鳞屑和角化,尤以手、臂、大腿为明显,且可有角化过度的皮肤表现。有非凹陷性黏液性水肿,有时下肢可出现凹陷性水肿。皮下脂肪因水分的积聚而增厚,致体重增加,指甲生长缓慢、厚脆,表面常有裂纹。腋毛和阴毛脱落。

4.精神神经系统

精神迟钝,嗜睡,理解力和记忆力减退。目力、听觉、触觉、嗅觉均迟钝,伴有耳鸣、头晕。有时可呈神经质或可发生妄想、幻觉、抑郁或偏狂。严重者可有精神失常,呈木僵、痴呆、昏睡状。偶有小脑性共济失调,还可有手足麻木、痛觉异常、腱反射异常。脑电图可异常。脑脊液中蛋白质可增加。

5.肌肉和骨骼

肌肉松弛无力,主要累及肩、背部肌肉,也可有肌肉暂时性强直、痉挛、疼痛或出现齿轮样动作,腹背肌及腓肠肌可因痉挛而疼痛,关节也常疼痛,骨质密度可增高。少数病例可有肌肉肥大。发育期间骨龄常延迟。

6.心血管系统

心率降低,心音低弱,心排血量降低,由于组织耗氧量和心排血量的降低相平行,故心肌耗氧量减少,很少发生心绞痛和心力衰竭。一旦发生心力衰竭,因洋地黄在体内的半衰期延长,且由于心肌纤维延长伴有黏液性水肿故疗效常不佳且易中毒。心电图可见 ST-T 改变等表现。严重甲减者全心扩大,常伴有心包积液。久病者易并发动脉粥样硬化及冠心病,发生心绞痛和心律不齐。如没有合并器质性心脏病,甲减本身的心脏表现可以在甲状腺激素治疗后得到纠正。

7.消化系统

食欲缺乏、厌食、腹胀、便秘、鼓肠,甚至发生巨结肠症及麻痹性肠梗阻。因有抗胃泌素抗体存在,患者可伴胃酸缺乏。

8.呼吸系统

由于肥胖、黏液性水肿、胸腔积液、贫血及循环系统功能差等综合因素可导致肺泡通气量不足及二氧化碳麻醉现象。阻塞性睡眠呼吸暂停常见,可以在甲状腺激素治疗后得到纠正。

9.内分泌系统

血皮质醇常正常、尿皮质醇可降低,ACTH 分泌正常或降低,ACTH 兴奋反应延迟,但无肾上腺皮质功能减退的临床表现。长期患本病且病情严重者,可能发生垂体和肾上腺功能降低,在应激或快速甲状腺激素替代治疗时加速产生。长期患原发性甲减者垂体常常增大,可同时出现催乳素增高及溢乳。交感神经的活性降低,可能与血浆环腺苷酸对肾上腺素反应降低有关,肾上腺素的分泌率及血浆浓度正常,而去甲肾上腺素的相应功能增加,β-肾上腺素能的受体在甲减时可能会减少。胰岛素降解率下降且患者对胰岛素敏感性增强。LH 分泌量及频率峰值均可下降,血浆睾酮和雌二醇水平下降。严重时可致性欲减退和无排卵。

10.泌尿系统及水电解质代谢

肾血流量降低,肾小球基底膜增厚可出现少量蛋白尿,水利尿试验差,水利尿作用不能被可的松而能被甲状腺激素所纠正。由于肾脏排水功能受损,导致组织水潴留。Na^+ 交换增加,可出现低血钠,但 K^+ 的交换常属正常。血清 Mg^{2+} 可增高,但交换的 Mg^{2+} 和尿 Mg^{2+} 的排出率降低。血清钙、磷正常,尿钙排泄下降,粪钙排泄正常,粪、尿磷排泄正常。

11.血液系统

甲状腺激素缺乏使造血功能遭到抑制,红细胞生成素减少,胃酸缺乏使铁及维生素 B_{12} 吸收障碍,加之月经过多以致患者中 2/3 可有轻、中度正常色素或低色素小红细胞型贫血,少数有恶性贫血(大红细胞型)。血沉可增快。Ⅷ和Ⅸ因子的缺乏导致机体凝血机制减弱,故易有出血倾向。

12.昏迷

昏迷为黏液性水肿最严重的表现,多见于年老长期未获治疗者。大多在冬季寒冷时发病,受寒及感染是最常见的诱因,其他如创伤、手术、麻醉、使用镇静剂等均可促发。昏迷前常有嗜睡病史,昏迷时四肢松弛,反射消失,体温很低(可在 33 ℃以下),呼吸浅慢,心动过缓,心音微弱,血压降低,休克,并可伴发心、肾衰竭,常威胁生命。

六、辅助检查

(一)间接依据

1.基础代谢率降低

基础代谢率常在 45%~35%,有时可达 70%。

2.血脂

常伴高胆固醇血症和高 LDL 血症。三酰甘油也可增高。

3.心电图检查

心电图检查示低电压、窦性心动过缓、T 波低平或倒置,偶有 PR 间期延长及 QRS 波时限增加。

4.X 线检查

骨龄的检查有助于呆小病的早期诊断。X 线片上骨骼的特征有成骨中心出现和成长迟缓（骨龄延迟）；骨骺与骨干的愈合延迟；成骨中心骨化不均匀呈斑点状（多发性骨化灶）。95％呆小病患者蝶鞍的形态异常。7 岁以上患儿蝶鞍常呈圆形增大，经治疗后蝶鞍可缩小；7 岁以下患儿蝶鞍表现为成熟延迟，呈半圆形，后床突变尖，鞍结节扁平。心影于胸片上常弥漫性为双侧增大，超声波检查示心包积液，治后可完全恢复。

5.脑电图检查

某些呆小病者脑电图有弥漫性异常，频率偏低，节律不齐，有阵发性双侧 Q 波，无 α 波，表现为脑中枢功能障碍。

（二）直接依据

1.血清 TSH 和 T_3、T_4

血清 TSH 和 T_3、T_4 是最有用的检测项目，测定 TSH 对甲减有极重要意义，较 T_4、T_3 为大。甲状腺性甲减，TSH 可升高；而垂体性或下丘脑性甲减常偏低，也可在正常范围或轻度升高，可伴有其他腺垂体激素分泌低下。除消耗性甲减及甲状腺激素抵抗外，不管何种类型甲减，血清总 T_4 和 FT_4 均低下。轻症患者血清 T_3 可在正常范围，重症患者可以降低。部分患者血清 T_3 正常而 T_4 降低，这可能是甲状腺在 TSH 刺激下或碘不足情况下合成生物活性较强的 T_3 相对增多，或周围组织中的 T_4 较多地转化为 T_3 的缘故。因此 T_4 降低而 T_3 正常可视为较早期诊断甲减的指标之一。亚临床型甲减患者血清 T_3、T_4 可均正常。此外，在患严重疾病且甲状腺功能正常的患者及老年正常人中，血清 T_3 可降低故 T_4 浓度在诊断上比 T_3 浓度更为重要。由于总 T_3、T_4 可受 TBG 的影响，故可测定 FT_3、FT_4 协助诊断。

2.甲状腺摄^{131}I 率

甲状腺摄^{131}I 率明显低于正常，常为低平曲线，而尿中^{131}I 排泄量增加。

3.反 T_3（rT_3）

在甲状腺性及中枢性甲减中降低，在周围性甲减中可能增高。

4.促甲状腺激素（TSH）兴奋试验

进行 TSH 兴奋试验以了解甲状腺对 TSH 刺激的反应。如用 TSH 后摄碘率不升高，提示病变原发于甲状腺，故对 TSH 刺激不发生反应。

5.促甲状腺激素释放激素试验（TRH 兴奋试验）

如 TSH 原来正常或偏低者，在 TRH 刺激后引起升高，并呈延迟反应，表明病变在下丘脑。如 TSH 为正常低值至降低，正常或略高而 TRH 刺激后血中 TSH 不升高或呈弱（弱）反应，表明病变在垂体或为垂体 TSH 贮备功能降低。如 TSH 原属偏高，TSH 刺激后更明显，表示病变在甲状腺。

6.抗体测定

怀疑甲减由自身免疫性甲状腺炎所引起时，可测定甲状腺球蛋白抗体（TGA）、甲状腺微粒体抗体（MCA）和甲状腺过氧化酶抗体（TPOAb），其中，以 TPOAb 的敏感性和特异性较高。

七、诊断

甲减的诊断包括确定功能减退、病变定位及查明病因 3 个步骤。

呆小病的早期诊断和治疗可避免或尽可能减轻永久性智力发育缺陷。婴儿期诊断本病较困难,应细微观察其生长、发育、面貌、皮肤、饮食、睡眠、大便等各方面情况,及时做有关实验室检查。尽可能行新生儿甲状腺功能筛查。黏液性水肿典型病例诊断不难,但早期轻症及不典型者常与贫血、肥胖、水肿、肾病综合征、月经紊乱等混淆,需做测定甲状腺功能以鉴别。一般来说,TSH 增高伴 FT_4 低于正常即可诊断原发性甲减,T_3 价值不大。下丘脑性和垂体性甲减则靠 FT_4 降低诊断。TRH 兴奋试验有助于定位病变在下丘脑还是垂体。中枢性甲减的患者常可合并垂体其他激素分泌缺乏,如促性腺激素及促肾上腺皮质激素缺乏。明确 ACTH 缺乏继发的肾上腺皮质功能低下症尤其重要,甲状腺激素替代治疗不可先于可的松替代治疗。

对于末梢性甲减的诊断有时不易,患者有临床甲减征象而血清 T_4 浓度增高为主要实验室特点,甲状腺摄^{131}I率可增高,用 T_4、T_3 治疗疗效不显著,提示受体不敏感。部分患者可伴有特征性面容、聋哑、点彩样骨骺,不伴有甲状腺肿大。

八、治疗

(一)呆小病

及时诊断,治疗愈早,疗效愈好。初生期呆小病最初口服三碘甲状腺原氨酸 5 μg 每 8 小时 1 次及左甲状腺素钠(LT$_4$)25 μg/d,3 天后,LT$_4$ 增加至 37.5 μg/d,6 天后 T_3 改至 2.5 μg,每 8 小时 1 次。在治疗进程中 LT$_4$ 逐渐增至每天 50 μg,而 T_3 逐渐减量至停用。或单用 LT$_4$ 治疗,首量 25 μg/d 以后每周增加 25 μg/d,3~4 周后至 100 μg/d,以后进增缓慢,使血清 T_4 保持 9~12 μg/dL,如临床疗效不满意,可剂量略加大。年龄为 9 月至 2 岁的婴幼儿每天需要 50~150 μg LT$_4$,如果其骨骼生长和成熟没有加快,甲状腺激素应增加。TSH 值有助于了解治疗是否适当,从临床症状改善来了解甲减治疗的情况比测定血清 T_4 更为有效。治疗应持续终身。儿童甲减完全替代 LT$_4$ 剂量可达 4 μg/(kg·d)。

(二)幼年黏液性水肿

幼年黏液性水肿治疗与较大的呆小病患儿相同。

(三)成人黏液性水肿

成人黏液性水肿用甲状腺激素替代治疗效果显著,并需终身服用。使用的药物制剂有合成甲状腺激素及从动物甲状腺中获得的含甲状腺激素的粗制剂。

1.左甲状腺素钠(LT$_4$)

LT$_4$ 替代治疗的起始剂量及随访间期可因患者的年龄、体重、心脏情况,以及甲减的病程及程度而不同。一般应从小剂量开始,常用的起始剂量为 LT$_4$ 每天 1~2 次,每次口服 25 μg,之后逐步增加,每次剂量调整后一般应在 6~8 周后检查甲状腺功能以评价剂量是否适当,原发性甲减患者在 TSH 降至正常范围后 6 个月复查一次,之后随访间期可延长至每年一次。一般每天维持量为 100~150 μg LT$_4$,成人甲减完全替代 LT$_4$ 剂量为 1.6~1.8 μg/(kg·d)。甲状腺激素替补尽可能应用 LT$_4$,LT$_4$ 在外周脱碘持续产生 T_3,更接近生理状态。

2.干甲状腺片

从每天 20~40 mg 开始,根据症状缓解情况和甲状腺功能检查结果逐渐增加。因其起效较 LT$_4$ 快,调整剂量的间隔时间可为数天。已用至 240 mg 而不见效者,应考虑诊断是否正确或为周围型甲减。干甲状腺片由于含量不甚稳定,故一般不首先推荐。

3.三碘甲状腺原氨酸(T_3)

T_3 20~25 μg 相当于干甲状腺片 60 mg。T_3 每天剂量为 60~100 μg。T_3 的作用比 LT$_4$ 和

甲状腺片制剂快而强,但作用时间较短。不宜作为甲减的长期治疗,且易发生医源性甲亢,老年患者对 T_3 的有害作用较为敏感。

4.T_4 和 T_3 的混合制剂

T_4 和 T_3 按 4∶1 的比例配成合剂或片剂,其优点是有近似内生性甲状腺激素的作用。年龄较轻不伴有心脏疾病者,初次剂量可略偏大,剂量递增也可较快。

由于血清 T_3、T_4 浓度的正常范围较大,甲减患者病情轻重不一,对甲状腺激素的需求及敏感性也不一致,故治疗应个体化。甲状腺激素替补疗法的原则要强调"早""适量起始""正确维持""注意调整"等。

甲减应早期使用甲状腺激素治疗,包括绝大多数的亚临床期患者。甲状腺功能的纠正有助于改善血脂。对甲减伴有甲状腺肿大者还有助于抑制其肿大。甲状腺激素替补要力求做到"正确"维持剂量。轻度不足不利于症状完全消除和生化指标的改善;轻度过量可致心、肝、肾、骨骼等靶器官的功能改变。随着甲减病程的延长,甲状腺激素的替补量会有所变化,应及时评估,酌情调整剂量。

腺垂体功能减退且病情较重者,为防止发生肾上腺皮质功能不全,甲状腺激素的治疗应在皮质激素替代治疗后开始。

老年患者剂量应酌情减少。伴有冠心病或其他心脏病史,以及有精神症状者,甲状腺激素更应从小剂量开始,并应更缓慢递增。如导致心绞痛发作,心律不齐或精神症状,应及时减量。周围型甲减治疗较困难可试用较大剂量 T_3。

甲减导致心脏症状者除非有充血性心力衰竭一般不必使用洋地黄,在应用甲状腺制剂后心脏体征及心电图改变等均可逐渐消失。

黏液性水肿患者对胰岛素、镇静剂、麻醉剂甚敏感,可诱发昏迷,故使用宜慎。

对于治疗效果不佳的患者,以及 18 岁以下、妊娠、伴其他内分泌疾病、伴心血管疾病、伴甲状腺肿大或结节等情况的患者建议转至内分泌专科治疗。

(四)黏液性水肿昏迷的治疗

(1)甲状腺制剂:由于甲状腺片及 T_4 作用太慢,故必须选用快速作用的三碘甲状腺原氨酸(T_3)。开始阶段,最好用静脉注射制剂,首次 40~120 μg,以 T_3 每6 小时静脉注射 5~15 μg,直至患者清醒改为口服。如无此剂型,可将 T_3 片剂研细加水鼻饲,每 4~6 小时1 次,每次 20~30 μg。无快作用制剂时可采用 T_4,首次剂量 200~500 μg静脉注射,以后静脉注射 25 μg,每6 小时 1 次或每天口服 100 μg。也有人主张首次剂量 T_4 200 μg 及 T_3 50 μg 静脉注射,以后每天静脉注射 T_4 100 μg及 T_3 25 μg。也可采用干甲状腺片,每 4~6 小时 1 次,每次 40~60 mg,初生儿剂量可稍大,以后视病情好转递减,有心脏病者,起始宜用较小量,为一般用量的 1/5~1/4。

(2)给氧保持气道通畅:必要时可气管切开或插管,保证充分的气体交换。

(3)保暖:用增加被褥及提高室温等办法保暖,室内气温调节要逐渐递增,以免耗氧骤增对患者不利。

(4)肾上腺皮质激素:每 4~6 小时给氢化可的松 50~100 mg,清醒后递减或撤去。

(5)积极控制感染。

(6)升压药:经上述处理血压不升者,可用少量升压药,但升压药和甲状腺激素合用易发生心律失常。

(7)补给葡萄糖液及复合维生素 B,但补液量不能过多,以免诱发心力衰竭。

经以上治疗,24 小时左右病情有好转,则 1 周后可逐渐恢复。如 24 小时后不能逆转,多数不能挽救。

(五)特殊情况处理

1.老年患者

老年甲减患者可无特异性的症状和体征,且症状极轻微或不典型,包括声音嘶哑、耳聋、精神错乱、痴呆、运动失调、抑郁、皮肤干燥或脱发等。60 岁以上女性甲减发生率甚高,建议对可疑者常规测定 TSH。

2.妊娠

多数甲减患者在妊娠期需增加 LT₄ 剂量。孕期应密切监测以确保 TSH 浓度适当,并根据 TSH 浓度调整 LT₄ 用量。分娩后 LT₄ 即应恢复妊娠前水平,并应对其血清 TSH 浓度进行随访。

3.亚临床甲减

对于 TSH>10 μIU/mL 的患者宜使用小剂量 LT₄ 使 TSH 控制在 0.3～3.0 μIU/mL,TSH 升高但不超过 10 μIU/mL 患者的替代治疗尚存在不同意见,但一般认为对甲状腺自身抗体阳性和/或甲状腺肿大者也应当治疗。若不应用 LT₄,则应定期随访。

九、预防

预防极其重要。地方性甲状腺肿流行区,孕妇应供应足够碘化物。妊娠合并 Graves 病用硫脲类药物治疗者,应尽量避免剂量过大。妊娠合并甲亢禁用放射性¹³¹I 治疗,诊断用的示踪剂避免口服,但可做体外试验。目前在国内地方性甲状腺肿流行区,由于大力开展了碘化食盐及碘油等防治工作,呆小病已非常少见。

(郭　蓉)

第六节　肥　胖　症

肥胖症是指身体脂肪的过度堆积,以及体重的超重。在健康的个体中,女性身体脂肪约为体重量 25%,男性约为 18%。体重指数(BMI),即体重(kg)/身高(m²),与身体脂肪高度相关,因此目前国际上常常使用 BMI 来作为评估肥胖症水平的指标,一般认为 BMI 为 20～25 kg/m² 代表健康体重,轻度超重的定义是 BMI 25～30 kg/m²,或者体重在正常体重的上限与高于正常体重上限(根据标准身高-体重表)的 20%;而 BMI 高于 30 kg/m²,或者体重高于正常体重上限的 20%,被定义为肥胖症。BMI 高于 30 kg/m² 意味着患病风险极大地增高。肥胖症与神经性厌食和神经性贪食相比较不属于精神类疾病,但是属于医学类疾病。

在美国大约 35% 的女性和 31% 的男性显著超重(BMI≥27 kg/m²);如果以 BMI 超过 25 kg/m² 来定义肥胖症,可能现在肥胖的美国人多于不肥胖的;如果以 BMI 超过 30 kg/m² 来定义肥胖症,则有 11% 的女性和 8% 的男性有肥胖症。目前在美国,肥胖症的患病率至少是 20 世纪早期的 3 倍。

社会经济地位与肥胖症密切相关,在美国,社会经济地位低的女性肥胖症的患病率是社会经济地位高的女性的 6 倍。无论男性还是女性,体重在 25～44 岁增加是最明显的。怀孕可能导致女性体重大大地增加,如果一个女性接连怀孕,她们的体重平均会比上一次怀孕约有2.5 kg的增长。在 50 岁以后,男性的体重趋于稳定,在 60～74 岁,甚至会出现轻微下降;女性则相反,体重的持续增长会持续到 60 岁,在 60 岁以后才会开始下降。

一、病因学

肥胖症是一个复杂的多因素疾病,涉及生物、社会、心理等多方面因素。在今天,大多数研究者认为肥胖者是能量平衡障碍,即能量摄入与消耗的障碍;肥胖症也是与某个基因结构有关的疾病,而这个基因结构是通过文化和环境的影响来被调整的。

(一)生物学因素

1.遗传因素

遗传因素在肥胖症中起着重要作用。双生子研究和寄养子研究均显示遗传因素对患肥胖症有重要影响。大约 80% 的肥胖患者都有肥胖症家族史;80% 的肥胖父母的下一代都是肥胖子女,父母其中之一是肥胖者,他们中 40% 的下一代有肥胖,而父母都很苗条的,只有 10% 的下一代是肥胖者。这些均提示了遗传的作用。虽然有研究发现肥胖基因能调节体重和身体脂肪的储存,但迄今为止,还未发现肥胖症特异的遗传标志物。

2.神经生物学

中枢神经系统,特别是外侧下丘脑存在"摄食中枢"或者"饥饿中枢",可以根据能量需求的改变来调节食物摄取的量,并以此来维持体内脂肪的基线储存量。动物试验发现,用电刺激动物的外侧下丘脑,已经吃饱了的动物又重新开始吃食物;损毁了大白鼠两侧的外侧下丘脑,结果发现动物拒绝吃东西。

饱足感与饥饿感对食物摄取起着调控作用,参与肥胖症的发病。饱足感是一种当饥饿被满足后的感觉。人会在就餐结束时停止进食是因为他们已经补充了那些耗尽的营养,来自已经被吸收的食物的新陈代谢的信号通过血液被携带到大脑,大脑信号激活了可能位于下丘脑的受体细胞,从而产生了饱足感。5-羟色胺、多巴胺和去甲肾上腺素的功能紊乱通过下丘脑参与调节进食行为,其他涉及的激素因子可能包括促肾上腺皮质激素释放因子(CRF)、神经肽 Y、促性腺激素释放激素和促甲状腺激素。当重要营养物质耗尽,新陈代谢信号强度下降,便产生饥饿感。嗅觉系统对饱足感可能起着重要作用,实验显示通过使用一个充满特殊气味的吸入器使鼻子里的嗅球受到食物气味的强烈刺激,从而产生出对食物的饱足感。

有一种脂肪细胞产生的激素称为瘦素,是脂肪的自动调节器。当血液瘦素浓度低时,更多的脂肪被消耗,而当瘦素浓度高时,脂肪消耗较少。

(二)心理-社会因素

尽管心理、社会因素是肥胖症发展的重要因素,但是这些因素如何导致肥胖症至今尚不清楚。饮食调节机制易受环境影响,文化、家庭和个体心理活动因素都影响着肥胖症的发展。

肥胖症与文化有着密切的关系,随着全球化的进展和经济飞速发展导致生活节奏加快、人们压力增大、活动锻炼时间明显减少,而快餐文化的迅速发展及餐馆餐饮消费的增多,使得当今社会肥胖症日益增多。躯体活动明显减少是作为公共卫生问题的肥胖症日趋增多的一个主要因素,原因是躯体活动不足限制了能量的消耗、而摄食却不一定会相应减少。

特殊的家族史、生活事件、人格结构或是潜意识冲突都可能导致肥胖症。有很多肥胖的患者因为在他们的成长环境里可以看到很多的过量进食例子,所以他们学会了用过量摄食作为应对情绪紊乱及各种心理问题的一种方式。

(三)其他因素

有很多临床疾病会导致肥胖症。肾上腺皮质功能亢进与特征性的脂肪分配有关(水牛型肥胖症);黏液水肿与体重增加有关,尽管并非恒定;其他神经内分泌障碍,包括脑性肥胖症(Frohlich's综合征),是以肥胖症、性与骨骼的异常为特征。

不少精神药物会导致体重增加。在非典型抗精神药物中,奥氮平、氯氮平、利培酮和喹硫平常见的不良反应即为体重增加;在心境稳定剂中,锂盐、丙戊酸盐和卡马西平也会引起体重增加;长期使用选择性5-羟色胺再摄取抑制剂也能导致体重增加。

二、临床特征

(一)心理和行为障碍

肥胖症的心理和行为障碍分成两类:进食行为紊乱和情绪紊乱。肥胖症患者的进食模式存在很大的差异,最常见的是肥胖者经常抱怨他们不能限制自己进食,并且很难获得饱足感。一些肥胖者甚至不能区分饥饿和其他烦躁不安的状态,并且当他们心情不好时就会吃东西。

肥胖症患者不会出现明显的或者过度的病理心理学。通过对那些已经做过胃旁路术的严重肥胖患者的研究,发现对他们最多见的精神科诊断是重性抑郁障碍。但是,在肥胖症患者中重性抑郁障碍的患病率并不高于普通人群。自我贬低自己的体像尤其是见于那些从童年期就开始肥胖的人,这可能是由于对肥胖人群长期的社会偏见所致。有些研究反应肥胖者因病感觉羞耻和社会偏见在教育和就业问题上遭遇到不公正待遇。很多肥胖者在试图节食的过程中会出现焦虑和抑郁。

(二)生理障碍

肥胖会对生理功能产生很大的影响,产生一系列的医学并发症。

当体重增加时血液循环会负担过重,严重肥胖者可能会发生充血性心力衰竭;高血压和肥胖症高度关联;肥胖症患者的低密度脂蛋白水平升高,而高密度脂蛋白水平下降,低水平高密度脂蛋白可能是增加肥胖症心血管疾病风险的机制之一。如果一个人是上半身体脂肪增加而非下半身,很可能与糖尿病的发生相关联。严重肥胖症患者肺功能受损非常严重,包括肺换气不足、高碳酸血症、缺氧症和嗜睡(即肥胖低通气综合征),且肥胖低通气综合征的病死率很高。肥胖症可能会恶化骨关节炎及因皮肤伸张、擦烂和棘皮症而引起皮肤病问题。肥胖妇女存在产科风险,易患毒血症和高血压。

肥胖症还与一些癌症有关联。肥胖男性患前列腺癌和结肠直肠癌的比率更高,肥胖女性患胆囊癌、乳腺癌、宫颈癌、子宫癌和卵巢癌的比率更高。研究发现肥胖症通过影响雌激素分泌而导致子宫内膜癌和乳腺癌的产生和恶化。

三、诊断与鉴别诊断

(一)诊断

肥胖症的诊断主要根据 BMI 或体重:BMI 高于 $30~kg/m^2$,或者体重高于正常体重上限的 20%,被诊断为肥胖症。

(二)鉴别诊断

1.其他综合征

夜间进食综合征的患者会在晚餐后过度进食,他们是被充满压力的生活环境而促发的,一旦得了往往就会每天反复发生，直到压力缓解。

暴食综合征(贪食症)被定义为在短时间里突然强迫性地摄取大量食物，通常随后伴有严重的不安和自责。暴食也可以表现为是一种应激反应。与夜间进食综合征比起来，暴食综合征的暴食发作并不是定时的，而且常常与特定的促发环境紧密相连。

肥胖低通气综合征(皮克威克综合征)是当一个人的体重超过理想体重的100%，并伴有呼吸和心血管疾病时才被认为患有肥胖低通气综合征。

2.躯体变形障碍(畸形恐惧症)

一些肥胖者感觉他们的身体畸形、令人厌恶，并且感觉他人对他们带有敌意和厌恶。这种感觉是与他们的自我意识及社会功能受损紧密相连。情绪健康的肥胖者没有体像障碍，只有少数神经质的肥胖者才有体像障碍。该躯体变形障碍主要局限于从儿童期就已经肥胖的人，而在这些儿童期就肥胖的人中间，也仅有少于一半的人患躯体变形障碍。

四、病程和预后

肥胖症的病程是进展性的。减轻体重的预后很差，那些体重明显减轻的患者，90%最终体重再增加；儿童期就开始肥胖的患者预后特别差；青少年发病的肥胖症患者，往往更严重，更难治，与情绪紊乱的联系也比成人肥胖症更紧密。肥胖症的预后取决于肥胖产生的医学并发症。

肥胖症对患者健康有着不良影响，与心血管疾病、高血压[血压高于 21.3/12.7 kPa (160/95 mmHg)]、高胆固醇血症(血胆固醇高于 6.5 mmol/L)、由遗传决定的糖尿病特别是 2 型糖尿病(成年起病或非胰岛素依赖型糖尿病)等一系列疾病有关。根据美国健康协会的资料，肥胖的男性无论抽不抽烟，都会由于结肠、直肠和前列腺癌症而比正常体重的男性有更高的病死率。肥胖的女性会由于胆囊、胆管、乳腺、子宫(包括子宫颈和子宫内膜)和卵巢的癌症而比正常女性有更高的病死率。研究指出一个超重的人其体重越重，死亡的概率就越大。对那些极端肥胖的人，即体重为理想体重的 2 倍，减轻体重可能是挽救他们生命的方法，这些患者可能会出现心肺衰竭，特别是在睡觉的时候(睡眠呼吸暂停综合征)。

五、治疗

存在广泛的精神病理学如焦虑障碍、抑郁障碍的肥胖者，在节食过程中有过情绪紊乱病史的，以及正处于中年危机的肥胖者，应该尝试减肥，并最好在专业人员严格的督导下进行。

(一)节食

减肥的基础很简单——通过摄入低于消耗减少热量摄入。减少热量摄入的最简单方式就是建立一个低热量的饮食方式，包含那些易获得食物的均衡节食计划可获得最佳长期效果。对大多数人来说，最满意的节食计划通常的食物数量参照标准的节食书上可获得的食物营养价值表，这样节食可以最大机会地长期保持体重的持续减少。

禁食计划一般用于短期减肥，但经常会引发一些疾病，包括直立性低血压、钠利尿和氮平衡的破坏。酮体生成节食是高蛋白、高脂肪的节食方式，用于促进减肥，但这种节食会增高胆固醇浓度并且会导致酮症，产生恶心、高血压和嗜睡等反应。无论各种节食方式多么有效，他们大多数都很乏味，所以当一个节食者停止节食并回到以前的饮食习惯，会刺激他们过度进食。

一般而言，减肥的最好方式就是有一个含有 4 602～5 021 kJ 的均衡饮食方案。这种节食方案可以长期执行，但必须另外补充维生素，特别是铁、叶酸、锌和维生素 B_6。

(二)锻炼

增加躯体活动常常被推荐为一种减肥养生法。因为多数形式的躯体活动所消耗的热量直接与体重成一定比例,所以做同样多的运动肥胖的人比正常体重的人消耗更多的热量。而且,以前不活动的人增加躯体活动事实上可能还会减少食物摄入。锻炼也有助于维持体重的降低。

(三)药物疗法

各种用于治疗肥胖症的药物中,有些药物效果较好,如安非他明、右旋安非他明、苄非他明、苯二甲吗啡、苯丁胺、马吲哚等。药物治疗有效是因为它会抑制食欲,但是在使用几周后可能会产生对该作用的耐受。

奥利斯特是一个选择性胃和胰腺脂肪酶抑制剂减肥药,这种抑制剂用于减少饮食中脂肪(这种脂肪会通过粪便排泄出来)的吸收。它通过外围机制起作用,所以一般不影响中枢神经系统(即心跳加快、口干、失眠等),而大多数减肥药都会影响中枢神经系统。奥斯利特主要的不良反应是肠胃道不良反应。该药可以长期使用。

西布曲明是一种 β-苯乙胺,它抑制 5-羟色胺和去甲肾上腺素的再摄取(在一定范围内还抑制多巴胺),用于减肥,长期使用可以维持体重减轻。

(四)外科手术

那些可引发食物吸收不良或者减少胃容量的外科手术方法已经用于显著肥胖者。胃旁路术是一个通过横切或者固定胃大弯或胃小弯而使胃变小的手术。胃成形术使胃的入口变小从而使食物通过变慢。尽管会出现呕吐、电解质紊乱和梗阻,但是手术的结果还是成功的。抽脂术(脂肪切除术)一般是为了美容,而对长期的减肥并没有用。

(五)心理治疗

精神动力性心理治疗以内省为取向,可能对一些患者有效,但没有证据表明揭示过度进食的无意识原因可以改变肥胖者以过度进食来应对压力的症状。在成功的心理治疗和成功的减肥后的几年里,多数患者在遇到压力时还会继续过度进食,而且,许多肥胖者似乎特别容易过度依赖一个治疗师,在心理治疗结束过程中可能会发生紊乱的退行。

行为矫正已经是最成功的心理治疗法,并被认为是治疗肥胖症的选择。患者通过指导会认识到与吃有关的外界线索,并且在特定环境中保持每天的进食量,比如在看电影、看电视或处于焦虑、抑郁等某种情绪状态之下时。患者也会通过教导发展出新的进食模式,比如慢吃,细嚼慢咽,吃饭时不看书,两餐间不吃东西或不坐下就不吃东西。操作性条件治疗通过奖励比如表扬或新衣服来强化减肥,也已经使减肥获得成功。

团体治疗有助于保持减肥动机,有助于提高对已经减肥成功的成员的认同,并且可以提供有关营养方面的教育。

(六)综合治疗

一个管理肥胖症患者的真正全面的方法是以设备(如新陈代谢测量室)和人(如营养学家和锻炼生理学家)为核心,但是这些都很难获得。设计高质量的项目时,要有容易获得的资源(如治疗手册),以及合理运用锻炼、心理治疗和药物治疗相结合的综合方法。决定使用哪种心理治疗或体重管理方法是一项重要环节,并且与患者一起来决定哪些资源的结合可以控制体重将是最合适的方式。

(郭 蓉)

第七节 糖 尿 病

　　糖尿病(CDM)是一组由遗传和环境因素相互作用而引起的临床综合征。因胰岛素分泌绝对或相对不足,以及靶组织细胞对胰岛素敏感性降低,引起糖、蛋白质、脂肪、水和电解质等一系列代谢紊乱。临床以高血糖为主要表现,多数情况下会同时合并脂代谢异常和高血压等,久病可引起多个系统损害。病情严重或应激时可发生急性代谢紊乱如酮症酸中毒等。

　　糖尿病患者的心血管危险是普通人群的 4 倍,超过 75% 的糖尿病患者最终死于心血管疾病。NCEP ATPⅢ认为,糖尿病是冠心病的等危症;有学者甚至认为糖尿病是"代谢性血管病"。

一、分类

(一)胰岛素依赖型糖尿病

　　该型多发生于青幼年。临床症状较明显,有发生酮症酸中毒的倾向,胰岛素分泌缺乏,需终身用胰岛素治疗。

(二)非胰岛素依赖型糖尿病

　　非胰岛素依赖型糖尿病多发生于 40 岁以后的中、老年人。临床症状较轻,无酮症酸中毒倾向,胰岛素水平可正常、轻度降低或高于正常,分泌高峰延迟。部分肥胖患者可出现高胰岛素血症,非肥胖者有的胰岛素分泌水平低,需用胰岛素治疗。

(三)其他特殊类型的糖尿病

　　其他特殊类型的糖尿病包括以下 3 种。

　　(1)B 细胞遗传性缺陷:①家族有 3 代或更多代的成员在 25 岁以前发病,呈常染色体显性遗传,临床症状较轻,无酮症酸中毒倾向,称青年人中成年发病型糖尿病(简称 MODY)。②线粒体基因突变糖尿病。

　　(2)内分泌病。

　　(3)胰腺外分泌疾病等。

(四)妊娠期糖尿病(CDM)

　　CDM 指在妊娠期发生的糖尿病。

二、临床表现

(一)代谢紊乱综合征

　　多尿、多饮、多食、体重减轻(三多一少),部分患者外阴瘙痒、视物模糊。胰岛素依赖型 DM 起病急,病情较重,症状明显;非胰岛素依赖型 DM 起病缓慢,病情相对较轻或出现餐后反应性低血糖。反应性低血糖是由于糖尿病患者进食后胰岛素分泌高峰延迟,餐后 3~5 小时血浆胰岛素水平不适当地升高,其所引起的反应性低血糖可成为这些患者的首发表现。患者首先出现多尿,继而出现口渴、多饮,食欲亢进,但体重减轻,形成典型的"三多一少"表现。患者可有皮肤瘙痒,尤其是外阴瘙痒。高血糖可使眼房水、晶状体渗透压改变而引起屈光改变致视物模糊。患者可出现诸多并发症和伴发病、反应性低血糖等。

(二)糖尿病自然病程

1.胰岛素依赖型糖尿病

胰岛素依赖型糖尿病多于30岁以前的青少年期起病,起病急,症状明显,有酮症倾向,患者对胰岛素敏感。在患病初期经胰岛素治疗后,部分患者胰岛功能有不同程度的改善,胰岛素用量可减少甚至停用,称蜜月期。蜜月期一般不超过1年。15年以上长期高血糖患者,可出现慢性并发症。强化治疗可降低或延缓并发症的发生。

2.非胰岛素依赖型糖尿病

非胰岛素依赖型糖尿病多发生于40岁以上中、老年人,患者多肥胖,起病缓慢,病情轻,口服降糖药物有效,对胰岛素不敏感;但在长期的病程中,胰岛β细胞功能逐渐减退,以至需要胰岛素治疗。

(三)并发症

1.急性并发症

(1)糖尿病酮症酸中毒(DKA)是糖尿病的急性并发症。多发生于胰岛素依赖型糖尿病患者,也可发生在非胰岛素依赖型糖尿病血糖长期控制不好者。其病因有感染、饮食不当、胰岛素治疗中断或不足,应激情况如创伤、手术、脑血管意外、麻醉、妊娠和分娩等,有时可无明显的诱因,多见于胰岛素的作用下降。患者表现为原有的糖尿病症状加重,尤其是口渴和多尿明显,胃肠道症状、乏力、头痛、萎靡、酸中毒深大呼吸,严重脱水、血压下降、心率加快、嗜睡、昏迷。少数患者既往无糖尿病史,还有少数患者有剧烈腹痛、消化道出血等表现。

(2)高渗性非酮症糖尿病昏迷(HNDC):简称高渗性昏迷,是糖尿病急性代谢紊乱的表现之一,多发生在老年人。可因各种原因导致大量失水,发生高渗状态,病情危重。患者易并发脑血管意外、心肌梗死、心律失常等并发症,病死率高达40%～70%。有些患者发病前无糖尿病史。常见的诱因有感染、急性胃肠炎、胰腺炎、血液或腹膜透析、不合理限制水分、脑血管意外,某些药物如糖皮质激素、利尿、输入大量葡萄糖液或饮用大量含糖饮料等。患者的早期表现为原有糖尿病症状逐渐加重,可有呕吐、腹泻、轻度腹痛、食欲缺乏、恶心、尿量减少、无尿、呼吸加速、表情迟钝、神志淡漠、不同程度的意识障碍,随后可出现嗜睡、木僵、幻觉、定向障碍、昏睡以至昏迷。患者体重明显下降,皮肤黏膜干燥,皮肤弹性差,眼压低、眼球软,血压正常或下降,脉搏细速,腱反射可减弱。并发脑卒中时,有不同程度的偏瘫、失语、眼球震颤、斜视、癫痫样发作、反射常消失、前庭功能障碍,有时有幻觉。

(3)感染:糖尿病患者常发生疖、痈等皮肤化脓性感染,可反复发生,有时可引起败血症或脓毒血症;尿路感染中以肾盂肾炎和膀胱炎最常见,尤其是多见于女性患者,反复发作可转为慢性;皮肤真菌感染,如足癣也常见;真菌性阴道炎和巴氏腺炎是女性糖尿病患者常见并发症,多为白色念珠菌感染所致;糖尿病合并肺结核的发生率较高,易扩展播散形成空洞,下叶病灶较多见。

2.慢性并发症

(1)大血管病变:大、中动脉粥样硬化主要侵犯主动脉、冠状动脉、大脑动脉、肾动脉和肢体外周动脉等,临床上引起冠心病、缺血性或出血性脑血管病、高血压,肢体外周动脉粥样硬化常以下肢动脉病变为主,表现为下肢疼痛、感觉异常和间歇性跛行,严重者可导致肢体坏疽。

(2)糖尿病视网膜病变:是常见的并发症,其发病率随年龄和糖尿病的病程增长而增加,病史超过10年者,半数以上有视网膜病变,是成年人失明的主要原因。此外,糖尿病还可引起白内障、屈光不正、虹膜睫状体炎。

(3)糖尿病肾病:又称肾小球硬化症,病史常超过 10 年以上。胰岛素依赖型 DM 患者30％～40％发生肾病,是主要死因;非胰岛素依赖型糖尿病患者约 20％发生肾病,在死因中列在心、脑血管病变之后。

(4)糖尿病神经病变:糖尿病神经病变常见于 40 岁以上血糖未能很好控制和病程较长的糖尿病患者。但有时糖尿病性神经病变也可以是糖尿病的首发症状,也可在糖尿病初期或经治疗后血糖控制比较满意的情况下发生。

(5)糖尿病足(肢端坏疽):在血管、神经病变的基础上发生肢端缺血,在外伤、感染后可发生肢端坏疽。糖尿病患者的截肢率是非糖尿病者的 25 倍。

三、诊断

(一)辅助检查

1.尿糖测定

尿糖阳性是诊断线索,肾糖阈升高时(并发肾小球硬化症)尿糖可阴性。肾糖阈降低时(妊娠),尿糖可阳性。尿糖定性检查和 24 小时尿糖定量可判断疗效,指导调整降糖药物。

2.血葡萄糖(血糖)测定

血糖测定常用葡萄糖氧化酶法测定。空腹静脉正常血糖 3.3～5.6 mmol/L(全血)或3.9～6.4 mmol/L(血浆、血清)。血浆、血清血糖比全血血糖高 1.1 mmol/L。

3.葡萄糖耐量试验

葡萄糖耐量试验有口服和静脉注射 2 种。当血糖高于正常值但未达到诊断糖尿病标准者,须进行口服葡萄糖耐量试验(OGTT)。成人口服葡萄糖 75 g,溶于 250～300 mL 水中,5 分钟内饮完,2 小时后再测静脉血血糖含量。儿童按 1.75 g/kg 计算。

4.糖化血红蛋白 A1(GHbA1)

其量与血糖浓度呈正相关,且为不可逆反应,正常人 GHbA1c 在3％～6％。病情控制不良的 DM 患者 GHbA1c 较高。因红细胞在血液循环中的寿命约为 120 天,因此 GHbA1 测定反映取血前 8～12 周的血糖状况,是糖尿病患者病情监测的指标。

5.血浆胰岛素和 C 肽测定

血浆胰岛素和 C 肽测定有助于了解胰岛 B 细胞功能和指导治疗。①血胰岛素水平测定:正常人口服葡萄糖后,血浆胰岛素在 30～60 分钟达高峰,为基础值的 5～10 倍,3～4 小时恢复基础水平。②C 肽:正常人基础血浆 C 肽水平约为 0.4 nmol/L。C 肽水平在刺激后则升高 5～6 倍。

6.尿酮体测定

尿酮体测定对新发病者尿酮体阳性胰岛素依赖型糖尿病的可能性大。

7.其他

血脂、肾功能、电解质及渗透压、尿微量清蛋白测定等应列入常规检查。

(二)诊断要点

1.糖尿病的诊断标准

首先确定是否患糖尿病,然后对被做出糖尿病诊断者在排除继发性等特殊性糖尿病后,做出胰岛素依赖型或非胰岛素依赖型的分型,并对有无并发症及伴发病做出判定。1999 年10月我国糖尿病学会采纳的诊断标准如下。①空腹血浆葡萄糖(FBG):低于6.0 mmol/L为正常,FBG 不低于 6.1 mmol/L 且低于 7.0 mmol/L(126 mg/dL)为空腹葡萄糖异常(IFG),FBG 不低于 7.0 mmol/L暂时诊断为糖尿病。②服糖后 2 小时血浆葡萄糖水平(P2hBG):低于 7.8 mmol/L 为正常,P2hBG 不低于7.8 mmol/L且低于 11.1 mmol/L 为糖耐量降低(IGT),P2hBG 不低于 11.1 mmol/L暂时诊断为糖尿病;③糖尿病的诊断:标准症状＋随机血糖不低于 11.1 mmol/L,或 FPG 不低于 7.0 mmol/L,或 OGTT 中 P2hBG 不低于11.1 mmol/L;症状不典型者,需另一天再次证实。

作为糖尿病和正常血糖之间的中间状态,糖尿病前期(中间高血糖)人群本身即是糖尿病的高危人群。及早发现和处置糖尿病和糖尿病前期高危人群的心血管危险,对预防糖尿病和心血管疾病具有双重价值。因此,OGTT 应是具有心血管危险因素和已患心血管病个体的必查项目,以便早期发现糖尿病前期和糖尿病,早期进行干预治疗,以减少心血管事件发生。

2.糖尿病酮症酸中毒的诊断条件

(1)尿糖、尿酮体强阳性。

(2)血糖明显升高,多数在 500 mg/dL(28.9 mmol/L)左右,有的高达 600~1 000 mg/(33.3~55.6 mmol/L)。

(3)血酮体升高,多大于50 mg/dL(4.8 mmol/L),有时高达 300 mg/dL。

(4)CO₂ 结合力降低,pH<7.35,碳酸氢盐降低,阴离子间隙增大,碱剩余负值增大。

(5)血钾正常或偏低,血钠、氯偏低,血尿素氮和肌酐常偏高。血浆渗透压正常或偏高。

(6)白细胞计数升高,如合并感染时则更高。

3.鉴别诊断

(1)其他原因所致的尿糖阳性:肾性糖尿由肾糖阈降低致尿糖阳性,血糖及 OGTT 正常。甲亢、胃空肠吻合术后,因碳水化合物在肠道吸收快,餐后 0.5~1.0 小时血糖过高,出现糖尿,但 FBG 和 P2hBG 正常;弥漫性肝病,肝糖原合成、储存减少,进食后 0.5~1.0 小时血糖高出现糖尿,但 FBG 偏低,餐后2~3 小时血糖正常或低于正常;急性应激状态时胰岛素对抗激素分泌增加,糖耐量降低,出现一过性血糖升高,尿糖阳性,应激过后可恢复正常;非葡萄糖的糖尿如果糖、乳糖、半乳糖可与班氏试剂中的硫酸铜呈阳性反应,但葡萄糖氧化酶试剂特异性较高,可加以区别;大量维生素 C、水杨酸盐、青霉素、丙磺舒也可引起尿糖假阳性反应。

(2)药物对糖耐量的影响:噻嗪类利尿药、呋塞米、糖皮质激素、口服避孕药、阿司匹林、吲哚美辛、三环类抗抑郁药等可抑制胰岛素释放或对抗胰岛素的作用,引起糖耐量降低,血糖升高,尿糖阳性。

(3)继发性糖尿病:肢端肥大症或巨人症、皮质醇增多症、嗜铬细胞瘤分别因生长激素、皮质醇、儿茶酚胺分泌过多,对抗胰岛素而引起继发性糖尿病。久用大量糖皮质激素可引起类固醇糖尿病。通过病史、体检、实验室检查,不难鉴别。

(4)除外其他原因所致的酸中毒或昏迷,才能诊断糖尿病酮症酸中毒或高渗性非酮症糖尿病昏迷。

四、治疗

治疗原则为早期、长期、综合、个体化。基本措施为糖尿病教育,饮食治疗,体育锻炼,降糖药物治疗和病情监测。

(一)饮食治疗

饮食治疗是糖尿病治疗的基础疗法,也是糖尿病治疗成功与否的关键。目前主张平衡膳食,掌握好每天进食的总热量、食物成分、规律的餐次安排等,应严格控制和长期执行。饮食治疗的目标是维持标准体重,纠正已发生的代谢紊乱,减轻胰腺负担。饮食控制的方法如下。

1.制订总热量

理想体重(kg)=身高(cm)-105。计算每天所需总热量(成年人),根据休息、轻度、中度、重度体力活动分别给予 104.6~125.52 kJ/kg,125.52~146.44 kJ/kg,146.44~167.36 kJ/kg,不低于 167.36 kJ/kg(40 kcal/kg)的热量。儿童、孕妇、乳母、营养不良和消瘦及伴消耗性疾病者应酌情增加,肥胖者酌减,使患者体重恢复至理想体重的±5%。

2.按食品成分转为食谱三餐分配

根据生活习惯、病情和药物治疗的需要安排。可按每天分配为1/5、2/5、2/5 或 1/3、1/3、1/3;也可按 4 餐分为 1/7、2/7、2/7、2/7。在使用降糖药过程中,按血糖变化再做调整,但不能因降糖药物剂量过大,为防止发生低血糖而增加饮食的总热量。

3.注意事项

(1)糖尿病患者食物选择原则:少食甜食、油腻食品,多食含纤维多的蔬菜、粗粮,在血糖控制好的前提下可适当进食一些新鲜水果,以补充维生素,但应将热量计算在内。

(2)糖尿病与饮酒:非糖尿病患者长期饮酒易发生神经病变,糖尿病患者长期饮酒可加重神经病变,并可引起肝硬化,胰腺炎及多脏器损坏。对戒酒困难者在血糖控制好和无肝肾病变的前提下可少量饮酒,一般白酒低于 100 g,啤酒低于 200 mL。

(二)体育锻炼

运动能促进血液循环,降低非胰岛素依赖型糖尿病患者的体重,提高胰岛素敏感性,改善胰岛素抵抗,改善糖代谢,降低血脂,减少血栓形成,改善心肺功能,促进全身代谢。运动形式有行走、慢跑、爬楼梯、游泳、骑自行车、跳舞、打太极拳等有氧运动,每周至少 5 次,每次 30 分钟以上。胰岛素依赖型糖尿病患者接受胰岛素治疗时,常波动于相对胰岛素不足和胰岛素过多之间。在胰岛素相对不足时进行运动可使肝葡萄糖输出增多,血糖升高,游离脂肪酸(FFA)和酮体生成增加;在胰岛素相对过多时,运动使肌肉摄取和利用葡萄糖增加,肝葡萄糖生成降低,甚至诱发低血糖。因此对胰岛素依赖型糖尿病患者运动宜在餐后进行,运动量不宜过大。总之,体育锻炼应个体化。

(三)药物治疗

目前临床应用的药物有六大类,即磺酰脲类(SU)、双胍类、α-葡萄糖苷酶抑制药、噻唑烷二酮类(TZD)、苯甲酸衍生物类、胰岛素。

1.治疗原则

胰岛素依赖型糖尿病一经诊断,则需用胰岛素治疗。非胰岛素依赖型糖尿病患者经饮食控制后如血糖仍高,则需用药物治疗。出现急性并发症者需急症处理;出现慢性并发症者在控制血糖的情况下对症处理。

2.磺酰脲类

目前因第一代药物不良反应较大,低血糖发生率高,已较少使用,主要选用第二代药物。

(1)用药方法:一般先从小剂量开始,1~2 片/天,根据病情可逐渐增量,最大剂量为6~8 片/天。宜在餐前半小时服用。格列本脲作用较强,发生低血糖反应较重,老年人、肾功能不全者慎用。格列齐特和格列吡嗪有增强血纤维蛋白溶解活性、降低血液黏稠度等作用,有利于延缓糖尿病血管并发症的发生。格列喹酮的代谢产物由胆汁排入肠道,很少经过肾排泄,适用于糖尿病肾病患者。格列苯脲是新一代磺酰脲类药物,作用可持续 1 天,服用方便,1 次/天;它不产生低血糖,对心血管系统的影响较小。格列吡嗪控释片 1 次/天口服,该药可促进胰岛素按需分泌,提高外周组织对胰岛素的敏感性,显著抑制肝糖的生成,有效降低全天血糖,不增加低血糖的发生率,不增加体重,不干扰脂代谢,不影响脂肪分布;与二甲双胍合用疗效增强。

(2)药物剂量:格列本脲,每片 2.5 mg,2.5～15 mg/d,分 2～3 次服;格列吡嗪,每片 5 mg,5～30 mg/d,分 2～3 次服;格列吡嗪控释片,每片 5 mg,5～20 mg/d,1 次/天;格列齐特,每片 80 mg,80～240 mg/d,分 2～3 次服;格列喹酮,每片 30 mg,30～180 mg/d,分 2～3 次服;格列苯脲,每片 1 mg,1～4 mg/d,1 次/天。

3.双胍类

(1)常用的药物剂量:肠溶二甲双胍,每片 0.25 g,0.5～1.5 g/d,分 2～3 次口服;二甲双胍,每片 0.5 g,0.85～2.55 g/d,分 1～2 次口服,剂量超过 2.55 g/d 时,最好随三餐分次口服。

(2)用药方法:二甲双胍开始时用小剂量,餐中服,告知患者有可能出现消化道反应,经一段时间有可能减轻、消失;按需逐渐调整剂量,以不超过 2 g/d 肠溶二甲双胍或 2.55 g/d 二甲双胍为度;老年人减量。

4.α-葡萄糖苷酶抑制药

用药方法:常用药物如阿卡波糖,开始剂量 50 mg,3 次/天,75～300 mg/d;伏格列波糖 0.2 mg,3 次/天,与餐同服。合用助消化药、制酸药、胆盐等可削弱效果。

5.胰岛素增敏(效)药

胰岛素增敏(效)药包括罗格列酮、吡格列酮等,属于噻唑烷二酮类口服降糖药。

(1)吡格列酮。①用药方法:口服 1 次/天,初始剂量为 15 mg,可根据病情加量直至 45 mg/d。肾功能不全者不必调整剂量。②本品不适于胰岛素依赖型糖尿病、糖尿病酮症酸中毒的患者,禁用于对本品过敏者。活动性肝病者不应使用本品。水肿和心功能分级 NYHA Ⅲ～Ⅳ 患者不宜使用本品。本品不宜用于儿童。用药过程中若 ALT 水平持续超过 3 倍正常上限或出现黄疸,应停药。联合使用其他降糖药有发生低血糖的危险。③常见不良反应有头痛、背痛、头晕、乏力、恶心、腹泻等,偶有增加体重和肌酸激酶升高的报道。

(2)罗格列酮。①用药方法:起始剂量为 4 mg/d,单次服用;经 12 周治疗后,如需要可加量至 8 mg/d,1 次/天或 2 次/天服用。②临床适应证及注意事项同吡格列酮,但本品的肝不良反应少。

6.胰岛素

(1)适应证包括以下几方面:胰岛素依赖型糖尿病;糖尿病酮症酸中毒、高渗性昏迷和乳酸性酸中毒伴高血糖时;合并重症感染、消耗性疾病、视网膜病变、肾病变、神经病变、急性心肌梗死、脑血管意外;因伴发病需外科治疗的围术期;妊娠和分娩;非胰岛素依赖型糖尿病患者经饮食及口服降糖药治疗未获得良好控制;全胰腺切除引起的继发性糖尿病。

(2)临床常用胰岛素制剂包括超短效胰岛素、人胰岛素类似物,无免疫原性,低血糖发生率低;短效胰岛素(R);中效胰岛素(中性鱼精蛋白锌胰岛素 NPH);预混胰岛素(30R、50R);长效胰岛素(鱼精蛋白锌胰岛素 PZI)。

五、糖尿病酮症酸中毒

(一)概述

糖尿病酮症酸中毒(DKA)为最常见的糖尿病急症。酮体包括 β-羟丁酸、乙酰乙酸和丙酮。糖尿病加重时,胰岛素绝对缺乏,三大代谢紊乱,不但血糖明显升高,而且脂肪分解增加,脂肪酸在肝脏经 β 氧化产生大量乙酰辅酶 A,由于糖代谢紊乱,草酰乙酸不足,乙酰辅酶 A 不能进入三羧酸循环氧化供能而缩合成酮体;同时由于蛋白合成减少,分解增加,血中生糖、生酮氨基酸均增加,使血糖、血酮进一步升高。DKA 分为几个阶段:①早期血酮升高称酮血症,尿酮排出增多称酮尿症,统称为酮症。②酮体中 β-羟丁酸和乙酰乙酸为酸性代谢产物,消耗体内储备碱,初期血 pH 正常,属代偿性酮症酸中毒,晚期血 pH 下降,为失代偿性酮症酸中毒。③病情进一步发展,出现神志障碍,称糖尿病酮症酸中毒昏迷。目前本症延误诊断和缺乏合理治疗而造成死亡的情况仍较常见。

1.诱因

T1DM 患者有自发 DKA 倾向,T1DM 患者在一定诱因作用下也可发生 DKA。常见诱因有感染、胰岛素治疗中断或不适当减量、饮食不当,各种应激如创伤、手术、妊娠和分娩等,有时无明显诱因。其中20%～30%无糖尿病病史。

2.病理生理

(1)酸中毒:β-羟丁酸、乙酰乙酸,以及蛋白质分解产生的有机酸增加,循环衰竭、肾脏排出酸性代谢产物减少导致酸中毒。酸中毒可使胰岛素敏感性降低;组织分解增加,K^+从细胞内逸出;抑制组织氧利用和能量代谢。严重酸中毒使微循环功能恶化,降低心肌收缩力,导致低体温和低血压。当血 pH 降至 7.2 以下时,刺激呼吸中枢引起呼吸加深加快;低至 7.1～7.0 时,可抑制呼吸中枢和中枢神经功能、诱发心律失常。

(2)严重失水:严重高血糖、高血酮和各种酸性代谢产物引起渗透压性利尿,大量酮体从肺排出又带走大量水分,厌食、恶心、呕吐使水分大量减少,从而引起细胞外失水;血浆渗透压增加,水从细胞内向细胞外转移引起细胞内失水。

(3)电解质平衡紊乱:渗透性利尿同时使钠、钾、氯、磷酸根等大量丢失,厌食、恶心、呕吐使电解质摄入减少,引起电解质代谢紊乱。胰岛素作用不足,物质分解增加、合成减少,钾离子(K^+)从细胞内逸出导致细胞内失钾。由于血液浓缩、肾功能减退时 K^+ 滞留,以及 K^+ 从细胞内转移到细胞外,因此血钾浓度可正常甚或增高,掩盖体内严重缺钾。随着治疗过程中补充血容量(稀释作用),尿量增加、K^+ 排出增加,以及纠正酸中毒及应用胰岛素使 K^+ 转入细胞内,可发生严重低血钾,诱发心律失常,甚至心脏骤停。

(4)携带氧系统失常:红细胞向组织供氧的能力与血红蛋白和氧的亲和力有关,可由血氧离解曲线来反映。DKA 时红细胞糖化血红蛋白(GHb)增加,以及 2,3-二磷酸甘油酸(2,3-DPG)减少,使血红蛋白与氧亲和力增高,血氧离解曲线左移。酸中毒时,血氧离解曲线右移,释放氧增加(Bohr 效应),起代偿作用。若纠正酸中毒过快,失去这一代偿作用,而血 GHb 仍高,2,3-DPG 仍低,可使组织缺氧加重,引起脏器功能紊乱,尤以脑缺氧加重、导致脑水肿最为重要。

(5)周围循环衰竭和肾功能障碍:严重失水,血容量减少和微循环障碍未能及时纠正,可导致低血容量性休克。肾灌注量减少引起少尿或无尿,严重者发生急性肾衰竭。

(6)中枢神经功能障碍:严重酸中毒、失水、缺氧、体循环及微循环障碍可导致脑细胞失水或水肿、中枢神经功能障碍。此外,治疗不当如纠正酸中毒时给予碳酸氢钠不当导致反常性脑脊液酸中毒加重,血糖下降过快或输液过多过快、渗透压不平衡可引起继发性脑水肿并加重中枢神经功能障碍。

(二)临床表现

早期"三多一少"症状加重;酸中毒失代偿后,病情迅速恶化,疲乏、食欲缺乏、恶心呕吐,多尿、口干、头痛、嗜睡,呼吸深快,呼气中有烂苹果味(丙酮);后期严重失水,尿量减少、眼眶下陷、皮肤黏膜干燥,血压下降、心率加快,四肢厥冷;晚期不同程度意识障碍,反射迟钝、消失,昏迷。感染等诱因引起的临床表现可被 DKA 的表现所掩盖。少数患者表现为腹痛,酷似急腹症。

(三)诊断

1.辅助检查

(1)尿:尿糖强阳性、尿酮阳性,当肾功能严重损害而肾阈增高时尿糖和尿酮可减少或消失。可有蛋白尿和管型尿。

(2)血:血糖增高,一般为 16.7～33.3 mmol/L(300～600 mg/dL),有时可达 55.5 mmol/L(1 000 mg/dL)以上。血酮体升高,正常低于 0.6 mmol/L,高于 1.0 mmol/L 为高血酮,高于 3.0 mmol/L 提示酸中毒。血 β-羟丁酸升高。血实际 HCO_3^- 和标准 HCO_3^- 降低,CO_2 结合力降低,酸中毒失代偿后血 pH 下降;剩余碱负值增大,阴离子间隙增大,与 HCO_3^- 降低大致相等。血钾初期正常或偏低,尿量减少后可偏高,治疗后若补钾不足可严重降低。血钠、血氯降低,血尿素氮和肌酐常偏高。血浆渗透压轻度上升。部分患者即使无胰腺炎存在,也可出现血清淀粉酶和脂肪酶升高,治疗后数天内降至正常。即使无合并感染,也可出现白细胞数及中性粒细胞比例升高。

2.诊断要点

早期诊断是决定治疗成败的关键,临床上对于原因不明的恶心呕吐、酸中毒、失水、休克、昏迷的患者,尤其是呼吸有酮味(烂苹果味)、血压低而尿量多者,不论有无糖尿病病史,均应想到本病的可能性。立即查末梢血糖、血酮、尿糖、尿酮,同时抽血查血糖、β-羟丁酸、尿素氮、肌酐、电解质、血气分析等以肯定或排除本病。

3.鉴别诊断

(1)其他类型糖尿病昏迷:低血糖昏迷、高血糖高渗状态、乳酸性酸中毒。

(2)其他疾病所致昏迷:脑膜炎、尿毒症、脑血管意外等。部分患者以 DKA 作为糖尿病的首发表现,某些病例因其他疾病或诱发因素为主诉,有些患者 DKA 与尿毒症或脑卒中共存等使病情更为复杂,应注意辨别。

(四)防治

治疗糖尿病,使病情得到良好控制,及时防治感染等并发症和其他诱因,是主要的预防措施。

对早期酮症患者,仅需给予足量短效胰岛素及口服补充液体,严密观察病情,定期查血糖、血酮,调整胰岛素剂量;对酮症酸中毒甚至昏迷患者应立即抢救,根据临床情况和末梢血糖、血酮、尿糖、尿酮测定做出初步诊断后即开始治疗,治疗前必须同时抽血送生化检验。

治疗原则:尽快补液以恢复血容量、纠正失水状态,降低血糖,纠正电解质及酸碱平衡失调,同时积极寻找和消除诱因,防治并发症,降低病死率。

1.补液

补液是治疗的关键环节。只有在有效组织灌注改善、恢复后,胰岛素的生物效应才能充分发挥。通常使用生理盐水。输液量和速度的掌握非常重要,DKA 失水量可达体重 10% 以上,一般根据患者体重和失水程度估计已失水量,开始时输液速度较快,在 1～2 小时内输入 0.9% 氯化钠 1 000～2 000 mL,前 4 小时输入所计算失水量 1/3 的液体,以便尽快补充血容量,改善周围循环和肾功能。如治疗前已有低血压或休克,快速输液不能有效升高血压,应输入胶体溶液并采用其他抗休克措施。以后根据血压、心率、每小时尿量、末梢循环情况及有无发热、吐泻等决定输液量和速度,老年患者及有心肾疾病患者必要时监测中心静脉压,一般每 4～6 小时输液 1 000 mL。24 小时输液量应包括已失水量和部分继续失水量,一般为 4 000～6 000 mL,严重失水者可达 6 000～8 000 mL。开始治疗时不能给予葡萄糖液,当血糖下降至 13.9 mmol/L(250 mg/dL)时改用 5% 葡萄糖液,并按每 2～4 g 葡萄糖加入 1 U 短效胰岛素。有建议配合使用胃管灌注温 0.9% 氯化钠或温开水,但不宜用于有呕吐、胃肠胀气或上消化道出血者。

2.胰岛素治疗

目前,均采用小剂量(短效)胰岛素治疗方案,即每小时给予每千克体重 0.1 U 胰岛素,使血清胰岛素浓度恒定达到 100～200 μU/mL,这已有抑制脂肪分解和酮体生成的最大效应,以及相当强的降低血糖效应,而促进钾离子运转的作用较弱。通常将短效胰岛素加入生理盐水中持续静脉滴注(应另建输液途径),亦可间歇静脉注射,剂量均为每小时每千克体重 0.1 U。重症患者[指有休克和/或严重酸中毒和/或昏迷者]应酌情静脉注射首次负荷剂量 10～20 U 胰岛素。血糖下降速度一般以每小时降低 3.9～6.1 mmol/L(70～110 mg/dL)为宜,每 1～2 小时复查血糖,若在补足液量的情况下 2 小时后血糖下降不理想或反而升高,提示患者对胰岛素敏感性较低,胰岛素剂量应加倍。当血糖降至 13.9 mmol/L 时开始输入 5% 葡萄糖溶液,并按比例加入胰岛素,此时仍需每 4～6 小时复查血糖,调节输液中胰岛素的比例及每 4～6 小时皮下注射一次胰岛素 4～6 U,使血糖水平稳定在较安全的范围内。病情稳定后过渡到胰岛素常规皮下注射。

3.纠正电解质及酸碱平衡失调

本症酸中毒主要由酮体中酸性代谢产物引起,经输液和胰岛素治疗后,酮体水平下降,酸中毒可自行纠正,一般不必补碱。严重酸中毒影响心血管、呼吸和神经系统功能,应给予相应治疗,但补碱不宜过多、过快,补碱指征为血 pH<7.1,HCO_3^- 5 mmol/L。应采用等渗碳酸氢钠 (1.25%～1.4%)溶液。给予碳酸氢钠 50 mmol/L,即将 5% 碳酸氢钠 84 mL 加注射用水至 300 mL 配成 1.4% 等渗溶液,一般仅给 1～2 次。若不能通过输液和应用胰岛素纠正酸中毒,而补碱过多过快,可产生不利影响,包括脑脊液反常性酸中毒加重、组织缺氧加重、血钾下降和反跳性碱中毒等。

DKA 患者有不同程度失钾,失钾总量达 300～1 000 mmol。如上所述,治疗前的血钾水平不能真实反映体内缺钾程度,补钾应根据血钾和尿量:治疗前血钾低于正常,立即开始补钾,头 2～4 小时通过静脉输液每小时补钾 13～20 mmol/L(相当于氯化钾 1.0～1.5 g);血钾正常、尿量大于 40 mL/h,也立即开始补钾;血钾正常、尿量低于 30 mL/h,暂缓补钾,待尿量增加后再开始补钾;血钾高于正常,暂缓补钾。头 24 小时内可补氯化钾达 6～8 g 或以上,部分稀释后静脉输入、部分口服。治疗过程中定时监测血钾和尿量,调整补钾量和速度。病情恢复后仍应继续口服钾盐数天。

4.处理诱发病和防治并发症

在抢救过程中要注意治疗措施之间的协调及从一开始就重视防治重要并发症,特别是脑水肿和肾衰竭,维持重要脏器功能。

(1)休克：如休克严重且经快速输液后仍不能纠正，应详细检查并分析原因，例如确定有无合并感染或急性心肌梗死，给予相应措施。

(2)严重感染：是本症常见诱因，亦可继发于本症之后。因 DKA 可引起低体温和血白细胞数升高，故不能以有无发热或血常规改变来判断，应积极处理。

(3)心力衰竭、心律失常：年老或合并冠状动脉病变（尤其是急性心肌梗死），补液过多可导致心力衰竭和肺水肿，应注意预防。可根据血压、心率、中心静脉压、尿量等调整输液量和速度，酌情应用利尿药和正性肌力药。血钾过低、过高均可引起严重心律失常，宜用心电图监护，及时治疗。

(4)肾衰竭：是本症主要死亡原因之一，与原来有无肾病变、失水和休克程度、有无延误治疗等密切相关。强调注意预防，治疗过程中密切观察尿量变化，及时处理。

(5)脑水肿：病死率甚高，应着重预防、早期发现和治疗。脑水肿常与脑缺氧、补碱不当、血糖下降过快等有关。如经治疗后，血糖有所下降，酸中毒改善，但昏迷反而加重，或虽然一度清醒，但烦躁、心率快、血压偏高、肌张力增高，应警惕脑水肿的可能。可给予地塞米松（同时观察血糖，必要时加大胰岛素剂量）、呋塞米。在血浆渗透压下降过程中出现的可给予清蛋白。慎用甘露醇。

(6)胃肠道表现：因酸中毒引起呕吐或伴有急性胃扩张者，可用 1.25% 碳酸氢钠溶液洗胃，清除残留食物，预防吸入性肺炎。

六、高血糖高渗状态

(一)概述

高血糖高渗状态（HHS）是糖尿病急性代谢紊乱的另一临床类型，以严重高血糖、高血浆渗透压、脱水为特点，无明显酮症酸中毒患者常有不同程度的意识障碍或昏迷。"高血糖高渗状态"与以前所称"高渗性非酮症性糖尿病昏迷"略有不同，因为部分患者并无昏迷，部分患者可伴有酮症。多见于老年糖尿病患者，原来无糖尿病病史，或仅有轻度症状，用饮食控制或口服降糖药治疗。

诱因为引起血糖增高和脱水的因素：急性感染、外伤、手术、脑血管意外等应激状态，使用糖皮质激素、免疫抑制剂、利尿剂、甘露醇等药物，水摄入不足或失水，透析治疗，静脉高营养疗法等。有时在病程早期因误诊而输入大量葡萄糖液或因口渴而摄入大量含糖饮料可诱发本病或使病情恶化。

(二)临床表现

本病起病缓慢，最初表现为多尿、多饮，但多食不明显或反而食欲缺乏，以致常被忽视。渐出现严重脱水和神经精神症状，患者反应迟钝、烦躁或淡漠、嗜睡，逐渐陷入昏迷、抽搐，晚期尿少甚至无尿。就诊时呈严重脱水、休克，可有神经系统损害的定位体征，但无酸中毒样大呼吸。与 DKA 相比，失水更为严重、神经精神症状更为突出。

(三)诊断

1.辅助检查

实验室检查：血糖达到或超过 33.3 mmol/L（一般为 33.3～66.8 mmol/L），有效血浆渗透压达到或超过 320 mmol/L（一般为 320～430 mmol/L）可诊断本病。血钠正常或增高。尿酮体阴性或弱阳性，一般无明显酸中毒（CO_2 结合力高于 15 mmol/L），借此与 DKA 鉴别，但有时两者可同时存在。有效血浆渗透压(mmol/L)＝2×(Na$^+$＋K$^+$)＋血糖(均以 mmol/L 计算)。

2.诊断要点

本症病情危重、并发症多,病死率高于 DKA,强调早期诊断和治疗。临床上凡遇原因不明的脱水、休克、意识障碍及昏迷均应想到本病可能性,尤其是血压低而尿量多者,不论有无糖尿病史,均应进行有关检查以肯定或排除本病。

(四)治疗

治疗原则同 DKA。本症失水比 DKA 更为严重,可达体重 10%～15%,输液要更为积极小心,24 小时补液量可达 6 000～10 000 mL。关于补液的种类和浓度,目前多主张治疗开始时用等渗溶液如 0.9%氯化钠,因大量输入等渗液不会引起溶血,有利于恢复血容量,纠正休克,改善肾血流量,恢复肾脏调节功能。休克患者应另予血浆或全血。如无休克或休克已纠正,在输入生理盐水后血浆渗透压高于 350 mmol/L,血钠高于 155 mmol/L,可考虑输入适量低渗溶液如 0.45%或 0.6%氯化钠。视病情可考虑同时给予胃肠道补液。当血糖下降至 16.7 mmol/L 时开始输入 5%葡萄糖液并按每 2～4 g 葡萄糖加入 1 U 胰岛素。应注意高血糖是维护患者血容量的重要因素,如血糖迅速降低补液不足,将导致血容量和血压进一步下降。胰岛素治疗方法与 DKA 相似,静脉注射胰岛素首次负荷量后,继续以每小时每千克体重0.05～0.10 U的速率静脉滴注胰岛素,一般来说本症患者对胰岛素较敏感,因而胰岛素用量较小。补钾要更及时,一般不补碱。应密切观察从脑细胞脱水转为脑水肿的可能,患者可一直处于昏迷状态,或稍有好转后又陷入昏迷,应密切注意病情变化,及早发现和处理。

(郭　蓉)

第八节　尿　崩　症

尿崩症是由于抗利尿激素(ADH)分泌和释放不足,或肾远曲小管、集合管上皮细胞对 ADH 失去反应所导致的以多尿、低比重尿和低渗尿为特征的临床综合征。由于下丘脑-神经垂体病变导致 ADH 分泌不足者称为中枢性尿崩症(CDI),肾脏病变导致 ADH 受体不敏感或受体后信息传导障碍者称为肾性尿崩症(NDI)。

一、发病机制

抗利尿激素也称为精氨酸升压素(AVP),是自由水排泄的主要决定因素。抗利尿激素由下丘脑的视上核及室旁核合成,然后经由核神经元的轴突向下延伸进入垂体后叶,并以囊泡形式存储到神经垂体束末梢中,在血浆渗透压升高等刺激下,神经冲动下传至神经垂体的神经末梢,囊泡以胞吐方式将 AVP 释放到血循环中发挥抗利尿作用。

研究表明,视上核与室旁核合成的最初产物为 AVP 的前体分子(AVP-NPⅡ),包括信号肽、AVP 序列、神经垂体后叶素转运蛋白Ⅱ(NPⅡ)序列及一个由 39 个氨基酸残基组成的多肽。信号肽在信号肽酶作用下从前体裂解下来后,AVP 和 NPⅡ结合形成分泌颗粒沿着轴突向垂体后叶运输。AVP 和 NPⅡ基因异常可导致产生变异型 AVP-NPⅡ蛋白,变异型 AVP-NPⅡ蛋白生物活性下降,而且不被正常降解而具有毒性,可导致细胞死亡。AVP 和 NPⅡ基因异常为常染色体显性遗传,其引起的尿崩症属中枢性尿崩症之一。

AVP 的受体是一类 G 蛋白偶联受体,根据其结构和功能情况,分为 V1、V2 受体,V1 受体主要分布于血管和垂体 ACTH 细胞,介导血管收缩,促进 ACTH 释放;V2 受体主要分布于肾小管,参与调节体内水代谢。抗利尿激素与肾脏远曲小管和集合管细胞膜上的 V2 受体结合后,使 Gs 蛋白与腺苷酸环化酶耦联,导致细胞内的 cAMP 增加,从而激活蛋白激酶 A。蛋白激酶 A 活化水通道蛋白 2(AQP-2),使其附着在管腔膜上,形成水通道,使水分顺着渗透压差从管腔进入渗透压较高的肾间质中,从而保留水分,浓缩尿液。当抗利尿激素缺乏时,管腔膜上的水通道蛋白可在细胞膜的衣被凹陷处集中,后者形成吞饮小泡进入胞质,导致管腔膜上的水通道消失,对水再吸收作用消失。近年来发现肾小管上皮细胞膜上至少存在 5 种水通道蛋白,其中水通道蛋白 2(AQP-2)基因突变导致 AQP-2 生成减少或活性下降是肾性尿崩症的主要原因之一,其他水通道蛋白突变也可能导致肾性尿崩症。

AVP 分泌的调节。①血浆渗透压感受性调节:动物研究显示下丘脑前部的终板血管器(OVLT)和穹隆下器细胞是主要的渗透压感受器。渗透压感受器以阈值或调定点形式控制 AVP 分泌。当禁水或失水时,血浆渗透压在调定点以上时,渗透压感受器细胞内水分外移,细胞脱水,导致神经冲动传导至视上核和室旁核,引起 AVP 释放及血浆 AVP 上升,使肾脏重吸收水增多,尿量减少,体液平衡得以维持或恢复。②容量或血压感受性调节:冠状动脉、主动脉、颈动脉窦和心房中存在压力感受器,血容量或血压发生剧烈变化时,压力感受器受刺激,发出神经冲动经由迷走神经和舌咽神经投射到下丘脑,从而促进 AVP 合成和释放,使血管收缩,产生升压作用。妊娠期,血压或血容量大幅度降低时,容量感受器调定点可下降。③化学感受性调节:颈动脉体存在化学感受器,当血氧分压低于 8.0 kPa(60 mmHg)或二氧化碳分压升高时,化学感受器兴奋,神经冲动传入下丘脑,促进 AVP 释放增加。④神经介质和药物调节:下丘脑乙酰胆碱、组胺、缓激肽、去甲肾上腺素、前列腺素、血管紧张素 Ⅱ 等神经介质和神经肽调节 AVP 合成分泌,同时尼古丁、吗啡、长春新碱、环磷酰胺、氯贝丁酯、氯磺丙脲、氯丙嗪、苯妥英钠及一些三环类抗惊厥药和抗抑郁药也可影响 AVP 释放。⑤糖皮质激素:具有拮抗 AVP 的作用,其增高 AVP 释放渗透压阈值。此外,糖皮质激素也能直接作用于肾小管,降低水的通透性,促进水的排泄。因此,尿崩症患者若合并糖皮质激素缺乏,则尿量减少,在糖皮质激素替代治疗后,尿量增多,症状加重。

综上所述,当某种原因导致下丘脑视上核、室旁核合成分泌 AVP 和 NPⅡ 减少或异常,或视上核、室旁核的神经元到垂体后叶的轴突通路受损,以及垂体后叶受损时便引起中枢性尿崩症。而肾脏 AVP 受体或水通道蛋白作用减少引起肾性尿崩症。

二、病因

(一)中枢性尿崩症

中枢性尿崩症是指各种病因导致的下丘脑视上核和室旁核 AVP 合成、分泌与释放受损,具体病因如下。

1.特发性中枢性尿崩症

无明确病因的中枢性尿崩症定义为特发性尿崩症。现研究发现,特发性尿崩症患者血循环中存在针对下丘脑神经核团的自身抗体,导致下丘脑视上核及室旁核细胞功能损伤,Nissil 颗粒耗尽,AVP 合成释放减少。采用针对 AVP 分泌细胞的抗体进行免疫组化染色和成像技术研究发现,特发性尿崩症发病率占中枢性尿崩症的 30% 左右。淋巴细胞性垂体炎患者存在针对 AVP 分泌细胞的抗体,可归为特发性尿崩症。

2.继发性中枢性尿崩症

肿瘤、手术和外伤是导致下丘脑垂体后叶损害的常见原因。其中,肿瘤所致的中枢性尿崩症约占 25%,常见肿瘤包括颅咽管瘤、生殖细胞瘤、松果体瘤和垂体瘤等。手术导致的尿崩症占中枢性尿崩症发病率的 20% 左右,经蝶手术腺瘤切除术术后发生中枢性尿崩症概率为 10%~20%,而传统开颅手术切除大腺瘤术后中枢性尿崩症发病概率为 60%~80%,但其中大部分为一过性中枢性尿崩症。如手术造成正中隆突以上的垂体柄受损,则可导致永久性中枢性尿崩症。头部外伤或蛛网膜下腔出血导致的尿崩症占中枢性尿崩症的 15% 左右,其他引起中枢性尿崩症的原因包括肉芽肿、结节病、组织细胞增多症、脑炎、结核、梅毒、动脉瘤和淋巴瘤等。

3.遗传性中枢性尿崩症

约 10% 的中枢性尿崩症为家族遗传性尿崩症,可为 X 连锁隐性、常染色体显性或常染色体隐性遗传。研究表明,染色体 20p13 上的 $AVP\text{-}NP\,II$ 基因突变可导致 $AVP\text{-}NP\,II$ 变异蛋白产生,其对 AVP 神经元细胞具有毒性并破坏神经元。此外,编码 wolframin 四聚体蛋白的 $WFS1$ 基因突变也可引起中枢性尿崩症。wolframin 作为一种新型的内质网钙通道蛋白存在于胰岛 β 细胞和下丘脑视上核和室旁核神经元中。$WFS1$ 基因突变导致的尿崩症可以是 Wolfram 综合征或称 DIDMOAD 综合征的一部分,其临床综合征包括尿崩症、糖尿病、视神经萎缩和耳聋,极为罕见。AVP 前体基因突变,AVP 载体蛋白基因突变可产生无活性 AVP,也可导致中枢性尿崩症。

(二)肾性尿崩症

肾性尿崩症病因有遗传性和获得性两种。

1.遗传性肾性尿崩症

约 90% 遗传性肾性尿崩症与 X 染色体 $q28\,V2$ 受体基因突变有关,由于为 X 性连锁隐性遗传,大多患者为男性。女性携带者通常无症状,少数携带者尿渗透压下降。迄今为止,超过 200 个 V2 受体突变位点被报道。另外,10% 遗传性肾性尿崩症是由于染色体 12q13 编码 $AQP\text{-}2$ 的基因突变所致,可为常染色体隐性或显性遗传。

2.继发性肾性尿崩症

多种疾病导致的肾小管损害可导致肾性尿崩症,如多囊肾、阻塞性尿路疾病、镰状细胞性贫血、肾淀粉样变、慢性肾盂肾炎、干燥综合征、骨髓瘤等。代谢紊乱如低钾血症、高钙血症也可致肾性尿崩症。多种药物可导致肾性尿崩症,如锂盐、地美环素、两性霉素 B、西多福韦、庆大霉素、诺氟沙星、奥利司他等。其中用于治疗精神性疾病的锂盐可导致尿素转运蛋白和 AQP-2 减少,是最多见的引起肾性尿崩症的药物。

(三)妊娠性尿崩症

妇女妊娠时,血容量增加 1.4 倍,血浆渗透压降低 8~10 mmol/L,妊娠期分泌更多抗利尿激素,但胎盘会产生氨肽酶,这种酶水平第 10 周可增高,第 22~24 周达高峰。氨肽酶可降解 AVP 和催产素,由于 AVP 降解增多,患者出现尿崩症症状,在妊娠中晚期开始有多尿、口渴,直至妊娠终止。有人认为此类患者未妊娠时即有很轻的中枢性尿崩症,每天尿量为 2.0~2.5 L,妊娠时尿量可增加至 5~6 L/d。

三、临床表现

尿崩症的主要症状是多尿,同时伴有烦渴与多饮。一般起病缓慢,也有突然起病者。患者每天尿量多为 2.5～20.0 L,超过 20 L 的较少,同时夜尿显著增多。患者尿比重多在 1.001～1.005,不超过 1.010。多数患者因口渴中枢完整,除了因饮水、小便次数多、夜尿增多影响生活质量外,可正常生活。长期多尿可导致膀胱容量增大,因此排尿次数有所减少。若患者因呕吐、意识丧失、短期内断绝饮水供应或口渴障碍不能充分补充水分,可导致脱水和严重高钠血症,进一步损伤中枢神经系统,引发昏迷、癫痫、颅内出血等严重后果。

不同病因所致的尿崩症有不同的临床特点。遗传性中枢及肾性尿崩症常幼年起病,表现为尿布更换频繁,喝奶增加,若治疗不及时,饮水量不充分,可出现脱水及高钠血症,严重者可出现高渗性脑病,表现为呕吐、发热、呼吸困难、抽搐,重者昏迷死亡。如能幸存,多存在智力和体格发育迟缓,成年后多尿症状可减轻。

肿瘤导致的中枢性尿崩症有头痛、视野缺损等占位效应,若影响到下丘脑可产生睡眠障碍、体温改变、进食增加等下丘脑综合征表现。生殖细胞瘤可有性早熟。若压迫腺垂体可出现激素分泌低下表现,如畏寒、食欲缺乏、乏力等。若合并糖皮质激素或甲状腺激素缺乏则多尿症状减轻,使用上述激素替代后,多尿症状可加重。

下丘脑或垂体部位的手术、肿瘤及炎症等,导致中枢性尿崩症同时可能损伤下丘脑渴感中枢。由于渴感障碍,中枢性尿崩症患者不能及时摄入足够水分,极易导致严重脱水和高钠血症。慢性高钠血症可出现为淡漠、嗜睡、抽搐等。肿瘤还可能同时破坏下丘脑渗透压感受器,若强制摄入大量水分,可导致水中毒和低钠血症,出现头痛、恶心、呕吐、精神错乱、惊厥、昏迷以至死亡。

颅脑手术或外伤性中枢性尿崩症可为一过性尿崩症、永久性尿崩症或典型三相变化:多尿－抗利尿－多尿。第一期多尿是由于垂体柄阻断,AVP 运输障碍,可在术后头 2 天发生,维持 1 天至数天。第二期抗利尿期是由于储存在神经垂体中的 AVP 释放入血,患者尿量减少,可维持 1～2 天。由于储存神经垂体的 AVP 分泌不受渗透压感受器调控,若此期大量输液可能会导致水中毒。第三期多尿期在储存 AVP 释放完毕后出现。多数三相性尿崩症在手术损伤导致的下丘脑垂体柄出血控制、炎性水肿消退后可恢复正常。少数患者由于手术导致视上核-神经束损毁,AVP 分泌细胞坏死、萎缩,转为永久性尿崩症。

尿崩症患者合并妊娠时,由于糖皮质激素分泌增加,拮抗 AVP 作用,可使尿崩症的病情加重,分娩后尿崩症病情减轻。妊娠尿崩症多在妊娠中晚期出现多尿、低比重尿、烦渴、多饮、恶心、乏力等症状,主要由于氨肽酶分泌在中晚期更明显。

部分患者症状较轻,每天尿量在 2.5 L 左右,如限制水分致严重脱水时,尿比重可达 1.010～1.016,尿渗透压可超过血浆渗透压,达 290～600 mOsm/(kg·H$_2$O),称为部分性尿崩症。

甲状腺功能低下时,尿溶质的排泄减少,也可使多尿症状减轻。

四、实验室和辅助检查

(一)实验室检查

1.尿液检查

尿量超过 2.5 L,可达 10 L 以上,中枢性尿崩症比重常在 1.005 以下,肾性尿崩症尿比重在 1.010以下。部分性尿崩症患者尿比重有时可达 1.016。

2.血、尿渗透压测定

患者血渗透压正常或稍高[血渗透压正常值为 290～310 mOsm/(kg·H₂O)],中枢性尿崩症尿渗透压多低于 200 mOsm/(kg·H₂O),尿渗透压/血渗透压比值<1.5。肾性尿崩症尿渗透压多低于 300 mOsm/(kg·H₂O),尿渗透压/血渗透压比值<1.0,但严重脱水或部分性尿崩症患者可正常。

3.血生化检查

中枢性尿崩症患者严重脱水可导致血钠增高,尿素氮、肌酐升高。继发于肾脏疾病的肾性尿崩症也可出现尿素氮、肌酐、胱抑素升高或酸碱平衡障碍。

4.血浆 AVP 测定(放射免疫法)

正常人血浆 AVP(随意饮水)为 2.3～7.4 pmol/L,禁水后可明显升高。中枢性尿崩症患者 AVP 水平下降,禁水后无明显变化。肾性尿崩症患者 AVP 水平增高,禁水时可进一步升高。由于血浆 AVP 不稳定,且大多与血小板结合,致测定准确度不高。现推荐测定 Copeptin 反映 AVP 水平。Copeptin 来源于 AVP 前体,前血管升压素原。由于血浆 Copeptin 稳定,故测定准确度高、敏感性好。

5.AVP 抗体和抗 AVP 细胞抗体测定

其有助于特发性尿崩症的诊断。

(二)禁水加压素试验

禁水加压素试验是尿崩症的确诊试验。试验原理为禁饮时血容量下降,血浆渗透压升高,刺激下丘脑 AVP 合成及垂体后叶释放 AVP 增加,使肾脏水重吸收增加,尿量减少,尿渗透压、尿比重升高,而血浆渗透压和血容量保持稳定。尿崩症患者因 AVP 缺乏或受体后通道障碍导致禁饮时远端肾小管对水分的重吸收障碍,尿量不减少,尿渗透压、尿比重没有明显升高。禁水试验可鉴别尿崩症与精神性烦渴多饮;阴性者,皮下注射血管升压素,可鉴别中枢性或肾性尿崩症。

试验方法:试验前先测体重、血压、心率、血尿渗透压。试验后不能喝水和进食,禁饮时间视患者多尿程度而定,一般试验前晚 8～10 pm 开始禁水,尿量大于 10 000 mL/24 h 者,可于清晨 0 点或 2 点开始禁饮。禁饮开始后每小时留尿,测尿量、比重、和尿渗透压,同时测体重和血压,当尿渗透压(或尿比重)达到平顶,即继续禁饮不再增加尿量时,此时再抽血测血渗透压、尿渗透压,然后皮下注射血管升压素 5 U,注射后仍继续每小时留尿,测尿量、尿比重、尿渗透压共 2 次,停止试验。禁水总时间 8～18 小时,但如患者排尿量甚多,虽禁饮不到 18 小时,体重已较原来下降 3%～5%或血压明显下降,也应停止试验。

临床意义:正常人不出现明显的脱水症状,禁饮以后尿量明显减少,尿比重>1.020,尿渗透压一般>800 mOsm/L。精神性烦渴,禁饮前尿比重低,尿渗透压小于血渗透压,但禁饮-升压素反应如正常人。完全性中枢性尿崩症患者禁水后尿量仍多,尿比重多数<1.010,尿渗透压小于血渗透压,部分性中枢性尿崩症患者尿比重有时可>1.010,但<1.016,尿渗透压大于血渗透压。注射血管升压素后,部分性尿崩症患者尿渗透压增加达注射前的 10%～50%,完全性尿崩症增加 50%以上。肾性尿崩症患者注射血管升压素后尿量不减少,尿比重、渗透压不增加。

(三)高渗盐水试验

正常人静脉滴注高渗盐水(2.5%～3.0%氯化钠注射液)后,血浆渗透压升高,AVP 分泌增多,尿量减少,尿比重增加。中枢性尿崩症患者滴注高渗盐水后尿量不减少,尿比重不增加,注射升压素后,尿量明显减少,尿比重明显升高。肾性尿崩症则尿量减少。试验过程中注意血压监测,高血压和心脏病患者慎行此项检查。

(四)其他检查

继发性尿崩症需确立病因或原发病。考虑继发性中枢性尿崩症需要进行颅脑和垂体 MRI、CT 或 X 射线检查。MRI 对颅内肿瘤、感染、血管性病变都有很好的鉴别能力,而且可以发现垂体容积、垂体柄状态、垂体后叶高信号区变化。垂体后叶高信号区消失是中枢性尿崩症的特征性变化,有助于中枢性尿崩症诊断。继发性肾性尿崩症需要进行肾脏 B 超、CT,肾脏 ECT,血气分析等检查。考虑肾淀粉变时可行肾脏病理检查。

针对 AVP(包括$AVP\text{-}NP\,II$)基因、AVP 受体基因、$AQP\text{-}2$ 基因等突变分析可明确部分遗传性尿崩症的分子机制。对 X 连锁的隐性遗传携带者胎儿进行基因检测有助于早期发现患儿,及时治疗,避免夭折。

五、诊断和鉴别诊断

(一)诊断

典型的尿崩症诊断不难,根据临床表现和禁水升压素试验及血尿渗透压测定多可明确诊断。尿崩症诊断成立后,应进一步确立中枢性或肾性,确立尿崩症的病因或原发疾病,确立为部分性尿崩症或完全性尿崩症。其中禁水加压素试验是确定诊断、鉴别中枢性尿崩症和肾性尿崩症,区分部分性或完全性的关键。

(二)鉴别诊断

尿崩症应与下列以多尿为主要表现的疾病相鉴别。

1.精神性烦渴

精神性烦渴可出现类似尿崩症症状,如烦渴、多饮、多尿与低比重尿等,但 AVP 并不缺乏,禁水加压素试验正常。如果发现患者上述症状与精神因素相关,并伴有其他神经官能症状,可排除尿崩症。

2.糖尿病

糖尿病有多尿、烦渴症状,但血糖升高,尿糖阳性,容易鉴别。

3.慢性肾脏疾病

慢性肾脏疾病可影响肾脏浓缩功能而引起多尿、口渴等症状,同时也可引起$AVPV2$ 受体和 $AQP\text{-}2$ 合成障碍导致肾性尿崩症,主要鉴别有赖于禁水加压素试验。

4.干燥综合征

除明显口干、多饮、多尿外,同时合并眼干和其他外分泌腺及腺体外其他器官的受累而出现多系统损害的症状,其血清中有多种自身抗体和高免疫球蛋白血症,免疫学检查有助于诊断。

5.高尿钙症

高尿钙症见于甲状旁腺功能亢进症、结节病、维生素 D 中毒、多发性骨髓瘤、癌肿骨转移等病,有原发病症状和禁水加压素试验有助鉴别。

6.高尿钾症

高尿钾症见于原发性醛固酮增多症、失钾性肾病、肾小管性酸中毒、范科尼综合征、Liddle 综合征、Bartter 综合征等,测定血尿电解质和禁水加压素试验有助于诊断。

7.颅脑手术后液体滞留性多尿

颅脑手术时,患者因应激而分泌大量 AVP,当手术应激解除后,AVP 分泌减少,滞留于体内的液体自肾排出,如此时为平衡尿量而输入大量液体,即可导致持续性多尿而误认为尿崩症。限制液体入量,如尿量减少血钠仍正常,提示为液体滞留性多尿;如尿量不减少且血钠升高,给予AVP后尿量减少,血钠转为正常,尿渗透压增高,则符合损伤性尿崩症的诊断。此外,尿崩症患者因血液浓缩和AVP V1受体功能障碍而致尿酸清除减少,血尿酸升高,而液体滞留性多尿,以及精神性多饮患者血液被稀释,尿酸清除正常,所以尿酸无升高。据报道,血尿酸>50 μg/L有助于两者的鉴别,并强烈提示为损伤性尿崩症。

六、治疗

(一)一般治疗

患者应摄入足够水分,并根据季节和气候进行调整,在可能导致水源供应障碍的场合应携带水。若患者同时存在渴感中枢障碍或渗透压感受器受损,应合并使用AVP替代治疗的同时通过血钠、血浆渗透压、尿量确定饮水量。若要经历手术及麻醉,应告知手术和麻醉医师尿崩症病史,以保证手术和麻醉期间足够液体输入,同时术中密切观察生命体征、血浆渗透压、血钠水平和尿量以调节液体输入量。宜低盐饮食,避免使用溶质性利尿剂,限制咖啡、茶和高渗饮料的摄入。

(二)去除诱因

部分获得性中枢性尿崩症和肾性尿崩症在原发病因解除后,多饮、多尿症状可缓解或减轻。如合并脑炎、脑膜炎、结核、真菌感染等,抗感染、抗病毒等,相应治疗可改善症状。下丘脑-垂体肿瘤通过手术治疗后,多尿症状缓解。淋巴性垂体炎采用激素治疗后,多数患者多尿症状减轻。肾盂肾炎、尿路梗阻疾病、药物导致的肾性尿崩症,通过控制感染、解除梗阻、停用药物可缓解多尿症状。因此,应积极治疗获得性尿崩症的原发疾病。

(三)中枢性尿崩症可使用AVP替代疗法

1.1-脱氨-8-右旋-精氨酸血管升压素

1-脱氨-8-右旋-精氨酸血管升压素(DDAVP)是目前最常用的抗利尿剂替代方案。DDAVP为天然精氨盐升压素的结构类似物,系对天然激素的化学结构进行两处改动而得,即1-半胱氨酸脱去氨基和以8-D-精氨酸取代8-L-精氨酸。通过上述结构改变,DDAVP的血管加压作用只有天然AVP的1/400,而抗利尿增强3倍,抗利尿/升压作用比从天然AVP的1∶1变为2 400∶1,抗利尿作用强,升压作用弱,是目前最理想的抗利尿剂。DDAVP有口服、肌内注射、鼻喷3种给药方式。常用为口服制剂,用法为每天1~3次,每次0.1~0.4 mg。剂量应个体化,具体剂量可根据尿量确定,调整药物剂量使尿量控制在1.0~2.5 L。过量使用可导致水中毒,因此对于婴幼儿、渴感中枢障碍、渗透压感受器受损的患者还需要通过血钠、血浆渗透压、每天液体出入量精确调整药物剂量和饮水量,维持渗透压平衡。由于价格昂贵,也可采取睡前口服以减少夜尿,改善睡眠,白天通过饮水维持血浆渗透压。

2.垂体后叶素

作用仅维持3~6小时,皮下注射,每次5~10 U,每天需要多次注射,主要用于脑损伤或神经外科术后尿崩症的治疗,长期应用不便。

3.加压素(鞣酸升压素油剂)

每毫升油剂含AVP 5 U,深部肌内注射,从0.1 mL开始,可根据每天尿量情况逐步增加到每次0.5~0.7 mL,注射一次可维持3~5天。长期应用可产生抗体而减轻疗效,过量可引起水中毒。

(四)中枢性尿崩症可选用的其他药物

1.氢氯噻嗪

每次 25 mg,每天 2～3 次,可使尿量减少约一半。其作用机制可能是由于尿中排钠增加,体内缺钠,肾近曲小管水重吸收增加,到达远曲小管的原尿减少,因而尿量减少。长期服用可引起缺钾、高尿酸血症等,应适当补充钾盐。

2.卡马西平

其治疗机制可能为增加肾远曲小管 cAMP 的形成,也可能增加 AVP 释放。用量为每次 0.125～0.250 g,每天 1～2 次,服药后 24 小时起作用,尿量减少。不良反应为低血糖、白细胞计数减少或肝功能损害,与氢氯噻嗪合用可减少低血糖反应。

3.氯磺丙脲

其治疗机制可能为刺激 AVP 合成和释放,同时有改善渴感中枢的功能,可用于合并有渴感障碍的中枢性尿崩症患者。用法为每次 0.125～0.250 g,每天 1～2 次,250 mg/d。不良反应为低血糖、白细胞计数减少、肝功能损害等。

4.氯贝丁酯

其治疗机制可能是增加 AVP 释放,与 DDAVP 合用可减少 DDAVP 耐药发生。用量为每次 0.2～0.5 g,每天 3 次。长期应用有肝损害、肌炎及胃肠道反应等不良反应。

由于 AVP 制剂的广泛使用,上述药物已经较少用于中枢性尿崩症的治疗。

(五)肾性尿崩症治疗

肾性尿崩症治疗困难,主要依赖充分水分摄入来预防脱水。少数患者对大剂量 AVP 有反应。低钠饮食和氢氯噻嗪对肾性尿崩症有帮助。在肾性尿崩症中,氢氯噻嗪抗利尿作用可能由于细胞外液容量体积减小,GFR 下降,肾近曲小管钠和水重吸收增加,到达远曲小管的原尿减少,从而降低尿量。此外,还发现氢氯噻嗪可增加 AQP2 表达。长期服用可引起缺钾、高尿酸血症等,应适当补充钾盐或合用保钾利尿剂。具体用法为每次 25 mg,每天 2～3 次,可使肾性尿崩症尿量减少约一半。同时使用非甾体抗炎药,如吲哚美辛、布洛芬等可增加氢氯噻嗪疗效,这类药物可能是通过抑制肾脏中前列腺素合成,从而使腺苷环化酶活性增强,cAMP 生成增多而使 AVP 作用增强,但应注意长期使用的胃肠道不良反应。

吲达帕胺作用机制类似于氢氯噻嗪,每次 2.5～5.0 mg,每天 1～2 次。阿米洛利,氨苯蝶啶也可用于肾性尿崩症的治疗,机制不完全清楚,作用类似于氢氯噻嗪,可和氢氯噻嗪联用,防治低钾血症出现。

遗传性肾性尿崩症根据 V2 受体变异程度分为 5 种类型,其中二型变异 V2 受体仅有 1 个氨基酸错配,错误折叠的 V2 受体蛋白被陷于内质网中,使用 V2 受体拮抗剂可作为分子伴侣和错误折叠的受体结合,从而改变受体构象并稳定其结构,然后该受体可以通过内质网运输到质膜,被抗利尿激素激活发挥抗利尿作用。

(六)颅脑外伤或术后尿崩症治疗

未使用利尿剂情况下,颅脑外伤或手术后出现严重多尿(>250 mL/h)提示尿崩症可能。在第一期多尿期,需防止脱水和高钠血症,除适当补充液体,可根据病情注射垂体后叶素,每次 5～10 U,第二次升压素注射应在第一次升压素作用消失后使用。在第二期多尿期,则要控制补液量,以免引起水中毒。第三期多尿期,可用垂体后叶素或 DDAVP 治疗。外伤或手术后尿崩症多为一过性,可由于神经轴突末梢与毛细血管联系重建而自行缓解恢复。转为永久性尿崩症者需要长期服用 DDAVP。

（七）妊娠伴尿崩症治疗

妊娠中晚期出现多尿、多饮时应考虑尿崩症诊断。由于妊娠妇女不适合行禁水加压素试验，诊断依赖临床表现、实验室检查和试验性治疗。若尿比重为 1.001～1.005，尿渗透压低于 200 nmol/L，并低于血浆渗透压，尿崩症可能性大。首选药物为 DDAVP，因其不被血浆中的氨肽酶降解。DDAVP 具有 5%～25% 的缩宫素活性，需注意子宫收缩状况。分娩后，血浆中的氨肽酶活性迅速下降，患者的多尿症状可明显减轻或消失，应及时减量或停药。若肾性尿崩症合并妊娠，可谨慎使用氢氯噻嗪，并注意补钾，维持电解质平衡。

（郭　蓉）

第七章
风湿免疫科诊疗

第一节 大动脉炎

大动脉炎又称高安病,是指主动脉及其分支的慢性进行性炎症引起血管不同部位的狭窄或闭塞,少数患者可出现动脉扩张或动脉瘤。大动脉炎主要累及主动脉、主动脉弓及其分支、升主动脉、腹主动脉、锁骨下动脉、肾动脉、肺动脉等,其中以头臂动脉、肾动脉、胸腹主动脉,以及肠系膜上动脉为好发部位。腹主动脉伴肾动脉受累者占绝大多数。本病好发于青年女性,以 10～30 岁起病较多,平均年龄 22 岁。

一、病因和发病机理

本病病因未明,一般认为与自身免疫有关,虽在某些患者可查到抗大动脉基质抗体,但迄今仍未能获得此类抗体可直接导致大动脉炎的证据。另外,本病可能与内分泌异常,以及遗传等因素有相关性。

二、病理和免疫病理

病变血管早期表现为血管外膜和外层的肉芽肿性炎症,逐渐发展至血管全层。可见淋巴细胞、浆细胞、巨噬细胞、组织细胞等浸润,使内外弹力层等正常血管结构破坏,最终使内膜增厚、纤维组织增生,管腔有不同程度狭窄,并常常导致血栓形成。由于中层弹力纤维及平滑肌断裂、坏死,内膜增厚纤维化,中外膜缩窄,引致动脉管腔狭窄和闭塞,在局部血流动力学的影响下病变处可形成动脉扩张,以致形成动脉瘤。

三、临床表现

本病可急性发作,表现为发热、肌痛、关节肿痛、食欲减退、厌食、体重减轻等,部分患者呈隐匿性起病,直至血管狭窄、闭塞才出现症状。临床上根据血管累及的不同部位,分为 4 种类型。

(一)头臂动脉型(主动脉弓综合征)

颈动脉和椎动脉狭窄和闭塞引起头部缺血,出现头痛、眩晕、记忆力减退、咀嚼无力或疼痛,严重者可有反复晕厥、抽搐、失语、偏瘫或昏迷。锁骨下动脉受累导致上肢缺血,可出现单侧或双侧上肢无力、酸痛、麻木、发凉,甚至肌肉萎缩。少数患者可出现锁骨下动脉窃血综合征,可于上肢活动时出现一过性头晕或者晕厥。查体时可以发现颈动脉、肱动脉、桡动脉搏动减弱或消失，约半数患者于颈部或锁骨上窝可听到Ⅱ级以上收缩期血管杂音，少数伴有震颤。

(二)主动脉型或肾动脉型

病变主要在腹主动脉和肾动脉，出现肾性高血压，有头痛、头晕、心悸，下肢出现乏力、发凉、酸痛和间歇性跛行等症状，少数患者可以发生心绞痛或者心肌梗死。高血压为本病最重要的临床表现，尤以舒张压升高为主，舒张压升高与肾动脉狭窄程度呈正相关。约80%的患者于脐上部可闻及高调的收缩期血管杂音，单侧或双侧肾动脉狭窄可在脐一侧或两侧闻及杂音，但腹部血管杂音并非肾动脉狭窄的特异性体征，未闻及血管杂音，不能除外肾动脉狭窄的可能。上下肢收缩压差：用血压计测压时，正常的下肢动脉收缩压水平较上肢高 2.7～5.3 kPa(20～40 mmHg)，如果上下肢收缩压差小于 2.7 kPa(20 mmHg)，则主动脉系统可能有狭窄存在。

(三)广泛型

具有上述两种类型的特征，病变广泛，部位多发，本型病情一般较重。

(四)肺动脉型

上述 4 种类型均可合并肺动脉受累，尚未发现单纯肺动脉受累者，患者常有肺动脉高压的表现，如心悸，气短，肺动脉办区可闻及收缩期杂音和肺动脉办第二音亢进。

四、实验室及辅助检查

(一)化验室检查

急性期约有 1/3 患者出现轻度贫血、白细胞计数增高。CRP 增快，ESR 增快。血清抗主动脉抗体阳性，其阳性率可高达 90%，丙种球蛋白升高。ESR 和 CRP 是反映病情活动的重要指标。

(二)胸部 X 线检查

(1)心脏改变：约 1/3 的患者有不同程度的心脏扩大，多为轻度左心室扩大，原因是高血压引起的后负荷增加，以及主动脉瓣关闭不全或冠状动脉病变引起的心肌损害所致。

(2)胸主动脉改变：常为升主动脉或主动脉弓降部的膨隆、扩张，甚至瘤样扩张，降主动脉尤以中下段变细及搏动减弱，是胸降主动脉广泛狭窄的重要指征。

(三)心电图检查

约半数患者为左心室肥厚，高电压。少数患者有 S-T 段改变，重者有心肌梗死改变。极少数患者出现右心室肥厚。

(四)眼底检查

可发现本病眼底特征性改变。这种特征性改变分为 3 期。

(1)血管扩张期，视盘发红，动静脉扩张，血管增生，但虹膜玻璃体正常。

(2)吻合期，瞳孔散大，反应消失，虹膜萎缩，视网膜动静脉吻合形成，周边血管消失。

(3)并发症期，表现为白内障、视网膜出血、剥离等。

(五)血管造影

血管造影为明确诊断的最重要检查。可见主动脉及其分支受累部位的血管管腔狭窄或狭窄后扩张，动脉瘤形成，甚至闭塞。

(六)其他

本病还可以出现肺功能异常，动脉超声示主动脉及其分支狭窄、闭塞等，结合临床，均可提示本病存在之可能。

五、诊断要点

(一)诊断线索

对于 10~40 岁的女性若是出现以下症状,应怀疑本病。

(1)单侧或双侧肢体出现缺血症状,伴有动脉搏动减弱或者消失,血压降低或者测不到。双上肢血压差大于 1.3 kPa(10 mmHg)时应注意本病之可能。

(2)脑动脉缺血症状,单侧或者双侧颈动脉搏动减弱或者消失,以及颈部血管杂音者。

(3)近期发生的原因不明的高血压或顽固性高血压。伴有上腹部 2 级以上的无其他病因的高调血管性杂音。

(4)不明原因发热,以低热为主,伴有血管杂音,四肢脉搏有异常改变者。

(5)无脉和眼底血管改变者。

对于出现以上症状患者,应行动脉造影检查,结合临床,以明确诊断。

(二)诊断标准

采用 1990 年美国风湿病学会的分类标准。

(1)发病年龄不超过 40 岁,出现症状或体征时的年龄不足 40 岁。

(2)肢体间歇性跛行,活动时一个或更多肢体出现乏力、不适或症状加重,尤以上肢明显。

(3)肱动脉搏动减弱,一侧或双侧肱动脉搏动减弱。

(4)血压差大于 1.3 kPa(10 mmHg),双侧上臂收缩压差大于 1.3 kPa(10 mmHg)。

(5)锁骨下动脉或主动脉杂音,一侧或双侧锁骨下动脉或腹主动脉闻及杂音。

(6)动脉造影异常,主动脉一级分支或大动脉狭窄或闭塞,病变常为局灶或节段性,且不是由动脉硬化,纤维肌发育不良等原因引起。

符合上述 6 项中的 3 项者可诊断本病。

(三)鉴别诊断

本病主要与先天性主动脉狭窄、动脉粥样硬化、血栓闭塞性脉管炎、白塞病、结节性多动脉炎等疾病鉴别。

1.肾动脉纤维肌性结构不良

本病好发于女性,病变多累及肾动脉远端及其分支,可呈串珠样改变,以右肾动脉受累多见,但主动脉受累少见。上腹部很少听到血管杂音。没有大动脉炎的典型临床表现。

2.动脉粥样硬化

本病见于年龄较大的患者,以男性好发,无大动脉炎的临床表现,但是血管造影可出现髂、股动脉,以及腹主动脉的粥样硬化的病变,可有管腔狭窄,但本病很少累及腹主动脉的分支。

3.先天性主动脉办狭窄

本病与大动脉炎累及胸降主动脉狭窄所致的高血压易混淆,前者多见于男性,血管杂音位置较高,限于心前区及背部,腹部听不到杂音,全身无炎症活动表现,造影可以显示病变部位狭窄。

4.血栓性闭塞性脉管炎

血栓性闭塞性脉管炎为周围血管慢性闭塞性病变,主要累及四肢中小动脉及静脉,下肢常见,年轻男性多见,多伴有吸烟史,临床表现为肢体缺血,剧烈疼痛及间歇性跛行,足背动脉搏动减弱或者消失,游走性表浅动脉炎,重症患者可出现下肢溃疡和坏死。本病可形成血栓造成腹主动脉及肾动脉受累而导致高血压,故需要与大动脉炎所出现的高血压鉴别,必要时可行血管造影,两者可鉴别。

5.结节性多动脉炎

病变以累及内脏中小动静脉为主,如累及肾动脉可致高血压,两者需鉴别。结节性多动脉炎为系统性、坏死性血管炎,很少累及大血管,结节性多动脉炎常与乙肝病毒感染有关,肾功能损伤明显,血管造影常发现肾脏、肝脏、肠系膜及其他脏器的中小动脉有微小动脉瘤样扩张和节段性狭窄。而大动脉炎与乙肝病毒感染无明确关系,血管造影可见主动脉及其分支受累部位的血管管腔狭窄或狭窄后扩张,动脉瘤形成,甚至管腔闭塞。

六、治疗

(一)一般治疗

注意休息,对于出现血压增高的患者应注意饮食,限盐。

(二)药物治疗

1.糖皮质激素

急性活动期可用泼尼松 0.5～1.0 mg/(kg·d),1 次或分次口服,病情缓解后,维持 3～4 周后逐渐减量。病情较重者静脉滴注甲泼尼松龙 1 g/d,应用 3～5 天,当症状减轻,ESR 及 CRP 下降,再改为泼尼松 0.5～1.0 mg/(kg·d),症状控制后,逐渐减量至最低有效维持量。

2.免疫抑制剂

可选用甲氨蝶呤(MTX)每周 10～20 mg,或环磷酰胺(CTX)每周 200～400 mg 治疗,适合于糖皮质激素疗效差,病情反复活动,激素减量的患者,或伴有明显脏器损伤的患者。也可与糖皮质激素合用,提高疗效,减少激素的剂量及不良反应。但长期应用注意白细胞计数减少、肝肾功能异常等不良反应。雷公藤多苷具有明确的抗炎、免疫抑制作用,其抗炎及免疫抑制作用与糖皮质激素作用相似,但是不良反应比糖皮质激素少,对于应用糖皮质激素效果差的患者可选用,如与糖皮质激素合用,则会提高疗效,而且有助于减少激素的不良反应及用量。一般 30～60 mg/d,每天 3 次,长期应用注意其不良反应如白细胞计数减少,肝肾功能的异常,由于该药可以影响生殖系统,育龄期尤其是尚未生育的青年患者应谨慎,避免长期应用,一般不超过 3 个月。另外硫唑嘌呤、环孢素 A(CsA)等亦可选用。

3.降压药物治疗

出现高血压的患者,对于单侧肾动脉狭窄,无手术或者扩张术指征的患者可选用 ACEI 类降压药物治疗。但要注意尿蛋白及肾功能变化。

4.扩张血管及改善微循环

应用 706 羟甲淀粉,每天 1 次,2～3 周为 1 个疗程,可使血液黏稠度下降,降低红细胞聚集,延长凝血时间。另外亦选用川芎嗪等药物治疗。

5.抗凝治疗

本病可出现血栓形成,故可应用阿司匹林或双嘧达莫等药物以防止血栓形成。

七、预后

主要取决于并发症及高血压的程度,本病属于慢性、进行性血管病变,由于受累动脉的侧支循环非常丰富,大多数患者预后较好,可参加一般工作。据文献报道,无并发症的患者 95％生存

15年以上。死亡原因主要是脑出血、肾衰竭、心力衰竭、急性心肌梗死、主动脉夹层和假性动脉瘤破裂。

（朱春燕）

第二节　成人斯蒂尔病

成人斯蒂尔病(adult onset still's disease,AOSD)是一组病因和发病机制不明,临床以高热、一过性皮疹、关节炎(痛)和白细胞计数升高为主要表现的综合征。其名称的来源可追溯到一个世纪前。1896 年Bannatyne首先描述了幼年类风湿关节炎全身型的症状和体征,第 2 年英国的医师 GeorgerStill 报道在 22 例儿童 RA 中有 12 例为全身型,1924 年以全身型起病的幼年 RA被称为斯蒂尔病,1971 年 Bywater 等系统报道了 14 例成人斯蒂尔病的临床特征与儿童斯蒂尔病相同,1973 年才正式命名为成人斯蒂尔病。但当时同时并用的名称有成人变应性亚败血症、超敏性亚败血症、Willer-Fanconi 综合征或 Wissler 综合征、成人发病的幼年类风湿关节炎及成人急性发热性幼年风湿病性关节炎等,直到 1987 年国际上统一采用成人斯蒂尔病命名后,本病作为一种独立性疾病,已得到广泛的承认。

一、流行病学

成人斯蒂尔病也包括在儿童期发病、到成年期才出现全身症状的病例(儿童型成人斯蒂尔病)或在儿童期发生的斯蒂尔病至成年期复发的连续性病例,这些病例约占总病例数的 12%。成人斯蒂尔病的发病年龄为 14~83 岁,尤以 16~35 岁的青壮年多发,男女患病率基本相等或以女性为多[女男比例为(1.1~2.0):1],病程 2 个月到 14 年。本病呈世界性分布,无种族差异及地区聚集性。发病情况各家报道不一,如发病率在法国约为 0.16/10 万,在日本男性和女性分别为 0.22/10 万和 0.34/10 万,而日本男性和女性的患病率则分别为 0.73/10 万和 1.47/10 万,国内尚无这方面的报道。

二、病因及发病机制

本病的病因和发病机制未明,一般认为与感染、遗传和免疫异常有关。妊娠和使用雌激素可能具有诱导疾病发生的作用。

(一)感染

由于本病的临床征象类似于感染性疾病,因而推测其病因可能与感染因素相关。有学者发现,多数患者(约占 63%)发病前有上呼吸道感染病史,发病时有咽炎或牙龈炎,血清抗"O"滴度升高,咽拭子培养有链球菌生长,Fanconi 还从患者感染齿槽中培养出链球菌,并将其制备成疫苗做自身注射后而获痊愈,提示成人斯蒂尔病与链球菌感染有关。另外,有人在部分患者血清中检测到抗肠耶尔森菌、流产布鲁杆菌、风疹病毒、腮腺炎病毒、柯萨奇病毒、埃可病毒、副流感病毒、EB 病毒、巨细胞病毒、乙型肝炎病毒、丙型肝炎病毒、细小病毒、肺炎支原体或鼠弓形虫的抗体,部分患者血清中存在葡萄球菌 A 免疫复合物,故认为成人斯蒂尔病的发病与这些微生物的感染有一定关系。但除咽拭子培养外,在其他病变组织中从未分离出细菌和病毒,且至今不能确认特定的感染因子,也未见集体发病及家族性发病的报道,故尚不能确定感染在发病中的作用。

(二)遗传

据报道成人斯蒂尔病与人类白细胞抗原Ⅰ类抗原和Ⅱ类抗原有关,包括 HLA-B8、Bw 35、B44、DR4、DR5 和 DR7 等,提示本病与遗传有关,但上述 HLA 阳性位点与临床表现及诊断的相关性均缺乏资料。

(三)免疫异常

有研究认为,成人斯蒂尔病患者存在细胞免疫和体液免疫异常。

(1)病变滑膜中有淋巴细胞和浆细胞浸润伴滤泡形成,滑膜内层有 IgG、IgM、RF 和补体的存在,滑液中有可溶性抗原抗体复合物存在并伴有补体减少。滑液中白细胞计数增高而无细菌存在,高度提示免疫反应。

(2)活动期患者血清 TNF-α、IL-1、IL-2、sIL-2R 及 IL-6 水平升高,缓解期 sIL-2R 和 IL-6 水平仍高于正常,说明缓解期仍有 T、B 细胞的活化。

(3)T 辅助细胞减少,T 抑制细胞增高,T 淋巴细胞总数减少,淋巴细胞转化率、E-玫瑰花结试验和 OT 试验反应下降。疾病活动时,T 细胞受体-γδ 表型阳性的 T 淋巴细胞(TCR-gamma delta T cells)升高,并与血清铁蛋白和 C-反应蛋白密切相关。T 细胞受体-γδ 表型阳性的 T 淋巴细胞是一种新发现的 T 细胞亚群,具有分泌多种细胞因子的功能和细胞毒活性。

(4)疾病活动时部分患者存在一些自身抗体,如抗组蛋白抗体和抗心磷脂抗体等,还有部分患者存在抗红细胞抗体和抗血小板抗体等。

(5)血清总补体、C_3 和 C_4 可降低。

(6)血清循环免疫复合物可升高。在疾病活动时,血清中免疫球蛋白 IgG、IgA、IgM 和/或 IgE 升高,并出现高球蛋白血症。

以上研究提示成人斯蒂尔病可能是由于易感个体对某些外来抗原如病毒或细菌感染的过度免疫反应,造成机体细胞和体液免疫调节异常,从而引发发热、皮疹和关节炎等一系列临床表现。

三、病理

本病无特异性病理改变,诊断价值不大。滑膜表现为非特异性滑膜炎,滑膜细胞轻度到中度增生,血管充血,淋巴细胞和浆细胞浸润伴滤泡形成,滑膜内层细胞 IgG、IgM 和类风湿因子染色阳性。淋巴结为非特异性炎症,部分淋巴结显示 T 淋巴细胞瘤样免疫原性增生,有时有淋巴结坏死。皮肤表现为真皮出现轻度或中度的毛细血管周围多形核白细胞或单核细胞浸润,胶原纤维水肿,极个别为非特异性脂膜炎。肌肉呈水肿及非特异性炎症,肝活检多为门脉区的炎性浸润,主要由淋巴细胞和浆细胞组成,少数病例显示为轻度间质性肝炎、局灶性肝炎样坏死或淀粉样变。心脏表现为间质性心肌炎,纤维素渗出性心包炎和心瓣膜的炎性病变。肾脏活检显示肾小球基膜增厚,肾小管萎缩和间质炎细胞浸润,少数有淀粉样变性。

四、临床表现

本病临床表现复杂多样,常有多系统受累,主要表现为发热、皮疹和关节炎(痛),次要表现有咽痛、淋巴结肿大、肝脾大及浆膜炎等。

(一)发热

发热为本病的重要表现之一,几乎见于所有的患者。通常是突然高热,一天一个高峰,偶尔一天两个高峰。以高热为主,体温多超过 40 ℃,一般在午后或傍晚时达到高峰,体温持续3~4 小时后无须处理自行出汗,在早晨体温降至正常。也有患者开始为中低热,在 2~4 周后出现高热,部分患者体温不规则,在全天任何时候都可出现高热。热型以弛张热多见,其他有不规则热和稽留热等。发热前约半数患者出现畏寒,但寒战少见。热程可持续数天至数年,反复发作。发热时皮疹和关节症状加重,热退后皮疹可隐退,关节症状减轻。多数患者虽然长期发热,但一般情况良好,无明显中毒症状。

(二)皮疹

皮疹是本病的另一主要表现,85%以上的患者在病程中出现皮疹,其表现为弥漫性充血性红色斑丘疹,有时有轻度瘙痒感,一般分布于颈部,躯干和四肢伸侧,也可出现于手掌和足跖,皮疹形态多变,有的患者还可呈荨麻疹、结节性红斑或出血点。皮疹出现时间无规律性,多随傍晚发热时出现,并随清晨热退后而消失,即昼隐夜现之特点。呈一过性,皮疹消退后不留痕迹,但少数可遗有大片色素沉着。部分患者在搔抓、摩擦等机械刺激后皮疹可加重或表现明显,称为Koebner征。皮疹活检为皮肤胶原纤维肿胀和毛细血管周围炎细胞浸润,极个别为非特异性脂膜炎。

(三)关节和肌肉症状

关节痛和关节炎为本病的主要临床表现之一,但可以很轻,以致容易被忽略。一般起病较为隐匿,多为关节及关节周围软组织疼痛、肿胀和压痛。任何关节均可受累,最常侵犯的关节是膝关节,约占 85%;其次是腕关节,约占 74%;另外,有半数患者出现肘、踝、髋、肩、近端指间关节和跖趾关节受累,约1/3 的患者有掌指关节受累及约 1/5 的患者影响远端指间关节。最初仅影响少数几个关节,随后可发展为多个关节。受累关节的外观和分布与类风湿关节炎相似,但本病患者的滑膜炎多轻微且短暂。关节液是炎性的,中性粒细胞计数升高,一般为$(2.0\sim75.0)\times10^9$/L。关节症状和体征往往随体温下降而缓解。部分患者在发热多日或数月后才出现关节表现。一般而言,关节周围骨质侵蚀和半脱位现象少见,大多数患者热退后不遗留关节畸形。少数多关节和近端指间关节受累者亦可发生慢性关节损害,腕掌和腕关节受累可在多年以后出现强直。少数颈椎、颞颌关节和跖趾关节受累者也可发生关节强直。多数患者发热时出现不同程度的肌肉酸痛,少数患者出现肌无力及肌酶轻度升高。

(四)咽痛

咽痛见于 50%的患者,常在疾病的早期出现,有时存在于整个病程中。发热时咽痛出现或加重,热退后缓解。咽部检查可见咽部充血,咽后壁淋巴滤泡增生,扁桃体肿大。咽拭子培养阴性,抗生素治疗对这种咽痛无效。

(五)淋巴结肿大

本病早期往往有全身浅表淋巴结肿大,尤以腋下及腹股沟处显著,呈对称性分布,质软,有轻压痛,无粘连,大小不一。部分患者出现肺门及肠系膜淋巴结肿大,可造成腹部非固定性疼痛。肠系膜淋巴结坏死,可出现剧烈腹痛。体温正常后肿大的淋巴结缩小或消失。

(六)肝脾大

约半数患者肝大,一般为轻至中度肿大,质软。约 3/4 的患者有肝功能异常,丙氨酸转移酶升高。部分患者有黄疸,但碱性磷酸酶、γ-谷氨酰转肽酶、肌酸磷酸激酶一般正常。症状缓解后,肝脏可恢复正常,少数患者出现酶-胆分离现象、亚急性重型肝炎、急性肝功能衰竭,以致死亡。脾轻至中度大、质软、边缘光滑,疾病缓解后可恢复正常。

(七)心脏损害

本病的心脏损害表现以心包病变多见,其次为心肌炎,心内膜炎少见。临床表现为心悸、胸闷、心律失常和充血性心力衰竭等。心包炎一般起病隐匿,仔细听诊可闻及心包摩擦音,超声心动图可见积液,罕见心脏压塞。部分患者出现心包缩窄。心肌病变一般不影响心脏功能。

(八)肺和胸膜病变

本病可出现咳嗽、咳痰、胸闷和呼吸困难等症状。肺部损害表现为浸润性炎症、肺不张、肺出血、间质性肺炎及淀粉样变性等,或出现成人呼吸窘迫综合征。胸膜病变为纤维素性胸膜炎、胸腔积液和胸膜肥厚等。痰培养及胸腔积液培养阴性。部分患者由于长期应用激素及免疫抑制药,可出现肺部细菌感染或结核感染等。

(九)腹痛

约1/4的患者出现腹痛或全腹不适、恶心、呕吐和腹泻等。腹痛往往由肠系膜淋巴结炎、功能性肠梗阻或腹膜炎所致,少数患者因剧烈腹痛被误为外科急腹症而行剖腹探查术,个别患者合并消化性溃疡、阑尾炎或胰腺炎等。

(十)神经系统病变

本病神经系统病变少见,可累及中枢和周围神经系统,出现脑膜刺激征及脑病,包括头痛、呕吐、癫痫、脑膜脑炎、颅内高压等。脑脊液检查多数正常,偶有蛋白含量轻度升高,脑脊液培养阴性。

(十一)其他

肾脏损害较少见,一般为轻度蛋白尿,以发热时明显。少数出现急性肾小球肾炎、肾病综合征、间质性肾炎及肾衰竭等。其他损害包括乏力、脱发、口腔溃疡、虹膜睫状体炎、视网膜炎、角膜炎、结膜炎、全眼炎、停经、贫血和弥散性血管内凝血等。少数患者病情反复发作多年后发生淀粉样变性。另外,本病患者可对多种药物和食物过敏。

五、实验室检查及辅助检查

(一)血常规和骨髓检查

90%以上的患者外周血白细胞总数增高,一般为$(10\sim20)\times10^9/L$,也有报道高达$50\times10^9/L$,呈类白血病反应。白细胞计数升高以中性粒细胞增高为主,分类一般在0.9以上,中性粒细胞核左移而嗜酸性粒细胞不消失。在无胃肠道失血的情况下出现持续性和进行性贫血,多为正细胞正色素性贫血,也可为小细胞低色素性贫血或大细胞正色素性贫血,个别患者表现为溶血性贫血。半数以上的患者血小板计数高达$300\times10^9/L$以上,疾病稳定后恢复正常。

骨髓象易见到中毒性粒细胞,易被报告为"感染性骨髓象",与败血症有相似之处,但不同之处在于与败血症相比,本病的颗粒缺乏粒细胞,核浆发育不平衡,粒细胞和巨幼变粒细胞比例较高,而核分叶过多粒细胞少见,巨核细胞数量较少且易见病态巨核细胞,骨髓细菌培养阴性。

(二)血清铁蛋白

血清铁蛋白是一种多亚基的立体形蛋白,具有强大的铁结合和储备能力。在正常人,血清铁蛋白的高低可表明铁的过多或缺乏,而某些其他因素如炎症和恶性疾病等可使其合成增加,肝细胞损害可使其释放入血增多,铁蛋白受体数量的下降可导致铁蛋白的清除下降。自从20世纪80年代以来,人们就已发现血清铁蛋白升高是成人斯蒂尔病的特征之一,可作为本病诊断的参考点,其敏感性和特异性分别为74.8%和83.2%。有80%以上的成人斯蒂尔病患者血清铁蛋白水平升高,常高出正常上限 5 倍或更高,尤其在急性期更为明显,并常与疾病的活动度相关,可作为观察疾病活动和监测治疗效果的指标。成人斯蒂尔病出现铁蛋白升高的具体机制尚不清楚,可能与铁蛋白受体数量的下降相关。值得注意的是,有多种疾病也可出现血清铁蛋白水平的明显升高(高于正常上限 5 倍),如 Lee 等经检测 1 826 例患者后发现的肝脏疾病(尤其是血色素沉着症和戈谢病)、肾脏疾病、癌症和多种感染(尤其是获得性免疫缺陷综合征)等,因而血清铁蛋白的阳性预告值较低。

最近有报道认为,血清铁蛋白的升高如结合血清糖基化铁蛋白(glycosylated ferritin,GF)的持续低下(<20%)更有利于成人斯蒂尔病与其他疾病(如感染和肿瘤)的鉴别。GF 在成人斯蒂尔病的活动期和非活动期均保持在低的水平。

(三)其他实验室检查

血沉明显增快,多在 100 mm/h 以上。C-反应蛋白轻度或中度升高。90%以上患者的抗核抗体和类风湿因子阴性,少数患者可出现低滴度的抗核抗体和类风湿因子,类风湿因子阳性往往提示患者可能发展为类风湿关节炎。免疫球蛋白和 γ 球蛋白可以升高,血清谷丙转氨酶、直接胆红素和间接胆红素均可升高,清蛋白降低,球蛋白升高,甚至血氨升高。在合并肌炎的患者中肌酸激酶和乳酸脱氢酶等升高。血液和体液的病原学检查(血培养、OT 试验、肥达试验、抗"O"、乙型及丙型肝炎病毒表面标志物、结核菌素纯蛋白衍生物试验和抗 HIV 抗体等)阴性。CEA、AFP、体液找癌细胞等均为阴性。可有病毒抗体水平的升高,其中有抗风疹病毒抗体、EB 病毒抗体,但以副流感病毒抗体升高最常见。如有关节积液,通常为炎性的,中性粒细胞计数升高,一般为(2.0~75.0)×10^9/L。

(四)影像学检查

各项影像学检查包括 X 线片、CT 或 MRI 等均无感染或肿瘤迹象,而可发现肝脾大和淋巴结肿大。关节炎患者在疾病早期可见软组织肿胀和关节附近骨质疏松,少数反复或持续存在的关节炎则可见关节软骨破坏及骨糜烂,在受累的关节附近骨膜下常见线状新生骨。晚期亦可出现关节间隙狭窄、关节强直及关节半脱位。常累及腕关节、膝关节和踝关节。少数患者有颈椎受累的报道。比较特征性的放射学改变是腕掌和腕间关节非糜烂性狭窄,可导致骨性强直,与类风湿关节炎比较,其发生率分别高出 6 倍及 11 倍。

六、诊断

本病目前尚无统一的诊断标准,比较一致的认识是对出现高热、一过性皮疹、关节炎和白细胞及中性粒细胞计数升高的患者,在排除感染、风湿、恶性肿瘤及其他各种发热原因之后可考虑诊断成人斯蒂尔病。现将临床常用的成人斯蒂尔病的几种诊断标准列举如下。

(一)美国风湿病学会制订的诊断标准

1.主要条件

(1)持续性或间断性发热。

(2)易消失的橙红色皮疹或斑丘疹。

(3)关节炎。

(4)白细胞或中性粒细胞计数增加。

2.次要条件

咽痛、肝功能异常、淋巴结肿大、脾大及其他器官受累。具有上述四项主要条件者可确诊。

具有发热和皮疹中一项主要条件,再加上一项以上次要条件可怀疑本病。

(二)日本成人斯蒂尔病研究委员会制订的标准

1.主要条件

(1)发热不低于 39 ℃,并持续 1 周以上。

(2)关节痛持续 2 周以上。

(3)典型皮疹。

(4)白细胞计数增高不低于 $10×10^9/L$,包括中性粒细胞不低于 0.80。

2.次要条件

(1)咽痛。

(2)淋巴结肿大和/或脾大。

(3)肝功能异常。

(4)类风湿因子和抗核抗体阴性。

3.排除

(1)感染性疾病(尤其是败血症和传染性单核细胞增多症)。

(2)恶性肿瘤(尤其是恶性淋巴瘤、白血病)。

(3)风湿病(尤其是多动脉炎,伴发关节外征象的风湿性血管炎)。

具有以上主要和次要条件的五项或五项以上标准,其中应有至少两项主要标准,并排除上述所列疾病者,可确立诊断。

(三)Calabro 标准

(1)无其他原因的高峰热(39 ℃或更高),每天 1~2 个高峰。

(2)关节炎或关节痛或肌痛。

(3)抗核抗体和类风湿因子阴性。

(4)本条中至少具有以下两项:类风湿皮疹,全身性淋巴结病,肝大,脾大,一种心肺表现(胸膜炎、肺炎、心包炎、心肌炎)及中性粒细胞增加。

(5)排除其他原因的高热、皮疹、关节炎或关节痛。

具有以上全部五条可确诊。有学者认为,上述日本诊断标准和 Calabro 标准特异性强,可用于确诊、鉴别诊断及指导临床工作。而美国风湿病学会的标准简单、易记、应用较广,可作为初步诊断用。

七、鉴别诊断

由于本病主要是临床诊断,无特异性诊断指标,故在诊断时必须排除其他与发热、皮疹和关节炎有关的疾病。①感染性疾病:病毒感染(乙型肝炎病毒、风疹病毒、微小病毒、柯萨奇病毒、EB 病毒、巨细胞病毒、人类免疫缺陷病毒等),亚急性细菌性心内膜炎,脑膜炎双球菌菌血症,淋球菌菌血症及其他细菌引起的菌血症或败血症,结核病,莱姆病,梅毒和风湿热等。②恶性肿瘤:白血病,淋巴瘤等。③结缔组织病:系统性红斑狼疮、原发性干燥综合征、混合性结缔组织病等。④血管炎:结节性多动脉炎、韦格纳肉芽肿病、血栓性血小板减少性紫癜、大动脉炎等。⑤其他疾病:血清病、结节病、原发性肉芽肿性肝炎、克罗恩病等。

(一)败血症

本病多呈弛张热,体温高峰时多在 39 ℃以上,发热前有明显寒战及其他中毒症状,皮疹常为出血点,经血行播散的关节炎多为单发及大关节,且局部红、肿、热、痛明显。血、骨髓及关节液培养获阳性结果,抗生素治疗有效。可与成人斯蒂尔病鉴别。

(二)淋巴瘤

本病的发热、贫血、淋巴结肿大、肝脾大、皮肤改变易与成人斯蒂尔病相混淆。其特点是进行性淋巴结肿大,质韧,部分粘连,热程可呈持续性发热或周期性,热型不定;皮肤改变常为浸润性斑块、结节等;多部位淋巴结或皮肤活检及骨髓穿刺为鉴别二者的重要依据。

(三)系统性红斑狼疮

本病虽亦以多系统损害为主要表现,如发热、皮疹、关节炎、肌痛、肝脾大及淋巴结肿大、心包炎等。但患者白细胞计数减少,血小板计数降低,尿蛋白、抗核抗体、抗双链 DNA 抗体、抗 Sm 抗体等阳性有助于和成人斯蒂尔病鉴别。

(四)类风湿关节炎

本病以手、足小关节对称性疼痛、肿胀及晨僵为主要表现,关节损害持续时间超过 6 周,类风湿因子阳性,较少出现高热、皮疹等全身表现,可相鉴别。

八、西医治疗

目前本病仍无统一的治疗方案。本病的治疗目标是抑制全身的炎症反应,减轻受累脏器病变,防止复发及保持关节功能。根据炎症反应的程度、有无内脏病变及持续性关节炎等,而单独给予非甾体抗炎药或与糖皮质激素并用,或加用细胞毒药物或慢作用药物等。炎症反应的程度可参考热型、血沉、C-反应蛋白、白细胞数和血清铁蛋白等,其具体的治疗原则如下:关节症状轻微,无脏器病变时可单独给予足够量的非甾体抗炎药或阿司匹林(3~6 g/d)。全身症状明显,并有关节炎,但无脏器病变的患者,可应用非甾体抗炎药或中等剂量的糖皮质激素。全身症状重且伴有脏器病变时,必须使用中至大剂量的糖皮质激素。对持续进行性关节炎可加用慢作用药物,必要时进行关节外科手术。对糖皮质激素耐受或复发或必须持续中等剂量以上糖皮质激素而不能减量时可加用免疫抑制药。有内脏受累者尽早加用免疫抑制药。

(一)非甾体抗炎药

单用非甾体抗炎药对部分患者(占 10%~30%)能取得良好疗效,如控制发热,减轻全身症状和关节炎症,这组患者一般病情较轻,预后较好。但对多数患者来说,不能完全控制其高热和皮疹且应用剂量较大,如吲哚美辛 150 mg/d、双氯芬酸钠 150 mg/d 或布洛芬 2.4 g/d 等,常引起严重的不良反应,包括胃肠道出血、溃疡和肝脏损害等,甚至还有弥散性血管内凝血的报道。国外推崇应用肠溶阿司匹林100 mg/(kg・d),分 3~4 次口服,剂量较大,易引起胃肠道损害及弥散性血管内凝血等,国内较少使用。但作为临时退热药物,吲哚美辛、阿西美辛、双氯芬酸钠或阿司匹林常被选用。

(二)糖皮质激素

糖皮质激素是治疗本病的主要药物,它可抑制巨噬细胞产生 IL-1 和 TNF-α,抑制巨噬细胞向 T 淋巴细胞递呈抗原并抑制花生四烯酸系列产物的生成,具有抗炎和抑制免疫反应的功能。其有效率为76%~95%。当出现下列情况时,应及时应用糖皮质激素:非甾体抗炎药疗效不佳或引起严重不良反应、肝功能异常、大量心包积液、心脏压塞、心肌炎、严重肺炎、血管内凝血或其他脏器损害等。对于多数患者来说,一般开始剂量为泼尼松 0.5~1.0 mg/(kg・d),有些患者需1~2 mg/(kg・d)方能有效,足量的糖皮质激素可在第 2 天或 1 周内控制发热、皮疹和关节痛等症状,肿大的肝脾和淋巴结也日渐缩小,但白细胞计数和血沉恢复正常往往需 2 周到 1 个月甚至更长时间。应待症状消失及实验室指标正常后再开始缓慢减少泼尼松剂量,每 1~2 周减药 2.5~5.0 mg,后期减药更要谨慎,最后用最小有效剂量维持较长一段时间,总疗程不宜少于 6 个月。一般认为早期应足量,必要时治疗初期可以应用甲泼尼龙或氢化可的松等静脉冲击治疗急重症患者,待病情平稳后再换成口服制剂,维持较长时间。减量过早过快易出现病情反复。在减量过程中,如出现发热且持续时间达 1 周并能除外其他原因时,应考虑复发,此时可加大泼尼松剂量直到病情缓解。在激素治疗期或减量期偶尔出现的发热,可临时加用不良反应小的非甾体抗炎药。应用激素过程中应警惕可能发生的严重不良反应如撤药危象、加重感染、骨质疏松、无菌性骨坏死及诱发和加重消化道溃疡等。

(三)免疫抑制药及慢作用药物

对有突出的全身症状或非药物性的脏器损害,需长期大剂量应用糖皮质激素才能控制者,或易出现激素的严重不良反应或有应用激素的禁忌证(如糖尿病和高血压等)需尽早减量者,宜不失时机地加用免疫抑制药如环磷酰胺、硫唑嘌呤、甲氨蝶呤和雷公藤总苷等,环磷酰胺 50 mg 每天 1~3 次,硫唑嘌呤 50 mg 每天 1~3 次,甲氨蝶呤 5~15 mg 每周一次,雷公藤总苷 10~20 mg 每天 3 次,应用 8~10 周,注意药物的不良反应。应用激素加免疫抑制药治疗时,感染机会明显增加需引起重视。对关节炎有慢性化倾向者宜加用改善病情药物,如金诺芬、青霉胺、甲氨蝶呤、氯喹和柳氮磺吡啶等。其应用剂量和方法与治疗成人类风湿关节炎相似。多数学者认为,每周小剂量的甲氨蝶呤对成人斯蒂尔病的慢性关节炎和慢性全身性病变有良好的疗效,一般开始使用 5 mg,每周 1 次,以后根据患者有无不良反应酌情加大剂量,最大剂量不超过每周 15 mg。尽管甲氨蝶呤可能存在潜在的口腔炎、肝毒性和血液系统毒性等,但只要在一定剂量范围内并注意定期观察和检查(开始 3 个月每 2 周查 1 次血、尿常规和肝、肾功能,以后每 1~3 个月查 1 次),本药应用是安全的,为预防可能发生的口腔炎和肝损害,可同时补充叶酸。另外,氯喹对轻微的全身性病变,如乏力、发热、皮疹等疗效较好。

(四)其他

由于本病发病急而病情重,酷似严重细菌感染,在未排除严重细菌感染的,需在发病初期经验性应用抗生素,同时积极寻找感染灶和进行感染方面的实验室检查。一般用足量抗生素 5~7 天,仍无疗效又未找到感染灶者,宜及时停用抗生素。长期应用大剂量抗生素易引起严重不良反应,或反易引起药物热。对于严重的成人斯蒂尔病患者可试用大剂量免疫球蛋白静脉注射或环孢素治疗。用免疫球蛋白 200~400 mg/(kg·d)静脉注射,连续 3~5 天,必要时 4 周后重复 1 次。有学者曾应用霉酚酸酯治疗数例患者,也取得了良好的疗效。也可联合中医中药治疗。近来,国外有报道对常规治疗无效的患者应用 TNF-α 抑制药如 infliximab(嵌合性人/鼠单克隆抗体)等取得了良好疗效,如 Cavagna 等应用 infliximab 治疗 3 例经皮质激素和 MTX 疗效不佳的慢性和活动性成人斯蒂尔病,第 0、2、6 周分别静脉注射 3 mg/kg,以后每周 15 mg,随访 50 周,所有 3 例患者的病情很快得到控制,但有 1 例患者在第 5 次注射时出现荨麻疹而退出试验。

总之,对成人斯蒂尔病的治疗,须注意临床效果和药物不良反应之间的矛盾,既要控制病情,又不致引起严重的药物不良反应,以求得最佳疗效。

(朱春燕)

第三节 混合性结缔组织病

1972 年 Sharp 等人提出混合性结缔组织病（MCTD）概念，描述了具有系统性红斑狼疮（SLE）、系统性硬化（SSc）、多发性肌炎和/或皮肌炎（PM/DM）、类风湿关节炎（RA）等疾病的某些症状，血清中有高滴度的斑点型抗核抗体（ANA）和高滴度抗 U1-RNP（nRNP）抗体的一组患者的临床特征，其中包括雷诺现象、关节痛或关节炎、手肿胀、食管功能障碍、淋巴结病变、肌炎和血管炎，其肾损害较轻，预后相对良好。30 年来，此概念不断被更新，并发现该病器官受累广泛，有逐渐演化为某一特定结缔组织病（CTD），尤其是 SSc 的趋势，因此许多学者认为 MCTD 是 CTD 的中间状态或亚型，识别该病将有助于患者的治疗和预后的评价。

MCTD 的提出是以抗 U1-RNP（nRNP）抗体为前提和核心。已知 U1-RNP 抗原是剪接体复合物的组成部分。剪接体是核小体复合物，参与处理的 Pre-mRNA 转化为成熟的剪接 RNA。剪接体的两种主要亚基，即小核糖核蛋白体（snRNPs）和不均一核糖核蛋白体（hnRNPs），他们是 CTD 中自身免疫的靶抗原。不同 CTD 的抗原靶位点不同，其中 SLE 的抗原最广泛，其次是 MCTD，RA 的抗原相对局限于 hnRNP-A2，而 SSc 抗原相对局限于 hnRNP-1。

一、流行病学

CTD 的患病率尚未明确，被认为处于 SSc 和 SLE 之间。MCTD 中女/男比为 16：1。我国未见 MCTD 患病率的报道。MCTD 在诸如印度等国家的人群中少见。MCTD 发病年龄和其他 CTD 大致相同，大多数患者在 20～30 岁起病。MCTD 多为个例出现，但有家族性发病的报道。

二、病因及发病机制

（一）MCTD 中的免疫功能异常

MCTD 患者的体液免疫和细胞免疫均出现异常。研究表明，MCTD 中 Th 接受 Ts 细胞的抑制信号减少，或抗 U1-RNP 抗体通过 Fc 受体穿透单核细胞，造成 Ts 细胞缺陷。MCTD 患者的循环 Ts 细胞数目减少和抑制功能降低，而 NK 细胞功能正常，IL-1、IL-2、B 细胞生长因子和分化因子升高或正常。与 SLE 相比，多数 MCTD 患者的单核吞噬细胞系统的清除免疫复合物功能正常。滑膜、小肠、心脏、肝、肌肉、唾液腺、肺等组织均有淋巴细胞和浆细胞浸润。缺陷性细胞凋亡导致的自身反应性淋巴细胞的延期存活是免疫活化和产生抗体（包括 snRNP 抗体）的原因，但目前并无证据提示 MCTD 有缺陷性细胞凋亡。MCTD 患者存在高丙球蛋白血症，高滴度的抗 U1-RNP 抗体，可检测出循环及肾脏免疫复合物，有抗淋巴细胞毒抗体，组织活检可发现血管壁、肌纤维内、肾小球基膜和表皮真皮交接处有 IgG 和补体沉积。

（二）环境因素和分子模拟

环境诱发因子是产生免疫反应的起始因子，这些环境诱发因子不一定持续存在，但是分子模拟使得免疫反应得以继续。感染是最常见的环境诱发因子。例如，如果一种病毒具有类似于自体蛋白的氨基酸序列，就可能诱发自身免疫反应。已有报道，许多感染相关的表位可以模拟不同剪接体颗粒的多肽域。小鼠的反转录 P30gag 抗原、人类流感 B 病毒和 U1-snRNP 的 68 ku 多肽具有同源性;EB 病毒抗体(抗 EBNA-1)、Ⅱ型腺病毒的 72 ku 表位抗体和 hn-RNP 有交叉反应;Ⅰ型人类免疫缺陷病毒(HIV-1)的 P35gag、P24gag 蛋白刺激产生的抗体和 U-RNP 有交叉反应;HIV 糖蛋白 p120/41 的 B3 环和 68 ku 的表位有 33% 的同源性。由于分子模拟的作用,一旦针对某种感染因子的免疫反应产生,蛋白上其他的表位即可以因为表位播散而产生抗原性,从而使诱发的免疫反应得以持续。

(三)遗传背景

遗传背景主要是和结缔组织病相关的 HLA 抗原存在于 6 号染色体上的部分基因。这些基因分别是 *HLA-DR4*、*HLA-DR3*、*HLA-DR5*、*HLA-DR2*,它们分别同 RA、PM/DM、SSc 和 SLE 相关。理论上,如果 MCTD 进展为某一特定的疾病,那么这种疾病相关的 *HLA* 表型就会占优势,而如果 MCTD 均等地演变为各种不同的 CTD,那么在 MCTD 患者的总体水平上就不会存在特定的 *HLA* 相关性。但是当某些患者演变为某种 CTD 之后,与之相关的 *HLA* 等位基因相关性应在此类患者中愈加明显,然而 MCTD 患者的 *HLA* 基因型并非如此。多数研究提示 MCTD 中 *HLA-DR4* 占优势。据报道,*HLA-DR5* 的 MCTD 患者容易进展为 SSc,而 MCTD 患者的肺纤维化和 *DR3* 有关。十余年来,人们认为 *HLA-DR* 基因可能与自身抗体反应的特异性相关,而不是与疾病的分类相关。换言之,尽管目前还不清楚 MHC 以何种形式与疾病的进展相关,MHC 相关性似乎代表的是抗原的选择,而不是疾病的选择。

据推测,T 细胞受体和 HLA 分子同抗体的生成相关。有一种假说认为具有抗原性的多肽能呈递给同源 T 细胞受体,这体现了 HLA 亚型在发病机制中是一种特异性基因。许多研究指出 68 ku 的抗 U1-RNP 生成与 *HLA-DR4*、*HLA-DR2* 表型相关。MCTD 患者中 HLA 类型为 *DRB1 * 0401*、*DRB4 * 0101*、*DQA1 * 0103*、*DQB1 * 0301* 而 SLE 患者为 *DRB1 * 1501*、*DRB5 * 0101*、*DQA1 * 0102*、*DRB1 * 0602*。基因的 DNA 序列提示 DR2 和 DR4 阳性的患者在氨基酸 β 链上 26、28、30、31、32、70、73 位点上有共同序列,因此可形成一个抗原结合位点的“口袋”。U1-RNA 本身也是一自身抗原,68 ku 的多肽有几个不同的表位,最常见的序列是 KDK、DRD、RKR 及 RSSRSR,这一区域优先针对 MCTD 而不是 SLE。另一个针对 MCTD 的自身抗原是剪接体颗粒 33 kDhnRNP-A2,针对这一蛋白的抗体是抗 RA_{33} 抗体。

三、临床表现

(一)发热

MCTD 患者中,不明原因的发热可以很突出,且往往是 MCTD 的最初表现。发热常同时伴有肌炎、无菌性脑膜炎、浆膜炎等。

(二)关节病变

几乎每个患者早期都会出现关节痛和关节僵硬,且较 SLE 中更常见、更严重。60% 的患者最终发展为明显的关节炎,类似 RA 中常见的关节畸形:尺侧偏斜、天鹅颈、纽扣花改变等,影像学检查存在严重的特征性关节骨边缘性侵蚀,边界清楚。一些患者发生屈肌腱鞘炎,是手畸形的另一个原因。关节受累,还常表现为 Jaccoud 关节病变。脊椎受累可导致死亡。肋骨侵蚀少见。50%~70% 的 MCTD 患者类风湿因子(RF)阳性,实际上,许多 MCTD 患者符合美国风湿学会(ACR)的 RA 标准可能被诊断为 RA。关节的组织学检查可发现增生的滑膜表面有类纤维蛋白坏死组织,毛细血管数目增多,间质水肿,巨噬细胞和少量淋巴细胞、多核白细胞、多核巨细胞浸润,滑膜深处的小动脉堵塞或严重狭窄。

(三)皮肤黏膜

许多 MCTD 患者出现皮肤黏膜的损害。以雷诺现象最常见和最早出现,并常伴随指(趾)肿胀,严重者可以出现指端坏死。2/3 的患者有手肿胀及腊肠指。可见皮肤绷紧增厚,皮肤组织学检查可见胶原增生,真皮层水肿明显。此现象在儿童 MCTD 患者中并不突出。有些患者出现类 SLE 的皮损,尤其是颧部红斑和盘状红斑。有些患者表现为类似皮肌炎的指节处的红斑(Gottron丘疹)和眼睑处紫罗兰色的向阳疹,其他皮损包括颊部溃疡、口干燥症、口腔溃疡、鼻中隔穿孔等。44%的 MCTD 患者前臂屈肌、手足伸肌和跟腱等处可见皮下结节。其组织学表现为非特异炎症反应,而与典型的类风湿结节不同。MCTD 患者很少有局限性硬皮病表现。据报道手纹可以发生有趣的改变,同 SSc、雷诺现象和指端硬化患者一样,96%的 MCTD 患者的尖纹可以被半球形指纹所取代。

(四)肌肉

肌痛是最常见的表现之一。这往往与 PM 或纤维肌痛综合征难于鉴别。MCTD 炎性肌病的临床和组织学表现和特发性的 PM 类似。但多数 MCTD 患者无明显肌无力、肌电图和肌酶谱改变,且其肌炎常在慢性基础上呈急性发作,并对短程大剂量的激素治疗反应良好。另一种情况是在 MCTD 发病初期其隐匿的炎性肌病,对糖皮质激素反应差。

(五)心脏

心脏的三层结构均可受累。最常见的临床表现是心包炎,见于 10%～30%的患者,但心脏压塞罕见。心肌受累的报道日渐增多,有的患者心肌受累继发于肺动脉高压,这往往在初期无表现。MCTD 患者的二尖瓣瓣膜前叶可呈疣状增厚,这类似于 SLE 患者的 Libman-Sacks 心内膜炎,可有包括束支传导阻滞的传导异常。20%的患者超声心电图异常,最常见的超声改变是右心室肥厚,右心房增大和心室间传导障碍,超声对右心室收缩压的评价有助于诊断亚临床型肺动脉高压。对 555 例日本 MCTD 患者的研究发现,其中 83 例确诊肺动脉高压。下列 6 条标准中符合 4 条以上:其诊断肺动脉高压的敏感性为 92%,特异性为 100%。6 条标准如下:①活动后憋气。②左侧胸骨边缘的收缩期搏动。③肺动脉第二音亢进。④胸片示肺动脉增宽。⑤超声提示右心室肥厚。⑥超声提示右心室增大。

(六)肺脏

一项前瞻性研究报道 85%的 MCTD 患者有肺脏受累,其中 73%的患者无症状。肺部受累的症状包括呼吸困难 16%、胸痛 7%、干咳 5%。胸部影像学提示间质改变 19%、胸腔积液 6%、肺浸润 4%、胸膜增厚 2%。间质性改变常常是进展性的,有时出现急性间质性肺炎,也有肺出血的报道。最明显的肺功能指标改变是单次一氧化碳呼吸弥散能力。一项为期 6 年的随访提示,35%的患者有潮气量受损,一氧化碳弥散能力(DLCO)下降了 43%。肺动脉高压常常是 MCTD 死亡的主要原因之一。肺动脉高压和心磷脂抗体相关。SSc 的肺动脉高压常常继发肺间质纤维化,而 MCTD 与此不同,其肺动脉高压常起因于轻度的内皮增殖和中度的肺小动脉增生,并可有血管紧张素转换酶-Ⅰ 的活性明显增高。有假设提出指纹与 SSc 类似者更容易导致肺动脉高压。比较 11 例不伴肺动脉高压和 6 例伴肺动脉高压的 MCTD 患者的活检结果:两组均有内皮增殖纤维化和血栓形成,然而,在伴肺动脉高压患者的活检标本中,直径大于 $200\ \mu m$ 的小血管广泛受累。

(七)肾脏

在早期有关 MCTD 的文献中,肾受累很少被提及,而 20 年后的随访研究发现,25%的

MCTD 患者肾脏明确受累。无论是在 SLE 还是 MCTD,高滴度的抗 U1-RNP 抗体对弥漫增殖性肾小球肾炎是保护性抗体。MCTD 患者出现肾损害常表现为膜性肾病,多无症状,有的表现为肾病综合征,而弥漫增殖性肾小球肾炎或实质间质性肾病者罕见。MCTD 患者可以出现和硬皮病肾危象类似的肾血管性高血压危象。病程较长的患者可出现淀粉样变和氮质血症。

(八)胃肠道

胃肠道受累是 SSc 和 MCTD 的重叠综合征的主要表现,发病率为 60%~80%,一项 MCTD 患者的综合性研究发现:66% 有食管受累,71% 有流体压力测量学改变,食管远端 2/3 的蠕动波振幅降低,有时上括约肌压力亦降低,通常无临床症状,但有些患者出现消化性食管炎导致的胃灼热和吞咽困难。SSc 的皮肤受累和食管受累的严重性相关,这点 MCTD 与之不同。有关于 MCTD 患者出现腹腔积血、胆管出血、十二指肠出血、巨结肠、腹水、蛋白松解性肠病、门脉高压、肠道积气症和自身免疫性肝炎等并发症的报道。MCTD 患者出现腹痛的原因是肠道动力障碍、浆膜炎、肠系膜血管炎、结肠穿孔和胰腺炎。有些患者因肠系膜血管炎引起小肠、大肠出血而死亡。小肠细菌增生过度可导致小肠肠管扩张,并继发营养不良综合征。肝损害可以表现为慢性活动性肝炎和 Budd-Chiari 综合征。偶有报道分泌性腹泻和胰腺炎。在结肠肠系膜可以发现类似于 SSc 的假性憩室。

(九)神经系统

根据 Sharp 关于 MCTD 的定义,中枢神经系统的损害并不是 MCTD 的显著临床特征,最常见的受损是三叉神经病变。这同时也是 SSc 最常见中枢神经系统病变,而在典型的 SLE 中,三叉神经病变罕见。和 SLE 的中枢神经系统受累相比,MCTD 的精神病和惊厥少见。MCTD 中头痛常见,在多数患者中,多为血管源性,并有偏头痛因素。有些头痛伴有发热和肌痛,与病毒综合征的后遗症反应有些类似,其中有的可以出现脑膜刺激征,脑脊液检查提示无菌性脑膜炎。MCTD 患者的无菌性脑膜炎也被认为是对非甾体抗炎药(尤其是舒林酸和布洛芬)的变态反应。和抗 U1-RNP 抗体有关的少见表现是脑出血,这在抗 U1-RNP 抗体相关性 SSc 和两例幼年型MCTD 患者中曾有报道。另外,也有可逆性脊髓炎、舌萎缩、视网膜血管炎、进展性多灶性脑白质病、重症肌无力、脱髓鞘病变和周围神经病变的报道。

(十)血管

中小血管的轻度内膜、中膜增生是 MCTD 特征性血管损害,这与 SSc 的血管损害相似,而与SLE 不同。SLE 常见的特征性改变是血管周围炎性细胞浸润和类纤维蛋白坏死。据报道 45%的 MCTD 患者抗内皮细胞抗体阳性,抗内皮细胞抗体被认为和自发性流产及肺受累有关。

(十一)血液

75% 的 MCTD 患者有贫血,多为慢性感染性贫血。60% 的患者 Coomb's 试验阳性,但明确的溶血性贫血少见。与 SLE 相似,75% 的 MCTD 患者有白细胞计数减少,主要影响淋巴细胞系,与疾病的活动度有关。而血小板计数减少,血栓性血小板减少性紫癜、红细胞发育不良和疾病活动度的关系不明显。100% 的 MCTD 患者 ANA 和抗 U1-RNP 抗体均阳性,多数患者有高丙种球蛋白血症。MCTD 的抗 U1-RNP 抗体主要为 IgG 型,而 SLE 主要为 IgM。MCTD 患者存在低补体血症,但并不普遍,且和临床关系不大。

四、实验室检查

大多数患者的抗 U1-RNP 抗体在早期出现,并贯穿病程始终。有时抗体出现较晚,其抗体滴度可以波动,但和病情活动无关。另外还可有抗单链 DNA 抗体、抗组蛋白抗体、抗心磷脂抗体、抗内皮细胞抗体等,大约 30% 的患者 RF 和抗 RA_{33} 抗体阳性。15%MCTD 患者的抗心磷脂抗体和狼疮抗凝物阳性,但与 SLE 不同,其抗心磷脂抗体是非 $\beta_2 GP1$ 依赖性的,这或许可解释为何 MCTD 患者很少有高凝现象。

五、诊断

在早期,难以将 MCTD 患者和其他 CTD 的患者区分,多数患者的主诉是容易疲劳,难以言述的肌痛、关节痛、雷诺现象及红斑等。此时诊断未分化结缔组织病是最恰当的。高滴度的抗 U1-RNP 抗体高度提示有可能演变为 MCTD。抗 U1-RNP 抗体甚至可被看作 MCTD 的血清学标志物。手指肿胀、前臂和手的肌腱周围的多发皮下结节、关节旁的钙化和肺动脉高压,常提示 MCTD。少数 MCTD 可以急性起病,无任何线索。但多数常表现为多肌炎、急性关节炎、无菌性脑膜炎、指(趾)坏疽、高热、急性腹痛和三叉神经病变等。至今 MCTD 无统一诊断标准,下列三种标准较常用,其诊断的敏感性和特异性大致相同。

(一)Sharp 诊断标准

1.主要指标

(1)严重肌炎。

(2)肺受累,CO 弥散能力低于正常的 70%,肺动脉高压,肺活检提示血管增殖性损害。

(3)雷诺现象或食管功能障碍。

(4)手肿胀或指端硬化。

(5)高滴度的抗 ENA 抗体滴度大于 1∶10 000 和抗 U1-RNP 抗体阳性,而抗 Sm 抗体阴性。

2.次要指标

(1)脱发。

(2)白细胞计数减少。

(3)贫血。

(4)胸膜炎。

(5)心包炎。

(6)关节炎。

(7)三叉神经病变。

(8)颊部红斑。

(9)血小板计数减少。

(10)轻度肌炎。

(11)手肿胀。

明确诊断:符合 4 条主要指标,同时抗 U1-RNP 抗体滴度大于 1∶4 000,而抗 Sm 抗体阴性。可能的诊断指标:符合三条主要指标;或 1、2、3 主要指标的任何两条,或具有两条次要指标,并伴有抗 U1-RNP 抗体滴度大于 1∶1 000。可疑的诊断指标:符合三条主要指标,但抗 U1-RNP 抗体阴性;或两条主要指标,或一条主要指标和三条次要指标,伴有抗 U1-RNP 抗体滴度大于 1∶100。

（二）Alarcon-Segovia **诊断标准**

1.血清学检查

阳性抗 U1-RNP 抗体滴度大于 1∶1 600。

2.临床表现

手肿胀、雷诺现象、肌炎、滑膜炎、肢端硬化病。

明确诊断：血清学阳性并至少 3 条临床表现，如手肿胀、雷诺现象和肢端硬化病存在，至少还有另一条症状（肌炎或滑膜炎）。

（三）Kasukawa **诊断标准**

1.一般症状

雷诺现象、手指和手肿胀。

2.抗体

抗 U1-RNP 抗体阳性。

3.混合表现

（1）类 SLE 表现：多关节炎、淋巴结病、面部红斑、心包炎或胸膜炎、白细胞或淋巴细胞计数减少。

（2）类 SSc 表现：指端硬化、肺纤维化、限制性改变或弥散功能受限、食管运动功能降低或食管扩张。

（3）类 PM 样表现：肌无力、肌酶升高、肌电图提示肌源性损害。

明确诊断：一般症状中 1～2 条阳性；抗 nRNP 抗体阳性；3 条混合表现中，任何 2 种内各具有 1 条以上的症状。

六、鉴别诊断

MCTD 诊断的关键线索是雷诺现象、手肿胀、多关节炎、炎性肌病、斑点型 ANA 和高滴度的抗U1-RNP抗体。在诊断 MCTD 之前，尚应与其他风湿病鉴别。与 SSc 相比，MCTD 的多发性关节炎、肌炎、淋巴结病、白细胞计数减少和高球蛋白血症发生率高；与 SLE 相比，MCTD 的双手肿胀、肌炎、食管运动障碍和肺受累更多见，而严重的肾脏和中枢神经系统受累较 SLE 少见，抗 dsDNA 抗体、抗 Sm 抗体和 LE 细胞通常阴性，血清补体水平不低。MCTD 与 PM/DM 相比，雷诺现象、关节炎、双手指肿胀、食管运动障碍、肺受累明显增高，且有高滴度的抗 U1-RNP 抗体，而缺乏在 PM 中特有的抗 Jo-1 抗体和抗 PM-1 抗体。

七、西医治疗

本病的治疗以 SLE、PM/DM、RA 和 SSc 的治疗原则为基础。有雷诺现象首先应注意保暖，避免手指外伤，避免使用振动性工具工作，戒烟等。应用抗血小板聚集药物如阿司匹林，扩血管药物如钙通道阻滞剂硝苯地平，每天 30 mg，血管紧张素转化酶抑制药如卡托普利每天 6.25～25.00 mg。局部可试用前列环素软膏。如出现指端溃疡或坏死，可使用静脉扩血管药物（如前列环素）。以关节炎为主要表现者，轻者可应用非甾体抗炎药，重者加用甲氨蝶呤或抗疟药。以肌炎为主要表现者，选用糖皮质激素和免疫抑制药治疗。轻症和慢性病程应用小至中等量激素如泼尼松每天 10～30 mg，急性起病和重症患者应用泼尼松每天 60～100 mg，同时加用甲氨蝶呤。必要时静脉用免疫球蛋白。肺动脉高压是 MCTD 患者致死的主要原因，所以应该早期、积极治疗。除了阿司匹林、钙通道阻滞剂如硝苯地平 10 mg,每天 3～4 次,血管紧张素转化酶抑制药如卡托普利 12.5～25.0 mg,每天 2～3 次外,还可应用中至大量糖皮质激素和免疫抑制药(首选环磷酰胺和甲氨蝶呤)。肾脏病变:膜性肾小球肾炎可选用糖皮质激素如泼尼松每天 15～60 mg。肾病综合征对激素反应差,可加用环磷酰胺或苯丁酸氮芥等免疫抑制药。有肾衰竭患者应进行透析治疗。食管功能障碍:轻度吞咽困难应用泼尼松每天 15～30 mg。

在治疗过程中,无菌性脑膜炎、肌炎、浆膜炎、心包炎和心肌炎对糖皮质激素反应好,而肾病综合征、雷诺现象、毁损型关节病变、指端硬化和外周神经病变对激素反应差。胃、食管病变治疗方案参考 SSc。为减少激素的不良反应,应加用免疫抑制药如抗疟药、甲氨蝶呤和环磷酰胺等。在使用上述药物时应定期查血、尿常规,肝、肾功能,避免不良反应。

八、预后和转归

MCTD 预后相对良好,但并非所有的患者都如此,如肺动脉高压有时进展迅速,患者可在几周内死亡。进展性肺动脉高压和心脏并发症是 MCTD 患者死亡的主要原因。此外,心肌炎是少见的致死原因。与 SLE 相比,继发感染和院内感染在 MCTD 患者中相对少见。日本报道表明,MCTD 患者 5 年生存率为 90.5%,10 年生存率为 82.1%,以 SSc-PM 重叠的患者预后差,10 年生存率为 33%。总之 MCTD 的病程难以预测,大多数患者预后相对良好,但主要与早期诊断、早期治疗有关。如果已有主要脏器受累则预后差。

国内随诊 50 例 MCTD 患者,5 年生存率为 80%。其中 13 例(26%)发展为其他结缔组织病,包括 7 例 SLE,6 例 SSc。23 例符合 Sharp 标准的 MCTD 患者中 1 例(4%)发展为 SSc。23 例符合 Kasukawa 标准的患者中 7 例(30%)发展为其他结缔组织病。27 例符合 Alarcon-Segovia 标准的患者中 12 例(44%)发展为其他结缔组织病。

(朱春燕)

第四节 白 塞 病

一、概述

白塞病(Behcet's disease,BD)是一种以口腔溃疡、外阴溃疡、眼炎及皮肤损害为临床特征的,累及多个系统的慢性疾病。本病属全球性疾病,但有明显的地理性差异,其高发区为土耳其等地中海周围的中东国家,其次为中国、韩国和日本,欧美人的患者则明显较少。发病年龄为 5～66 岁,平均年龄为 25 岁。本病的确切病因不明,可能环境及遗传因素与本病的发生、发展有关。

二、诊断

(一)症状
1.基本症状
(1)口腔溃疡:几乎所有的患者均有口腔溃疡,并且绝大多数患者以口腔溃疡为首发症状。

溃疡可发生于颊黏膜、唇缘、唇、软腭、咽喉部及扁桃体等处,呈米粒或黄豆大小,边缘清楚,深浅不一,底部为黄色,周围可见红晕,伴疼痛,可单发或成批出现,在 7～14 天后自行消退,不留瘢痕,亦有持续数周不愈最后遗留瘢痕者。每年发作至少 3 次。它被认为是诊断本病的最基本且必需的症状。

(2)生殖器溃疡:80%左右的患者发生生殖器溃疡。病变类似于口腔溃疡,但比口腔溃疡深大,数目少,愈合慢,可留瘢痕。常见的部位是女性患者的大、小阴唇,其次为阴道、男性的阴囊和阴茎,也可出现在会阴或肛门周围。

(3)眼炎:50%左右的患者出现眼部损害,最常见的眼部病变是葡萄膜炎。葡萄膜炎又可分为虹膜睫状体炎和累及视网膜的视网膜炎。表现为结膜充血、畏光、流泪、异物感、飞蚊症、视物模糊、视力下降和失明等。早期多为单一病变,后期往往出现多种组织病变,后葡萄膜炎、视网膜病变和玻璃体病变是失明的主要原因。男性患者合并眼炎的多于女性患者,尤其是年轻男性发病率更高,且多发生在起病后两年内。

(4)皮肤病变:本病的皮肤病变 96%左右,表现为结节性红斑、毛囊炎样损害、多形红斑、环状红斑、脓疱疹、大疱性坏死、紫癜及浅表性静脉炎等。其中以结节红斑最为常见且具有特异性,结节红斑见于 70%的患者,多见于下肢的小腿部位,对称性,每个类似铜板样大小或更大的、表面红色的浸润性皮下结节,有压痛,分批出现,7～14 天后其表面色泽转为暗红,逐渐扩大后消退;其次为带脓头或不带脓头的毛囊炎,出现于 30%的患者,多见于面部、颈部,有时四肢也有,与青春期出现的痤疮相似;血栓性浅静脉炎都出现在下肢,有疼痛和压痛,局部可扪及索条状物。

2.系统症状

(1)消化道病变:又称胃肠-白塞病。从口腔到肛门的全消化道均可受累,是本病最常受损的部位。通过胃肠 X 线检查、内镜检查及手术探查可见肠道的基本病变是自食管下段开始的多发性溃疡,好发于回盲部和升结肠,其次为食管下端和胃部。严重者可以并发溃疡出血、肠麻痹、肠穿孔、腹膜炎,甚至可以因此而死亡,部分可遗留肠瘘或肠腔狭窄等后遗症。

(2)神经系统病变:又称神经-白塞病。见于 10%的患者,此系统受累是白塞病的严重病变,治疗效果差,复发率高,是本病死亡的主要原因。男性并发此病变明显多于女性(男:女为10:4),除个别外都在基本症状出现后的数月到数年内出现。脑、脊髓的任何部位都可因小血管炎而受损,因此临床表现随其受累部位不同而表现为多样化。根据其症状可分为:①脑膜炎型。头痛、意识障碍、精神异常、视盘水肿、脑膜刺激征、双侧锥体束征。②脑干损害型。头晕、头痛、耳鸣、意识障碍、眼震、Horner 综合征、脑神经麻痹、吞咽困难、发呛、癫痫等。③良性颅压增高。头痛、呕吐。④脊髓型。双下肢无力、麻木、感觉障碍、不同程度截瘫、尿潴留、大小便失禁、病理反射阳性。⑤周围神经型。四肢无力、麻木、周围型感觉障碍、肌萎缩、腱反射低下等。患者脑脊液检查可有颅内压力增高,无细胞及生化改变,也可出现蛋白升高,轻度白细胞计数增高。脑CT 或脑 MRI 对诊断有一定的帮助,可见脑组织不同部位多发性梗死,有少数尚伴有局部出血。

(3)关节病变:30%～60%的白塞病患者出现关节病变,表现为关节疼痛、肿胀和功能障碍。大小关节均可受累,可单发或多发,以膝关节和小腿关节最为常见,其次为腕和肘关节,呈对称性或非对称性分布,反复发作与自行缓解交替,一般不遗留畸形。受累关节出现滑膜炎病变,关节液可呈炎性改变,但滑膜细胞的增殖、淋巴细胞的浸润和淋巴滤泡的形成都很少见,说明它的滑膜炎和类风湿关节炎有明显的不同。骶髂关节炎在本病很少见。

(4)血管病变:又称血管-白塞病。全身大小血管均可受累。10%的患者出现大中血管炎,即指任何部位的大中动脉炎和大中静脉炎。当动脉及其分支血管壁发生炎症时,可使管壁增厚,继而血栓形成使管腔变窄,同时可使动脉壁的弹力纤维遭到破坏,丧失坚韧性而形成动脉瘤样的局部扩大。动脉狭窄可表现为患侧无脉或弱脉,血压低,局部出现血管杂音。脑动脉狭窄可有头晕、头痛,肾动脉狭窄时出现肾性高血压,冠状动脉受累时出现心肌缺血,甚至梗死。有动脉瘤形成时局部出现搏动性肿块。中等度血栓性静脉炎多见于四肢,尤其下肢,深、浅静脉可分别或同时受累。

(5)其他:本病肺部的病变可因肺的小动脉炎出现肺动脉瘤、肺栓塞、胸膜炎,表现咯血、胸痛、气短、肺梗死症状,但发病较少。肾脏损害可有血尿、蛋白尿,但多为一过性,症状较轻,未有影响肾功能者。约4.5%患者出现附睾炎,表现附睾肿大、疼痛和压痛,适当治疗后能完全消失。

(二)体征

1.皮肤、黏膜

白塞病最主要观察是否有复发性口腔溃疡、复发性外阴溃疡及皮肤是否有结节红斑、假性毛囊炎、痤疮样毛囊炎、浅表栓塞性静脉炎等不同的表现。

2.眼部检查

白塞病最常见虹膜睫状体炎和视网膜炎。因而,可协同眼科进行相关视力检查及眼底检查。

3.心肺检查

注意是否存在动脉狭窄及动脉瘤的相关体征,即检查是否存在异常的血管杂音。同时注意肺栓塞、胸膜炎的体征。

4.腹部体征

腹部体征以胃肠-白塞病表现为主的,注意腹部是否有肠麻痹、肠穿孔的体征,是否有腹膜刺激征。

5.神经系统

以神经-白塞病表现为主的,注意是否有周围神经损害和中枢神经损害的表现,早期观察是否出现病理性神经征及脑膜刺激征。

6.关节检查

检查关节外形、结构及功能。注意关节肿胀及压痛的部位、数量、程度、关节活动度。

(三)检查

1.常规检查

(1)血液学检查:①血常规,活动期可有外周血白细胞轻度升高,慢性疾病可有轻中度贫血。②急性时相反应物指标,活动期可表现为血沉增快,C-反应蛋白增高,轻度球蛋白增高。③免疫学指标,其抗核抗体谱、类风湿因子常阴性。补体升高,血清免疫球蛋白,尤其是 IgA 偶尔增高。少数患者抗心磷脂抗体、抗中性粒细胞胞质抗体(+)。④肝肾功能、血尿酸正常。

(2)针刺反应:这是本病目前唯一的特异性较强的试验,显示皮肤对单纯外部刺激的高反应性。做法是用无菌皮内针头在前臂屈面的中部刺入皮内 5 mm,然后退出,24~48 小时后观察针头刺入处的皮肤反应,局部直径>2 mm 的红丘疹或红丘疹伴有脓疱疹则视为阳性,应进行多部位穿刺判断。患者在接受静脉穿刺的检查或肌内注射的治疗时,也往往出现针刺反应阳性。静脉穿刺出现阳性率高于皮内穿刺的阳性率。针刺的阳性反应与疾病的活动呈正相关。针刺试验在我国 60%以上的白塞病患者可出现阳性。本试验假阳性较少。

(3)HLA-B5(B51)的检测:半数以上患者 HLA-B5(尤其 HLA-B51)阳性。HLA-B51 具有

白塞病基因的决定簇,它可能起自身抗原的作用。在有严重内脏病变和眼病的 BD,HLA-B5(B51)的阳性率较无内脏病变和眼病者高。因此,它也被认为与该疾病的严重性相关。

2.其他相关检查

根据患者的临床表现进行相关受累系统的相关检查,如 X 线片、超声心动图、消化道造影、内镜、CT、磁共振等影像学检查。可行脑脊液检查及脑电图等了解中枢神经系统受累情况,行血管造影了解大中动、静脉受累情况。

(四)诊断要点

本病无特异性血清学及病理学特点,诊断主要根据临床症状,故应注意详尽的病史采集及典型的临床表现。目前较多采用国际白塞病研究组于 1989 年制定的诊断标准。

1.反复口腔溃疡

1 年内反复发作 3 次。由医师观察到或患者诉说有阿弗他溃疡。

2.反复外阴溃疡

由医师观察到或患者诉说外阴部有阿弗他溃疡或瘢痕。

3.眼病变

前和/或后葡萄膜炎、裂隙灯检查时玻璃体内有细胞出现或由眼科医师观察到视网膜血管炎。

4.皮肤病变

由医师观察到或患者诉说的结节性红斑、假性毛囊炎或丘疹性脓疱;或未服用糖皮质激素的非青春期患者出现痤疮样结节。

5.针刺试验阳性

试验后 24～48 小时由医师看结果。

以上条件中有反复口腔溃疡并有其他 4 项中 2 项以上者,可诊断为本病,但需除外其他疾病。其他与本病密切相关并有利于诊断的症状有关节痛或关节炎、皮下栓塞性静脉炎、深部静脉栓塞、动脉栓塞和/或动脉瘤、中枢神经病变、消化道溃疡、附睾炎和家族史。

应用标准时注意:并非所有白塞病患者均能满足国际研究组的标准;对血管及神经系统病变的关注应成为进行疾病评价的一部分;由于患者的多种表现多相继出现,有时两种症状间隔时间很长,因此,白塞病患者的诊断依据仍有赖于医师的细致观察和记录。

(五)鉴别诊断

由于白塞病缺少特异的实验室检查手段,所以它的诊断主要还是依靠临床标准。典型的白塞病诊断并不困难,但不典型或以某一系统表现为主要表现者诊断比较困难,且本病的口腔溃疡、关节炎、血管炎可在多种风湿性疾病出现,因而需要和其他疾病鉴别。由于单纯疱疹病毒感染、克罗恩病和瑞特综合征都可能出现复发性的口腔溃疡及生殖器感染,因而出现口腔和生殖器溃疡的患者需采用培养或聚合酶链反应(PCR)排除单纯疱疹病毒感染,同时排除药物引发,尤其是非甾体抗炎药所致的口腔溃疡(表 7-1)。

1.系统性红斑狼疮

系统性红斑狼疮多见于育龄期妇女,虽然出现口腔溃疡等皮肤黏膜的损害,但皮疹多为颜面红斑,伴有多脏器损伤,尤以肾脏损伤多见,免疫学检查中抗核抗体谱常为阳性,免疫球蛋白增高及补体下降均有助于鉴别。

表 7-1　需和白塞病鉴别的主要疾病

白塞表现	需和白塞病鉴别的疾病
口腔溃疡	复发性口疮、天疱疮、药物过敏、鹅口疮
皮肤损害	渗出性多形红斑、结节性红斑、梅毒、Sweet病、药疹、寻常性痤疮、赖特综合征
眼部损害	结节病、中心性视网膜炎、交感性眼炎、强直性脊柱炎、视网膜静脉血栓症
消化道损害	溃疡性结肠炎克罗恩病
中枢神经损害	多发性硬化症、各种脑膜炎、脑炎、脑脊髓炎、脑肿瘤、系统性红斑狼疮、结节病、精神病
血管损害	大动脉炎、动脉硬化、动脉瘤、深静脉血栓病、多动脉炎

2.结节性红斑

结节性红斑是真皮血管和脂肪组织的一种反应性炎性疾病,可能和感染、药物、恶性肿瘤和自身免疫性疾病有关。皮下结节好发于小腿伸侧,略高出皮面,呈鲜红或暗红色,有疼痛及压痛,消退后不留萎缩性瘢痕。

3.强直性脊柱炎

多见于男性,虽可出现虹膜炎等眼部损害,但主要侵犯脊柱和骶髂关节,导致关节骨性强直,椎间韧带钙化,脊柱 X 线呈竹节样改变,多见非对称性下肢大关节炎,RF 阴性,HLA-B27 阳性。

4.反应性关节炎(瑞特综合征)

患者可表现尿道炎、关节炎、结膜炎、漩涡状龟头炎、溢脓性皮肤角化病、黏膜溃疡、发热等症状,但男性多见,起病急,发病前常有肠道或泌尿道感染史,可出现非对称性下肢大关节受累,非对称性骶髂关节炎。RF 阴性,80％患者 HLA-B27 阳性。

5.Sweet 病

Sweet 病是一种原因不明,以发热、面颈及四肢有隆起的疼痛性红色斑块,末梢血中白细胞计数增多为特征的疾病。可能与感染、免疫反应、恶性肿瘤等有关。皮损 1～2 个月后可自行消退,但反复出现。部分患者可有结膜炎、口腔溃疡,但一般不表现生殖器溃疡。

6.大动脉炎

好发于 40 岁以下,因主动脉及其分支的慢性炎症导致血管闭塞,可表现单侧或双侧肢体缺血的表现,如动脉搏动减弱或消失,血压降低或测不出,也可表现脑动脉缺血症状及颈部血管杂音。一般无口腔及外生殖器溃疡表现,针刺试验阴性。

三、治疗

(一)一般治疗

急性活动期,应卧床休息,避免进刺激性食物,控制口、咽部感染、必要时支持治疗。发作间歇期应注意预防复发。伴感染者可行相应的治疗。

(二)药物治疗

1.局部治疗

(1)口腔及外阴溃疡:局部可用冰硼散、锡类散、糖皮质激素膏(如 1％氢化可的松软膏剂,或 0.1％地塞米松软膏剂,或 0.1％曲安奈得软膏剂)外涂,生殖器溃疡用 1∶5 000 高锰酸钾清洗后加用抗生素软膏。

(2)眼病变:眼结膜炎、角膜炎可应用皮质激素眼膏或滴眼液,眼葡萄膜炎须应用散瞳剂以防止炎症后粘连,重症眼炎者可在球结膜下注射肾上腺皮质激素。

2.全身治疗

(1)非甾体抗炎药:具有消炎镇痛、退热作用。对缓解发热、皮肤结节红斑、生殖器溃疡疼痛及关节炎症状有一定疗效。常用药物有布洛芬,0.3～0.6 g,每天 3 次;萘普生 0.25～0.50 g,每天 2 次,双氯芬酸钠每天 75 mg 等,或其他非甾体抗炎药或 COX-2 选择性抑制剂如美洛昔康,每天 7.5～15.0 mg,也可用 COX-2 特异性抑制剂,如塞来昔布,100～200 mg,每天 1～2 次。

(2)糖皮质激素:对于有眼、大血管、肺、神经系统、消化道受累者,在病程急性期、炎症反应显著及高热时,糖皮质激素对控制急性症状有效,常用量为泼尼松每天 40～60 mg。重症患者如严重眼炎、中枢神经系统病变、严重血管炎患者可考虑试用"冲击疗法",静脉应用大剂量甲泼尼龙冲击,每天 1 000 mg,3 日为 1 个疗程。长期应用糖皮质激素有不良反应,尤其"冲击疗法"应慎用,现倾向于小剂量和短程糖皮质激素治疗。

(3)免疫抑制剂:重要脏器损害时应选用此类药。近来主张小剂量肾上腺皮质激素联合免疫抑制剂治疗,能提高疗效同时减少糖皮质激素的用量。但此类药物不良反应较大,用药时应注意严密监测。①环磷酰胺:用于急性中枢神经系统损害或严重血管炎、眼炎者,口服(每天 50～100 mg)或静脉冲击治疗(每月 750～1 000 mg)。使用时嘱患者大量饮水,以避免出血性膀胱炎的发生。此外可有消化道反应及白细胞减少等不良反应。②硫唑嘌呤:每天 50～100 mg,口服,可抑制口腔、眼部病变和关节炎,但停药后容易复发。应用期间应定期复查血常规和肝功能等。③甲氨蝶呤(MTX):每周 7.5～15.0 mg,口服或静脉推注用药。用于治疗神经系统、皮肤黏膜、关节等炎性病变,可长期小剂量服用。不良反应有骨髓抑制、肝损害及消化道症状等。应定期检查血常规和肝功能等。④柳氮磺胺吡啶:每天 2～6 g,可用于肠道-白塞病或关节炎者,注意药物的不良反应。⑤环孢素:对秋水仙碱或其他免疫抑制剂疗效不佳的眼-白塞病效果较好,剂量为 3～5 mg/(kg·d)。应用时注意监测血压和肝肾功能。

(4)秋水仙碱:可抑制中性粒细胞趋化,对关节病变、结节红斑、口腔和生殖器溃疡、眼葡萄膜炎均有效,常用剂量为 0.5～1.0 mg,每天 1 次,连用 1～2 个月。应注意肝、肾损害,粒细胞减少等不良反应。

(5)沙利度胺:对于治疗顽固的口腔、生殖器溃疡等皮肤黏膜损害较为有效。宜从小剂量开始,每天 50 mg,逐渐增加至每天 100 mg,最大剂量每天 200 mg。因该药服用后常有头晕、嗜睡不良反应,故建议患者晚上睡前服用。其他不良反应主要有胎儿畸形、深静脉血栓、肝肾损害、便秘和周围神经病变。孕妇禁用。

(6)生物制剂。①干扰素:对口腔溃疡、皮肤病变及关节炎症状有一定疗效,也可用于眼部病变的急性期治疗。②肿瘤坏死因子 TNF-α 单克隆抗体英利昔单抗用于治疗复发性葡萄膜炎已有报道,也有用于糖皮质激素及免疫抑制剂仍无法控制的顽固性的皮肤黏膜损害,但需临床进一步观察。

(7)植物药:雷公藤总苷对口腔溃疡、皮下结节、关节病、眼炎有肯定疗效,对肠道-白塞病疗效较差,剂量为 20 mg,每天 3 次。不良反应主要为性腺抑制及肝损害。

(8)其他治疗:①对于有血栓性静脉炎的患者,可短期使用抗凝药(低分子肝素、华法林)及抗纤维蛋白疗法(尿激酶、链激酶)治疗,但长期应用的相关报道少,建议监测凝血指标。如果血栓不广泛,可采用抗血小板药物(阿司匹林、双嘧达莫)。②患者如有结核病或有结核病史,结核菌素试验(PPD)皮试强阳性时,可试行抗结核治疗(三联),3 个月以上,并观察疗效。治疗可参照表 7-2。

表 7-2 白塞病治疗

治疗	剂量	用于一线治疗	用于备选治疗
局部治疗			
曲安西龙缩酮软膏	每天 3 次,局部	口腔溃疡	
倍他米松乳膏	每天 3 次,局部	生殖器溃疡	
倍他米松滴眼液	每天 3 次,每次 1～2 滴,局部	前葡萄膜炎,视网膜血管炎	
地塞米松	1～1.5 mg 注入眼球囊下	视网膜血管炎	
托吡卡胺滴眼液(抗胆碱药)	每天 1～2 次,每次 1～2 滴,局部	前葡萄膜炎	
全身治疗			
泼尼松	每天 5～20 mg,口服		结节性红斑,前葡萄膜炎,视网膜血管炎,关节炎
	每天 20～100 mg,口服	胃肠损害,急性脑膜脑炎,慢性进行性中枢神经系统损害,动脉炎	视网膜血管炎,静脉血栓
甲泼尼松	每天 1 000 mg 用 3 天,静脉	急性脑膜脑炎,慢性进行性中枢神经系统损害,动脉炎	胃肠损害,静脉血栓
秋水仙碱	每天 0.5～1.5 mg,口服	口腔溃疡[1],生殖器溃疡,假性毛囊炎[1],结节性红斑,前葡萄膜炎,视网膜血管炎	关节炎
氨苯砜	每天 100 mg,口服		口腔溃疡,生殖口服器溃疡,假性毛囊炎,结节性红斑
己酮可可碱	每天 300 mg,口服		口腔溃疡,生殖口服器溃疡,假性毛囊炎,结节性红斑
硫唑嘌呤	每天 50～100 mg,口服		视网膜血管炎[1],关节炎[1],慢性进行性中枢神经系统损害,动脉炎,静脉血栓
苯丁酸氮芥	每天 5 mg,口服		视网膜血管炎,急性脑膜脑炎,慢性进行性中枢神经系统损害,动脉炎,静脉血栓
环磷酰胺	每天 50～100 mg,口服;或每月 700～1 000 mg,静脉注射		视网膜血管炎,急性脑膜脑炎,慢性进行性中枢神经系统损害,动脉炎,静脉血栓
甲氨蝶呤	每周 7.5～15.0 mg,口服		视网膜血管炎,关节炎,慢性进行性中枢神经系统损害
α-干扰素	每天 50,0 万单位,肌内或皮下注射		视网膜血管炎,关节炎
环孢素[2]	3～5 mg/(kg·d),口服	视网膜血管炎[1]	
柳氮磺胺吡啶	每天 1～3 g,口服	胃肠损害	关节炎

治疗	剂量	用于一线治疗	用于备选治疗
华法林[3]	每天 2～10 mg,口服	静脉血栓	动脉炎
肝素[3]	每天 5 000～20 000 U,皮下注射	静脉血栓	动脉炎
阿司匹林[1]	每天 50～100 mg,口服	动脉炎,静脉血栓	慢性进行性中枢神经系统损害
双嘧达莫	每天 300 mg,口服	动脉炎,静脉血栓	慢性进行性中枢伸进系统损害

注:①该药物用于该用途的功效在有对照的临床跟踪中已有报道。②环孢素禁用于急性脑膜脑炎,慢性进行性中枢神经系统损害的患者。③抗凝药对有肺血管损害的 BD 时,使用时需谨慎,及时监测凝血指标。④低剂量的阿司匹林只作为抗血小板的药物

四、注意事项

(一)医患沟通

医师应如实向患者或家属讲明本病的特点、诊断方法、服药疗程,以使患者及家属能理解,并配合医师进行治疗;患者服药一定要在专科医师的指导下,不能擅自停药或减量,患者在整个治疗过程中,如有不适应及时与医师沟通,以便及时处理。如需手术治疗患者,应征得患者及家属的同意并签字为据。

(二)经验指导

本病一般呈慢性,无内脏累及的白塞病预后良好。男性、年轻患者病情较凶险。病情缓解与复发可持续数周或数年。随着年龄的增加,病情发作的频率和程度会相对减少。在病程中可发生失明,腔静脉阻塞及瘫痪等。由于中枢神经系统、胃肠道并发症、周围性动脉瘤破裂和肺动脉瘤偶有致死,有报道白塞病的病死率为 9.8%,其中血管病变导致的死亡占主要原因。

(朱春燕)

第五节 抗磷脂综合征

抗磷脂综合征(antiphospholipid syndrome,APS)又称为 Hughes 综合征、抗磷脂抗体综合征、抗心磷脂抗体综合征等,是一种获得性自身免疫性血栓性疾病。APS 的基本病理改变表现为血管内血栓形成,并导致相应脏器和系统的功能异常。临床上以反复的动脉、静脉血栓形成,习惯性流产或早产为主要表现,实验室检查以发现狼疮抗凝物(LA)、抗心磷脂抗体(aCL Abs)或抗 β_2 糖蛋白 I(β_2-GP-I)抗体等自身抗体为特征。这类自身抗体统称为抗磷脂抗体(APA),与 APS 的发生发展有密切联系,是 APS 最主要的致病因素。

一、概述

由于抗磷脂抗体存在明显的异质性,同时也由于检测方法的不同,抗磷脂抗体可分为以下几

个种类。因这些自身抗体针对的靶抗原不同,在功能上存在差异,所以在与血栓形成的关联性方面,以及在 APS 诊断敏感性和特异性方面有所不同,在名称上不能完全相互替代。①狼疮抗凝物(LA):是能够使体外血浆凝固时间延长的抗凝物质,其本质为免疫球蛋白,主要为抗 β_2-GP-Ⅰ抗体和/或抗凝血酶原抗体;②抗心磷脂抗体(aCL Abs):采用 ELISA 方法测定的与心磷脂结合的自身抗体;③抗 β_2-GP-Ⅰ抗体:采用 ELISA 方法测定的针对 β_2-GP-Ⅰ 的自身抗体;④抗凝血酶原抗体:采用 ELISA 方法测定的针对凝血酶原的自身抗体;⑤抗磷脂抗体:上述所有自身抗体的总称。

APA 发现已有 50 余年。1952 年 Conley 和 Hartmann 首次发现在系统性红斑狼疮(SLE)患者血液中存在循环抗凝物。随后在无狼疮的患者中也检出了此种循环抗凝物。1963 年 Bowie 等发现存在循环抗凝物的 SLE 患者易形成血栓。直至 1969 年,Lechner 等证明这种循环抗凝物的本质是一种免疫球蛋白。此后这种循环抗凝物质被命名为狼疮抗凝物。1975 年 Nilsson 等首次报道 LA 与反复胎儿宫内死亡之间存在联系,这一发现被随后的其他学者报道所证实。1981 年 Carreras 等提出这种 LA 具有致病作用,他们发现从 1 例动脉血栓、反复胎儿宫内死亡并伴有 LA 的女性患者血液中分离获得的免疫球蛋白成分能够抑制前列环素的合成。1985 年 Hughes 等在总结大量病例基础上,将一类具有反复血栓形成、妊娠异常并检测出 LA 和 aCLAbs 的患者定义为抗心磷脂综合征。自 1990 年以来抗磷脂抗体研究取得重大进展,McNeil、Galli 和 Matsuura 等分别证实 aCL Abs 并非直接针对带负电荷的磷脂而是针对与磷脂结合的蛋白 β_2-GP-Ⅰ。目前已确定这种自身免疫性 APA 的靶位并非是磷脂本身,而是一些磷脂结合蛋白,主要为 β_2-GP-Ⅰ 和凝血酶原,已确定的其他磷脂结合靶蛋白有蛋白 C、蛋白 S、膜联蛋白 V(Annexin V)、Annexin A_2、补体因子 H、组织纤溶酶原活化剂(t-PA)、纤溶酶等。1999 年首次制定了 APS 国际诊断标准,并于 2005 年进行了修订,规范了 APS 临床诊断和治疗。

在健康人群中偶可检测出这种自身免疫性 APA(包括 LA 和 aCL Abs),发生率为 1%～5%,在老年人群尤其是伴有慢性疾病老年患者中 APA 检出率更高。但这种 APA 多为低滴度、一过性,属于 IgM 类型,一般不引起血栓等症状。多种病原体感染后常引起 APA 一过性变化,有报道约 30% 儿童病毒感染后产生 APA,成人感染分枝杆菌、疟原虫、丙肝病毒等约 80% 病例出现 APA 阳性。这种 APA 的产生属于自限性的,常随感染的清除而消失,也不引起血栓形成及相关症状。

APA 变化还可见于以下疾病:恶性肿瘤(白血病、实体瘤、淋巴增殖性疾病等)、神经系统疾病、酒精性肝病、慢性肾衰竭、周围血管病、心瓣膜病等,这类疾病中 APA 的产生,以及与疾病发生的关系目前尚不明确。所有这些 APA 继发性变化对临床检测结果的判断和 APS 诊断都有一定影响,因而在最新的 APS 诊断标准中对抗磷脂抗体检测有更为严格的要求,即要求有 2 次或 2 次以上抗磷脂抗体试验阳性结果,且检测间隔时间等于或大于 12 周。这样可以尽可能排除感染因素所导致的一过性 APA 改变对 APS 诊断的影响。

特别要提出的是,APA 在其他一些自身免疫性疾病中有很高的检出率。有资料报道,在 SLE 患者中 aCL Abs 检出率 12%～30%,LA 检出率为 15%～34%,且与血栓形成有密切关系。在长达 20 年的随访研究中发现,SLE 伴 APA 阳性患者中 50%～70% 出现 APS 临床表现。

总之,以下几类患者均可检出 APA,在临床上应注意鉴别。①抗磷脂综合征(原发或继发)。②感染所致的 APA:与血栓形成无关疾病,如梅毒、莱姆病、EB 病毒或巨细胞病毒感染等。可能与血栓形成有关疾病:如水痘、艾滋病、丙型肝炎等。③药物诱发的 APA。④人群中自发产生的 APA。

二、病因与发病机理

APS 根据有无原发病分为原发性 APS 和继发性 APS,后者常继发于 SLE、类风湿关节炎、系统性硬化症和干燥综合征等自身免疫性疾病。由于原发性和继发性 APS 在临床表现方面十分相似,新修订的 APS 诊断标准中建议不再使用继发性 APS 一词,不必过分注重原发性与继发性的鉴别,而是要注重在做出 APS 诊断后应积极寻找是否存在合并其他自身免疫性疾病。

(一)抗磷脂抗体发生机制

β_2-GP-Ⅰ(又称载脂蛋白 H)是一种存在于血浆中的蛋白质。主要由肝脏合成,血管内皮细胞和胎盘细胞也可少量合成,血浆浓度约 3 μmol/L。β_2-GP-Ⅰ 是由 326 个氨基酸残基组成的单链糖蛋白,有 5 个同源结构域。β_2-GP-Ⅰ 羧基端疏水中心(Ser311-Lys317)能够插入细胞膜磷脂双分子层中心,而疏水中心附近的 14 个带阳电荷的氨基酸残基则与细胞膜外侧面的带负电荷的磷脂成分结合,形成磷脂结合蛋白。

凝血酶原是由 579 个氨基酸残基组成的单链糖蛋白,由肝脏合成,血浆浓度约 1.5 μmol/L。凝血酶原通过其氨基端多个 γ 羧基化谷氨酸残基在钙离子参与下结合至磷脂表面。结合于磷脂表面的凝血酶原易于被因子 Xa 活化,有利于凝血过程。

自身免疫性抗磷脂抗体发生机制目前仍不完全明确。以往采用自身反应性淋巴细胞克隆选择性耗竭理论解释这种自身免疫发生过程。目前认为在正常人体内仍保持有低水平的自身反应性淋巴细胞,这些幼稚 T、B 淋巴细胞在循环中不断接触自身抗原并保持低水平活化状态,这对正常免疫功能的发挥至关重要。实验发现在正常人血清中存在针对自身抗原的天然抗体,所谓天然抗体是指在未经免疫即未接触外来抗原的情况下产生。现有证据表明自身抗原能够刺激自身反应性 B 淋巴细胞产生一定量(低水平)的自身免疫性天然抗体。大多数天然抗体属于 IgG 类,具有与抗原中等程度的亲和力和多反应性特点,即可与多种抗原结合。如在健康人血清中存在抗因子Ⅷ自身抗体。但这种抗体的活性立即被随之而产生的抗独特型抗体所中和,呈现反馈抑制状态。现在已发现在健康人血清中含有一定量的与固定的 β_2-GP-Ⅰ 结合的自身抗体,如果这种生理性自身抗体含量超过一定的阈值水平则可引起病理性变化,导致疾病发生。

另一种引起自身免疫性疾病的发生机制是淋巴细胞免疫耐受功能失调。当循环中淋巴细胞长期接触同一抗原将触发免疫耐受过程并保持这类淋巴细胞永生。在健康人由于淋巴细胞长期接触 β_2-GP-Ⅰ 和凝血酶原而发生免疫耐受,不发生或仅发生低水平的自身免疫反应且处于生理范围内。当这类淋巴细胞发生免疫耐受缺陷时,则出现显著的自身免疫反应,淋巴细胞分泌高水平的天然抗体导致疾病。因而 APS 患者抗 β_2-GP-Ⅰ 和抗凝血酶原自身抗体可以被认为是由于免疫耐受机制缺陷导致天然自身抗体的过量产生所致,同时这种自身抗体与相应的靶抗原具有中等程度的亲和力也反映了其来源于天然抗体的特征。

这种免疫耐受功能的破坏除来自淋巴细胞本身的原因外,新的外来抗原可以通过协同刺激途径破坏免疫耐受功能,导致免疫抗体的产生。研究发现常常可在反复咽喉部感染而扁桃体切除术患儿血清中检测出 LA。Blank 等证实某些细菌蛋白与 β_2-GP-Ⅰ 有共同的肽段结构,用流感嗜血杆菌、奈瑟氏球菌或破伤风外毒素免疫小鼠可以诱发有交叉反应的抗 β_2-GP-Ⅰ 抗体产生。Gharavi 等使用与 β_2-GP-Ⅰ 结构相似的巨细胞病毒相关肽段免疫小鼠可诱导 LA 活性物产生,并可诱发小鼠体内血栓形成。据此可以提出抗磷脂抗体的产生可能与感染因素有关。研究也发现这种破坏免疫耐受的外来抗原如果不能持续存在,则这种与自身抗原间的免疫交叉反应不能长久维持,而表现为一过性特点。这也可以解释在儿童中与感染有关的抗磷脂抗体常是短期存在的现象。

根据以上叙述可以认为自身免疫性抗磷脂抗体产生是由于免疫耐受机制的损伤导致天然自身抗体不受控制地大量产生而引发疾病。

1.机制 A

(1)长期接触抗原产生一定量的具有中等亲和力的天然抗体。

(2)某些淋巴细胞免疫耐受异常。

(3)针对自身抗原的天然抗体生成明显增加。

2.机制 B

(1)突然接触新抗原(如感染、药物等)。

(2)在一定时期内产生与自身抗原有交叉反应的免疫抗体。

(3)如停止接触外来抗原则这种免疫反应具有明显的时限性。

(二)LA 体外抗凝血机制

LA 在体外具有抗凝活性,使得依赖磷脂的相关凝血试验时间明显延长,如活化的部分凝血酶原时间(APTT)、凝血酶原时间(PT)等。最初有关这一现象的解释是 LA 占据了凝血反应过程所必需的磷脂表面,使得凝血因子间相互高效反应受阻。现已经证明 β_2-GP-I 是 LA 结合磷脂发挥抗凝作用所必需的辅因子,LA 中抗 β_2-GP-I 自身抗体可与 2 分子 β_2-GP-I 交联形成复合物,该复合物则与生理性止血反应中所需的磷脂表面有较高的亲和力并牢固结合于磷脂表面,从而阻止凝血反应过程,体现 LA 抗凝活性。同样,自身免疫性抗凝血酶原抗体也以相类似的机制使得凝血酶原牢固结合至磷脂表面,阻碍凝血过程。由于抗磷脂抗体具有多克隆特征,识别磷脂结合蛋白的不同表位,因而部分 APS 患者可在体外检测出抗凝活性。

(三)APS 血栓形成机制

临床上 APS 患者主要表现为反复动、静脉血栓形成及相应脏器受累症状。抗磷脂抗体是 APS 的主要致病因素。近年来研究表明抗磷脂抗体主要通过诱导细胞活化和抑制抗凝血途径介导凝血活化及血栓形成。

1.APA 对抗凝和纤溶机制的影响

APA 抑制蛋白 C、蛋白 S、组织因子途径抑制物(TFPI)等抗凝蛋白的抗凝血活性,并抑制纤维蛋白溶解功能而发挥促血栓形成作用。蛋白 C 是机体内重要的抗凝蛋白之一,蛋白 C 能够通过其羧基化末端与磷脂表面结合。活化的蛋白 C 灭活因子 Va 和因子 Ⅷa 以调节凝血过程。实验证明,抗 β_2-GP-I抗体/β_2-GP-I免疫复合物可以与活化蛋白 C 复合物竞争结合有限的磷脂表面或破坏活化蛋白 C 复合物内蛋白分子间的相互联系而发挥抗凝效果。抗 β_2-GP-I抗体/β_2-GP-I复合物也通过同样方式抑制蛋白 S、蛋白 Z 和 TPFI 的抗凝功能,促进血栓形成。特别提出的是 TFPI 的生理作用是抑制已结合至磷脂表面的组织因子-因子 Ⅶa 复合物,阻断由组织因子触发的凝血启动过程,因而 TFPI 功能受抑将会严重破坏生理性止血平衡。

纤溶系统具有发挥调节凝血进程、清除血管内残留纤维蛋白凝块再通血管的功能。抗磷脂抗体在体外可损伤血管内皮细胞的纤溶功能。t-PA 和纤溶酶结合到内皮细胞表面需膜联蛋白 A_2 参与,因而在 APS 患者中出现的抗膜联蛋白 A_2 抗体、抗 t-PA 或抗纤溶酶抗体均可导致患者纤溶功能异常。

2.APA 诱导血小板、血管内皮细胞和单核细胞异常活化

静息状态的血小板和内皮细胞具有抗血栓形成能力,而受到刺激活化后则体现促凝活性并释放炎性物质。血液中单核细胞在活化后在细胞表面表达组织因子参与下启动凝血过程,同时释放包括白介素、肿瘤坏死因子在内的多种炎性反应物质,加重了局部血管损伤。

(1)APA 活化血小板:体外实验表明抗磷抗体能够诱导血小板活化,但血小板必须事先由亚剂量血小板诱导剂活化后才能实现,可能与血小板暴露磷脂酰丝氨酸(PS)有关;如阻断血小板 PS 暴露则可以抑制抗 β_2-GP-I 抗体引起的血小板活化。目前理论认为抗 β_2-GP-I 抗体与 β_2-GP-I 形成复合物后与 PS 亲和力显著增加,当结合至血小板表面后则进一步与血小板表面的特异性受体结合促进血小板活化。这种 PS 的介导作用机制尚不明确,可能与这种免疫复合物在血小板表面局部浓集有关,这可解释为何血小板必须事先进行一定程度的活化。研究表明血小板上抗 β_2-GP-I 抗体/β_2-GP-I 复合物特异性受体有 ApoER2 受体和膜糖蛋白 I bα (GPI bα)。ApoER2 受体是血小板上唯一的低密度脂蛋白家族受体,可与二聚化 β_2-GP-I 产生免疫共沉淀,阻断 ApoER2 受体即可抑制抗 β_2-GP-I 抗体/β_2-GP-I 复合物诱导的血小板活化。GPI bα 是血小板主要的黏附受体,其主要配体是 von Willebrand 因子,也可结合凝血因子 XI 和凝血酶,分子结合 GPI bα 后介导抗 β_2-GP-I 抗体对血小板的活化。抗 β_2-GP-I 抗体/β_2-GP-I 复合物与血小板上特异性受体结合后发生一系列血小板内信号转导蛋白的活化,如磷脂酰肌醇 3 激酶(PI-3K)磷酸化、p38MAPK 磷酸化等,引起血小板 TXA$_2$ 释放增加、GPII b/III a 受体活化,导致血小板聚集和血小板内容物释放。

(2)APA 活化内皮细胞:实验显示抗 β_2-GP-I 抗体/β_2-GP-I 复合物活化血管内皮细胞,内皮细胞上多种黏附分子表达量显著增加,如细胞间黏附分子 1(ICAM-1)、血管细胞黏附分子 1 (VCAM-1)、E 选择素(E-selectin)和白介素 6(IL-6)产生增加,内皮细胞微颗粒释放增加,但前列环素合成减少。这些病理改变导致内皮细胞促凝和促炎活性表达,最终引起血栓形成。但 APA 这种促内皮细胞活化和促血栓形成作用也必须有触发因素存在,如 LPS、光化学反应、机械性损伤等,这可能与触发因素导致内皮细胞相关受体结构修饰或表达异常有关。参与 APA 与内皮细胞反应的受体目前已证实有 Annexin A$_2$ 和 Toll 样受体家族(TLRs)。β_2-GP-I 与 Annexin A$_2$ 结合将使抗 β_2-GP-I 抗体通过交联反应结合并活化内皮细胞,诱导促凝活性表达。在 APS 中抗 Annexin A$_2$ 抗体也可直接活化内皮细胞。另一个参与内皮细胞活化受体为 TLRs,主要为 TLR4 和 TLR2,抗 β_2-GP-I 抗体/β_2-GP-I 复合物经 TLRs 介导活化内皮细胞 NF-κB 信号途径,促凝物质和炎性因子转录、表达增加。

(3)APA 活化单核细胞:血液中单核细胞也参与了 APA 介导的血栓形成。正常的血管内皮细胞表面不表达 TF,抗 β_2-GP-I 抗体/β_2-GP-I 复合物与单核细胞结合明显上调单核细胞 TF 的转录和表达,刺激单核细胞表达组织因子和多种炎性因子,促进血栓形成。目前尚未明确单核细胞表面与 APA 结合的特异性受体,以往曾认为 FcγR 参与了 APA 诱导单核细胞活化,最近的实验证明 FcγR 并非必需,因为抗体的 F(ab)2 片段与完整抗体具有相同的刺激活性。同时,血小板与内皮细胞活化后释放的炎性因子也可加速单核细胞活化。

在体外实验和动物活体研究基础上有学者提出"二次打击"假说解释在 APS 患者中 APA 在体内致血栓形成过程。在多种触发因素作用下发生轻微的血管内皮细胞损伤,损伤局部血小板活化及血小板凝块形成(第一次打击);活化血小板暴露磷脂成分(主要是 PS),血液中磷脂结合蛋白(主要是 β_2-GP-I 或凝血酶)在相应自身抗体的介导下结合至血小板或内皮细胞表面,在特

异性受体参与下引起胞内一系列信号转导,最终导致血小板或内皮细胞活化,促凝、促炎物质释放,血栓形成(第二次打击)。

(四)抗磷脂抗体与妊娠异常

APS 主要临床表现之一是妊娠异常,表现为发生于各个妊娠时期的不明原因的自发性流产或早产,胎儿生长迟缓或胚胎死亡。资料表明 24%~60% 确诊的 APS 的妇女在妊娠过程中发生这种不明原因的自发性流产或早产。这种妊娠异常在检出 LA 或高滴度 aCL 抗体的孕妇中发生率高,且与抗体的滴度水平有相关性。抗磷脂抗体引起反复自发性流产或早产的发生机制目前尚未完全明确。病理学研究表明,APS 妊娠妇女的胎盘组织常有广泛的绒毛老化、胎盘梗死和胎盘血管纤维素样坏死等改变,表现为胎盘绒毛滋养层表面有纤维蛋白或纤维蛋白样物质沉着,并随孕期的延长而增多,最终导致子宫胎盘血管部分或完全阻塞。胎盘血管表现为结构模糊,管壁发生纤维素样坏死,胎盘血管腔内有纤维蛋白沉积、管壁增厚、管腔阻塞。最终导致胎盘功能缺陷、胎盘交换能力下降。小剂量阿司匹林能够明显改善胎盘功能和胎儿状况,因而目前认为 APS 患者出现的临床表现和胎盘病理变化与胎盘血管血栓形成有关,而胎盘血管血栓形成则与体内存在的抗磷脂抗体有密切联系。

但也有研究发现并非所有的胎盘组织都表现血管内血栓形成,因而提出其他机制参与妊娠异常。胎盘滋养层细胞表达 β_2-GP-Ⅰ,参与胚胎的正常植入。抗 β_2-GP-Ⅰ 抗体一方面干扰 β_2-GP-Ⅰ 生理功能,影响胚胎植入;另一方面抗 β_2-GP-Ⅰ 抗体与 β_2-GP-Ⅰ 相互作用抑制滋养层细胞的扩张、减少促性腺激素的释放。此外,补体的异常活化、肿瘤坏死因子 a 释放及中性粒细胞浸润可能也参与这一过程中。

三、临床表现

APS 可累及人体所有脏器和系统,临床表现复杂多变,严重者可发生心脏、肾脏和肺脏的功能衰竭。本病首次血栓发作多见于 35~45 岁,60 岁后首发血栓者罕见,男女发病率相似。

尽管在免疫学上 LA 与 aCL 有显著差异,但每种抗体所引起的临床表现都十分相似。一般认为 LA 和抗 β_2-GP-Ⅰ 抗体与血栓形成和妊娠异常关系密切。APS 临床表现复杂,涉及多个器官和系统,且程度也有所不同,因而在临床上应注意识别,提高对本病的认识。此外很多抗磷脂抗体阳性患者并无明显症状,通常在筛查试验时被发现。这类患者也可能逐渐发展为 SLE 或其他免疫性疾病,因此对单纯抗磷脂抗体阳性患者应密切随访。APS 有以下临床表现。

(一)动脉、静脉血栓栓塞

动脉、静脉血栓栓塞是 APS 最常见的临床表现,有报道可累及 70% 的 APS 患者。血栓形成可发生于任何动、静脉血管,发生于静脉血管者占 59%,动脉血管者 28%,同时出现动、静脉血栓者占 13%。最常见的血栓部位是四肢尤其是下肢的深静脉血栓形成,表现为患病肢体肿胀、青紫,甚至出现皮肤慢性溃疡等。其他少见的静脉血栓形成部位包括腋静脉、视网膜静脉、肝静脉和脑静脉窦等。资料报道出现静脉血栓的 APS 患者有半数发生肺栓塞,后者常发生胸痛、气促,严重者危及生命。脑动脉血栓形成引起的反复短暂脑缺血发作是一种常见的临床表现,多发性脑血管梗死可引起早老性痴呆;也可发生肠系膜动脉血栓形成、肾上腺梗死、胃肠道缺血及溃疡形成等;锁骨下动脉栓塞可发生受累肢体末端"无脉征";冠状动脉受累将导致心肌缺血,甚至发生心肌梗死;骨血管内血栓栓塞可引起无血管性骨坏死。某些 APS 患者虽有显著的血小板减少及出血表现,但仍反复发生脑梗死症状,因而对这类临床表现不一致患者应及时进行 APS 相关检查以明确诊断。

血栓形成多为自发性,某些诱因可能促发血栓形成,如雌激素替代治疗、口服避孕药、妊娠及分娩后、手术及外伤后、血流淤滞等。如存在其他先天性易栓因素将会使血栓表现更为突出。

(二)血小板减少及出血表现

约50%APS患者出现免疫性血小板减少,程度轻至中度。这种免疫性血小板减少的发生除与抗磷脂抗体有关外,更主要的是由同时产生的抗血小板自身抗体所致,如抗血小板糖蛋白Ⅱb/Ⅲa抗体和抗糖蛋白Ⅰb抗体等。因而在临床上对病因不明的免疫性血小板减少患者应进行抗磷脂抗体筛查。APS出血症状较少见,其发生除与血小板减少外,还可能与同时伴随的获得性血小板功能异常有关。出血严重者见于获得性低凝血酶原血症或产生了针对某一凝血因子的抑制物,需进行相关凝血功能筛查明确原因。在外周血检查中,除发现血小板减少外,还可发现自身免疫性溶血性贫血和白细胞减少症。由于造成血小板减少的原因众多,因而血小板不再作为APS的诊断指标。

临床上有时出现血小板减少($<100\times10^9$/L)伴APA阳性患者,但缺乏相关的临床表现,新的APS诊断标准将其命名为"APA相关血小板减少症"。此类患者应积极随访,寻找血栓形成证据,如出现明确的APS诊断中的临床指标则需归入APS。

(三)神经系统表现

APS患者脑血管血栓形成常表现为短暂脑缺血发作和中风,年轻患者出现上述症状且无其他原因者应警惕本病。脑缺血或中风多因脑动脉血栓所致,也可由脑静脉窦血栓栓塞引起。此外,还可出现其他一些神经系统表现,如痴呆、偏头痛、舞蹈症、癫痫、脊髓横断症、吉兰-巴雷综合征、多发性神经炎、短暂性遗忘、重症肌无力等。APS患者出现这些神经症状的机制尚不完全明确,某些表现可能与血栓形成和缺血无关,但对原发性APS患者的免疫抑制治疗的确可以改善患者的神经症状。有学者认为抗心磷脂抗体是患者发生中风的独立危险因素,也发现在抗磷脂抗体、偏头痛与脑梗死之间有明显的内在联系。

(四)皮肤表现

APS患者可出现因缺血而导致的皮肤表现,如网状青斑,手足发绀及远端肢体皮肤缺血,溃疡形成和坏疽,广泛性皮肤坏死,脓皮病样皮损等。APS皮肤病变的病理特征为非炎性血管栓塞性改变,有别于其他血管炎性病变。APS患者如合在其他自身免疫性疾病(如SLE、多发性硬化),皮肤表现将更为复杂、严重。

(五)心脏表现

抗磷脂抗体与冠心病有一定联系,尤其是在年轻的冠心病患者中,有报道在心肌梗死患者中可检测出抗磷脂抗体。APA除促进冠脉血栓形成外,还可以使冠脉成形术后发生再阻塞的时间提前。因而,对无明显冠心病高危因素或无明显动脉硬化病变的年轻患者应警惕APS,及时进行相关检查。

心瓣膜病变在APS中十分常见,约35%APS患者有心瓣膜病变,而20%心瓣膜病患者可检出APA。心瓣膜病变表现为瓣膜增厚、出现赘生物、瓣膜口狭窄或血液反流。瓣膜病理表现为纤维蛋白沉积、纤维组织增生,可检出免疫球蛋白和补体成分,但无明显炎症性变化。

(六)肺部表现

APS患者肺部表现包括肺梗死、肺动脉高压、肺泡出血。在灾难性APS等重症患者可发生成人呼吸窘迫综合征。

(七)产科表现

APS 常常出现产科并发症,如胎儿宫内生长迟缓,产前子痫,妊娠期舞蹈症及原因不明的反复自发性流产。这些流产的胎儿多数外观正常,也可因胎儿死亡所致。自发性流产最常发生于怀孕头 3 个月的早孕阶段,且以早孕的后期为多见。虽然目前 APS 诊断标准中要求连续 3 次或 3 次以上的孕 10 周前流产,但对怀孕头 3 个月妇女发生 2 次或 2 次以上流产者其抗磷脂抗体检出率已显著增加,因而对有反复自发性流产史妇女均应进行 LA 和 aCL 抗体检测,但需间隔 12 周以上重复进行以排除假阳性结果。

对无反复自发性流产且无临床症状者则不必常规进行抗磷脂抗体筛查。因为部分(25%)健康妊娠妇女在产前检查时可发现抗磷脂抗体(以 IgG 或 IgM 型 aCL 抗体为主),但均无相应的临床表现且可继续正常妊娠和分娩。对此类孕妇不必进行相应的医疗干预。

(八)灾难性 APS

灾难性 APS 也称为 Asherson's 综合征。一些 APS 患者可发生全身广泛小血管阻塞和缺血导致广泛组织损伤和多器官功能衰竭,如心肌梗死、弥散性血管内凝血(DIC)、肾衰竭及肢体缺血坏死等。这类患者起病急骤,病情危重,死亡率高(可达 50%)。灾难性 APS 临床特征是至少有 3 个器官组织受累及并伴有组织病理学上血栓形成的证据。常受累及的器官有肾脏、肺脏、中枢神经系统、心脏和皮肤等,病理上以小血管广泛血栓形成为特征。半数本病患者有 SLE 病史,40% 患者有原发性 APS 病史。本病常在原有疾病基础上在促发因素的触发下发作,常见的促发因素包括感染、损伤、癌症及亚剂量抗凝治疗等。实验检查发现在本病患者中可检测出 LA 和高滴度 aCL 抗体,另可出现白细胞数增加和血沉加快。由于本病起病急,有时可无明显促发因素,故应与其他相似疾病相鉴别,如严重狼疮性血管炎、血栓性血小板减少性紫癜、重症 DIC 等。

四、实验室检查

(一)LA 检测

LA 与血栓形成和妊娠异常明显相关,具有较重要的临床价值。由于实验室间 LA 检测存在明显差异,因而目前仍参照国际血栓与止血学会(ISTH)标准化委员会(SSC)LA 分会推荐的方法分步检测。

1.筛选试验

依赖磷脂的凝血筛选试验时间均明显延长,如 APTT、高岭土凝血时间(KCT)、稀释的鲁塞尔蝰蛇毒时间(dRVVT)和稀释的凝血酶原时间(dPT)。但不依赖磷脂的凝血试验(如凝血酶时间,TT)或试剂中富含磷脂的相关凝血试验(如 PT)无明显变化。

因自身抗体的异质性及试验方法的敏感性不同,如采用 1 种方法测定 LA,仅 60%～70% 被检出,推荐采用 2 种或 2 种以上的试验方法证实。由于普通凝血试验试剂中含有一定浓度的磷脂,且各实验室在检测方法上存在差异,因而对 LA 测定的敏感性各地报道不一。目前已可使用统一的对 LA 敏感的 PTT 或 dRVVT 筛选试剂,以提高 LA 检测的敏感性。

各实验室应根据所使用的设备和试剂建立各自的试验方法和阳性结果阈值。目前 ISTH 标准化委员会 LA 分会推荐使用标准化比值(样本/对照)确定阳性值,以减少各实验室间的偏差,dRVVT 标准化比值大于 1.1 或 KCT 标准化比值大于 1.2 作为 LA 阳性判断标准。标准化比值明显提高特异性,但敏感性有所降低。

2.混合试验

加入正常人混合含血小板血浆不能纠正异常的筛选试验。

3.确诊试验

补充外源性磷脂能缩短或纠正延长的筛选试验。外源性磷脂可为兔脑提取物、磷脂微粒或反复冷冻后的血小板裂解物。目前多采用统一的富含磷脂成分的 LA 确诊试剂,提高检测的准确性。

4.排除血液中其他抗凝物质

抗凝物质如凝血因子特异性抑制物、肝素等。采用 TT 测定排除肝素对试验的影响;口服抗凝剂患者 PT 明显延长,或采用正常血浆纠正试验鉴别之。

(二)aCL Abs 检测

以心磷脂为抗原采用标准化 ELISA 方法测定血清中 aCL Abs。以中高滴度 IgG 型和/或 IgM 型 aCL Abs 具有临床价值。由于试剂原因,本方法测定的 aCL Abs 在实验室间难于标准化,且感染等多种原因可引起假阳性结果,因而 aCL Abs 检测对 APS 诊断虽敏感性高但特异性差,这在结果的临床判断上有一定难度。

对 aCL Abs 浓度升高无血栓患者进行 10 年随访发现,约 50% 患者在随访时间内发生血栓。在静脉血栓发生 6 个月后仍有高滴度 aCL Abs 患者血栓复发或致死的危险性显著增加。提示 aCL Abs 与 APS 血栓发生间有明显相关性。由于 aCL Abs 在部分正常人群,特别是某些感染后或药物治疗(普鲁卡因胺、氯丙嗪)患者也存在中、高滴度的 aCL Abs,因而 ISTH-SSC 曾建议用 LA 和抗 β_2-GP-I 抗体检测代替 aCL Abs,但在 APS 修订的诊断标准中仍将 aCL Abs 作为试验诊断指标之一。

从抗体亚型分析发现,IgG 型和 IgM 型 aCLAbs 与 APS 关系密切。IgM 型 aCL Abs 易发生假阳性结果,尤其是伴有类风湿因子或冷球蛋白存在的情况下,IgA 型 aCL Abs 与 APS 关系报道不一,APS 修订的诊断标准中未将 IgA 型 aCL Abs 纳入试验诊断指标。

(三)抗磷脂结合蛋白抗体检测

APA 的靶位主要是一些磷脂结合蛋白如 β_2-GP-I 和凝血酶原等。抗 β_2-GP-I 抗体(IgG 型和 IgM 型)是 APS 血栓形成和妊娠异常的独立危险因素,抗体滴度高低与血栓形成的危险度成正比。采用人 β_2-GP-I 包被的标准化 ELISA 方法检测抗 β_2-GP-I 抗体与 aCL Abs 相比虽敏感性有所降低,但特异性高(98%),实验室间变异较小,因此在 APS 修订的诊断标准中将抗 β_2-GP-I 抗体新列为试验诊断指标之一。有关抗 β_2-GP-I 抗体阳性阈值,ISTH-SSC 定义为抗体滴度在对照值的第 99 百分位以上。IgM 型抗 β_2-GP-I 抗体也可能受到类风湿因子或冷球蛋白的干扰,分析结果时应注意。IgA 型抗 β_2-GP-I 抗体尚未被列入试验诊断指标。

抗凝血酶原抗体包括针对凝血酶原和磷脂酰丝氨酸-凝血酶原复合物抗体,虽有报道发现 95% 抗磷脂酰丝氨酸-凝血酶原复合物抗体阳性者 LA 也是阳性,并且与 APS 伴发的低凝血酶原血症和血小板减少有关,但抗凝血酶原抗体与 APS 患者血栓形成间的关系有待进一步证实。抗凝血酶原抗体检测也未被列入 APS 修订的试验诊断指标中。

五、诊断与鉴别诊断

(一)诊断

自 1999 年首次公布 APS 国际诊断标准(Sapporo 标准)以来,在 APS 的基础和临床研究方面取得了很大进展,尤其是在建立新的检测方法和检测方法标准化方面不断有所创新。2005 年对 APS 国际诊断标准进行了相应修订。并将抗 β_2-GP-Ⅰ抗体检测纳入实验室标准。某些临床表现和检测项目与 APS 有关联,但由于尚缺乏特异性,因而未纳入本次修订标准中,有待于今后的临床观察和试验方法的进一步标准化。这些临床表现和检测项目包括心脏瓣膜病变、网状青斑、血小板减少、肾病、神经系统表现、IgA 型抗心磷脂抗体、IgA 型抗 β_2-GP-Ⅰ抗体、抗磷脂酰丝氨酸抗体、抗磷脂酰乙醇胺抗体、抗凝血酶原抗体、抗磷脂酰丝氨酸-凝血酶原复合物抗体。

抗磷脂综合征的诊断必须具备以下至少一项临床标准和至少一项实验室标准。

1.临床标准

(1)血管栓塞:1 次或多次发生于任何组织、器官的动脉、静脉或小血管血栓形成,必须经明确影像学检查或组织病理学检查证实,且组织病理学证实血栓形成部位无明显的血管炎症。

(2)妊娠异常:①一次或多次孕 10 周后经超声波或直接检查证实不能解释的形态正常的胎儿死亡。②一次或多次孕 34 周前由于子痫或严重先兆子痫,或胎盘功能不全的形态正常的早产儿。③连续 3 次或 3 次以上孕 10 周前不能解释原因(排除母体解剖、激素及父母遗传因素)的自发性流产。

2.实验室标准

(1)狼疮抗凝物:至少 2 次或 2 次以上在血浆中检测出狼疮抗凝物,且需间隔 12 周以上。检测方法根据国际血栓与止血学会制定的标准进行。

(2)抗心磷脂抗体:至少 2 次或 2 次以上在血清或血浆中检测出中、高滴度 IgG 或 IgM 型抗心磷脂抗体(如大于 40 G 磷脂单位或 M 磷脂单位,或在对照值的第 99 百分位以上),且需间隔 12 周以上。检测方法采用标准化的 ELISA 方法。

(3)抗 β_2-GP-Ⅰ抗体:至少 2 次或 2 次以上在血清或血浆中检测出 IgG 或 IgM 型抗 β_2-GP-Ⅰ抗体(抗体滴度在对照值的第 99 百分位以上),且需间隔 12 周以上。按推荐的标准化 ELISA 方法检测。

其中注意事项为:①如果临床表现与 2 次抗磷脂试验阳性结果间隔小于 12 周或大于 5 年则不宜诊断为 APS。②如合并存在遗传性或获得性血栓形成因素也不能排除 APS 诊断。对 APS 患者应判断是否存在其他血栓形成危险因素,包括年龄(男>55 岁,女>65 岁)、已知的心血管病危险因素(高血压、糖尿病、LDL 升高/HDL 降低、吸烟、低龄心血管病家族史、体重指数超过 30、微量清蛋白尿、肾小球滤过率低于 60 mL/min)、遗传性易栓症、口服避孕药、肾病综合征、恶性肿瘤、制动、外科手术等。③如既往有血栓形成病史,且已经相关检查明确诊断并排除其他病因,则可作为一项临床标准。浅表静脉血栓形成不作为临床标准。④胎盘功能不全:胎儿监测试验异常,提示胎儿缺氧;多普勒血流异常,提示胎儿缺氧;羊水过少,如羊水指数等于或小于 5 厘米;新生儿出生体重小于相应孕期出生体重的第 10 个百分位。

本修订标准根据实验室检查结果将抗磷脂综合征患者分为以下类型。

Ⅰ型:大于一项实验室标准(可以是各种组合)。

Ⅱa 型:仅狼疮抗凝物阳性。

Ⅱb 型:仅抗心磷脂抗体阳性。

Ⅱc 型:仅抗 β_2-GP-Ⅰ抗体阳性。

(二)鉴别诊断

由于 APS 涉及多脏器病变,临床表现复杂且缺乏特异性,同时实验室检查尚缺乏特异性指标,因而对 APS 需进行较为全面的鉴别诊断。

1.动脉、静脉血栓栓塞

动脉、静脉血栓栓塞是 APS 最常见且具特征性的临床表现,应与动脉硬化所致的血栓形成以及先天或获得性易栓症相鉴别。在临床上对反复发生的血栓形成特别是少见部位血栓形成患者,尤其是年轻人首发的血栓形成患者应警惕 APS。

2.妊娠异常

妊娠异常常可为 APS 的首发症状,应与遗传因素或母体因素所致的流产、早产、死胎等疾病相鉴别。如并存其他易栓症因素常提示有较高的血栓发生概率。

3.血小板减少

血小板减少见于半数 APS 患者,需与其他免疫性血小板减少性疾病如特发性血小板减少性紫癜、SLE 等相鉴别。

4.其他

由于 APA 可见于健康人群,感染或药物也可诱发 APA 的产生,因而对单纯 APA 阳性而无临床血栓形成表现的患者应密切随访,动态观察。

六、治疗

(一)原发病治疗

部分 APS 患者同时合并其他自身免疫性疾病,如 SLE 等。在进行 APS 相关治疗的同时,应积极进行原发病治疗,恢复免疫平衡。

(二)APS 治疗

由于 APS 的基本病理改变表现为血管内血栓形成,因而抗凝治疗是本病的主要措施。又由于自身抗体的异质性及临床表现的不同,最佳的治疗方案应根据是否发生血栓、血栓发生的部位和频率、自身抗体的滴度及是否合并其他血栓形成的危险因素等情况而定,强调抗凝治疗的个体化。资料表明,未接受正规抗凝治疗的 APS 患者血栓复发率高达 70%;而接受口服抗凝剂的 APS 患者 8 年血栓复发率为 0,停止抗凝治疗后 2 年的血栓复发率为 50%,8 年的血栓复发率为 78%。

1.抗凝治疗适应证

APA 阳性无血栓形成者的预防性治疗;初次或反复发生动、静脉血栓形成的 APS 患者;妊娠异常的 APS 患者。

2.抗凝治疗方法

APS 抗凝治疗可选用肝素、低相对分子质量肝素或口服抗凝剂。抗凝治疗原则是开始经静脉使用普通肝素或皮下注射低相对分子质量肝素,随后改用口服抗凝剂,如华法林等。在华法林抗凝治疗期间,应密切监测凝血酶原时间(PT),应使 PT 国际标准化比率(PT-INR)维持在2.0～3.0,过高的 PT-INR 数值易发生出血并发症。另外对 APS 患者寻找遗传性易栓症危险因素,如蛋白 S 缺乏、蛋白 C 缺乏、抗凝血酶缺乏等;对存在的获得性易栓症危险因素应及时去除,如吸烟、含雌激素的激素替代治疗等。

抗凝治疗的持续时间目前尚无统一定论,一般认为对反复发生血栓患者、有重要脏器血栓形成史患者、存在遗传性或获得性易栓症危险因素患者应进行长期或终身抗凝治疗。由于 APA 存在与否及血清滴度对血栓形成的预示作用不完全一致,APA 正常并非是停药的指征。过早停用易导致血栓复发甚至致死,尤其易发生在停药后的头 6 个月内。

对反复发生血栓的患者,除上述抗凝治疗外应加用小剂量阿司匹林(如 81 mg/d),但对阿司匹林的疗效仍有争议。研究发现阿司匹林并不能预防男性 aCL Abs 阳性患者静脉血栓的发生,但对女性 APA 阳性患者有保护作用。

对常规抗凝治疗期间仍发生血栓者,可同时合用免疫抑制药,如肾上腺皮质激素、环磷酰胺等,但疗效不确定,有较大的个体差异。多数专家认为,除非同时存在其他自身免疫性疾病,不主张对 APS 患者使用强烈的免疫抑制治疗。

羟基氯喹在 APS 治疗中的应用已经引起重视。羟基氯喹已经用于系统性红斑狼疮(SLE)的治疗,可以明显减少 SLE 伴抗磷脂抗体阳性患者发生血栓的危险性。动物实验证实,羟基氯喹可以明显减小抗磷脂抗体诱发的血栓大小和血栓持续时间,同时可以纠正抗磷脂抗体介导的血小板活化,因而对口服抗凝剂治疗出现出血不良反应或仍然反复发生血栓形成的 APS 患者应使用羟基氯喹。由于伴有高滴度抗心磷脂抗体或检出狼疮抗凝物的 APS 患者发生血栓形成的危险性较高,对这类患者应使用羟基氯喹,以减少血栓发生危险。

针对患者的临床表现特征,尤其是根据血栓形成部位的不同,Ortel 提出 APS 患者抗凝治疗策略见表 7-3。

表 7-3　APS 患者抗凝治疗策略

何时进行抗磷脂抗体检测	1.自发性静脉血栓栓塞的新发患者
	2.新发动脉血栓栓塞的年轻患者
	3.不典型或少见类型的血栓栓塞症患者
伴静脉血栓栓塞 APS 患者的治疗	1.确认患者治疗前 PT 是否正常,如不正常应进行混合试验和因子 Ⅱ 测定
	2.首发血栓栓塞者,口服抗凝剂治疗并维持 PT-INR 达 2.5(2.0~3.0),持续应用至少 1 年
	3.治疗其他易栓危险因素,如叶酸治疗高同型半胱氨酸血症
	4.对有反复血栓栓塞者,维持 PT-INR 在 3.5(3.0~4.0)水平,或换用低相对分子质量肝素,可联合使用免疫调节剂,尤其是伴有其他自身免疫性疾病患者
伴动脉血栓栓塞 APS 患者的治疗	1.确认患者治疗前 PT 是否正常
	2.首发血栓栓塞者,口服抗凝剂治疗并维持 PT-INR 达 3.0(2.5~3.5),持续应用至少一年
	3.治疗其他易栓危险因素,如高胆固醇血症、高血压等
	4.对有反复血栓栓塞者,维持 PT-INR 在 3.0 以上,加用抗血小板药,或换用低相对分子质量肝素,可联合使用免疫调节剂

(三)APS 妊娠异常治疗

APS 妊娠异常与血栓形成有关,临床前瞻性研究结果表明,抗凝治疗可以有效治疗 APA 阳性妇女的妊娠异常。对 APA 阳性并经超声检查证实的早孕妇女推荐及时进行肝素抗凝治疗,以期达到正常妊娠、分娩。目前抗凝治疗多选用低相对分子质量肝素和阿司匹林,使用剂量尚无统一规范。静脉丙种球蛋白对 APS 患者的妊娠异常并无明显保护作用。Stone 等使用低相对分子质量肝素和阿司匹林治疗有妊娠异常史的 APS 患者,91% 获得正常分娩。他们推荐的

APS 妊娠患者治疗方法如下(表 7-4)。

表 7-4　APS 妊娠患者的治疗方法

APA 阳性伴反复怀孕 3 月内流产者	受孕前开始使用小剂量阿司匹林
APA 阳性伴孕后期异常者或上述治疗无效者	自证实妊娠后开始小剂量阿司匹林加低相对分子质量肝素(法安明 5 000 U,每天 1 次)
APA 阳性伴既往静脉血栓史者	自证实妊娠后开始小剂量阿司匹林加低相对分子质量肝素(法安明 5 000 U,每天 1 次),孕 16～20 周时剂量加倍
APA 阳性伴既往动脉血栓史或微血管内血栓(如颅内)者	自证实妊娠后开始小剂量阿司匹林加低相对分子质量肝素(法安明 5 000 U,每天 1 次);如无效,法安明改为每天 2 次或自中孕期开始使用华法林,每周监测 2 次,维持 INR 在 2.5 左右

(四)灾难性 APS 治疗

灾难性 APS 病情凶险,由于体内发生广泛的小血管内血栓形成导致多脏器功能衰竭,死亡率大于 50%。在临床上对灾难性 APS 的治疗仍存在较大的难度,为此,2003 年发布了国际性灾难性 APS 诊断标准和治疗指南,协调和规范了本病的诊断和治疗。

Asherson RA 依照本治疗指南并总结分析了 250 例灾难性 APS 治疗经验提出分类治疗措施如下。

1.预防性治疗

灾难性 APS 常存在多种触发因素,因而对 APS 患者应该积极寻找并去除潜在的疾病触发因素。如使用抗生素治疗各种病原体引起的感染;APS 患者接受手术时,即使是小手术,应该改用注射抗凝治疗如肝素或低分子肝素;女性 APS 患者分娩期间应使用注射抗凝治疗至少 6 周;暴发性 SLE 患者即使无血栓形成证据也应进行注射抗凝治疗。这些预防性治疗措施可以显著减少灾难性 APS 的发生。

2.特异治疗

(1)一线治疗。①肝素:静脉使用肝素 7～10 天,随后改用口服抗凝剂治疗,维持 PT-INR 在 3.0 左右。②糖皮质激素:甲泼尼龙 1 000 mg,每天一次,至少 3 天。可以根据患者情况适当延长使用时间。糖皮质激素虽不能减少抗磷脂抗体水平,但可显著减轻因组织坏死、细胞因子释放所导致的相应临床表现。

(2)二线治疗。①大剂量静脉丙种球蛋白:按 0.4 k/(kg·d),连续使用 4～5 天。大剂量静脉使用丙种球蛋白通过抑制抗磷脂抗体产生、促进血浆中免疫球蛋白的分解代谢而发挥作用,对伴有血小板数严重减少的灾难性 APS 有显著效果。②血浆置换:通过血浆置换可以去除血浆中存在的具有致病作用的免疫球蛋白、细胞因子(IL-1、IL-6、TNF)和补体等,从而发挥治疗作用。因而对灾难性 APS 患者建议采用新鲜血浆进行血浆置换治疗,并根据病情调整置换量和间隔时间。③利妥昔单抗:利妥昔单抗通过结合B淋巴细胞表面 CD20,抑制 B 淋巴细胞功能和抗体产生而发挥治疗作用。利妥昔单抗已经广泛应用于 B 淋巴细胞肿瘤性疾病和多种自身免疫性疾病,取得了显著的疗效。该抗体类药物已开始应用于灾难性 APS 的治疗,尤其是伴有血小板数严重减少的患者。

(3)三线治疗。①环磷酰胺:作为强烈的免疫抑制药,环磷酰胺在理论上可以有效抑制抗磷脂抗体的产生,但临床使用效果不理想,且可增加因免疫抑制而引起严重感染的机会。临床要慎重使用本药。②前列环素：前列环素强烈抑制血小板聚集并扩张血管。剂量为 5 ng/(kg·d)，连用 7 天。已报道在 1 例患者中使用效果明显，但停药后出现病情反复。③去纤肽：为单链脱氧核糖核酸碱性金属盐，其可能的作用机制是修复血管内皮细胞功能、下调细胞因子的合成分泌。已成功应用于 1 例灾难性 APS 患者的治疗。④纤溶活化剂：如链激酶、尿激酶、组织型纤溶酶原活化剂。已在部分患者中使用，但有引起出血并发症的危险。

3.非特异治疗

非特异治疗即针对灾难性 APS 所并发的多脏器功能衰竭进行相应的对症治疗，如血液透析、机械通气、心脏正性肌力药物等。

（朱春燕）

第八章

急诊科诊疗

第一节　过敏性休克

过敏性休克是指某些抗原物质（特异性变应原）再次进入已经致敏的机体后，迅速发生的以急性循环衰竭为主的全身性免疫反应。过敏性休克是过敏性疾病中最严重的状况。

一、病因和发病机制

引起过敏性休克的抗原物质主要有以下几类。

（一）药物

主要涉及抗生素（如青霉素及其半合成制品）、麻醉药、解热镇痛消炎药、诊断性试剂（如磺化性 X 线造影剂）等。

（二）生物制品

异体蛋白，包括激素、酶、血液制品如清蛋白、丙种球蛋白等、异种血清、疫苗等。

（三）食物

某些异体蛋白含量高的食物，如蛋清、牛奶、虾、蟹等。

（四）其他

昆虫蜇咬、毒蛇咬伤、天然橡胶、乳胶等。

过敏性休克的发生是由于机体对于再次进入的抗原免疫反应过强所致，其发病的轻重缓急与抗原物质的进入量、进入途径及机体免疫反应能力有关。

二、病理生理

抗原初次进入机体时，刺激 B 淋巴细胞产生 IgE 抗体，结合于肥大细胞和嗜碱性粒细胞表面（致敏细胞）；当抗原再次进入机体时，迅速与体内已经存在于致敏细胞上的 IgE 结合并激活受体，使致敏细胞快速释放大量组织胺、5-羟色胺、激肽与缓激肽、白三烯、血小板活化因子等生物活性物质，导致全身毛细血管扩张、通透性增加，多器官充血水肿；同时，由于液体的大量渗出使有效循环血量急剧减少，回心血量减少导致心排量下降，血压骤降，迅速进入休克状态。

三、临床表现

大多数患者在接触变应原后 30 分钟内,甚至几十秒内突然发病,可在极短时间内进入休克状态。表现为大汗、心悸、面色苍白、四肢湿冷、血压下降、脉细速等循环衰竭症状。多数患者在休克之前或同时出现一些过敏相关症状,如荨麻疹、红斑或瘙痒;眼痒、打喷嚏、鼻涕、声嘶等黏膜水肿症状;刺激性咳嗽、喉头水肿、哮喘和呼吸窘迫等呼吸道症状;恶心、呕吐、腹痛、腹泻等消化道症状;烦躁不安、头晕、抽搐等神经系统症状。严重者可死于呼吸、循环衰竭。

四、诊断

过敏性休克的诊断依据:有过敏史和变应原接触史;休克前或同时有过敏的特有表现;有休克的表现。当患者在做过敏试验、用药或注射生物制剂时突然出现过敏和休克表现时,应立即想到过敏性休克的发生。

五、治疗

一旦出现过敏性休克,应立即就地抢救。患者平卧、立即吸氧、建立静脉通路。

(一)立即脱离变应原

停用或清除可疑引起变态反应的物质。结扎或封闭虫蜇或蛇咬部位以上的肢体,减少过敏毒素的吸收,应注意 15 分钟放松一次,以免组织坏死。

(二)应用肾上腺素

肾上腺素是抢救的首选用药。立即皮下或肌内注射 0.1% 肾上腺素 0.5～1 mL,如果效果不满意,可间隔 5～10 分钟重复注射 0.2～0.3 mL。严重者可将肾上腺素稀释于 5% 葡萄糖液中静脉注射。

(三)糖皮质激素的应用

常在应用肾上腺素后静脉注射地塞米松,随后酌情静脉滴注,休克纠正后可停用。

(四)保持呼吸道通畅

喉头水肿者,如应用肾上腺素后不缓解,可行气管切开;支气管痉挛者,可用氨茶碱稀释后静脉滴注或缓慢静脉注射。

(五)补充血容量

迅速静脉滴注右旋糖酐-40 或晶体液(林格液或生理盐水),随后酌情调整。注意输液速度,有肺水肿者,补液速度应减慢。

(六)血管活性药的使用

上述处理后血压仍较低者,可给予去甲肾上腺素、间羟胺、多巴胺等缩血管药,以维持血压。

(七)抗过敏药及钙剂的补充

常用异丙嗪或氯苯那敏肌内注射,10% 葡萄糖酸钙 10～20 mL 稀释后静脉注射。

六、预后

由于发病突然,如抢救不及时,病情可迅速进展,最终可导致呼吸和循环衰竭而致死、危及生命。如得到及时救治,则预后良好。

(张延刚)

第二节 低血容量性休克

低血容量性休克是指各种原因引起的急性循环容量丢失,从而导致有效循环血量与心排血量减少、组织灌注不足、细胞代谢紊乱和功能受损的病理生理过程。临床上创伤失血仍是发生低血容量休克最为常见的原因,而与低血容量性休克相关的内科系统疾病则以上消化道出血(如消化性溃疡、肝硬化、胃炎、急性胃黏膜病变、胆管出血、胃肠道肿瘤)、大咯血(如支气管扩张、结核、肺癌、心脏病)和凝血机制障碍(血友病等)较为多见,过去常称为失(出)血性休克。呕吐、腹泻、脱水、利尿等原因也可引起循环容量在短时间内大量丢失,从而导致低血容量性休克的发生。

低血容量休克的主要病理生理改变是有效循环血容量急剧减少、组织低灌注、无氧代谢增加、乳酸性酸中毒、再灌注损伤,以及内毒素易位,最终导致多器官功能障碍综合征(MODS)。低血容量休克的最终结局自始至终与组织灌注相关,因此,提高其救治成功率的关键在于尽早去除休克病因的同时,尽快恢复有效的组织灌注,以改善组织细胞的氧供,重建氧的供需平衡和恢复正常的细胞功能。

一、诊断

(一)临床表现特点

(1)有原发病的相应病史和体征。

(2)有出血征象。根据不同病因可表现为咯血、呕血或便血等。一般而言,呼吸系统疾病如支气管扩张、空洞型肺结核、肺癌等,多表现为咯血,同时可伴有咳嗽、气促、呼吸困难、发绀等征象。此外,心脏病也是咯血常见原因之一,可由左侧心力衰竭所致肺水肿引起,也可由肺静脉、肺动脉破裂出血所致,临床上以二尖瓣病变狭窄和/或关闭不全、原发性和继发性肺动脉高压、肺动脉栓塞和左侧心力衰竭多见。上消化道出血可表现为呕血和/或黑便,大量出血时大便也可呈暗红色,而下消化道出血多表现为便血。

(3)有休克征象和急性贫血的临床表现,且与出血量成正比。一般而言,成人短期内失血达750～1 000 mL时,可出现面色苍白、口干、烦躁、出汗,心率约100 次/分,收缩压降至10.7～12.0 kPa(80～90 mmHg);失血量达1 500 mL左右时,则上述症状加剧,表情淡漠、四肢厥冷,收缩压降至8.0～9.3 kPa(60～70 mmHg),脉压明显缩小,心率100～120 次/分,尿量明显减少;失血量达1 500～2 000 mL时,则面色灰白、发绀、呼吸急促、四肢冰冷、表情极度淡漠,收缩压降至5.3～8.0 kPa(40～60 mmHg),心率超过120 次/分,脉细弱无力;失血量超过2 000 mL,收缩压降至5.3 kPa(40 mmHg)以下或测不到,脉搏微弱或不能扪及,意识不清或昏迷,无尿。此外,休克的严重程度不仅同出血量多少有密切关系,且与出血速度有关。在同等量出血的情况下,出血速度越快,则休克越严重。2007年中华医学会重症医学分会有关《低血容量休克复苏指南》中,以失血性休克为例估计血容量的丢失,根据失血量等指标将失血分成4级(表8-1)。

表 8-1　失血的分级

分级	失血量（mL）	失血量占血容量比例(%)	心率（次/分）	血压	呼吸频率（次/分）	尿量（mL/h）	神经系统症状
Ⅰ	<750	<15	≤100	正常	14～20	>30	轻度焦虑
Ⅱ	750～1 500	15～30	>100	下降	20～30	20～30	中度焦虑
Ⅲ	15 000～2 000	30～40	>120	下降	30～40	5～20	萎靡
Ⅳ	>2 000	>40	>140	下降	>40	无尿	昏睡

注：成人平均血容量约占体重的 7%（或 70 mL/kg），上表按体重 70 kg 估计。

(二)实验室和其他辅助检查特点

(1)血红细胞、血红蛋白和血细胞比容短期内急剧降低。但必须指出，出血早期(10 小时内)由于血管及脾代偿性收缩，组织间液尚未进入循环以扩张血容量，可造成血细胞比容和血红蛋白无明显变化的假象，在分析血常规时必须加以考虑。

(2)对于一开始就陷入休克状态，还未发生呕血及黑便的消化道出血者，此时应插管抽取胃液及进行直肠指检，有可能发现尚未排出的血液。

(3)某些内出血患者如宫外孕、内脏破裂等可无明显血液排出(流出)体外迹象，血液可淤积在体腔内，对这一类患者除详细询问病史、体检外，必要时应做体腔穿刺，以明确诊断。

(4)根据出血部位和来源，待病情稳定后可做相应检查，以明确病因和诊断。如咯血患者视病情可做胸部 X 线检查、支气管镜检、支气管造影等；心源性咯血可做超声心动图、多普勒血流显像、X 线和心电图等检查；消化道出血者可做胃肠钡餐检查、胃镜、结肠镜、血管造影等检查；肝胆疾病可做肝功能和胆管镜检查，以及腹部二维超声检查，必要时做计算机 X 线断层摄影(CT)或磁共振成像检查；疑为血液病患者可做出凝血机制等有关检查。

(三)低血容量性休克的监测和临床意义

《低血容量休克复苏指南》指出，以往主要依据病史、症状、体征，如精神状态改变、皮肤湿冷、收缩压下降或脉压减小、尿量减少、心率增快、中心静脉压降低等指标来诊断低血容量性休克，但这些传统的诊断标准有其局限性。近年发现，氧代谢与组织灌注指标对低血容量休克早期诊断有更重要的参考价值。有研究证实血乳酸和碱缺失在低血容量休克的监测和预后判断中具有重要意义。

1.一般监测

其包括皮温与色泽、心率、血压、尿量和精神状态等监测指标。这些指标虽然不是低血容量休克的特异性监测指标，但仍是目前临床工作中用来观察休克程度和治疗效果的常用指标。

(1)低体温有害，可引起心肌功能障碍和心律失常，当中心体温<34 ℃时，可导致严重的凝血功能障碍。

(2)心率加快通常是休克的早期诊断指标之一，但心率不是判断失血量多少的可靠指标，比如年轻患者就可以通过血管收缩来代偿中等量的失血，仅表现为轻度心率增快。

(3)至于血压，将平均动脉压(MAP)维持在 8.0～10.7 kPa(60～80 mmHg)是比较恰当的。

(4)尿量间接反映循环状态，是反映肾灌注较好的指标，当尿量<0.5 mL/(kg·h)时，应继续进行液体复苏。临床工作中还应注意到患者出现休克而无少尿的情况，例如高血糖和造影剂等有渗透活性的物质可以造成渗透性利尿。

2.其他常用临床指标的监测

(1)动态观察红细胞计数、血红蛋白(Hb)及血细胞比容的数值变化,可了解血液有无浓缩或稀释,对低血容量休克的诊断、判断是否存在继续失血有参考价值。有研究表明,血细胞比容在4小时内下降10%提示有活动性出血。

(2)动态监测电解质和肾脏功能,对了解病情变化和指导治疗十分重要。

(3)在休克早期即进行凝血功能的监测,对选择适当的容量及液体种类有重要的临床意义。常规凝血功能监测包括血小板计数、凝血酶原时间(PT)、活化部分凝血活酶时间(APTT)、国际标准化比值(INR)和 D-二聚体等。

3.动脉血压监测

临床上无创动脉血压(NIBP)监测比较容易实施。对于有低血压状态和休克的患者,有条件的单位可以动脉置管和静脉置入漂浮导管,实行有创动脉血压(IBP)、中心静脉压(CVP)和肺毛细血管楔压(PAWP)、每搏量(SV)和心排血量(CO)的监测。这样可以综合评估,调整液体用量,并根据监测结果必要时使用增强心肌收缩力的药物或利尿剂。

4.氧代谢监测

休克的氧代谢障碍概念是对休克认识的重大进展,氧代谢的监测进展改变了对休克的评估方式,同时使休克的治疗由以往狭义的血流动力学指标调整转向氧代谢状态的调控。传统临床监测指标往往不能对组织氧合的改变具有敏感反应。此外,经过治疗干预后的心率、血压等临床指标的变化也可在组织灌注与氧合未改善前趋于稳定。

(1)指脉氧饱和度(SpO$_2$):主要反映氧合状态,在一定程度上反映组织灌注状态。需要注意的是,低血压、四肢远端灌注不足、氧输送能力下降或者给予血管活性药物等情况均可影响 SpO$_2$ 的准确性。

(2)动脉血气分析:对及时纠正酸碱平衡,调节呼吸机参数有重要意义。碱缺失间接反映血乳酸水平,两指标结合分析是判断休克时组织灌注状态较好的方法。

(3)动脉血乳酸监测:是反映组织缺氧的高度敏感的指标之一,该指标增高常较其他休克征象先出现。持续动态的动脉血乳酸,以及乳酸清除率监测对休克的早期诊断、判定组织缺氧情况、指导液体复苏及预后评估具有重要意义。肝功能不全时则不能充分反映组织的氧合状态。

(4)其他:每搏量(SV)、心排血量(CO)、氧输送(DO$_2$)、氧消耗(VO$_2$)、胃黏膜内 pH 和胃黏膜 CO$_2$ 张力(PgCO$_2$)、混合静脉血氧饱和度(SVO$_2$)等指标在休克复苏中也具有一定程度的临床意义,不过仍需要进一步的循证医学证据支持。

二、治疗

(一)止血

按照不同病因,采取不同止血方法,必要时紧急手术治疗,以期达到有效止血之目的。

(1)对肺源性大咯血者可用垂体后叶素 5~10 U,加入 5%葡萄糖液 20~40 mL 中静脉注射;或10~20 U,加入 5%葡萄糖液 500 mL 中静脉滴注。也可采用纤维支气管镜局部注药、局部气囊导管止血,以及激光-纤维支气管镜止血。对于未能明确咯血原因和部位的患者,必要时作选择性支气管动脉造影,然后向病变血管内注入可吸收的明胶海绵做栓塞治疗。反复大咯血经内科治疗无效,在确诊和确定病变位置后,可施行肺叶或肺段切除术。

(2)心源性大咯血一般不宜使用垂体后叶素,可应用血管扩张剂治疗,通过降低肺循环压力,减轻心脏前、后负荷,以达到有效控制出血之目的。①对于二尖瓣狭窄或左侧心力衰竭引起的肺静脉高压所致咯血,宜首选静脉扩张剂,如硝酸甘油或硝酸异山梨醇的注射制剂;②因肺动脉高压所致咯血,则可应用动脉扩张剂和钙通道阻滞剂,如肼屈嗪25～50 mg、卡托普利 25～50 mg、硝苯地平 10～15 mg,均每天 3 次。也可试用西地那非 25～100 mg,每天 3 次;③若肺动静脉压力均升高时可联用动静脉扩张剂,如硝酸甘油 10～25 mg,加于 5％葡萄糖液500 mL中缓慢静脉滴注;加用肼屈嗪或卡托普利,甚至静脉滴注硝普钠;④对于血管扩张剂不能耐受或有不良反应者,可用普鲁卡因 50 mg,加于 5％葡萄糖液 40 mL 中缓慢静脉注射,亦具有扩张血管和降低肺循环压力的作用,从而达到控制咯血之目的;⑤急性左侧心力衰竭所致咯血尚需按心力衰竭治疗,如应用吗啡、洋地黄、利尿剂及四肢轮流结扎止血带以减少回心血量等。

(3)对于肺栓塞所致咯血,治疗针对肺栓塞。主要采用以下治疗。①抗凝治疗:普通肝素首剂5 000 U静脉注射,随后第 1 个 24 小时之内持续滴注 30 000 U,或者按 80 U/kg 静脉注射后继以 18 U(kg·h)维持,以迅速达到和维持合适的 APTT 为宜,根据 APTT 调整剂量,保持APTT 不超过正常参考值 2 倍为宜。也可使用低分子肝素,此种情形下无须监测出凝血指标。肝素或低分子肝素通常用药 5 天即可。其他的抗凝剂还包括华法林等,需要做 INR 监测。肝素不能与链激酶(SK)或尿激酶(UK)同时滴注,重组组织型纤溶酶原激动剂(rt-PA)则可以与肝素同时滴注;②溶栓治疗:SK 负荷量 250 000 U 静脉注射,继以 100 000 U/h 静脉滴注 24 小时;或者 UK,负荷量4 400 U/kg静脉注射,继以 2 200 U/kg 静脉滴注12 小时;或者 rt-PA 100 mg,静脉滴注 2 小时。国内"急性肺栓塞尿激酶溶栓、栓复欣抗凝多中心临床试验"规定的溶栓方案中UK 剂量是 20 000 U/kg,外周静脉滴注 2 小时。

(4)上消化道出血的处理如下。①消化性溃疡及急性胃黏膜病变所致的上消化道出血可用西咪替丁(甲氰咪胍)600～1 200 mg,加入 5％葡萄糖液 500 mL 中静脉滴注;或雷尼替丁50 mg、或法莫替丁20～40 mg,加于 5％葡萄糖液 20～40 mL 中静脉注射;或奥美拉唑 40 mg 稀释后静脉滴注,滴注时间不得少于20 分钟,每天 1～2 次。必要时可在内镜下直接向病灶喷洒止血药物(如孟氏溶液、去甲肾上腺素)、高频电凝止血、激光光凝止血或注射硬化剂(5％鱼肝油酸钠、5％乙醇胺油酸酯、1％乙氧硬化醇)等;②肝硬化食管或胃底静脉曲张破裂出血可用垂体后叶素;对于老年肝硬化所致的上消化道大出血,有人建议垂体后叶素与硝酸甘油合用,即垂体后叶素加入生理盐水中,以0.2～0.4 mg/min的速度静脉滴注,同时静脉滴注硝酸甘油 0.2～0.4 mg/min。垂体后叶素对"前向血流"途径减少门静脉血流,降低门静脉高压而止血,硝酸甘油则针对"后向血流"而加强垂体后叶素的作用。近年来多采用生长抑素(施他宁)治疗胃底-食管静脉曲张破裂出血,250 μg 静脉注射后,继以 250 μg/h 静脉滴注,维持 1～3 天;或者使用奥曲肽 100 μg 静脉注射后,随后以25～50 μg/h静脉滴注,维持 3～5 天,对肝硬化等原因所致的上消化道出血,甚至下消化道出血也有效。亦可应用三腔二囊管压迫食管下段和胃底静脉止血;③对于急性上消化道大出血,若出血部位不明,必要时可施行紧急内镜下止血。方法是在适当补液后,使收缩压不低于10.7 kPa(80 mmHg)。此时可经内镜向胃腔喷洒止血药,0.8％去甲肾上腺素盐水 50～100 mL,凝血酶1 000～8 000 U(稀释成20～50 mL液体),5％孟氏溶液 20～40 mL。也可局部注射硬化剂;5％鱼肝油酸钠 0.5～1.0 mL,血管旁(内)注射后喷洒凝血酶 4 000 U(稀释成 5 mL液体)。对于各种原因所致的大出血,除非患者并有凝血机制障碍,否则通常情况下目前临床上并不主张常规使用止血剂。中药三七粉、云南白药等可考虑试用。

(二)补充血容量

根据休克严重程度、失血情况,可以粗略估计需输入的全血量与扩容量。低血容量休克时补充液体刻不容缓,输液速度应快到足以迅速补充丢失的液体量,以求尽快改善组织灌注。临床工作中,常做深静脉置管,如颈内静脉或锁骨下静脉置管,甚至肺动脉置管,这些有效静脉通路的建立对保障液体的输入是相当重要的。

1.输血及输注血制品

对失血性休克者立即验血型配同型血备用。输血及输注血制品广泛应用于低血容量休克的治疗中。应引起注意的是,输血本身可以带来的一些不良反应,甚至严重并发症。失血性休克所丧失的主要成分是血液,但在补充血液、容量的同时,并非需要全部补充血细胞成分,也应考虑到凝血因子的补充。

(1)目前,临床上大家共识的输血指征为血红蛋白≤70 g/L。对于有活动性出血的患者、老年人,以及有心肌梗死风险者,血红蛋白保持在较高水平更为合理。无活动性出血的患者每输注1 U(200 mL 全血)的红细胞其血红蛋白升高约 10 g/L,血细胞比容升高约 3%。

(2)若血小板计数$<50×10^9$/L,或确定血小板功能低下,可考虑输注血小板。对大量输血后并发凝血异常的患者联合输注血小板和冷沉淀可显著改善和达到止血效果。

(3)对于酸中毒和低体温纠正后凝血功能仍难以纠正的失血性休克患者,应积极改善其凝血功能,在输注红细胞的同时应注意使用新鲜冰冻血浆以补充纤维蛋白原和凝血因子的不足。

(4)冷沉淀内含凝血因子Ⅴ、Ⅷ、Ⅻ、纤维蛋白原等物质,对肝硬化食管静脉曲张、特定凝血因子缺乏所致的出血性疾病尤其适用。对大量输血后并发凝血异常的患者及时输注冷沉淀可提高血循环中凝血因子,以及纤维蛋白原等凝血物质的含量,缩短凝血时间、纠正凝血异常。

(5)极重度出血性休克,必要时应动脉输血,其优点是避免快速静脉输血所致的右心前负荷过重和肺循环负荷过重;直接增加体循环有效血容量,提升主动脉弓血压,并能迅速改善心脏冠状动脉、脑和延髓生命中枢的供血;通过动脉逆行加压灌注,兴奋动脉内压力和化学感受器,能反射性调整血液循环。由于动脉内输血操作较复杂,且需严格无菌操作,故仅适用于重度和极重度休克患者。

2.输注晶体溶液

(1)常用的是生理盐水和乳酸林格液等张平衡盐溶液。①生理盐水的特点是等渗但含氯高,大量输注可引起高氯性代谢性酸中毒。②乳酸林格液的特点在于电解质组成接近生理,含有少量的乳酸。一般情况下,其所含乳酸可在肝脏迅速代谢,大量输注乳酸林格液应该考虑到其对血乳酸水平的影响。③输注的晶体溶液中,约有 1/4 存留在血管内,其余 3/4 则分布于血管外间隙。晶体溶液这种再分布现象可以引起血浆蛋白的稀释,以及胶体渗透压的下降,同时出现组织水肿。因此,若以大量晶体溶液纠正低血容量休克患者时,这方面的不良反应应引起注意。

(2)高张盐溶液的钠含量通常为 400～2 400 mmol/L。制剂包括有高渗盐右旋糖酐注射液(HSD 7.5%氯化钠+6%右旋糖酐-70)、高渗盐注射液(HS 7.5%、5%或 3.5%氯化钠)及 11.2%乳酸钠高张溶液等,以前两者多见。迄今为止,仍没有足够循证医学证据证明输注高张盐溶液更有利于低血容量休克的纠正。而且,高张盐溶液可以引起医源性高渗状态及高钠血症,严重时可导致脱髓鞘病变。

3.输注胶体溶液

在纠正低血容量休克中常用的胶体液主要有羟乙基淀粉和清蛋白。①羟乙基淀粉(HES)

是人工合成的胶体溶液,常用 6％的 HES 氯化钠溶液,其渗透压约为 773.4 kPa(300 mmol/L),输注 1 L HES 能够使循环容量增加 700~1 000 mL。使用时应注意对肾功能、凝血机制的影响,以及可能发生的变态反应,这些不良反应与剂量有一定的相关性。②清蛋白作为天然胶体,构成正常血浆胶体渗透压的 75％~80％,是维持正常容量与胶体渗透压的主要成分,因此人血清蛋白制剂常被选择用于休克的治疗。③右旋糖酐也用于低血容量休克的扩容治疗。

4.容量负荷试验

临床工作中,常遇到血压低、心率快、周围组织灌注不足的患者,分不清到底是心功能不全抑或血容量不足或休克状态,此时可进行容量负荷试验。经典的容量负荷试验的具体做法有以下几种:①在 10 分钟之内快速输注 50~200 mL 生理盐水,观察患者心率、血压、周围灌注和尿量的改变,注意肺部湿啰音、哮鸣音的变化;②如果有条件测量 CVP 和/或肺毛细血管楔压(PAWP),则可在快速输注生理盐水前后测量其变化值,也有助于鉴别;③快速输液后若病情改善则为容量不足,反之则为心功能不全,前者应继续补液,后者则应控制输液速度。对低血容量休克的患者,若其血流动力学状态不稳定时也应实施该项试验,以达到既可以快速纠正已存在的容量缺失,又尽量减少容量过度负荷的风险和可能的心血管不良反应的目的。

(三)血管活性药物的应用

若血容量基本纠正,又无继续出血,收缩压仍<10.7 kPa(80 mmHg),或者输液尚未开始却已有严重低血压的患者,可酌情使用血管收缩剂与正性肌力药物,使血压维持在 12.0~13.3 kPa(90~100 mmHg)为好。多巴胺剂量用至 5 μg/(kg·min)时可增强心肌收缩力,低于该剂量时有扩血管和利尿作用,剂量>10 μg/(kg·min)时有升血压作用。去甲肾上腺素剂量 0.2~2.0 μg/(kg·min)、肾上腺素或去氧肾上腺素仅用于难治性休克。如果有心功能不全或纠正低血容量休克后仍有低心排血量,可使用多巴酚丁胺,剂量 2~5 μg/(kg·min)。此外,保温,防治酸中毒、氧自由基对细胞和亚细胞的损伤作用,保护胃肠黏膜减少细菌和毒素易位,防治急性肾衰竭,保护其他重要脏器功能,以及对症治疗均不容忽视。

(张延刚)

第三节　内分泌性休克

内分泌性休克是指某些内分泌疾病,如希恩综合征(慢性垂体前叶功能减退症)、急/慢性肾上腺皮质功能减退、黏液性水肿、嗜铬细胞瘤等,在一定条件下发生低血压或休克。

一、病因与诊断

(一)希恩综合征

常有产后大出血或伴有休克史,产后无乳,闭经或月经过少,性欲减退,并表现为 3 个靶腺(性腺、甲状腺、肾上腺皮质)功能不全的症状。实验室检查表现为尿中卵泡刺激素(FSH)减少,血清促甲状腺激素(TSH)、三碘甲状腺原氨酸(T_3)、甲状腺素(T_4)降低,甲状腺吸[131]I率降低,24 小时尿中 17-羟类固醇和 17-酮类固醇明显低于正常。

(二)慢性肾上腺皮质功能减退症

常有皮肤色素沉着、低血压,患者常感眩晕、乏力,抵抗力差。危象发作时可出现恶心、呕吐、休克。实验室检查表现为低血糖、低血钠、高血钾,24小时尿中17-羟类固醇与17-酮类固醇排量减少。

(三)急性肾上腺皮质功能减退

多见由脑膜炎球菌败血症(华-弗综合征)引起,主要临床表现为头痛、发热、恶心、呕吐、皮肤苍白、湿冷、皮肤弥漫性出血或紫癜、脑膜刺激征和休克征象等。

(四)嗜铬细胞瘤

少数患者可发生休克,这可能与下述原因有关:①大量儿茶酚胺分泌引起血管过度收缩,导致血容量降低,一旦儿茶酚胺作用解除,如瘤体减少(出血、坏死)或停止分泌,应用α受体阻滞剂等,可使全身血管扩张,加上血容量不足,可造成血压下降;②大量儿茶酚胺引起末梢血管持续而强烈的收缩,导致微循环障碍,组织缺氧,毛细血管渗透性增高,血容量降低;③若瘤组织主要分泌肾上腺素,则可通过β受体促使血管扩张。此外,嗜铬细胞瘤患者也可因心力衰竭或严重心律失常,导致心排血量锐减而出现低血压或休克症状。本病在发生休克前常先有恶心、呕吐、腹泻、大汗淋漓等症状,可发生高血压危象,也可产生低血压或休克。本病可通过B超、CT、磁共振,以及血和尿中儿茶酚胺浓度测定而确立诊断。

二、治疗

内分泌性休克的治疗原则:①抗休克;②积极治疗原发病和控制诱因;③内分泌制剂替代治疗。

(一)垂体-肾上腺危象

主要疗法为抗休克,控制感染、外伤、手术、寒冷等诱因,并给予相应内分泌激素替代治疗。

(二)急性肾上腺皮质功能不全

多见于流行性脑脊髓膜炎败血症,静脉注射有效抗菌药物如青霉素、磺胺嘧啶等控制感染;琥珀酸氢化可的松50～100 mg或地塞米松5～10 mg静脉注射,随即琥珀酸氢化可的松200～400 mg/d或地塞米松10～30 mg/d静脉滴注;按感染中毒性休克治疗,加强支持疗法和对症治疗,防治DIC。

(三)嗜铬细胞瘤

立即静脉穿刺,保持2条静脉输液通路,一条补充扩容剂,另一条可静脉滴注去甲肾上腺素或间羟胺,保持收缩压在13.3～16.0 kPa(100～120 mmHg),待休克控制和病情稳定后,尽快争取手术切除肿瘤。

(张延刚)

第四节　心源性休克

心源性休克是指由于心排血功能衰竭,心排血量锐减,而导致血压下降、周围组织供血严重不足,以及器官功能进行性衰竭的临床综合征。心源性休克是心脏病最危重的并发症之一,病死率极高。

一、病因

(一)急性心肌梗死

大面积心肌丧失(如大块前壁心肌梗死);急性机械性损害(如心室间隔破裂、急性严重二尖瓣反流);急性右心室梗死;左心室游离壁破裂;左心室壁瘤。

(二)瓣膜性心脏病

严重瓣膜狭窄;急性主动脉瓣或二尖瓣关闭不全。

(三)非瓣膜性梗阻性疾病

心房黏液瘤或球瓣样血栓;心脏压塞;限制型心肌病(如淀粉样变性);缩窄性心包疾病。

(四)非缺血性心肌病变

暴发型心肌炎;生理性抑制剂(如酸中毒、缺氧);药理性抑制剂(如钙通道阻滞剂);病理性抑制剂(如心肌抑制因子)。

(五)心律失常

(1)严重缓慢型心律失常(如高度房室传导阻滞)。

(2)快速型心律失常:①室性(如室性心动过速);②室上性(如心房颤动)或心房扑动伴快速心室反应。

二、发病机制和分类

临床上常根据产生休克的机制和血流动力学特点,把心源性休克概括为以下几类。

(一)心肌收缩力极度降低

其包括大面积心肌梗死、急性暴发性心肌炎和各种原因引起的心肌严重病变。

(二)心室射血障碍

其包括严重乳头肌功能不全或腱索、乳头肌断裂引起的急性二尖瓣反流、瓣膜穿孔所致的急性严重的主动脉瓣或二尖瓣关闭不全、室间隔穿孔等。

(三)心室充盈障碍

其包括急性心包压塞、严重二尖瓣狭窄、左心房黏液瘤或球瓣样血栓堵塞二尖瓣口、严重的快速性心律失常等。

以上病因中以急性心肌大面积坏死引起的心源性休克最为重要,是本章讨论的重点。急性心肌梗死住院患者中心源性休克的发生率过去在 10% 以上,近年由于早期血管再通及其他治疗的进步,发生率已明显降低。急性心肌梗死并发心源性休克极少即刻发生,而通常发生在几小时或几日后,约半数患者发生在起病 24 小时内。采用常规治疗,急性心肌梗死并发心源性休克的病死率在 80% 以上。

三、病理生理和血流动力学改变

急性心肌梗死发生后立即出现梗死区心肌收缩功能障碍。按其程度可分为收缩减弱、不收缩和收缩期反常膨出 3 类,使心肌收缩力减退,心肌收缩不协调,心排血量降低。当梗死累及 40% 以上的左心室心肌时,即导致心排血量锐减,血压下降,发生心源性休克。由于左前降支的供血范围最广,因此心源性休克最常发生于前壁心肌梗死的患者。有陈旧性心肌梗死和 3 支冠状动脉病变的患者也较易发生心源性休克。

每搏量降低使左心室收缩末期容量增加,左心室舒张末期容量也跟着增加,引起左室充盈压(左室舒张末压)增高。左室充盈压增高的另一原因是梗死区心室壁由于水肿、浸润等改变致左心室舒张期顺应性降低,左心室容积-压力曲线向左上偏移,与正常相比,需要较高的充盈压才能获得同等量的舒张期充盈。因此,急性心肌梗死心源性休克的血流动力学改变以血压下降、心排血量显著降低和左室充盈压显著增高为特征。

左室充盈压增高使左心室室壁张力增加,因而增加了心肌耗氧量;血压下降使冠状动脉灌注压不足,因而降低了心肌的供氧量,两者均加重梗死区的缺血坏死。此外,血压下降产生代偿性交感兴奋,去甲肾上腺素和肾上腺素分泌增加,其结果是心率增快,非梗死区心肌收缩力增强,心、脑以外的小动脉收缩使周围血管总阻力增加。代偿机制的启动最初可能使血压得到暂时维持,但周围血管阻力增加使心排血量进一步减少,也使左心室的做功量和耗氧量增加,因而使心肌缺血坏死的范围进一步扩大,左心室功能进一步恶化。这又加重了心排血量的降低和血压的下降,进一步刺激交感神经系统,使去甲肾上腺素和肾上腺素的分泌进一步增加,形成恶性循环,并最终导致不可逆性休克。

心源性休克时组织的严重缺氧导致严重的代谢障碍,出现代谢性酸中毒,血中乳酸和丙酮酸浓度增高。

除丧失大片有活力的心肌外,以下并发症可促发休克的发生:①严重的心动过速或过缓,伴或不伴心房功能的丧失;②范围较大的收缩期膨出节段于心室收缩时成为贮留血液的腔,心排血量因而显著降低;③并发心脏射血机械障碍如室间隔破裂、严重乳头肌功能障碍、乳头肌或腱索断裂。

心源性休克时患者收缩压<10.7 kPa(80 mmHg),心脏指数通常<1.8 L/(min·m^2),肺毛细血管楔压>2.4 kPa(18 mmHg)。

四、诊断

急性心肌梗死并发心源性休克的基本原因是心肌大面积的梗死(>40%左心室心肌),又称原发性休克,属于真正的心源性休克。其诊断需符合以下几点。

(1)收缩压<10.7 kPa(80 mmHg)持续30分钟以上。

(2)有器官和组织灌注不足表现,如神志混乱或呆滞、四肢厥冷、发绀、出汗,一般尿量<20 mL/h,高乳酸血症。

(3)排除了由其他因素引起的低血压,如剧烈疼痛、低血容量、严重心律失常、抑制心脏和扩张血管药物的影响。

广义的心源性休克则包括严重右心室梗死、梗死后机械性并发症如室间隔破裂、乳头肌-腱索断裂等引起的休克。而低血容量和严重心律失常引起的低血压于补充血容量和纠正心律失常后血压即可回升,在急性心肌梗死中不认为是心源性休克。

五、急性心肌梗死并发心源性休克的监测

(一)临床监测

其包括体温、呼吸、心率、神志改变、皮肤温度、出汗情况、有无发绀、颈静脉充盈情况、尿量(多数患者需留置导尿管)等。以上指标每30分钟或更短时间记录1次。

(二)心电图监测

观察心率和心律变化,随时发现心律失常并做出相应的治疗。

(三)电解质

酸碱平衡和血气监测。

(四)血流动力学监测

急性心肌梗死并发心源性休克时需作血流动力学监测,随时了解血流动力学的变化以指导治疗。

动脉血压是最重要的血流动力学指标。休克时外周小血管强烈收缩,袖带血压计测量血压有时不准确,甚至测不到,因此心源性休克时需动脉插管直接测压。

应用顶端带有气囊的血流导向气囊导管可获得重要的血流动力学参数。导管顶端嵌入肺动脉分支后测得的是肺毛细血管楔压(PCWP),其值与左房压及左室充盈压接近,可间接反映左室充盈压。气囊放气后测得的是肺动脉压。在无肺小动脉广泛病变时,肺动脉舒张末压比 PCWP 仅高 $0.1\sim0.3$ kPa($1\sim2$ mmHg)。测肺动脉舒张末压的优点是可以持续监测,用以代替测量 PCWP。漂浮导管的近端孔位于右心房内,可以监测右房压。漂浮导管远端有热敏电阻,利用热稀释法可以测定心排血量,心排血量与体表面积之比为心排血指数。心源性休克时主张留置漂浮导管。

PCWP 是一项有重要价值的血流动力学指标如下。①反映左室充盈压,因而反映左心室受损程度。②反映肺充血程度:PCWP 正常为 $1.1\sim1.6$ kPa($8\sim12$ mmHg),在 $2.4\sim2.7$ kPa($18\sim20$ mmHg)时开始出现肺充血,$2.7\sim3.3$ kPa($20\sim25$ mmHg)时为轻至中度肺充血,$3.3\sim4.0$ kPa($25\sim30$ mmHg)时为中至重度肺充血,>4.0 kPa(30 mmHg)时出现肺水肿。急性心肌梗死并发心源性休克的患者常伴有不同程度的肺充血。这些患者在临床表现和 X 线肺部改变出现之前已有 PCWP 增高,治疗中 PCWP 的降低又先于肺部湿啰音和肺部 X 线改变的消失,因此监测 PCWP 变化有利于早期发现和指导治疗肺充血和肺水肿。③在治疗中为左心室选择最适宜的前负荷,其值在 $2.0\sim2.7$ kPa($15\sim20$ mmHg)。这一压力范围能使左心室心肌充分利用 Frank-Starling 原理以提高心排血量,又不会因 PCWP 过高导致肺充血。④鉴别心源性休克与低血容量引起的低血压。这是两种发病机制、治疗方法及预后完全不同的情况,鉴别极为重要。心源性休克时 PCWP 常>2.4 kPa(18 mmHg),而低血容量引起的低血压时 PCWP 常<2.0 kPa(15 mmHg)。

血流动力学监测还能明确休克发生过程中不同因素的参与。下壁梗死合并严重右心室梗死所致的休克右房压(反映右室充盈压)显著增高,可达 $2.1\sim3.7$ kPa($16\sim28$ mmHg),而 PCWP 则正常或稍增高。乳头肌-腱索断裂时,PCWP 显著增高,PCWP 曲线出现大 V 波。室间隔破裂时由于左向右分流,右心室和肺动脉的血氧饱和度增高。这些改变可帮助临床医师对上述并发症做出诊断并指导治疗。

需要指出的是,心肌梗死时累及的是左心室心肌,表现为左心室功能受损,而右心室功能较正常,因而不应当依靠 CVP 指导输液或应用血管扩张剂,以免判断错误,因为 CVP 反映的是右心室功能。当单纯左心室梗死并发肺充血时,PCWP 已升高而 CVP 可正常,如果根据 CVP 值输液将会加重肺充血。对于少数下壁心肌梗死合并右心室梗死的患者,CVP 可作为输液的参考指标。

漂浮导管及桡动脉测压管的留置时间一般不应超过 72 小时。

(五)超声心动图的应用

床边多普勒二维超声心动图用于急性心肌梗死休克患者的检查,既安全,又能提供极有价值的资料。可用于测定左室射血分数和观察心室壁活动情况;可帮助发现有无右心室受累及其严重程度,并与心包压塞相鉴别;对于手术可修补的机械缺损,如室间隔破裂、心室壁破裂、乳头肌-腱索断裂等可做出明确的诊断。

六、治疗

急性心肌梗死并发心源性休克的病死率非常高,长期以来在80%以上。近年治疗上的进步已使病死率有较明显降低。

急性心肌梗死并发心源性休克的治疗目的是:①纠正低血压,提高心排血量以增加冠状动脉及周围组织器官的灌注;②降低过高的PCWP以治疗肺充血;③治疗措施应能达到以上目的而又有利于心肌氧的供耗平衡,有利于减轻心肌缺血损伤和防止梗死范围扩大。治疗原则是尽早发现、尽早治疗。治疗方法包括药物、辅助循环,以及紧急血运重建术。

(一)供氧

急性心肌梗死并发心源性休克时常有严重的低氧血症。低氧血症可加重梗死边缘缺血组织的损害,使梗死范围扩大,心功能进一步受损。而且,低氧血症使心绞痛不易缓解,并易诱发心律失常,因此需常规给氧。可用鼻导管或面罩给氧。如一般供氧措施不能使动脉血氧分压维持在8.0 kPa(60 mmHg)以上时,应考虑经鼻气管内插管,做辅助通气和正压供氧。PEEP除可有效地纠正低氧血症外,还可减少体静脉回流而有效降低左室充盈压。当患者情况好转而撤除呼吸机时,在恢复自发呼吸过程中可发生心肌缺血,因此需小心进行。撤机过程中做间歇强制性通气可能有利。

应用人工呼吸机治疗时,需密切观察临床病情和血气变化,以调整呼吸机各项参数。

(二)镇痛

急性心肌梗死心前区剧痛可加重患者的焦虑,刺激儿茶酚胺分泌,引起冠状动脉痉挛和心律失常,诱发或加重低血压,因此需积极治疗。除应用硝酸甘油等抗心肌缺血药物外,最常用的镇痛药是吗啡5~10 mg,皮下注射;或2~5 mg,加于葡萄糖液中,缓慢静脉注射。吗啡可能使迷走神经张力增加引起呕吐,可用阿托品0.5~1.0 mg静脉注射对抗。下壁心肌梗死并心动过缓者,可改用哌替啶50~100 mg肌内注射;或25 mg,加于葡萄糖液中缓慢静脉注射。

(三)补充血容量

急性心肌梗死并发心源性休克时,输液需在PCWP指导下进行。PCWP在2.4 kPa(18 mmHg)以上时不应作扩容治疗,以免加重肺充血甚至造成肺水肿,这时24小时的输液量可控制在2 000 mL左右。如PCWP<2.4 kPa(18 mmHg),应试行扩容治疗,并密切观察PCWP的变化。因心源性休克和血容量不足可以并存,补充血容量可获得最佳左室充盈压,从而提高心排血量。可用右旋糖酐-40~50 mL静脉注射,每15分钟注射1次。如PCWP无明显升高而血压和心排血量改善,提示患者有血容量不足,应继续按上法扩容治疗。如PCWP升高>2.4 kPa(18 mmHg),而血压和心排血量改善不明显,应停止扩容治疗,以免诱发左心衰竭。

(四)肾上腺素能受体激动剂

心源性休克治疗中应用肾上腺素能受体激动剂的目的有两方面:①兴奋α受体使周围小动脉收缩以提升血压,使至关重要的冠状动脉灌注压提高,改善心肌灌流;②兴奋β受体使心肌收缩力增强以增加心排血量。去甲肾上腺素和多巴胺均具有这两方面作用。此外，多巴胺剂量在 $10\ \mu g/(min \cdot kg)$ 以下时还具有兴奋多巴胺受体的作用，这一作用使肾和肠系膜小动脉舒张，可增加尿量并缓和外周血管总阻力的增高。去甲肾上腺素的升压作用强于多巴胺，增快心率的程度则较轻。当患者收缩压 $<9.3\ kPa(70\ mmHg)$ 时，首选去肾上腺素，剂量为 $0.5 \sim 30.0\ \mu g/min$，以达到迅速提高动脉压、增加冠状动脉灌注的目的。收缩压提高至 $12.0\ kPa(90\ mmHg)$ 后可试改用多巴胺滴注，剂量为 $5 \sim 15\ \mu g/(min \cdot kg)$。对收缩压 $>9.3\ kPa(70\ mmHg)$ 有休克症状和体征的患者，可首选多巴胺治疗。在应用多巴胺的过程中，假如剂量需 $>20\ \mu g/(min \cdot kg)$ 才能维持血压，则需改用或加用去甲肾上腺素。该药仍然是心源性休克治疗中的重要药物。对收缩压 $>9.3\ kPa(70\ mmHg)$，但无明显休克症状和体征的休克患者，可选用多巴酚丁胺。该药具有强大的 β_1 受体兴奋作用而无 α 受体兴奋作用，能显著提高心排血量，但升压作用较弱，剂量为 $2 \sim 20\ \mu g/(min \cdot kg)$。多巴酚丁胺可与多巴胺合用。多巴酚丁胺无明显升压作用，在低血压时不能单用。使用以上药物时需密切监测心电图、动脉压和肺动脉舒张木压，并定期测定心排血量。治疗有效时动脉压上升，心排血量增加，肺动脉压可轻度降低，心率则常增加。以后随休克改善，心率反可较用药前减慢。监测过程中如发现收缩压已超过 $17.3\ kPa(130\ mmHg)$，心率较用药前明显增快，出现室性心律失常，或 ST 段改变程度加重，均需减小剂量。

心源性休克时周围小动脉已处于强烈收缩状态，兴奋 α 受体的药物虽可提高血压，但也使周围小动脉更强烈收缩，使衰竭的心脏做功进一步增加，并可能形成恶性循环。因此，在血压提升后需加血管扩张剂治疗。

(五)血管扩张剂

急性心肌梗死并发心源性休克低血压时不宜单用血管扩张剂，以免加重血压下降，损害最为重要的冠状循环。当应用肾上腺素能受体兴奋剂把血压提高至 $13.3\ kPa(100\ mmHg)$ 以上时，即应加用血管扩张剂，可起到以下作用：①减少静脉回流使肺充血或肺水肿减轻，左室充盈压下降；②周围血管阻力降低使心排血量增加，心脏做功减轻；③上述作用使心肌耗氧量降低，使心肌缺血改善。换言之，加用血管扩张剂可进一步改善左心室功能，并有利于限制梗死范围的扩大。

最常用的血管扩张剂依然是硝酸甘油和硝普钠。两药比较，硝酸甘油有扩张心外膜冠状动脉改善心肌缺血的优点，而硝普钠舒张外周血管的作用更为强大。两药的剂量接近，开始剂量通常为 $5 \sim 10\ \mu g/min$，然后每 5 分钟左右增加 $5 \sim 10\ \mu g/min$，直到出现良好的效应。其指标是：①心排血量增加，体循环血管阻力减小；②PCWP 降低，但应避免过度降低以致左心室前负荷不足，影响心排血量，PCWP 以降至 $2.0 \sim 2.7\ kPa(15 \sim 20\ mmHg)$ 最为适宜；③收缩压通常降低 $1.3\ kPa(10\ mmHg)$，心率增加10 次/分。血管扩张剂显著提高心排血量的有益效应可抵消收缩压轻度下降带来的不利效应；④胸痛缓解，肺部啰音减少，末梢循环改善，尿量增多。

急性心肌梗死并发严重乳头肌功能不全、乳头肌-腱索断裂或室间隔破裂时，血管扩张剂治疗特别适用，可有效地减轻二尖瓣反流或左心室向右心室分流，增加前向血流量，是外科手术前的重要治疗措施。

血管扩张剂应用时必须密切监测血压，收缩压下降过多会影响至关重要的冠状动脉灌注。血管扩张剂一般需与肾上腺素能兴奋剂或机械辅助循环合用，使血流动力学得到更大的改善并避免对血压的不利影响。经以上治疗后，部分患者血流动力学趋于稳定，能度过危险而得以生存。但更多的患者应用血管扩张剂后或血压难以维持，或病情暂时好转后又再度恶化，最终死于不可逆性休克。单纯应用药物治疗，心源性休克的病死率仍在80%以上。其中50%患者的死亡发生于休克后 10 小时内,2/3 患者的死亡发生于休克后 24 小时内。

(六)机械辅助循环

1.主动脉内气囊反搏术(IABP)

IABP 是心源性休克治疗中的重要措施。其作用原理是将附有可充气的气囊导管插至胸主动脉,用患者心电图的 QRS 波触发反搏。气囊在舒张期充气能显著提高主动脉舒张压,因而增加冠状动脉舒张期灌注,增加心肌供氧。气囊在收缩期排气可降低主动脉收缩压和左心室后负荷,因而增加心排血量和降低左室充盈压,减少心肌耗氧量。IABP 有药物不能比拟的优点:肾上腺素能受体激动剂在增加心肌收缩力的同时也增加心肌耗氧量,血管扩张剂在降低心脏负荷的同时也降低心脏的灌注压。IABP 治疗能使血压在短期内纠正,这时应继续反搏 2～4 天或更长时间,使病情保持稳定,然后将反搏次数减为 2∶1、3∶1、4∶1,直到完全中断。气囊留置1天再撤离,以保证再次出现休克时能重复反搏。IABP 能改善休克患者的血流动力学,但多数患者随着反搏中断,病情也跟着恶化,使 IABP 难以撤离。这种"反搏依赖"现象的产生是由于梗死面积过大,剩余心肌不足以维持有效循环。IABP 的疗效与心源性休克发生后应用是否足够早有密切关系,因此应尽早应用。IABP 疗效与心源性休克发生的早晚亦有密切关系。心源性休克发生于梗死后 30 小时内,特别是 12 小时内的患者,治疗效果明显优于心源性休克发生于发病30 小时后的患者。IABP 的最重要用途是用于紧急经皮冠状动脉介入术(PCI)或紧急冠状动脉旁路术(CABG)前的辅助。

急性心肌梗死并发室间隔破裂或乳头肌-腱索断裂时应立即做 IABP,在 IABP 支持下尽早手术治疗。

2.其他辅助循环

其他辅助循环包括静-动脉转流术和左心室辅助装置,但在临床应用的广泛性上远不如IABP。IABP 加药物治疗心源性休克的病死率报道不一,但仍然可高达 65%～80%。

(七)血管再通疗法

急性心肌梗死并发心源性休克治疗中最积极有效的方法是使梗死相关动脉再通,恢复梗死缺血区的血流,尽可能挽救仍然存活的心肌细胞,限制梗死区的不断扩大,可有效地改善患者的早期和远期预后。

1.溶栓疗法

大规模临床试验结果显示,急性心肌梗死合并心源性休克患者接受早期溶栓治疗,住院生存率在 20%～50%。由于这些患者需常规插管作血流动力学监测、IABP 辅助循环或作血管重建术,溶栓治疗会增加出血的危险,因此,不主张对升压药无反应的严重心源性休克患者单独进行静脉溶栓治疗。但如患者对升压药有反应,可行静脉溶栓治疗。

2.血运重建术

其包括紧急 PCI 和紧急 CABG。心源性休克发生于心肌梗死后 36 小时内伴 ST 段抬高或左束支传导阻滞的 75 岁以下,能在休克发生后 18 小时内实施血运重建术的患者建议行 PCI 或CABG 术。非随机性研究显示,急性心肌梗死合并心源性休克应用 PCI 或 CABG 对闭塞的梗死相关冠状动脉作血运重建,可使患者住院生存率提高至 70%。随机多中心研究如 SHOCK 及瑞士 MASH 试验的结果与之相似。由于急性心肌梗死并发心源性休克患者紧急 CABG 死亡率明显高于无心源性休克的患者,手术复杂,技术要求高,而 PCI 较简便,再灌注快,因此 PCI 是急性心肌梗死并发心源性休克的首选血运重建方法。这时仅进行梗死相关动脉的扩张,其余血管的狭窄待患者恢复后择期进行。紧急 CABG 主要用于冠状动脉造影显示病变不适于 PTCA 而很适合旁路移植，或 PTCA 未能成功的患者。急性心肌梗死并发心源性休克血运重建成功的患者，住院存活率可提高至 50%～70%，而且有较好的远期预后。

少数情况下，心源性休克的主要原因为心脏结构破损，应分别做紧急室隔修补术、紧急二尖瓣修补术或置换术，兼做或不做冠状动脉旁路移植术，手术的住院存活率约 50%。

(八)严重右心室梗死或低血容量并发低血压的治疗

急性下壁心肌梗死因左心室充盈不足所致的低血压，除少数是由于应用血管扩张剂或利尿剂或其他原因引起的血容量不足外，多数是由于并发了严重右心室心肌梗死的缘故。这类患者有低血压、少尿和右心功能不全的表现。治疗原则为迅速补充血容量，直到血压稳定，左室充盈压(用 PCWP 表示)达到 2.7 kPa(20 mmHg)。可同时应用肾上腺素能激动剂。多巴酚丁胺优于多巴胺，因后者使肺血管阻力增加。

(九)并发肺充血、肺水肿的治疗

单纯肺充血或肺水肿而无休克的患者，首选血管扩张剂治疗。如单用血管扩张剂治疗左侧心力衰竭改善不满意，可加用多巴酚丁胺或多巴胺治疗。单用血管扩张剂后出现血压下降，亦需加用多巴胺治疗。肺水肿的患者还需应用吗啡 5～10 mg 皮下注射；或 2～5 mg，加于葡萄糖液中缓慢静脉注射。呋塞米 20～40 mg，加于葡萄糖液中静脉注射，以迅速降低 PCWP 和缓解症状。近年应用重组脑钠肽治疗急性左心衰竭和肺水肿疗效明显。对严重左侧心力衰竭的患者，应考虑使用 IABP 治疗。

心源性休克时左室充盈压常在 2.4 kPa(18 mmHg)以上，但左心衰竭的症状可明显或不明显。心源性休克合并左侧心力衰竭时的治疗原则和治疗方法与不合并明显左心衰竭时相同。正性肌力药物通常选用去甲肾上腺素、多巴胺或多巴酚丁胺或两者合用，视患者血压情况而定。心肌梗死合并心力衰竭不主张使用洋地黄，但若有心脏扩大，合并快速房颤或房扑，或有明显的窦性心动过速时，也可酌情应用毛花苷 C 0.2～0.4 mg，加于葡萄糖液中缓慢静脉注射。

双吡啶类药物也可以用于治疗左心衰竭。作用机制主要与抑制磷酸二酯酶Ⅲ有关。通过增加心肌细胞和血管平滑肌细胞内的 cAMP，使心肌收缩力增强和外周血管扩张，可增加心排血量，降低 PCWP 和外周血管阻力。制剂有氨力农和米力农。氨力农少用，常用米力农剂量为 25～75 μg/kg，稀释后静脉注射。由于米力农有舒张周围血管降低血压的作用，于心源性休克合并左心衰竭时应用需慎重。

心肌梗死后心功能不全时应用洋地黄和利尿剂可减轻症状，改善心功能，但尚无证据能改善患者的远期存活率。血管紧张素转换酶抑制剂是治疗这类患者的首选药物。现已有许多大规模、多中心、随机、双盲、设对照组的临床试验证明该类药物可改善心功能及改善生存率。这类药物种类很多，常用的有卡托普利、伊那普利、雷米普利、培哚普利和赖诺普利。从小剂量开始，逐次递增剂量。对心肌梗死伴左心衰竭的患者，在出院前应开始应用 β 受体阻滞剂作二级预防。是改善患者预后的重要药物。研究表明，醛固酮拮抗剂用于二级预防也能降低死亡和再入院的风险。临床试验表明，急性心肌梗死合并左心功能不全接受钙通道阻滞剂治疗的患者，病死率高于安慰剂组。因此，对这类患者不应该用钙通道阻滞剂治疗心肌缺血。

(张延刚)

第五节　感染中毒性休克

感染中毒性休克是最常见的内科休克类型,任何年龄均可罹患,治疗较为困难。这是由于原发感染可能不易彻底清除,且由其引起的损害累及多个重要器官,致使病情往往极为复杂,给治疗带来一定的困难。

一、发病机制

关于感染性休克的发病机制,20 世纪 60 年代之前学者们认为血管扩张致血压下降是休克发病的主要环节。当时认为,治疗休克最好是用"升压药",但效果不佳。

1961 年钱潮发现中毒型菌痢休克患者眼底血管痉挛性改变。继而祝寿河创造性地提出微循环疾病的理论,并提出微循环小动脉痉挛是感染性休克的原因。

后反复证明微循环痉挛是休克发生和发展的主要因素。在重度感染时致病因子的作用下,体内儿茶酚胺浓度升高,通过兴奋受体的作用引起微循环痉挛,导致微循环灌注不足,组织缺血、缺氧,并有动-静脉短路形成,加以毛细血管通透性增加,液体渗出,致使微循环内血黏度增加、血流缓慢、血液淤滞,红细胞聚集于微循环内。最后导致回心血量减少,心排血量降低,血压下降。近年国外学者又认为,感染性休克主要是由于某一感染灶的微生物及其代谢产物进入血液循环所致。休克如进一步发展,则周围血管功能障碍连同心肌抑制,可造成 50% 病死率。死亡原因为难治性低血压和/或多器官功能衰竭。

二、诊断

(一)病史

患者有局部化脓性感染灶(疖、痈、脓皮症、脓肿等)或胆管、泌尿道、肠道感染史。

(二)临床表现特点

1.症状

急性起病,以恶寒或寒战、高热起病,伴急性病容、消化障碍、神经精神症状等。年老体弱者发热可不高。

2.体征

呼吸急促,脉搏细弱,血压下降甚至测不出等。

(三)实验室检查特点

外周血白细胞高度增多(革兰氏阴性杆菌感染可正常或减少),伴分类中性粒细胞增多且核左移,中毒颗粒出现。血、痰、尿、粪、脑脊液,化脓性病灶等检出病原菌。

(四)诊断要点

(1)临床上有明确的感染灶。

(2)有全身炎症反应综合征(SIRS)的存在。

(3)收缩压低于 12.0 kPa(90 mmHg)或较原基础血压下降的幅度超过 5.3 kPa(40 mmHg)至少 1 小时,或血压需依赖输液或药物维持。

（4）有组织灌注不足的表现，如少尿（<30 mL/h）超过 1 小时，或有急性神志障碍。

（5）血培养常发现有致病性微生物生长。

三、治疗

（一）一般治疗

控制感染，进行病因治疗。

（二）补充血容量

如患者无心功能不全，快速输入有效血容量是首要的措施。首批输入 1 000 mL，于 1 小时内输完最理想。有学者主张开始时应用 2 条静脉，双管齐下。一条快速输入右旋糖酐-40 500 mL，这是一种胶体液，又有疏通微循环的作用。一条输入平衡盐液 500 mL，继后输注 5％碳酸氢钠 250～300 mL。可用 pH 试纸检测尿液 pH，如 pH 小于 6 示有代谢性酸中毒存在。

首批输液后至休克恢复与稳定，在合理治疗下需 6～10 小时。此时可用 1∶1 的平衡盐液与 10％葡萄糖液输注。普通病例有中度发热时，每天输液 1 500 mL（如 5％葡萄糖氯化钠液、10％葡萄糖液、右旋糖酐-40 各 500 mL），另加 5％碳酸氢钠 250～300 mL、钾盐 1 g（酌情应用）、50％葡萄糖液 50 mL 作为基数，每天实际剂量可按病情适当调整。如患者有心功能不全或亚临床型心功能不全，则宜作 CVP 测定，甚至 PCWP 测定指导补液，并同时注射速效洋地黄制剂，方策安全。

补液疗程中注意观察和纪录每天（甚至每小时）尿量，定时复测血浆 CO_2 结合力、血清电解质等以指导用药。

（三）血管扩张药的应用

血管扩张药必须在扩容、纠酸的基础上应用。

在休克早期，如患者血压不太低，皮肤尚温暖、无明显苍白（此即高排低阻型或称温暖型休克），静脉滴注低浓度血管收缩药，如间羟胺，往往取得较好疗效。当患者处于明显的微血管痉挛状态时（即低排高阻型或寒冷型休克），则必须应用血管扩张药。

当输液和静脉滴注血管扩张剂，患者血压回升、面色转红、口渴感解除、尿量超过 40 mL/h 时，可认为已达到理想的疗效。

血管扩张药品种很多。应用于感染性休克的血管扩张药有肾上腺能阻滞剂与莨菪类药物两类。前者以酚妥拉明最有代表性，后者以山莨菪碱最有代表性，得到国内专家的推荐。

1.酚妥拉明

制剂为无色透明液体，水溶性好，无臭，味苦，为 α 受体阻滞剂，药理作用以扩张小动脉为主，也能轻度扩张小静脉。近年研究认为，此药对 β 受体也有轻度兴奋作用，可增加心肌收缩力，加强扩血管作用，明显降低心脏后负荷，而不增加心肌耗氧量，并具有一定的抗心律失常作用。但缺点是能增加心率。

此药排泄迅速，给药后 2 分钟起效，维持时间短暂。停药 30 分钟后作用消失，由肾脏排出。

用法：抗感染性休克时酚妥拉明通常采用静脉滴注法给药。以 10 mg 稀释于 5％葡萄糖液 100 mL 的比例，开始时用 0.1 mg/min（即 1 mL/min）的速度静脉滴注，逐渐增加剂量，最高可达 2 mg/min，同时严密监测血压、心率，调整静脉滴注速度，务求取得满意的疗效。不良反应：鼻塞、眩晕、虚弱、恶心、呕吐、腹泻、血压下降、心动过速等。需按情况在扩容基础上调整静脉滴注给药速度。肾功能减退者慎用。

2.山莨菪碱

根据休克时微循环痉挛的理论,救治中毒性休克需用血管扩张药。莨菪类药物是最常用的一族。其中,山莨菪碱近年又特别受到重视,国内临床实践经验屡有介绍,业已成为常用的微循环疏通剂和细胞膜保护剂。

山莨菪碱是胆碱能受体阻滞剂,有报道其抗休克机制是抗介质,如抗乙酰胆碱、儿茶酚胺、5-羟色胺。山莨菪碱又能直接松弛血管痉挛,兴奋中枢神经,抑制腺体分泌,且其散瞳作用较阿托品弱,无蓄积作用,半减期为40分钟,毒性低,故为相当适用的血管扩张剂。近年国内还有学者报道,山莨菪碱有清除氧自由基的作用,从而有助于防治再灌注损伤。

山莨菪碱的一般用量,因休克程度不同、并发症不同、病程早晚、个体情况而有差异。早期休克用量小,中、晚期休克用量大。一般由10~20 mg静脉注射开始,每隔5~30分钟逐渐加大,可达每次40 mg左右,直至血压回升、面色潮红、四肢转暖,可减量维持。学者又提到感染性休克时应用山莨菪碱治疗6小时仍未显效,宜联用其他血管活性药物。

山莨菪碱治疗的禁忌证:①过高热(39 ℃以上),但在降温后仍可应用;②烦躁不安或抽搐,用镇静剂控制后仍可应用;③血容量不足,需在补足有效血容量的基础上使用;④青光眼,前列腺肥大。

(四)抗生素的应用

感染中毒性休克是严重的临床情况,必须及时应用足量的有效抗生素治疗,务求一矢中的。抗生素的选择,原则上以细菌培养和药敏试验结果为依据。但在未取得这些检查的阳性结果之前,可根据患者原发感染灶与其临床表现来估计。例如患者有化脓性感染灶如疖、痈、脓皮症、脓肿时,金黄色葡萄球菌(简称"金葡菌")感染值得首先考虑,特别是曾有挤压疖疮的病史者。又如患者原先有胆管、泌尿道或肠道感染,则革兰氏阴性细菌感染应首先考虑。一旦有了药敏结果,重新调整有效的抗生素。

抗生素的应用必须尽早、足量和足够的疗程,最少至7天,或用至退热后3~5天才考虑停药,以免死灰复燃,或产生耐药菌株,致抗休克治疗失败。有时需商请外科协助清除感染灶。抗生素治疗如用至4~5天仍未显效,需调整或与其他抗生素联合治疗。抗生素疗程长而未见预期疗效或病情再度恶化者,需考虑并发真菌感染。

目前常用于抗感染性休克的抗生素有如下几类。

1.青霉素类

(1)青霉素:青霉素对大多数革兰氏阳性球菌、杆菌,革兰氏阴性球菌,均有强大的杀菌作用,但对革兰氏阴性杆菌作用弱。目前,青霉素主要大剂量用于敏感的革兰氏阳性球菌感染,在感染性休克时超大剂量静脉滴注。金葡菌感染时应作药敏监测。大剂量青霉素静脉滴注,由于它是钠盐或钾盐,疗程中需定时检测血清钾、钠。感染性休克时最少至320 mg/d,分次静脉滴注。应用青霉素类抗生素前必须作皮内药敏试验。

(2)半合成青霉素。①苯唑西林(苯唑青霉素、新青霉素Ⅱ):本品对耐药性金葡菌疗效好。感染性休克时静脉滴注(4~6 g/d)。有医院应用苯唑西林与卡那霉素联合治疗耐药金葡菌败血症,取得佳良疗效。②萘夫西林(新青霉素Ⅲ):对耐药性金葡菌疗效好,对肺炎双球菌与溶血性链球菌作用较苯唑西林佳。对革兰氏阴性菌的抗菌力弱。感染性休克时用4~6 g/d,分次静脉滴注。③氨苄西林:主要用于伤寒、副伤寒、革兰氏阴性杆菌败血症等。感染性休克由革兰氏阴性杆菌引起者,常与卡那霉素(或庆大霉素)联合应用,起增强疗效的作用。成人用量为3~

349

6 g/d,分次静脉滴注或肌内注射。④羧苄西林:治疗铜绿假单胞菌(又称绿脓杆菌)败血症,成人10～20 g/d,静脉滴注或静脉注射。或与庆大霉素联合治疗铜绿假单胞菌败血症。

(3)青霉素类与β-内酰胺酶抑制剂的复合制剂:①阿莫西林-克拉维酸(安美汀):用于耐药菌引起的上呼吸道、下呼吸道感染,皮肤软组织感染,术后感染和泌尿道感染等。成人每次 1 片(375 mg),每天3次;严重感染时每次 2 片,每天 3 次;②氨苄西林-舒巴坦:对大部分革兰氏阳性菌、革兰氏阴性菌及厌氧菌有抗菌作用。成人每天 1.5～12.0 g,分 3 次静脉注射,或每天 2～4 次,口服。

2.头孢菌素类

本类抗生素具有抗菌谱广、杀菌力强、对胃酸及β-内酰胺酶稳定、变态反应少(与青霉素仅有部分交叉过敏现象)等优点。现已应用至第四代产品,各有优点。本类抗生素已广泛用于抗感染性休克的治疗。疗程中需反复监测肾功能。

(1)第一代头孢菌素。本组抗生素特点为:①对革兰氏阳性菌的抗菌力较第二、三代强,故主要用于耐药金葡菌感染,而对革兰氏阴性菌作用差;②对肾脏有一定毒性,且较第二、三代严重。

具体如下:①头孢噻吩(头孢菌素Ⅰ),严重感染时 2～4 g/d,分次静脉滴注。②头孢噻啶(头孢菌素Ⅱ),成人每次 0.5～1.0 g,每天 2～3 次,肌内注射。每天量不超过 4 g。③头孢唑啉(头孢菌素Ⅴ),成人2～4 g/d,肌内注射或静脉滴注。④头孢拉定(头孢菌素Ⅵ):成人 2～4 g/d,感染性休克时静脉滴注,每天用量不超过 8 g。

(2)第二代头孢菌素。本组抗生素的特点有:①对革兰氏阳性菌作用与第一代相仿或略差,对多数革兰氏阴性菌作用明显增强,常主要用于大肠埃希菌属感染,部分对厌氧菌有高效;②肾毒性较小。

头孢孟多:治疗重症感染,成人用至 8～12 g/d,静脉注射或静脉滴注;头孢呋辛:治疗重症感染,成人用4.5～8 g/d,分次静脉注射或静脉滴注。

(3)第三代头孢菌素。本组抗生素特点有:①对革兰氏阳性菌有相当抗菌作用,但不及第一、二代;②对革兰氏阴性菌包括肠杆菌、铜绿假单胞菌及厌氧菌如脆弱类杆菌有较强的作用;③其血浆半减期较长,有一定量渗入脑脊液中;④对肾脏基本无毒性。

目前较常用于重度感染的品种有以下几种:①头孢他啶(头孢噻甲羧肟)。临床用于单种的敏感细菌感染,以及 2 种或 2 种以上的混合细菌感染。成人用量 1.5～6 g/d,分次肌内注射(加1%利多卡因0.5 mL)。重症感染时分次静脉注射或快速静脉滴注。不良反应:可有静脉炎或血栓性静脉炎,偶见一过性白细胞减少、中性粒细胞减少、血小板减少。不宜与肾毒性药物联用。慎用于肾功能较差者。②头孢噻肟。对肠杆菌活性甚强,流感嗜血杆菌、淋病奈瑟菌对本品高度敏感。成人 4～6 g/d,分 2 次肌内注射或静脉滴注。③头孢曲松。抗菌谱与头孢噻肟相似或稍优。成人 1 g/d,每天 1 次,深部肌内注射或静脉滴注。

3.氨基糖苷类

本类抗生素对革兰氏阴性菌有强大的抗菌作用,且在碱性环境中作用增强。其中卡那霉素、庆大霉素、妥布霉素、阿米卡星等对各种需氧革兰氏阴性杆菌如大肠埃希菌、克雷菌属、肠杆菌属、变形杆菌等具有高度抗菌作用。此外,它对沙门菌、产碱杆菌属、痢疾杆菌等也有抗菌作用。但铜绿假单胞菌只对庆大霉素、阿米卡星、妥布霉素敏感。金葡菌包括耐药菌株对卡那霉素甚敏感。厌氧菌对本类抗生素不敏感。

应用本类抗生素时需注意:①老年人革兰氏阴性菌感染,宜首先应用头孢菌素或广谱青霉素

(如氨苄西林);②休克时肾血流量减少,剂量不要过大,还要注意定期复查肾功能;③尿路感染时应碱化尿液;④与呋塞米、依他尼酸、甘露醇等联用时能增强其耳毒性。

感染性休克时常用的本类抗生素有以下几种。

(1)硫酸庆大霉素:成人每天 16 万～24 万单位,分次肌内注射或静脉滴注。忌与青霉素类混合静脉滴注。本品与半合成青霉素联用可提高抗菌疗效(如对大肠埃希菌、肺炎杆菌、铜绿假单胞菌)。

(2)硫酸卡那霉素:成人 1.0～1.5 g/d,分 2～3 次肌内注射或静脉滴注。疗程一般不超过 14 天。

(3)硫酸妥布霉素:成人每天 1.5 mg/kg,每 8 小时 1 次,分 3 次肌内注射或静脉注射。总量每天不超过 5 mg/kg。疗程一般不超过 14 天。

(4)阿米卡星:目前主要用于治疗对其他氨基糖苷类耐药的尿路、肺部感染,以及铜绿假单胞菌、变形杆菌败血症。成人 1.0～1.5 g/d,分 2～3 次肌内注射。

4.大环内酯类

红霉素:本品主要用于治疗耐青霉素的金葡菌感染和青霉素过敏者的金葡菌感染。优点是无变态反应,又无肾毒性。但金葡菌对红霉素易产生耐药性,静脉滴注又可引起静脉炎或血栓性静脉炎。故自从头孢菌素问世以来,红霉素已大为减色,目前较少应用。红霉素常规剂量为 1.2～2.4 g/d,稀释于 5%葡萄糖液中静脉滴注。

红霉素与庆大霉素联用时,尚未见有变态反应,故对药物有高度变态反应者,罹患病原待查的细菌感染时,联用两者可认为是相当安全的。

5.万古霉素

仅用于严重革兰氏阳性菌感染。成人每天 1～2 g,分 2～3 次静脉滴注。

6.抗生素应用的一些问题

抗生素种类虽多,但正如上述,其应用原则应根据培养菌株的药敏性。在未取得药敏试验结果时,一般暂按个人临床经验而选用。临床上,肺部感染、化脓性感染常为革兰氏阳性菌引起,泌尿道、胆管、肠道感染常为革兰氏阴性菌引起,据此有利于抗生素的选择。

感染中毒性休克的主要元凶是细菌性败血症,故必须有的放矢以控制之,表 8-2 可供参考。

表 8-2　各类型败血症的抗生素应用

感染原	首选抗生素	替换的抗生素
金葡菌(敏感株)	青霉素	头孢菌素类
金葡菌(耐青霉素 G 株)	苯唑西林	头孢菌素类、红霉素、利福平
溶血性链球菌	青霉素	头孢菌素类、红霉素
肠球菌	青霉素＋庆大霉素	氨苄西林＋氨基糖苷类
脑膜炎双球菌	青霉素	氯霉素、红霉素
大肠埃希菌	庆大霉素或卡那霉素	头孢菌素类、氨苄西林
变形杆菌	庆大霉素或卡那霉素	羧苄西林、氨苄西林
产气杆菌	庆大霉素或卡那霉素	同上
铜绿假单胞菌	庆大霉素或妥布霉素	羧苄西林、阿米卡星

抗生素治疗一般用至热退后 3～5 天,此时剂量可以酌减,可期待满意的疗效。

感染性休克患者由于细菌及其代谢产物的作用,常伴有不同程度的肾功能损害。当肾功能减退时,经肾排出的抗生素半减期延长,致血中浓度增高。故合理应用抗生素(特别是氨基糖苷类)抗感染性休克时,必须定期检测肾功能,并据此以调节或停用这些抗生素。表 8-3 可供参考。

联合应用抗生素有利有弊。其弊端为不良反应增多,较易发生双重感染,且耐药菌株也更为增多,因此只在重症感染时才考虑应用。甚至如耐药金葡菌败血症时,可单独应用第一代头孢菌素。铜绿假单胞菌败血症时可以单独应用羧苄西林。可是,青霉素类、头孢菌素类是繁殖期杀菌药,而氨基糖苷类是静止期杀菌药,两者联用效果增强,故对严重感染时联合应用也是合理的。例如,对耐药金葡菌败血症,常以苯唑西林与卡那霉素联合应用;对严重肠道革兰氏阴性杆菌败血症,也有用氨苄西林与卡那霉素(或庆大霉素)联合应用。此外,对原因未明的重症细菌感染与混合性细菌感染,也常联合应用两种抗生素。

表 8-3 一些抗生素半减期及肾功能不全患者用药间隔时间

抗生素	半减期(h)		用药间隔时间(h)			
	正常人	严重肾功能不全者	＞80*	50～80*	10～50*	＜10*
青霉素 G	0.65	7～10	6	8	8	12
苯唑西林	0.4	2	4～6	6	6	8
氟氯苯唑西林	0.75	8	6	8	8	12
氨苄西林	1.0	8.5	6	8	12	24
羧苄西林	1.0	15	6	8	12	24
头孢噻吩	0.65	3～18	4～6	6	6	8
头孢唑啉	1.5	5～20	6	8	12	24～48
头孢氨苄	1	30	6	6	8	24～48
庆大霉素	2	60	8	12	18～24	48
卡那霉素	2～3	72～96	8	24	24～72	72～96
阿米卡星	2.3	72～96	8	24	24～72	72～96
多黏菌素	2	24～36	8	24	36～60	60～92
万古霉素	6	216	12	72	240	240
红霉素	2	5～8	6	6	6	6

注:* 指肌酐廓清率(mL/min)。

(五)并发症的防治

感染性休克的并发症往往相当危险,且常为死亡的原因,对其必须防治。一般有代谢性酸中毒、ARDS、急性心力衰竭、急性肾衰竭、DIC、多器官衰竭等。至于有外科情况者,还应商请外科协助解决。

(张延刚)

第六节　细菌性食物中毒

细菌性食物中毒是由于食用致病菌或其毒素污染的食物后引起的急性中毒性疾病。根据临床表现分为胃肠型与神经型两大类。分别予以阐述。

一、胃肠型细菌性食物中毒

本型食物中毒临床上较为常见,其特点为常集体发病,呈突然爆发,潜伏期短,临床多以恶心、呕吐、腹痛、腹泻等急性胃肠炎表现为特征,多发生于夏秋季。

(一)病因

引起此型食物中毒的细菌种类较多,常见的有沙门菌属、副溶血性弧菌、大肠埃希菌、金黄色葡萄球菌四大类。

(二)诊断要点

(1)发病常有明显的季节性,一般以夏秋季发病较多。

(2)发病常呈爆发和集体发病的形式。发病者多为同一伙食单位的就餐者,患者数量多与食用污染食物的人数有关,停止进食污染食物后,疫情迅速得到控制。

(3)潜伏期和病程一般均较短。潜伏期多为 2~24 小时,很少超过 1 天。病程多在 1~3 天内结束。

(4)临床表现为起病急,有典型的恶心、呕吐、腹痛、腹泻症状,也可有发热、头痛、肌肉痛等。呕吐物多为进食的食物,腹泻为稀便、水样便或黏液样便居多。

(5)对污染的食物、呕吐物及粪便培养,可分离出相同的病原菌。

本病须与非细菌性食物中毒、菌痢、霍乱、病毒性肠炎等鉴别。

(三)病情判断

胃肠型食物中毒病程均较短,病死率很低。以下几种情况属于危重患者。

(1)吐、泻严重的老年患者。

(2)因吐、泻严重出现脱水、酸中毒和休克。

(3)有严重心、肾疾病患者。

(四)治疗

治疗原则以对症治疗为主,纠正脱水和酸中毒,病原治疗。

1.一般治疗

卧床休息,呕吐停止后给予易消化流质或半流质饮食,渐改普食。疑沙门菌食物中毒者进行床边隔离。

2.对症治疗

(1)腹痛、呕吐症状严重者:可给予阿托品 0.5 mg 或盐酸山莨菪碱 10 mg 皮下注射;亦可口服溴丙胺太林 15 mg 或颠茄片 8 mg,每天 3 次。

(2)有发热及全身中毒症状或频繁呕吐、腹泻者:可静脉滴注 5%~10% 葡萄糖和复方氯化钠溶液 1 000~1 500 mL。有高热及明显中毒症状者,可在静脉补液中加氢化可的松 100~200 mg 或地塞米松 10 mg,以降温及减轻中毒症状。

(3)脱水:根据脱水程度进行补液。轻度脱水可给口服补液,全日液量 3 000~4 000 mL。重度脱水者,可在最初 1 小时内,静脉快速滴入生理盐水 500~1 000 mL,以补充血容量,待血压上升,再减慢滴入速度,前 6 小时可补液 2 000 mL,可用 2:1 液体(生理盐水 2 份,1.4% 碳酸氢钠 1 份),待脱水纠正后,改口服补液维持,全日总液量 4 000~6 000 mL。有酸中毒者,按二氧化碳测定结果,补充适量 5% 碳酸氢钠。

(4)过敏型变形杆菌食物中毒:可用抗组胺类药物,如氯本那敏 4～8 mg,每天 3 次或赛庚啶 2～4 mg 口服。

3.病原治疗

一般病例可不用抗生素。若有高热、中毒症状及吐泻严重者,可根据可能的病原菌,选用以下抗生素。

(1)SMZ-TMP:成人每天 2 g,分 2 次口服。

(2)吡哌酸:成人每天 1.5 g,分 3 次口服。

(3)诺氟沙星:成人每天 0.8 g,分 2 次口服。

二、神经型细菌性食物中毒(肉毒中毒)

神经型细菌性食物中毒又称肉毒中毒,是进食被肉毒杆菌外毒素污染的食物而引起的中毒性疾病。临床主要表现为眼肌及咽肌瘫痪等神经麻痹症状。抢救不及时病死率较高。

(一)病因

肉毒杆菌是严格厌氧菌的革兰氏阳性梭状芽孢杆菌,其芽孢对热及化学消毒剂抵抗力强。本菌主要存在于土壤及家禽(牛、羊、猪)中,亦可附着于水果、蔬菜或谷物上。火腿、香肠、罐头或瓶装食物被肉毒杆菌污染后,在缺氧的情况下,细菌大量繁殖,并产生外毒素。人摄入含有外毒素的食物后即可发病。

(二)诊断要点

(1)有进食可疑污染食物史,同食者可集体发病。

(2)出现典型神经瘫痪表现,有眼肌瘫痪、吞咽、发音和呼吸困难等。

(3)可疑污染食物做厌氧菌培养,可分离出肉毒杆菌。并可做动物试验辅助诊断。

(三)病情判断

肉毒中毒属于重型中毒性疾病,其潜伏期愈短、病情愈重,病重或抢救不及时,病死率较高。病情危重的指标如下。

(1)有吞咽、发音、呼吸困难等颅神经麻痹症状者。

(2)有呼吸衰竭表现者。

(3)伴有心力衰竭者。

(4)有肺炎等并发症者。

(四)治疗

1.一般治疗

安静卧床休息。加强监护。尽早(在进食可疑食物 4 小时内)用 5% 碳酸氢钠或 1∶4 000 高锰酸钾溶液洗胃,因外毒素易在碱性溶液中破坏,在氧化剂作用下毒力减弱。洗胃后注入 50% 硫酸镁 60 mL 导泻,以排出毒素。

2.对症治疗

有吞咽困难者,应鼻饲饮食或静脉内补充营养及液体。咽喉部有分泌物积聚时应及时用吸痰器吸除,若分泌物不易吸尽而影响呼吸时,应尽早行气管切开。有呼吸困难及缺氧表现者,应予氧气吸入,可用人工辅助呼吸。继发肺炎者加用抗生素。

3.抗毒素治疗

治疗原则:选用多价抗毒素(A、B 及 E 型),早期、一次足量治疗。在发病后 24 小时内或发生肌肉瘫痪前治疗效果最佳。注射剂量为 5 万～10 万单位,可静脉、肌内各半量注射,必要时 6 小时后同剂量重复注射 1 次。用药前应做皮肤敏感试验。

(张延刚)

第七节 急性有机磷杀虫剂中毒

急性有机磷杀虫剂中毒是短时间内接触较大量有机磷杀虫剂后,引起以神经系统损害为主的全身性疾病。临床表现包括胆碱能兴奋或危象及其后可能发生的中间期肌无力和迟发性多发性神经病三类综合征。

有机磷杀虫药属有机磷酸酯类化合物,是目前使用最广泛的杀虫剂。包括甲拌磷(3911)、内吸磷(1059)、对硫磷(1605)、敌敌畏、氧化乐果、乐果、久效磷、敌百虫等。多数品种为油状液体,具有类似大蒜样特殊臭味,遇碱性物质能迅速分解、破坏。较易通过皮肤进入机体,也可经呼吸道及消化道吸收。其中毒机理是抑制体内胆碱酯酶(CHE)活性,从而失去分解乙酰胆碱的功能,使组织中乙酰胆碱过量蓄积,发生胆碱能神经过度兴奋的临床表现。

一、病因

(一)职业性中毒

在有机磷中毒的生产、运输、保管、使用过程中,若不遵守安全操作规程和劳动保护措施即可引起中毒。

(二)生活性中毒

在日常生活中,误将有机磷农药当调料,食用被其毒死的家禽、家畜或拌毒种子及喷洒农药后的果蔬等;也有因自服或投毒谋害,或用其杀灭蚊、蝇、虱、蚤、臭虫及治疗皮肤病和内服驱虫等。

二、诊断要点

(一)有接触有机磷农药史

患者衣物、呕吐物带有浓烈的有机磷气味(多为大蒜味)。

(二)临床表现

发病时间:与毒物种类、剂量和侵入途径有关。口服较快,皮肤吸收较慢。

按 GBZ8-2002 诊断标准,主要有三大症候群:①胆碱能神经危象;②中间期肌无力综合征;③迟发性多发性神经病。

1.胆碱能危象

(1)毒蕈碱样症状:主要为副交感神经兴奋所致,表现为平滑肌痉挛和腺体分泌增加,如恶心、呕吐、腹痛、多汗、心率减慢、瞳孔缩小、支气管痉挛、分泌物增加及肺水肿等。

(2)烟碱样症状:主要表现为横纹肌兴奋,出现全身肌纤维颤动,最后出现肌力减退和瘫痪。呼吸肌麻痹可以出现周围性呼吸衰竭。

(3)中枢神经系统症状:主要表现为头晕、疲乏无力、共济失调、烦躁不安、谵妄、抽搐及昏迷。

2.中间期肌无力综合征(IMS)

少数患者在急性中毒后 1～4 天,胆碱能危象基本消失且意识清晰,出现肌无力为主的临床表现者。

轻型:具有下列肌无力表现之一者:①曲颈肌和四肢近端肌肉无力,腱反射可减弱;②部分脑神经支配的肌肉无力。

重型:在轻型基础上或直接出现下列表现之一者:①呼吸肌麻痹;②双侧第Ⅸ对、第Ⅹ对脑神经支配的肌肉麻痹造成上气道通气障碍者。

3.迟发性多发性神经病

在急性中毒后 2～4 周,胆碱能症状消失,出现感觉、运动型多发性神经病。神经肌电图检查显示神经源性损害。CHE 可以正常。

中毒的分级如下。

(1)轻度:以毒蕈碱样和中枢神经系统症状为主,头晕、恶心、呕吐、多汗、瞳孔缩小。CHE:50%～70%。

(2)中度:伴有烟碱样症状,肌束颤动(胸大肌、腓肠肌)、呼吸困难、流涎、腹痛、步态不稳,意识清楚。CHE:30%～50%。

(3)重度:出现昏迷、肺水肿、呼吸肌麻痹、脑水肿其中之一者。CHE<30%。

(三)实验室检查

1.血胆碱酯酶测定

为特异性指标。试纸法正常值为 100%,70%～50% 为轻度,50%～30% 为中度,<30% 为重度。另外还有全血胆碱酯酶测定和红细胞胆碱酯酶测定等检测方法。

2.尿中有机磷杀虫药分解产物测定

有助于诊断。

3.肌电图检查

有助于中间期肌无力综合征及迟发性多发性神经病的诊断。

三、治疗

有机磷农药中毒往往病情重,变化快,抢救工作必须分秒必争。在正确诊断的前提下,应迅速清除毒物,以解毒、预防控制呼吸衰竭、脑水肿为重点。在综合治疗措施的基础上,抓住关键,突出重点,制订有效的可行性方案。

(一)清除毒物

1.由皮肤吸收引起的中毒者

应立即祛除被污染的衣物,用 4% 碳酸氢钠或温肥皂水彻底清洗被污染部位。眼部污染者,应迅速用清水、生理盐水或 2% 碳酸氢钠溶液冲洗,洗后滴入 1% 阿托品。

2.口服中毒者

立即用清水、2%～5% 碳酸氢钠或 1:5 000 高锰酸钾溶液反复洗胃,直至洗出液无农药味为止。对服毒超过 6 小时并有下列情况者仍应坚持洗胃。

(1)6 小时前未曾洗胃者。

(2)洗胃后在抢救过程中胆碱酯酶活性继续下降者。

（3）虽经洗胃但抽出的洗胃液仍有大蒜臭味者。

（4）经足量用药各种症状及并发症未见好转者。

（5）经抢救病情一度好转或神志清醒，但短时间内再昏迷或肺水肿再度出现者。

目前认为，无论中毒时间长短，病情轻重，均应洗胃。由于有机磷农药导致胃潴留等原因，部分患者在中毒后 24 小时甚至 48 小时胃内仍有毒物。由于重度有机磷农药中毒时，摄毒量大，时间久，故首次洗胃后应保留洗胃管 12～24 小时，每隔 2～4 小时吸出胃内容物后，再用上述洗胃液 2 000 mL 反复冲洗。另外洗胃后可从胃管中灌入活性炭混悬液，并给硫酸镁或硫酸钠 30～60 g 导泻。

（二）特效解毒剂的应用

1.胆碱酯酶复活剂

肟类化合物的肟基能与磷原子结合，使胆碱酯酶恢复活性。

常用的有解磷定、氯磷定、双复磷、双解磷等。

主要作用：对解除烟碱样症状作用明显，对内吸磷、对硫磷、甲胺磷、甲拌磷效好，对敌百虫、敌敌畏效差，对乐果、马拉硫磷可疑，对老化的胆碱酯酶无效。对复能剂有效的有机磷杀虫剂中毒，除要尽早应用外，应根据中毒程度，给予合理的剂量和应用时间。

不良反应：①神经系统症状：头晕、视物模糊、癫痫样发作等；②消化系统症状；③心血管系统症状：早搏、传导阻滞等。

解磷定：每次 0.4～1.2 mg，静脉推注，必要时可重复给药。

氯磷定：作用快、强，相当于解磷定 1.5 倍。每次 0.25～0.75 g，静脉推注或肌内注射，可根据病情重复给药。每天用量不超过 12 g。

解磷定注射液：每支 2 mL（含氯磷定 400 mg，苯那辛 3 mg，阿托品 3 mg），可以每次 0.5 支～2 支，2～4 小时重复一次。

2.抗胆碱药

与乙酰胆碱竞争胆碱受体，阻断乙酰胆碱对副交感神经和中枢神经毒蕈碱样受体的作用。对烟碱样症状无效。

常用的有：阿托品、山莨菪碱、东莨菪碱。

阿托品：①轻度：每次 1～2 mg，静脉推注，1～2 小时一次；②中度：每次 2～4 mg，静脉推注，30～60 分钟一次；③重度：每次 5～10 mg，静脉推注，10～30 分钟一次。根据阿托品化调节用量及用法。

东莨菪碱：0.6～2.0 mg＋5％葡萄糖 500 mL，持续静脉滴注，可以减少阿托品用量及用药次数，减少呼吸衰竭的发生。

阿托品化：有机磷杀虫药治疗中的观察指标，指应用阿托品后出现瞳孔散大、皮肤干燥、颜面潮红、肺部啰音消失及心率加快。

有机磷杀虫药中毒的治疗应该迅速达到阿托品化，阿托品化以后，减少阿托品用量，维持阿托品化，一旦出现高热、神志模糊、躁动不安、抽搐、昏迷及尿潴留，应考虑到阿托品过量，减量应用或停用阿托品。

（三）对症治疗

1.机械通气

呼吸衰竭时，立即施行气管插管或气管切开，使用呼吸机进行机械通气。

2.维持循环功能

重度有机磷中毒患者循环障碍主要表现在三个方面,即心律失常、休克和心跳停止。因此应针对不同病因采用有效的治疗方法。

3.输新鲜血或换血疗法

可补充有活性的胆碱酯酶,用于重度中毒及血胆碱酯酶活性恢复缓慢者。输血每次200~400 mL,换血量以每次1 500 mL为宜。

4.血液灌流

是将患者血液引入装有固态吸附剂的灌流器中,以清除血液中有机磷农药。常用于重度中毒,将大大减少解毒剂用量与防止反跳的发生。

5.甘露醇、糖皮质激素

出现脑水肿、肺水肿患者应用甘露醇、糖皮质激素。

6.对症支持疗法

注意水电解质与酸碱平衡,防治感染等。

(张延刚)

第八节　颅内高压危象

颅内压系指颅腔内容物对颅腔内壁的压力。成人的正常颅内压为 0.78~1.77 kPa(80~180 mmH$_2$O);儿童为 0.39~0.98 kPa(40~100 mmH$_2$O)。颅内压增高是因颅腔内容物(脑、脑脊液、脑血容量)的体积增加或颅内占位性病变等因素引起的以颅内压力升高为特征的综合征,在病理状态下,颅内压>1.96 kPa(200 mmH$_2$O)。颅高压危象系指因各种病因引起的患者急性或慢性颅内压增高,病情急剧加重出现脑疝症状而达到危及生命的状态,因而颅内高压危象也经常称脑疝危象。

如不能及时诊断和解除颅内压增高的病因,或采取措施缓解颅内压力,则患者常因脑疝而致死。

一、颅内压的生理调节

颅腔是由颅骨组成的密闭腔隙,其容积不变。其内有三大内容物:脑组织、脑血流、脑脊液。当其中一个增大时,另两个或至少其中一个的体积就要缩小,以保持颅内压的稳定。颅内压与血压、呼吸关系密切,收缩期颅内压略有增高,舒张期颅内压稍下降;呼气时压力略增,吸气时压力稍降。

(一)脑脊液的调节作用

脑脊液占颅腔总体积的10%,在颅腔三大内容物中活动性最大,最易被挤出颅腔,即通过脑脊液的转换作用可得到的最大调整空间为10%。异常情况下,脑室壁可能发生异位吸收,使颅压在一定时期内保持正常(如正常颅压脑积水时)。脑脊液的吸收速度取决于蛛网膜下腔与静脉窦内的压差,当颅内压低于静脉压时,脑脊液吸收几乎停止,当颅压高于 0.69 kPa(70 mmH$_2$O)时,脑脊液的吸收量与压力成正比增加,同时,其分泌减少,部分脑脊液被挤入脊腔,结果颅腔内脑脊液容量减少,使颅内压得到调节,若脑脊液生成过多或循环梗阻或吸收障碍,颅腔内脑脊液容积不断增加,超过其调节水平,即可发生颅内压增高。

(二)脑血流的调节作用

脑血流占颅腔总容积的 $2\%\sim7\%$,平均每分钟 1 200 mL 的流量。

当颅内压增高时脑血流量减少;由于脑血流量减少,反射性地引起脑血管扩张,血管阻力减少,其结果又使脑血流量增加,从而保证了脑的供血。而在颅内压明显增高时,上述代偿机制失调,脑血流量随之减少,其结果一方面是使颅内压有所下降,但同时也使脑部供血受到影响。脑血流量对颅内压的调节作用不如脑脊液,其对颅内压增高的"容积代偿"能力有限。一般认为颅内压增高到需要依靠减少脑血流来调节时,则意味着病变的严重性及机体自动调节功能的损伤。

(三)脑组织的调节作用

在颅腔三大内容物中,脑组织最为稳定,它不易被挤压而让出空间来调整颅内压。急性颅内压增高时,脑组织不可能发生明显压缩以起代偿作用;但在慢性颅内压增高时,可以出现脑细胞坏死、纤维变性以至脑萎缩,从而腾出一部分空间缓冲颅内压增高。

二、病因与发病机制

(一)病因

凡能引起颅腔内容物体积增加的病变均可引起颅内压增高。常见的病因可分为颅内病变和颅外病变。

1.颅内病变

(1)颅内占位性病变:颅内肿瘤、血肿、脓肿、囊肿、肉芽肿等,既可占据颅腔内一定的容积,又可阻塞脑脊液的循环通路,影响其循环及吸收。此外,上述病变均可造成继发性脑水肿,导致颅内压增高。

(2)颅内感染性疾病:各种脑膜炎、脑炎、脑寄生虫病,既可以刺激脉络丛分泌过多的脑脊液,又可以造成脑脊液循环受阻(梗阻性及交通性脑积水)及吸收不良;各种细菌、真菌、病毒、寄生虫的毒素可以损伤脑细胞及脑血管,造成细胞毒性及血管源性脑水肿;炎症、寄生虫性肉芽肿还可起到占位作用,占据颅腔内的一定空间。

(3)颅脑损伤:可造成颅内血肿及水肿。

(4)急性脑血管病:如脑出血、脑梗死、蛛网膜下腔出血及脑静脉窦血栓形成等。

(5)脑缺氧:各种原因造成的脑缺氧如窒息、麻醉意外、CO 中毒,以及某些全身性疾病如肺性脑病、癫痫持续状态、重度贫血等,均可造成脑缺氧,进一步引起血管源性及细胞毒性脑水肿,导致颅内压增高。

(6)脑积水:当脑脊液分泌过多、循环过程受阻、吸收障碍或三者兼而有之引起脑积水,导致颅内压增高。脑脊液循环过程受阻引起脑积水叫阻塞性脑积水。脑脊液分泌过多或吸收障碍引起脑积水叫交通性脑积水。脑积水病变性质可以有先天性发育异常、炎症、出血、肿瘤和外伤等,一般在婴幼儿以先天性发育异常多见,在成人以继发性病变多见。

2.颅外病变

(1)心、肺、肾和肝功能障碍或衰竭:心力衰竭、休克、气道梗阻、急性肺损伤、ARDS、肝衰竭和肾衰竭均可并发脑水肿引起颅内高压。

(2)中毒:铅、锡、砷等中毒;某些药物中毒,如四环素、维生素 A 过量等;自身中毒如尿毒症、肝性脑病等,均可引起脑水肿,促进脉络丛分泌脑脊液等,并可损伤脑血管的自动调节作用,而形成高颅压。

(3)内分泌功能紊乱:年轻女性、肥胖者,尤其是月经紊乱及妊娠时,易于发生良性颅内压增高,可能与雌激素过多、肾上腺皮质激素分泌过少而发生的脑水肿有关。肥胖者可能与部分类固醇溶于脂肪组织中不能发挥作用而造成相对性肾上腺皮质激素过少有关。

(4)其他:如中暑、输血、输液反应、放射线脑病,以及脊髓、马尾肿瘤等也可引起颅内高压。

(二)发病机制

颅内压的调节主要是颅内空间的调整,如通过脑脊液的转换作用,通过颅内静脉血被挤压出颅腔等而让出一定空间,使颅内压维持在一定水平而不至过高。但这种调节是有限的,若造成高颅压的病因持续存在,并不断扩张,则终将使所有可以代偿的空间全部利用,而出现显著的颅内压增高。从临床病情演变过程,可将颅内压增高的发生发展分为代偿期、早期、高峰期和晚期等四个阶段。

1.代偿期

为病情初期发展阶段。因病变所致的颅腔内容物增高,尚未超过颅腔的代偿容积,颅内压仍可保持正常,亦常无颅内压增高的临床表现。

2.早期

为病情早期发展阶段。因颅腔内容物体积增加的总和已超过颅腔的代偿容积,故可逐渐出现颅内压增高和相应临床症状如头痛、呕吐、视盘水肿等。脑组织虽有轻度缺血缺氧,但脑血管的自动调节功能良好,而仍能获得足够血流量,如能及时解除病因,脑功能恢复较易,预后较好。

3.高峰期

为病情严重发展阶段,脑组织缺血缺氧严重,脑功能损伤明显,出现较重的头痛、恶心、呕吐、视力减退和视盘水肿,患者意识模糊甚至昏迷等相应的颅内压增高症状和体征。如脑干呼吸、心血管运动中枢功能受损,导致脉搏与呼吸深慢;同时因脑血管自动调节功能此时已有受损,主要靠全身性血管的加压反应来提高血压和维持脑部血流量,同时会出现心跳和脉搏缓慢,呼吸节律紊乱及体温升高等各项生命体征发生变化,这种变化即称为库欣反应,多见于急性颅内压增高病例,慢性者则不明显。如不及时采取有效治疗措施,常易迅速出现呼吸、心搏骤停等脑干功能衰竭症状。

4.晚期

为病情濒死阶段。患者常处于深昏迷中,一切生理反应消失,双侧瞳孔散大和去大脑强直、血压下降,心搏弱快,呼吸不规则甚至停止。脑组织缺血缺氧极严重,脑细胞功能已近停止,预后极差。

三、临床表现

典型临床表现为头痛、呕吐和视盘水肿三联征。但三者同时出现者不多。系因颅内压增高刺激颅内敏感结构如脑膜、血管和脑神经受到牵扯、压迫所致。头痛为颅内高压的最常见症状,发生率 $80\% \sim 90\%$。开始为阵发性,以后发展为持续性,以前额及双颞部为主,后颅凹病变头痛多位于枕部。咳嗽、喷嚏、用力等情况均可使头痛加重。头部活动时头痛也加重,患者常被迫不敢用力咳嗽、不敢转动头部。

（一）头痛

是因颅内压增高，使延髓呕吐中枢受激惹所引起。常在清晨空腹时发生，或与剧烈头痛同时发生，常与饮食无关，可呈喷射性，但不多见。位于后颅凹及第四脑室的病变较易引起呕吐。儿童头痛不显著，呕吐有时是唯一症状。

（二）恶心、呕吐

是因颅内压增高，使延髓呕吐中枢受激惹所引起。常在清晨空腹时发生，或于剧烈头痛同时发生，常与饮食无关，可呈喷射性，但不多见。位于后颅凹及第四脑室的病变较易引起呕吐。儿童头痛不显著，呕吐有时是唯一症状。

（三）视盘乳头水肿

视神经鞘为脑蛛网膜的延续。视网膜中央动、静脉位于视神经鞘内与视神经伴随而行，在视盘乳头处出入眼底。当颅内压增高时，蛛网膜下腔内的压力增高，视神经鞘内压力也增高，而使网膜中央静脉回流受阻，静脉内压力增高。检眼镜检查可见视盘隆起、边缘不清、颜色发红、眼底静脉迂曲、怒张。由于毛细血管扩张、出血，检查时可见到点、片状，甚至火焰状出血。早期或轻度的视盘乳头水肿，一般不影响视力，如颅高压持续存在或继续发展，可出现盲点扩大、中心视力暗点及阵发性黑蒙，病情再进一步发展，发生继发性视神经萎缩，视力持续下降直至失明。视盘乳头水肿虽是颅内压增高的特征性体征，但并非所有病例均有。

（四）外展神经麻痹与复视

因外展神经在颅内行走较长，颅内压增高时容易因挤压及牵拉受伤而出现单侧或双侧不全麻痹，出现复视。此症状无定位意义。故又称为"假定位征"。

（五）意识障碍

反应迟钝、嗜睡、昏睡至昏迷的各种意识障碍均可发生。与颅内压增高时脑干网状结构上行激活系统及广泛大脑皮质受损有关。

（六）抽搐、去大脑强直发作

抽搐、去大脑强直发作与颅内压增高时脑干受压、脑供血不足、脑膜受刺激等有关。

（七）生命体征的改变

血压增高、脉搏缓慢、呼吸慢而深等；随着颅内压增高，可出现瞳孔缩小、对光反射迟钝、或忽大忽小、边缘不整、变化多端。常预示脑疝即将发生，应立即采取抢救措施。

（八）全身其他系统病变的临床表现

（1）胃肠功能紊乱及消化道出血：部分颅内压增高的患者可表现胃肠功能的紊乱，出现呕吐，胃及十二指肠出血及溃疡和穿孔等。这与颅内压增高引起下丘脑自主神经中枢缺血而致功能紊乱有关。也有人认为颅内压增高时，消化道黏膜血管收缩造成缺血，因而产生广泛的消化道溃疡。

（2）神经源性肺水肿：在急性颅内压增高患者中，发生率高达 5%～10%。这是由于下丘脑、延髓受压导致 α-肾上腺素能神经活性增高，血压反应性增高，左心负荷过重，左心房及肺静脉压增高，肺毛细血管压力增高，液体外渗，引起肺水肿，患者表现为呼吸急促，痰鸣，并有大量泡沫状血性痰液。

（九）小儿颅内压增高的表现

小儿因不会诉说头痛，常表现为烦躁、哭闹或脑性尖叫，频繁呕吐、抽搐以至去脑强直发作，意识丧失。查体可见囟门隆起、扩大，颅缝裂开，头围增大，以及头皮静脉怒张；额、顶、颞及枕部突出膨大呈圆形,颈部静脉充盈,对比之下颜面很小;严重颅内压增高,压迫眼球,形成双目下视,巩膜外露的特殊表情,称落日征。

四、检查项目

(一)颅内压监测

利用各种颅内压监测技术对颅内压进行检测,可直接获得颅内压的数据为颅内高压诊断提供最直接的依据。目前颅内压监测技术分为有创颅内压监测技术和无创颅内压监测技术。有创颅内压监测技术包括脑室内插管法、硬脑膜外传感器、光纤探头监测颅内压和腰椎穿刺检测颅内压。有创颅内压监测技术准确性好,特别是脑室内插管法被认为颅内压检测的"金标准"。但其缺点是有创、易感染、技术要求高、耗材贵不易临床推广。无创颅内压监测技术其优点是无创、技术要求低、不会引起任何不良反应、无耗材消耗,可以反复进行监测。但其准确性一般,能达到90%。

(二)辅助检查

X线断层扫描(CT)、磁共振成像(MRI)、脑血管造影(DSA)、头颅X线摄片等既可辅助判断颅内压增高,也可帮助明确颅内压增高的病因。腰椎穿刺测量脑脊液的压力可直接判断颅内压的高低。

五、诊断

颅内高压危象患者会出现一下危及患者生命安全的征象:①神经系统:剧烈头痛、意识障碍(如烦躁不安、嗜睡、昏迷等)。②循环系统:血压升高,晚期血压下降,心动过速或心动过缓。③呼吸系统:呼吸节律慢而深,或不规则,甚至呼吸暂停等。④内环境严重紊乱:高热,尿崩症,水电解质紊乱如高钠氯血症,酸中毒等。

除上述颅内高压危象征象外,脑疝还会因发生部位和疝出组织不同而有些特殊的定位表现。如小脑幕裂孔疝患者会出现初期患侧瞳孔缩小。往后则瞳孔逐渐散大,对光反射迟钝、消失。晚期双侧瞳孔散大,对光反射消失,眼球固定不动。

六、颅内压增高的分类与分级

(一)分类

根据颅内压增高的范围可分为:①弥漫性颅内压增高:在颅内各分腔间没有大的压力差,其耐受限度较高,很少引起脑疝,压力解除以后神经的恢复较快。如见于蛛网膜下腔出血、弥漫性脑膜炎、脑水肿等。②局灶性颅内压增高:压力先在病灶附近增高然后传递到颅内各处,在颅内各分腔之间有较明显的压力差,其耐压限度较低,常有明显的脑组织移位(脑疝),超过一定时间以后解除压力,受损的脑组织功能恢复较慢。

区别这两类颅内压增高对于估计预后与决定治疗有重要意义。

(二)分级

根据颅内压的增高程度可以分为三级:①压力在 $1.96\sim2.55$ kPa($200\sim260$ mmH$_2$O)者为轻度增高;②$2.60\sim5.10$ kPa($261\sim520$ mmH$_2$O)者为中度增高;③超过 5.10 kPa(520 mmH$_2$O)者为严重增高。

七、治疗

对颅内压增高的患者,既要及时治疗原发病变,又要尽可能降低颅内压,及时中断恶性循环,防治脑疝。

(一)一般疗法

(1)休息:卧床休息,抬高头部 $15°\sim30°$,以利颅内静脉回流。

(2)病情观察:密切观察生命体征,注意患者是否存在瞳孔改变。

(3)吸氧,保持呼吸道通畅,昏迷患者不能排痰者,应考虑气管切开。

(4)限制水盐摄入量,静脉滴注液量成人每天不超过 $1\ 500\sim2\ 000$ mL(不包括脱水剂量),其中电解质液不超过 500 mL。

(6)呕吐频繁者,应暂禁食,静脉补足液体和热量或改给全胃肠外营养。

(7)防止受凉、咳嗽、避免激动、生气,保持大便通畅,防止便秘。

(8)对症处理:如疼痛、呕吐者,给以镇静止吐药物。

(二)脱水疗法

脑水肿是构成颅内压增高的主要因素,控制脑水肿的发生与发展对降低颅内压极为重要。采用脱水药物是最常用的降低颅内压力的方法。当颅内占位性病变的晚期突然发生脑疝时,也常需先用脱水疗法,待症状缓解后,再行手术治疗。常用的脱水剂有下列几种。

1.渗透性脱水剂

包括各种高渗性晶体及大分子药物。使用后由于血-脑屏障的选择性作用,药物进入血液后不能迅速转入脑与脑脊液中,致使血液呈现高渗状态,造成血液与组织间渗透压差,促使组织间液、细胞内液及脑脊液内的水分转移至血液内;且高渗物质由肾小球滤出时,在近端肾小管中造成高渗透压而产生利尿作用;同时因血的高渗透压反射性的抑制脉络丛的分泌,使脑脊液分泌减少,结果均致颅内压下降。但该类药物只有在脑血管功能正常时才能很好地发挥作用,脑血管损伤时其疗效受到影响。常用药物有以下几种。

(1)甘露醇:甘露醇首先对组织有脱水作用,在血管壁完整的情况下,通过提高血浆渗透压,导致脑组织内细胞外液、脑脊液等水分进入血管内。其次有利尿作用,通过增加血容量,促进前列腺素 I 分泌,从而扩张肾血管,提高肾小球滤过率;另外由于甘露醇在肾小管重吸收率低,故可提高肾小管内液渗透浓度,主要减少远端肾小管对水、Na^+ 和其他溶质等的重吸收,从而将过多水分排出体外。它尚有清除自由基、减少其对细胞脂膜的破坏作用。甘露醇治疗脑水肿的用量很关键,用量过少起不到脱水降颅压的作用,剂量过大又会产生不良反应,其量效关系非常明确。一般情况下,颅内压较轻或控制较好者用药剂量相应减少,取有效量至最佳有效量之间即可;对于严重颅内高压,甚至脑疝抢救时,即使最佳有效剂量也往往不够理想,此时就应以抢救生命为重,须短期快速静脉注射 20% 甘露醇 250 mL 甚至 500 mL 才能取得疗效,或者配合其他脱水药物一起使用。

(2)甘油果糖:甘油果糖(10%甘油、5%果糖、0.9%氯化钠)的渗透压是人体血浆的 7 倍,经静脉输液后能提高血浆渗透压,在血浆和脑之间形成渗透梯度,使水从脑转移向血浆,从而使脑组织脱水,并使脑脊液的产生减少,降低颅内压,消除脑水肿。甘油果糖不增加肾脏负担,无肾脏损害作用。甘油果糖进入体内参与代谢,产生水和二氧化碳,同时每 500 mL 可提供 $1\ 339$ kJ 的热量。通过血-脑屏障进入脑组织,氧化成磷酸化基质,参与脑代谢并提供热量,增强脑细胞活力,使脑代谢改善。同时甘油果糖能有效地改善血液流变学状态,改善微循环,增加脑血流量及供氧量。甘油果糖单用降颅压起效慢,作用维持时间长,费用大。现在多主张将甘油果糖和甘露醇联合应用,既迅速降颅压,改善症状,又减轻肾脏负担,保护肾功能,降低费用支出,也克服了甘露醇的颅内压反跳现象。

(3)甘油:一些学者认为,甘油有增加脑血流,改善脑代谢和减轻脑水肿的作用。其作用温和而持久,没有反跳现象,不会导致电解质紊乱,适用于肾功能不全或长期未控制的老年高血压患者。但它起效较慢,多在用药 1 周后效果显著,且在快速滴注时会出现溶血作用,导致血红蛋白尿,故滴速应控制在 30 滴/分以下,与甘露醇联合应用效果较好。汇总分析也表明,它能降低卒中后 14 天内的病死率,但不能降低 1 年内的病死率。它可以口服或静脉注射。①口服法:口服剂量为 $1\sim2$ g/(kg·d),用生理盐水配成 50% 的甘油盐水,每次 $30\sim50$ mL 口服,每天 3 次。不良反应为恶心、呕吐、腹胀。②注射法:用复方甘油注射液,其中含 10% 甘油,90% 生理盐水,为一种长效脱水剂。成人每次 500 mL,以 $100\sim150$ mL/h 速度静脉输入,每天 $1\sim2$ 次。注射后 $2\sim4$ 小时发挥作用,持续 18 小时。

(4)高渗盐水:一些学者认为,甘油有增加脑血流,改善脑代谢和减轻脑水肿的作用。其作用温和而持久,没有反跳现象,不会导致电解质紊乱,适用于肾功能不全或长期未控制的老年高血压患者。但它起效较慢,多在用药 1 周后效果显著,且在快速滴注时会出现溶血作用,导致血红蛋白尿,故滴速应控制在 30 滴/分以下,与甘露醇联合应用效果较好。汇总分析也表明,它能降低卒中后 14 天内的病死率,但不能降低 1 年内的病死率。它可以口服或静脉注射。①口服法:口服剂量为 $1\sim2$ g/(kg·d),用生理盐水配成 50% 的甘油盐水,每次 $30\sim50$ mL 口服,每天 3 次。不良反应为恶心、呕吐、腹胀。②注射法:用复方甘油注射液,其中含 10% 甘油,90% 生理盐水,为一种长效脱水剂。成人每次 500 mL,以 $100\sim150$ mL/h 速度静脉输入,每天 $1\sim2$ 次。注射后 $2\sim4$ 小时发挥作用,持续 18 小时。

(5)清蛋白:它是通过提高血浆胶体渗透压使脑组织间液的水分进入循环血中,达到脱水降颅压的作用。提高胶体渗透压可较长时间保持完好的血流动力学及氧的输送,而且扩张血容量后,使抗利尿激素分泌减少而利尿,对血容量不足、低蛋白血症的颅内高压、脑水肿患者尤为适用。因其增加心脏负荷,有心功能不全者须慎用。血-脑屏障严重破坏的病变,清蛋白能漏出至毛细血管而加剧颅内高压,使用时须注意。另外,清蛋白价格昂贵,患者很难承担其费用。

2.利尿性脱水剂

本类药物抑制肾小管对 Na^+、Cl^-、K^+ 的重吸收,使尿量显著增加,循环血量减少,组织水分逸出,造成机体脱水而间接地使脑组织脱水,降低颅内压。但单独应用则其降低颅内压作用较弱;若与渗透性脱水剂合用,则可加强降颅内压效果。常用利尿剂有:呋塞米每次 $20\sim40$ mg,每天 $2\sim4$ 次肌内注射或静脉注射;布美他尼每次 $0.5\sim1$ mg 肌内注射或静脉注射,必要时 30 分钟后重复一次。呋塞米主要用于协助高渗性脱水剂的降颅压作用,心功能或肾功能不全的患者中应用此药可减轻心脏负荷,促进物质排泄,还可减少甘露醇的用量,从而减轻对肾小管的损害。一般建议与甘露醇交替使用。Roberts 等通过动物实验研究呋塞米与甘露醇应用的最佳顺序,发现应用甘露醇 15 分钟后再用呋塞米可产生最明显和最持久降低颅内压的效果。

3.注意事项

(1)渗透性脱水剂可使钠、钾、氯的排出量稍有增加,但因其排出的水量很大,血清中电解质可无明显的变化,甚至血液浓缩反有相对增高的现象。$1\sim2$ 次用药可不必补电解质,如应用的时间较长或次数较多,则应严密观察电解质的变化并给予适量的补充。但利尿性脱水剂如呋塞米与布美他尼则易致电解质紊乱,不宜长期、频繁使用。

(2)对颅内压增高并心功能不全、肺水肿、急性肾衰竭少尿期,一般不宜应用渗透性脱水剂,因可在短时间内使血容量急剧增加而加重心力衰竭;此时,最适宜用利尿性脱水剂。

(3)在脱水剂疗法中,正确地掌握维持出入量的平衡是十分重要的,若入量过多则达不到脱水目的;反之,则可致血容量不足甚至发生低血容量性休克。一般应限制液体入量在 1 500~2 000 mL/d 之内,其中包括盐水 500 mL。

(三)其他治疗

(1)人工冬眠疗法。

(2)人工过度换气:采用短期控制性过度换气,使呼吸加深加快,降低 $PaCO_2$ 至 4.3~4.7 kPa (32~35 mmHg),可诱导脑血管收缩,导致颅内压下降,停止过度换气后其效果可维持数小时。尤其用于外伤性颅内高压。

(3)亚低温治疗:临床试验已经证实对外伤性颅内高压的患者实施亚低温治疗(32~35 ℃)可有效降低颅内压,未发现明显的心律失常、凝血机制障碍和感染等并发症。

(4)脑保护剂及脑细胞代谢活化剂的运用,如 ATP、COA、细胞色素 C、脑活素等,均可酌情选用。

(5)高压氧疗法:适用于缺氧引起的脑水肿病例。

八、外科手术治疗

临床上颅高压危象可导致脑疝形成。脑疝症状一旦出现,除立即经静脉快速滴注或推注脱水剂、以期望缓解症状外,还应依不同情况尽可能做手术处理。

(一)急性脑室扩张

急性脑室扩张多见于小脑出血或梗死向前推压第四脑室、蛛网膜下腔出血、脑实质出血破入蛛网膜下腔等情况。一旦出现急性脑室扩张颅内压会急剧升高。在药物治疗无效时,应急诊行侧脑室穿刺引流术。

(二)小脑幕裂孔下疝

若病因诊断明确,应立即开颅手术,切除病变以达到缓解颅内压增高的目的;对于未能明确诊断的病例,应作紧急颞肌下减压术,如情况许可并应将小脑幕裂孔边缘切开,促使脑疝的复位。

(三)枕骨大孔疝

应紧急作脑室穿刺,缓慢放出脑室液,使颅内压慢慢下降,然后施行脑室持续引流术。待脑疝症状缓解后,对颅后凹开颅术,切除原发病变,对脑积水病例施行脑脊液分流术。

(张延刚)

第九节 垂 体 危 象

垂体危象是指垂体功能减退症的应激危象,又称为垂体卒中。遇到应激状态(感染、创伤、手术等)而未经正规治疗或治疗不当,则可能诱发代谢紊乱和器官功能障碍。

临床表现多样。垂体分为腺垂体、神经垂体或前叶后叶,分泌多种激素,调节神经内分泌网络,故影响是全身性的,因受损部位和程度不同而产生多种类型。腺垂体分泌多种促激素,如促甲状腺素(TSH)、促肾上腺皮质激素(ACTH)、促性腺激素(GnH),及生长激素(GH)。神经垂体贮存和释放神经内分泌激素如抗利尿激素(ADH)、催产素(OXT)。以上激素的减少则影响应激反应、生长生殖、身心发育、物质与能量代谢。

一、病因

主要病因依次为垂体肿瘤、席汉综合征、颅咽管肿瘤、松果体瘤,以及脑瘤手术或放疗以后。

(一)垂体肿瘤

垂体肿瘤占颅内肿瘤的 10% 以上,多为良性,但瘤体生长、浸润损伤正常脑组织。垂体瘤多位于腺垂体部分,可分为功能性、非功能性两大类,功能性者如嗜酸细胞瘤,因生长激素增多而引起巨人症、肢端肥大症,催乳素腺瘤引起闭经泌乳症或男性阳痿,促肾上腺皮质激素腺瘤引起库欣综合征,促甲状腺激素腺瘤引起垂体性甲亢。当垂体腺瘤破坏、挤压正常垂体腺或手术、出血、坏死时则致垂体危象或垂体卒中。无功能垂体瘤压迫正常脑组织产生多种功能低下症,如垂体性侏儒症、尿崩症、视交叉损害的偏盲、癫痫、脑积水等。

(二)颅咽管瘤

颅咽管瘤为较常见的先天性肿瘤,好发于蝶鞍之上,囊性,压迫视神经交叉而发生偏盲,压迫下丘脑或第三脑室引起脑积水、尿崩症或其他垂体功能障碍,是儿童期垂体危象的常见原因。

(三)席汉综合征

席汉综合征见于产科大出血、DIC。产科大出血常因胎盘前置、胎盘残留、羊水栓塞、产后宫缩无力、产褥热(感染)所致,此时继发垂体门脉系统缺血、血管痉挛,从而使得孕期增大的垂体梗死,功能减退,表现为乏力、怕冷、低血压、性器官和乳房萎缩等,若遇诱因则可能出现急性垂体卒中(垂体危象)或典型席汉综合征。本症常有基础病或伴发病如糖尿病、系统性红斑狼疮、某些贫血、高凝状态、下丘脑-垂体发育异常,也见于甲状腺炎,萎缩性胃炎等自身免疫疾病。

(四)其他病因

如中枢神经系统感染,颅脑外伤、脑卒中等疾病引起垂体功能减退或衰竭。

二、临床表现

患者在发病前多已有性腺、甲状腺、肾上腺皮质功能减退的症状与体征,如面色苍白,皮肤色素减少,消瘦。产后缺乳,头发及阴毛、腋毛脱落,闭经,性欲减退,生殖器及乳房萎缩,怕冷,反应迟钝,虚弱乏力,厌食、恶心,血压降低等。本病起病急骤,大多数患者则在应激或服用安眠镇静药情况下发病,少数患者则可由于使用甲状腺激素治疗先于肾上腺皮质激素,代谢率增加使肾上腺皮质功能减退进一步加重。在诱发因素作用下,患者易于发生意识不清和昏迷。临床表现有多种类型,其中以低血糖型为多见,患者每于清晨空腹时发病,感头晕、出汗、心慌,精神失常、癫痫样发作,最后进入昏迷。感染引起者,患者高热,瞬即显现神志不清、昏迷,多伴有血压降低甚至休克。低体温型,多发生于冬季,严重者体温可低于 30 ℃,系由于甲状腺功能减退所致。患者皮质醇不足,对水负荷后的利尿反应较差,因此在饮水过多或进行水试验时容易引起水中毒,表现恶心、呕吐、烦躁不安、抽搐、昏迷等。垂体卒中起病突然,患者感剧烈头痛,恶心、呕吐,视力减退以至失明,继而意识障碍以至昏迷,多有脑膜刺激征,脑脊液检查可发现红细胞、含铁血黄素、蛋白质增高等;患者在起病前已有肢端肥大症、库欣综合征、纳尔逊综合征等临床表现与体征,但在无功能的垂体肿瘤则可缺如。垂体肿瘤或糖尿病视网膜病变等需作垂体切除治疗的患者,术后可因局部损伤、出血和垂体前叶功能急剧减退以致昏迷不醒,患者可有大小便失禁,对疼痛刺激仍可有反应,血压可以正常或偏低,如术前已有垂体前叶功能不全和/或手术前后有水、电解质平衡紊乱者则更易发生。

三、实验室检查

本病涉及多种内分泌功能改变,个体临床表现不同,故实验室检查也因人因病而异,但总以血液检验和影像检查为主。颅脑 CT、MRI 可见垂直肿瘤或其他占位性病变,席汉综合征者可见垂体坏死、萎缩,以蝶鞍部明显(表 8-4)。

表 8-4　垂体危象综合征鉴别简表

激素缺乏类型	临床特点	实验室检查
促甲状腺激素 TSH	怕冷、呆滞、黏液水肿	血 TSH↓,CRH 负荷试验无反应
促肾上腺皮质激素 ACTH	低血糖、低血压、乏力	血 ACTH、皮质醇、尿 17-OH、17-KS
促性腺激素 GnH	性器官萎缩、性功能低下	血酮、雌二醇、孕酮↓、PRL↓、FSH、LH↓、PRL↓
生长激素 GH	低血糖、发育迟滞	血 GH↓
抗利尿激素 ADH	烦渴、多饮、多尿、低比重尿,继发脱水、电解质紊乱	血 ADH↓、血、尿的渗透压↓

注:17-OH:17-羟皮质醇;17-KS 酮皮质醇;PRL:催乳素;LH:黄体生成素;FSH:卵泡刺激素;CRH:促肾上腺皮质素释放激素。

四、治疗

(一)一般治疗
防治感染、创伤,心理调节,劳逸适度,饮食平衡、二便通畅,防治并发症,处理相关疾病。

(二)垂体功能不足的替代疗法
酌情补充靶组织激素,尤其注意防止肾上腺皮质功能减退或肾上腺危象。①肾上腺皮质激素替代:常用氢化可的松,5 mg/d,一般于早晨 8 时口服,并注意昼夜曲线,应激状态时加量,严重低血压者可加用醋酸去氧皮质酮(DOCA)1 mg/d;②甲状腺激素替代:选用干甲状腺片,小量开始,首日 4~10 mg,逐渐增至最佳量 60~120 mg/d;③性激素替代,育龄妇女可用雌激素-孕激素人工周期疗法,男性用丙睾酮 25 mg 每周 1~2 次,或 11 酸睾酮(长效)250 mg,每月肌内注射一次,促性腺释放激素戈那瑞林(促黄体生成素释放激素 LRH),每次 0.1~0.2 mg,静脉滴注或喷鼻;④其他激素替代,儿童生长激素缺乏,可用基因重组生长素0.10 U/kg皮下注射,治疗持续 1 年左右。尿崩症则要补充抗利尿激素,加压素0.2~0.5 mL,每周肌内注射一次。

(三)垂体危象的抢救
常用肾上腺皮质激素和甲状腺素,经 1 周病情稳定,继续激素维持治疗,同时治疗原发病(如脑瘤)、诱因(如感染)、相关病(贫血、风湿性疾病、甲状腺炎、糖尿病、下丘脑-垂体发育异常)。垂体危象一般勿用加重病情的药物如中枢神经抑制药、胰岛素、降糖药。因感染诱发者,于抗感染同时加大肾上腺皮质激素用量。具体措施:①静脉注射高渗葡萄糖,以纠正低血糖。50%葡萄糖溶液 40～60 mL静脉注射,继以 10％葡萄糖盐水静脉滴注维持,并依病情调整滴速;②静脉滴注氢化可的松或其他肾上腺皮质激素,氢化可的松用量可达 300 mg 以上,适用于肾上腺皮质功能不足、水中毒、体温过低等多种类型;③甲状腺素口服、鼻饲或保留灌肠,尤适于水中毒型、低温型、低钠型或混合型。常用甲状腺干片每天 3～5 片。左甲状腺素(L-T₄)为人工合成品,可供口服或静脉滴注,首剂 200～500 mg;④维持水与电解质平衡,失钠型常用生理盐水纠正脱水、补充钠盐;水中毒型补充甲状腺素、利尿、脱水,同时酌情补充糖和多种激素;⑤高热型,常有感染、创伤等诱因,或在激素替代时发生,应紧急处理,包括物理降温,正确补充多种激素等综合措施。

(张延刚)

第十节 高血压危象

  高血压危象以往称为高血压急症(hypertensiveemergencies,HE),是指原发性和继发性高血压在疾病发展过程中,在某些诱因作用下,血压急剧升高[通常高于 26.7/18.7 kPa(200/140 mmHg)],病情急剧恶化,以及由于血压过高所引起的心脏、脑、肾脏等主要靶器官功能急骤、严重受损的危险状态。若舒张压高于 18.7～20.0 kPa(140～150 mmHg)和/或收缩压高于 29.3 kPa(220 mmHg),无论有无症状也应视为高血压危象。如果仅有血压显著升高,但不伴靶器官新近或急性功能损害,则定义为高血压次急症(hypertensiveurgencies,HU)。

  广义的高血压危象包括 HE 和 HU,狭义的高血压危象等同于 HE。重症高血压的主要特征是 DBP≥16.0 kPa(120 mmHg)或 SBP≥24.0 kPa(180 mmHg)。急进型或恶性高血压的特征是血压升高伴有脑病或者肾病,二者主要区别是急进型高血压视网膜病变为Ⅲ级(视网膜动脉硬化伴出血),而恶性高血压视网膜病变为Ⅳ级(视网膜动脉硬化、出血、渗出合并视盘水肿);从临床角度看,恶性高血压可看作是急进型高血压的晚期阶段,二者均可出现血压显著升高,体重下降、头痛、视网膜病变和肾功能损害等。术后高血压人为定义为术后连续两次测血压,SBP≥25.3 kPa(190 mmHg)和/或 DBP≥13.3 kPa(100 mmHg)。

一、病因与发病机制

(一)病因

  高血压危象的促发因素很多,最常见的是在长期原发性高血压患者中血压突然升高,占40％～70％。另外,25％～55％的高血压危象患者有可查明原因的继发性高血压,肾实质病变占其中的80％。

  高血压危象的继发性原因。①肾实质病变:原发性肾小球肾炎、慢性肾盂肾炎、间质性肾炎。②涉及肾脏的全身系统疾病:系统性红斑狼疮、系统性硬皮病、血管炎。③肾血管病:结节性多动脉炎、肾动脉粥样硬化。④内分泌疾病:嗜铬细胞瘤、库欣综合征、原发性醛固酮增多症。⑤药品:可卡因、苯异丙胺、环孢素、可乐定撤除、苯环利定。⑥主动脉狭窄。⑦子痫和子痫前期。

(二)发病机制

  各种高血压危象的发病机制不尽相同,某些机制尚未完全阐明,但与下列因素有关。

1.交感神经张力亢进和缩血管活性物质增加

在各种应激因素作用下,交感神经张力、血液中血管收缩活性物质(如肾素、血管紧张素Ⅱ等)大量增加,诱发短期内血压急剧升高。

2.局部或全身小动脉痉挛

(1)脑及脑细小动脉持久性或强烈痉挛导致脑血管继之发生"强迫性"扩张,结果脑血管过度灌注,毛细血管通透性增加,引起脑水肿和颅内高压,诱发高血压脑病。

(2)冠状动脉持久性或强烈痉挛导致心肌明显缺血、损伤甚至坏死等,诱发急性冠脉综合征。

(3)肾动脉持久性或强烈收缩导致肾脏缺血性改变、肾小球内高压力等,诱发肾衰竭。

(4)视网膜动脉持久性或强烈痉挛导致视网膜内层组织变性坏死和血-视网膜屏障破裂,诱发视网膜出血、渗出和视盘乳头水肿。

(5)全身小动脉痉挛导致压力性多尿和循环血容量减少,反射性引起缩血管活性物质进一步增加,形成病理性恶性循环,加剧血管内膜损伤和血小板聚集,最终诱发心、脑、肾等重要脏器缺血和高血压危象。

3.脑动脉粥样硬化

高血压促成脑动脉粥样硬化后斑块或血栓破碎脱落易形成栓子,微血管瘤形成后易于破裂,斑块和/或表面血栓形成增大,最终致动脉闭塞。在血压增高、血流改变、颈椎压迫、心律不齐等因素作用下易发生急性脑血管病。

4.其他

引起高血压危象的其他相关因素尚有神经反射异常(如神经源性高血压危象等)、内分泌激素水平异常(如嗜铬细胞瘤高血压危象等)、心血管受体功能异常(如降压药物骤停综合征等)、细胞膜离子转移功能异常(如烧伤后高血压危象等)、肾素-血管紧张素-醛固酮系统的过度激活(如高血压伴急性肺水肿等)。此外,内源性生物活性肽、血浆敏感因子(如甲状旁腺高血压因子、红细胞高血压因子等)、胰岛素抵抗、一氧化氮合成和释放不足、原癌基因表达增加,以及遗传性升压因子等均在引起高血压急症中起一定作用。

二、临床表现

高血压危象包括高血压急症和亚急症,其临床表现复杂多样,主要表现为发作时累及的靶器官损伤的表现。国外资料显示,高血压危象占内科急症的27.5%,中枢神经系统并发症最常见,包括脑梗死(24.5%),脑病(16.3%),颅内或蛛网膜下腔出血(4.5%);其次是心血管系统,包括急性心力衰竭和肺水肿(36.8%),急性心肌梗死或不稳定型心绞痛(12%),主动脉夹层(2%),子痫(4.5%)。以下为临床上较为常见的高血压急症。

(一)高血压脑病

既往血压正常或高血压患者动脉压突然增高超过脑血流自动调节的范围。其病理生理机制是平均动脉压增高(超过脑血流的自动调节能力)→脑的高灌注→脑血管扩张,渗透性增强→脑水肿。通常表现为重度增高的血压(血压近期增高更有诊断意义),神志改变,视盘乳头水肿。其诊断应排除其他脑血管疾病。如果随着血压的下降,中枢神经系统功能改善,将证实这一诊断。高血压脑病多见于既往血压正常的个体血压突然增高,例如急性肾小球肾炎、子痫患者。慢性高血压患者通常有一个血压逐渐增高的过程,脑的压力-灌注曲线右移,从而脑的代偿功能失调,导致高血压脑病,后者较少见。

(二)急性脑卒中

急性缺血性和出血性卒中均可伴重度血压升高,可能由既往高血压引起,也可能急性脑卒中时升高的颅内压和疾病导致的痛苦、恐惧等情况使患者在原有高血压的基础上病情加重。血压突然急剧升高也是急性脑卒中尤其出血性脑卒中的诱发因素。表现为卒中的各种临床表现和重度高血压。

(三)主动脉夹层

大多数情况下,主动脉夹层是由于动脉壁内膜撕裂造成,通常发生于主动脉瓣上方主动脉弓部或升主动脉远端或降主动脉近端。其易患因素包括重度增高的血压,主动脉扩张及结缔组织疾病,如马方综合征等。最常见的病理改变是主动脉中层囊性坏死。根据位置进行分型,包括Stanford A 型和 Stanford B 型。前者即升主动脉逆行撕裂,引起主动脉瓣环扩张,主动脉瓣反流,夹层还可扩展入心包,引起血性心包积液,心脏压塞。后者是指夹层发生于锁骨下动脉以远。夹层分离在主动脉腔内形成假腔,可能延伸到腹主动脉,甚至阻塞分支动脉,引起肾动脉狭窄等并发症。其临床症状非特异性,应仔细与急性心肌梗死、心包炎、肺栓塞、急腹症鉴别诊断,以免耽误治疗。

(四)急性肺水肿、

血压重度增高,心脏后负荷增加,引发一系列病理生理机制,包括心肌缺血,左室收缩、舒张功能不全。主要特征是肺静脉、左房压力增高引起肺泡内液体积聚,表明左右心腔短暂而严重的血流不匹配。重度高血压但无症状者右心导管检查显示肺动脉和毛细血管的压力均低于肺泡内液体渗出的压力界限。血浆心房钠尿肽水平增高。左心室显著肥厚,舒张充盈功能受损,左房和肺静脉的压力增高,以达到正常的心排血量。

(五)高血压合并急性冠脉综合征

急性心肌梗死或不稳定型心绞痛可能伴发高血压,这种情况可以由于既往的高血压引起,也可由于疼痛引起血压增高。正确的诊断取决于仔细询问病史和心电图结果判定。

三、诊断

首先确认血压测量准确,并了解基础血压情况,以及血压是否突然升高→根据血压标准和临床表现,明确高血压危象的诊断→询问病史,判断是否存在诱因或基础疾病→紧急处理,相关检查→估计靶器官损害的程度→与其他疾病鉴别→进一步处理。

(一)明确高血压危象的诊断

测量血压和病情评估时,不要单纯看血压的绝对值,更多地要看血压增高的幅度、速度,以及对靶器官的影响。症状方面患者可出现剧烈头痛、眩晕、烦躁、恶心、呕吐、心悸、气促及视力模糊等,以及动脉痉挛(如椎动脉、颈内动脉、视网膜动脉、冠状动脉等)累及相应的靶器官出现的缺血症状。严重者可出现暂时性瘫痪、失语、心绞痛、烦躁不安、抽搐、昏迷。有脑出血或脑梗死的患者可出现神经系统体征,急性左心衰竭时可闻及双肺湿性啰音。

根据上述血压标准和临床表现,诊断上可明确高血压危象,其次要区分是高血压急症还是高血压亚急症。有学者认为若舒张压高于 18.7～20.0 kPa(140～150 mmHg)和/或收缩压高于29.3 kPa(220 mmHg),无论有无症状亦应视为高血压危象。如果伴有靶器官的损伤即诊断为高血压急症,否则诊断为高血压亚急症。

(二)判断是否存在诱因及基础疾病

诊断上询问病史很重要,一方面可了解起病过程,寻找诱因,如劳累、情绪波动、精神创伤、紧张、疲劳、寒冷、突然停服降压药,以及嗜铬细胞瘤发作等。另一方面,还可判断是原发性高血压还是继发性高血压。如既往是否有明显的血压波动(嗜铬细胞瘤)、糖尿病、肾脏疾病,肾动脉狭窄(可采用单剂量卡托普利激发试验协助诊断肾动脉狭窄)、妊娠、主动脉狭窄(上肢血压大于下肢血压)、主动脉夹层(双侧血压不等,CT 检查有助于诊断)、库欣综合征、醛固酮增多症、甲亢、肢端肥大症等,是否有酒精戒断(可有震颤、心动过速、意识障碍)。

(三)紧急处理,相关检查

病情较危急的患者首先应给予监护、吸氧,建立静脉通路,同时检查血常规、尿常规、血生化、肝肾功能、心电图,适时行眼底检查、头颅 CT 或 MRI、脑脊液的检查。

(四)估计靶器官损害的程度

1.脑

头痛、意识障碍、脑卒中。脑血管扩张时过多的脑血流灌注,可引起高血压脑病,这是一种突发、重度、持久的高血压,伴中枢神经系统功能障碍的临床综合征。高血压脑病常见的症状和体征是弥漫性头痛,可伴有恶心、喷射性呕吐。意识改变初期呈兴奋、烦躁不安,继而精神萎靡、嗜睡。若脑水肿进一步加剧,则在数小时或 1~2 天内出现意识模糊甚至昏迷。此外,还可能出现视力障碍、眼球震颤,以偏盲和黑蒙多见。有时出现一过性偏瘫、半身感觉障碍、失语、颈项强直、全身或局限性抽搐、四肢痉挛等神经症状,严重者甚至合并呼吸中枢衰竭的临床表现。如12 小时内血压下降,大脑功能可恢复,这一特点不同于脑出血和脑栓塞。

2.眼

视物模糊、视盘水肿、眼底出血,眼底检查可以确认。

3.心脏

心力衰竭、心肌缺血、心绞痛,症状可有胸闷、心悸、气急、咳嗽甚至咯泡沫痰。

4.肾脏

肾衰竭、血尿、蛋白尿,血浆肌酐和尿素氮增高。

5.其他

妊娠高血压综合征,妊娠后期出现高血压、蛋白尿和水肿,严重时发生子痫。

(五)实验室及辅助检查

1.实验室检查

实验室检查包括血生化化验检查是否存在可能致心律失常的低钾血症或低镁血症,同时检查肝、肾功能,血细胞计数,尿液分析等,以判断靶器官功能情况等。

2.心电图

心电图检查评价冠状动脉缺血或左心室肥厚情况。

3.影像学检查

对于伴胸痛或气短的患者行胸部 X 影像检查是否存在肺水肿等情况;对于神经系统检查有异常发现或存在精神状态改变的患者应行头部的 CT 或 MRI 检查。

急性主动脉夹层的诊断取决于临床疑诊结合适当的影像学检查。CT 检查是第一选择;经胸超声心动图(TTE)也是一项有意义的检查,但是敏感率低;经食管超声检查(TEE)对于检测、鉴别近端或远端夹层,敏感性较高,并且可以在血压被控制后床旁进行。MRI 也是一项准确的检查,但是其检查时间长,并且不能进行急诊检查。

四、治疗

(一)治疗原则

实施快速、恰当的治疗,可有效控制高血压危象的并发症的发生。早期,建立适当的治疗策略,减少心血管疾病的发病率和病死率。初始目标是降低血压,减少急性靶器官损害的危险性,治疗的选择应根据对患者的综合评价诊断而定,靶器官的损害程度决定血压下降到何种安全水平以限制靶器官的损害,JNC-7推荐,数分钟至1小时内,MAP降低20%～25%;2～6小时血压降至21.3/(13.3～14.7)kPa[160/(100～110) mmHg];24～48小时将血压降至正常。

在决定治疗策略时,应首先对高血压危象进行分层。血压重度增高伴急性靶器官损害(高血压急症);血压重度增高不伴有急性靶器官损害者(高血压亚急症)则分为二层,其一,血压重度增高伴有迅速发生进行性靶器官损害的高危因素,高危因素,即靶器官损害的既往史,例如允血性心力衰竭,不稳定型心绞痛,卒中,肾功能不全等。其二,血压重度增高不伴有迅速发生进行性靶器官损害的高危因素,这种情况可见于慢性高血压患者未坚持治疗或者伴发一些可逆病因,如焦虑,疼痛,使用药物,饮食改变等。对于前者应更加密切监测病情变化,防止进行性靶器官损害的发生。

(二)具体治疗措施

1.需立即治疗的高血压急症

(1)高血压脑病和主动脉夹层是紧急降压的指征:争分夺秒尽快降压,制止抽搐和防止严重并发症。一般情况下先将血压降低25%左右为好,若下降达基线水平的40%,则可出现脑血流低灌注的症状。因此,一般情况下将血压先保持在21.3/13.3 kPa(160/100 mmHg)左右为宜。可选药物:①硝普钠,属动静脉扩张药,通过降低外周血管阻力而降压,降压作用发生和消失均很迅速。在严密血流动力学监测下,避光静脉滴注,常用剂量为0.25～10.00 μg/(kg·min),开始剂量为5 μg/min。持续用药一般不宜超过72小时,以避免发生硫氰酸盐中毒。硝普钠的其他不良反应有恶心、呕吐、出汗、肌肉抽搐等。本品应即配即用,药液配完超过6小时应重新配制。②硝酸甘油,在某些方面比硝普钠有一定的优势,因而近年来有学者主张静脉滴注硝酸甘油以代替硝普钠。大剂量静脉滴注硝酸甘油可明显扩张小动脉,而不仅仅扩张静脉,因而可增加心、脑等部位的血供。一般剂量为20～100 μg/min,作用迅速,且血流动力学监测较硝普钠简单,不良反应较少,对合并冠心病、心肌供血不足和心功能不全者尤为适宜。③乌拉地尔,α肾上腺素能受体阻断药,具有中枢和外周血管扩张作用。用法为首次静脉注射25 mg,后以6 μg/(kg·min)静脉滴注,可根据血压调整。④拉贝洛尔,兼有α和β受体阻断作用,50 mg加入5%葡萄糖液40 mL中,以5 mg/min推注。注射完后15分钟无效者,可重复注射2～3次,若3次无效则停用。

2.嗜铬细胞瘤的降压治疗

若系嗜铬细胞瘤所致的高血压危象,可首选酚妥拉明5～10 mg快速静脉注射,有效后维持静脉滴注。一般认为待收缩压降至24.0 kPa(180 mmHg)、舒张压降至14.7 kPa(110 mmHg)后逐渐减量,并用口服降压药维持。

3.主动脉夹层的降压治疗

高血压并发主动脉夹层的主要治疗措施包括以下几种。

(1)控制高血压:降低脉波陡度和减弱心肌收缩力是限制夹层血肿伸延与破裂的重要措施,

视血压和心肌收缩力状态,可单独或联合使用硝普钠、樟磺咪芬、甲基多巴和普萘洛尔,待收缩压降至 13.3~16.0 kPa(100~120 mmHg)后,可改用口服降压药维持。

(2)迅速止痛:可肌内注射哌替啶 50~100 mg 或皮下注射吗啡 5~10 mg。

(3)其他措施:包括吸氧、对症处理、贫血者适当输血,有心脏压塞者立即心包穿刺抽液,待病情稳定后可考虑手术治疗。

(二)高血压次急症的治疗

1.急进型高血压若病情尚未处于危重状态

患者一般情况良好,也无心、脑、肾的严重并发症,则可采用口服降压药缓慢降压,以免降压过快过低,造成心、脑供血不足和肾血流量下降,加剧心、脑、肾损害。若患者出现高血压脑病(包括先兆)、高血压危象或左心力衰竭,则必要采用注射方法迅速降压,待血压降至安全范围 21.3/13.3 kPa(160/100 mmHg)后,再过渡到用口服降压药维持。

2.心、肾功能尚处于代偿阶段的急进型高血压

一般可选用血管扩张药如硝酸甘油和硝普钠静脉滴注,可加用噻嗪类利尿药,如氢氯噻嗪。也可应用 CCB 如硝苯地平 10~20 mg、尼群地平 10 mg,均每天 3~4 次;或其他的长效 CCB 如硝苯地平控释片、非洛地平缓释片、拉西地平、氨氯地平等。此外,可视病情加用 β 受体阻滞剂如美托洛尔 50~200 mg/d,或 ACEI 如卡托普利 25~50 mg,每天 3 次;依那普利 5 mg 每天 2 次,可逐渐增至 40 mg/d,或西拉普利、贝那普利和福辛普利等长效 ACEI;也可用 α_1 受体阻断药如特拉唑嗪、乌拉地尔等。

(三)高血压危象治疗的特殊问题

1.高血压并左心力衰竭

治疗原则以降低心脏前、后负荷,尤以后者为主,辅以强心、镇静、给氧等治疗。鉴于高血压所致心力衰竭往往以舒张功能衰竭为主,高血压并急性左心力衰竭的治疗关键是尽快降低心脏前、后负荷,降低血压。首选硝普钠或硝酸甘油用微量注射泵注入,依血压调整给药速度。辅以髓襻利尿药如呋塞米 20~40 mg 加入 50%葡萄糖液 20 mL 中缓慢静脉注射。应避免使用几种同类的交感神经阻断药,尽管从理论上讲 β 受体阻滞剂和钙拮抗剂对舒张功能衰竭为主的心力衰竭有效,但应注意该类制剂有一定的负性肌力作用。老年高血压者降压不宜过快,在应用血管扩张药时若血压偏低,则应减少剂量。此外,应注意水、电解质平衡,尤其是使用强利尿药后注意钾、镁的丢失,要及时补充钾盐或与贮钾利尿药如螺内酯联用。待心功能改善后,降压药可改为口服制剂,可选用 ACEI 如卡托普利、依那普利和上述提及的其他 ACEI 类药物。也可与噻嗪类利尿药、α_1 受体阻断药联用,此时也可选用 β 受体阻滞剂、钙拮抗剂等降压药,以期达到降压和减轻心脏前后负荷的目的。除伴有快速心律失常如房速、房颤外,一般高血压伴有左心力衰竭时,洋地黄不是主要的治疗措施,而且在病情稳定以后即可停药,但有快速心律失常者例外。

2.高血压并肾功能不全

高血压患者均有不同程度的肾损害,当伴有肾功能不全时,使用降压药必须遵循以下几项基本原则:①应选用增加或不明显减少肾血流量,降压作用温和而持久,不良反应少,使用方便的降压药;②一般宜从小剂量开始,逐渐加量,达到降压目的后改用最小剂量维持;③避免使用对肾脏有毒性作用的降压药;④经肾排泄或代谢的降压药,剂量应控制在常规用量的 1/2~2/3,最好能根据药物的血浆半衰期和患者内生肌酐清除率的改变来决定用药剂量及方法,以免造成药物蓄积中毒或过量;⑤高血压有蛋白尿,伴肾功能不全的患者,应将血压降至(16.0~17.3)/(10.0~10.7) kPa

[(120～130)/(75～80) mmHg]。

基于上述用药的基本原则,首选 ACEI,尤其是双通道排泄者,循证医学证明 ACEI 可通过血流动力学和非血流动力学机制而保护肾脏。此外可选用长效钙拮抗剂,其优点为较少激活交感神经和肾素-血管紧张素-醛固酮系统、较少导致水钠潴留,并能维持心、脑、肾的血流量。对血浆肾素活性增高的患者首选 β 受体阻滞剂,如美托洛尔 25～50 mg,每天 2 次。高血压并肾功能不全伴水钠潴留者,若肾功能损害较轻,仍可选用噻嗪类利尿降压药;若肾功能已有严重损害应禁用,因它能降低肾小球滤过率,可使肾血流量降低,血尿素氮和尿酸增加,加重肾功能不全。此时宜选用髓襻利尿药,如呋塞米、布美他尼,但不宜选用贮钾利尿药。高血压并肾功能不全也可选用 α 受体阻断药和 α、β 受体阻滞剂,其中拉贝洛尔对肾血流量影响较小,使用相对安全。在双侧肾动脉狭窄和孤立肾的肾动脉狭窄患者,ACEI 可能诱发急性肾衰竭,禁忌使用。

3.高血压并哮喘或慢性阻塞性肺疾病

首选药物为 ACEI 和 CCB,该类药物不仅能降压,也能降低肺动脉压和舒缓支气管平滑肌,减轻支气管痉挛,改善通气功能。若 ACEI 有咳嗽的不良反应,则首选 CCB。其次为 α_1 受体阻断药。应避免使用 β 受体阻滞剂,尤其是非选择性 β 受体阻滞剂,以免加重支气管痉挛。利尿药也应慎用,因后者可使痰液黏稠度增加,难以咳出而加重气道阻塞。

4.高血压并急性脑血管病

应小心降压,不宜急剧降压。急性脑出血的抗高血压治疗可减少再出血和降低水肿形成。但可因降低脑血流量而增加脑缺血,尤其在慢性高血压和颅内压增高的患者。对于血压轻、中度增高的患者可不必降压,尤其是对于长期慢性高血压的患者,而对于急性、严重的血压升高,应在几小时内使血压逐渐降低,但是采用何种治疗方案依然存在争议。并发蛛网膜下腔出血者可首选尼莫地平,使收缩压降至 18.7～21.3 kPa(140～160 mmHg)即可,忌用能通过血-脑屏障的药物。脑出血者仅当收缩压超过 26.7～28.0 kPa(200～210 mmHg)、舒张压＞14.7 kPa(110 mmHg)时应行降压治疗,亦应降至上述范围为宜。缺血性脑血管意外(如脑梗死)一般不宜行降压治疗,除非血压非常高,如舒张压＞17.3 kPa(130 mmHg),且以把舒张压降至 13.3～14.7 kPa(100～110 mmHg)为度。对于急、慢性脑血管痉挛,一般可用钙拮抗剂治疗,如尼卡地平或尼莫地平等在降压的同时可以增加脑动脉血流。制止抽搐可用地西泮 10～20 mg 肌内注射或静脉注射。此外,也可用苯巴比妥 0.1～0.2 g 肌内注射。可用呋塞米40～80 mg 静脉注射,也可用 20％甘露醇 250 mL 快速静脉滴注,必要时 4～6 小时后重复 1 次以脱水、排钠、降低颅内压和减轻脑水肿。

此外,对症处理、吸氧、镇静、卧床休息、支持疗法等一般治疗措施也不应忽视。待病情控制后可改用口服降压药,并针对高血压的原因进行纠治。对于急性缺血性脑卒中治疗的两个主要的大规模临床试验即 CAST(Chinese acute stroke trial)和 IST(international stroke trial)试验,CAST 试验选择了中国413 个医院的 21 106 名可疑急性缺血性脑卒中患者,其中阿司匹林组 10 554 名和安慰剂组 10 552 名,于发病后 48 小时内和以后 4 周的住院期间用阿司匹林进行治疗观察(160 mg/d),结果表明,在治疗期间,阿司匹林组比安慰剂组的病死率降低和缺血性脑卒中的再发生率显著降低,IST 与 CAST 试验均表明,在缺血性脑卒中患者住院早期应用阿司匹林可取得很确切的作用。此外,CATS(Canadian American ticlopidine study in thromboembolic stroke)试验表明近期(1 周～4 个月)有过脑卒中的患者长期应用噻氯匹定(每次 250 mg,每天 2 次)可显著降低再次卒中、心肌梗死或血管性死亡的发生率。

5.高血压并心肌梗死或心肌缺血

治疗应强调降低耗氧量和增加心肌供血。硝酸甘油比硝普钠更能增加心肌供血,且可增加血管狭窄部位的血供。β受体阻滞剂的急性抗高血压作用很小,但可明显地降低心率和氧耗,可与硝酸酯类合用。

6.先兆子痫和子痫的治疗

由于子痫后母婴病死率骤增,故应以解痉降压为重点,治疗后因胎盘灌注并不会因此而好转,因此短期治疗后一般均应考虑终止妊娠,以彻底去除病因。

(1)解痉:硫酸镁常是首选药物,作用于周围神经与肌肉的连接点,使平滑肌松弛。治疗量对胎儿可无影响,膝反射的存在提示血浓度未达危险水平。

(2)降压:用药应兼顾母婴。妊高征时小动脉痉挛,血浆容量降低,胎盘容量低,降压时子宫胎盘灌注易受影响,故宜选用直接扩张血管而又不影响心排血量及肾血流的药物为宜,如肼苯达嗪、柳苄心安等。

(3)终止妊娠:一旦发生先兆子痫和子痫,必须果断及时终止妊娠。

(4)严重并发症的处理:凝血功能障碍发生 DIC 时不宜用肝素,应终止妊娠。

(5)护理:子痫患者需加强护理,严防摔伤、吸入性肺炎等。

7.术后高血压的处理

如发生在心脏搭桥术后的高血压,交感神经和总外周阻力增加,可使用硝酸甘油以增加心排血量和降低氧供,也可使用钙拮抗剂。

五、注意事项

(1)降压治疗的速度取决于临床表现。有神经系统损害表现者,血压降低需要 1 小时或 1 小时以上;有心血管受累表现者,则可在数分钟内将血压降至预期水平。患者有神经系统受累的临床表现时,避免使用损害神经系统的降压药物非常重要(如可乐定、甲基多巴、利血平)。

(2)硝普钠持续静脉注射时需要进行动脉内直接监测血压。

(3)血压过快降低易在老年患者引起较大的不良反应。

(4)严重的高血压,尤其是恶性高血压,其血管内容量常常是降低的,应谨慎地使用血管舒张药。

(5)对于慢性高血压患者,自动调节功能受损,快速降压可导致心、脑等脏器缺血。而且恶性高血压的患者,由于小动脉管腔狭窄并已导致局部缺血。因此,即使血压未降至正常或正常以下,也可能引起脑缺血。

(张延刚)

第十一节 甲状腺危象

甲状腺毒症是指血液循环中甲状腺激素量过多,引起以神经、循环、消化等系统兴奋性增高和代谢亢进为主要表现的一组临床综合征。

甲状腺危象也称甲亢危象,是一种甲状腺毒症病情极度加重的状态。甲亢危象是甲状腺功能亢进症(简称甲亢)最严重的并发症,起病急、病情危重,不仅可导致多脏器功能衰竭,而且可导致死亡。早期诊断、及时正确治疗是成功抢救甲亢危象的关键,但积极预防甲亢危象的发生才是最重要的。

甲亢危象与甲状腺毒症一样,好发于女性。可发生于任何年龄段,老年人多见,小儿少(罕)见。由各种原因导致甲状腺毒症的患者发生甲亢危象的危险都是存在的,其中以弥漫性毒性甲状腺肿(Graves病)最常见,其次为多结节性毒性甲状腺肿;也见于甲状腺损伤或甲状腺炎引起的甲状腺毒症。

一、病因及发病机制

(一)甲状腺毒症的病因

根据甲状腺的功能状态,甲状腺毒症可分为甲状腺功能亢进类型和非甲状腺功能亢进类型;前者的病因主要有Graves病、多结节性毒性甲状腺肿、甲状腺自主高功能腺瘤(Plummer病)、碘致甲状腺功能亢进症(碘甲亢)、桥本甲状腺毒症、TSH分泌性垂体腺瘤等,后者包括破坏性甲状腺毒症和服用外源性甲状腺激素。由于甲状腺滤泡被炎症(如亚急性甲状腺炎、无症状性甲状腺炎、桥本甲状腺炎、产后甲状腺炎等)破坏,滤泡内储存的甲状腺激素过量进入循环引起的甲状腺毒症称为破坏性甲状腺毒症。该类型甲状腺毒症的甲状腺功能并不亢进。

(二)甲亢危象的诱因

多种原因可引发甲亢危象,这些原因可以是单一的,也可以由几种原因合并叠加引起。

1.内科诱因

(1)感染:感染是引发甲亢危象最常见的内科原因。主要包括上呼吸道感染、咽炎、扁桃体炎、气管炎、支气管肺炎,其次是胃肠道和泌尿系统感染,脓毒病及其他感染如皮肤感染等均少见。

(2)应激:精神极度紧张、工作过度劳累、高温、饥饿、药物反应(如药物过敏、白细胞明显减少、洋地黄中毒等)、心绞痛、心力衰竭、糖尿病酸中毒、低血糖、高钙血症、肺栓塞、脑梗死及其他脑血管意外、妊娠(甲亢患者妊娠后未治疗的,较给予治疗者发生危象概率多达10倍以上)、分娩及妊娠高血压疾病等,均可能导致甲状腺突然释放大量甲状腺激素,引起甲亢危象。

(3)不适当停用碘剂药物:应用碘剂治疗甲亢中,突然停用碘剂,原有甲亢表现可迅速加重,因为碘化物可以抑制甲状腺激素结合蛋白质的水解,使甲状腺激素释放减少。此外,细胞内碘化物增加超过临界浓度时,可使甲状腺激素的合成受抑制,由于突然停用碘剂,甲状腺的滤泡上皮细胞内碘的浓度减低,抑制效应消失,甲状腺内原来贮存的碘又能合成甲状腺激素,释入血中,使病情迅速增重。不规则使用或停用硫脲类抗甲状腺药,偶尔也会引发甲亢危象,但这种情况并不多见。

(4)少见原因:由于放射性碘治疗甲亢引起的放射性甲状腺炎、甲状腺活体组织检查,以及过多或过重或反复触摸甲状腺,使甲状腺损伤,均可使大量的甲状腺激素在短时间内释放进入血中,引起病情突然增重。也有称给碘剂(碘造影剂或口服碘)也可引发甲亢危象。此甲亢并发症也会发生于以前存在甲状腺毒症治疗不充分或始终未进行治疗的患者。

2.外科诱因

甲亢患者在手术后4~16小时内发生危象者,要考虑危象与手术有关;而危象在16小时以后出现者,尚需寻找感染病灶或其他原因。

由手术引起甲亢危象的原因:①甲亢病情未被控制而行手术:甲亢患者术前未用抗甲状腺药

做准备;或因用药时间短或剂量不足,准备不充分;或虽用抗甲状腺药,但已经停药过久,手术时甲状腺功能仍处于亢进状态;或是用碘剂做术前准备时,用药时间较长,作用逸脱,甲状腺又能合成及释放甲状腺激素。②术中释放甲状腺激素:手术本身的应激、手术时挤压甲状腺,使大量甲状腺激素释放进入血中。另外,采用乙醚麻醉时也可使组织内的甲状腺激素进入末梢血中。③剖宫产或甲状腺以外的其他手术。

一般来说,内科方面的原因诱发的甲亢危象,其病情较外科方面的原因引起的甲亢危象更为常见,程度也严重。

(三)发病机制

甲亢危象发生的确切机制尚不完全清楚,可能与下列因素有关,这些因素可以解释部分患者甲亢危象的发生原因,尚不能概括全部甲亢危象发生机制。

1.大量甲状腺激素释放至血循环

它不是导致甲亢危象发生最主要的原因,但与服用大量甲状腺激素、甲状腺手术、不适当的停用碘剂,以及放射性碘治疗后甲亢危象发生有关。

2.血中游离甲状腺激素增加

感染、甲状腺以外其他部位的手术等应激,可使血中甲状腺激素结合蛋白质浓度减少,与其结合的甲状腺激素解离,血中游离甲状腺激素增多。这可以解释部分甲亢危象患者的发病。

3.周围组织对甲状腺激素反应的改变

由于某些因素的影响,使甲亢患者身体各系统的脏器及周围组织对过多的甲状腺激素适应能力减低,由于此种失代偿而引起危象。临床上见到在甲亢危象时,有多系统的功能衰竭、血中甲状腺激素水平可不升高,以及在一些患者死后尸检所见无特殊病理改变,均支持对甲状腺激素反应的改变的这种看法。

4.儿茶酚胺结合和反应力增加

在甲亢危象发病机制中儿茶酚胺起关键作用。甲亢危象患者的儿茶酚胺结合位点增加,对肾上腺素能刺激反应力增加,阻断交感神经或服用抗交感神经或 β-肾上腺素能阻断剂后甲亢和甲亢危象的症状和体征可明显改善。

5.甲状腺素在肝中清除降低

手术前、后和其他的非甲状腺疾病的存在、进食量减少,热量不足,均引起 T_4 清除减少,血中甲状腺素含量增加。

二、临床表现

多数患者原有明显甲状腺毒症相关临床表现,在诱发因素作用下出现临床表现明显加重为甲亢危象,少数患者起病迅猛,快速进入到甲亢危象。

(一)高热

本症发生体温骤升高,多常在 39 ℃以上,伴大汗淋漓,皮肤潮红,严重者,继而汗闭,皮肤苍白和脱水。高热是甲亢危象的特征性表现,是与重症甲亢的重要鉴别点。

(二)中枢神经系统异常

精神变态、焦虑,肢体震颤、极度烦躁不安,甚至出现谵妄、嗜睡,最后陷入昏迷状态。部分患者可伴有脑血管病发生,脑出血或脑梗死。

(三)心血管功能异常

心动过速,大于 140 次/分,甚至超过 160 次/分。伴有各种形式的快速心律失常,特别是快速房颤。有些患者可出现心绞痛,心力衰竭,收缩压增高、脉压显著增加。随病情恶化,最终血压下降,陷入休克。一般来说,甲亢伴有甲亢性心脏病的患者,容易发生甲亢危象,当发生危象以后,会促使心脏功能进一步恶化。

(四)消化功能异常

食欲极差,进食减少,恶心,呕吐频繁,腹痛,腹泻明显。腹痛及恶心、呕吐可发生在病的早期。病后体重锐减。肝大,肝功能不正常,随病情的进展,肝细胞功能衰竭,常出现黄疸。黄疸的出现则预示病情严重及预后不良。

(五)电解质紊乱

由于进食差,呕吐、腹泻,以及大量出汗,最终出现电解质紊乱,约半数患者有低血钾症,1/5 的患者血钠减低。一些患者出现酸碱失衡。

(六)其他表现

有些患者甲亢危象临床征象不明显,称作"安静"类型。临床表现为行为改变、睡眠及记忆力障碍、痴呆、抑郁、嗜睡,以及被动处事等。

很少一部分患者临床症状和体征甚至更不典型,表现为"淡漠型"。其特点是表情淡漠、木僵、嗜睡、反射降低、低热、明显乏力、心率慢、脉压小及恶病质,甲状腺常仅轻度肿大,最后陷入昏迷,甚而死亡。多见于老年及体质极度衰弱者。

三、诊断

(一)病史

任何一个甲状腺毒症的患者,特别是未经正规治疗、或治疗中断及有上述的内科及外科方面的诱因存在时,出现原有的甲亢病情突然明显增重,应考虑有甲亢危象的可能。

甲亢病史和一些特殊体征,如突眼,甲状腺肿大或其上伴血管杂音,以及胫骨前黏液性水肿、皮肤有白癜风及杵状指等表现提示存在甲亢可能,对诊断甲亢危象均有帮助。临床上怀疑有甲亢危象时,可先取血备查甲状腺激素。

(二)诊断标准

甲亢危象尚无统一诊断标准。Wartofsky 和 Peele 介绍用打分法,即根据体温高低,中枢神经系统影响,胃肠功能的损害,心率的增加,充血性心力衰竭表现程度,心房纤颤的有无,诱因的存在与否来评分,依据打分后的最后积分<25,25～44 及>45 来判断为不能诊断、怀疑或确诊。

北京协和医院通过多年的临床实践,将甲亢危象大体分为两个阶段,即体温低于 39 ℃和脉率在 159 次/分以下,多汗、烦躁、嗜睡、食欲减退、恶心,以及大便次数增多等定为甲亢危象前期;而当患者体温超过 39 ℃,脉率多于 160 次/分,大汗淋漓或躁动,谵妄,昏睡和昏迷,呕吐及腹泻显著增多等,定为甲亢危象。在病情处于危象前期时,如未被认识、未得到及时处理,会发展为危象。甲亢患者当因各种原因使甲亢的病情加重时,只要具备上述半数以上危象前期诊断条件,即应按危象处理。

(三)实验室检查

危象时,血白细胞数可升高,伴轻度核左移。可有不同程度的肝功能异常、血清电解质异常,包括轻度的血清钙和轻度血糖水平升高。

危象时,血清甲状腺激素水平升高,但升高的程度不一致,多数升高程度与一般甲状腺毒症患者比较没有更显著增高,危象病程后期有些患者血清 T_3 水平甚至在正常范围。因此,通过血中甲状腺激素水平高低对甲亢危象的诊断帮助不大。

四、治疗

不论甲亢危象前期或甲亢危象一经诊断,就应立即开始治疗,一定不要等待血清甲状腺激素的化验结果,才开始治疗。治疗的目的是纠正严重的甲状腺毒症和诱发疾病,保护脏器功能,维持生命指征。对怀疑有甲亢危象的患者,开始治疗时,应当在加强医疗病房(ICU)进行持续监护。

(一)保护机体脏器、防止功能衰竭

改善危重病况,积极维护生命指征是救治的首要目标。

1.降温

发热轻者,用退热剂,可选用对乙酰氨基酚,冰袋,室内用电风扇和/或适当的空调也需要。不宜用阿司匹林。大剂量的阿司匹林可增高患者的代谢率,还可与血中的 T_3 及 T_4 竞争结合 TBG 及 TBPA,使血中游离甲状腺激素增多。有高热者,须积极物理降温,如电风扇、冰袋、空调,必要时可用人工冬眠哌替啶 100 mg,氯丙嗪及异丙嗪各 50 mg,混后静脉持续泵入。

2.给氧和支持治疗

持续给氧是必要的。因高热,呕吐及大量出汗,极易发生脱水及高钠血症,需补充水及注意纠正电解质紊乱。补充葡萄糖可提供必需的热量和糖原。还应补充大量维生素。有心力衰竭或有肺充血存在,应积极处理,应用洋地黄及利尿剂。对有心房纤颤、房室传导阻滞、心率增快的患者,应当使用洋地黄及其衍生物或钙离子通道阻断剂。

(二)减少甲状腺激素的合成和释放

1.抑制甲状腺激素合成与释放

确诊后立即服用丙硫氧嘧啶(PTU)治疗,首次剂量 600 mg,可口服或经胃管注入,继用 PTU 200 mg,每天 3 次。其可抑制甲状腺合成和抑制外周组织 T_4 向 T_3 转换。服用 PTU 后 1～2 小时再服用复方碘液,用法:首次剂量 30～60 滴,以后每 6～8 小时使用 5～10 滴,一般使用 3～7 天。复方碘液抑制甲状腺激素释放。对碘过敏者,可改用碳酸锂 0.5～1.5 g/d,一天 3 次口服,连服数天。

2.抑制甲状腺激素的释放

用硫脲类抗甲状腺药 1 小时后,开始给碘剂,迅速抑制 TBG 水解,从而减少甲状腺激素的释放。一般每天口服复方碘溶液(Lugol 液)30 滴(也有用 5 滴每 6 小时一次),或静脉滴注碘化钠 1～2 g(或 0.25 g/6 h),或复方碘溶液 3～4 mL/1 000～2 000 mL 5％葡萄糖溶液中。若碘化物的浓度过高或滴注过快易引起静脉炎。既往未用过碘剂者,使用碘剂效果较好。有报告在碘化物中用 5′脱碘酶的强抑制剂胺碘苯丙酸钠 0.5 g,每天 2 次,或 0.25 g/6 h,可减缓甲状腺激素从甲状腺的释放,用碘番酸钠替代碘化物更有效。

(三)降低循环中甲状腺激素水平

硫脲类抗甲状腺药和碘化物只能减少甲状腺激素的合成和释放,不能快速降低已经释放到血中的甲状腺激素水平,尤其是 T_4,它的半衰期为 6.1 天,且绝大部分是与血浆蛋白质结合的,在循环中保留的时间相当长。文献中介绍可迅速清除血中过多的甲状腺激素的方法有:换血法、

血浆除去法和腹膜透析法,这些方法均较复杂,应用经验较少。

(四)降低周围组织对甲状腺激素的反应

对已经释入血中的甲状腺激素,应设法减低末梢组织对其反应。抗交感神经药物可减轻周围组织对儿茶酚胺作用。常用的有一下几种

1.β-肾上腺素能阻断剂

对抗肾上腺素能的药物对循环中甲状腺激素能间接发挥作用。在无心功能不全时,β-肾上腺素能阻断剂用来改善临床表现。严重甲状腺毒症患者能发展为高排出量的充血性心力衰竭,β-肾上腺素能阻断剂的对抗可进一步减少心脏的排出。常用的是普萘洛尔,甲亢患者用本品后,虽然对甲状腺功能无改善,但用药后患者的兴奋、多汗、发热、心率增快等均有好转。目前认为本品有抑制甲状腺激素对交感神经的作用,也可较快的使血中 T_4 转变为 T_3 降低。用药剂量需根据具体情况决定,危象时一般每 6 小时口服 40～80 mg,或静脉缓慢注入 2 mg,能持续作用几小时,可重复使用。心率常在用药后数小时内下降,继而体温、精神症状,甚至心律失常(期前收缩、心房纤颤)也均可有明显改善。严重的甲状腺毒症患者可发展为高排出量的充血性心力衰竭,β-肾上腺素能阻断剂可进一步减少心排血量。但对有心脏储备功能不全、心脏传导阻滞、心房扑动、支气管哮喘等患者,应慎用或禁用。使用洋地黄制剂心力衰竭已被纠正,在密切观察下可以使用普萘洛尔或改用超短效的艾司洛尔,静脉使用。

2.利血平

消耗组织内的儿茶酚胺,大量时有阻断作用,减轻甲亢在周围组织的表现。首次可肌内注射 2.5～5.0 mg,以后每 4～6 小时注射 2.5 mg,约 4 小时以后危象表现减轻。利血平可抑制中枢神经系统及有降血压作用,用时应予考虑。

(五)糖皮质激素的使用

甲亢危象时肾上腺皮质激素的需要量增加,此外,甲亢时糖皮质激素代谢加速,肾上腺存在潜在的储备功能不足,在应激情况下,激发代偿分泌更多的皮质激素,导致皮质功能衰竭。另外肾上腺皮质激素还可抑制血中 T_4 转换为 T_3。因此,抢救甲亢危象时需使用糖皮质激素。皮质激素的用量是相当于氢化可的松 200～300 mg/d,或地塞米松 4～8 mg/d,分次使用。

(张延刚)

第十二节　糖尿病危象

糖尿病(diabetes mellitus,DM)是一组常见的以血糖水平增高为特征的代谢内分泌疾病,其基本病理生理变化是胰岛素绝对或相对分泌不足和胰高血糖素活性增高所引起的代谢紊乱,包括糖、蛋白质、脂肪、水及电解质等,严重时常导致酸碱平衡失常;其特征为高血糖、糖尿、葡萄糖耐量降低及胰岛素释放试验异常。临床上早期无症状,至症状期才有多食、多饮、多尿、烦渴、善饥、消瘦或肥胖、疲乏无力等症群,久病者常伴发心脑血管、肾、眼及神经等病变。严重病例或应激时可发生酮症酸中毒、高血糖高渗状态和乳酸性酸中毒等急性危象,若抢救及时,一般可以逆转,若延误诊治,病死率均较高。因此,及早识别和诊断、正确处理这三类糖尿病危象是十分重要的。

一、糖尿病酮症酸中毒

糖尿病酮症酸中毒(diabetic ketoacidosis,DKA)是由于体内胰岛素缺乏,胰岛素拮抗激素增加,引起糖和脂肪代谢紊乱,以高血糖、高酮血症和代谢性酸中毒为主要改变的临床综合征,是最常见的糖尿病急症。DKA分为几个阶段:①早期血酮升高称酮血症,尿酮排出增多称酮尿症,统称为酮症;②酮体(包括β-羟丁酸、乙酰乙酸和丙酮)中β-羟丁酸和乙酰乙酸为酸性代谢产物,消耗体内储备碱,初期血pH正常,属代偿性酮症酸中毒,晚期血pH下降,为失代偿性酮症酸中毒;③病情进一步发展,出现意识障碍、昏迷,称DKA昏迷。

(一)诱因

本症起于糖尿病。以1型糖尿病患者多见,2型糖尿病在一定诱因下也可发生。DKA最常见的诱因是感染,常见的诱因:①感染是DKA最常见的诱因。常见有急性上呼吸道感染、肺炎、化脓性皮肤感染,胃肠道感染,如急性胃肠炎、急性胰腺炎、胆囊炎、胆管炎、腹膜炎等,以及泌尿道感染。②降糖药物应用不规范:由于体重增加、低血糖、患者依从性差等因素致使注射胰岛素的糖尿病患者,突然减量或终止治疗;或在发生急性伴发疾病的状态下,没有及时增加胰岛素剂量。③外伤、手术、麻醉、急性心肌梗死、心力衰竭、精神紧张或严重刺激引起应激状态等。④饮食失调或胃肠疾病,尤其是伴严重呕吐、腹泻、厌食、高热等导致严重失水和进食不足时,若此时胰岛素用量不足或中断、减量时更易发生。⑤妊娠和分娩。⑥胰岛素抗药性:由于受体和信号传递异常引起的胰岛素不敏感或产生胰岛素抗体,均可导致胰岛素的疗效降低。⑦伴有拮抗胰岛素的激素分泌过多,如肢端肥大症、皮质醇增多症或大量应用糖皮质激素、胰高血糖素、拟交感神经活性药物等。⑧糖尿病未控制或病情加重等。

(二)发病机制

胰岛素活性的重度或绝对缺乏和升糖激素过多(如胰高血糖素、儿茶酚胺类、皮质醇和生长激素)是DKA发病的主要原因。胰岛素缺乏和胰高血糖素升高是DKA发展的基本因素。胰岛素和胰高血糖素比率下降促进糖异生、糖原分解和肝酮体生成,肝的酶作用底物(游离脂肪酸、氨基酸)产生增加,导致高血糖、酮症和酸中毒。

(三)临床表现

患者在出现明显DKA前,原有糖尿病症状加重如口渴、多饮、多尿、疲倦加重,并迅速出现食欲缺乏、恶心、呕吐、极度口渴、尿量剧增;常伴有头痛、嗜睡、烦躁、呼吸深快,呼气中含有烂苹果味(丙酮)。后期呈严重失水、尿量减少、皮肤干燥、弹性差、眼球下陷、脉细速、血压下降、四肢厥冷、反射迟钝或消失,终至昏迷。年长而有冠心病者可并发心绞痛、心肌梗死、心律不齐或心力衰竭等。少数病例表现为腹痛(呈弥漫性腹痛),有的相当剧烈,可伴腹肌紧张、肠鸣音减弱或消失,极易误诊为急腹症。

(四)实验室检查

1.血糖与尿糖

血糖波动在11.2~112.0 mmol/L(200~2 000 mg/dL),多数为16.7~33.3 mmol/L(300~600 mg/dL),有时可达55.5 mmol/L(1 000 mg/dL)以上。如超过33.3 mmol/L,应考虑同时伴有高血糖高渗状态或有肾功能障碍。尿糖强阳性,当肾糖阈升高时,尿糖减少甚至阴性。可有蛋白尿和管型。

2.血酮

血酮体增高,定量一般>4.8 mmol/L(50 mg/dL)。DKA 时纠正酮症常比纠正高血糖缓慢。在 DKA 时,引起酸中毒作用最强、比例最高的是 β-羟丁酸,而常用的亚硝酸铁氰化钠法仅仅可以测定乙酰乙酸和丙酮,无法检测 β-羟丁酸。在治疗过程中,β-羟丁酸可以转化成乙酰乙酸,没有经验的医师可能误认为酮症恶化。因此监测 DKA 程度的最佳方法是直接测定 β-羟丁酸。

3.尿酮

当肾功能正常时,尿酮呈强阳性,但当尿中以 β-羟丁酸为主时易漏诊(因亚硝酸铁氰化钠仅能与乙酰乙酸起反应,与丙酮反应较弱,与 β-羟丁酸无反应)。肾功能严重损伤时,肾小球滤过率减少可表现为糖尿和酮尿减少甚至消失,因此诊断必须依靠血酮检查。若血 pH 明显降低而尿酮、血酮增加不明显者尚需注意有乳酸性酸中毒可能。

4.酸碱与电解质失调

动脉血 pH 下降与血酮体增高呈平行关系,血 pH≤7.1 或 CO_2CP<10 mmol/L(<20vol%)时为重度酸中毒,血 pH 7.2 或 CO_2CP 10~15 mmol/L 为中度酸中毒,血 pH>7.2 或 CO_2CP 15~20 mmol/L 为轻度酸中毒。血钠一般<135 mmol/L,少数正常,偶可升高达 145 mmol/L。血氯降低。血钾初期可正常或偏低,少尿而脱水和酸中毒严重期可升高至 5 mmol/L 以上。血镁、血磷亦可降低。

5.血常规

血白细胞增多,无感染时可达(15~30)×10^9/L,尤以中性粒细胞增高较显著。血红蛋白、血细胞比容增高,反映脱水和血液浓缩情况。

(五)诊断及鉴别诊断

1.诊断要点

临床上对于原因不明的恶心呕吐、酸中毒、失水、休克、昏迷的患者,尤其是呼吸有酮味(烂苹果味)、血压低而尿量多者,不论有无糖尿病病史,均应想到本病的可能性。立即查末梢血糖、血酮、尿糖、尿酮,同时抽血查血糖、血酮、β-羟丁酸、尿素氮、肌酐、电解质、血气分析等以肯定或排除本病。如尿糖和酮体阳性,同时血糖增高,或血 pH 降低者,无论有无糖尿病病史即可诊断。

2.鉴别诊断

DKA 患者可出现类似急腹症的临床表现,如呕吐、腹痛、腹部压痛与肌紧张、血白细胞计数增高等,与急腹症不易区别;急腹症患者也可因感染、呕吐不能进食而致酮症酸中毒,易与本症相混淆;而某些急腹症如急性胰腺炎、胆囊炎等有时可与 DKA 并存,使病情更为复杂。因此必须详询病史、细致的体检和必要的实验室检查,全面地加以分析判断。

伴严重腹痛的 DKA 与急腹症的鉴别需注意以下特点。①病史:在疑似病例有时病史比体征更重要,若烦渴、多尿与厌食在腹部症状出现前早已存在,很可能患者全部临床表现是由 DKA 所致;如腹部症状较烦渴、多尿等症状出现为早,则急腹症的可能性较大。②体征:DKA 时腹痛可急可缓,可伴有腹胀、腹部压痛,但反跳痛不明显,此种体征随酮症纠正很快改善;而急腹症时腹部压痛与反跳痛多明显,酮症纠正时,因病因未除去,临床症状不能好转。③腹痛特点:DKA 时腹痛多呈弥散性,疼痛不固定,局限性压痛不明显;急腹症时均有相应的局限性压痛。

(六)治疗

DKA 的治疗原则是尽快补液以恢复血容量、纠正失水状态;降低血糖;纠正电解质及酸碱平衡失调;同时积极寻找和消除诱因,防治并发症,降低病死率。具体措施应根据病情轻重而定,如早期轻症,仅需给予足量胰岛素(RI),每 4～6 小时 1 次,每次皮下或肌内注射 10～20 U,并鼓励多饮水,进半流质或流质饮食,必要时静脉补液,同时严密观察病情,随访尿糖、尿酮、血糖与血酮及 CO_2CP、pH 等,随时调整胰岛素量及补液量,并治疗诱因,一般均能得到控制,恢复到酮症前情况。

1.一般治疗

(1)立即抽血验血糖、血酮体、钾、钠、氯、CO_2CP、BUN、血气分析等。

(2)留尿标本,验尿糖与酮体、尿常规,计尿量;昏迷者应留置导尿管。

(3)昏迷患者应保持呼吸道通畅,吸氧,注意保暖与口腔、皮肤清洁。

(4)严密观察病情变化与细致护理:每 1～2 小时查血糖、电解质与 CO_2CP(或血气分析)1 次,直至血糖<13.9 mmol/L(250 mg/dL),CO_2CP>15 mmol/L(33vol%),延长至每 4 小时测1 次。由于静脉 pH 比动脉 pH 降低 0.03 U,可以用静脉 pH 换算,从而减少反复动脉采血。

2.补液

补液是治疗的关键环节,只有在有效组织灌注改善、恢复后,胰岛素的生物效应才能充分发挥。

可建立两条静脉输液通道:一条用作补液,另一条用作补充胰岛素。由于静脉内应用胰岛素需要保持一定的浓度和滴速,因此,保证胰岛素单独静脉通路是十分必要的。胰岛素是蛋白质,输注液体的 pH、液体成分及输注物的分子量等因素均可能降低胰岛素的生物学效价,因此用于静脉滴注的胰岛素可以是生理盐水或葡萄糖溶液,尽量不与其他药物配伍。

最初补液治疗的目的:①迅速扩张血管内外液体容量;②恢复肾脏血流灌注;③纠正高渗状态;④通过肾脏排泄酮体。早期以充分补充生理盐水为主,避免输入低渗液而使血浆渗透压下降过速,诱发脑水肿。补液总量可按患者体重的 10% 估算。可建立两条静脉输液通道:一条用作补液,另一条用作补充胰岛素。补液宜先快后慢,头 4 小时内补总量的 1/4～1/3;头 8～12 小时内补总量的 2/3;其余部分在 24～48 小时内补给。

补液时:①对无心功能不全者,头 2 小时输注生理盐水 1 000～2 000 mL;第 3、4 小时内各输入 300～500 mL;以后每 4～6 小时输入 1 000 mL 或更多,争取 12 小时内输入 4 000 mL 左右。第一个 24 小时输入总量达 4 000～5 000 mL,严重失水者可达 6 000～8 000 mL。②已发生休克或低血压者,快速输液不能有效升高血压,应考虑输入胶体液如血浆、全血或血浆代用品等,并按需要给予其他抗休克治疗。对年老或伴有心脏病、心力衰竭者,应在中心静脉压监测下调节输液速度与输液量。③当血钠>155 mmol/L,又无心功能不全或休克时,可慎重考虑输入 0.45% 低渗盐水 1 000～2 000 mL。待血糖降至 13.9 mmol/L(250 mg/dL)时,改输 5% 葡萄糖液,并按每 2～4 g 葡萄糖加入 1 U 胰岛素。同时减少输液量,防止低血糖反应。液体损失严重又持续呕吐者,可输入 5% 葡萄糖盐水。

对无明显呕吐、胃肠胀气或上消化道出血者,可同时采取胃肠道补液。胃肠道补液的速度在头 2 小时内 500～1 000 mL,以后依病情调整。胃肠道补液量可占总补液量的 1/3～1/2。考虑输液总量时,应包括静脉和胃肠道补液的总和。

3.胰岛素治疗

采用小剂量(短效)胰岛素疗法(每小时给予胰岛素 0.1 U/kg)。该方法具有简便、有效、安全,较少引起脑水肿、低血糖、低血钾等优点。且血清胰岛素浓度可恒定达到 100～200 $\mu U/mL$。这一血清胰岛素浓度已有抑制脂肪分解及酮体生成的最大效应,相当强的降低血糖的生物效应,

而促进 K^+ 转运的作用则较弱。用药途径以持续静脉滴注法最常用,以每小时 0.1 U/kg 静脉滴注维持(可用 50 URI 加入生理盐水 500 mL 中,以 1 mL/min 的速度持续静脉滴注)。对伴有昏迷和/或休克和/或严重酸中毒的重症患者,可加用首次负荷量胰岛素 10～20 U 静脉注射。血糖下降速度一般每小时降低 3.9～6.1 mmol/L(70～110 mg/dL)为宜,每 1～2 小时复查血糖。若治疗 2 小时后血糖无肯定下降,提示患者对胰岛素敏感性降低,则将单位时间内的胰岛素剂量加倍,加大剂量后仍须继续定时检测血糖(1～2 小时 1 次)。当血糖降至 13.9 mmol/L(250 mg/dL)时,可改用 5％葡萄糖液 500 mL 加 RI 6～12 U(即 2～4 g 葡萄糖添加 1 U 胰岛素)持续静脉滴注,胰岛素滴注率下调至 0.05 U/(kg·h),此时仍需每 4～6 小时复查血糖。当血糖降至 11.1 mmol/L 以下,血 HCO_3^- ≥18 mmol/L,血 pH>7.3,尿酮体转阴后,可以开始皮下注射胰岛素方案。但应在停静脉滴注胰岛素前 1 小时皮下注射 1 次 RI,一般注射量为 6～8 U以防血糖回跳。其他用药途径可采用间歇肌内注射或间歇静脉注射,每小时注射 1 次,剂量仍为 0.1 U/kg。

4.纠正电解质和酸碱平衡失调

(1)纠正低血钾:不论患者开始时血钾是否正常或略升高,在使用胰岛素 4 小时后,只要患者有尿排出(≥30 mL/h),便应给予静脉补钾。如治疗前血钾水平已低于正常,开始治疗时即应补钾;如治疗前血钾正常,尿量≥40 mL/h,可在输液和胰岛素治疗的同时即开始补钾;若尿量<30 mL/h,宜暂缓补钾,待尿量增加后即开始补钾。血钾<3 mmol/L 时,每小时补钾 26～39 mmol(氯化钾 2～3 g);血钾 3～4 mmol/L 时,每小时补钾 20～26 mmol(氯化钾 1.5～2.0 g);血钾 4～5 mmol/L 时缓慢静脉滴注,每小时补钾 6.5～13 mmol(氯化钾 0.5～1.0 g);血钾>5.5 mmol/L 时应暂禁补钾。有条件时应在心电监护下,结合尿量与血钾水平,调整补钾量与速度。神志清醒者可同时口服钾盐。

(2)纠正酸中毒:当 pH<7.1,或 HCO_3^-<5.0 mmol/L 时,给予碳酸氢钠 50 mmol/L(相当于 5％碳酸氢钠液约 84 mL),将注射用水稀释至 300 mL 配成 1.4％等渗溶液后静脉滴注(先快后慢),一般仅给 1～2 次。若 pH>7.1,HCO_3^->10 mmol/L,可不予补碱或停止补碱。

5.消除诱因与防治并发症

(1)抗感染:感染既可作为诱因,又是 DKA 的常见并发症,应积极抗感染治疗。

(2)防治并发症:包括休克、心力衰竭、心律失常、肾功能不全、脑水肿等。

二、高血糖高渗状态

高血糖高渗状态(hyperglycemic hyperosmolar state,HHS)是糖尿病急性代谢紊乱的另一临床类型。以严重高血糖、高血浆渗透压、脱水为特点,无明显酮症酸中毒,患者常有不同程度的意识障碍或昏迷。HHS 与既往所称的"高渗性非酮症糖尿病昏迷"(hyperosmolar nonketotic diabetic coma,HNDC)、高渗性昏迷略有不同,因为部分患者并无昏迷,部分患者可伴有酮症。与 DKA 相比,HHS 失水更为严重,神经精神症状更为突出。本症多见于老年患者,好发年龄为50～70 岁,但各年龄组均可发病,男女发病率大致相同。临床特点为无明显酮症与酸中毒,血糖显著升高,严重脱水甚至休克,血浆渗透压增高,以及进行性意识障碍等。

(一)诱因

HHS 的基本病因与 DKA 相同,多为老年人。约 2/3 HHS 患者发病前无糖尿病史,或者不知有糖尿病,有糖尿病史者也多为轻症 2 型糖尿病。常见的诱因。①应激:如感染(尤其是呼吸道与泌尿道感染)、外伤、手术、急性脑卒中、急性心肌梗死、急性胰腺炎、胃肠道出血、中暑或低温等。②摄水不足:可见于口渴中枢敏感性下降的老年患者,不能主动进水的幼儿或卧床患者、精神失常或昏迷患者,以及胃肠道疾病患者等。③失水过多:见于严重的呕吐、腹泻,以及大面积烧伤患者等。④药物:如各种糖皮质激素、利尿剂(特别是噻嗪类和呋塞米)、甘露醇等。⑤高糖的摄入:见于大量服用含糖饮料、静脉注射高浓度葡萄糖、完全性静脉高营养,以及含糖溶液的血液透析或腹膜透析等。

(二)发病机制

HHS是体内胰岛素相对缺乏使血糖升高,并进一步引起脱水,最终导致的严重高渗状态。胰岛素相对不足、液体摄入减少是HHS的基本病因。胰岛素缺乏促进肝葡萄糖输出(通过糖原分解和糖异生)、损伤了骨骼肌对葡萄糖的利用,高血糖的渗透性利尿作用导致血容量不足,如补液不充分,患者病情加重。另外,HHS的发生发展受到一系列因素的影响:存在感染、外伤、脑血管意外等诱发因素的情况下,胰岛素分泌进一步减少,对抗胰岛素的激素水平升高,血糖明显升高;HHS多发生于老年患者,口渴中枢不敏感,加上主动饮水的欲望降低和肾功能不全,失水常相当严重,而钠的丢失少于失水,致血钠明显增高;脱水和低血钾一方面能引起皮质醇、儿茶酚胺和胰高血糖素等升糖激素的分泌增多,另一方面进一步抑制胰岛素分泌,继而造成高血糖状态的继续加重,形成恶性循环,最终导致HHS发生。

(三)临床表现

1.前驱期特点

HHS起病多隐蔽,在出现神经系统症状至进入昏迷前常有一段时间,即前驱期,时间一般为1~2周。表现为糖尿病症状如口渴、多尿和倦怠、乏力等症状的加重,反应迟钝,表情淡漠。

2.典型期的表现

如前驱期得不到及时诊治,则病情继续发展,主要表现为严重的脱水和神经系统两组症状和体征。脱水表现为皮肤干燥和弹性减退,眼球凹陷、唇舌干裂、脉搏快而弱,卧位时颈静脉充盈不好,立位时血压下降。严重者出现休克,但因脱水严重,体检时可无冷汗。神经系统方面则表现为不同程度的意识障碍,从意识模糊、嗜睡直至昏迷。患者常可有各种神经系统体征,如癫痫样发作、偏瘫、偏盲、失语、视觉障碍、中枢性发热和阳性病理征等。出现神经系统症状常是促使患者前来就诊的原因,因此常被误诊为一般的脑卒中等颅内疾病而导致误诊误治。

(四)实验室及辅助检查

1.血常规

由于脱水血液浓缩,血红蛋白增高,白细胞计数多$>10\times10^9/L$。

2.尿检查

尿糖多强阳性,患者可因脱水及肾功能损害而致尿糖不太高,但尿糖阴性者罕见。尿酮体多阴性或弱阳性。

3.血糖

通常≥33.3 mmol/L,一般为33.3~66.6 mmol/L(600~1 200 mg/dL),有高达138.8 mmol/L(2 500 mg/dL)或更高者。血酮体多正常。另外,因血糖每升高5.6 mmol/L,血钠下降1.6 mmol/L左右,HHS时存在严重高血糖,可造成血钠水平假性降低。

4.血尿素氮(BUN)和肌酐(Cr)

常显著升高,反映严重脱水和肾功能不全。BUN可达21~36 mmol/L(60~100 mg/dL),

Cr 可达 124～663 μmol/L(1.4～7.5 mg/dL),BUN/Cr 比值(按 mg/dL 计算)可达 30∶1(正常人多在 10∶1～20∶1)。有效治疗后 BUN 及 Cr 多显著下降。BUN 与 Cr 进行性升高的患者预后不佳。

5.血浆渗透压

显著升高,多超过 350 mOsm/L,有效渗透压超过 320 mOsm/L。血浆渗透压可直接测定,也可根据血糖及电解质水平进行计算,公式为:血浆渗透压(mOsm/L)＝2([Na$^+$]+[K$^+$])+血糖(mmol/L)+BUN(mmol/L),正常值为 280～300 mOsm/L;若 BNU 不计算在内,则为有效渗透压,因 BUN 可自由进出细胞膜。

6.电解质

血 Na$^+$ 可升高＞145 mmol/L,也可正常或降低。血 K$^+$ 正常或降低,有时也可升高。血 Cl$^-$ 情况多与 Na$^+$ 一致。血 Na$^+$、Na$^+$、Cl$^-$ 的水平取决于其丢失量,在细胞内外的分布情况及患者的血液浓缩程度。不论其血浆水平如何,患者总体 Na$^+$、K$^+$、Cl$^-$ 都是丢失的。有人估计,HHS 患者 Na$^+$、K$^+$ 和 Cl$^-$ 丢失分别为 5～10 mmol/kg、5～15 mmol/kg 和 5～7 mmol/kg。此外,还可有 Ca^{2+}、Mg^{2+} 和磷的丢失。

7.酸碱平衡

约半数患者有轻、中度代谢性酸中毒,pH 多高于 7.3,常高于 15 mmol/L。

(五)诊断

HHS 的诊断依据是:①中、老年患者,血糖≥33.3 mmol/L(600 mg/dL);②有效渗透压≥320 mOsm/L;③动脉血气分析示 pH≥7.30 或血浓度≥15 mmol/L;④尿糖强阳性,血酮体阴性或弱阳性。但应值得注意的是 HHS 有并发 DKA 或乳酸性酸中毒的可能性。个别病例的高渗状态主要是由于高血钠,而不是高血糖造成的。因此尿酮体阳性,酸中毒明显或血糖＜33.3 mmol/L,并不能作为否定 HHS 诊断的依据。但 HHS 患者无一例外地存在明显的高渗状态,如昏迷患者血浆有效渗透压＜320 mOsm/L,则应考虑到糖尿病并发其他急性并发症的可能性。

(六)治疗

HHS 的基本病理生理改变是高血糖、高渗透压引起脱水、电解质丢失和血容量不足,以致患者休克和肾、脑组织脱水与功能损害,而危及患者的生命。因此,其治疗原则是立即补液,使用胰岛素、纠正电解质紊乱和防治并发症,与 DKA 基本相同。

1.补液

迅速补液以恢复血容量,纠正高渗和脱水是抢救成败的关键。补液时可根据患者的脱水程度,按其体重的 10%～15% 估算;也可以按血浆渗透压计算患者的失水量,计算公式:患者的失水量(L)＝(患者血浆渗透压－300)÷300(为正常血血浆渗透压)×kg(体重)×0.6。一般在最初 2 小时可补液 1 000～2 000 mL,头 4 小时内输入补液总量的 1/3,头 12 小时内补入总量的 1/2 加尿量,其余在以后 24 小时内补足。经积极补液 4～6 小时后仍少尿或无尿者,宜给呋塞米;若发现有显著的肾损害,则输液量要适当调整。在静脉输液的同时,应尽可能通过口服或胃管进行胃肠道补液。

关于补液的种类和浓度,目前多主张治疗开始时用等渗盐水(308 mmol/L),因大量输入等渗液不会引起溶血,有利于恢复血容量,纠正休克,改善肾血流量,恢复肾脏调节功能。休克患者应另予血浆或全血。如无休克或休克已纠正,在输入生理盐水后血浆渗透压＞150 mmol/L,血钠＞155 mmol/L 时,可考虑输入适量低渗液如 0.45％氯化钠溶液(154 mmol/L)或 2.5％葡萄糖溶液(139 mmol/L)。在治疗过程中,当血糖下降至 16.7 mmol/L(300 mg/dL),应使用 5％葡萄糖液(278 mmol/L)或 5％葡萄糖盐水(586 mmol/L),以防止血糖及血浆渗透压过快下降。停止补液的条件:①血糖＜13.9 mmol/L (250 mg/dL);②尿量＞50 mL/h;③血浆渗透压降至正常或基本正常;④患者能饮食。

2.胰岛素治疗

其使用原则与方法和 DKA 大致相同,即在输液开始时同时给予小剂量胰岛素静脉滴注。HHS 患者一般对胰岛素比 DKA 敏感,在治疗中对胰岛素需要量相对较少。经输液和用胰岛素后血糖降至≤16.7 mmol/L(300 mg/dL)、血浆渗透压下降至＜330 mOsm/L 时,将液体改为 5％葡萄糖液,同时按2～4 g葡萄糖:1 U 胰岛素的比例加入胰岛素静脉滴注,若此时血钠仍低于正常则宜用 5％葡萄糖盐水。在补充胰岛素时,应注意高血糖是维护患者血容量的重要因素,如血糖降低过快而液体又补充不足,将导致血容量和血压进一步下降,反而促使病情恶化。因此,应使血糖每小时以 2.75～3.90 mmol/L(50～70 mg/dL)的速度下降。

3.纠正电解质紊乱

与 DKA 治疗相同。

4.防治并发症

各种并发症特别是感染,常是患者晚期死亡的主要原因,必须一开始就给予大剂量有效的抗生素治疗。其他并发症的治疗如休克、肾功能不全、心力衰竭等。

5.其他

其他包括去除病因、支持疗法和对症处理等。

三、乳酸性酸中毒

乳酸性酸中毒(lactic acidosis,LA)是由于各种原因导致组织缺氧,乳酸生成过多,或由于肝脏病变致使乳酸利用减少,清除障碍,血乳酸浓度明显升高引起。本症是糖尿病的急性并发症之一,多发生于伴有全身性疾病或大量服用双胍类药物的患者。可单独存在或与酮症酸中毒和高血糖高渗状态并存,其病情严重,病死率高达 50％以上,早期诊断与治疗非常重要。

(一)分类

乳酸性酸中毒按发病机制可分为两大类。

1.A 型

A 型由于缺氧引起,见于多种休克(如心源性、内毒素性、低血容量性休克等)、贫血、心力衰竭、窒息、CO 中毒等。

2.B 型

B 型又分为三型。①B1 型:由于系统性疾病引起,见于糖尿病、恶性肿瘤(白血病等)、肝病(急性病毒性或药物中毒性肝炎伴功能衰竭)、严重感染(败血症等)、尿毒症、惊厥、胰腺炎及胃肠病等。②B2 型:由于药物及毒素引起,尤其多见于双胍类、果糖、山梨醇、木糖醇、甲醇、乙醇、对乙酰氨基酚、水杨酸盐及乙二醇等。③B3 型:由于先天代谢异常引起。如葡萄糖 6-磷酸酶缺陷(糖原贮积病Ⅰ型),丙酮酸脱氢酶及羧化酶缺陷,果糖 1,6-二磷酸酶缺陷,氧化磷酸化缺陷。

(二)诱因

1.糖尿病控制不佳

血糖长期升高,糖化血红蛋白含量升高,可伴有糖尿病的慢性并发症。

2.存在糖尿病的急性并发症

如糖尿病合并急性感染、酮症酸中毒、高血糖高渗状态时可成为糖尿病乳酸性酸中毒的诱因。

3.伴有其他重要脏器的疾病

如脑血管意外、心肌梗死等,可加重组织器官血液灌注不良,导致低氧血症和乳酸性酸中毒。

4.药物影响因素

如大量服用双胍类药物,尤其是苯乙双胍,能增强无氧酵解,抑制肝脏及肌肉对乳酸的摄取,抑制糖异生作用,故有致乳酸性酸中毒的作用。糖尿病如合并有心肝肾疾病时,还服用大量苯乙双胍,有诱发乳酸性酸中毒的可能。

5.其他

如酗酒、一氧化碳中毒、服用水杨酸和乳糖过量时偶尔可诱发乳酸性酸中毒。

(三)发病机制

由于糖尿病患者常有丙酮酸氧化障碍及乳酸代谢缺陷,因此平时即存在高乳酸血症;糖尿病在发生急性并发症如感染、酮症酸中毒、高血糖高渗状态时,可造成乳酸堆积,诱发乳酸性酸中毒。乳酸性酸中毒可与酮症酸中毒同时存在;如果糖尿病患者合并有心功能不全、慢性肝病、肾病、慢性阻塞性肺疾病等,使组织器官灌注不良,存在低氧血症;患者糖化血红蛋白水平增高,血红蛋白携氧能力下降,在缺氧、高血糖、胰岛素分泌不足情况下,更易造成局部缺氧,引起乳酸生成增加;此外,肝肾功能障碍影响乳酸的代谢、转化及排出,进而导致乳酸性酸中毒的发生。

(四)临床表现

糖尿病患者在服用双胍类降糖药过程中,呈现严重酸中毒,既无酮体增多(血酮、尿酮皆不增多),又无严重高血糖、血浆渗透压增高或高血钠等,即应疑及本症。凡有休克、缺氧、肝衰竭、肾衰竭者,如酸中毒较重时,必须警惕 LA 的可能性。确诊依靠血乳酸测定,若无乳酸测定的设备条件,可根据 AG 增大,但先决条件是除外酮症酸中毒及高血糖高渗状态。LA 主要诊断标准为:①血乳酸≥5 mmol/L;②动脉血 pH≤7.35;③AG>18 mmol/L;④<10 mmol/L;⑤CO_2CP降低;⑥丙酮酸增高,乳酸/丙酮酸≥30∶1;⑦血酮体一般不升高。

(五)实验室及辅助检查

实验室检查是乳酸性酸中毒诊断的关键。除糖尿病的实验室检查外,还有以下几个。①血酸度明显增高:血 pH<7.30,有的可降至 7.0 以下;血明显降低,常<10 mmol/L。②血乳酸:常>5 mmol/L,有时可达 35 mmol/L(>25 mmol/L 者大多不治);血丙酮酸相应增高,达0.2~1.5 mmol/L;血乳酸/丙酮酸≥30。当乳酸浓度>5 mmol/L,HCO_3^-≤10 mmol/L,乳酸/丙酮酸>30 而可除外其他酸中毒原因时,可确诊为本病。③血浆阴离子间隙(AG):AG 常>18 mmol/L,可达 25~45 mmol/L(正常值 12~16 mmol/L)。AG 增高常见于糖尿病酮症酸中毒或酒精性酮症酸中毒、尿毒症性酸中毒、乳酸性酸中毒及某些药物毒性所致如水杨酸盐等,临床上若排除前两者,又不存在药物毒性的可能,此时 AG 增高强烈支持乳酸性酸中毒。④血酮体一般不升高,或轻度升高。

（六）治疗

1.预防为主

LA病死率高,治疗难度大,故必须提高警惕,认真预防。双胍类药物如DBI可诱发LA,肝、肾、心功能不全时,可导致双胍类药物在体内蓄积,因此在应用双胍类药物前应查肝、肾、心功能,若存在功能不全则忌用双胍类药物。对于其他能诱发LA的药物,如水杨酸、异烟肼、山梨醇、乳糖等,也应尽量避免应用。休克、缺氧、肝肾衰竭状态下的危重患者,若伴有酸中毒,须警惕发生LA的可能性,并努力防治。

2.一般措施

寻找和去除诱发LA的诱因,停用所有可诱发LA的药物与化学物质,有利于B型LA的治疗。畅通呼吸道,充分供氧,改善氧合功能。并加强监测。

3.纠正休克

是治疗A型LA的重要措施。补液扩容可改善组织灌注,减少乳酸的产生,促进利尿排酸。输液宜用生理盐水,避免用含乳酸的液体。

4.纠正酸中毒

高渗碳酸氢钠溶液可抑制HbO_2分离,加重组织缺氧,尤其有早期循环衰竭者;大剂量碳酸氢钠可引起血钠过高、血渗透压升高、容量负荷加重,血乳酸反而增高。故目前主张用小剂量等渗碳酸氢钠溶液持续静脉滴注的方式,使上升4～6 mmol/L,维持在14～16 mmol/L,动脉血pH升至7.2。

糖尿病患者有DKA存在时仅需少量碳酸氢钠使pH恢复到7.0～7.1为宜。除补液补碱外,随时补充钾盐以防低钾或缺钾。

5.降低血乳酸

（1）胰岛素治疗:胰岛素不足是导致糖尿病LA的诱因之一。胰岛素不足使丙酮酸脱氢酶活性降低,丙酮酸进入三羧酸循环减少。应用胰岛素治疗,减少糖无氧酵解,有利于血乳酸的清除。血糖不高的患者需同时静脉滴注葡萄糖液。

（2）亚甲蓝:为氧化还原剂,其作用类似NAD＋,可促使乳酸转化为丙酮酸,降低血乳酸的浓度。用法是1～5 mg/kg静脉滴注,2～6小时作用达高峰,可维持14小时。

（3）二氯醋酸(dichloroacetate,DCA):是丙酮酸脱氢酶激活剂,能迅速增强乳酸的代谢,并可阻止肝细胞释放乳酸和丙酮酸,使血中浓度进一步降低。此外,DCA能增强心肌收缩力和心排血量,从而改善心脏灌注,明显提高患者生存水平。

（4）血液净化疗法:用不含乳酸钠的透析液进行血液或腹膜透析治疗,可加速乳酸排泄,并可清除DBI等引起LA的药物,尤其适用于不能耐受钠过多的老年患者与肾衰竭患者,对双胍类药物引起的LA是最为有效的治疗方法。

（张延刚）

第九章 精神科诊疗

第一节 惊 恐 障 碍

惊恐障碍于 1980 年首次作为独立诊断出现在 DSM-Ⅲ 之中,是一种以反复出现的突如其来的惊恐体验为特征的急性焦虑障碍。惊恐障碍的起始症状往往是患者自我感受到的表现,患者在某些情况下突然感到惊恐、失控感、发疯感、崩溃感、好像死亡将要来临,同时伴有严重的自主功能失调。该障碍起病快,终止也快,表现为持续数分钟到几十分钟的急性症状,发作呈自限性。其核心特点是惊恐发作的出现,即突然发作以躯体症状为主的焦虑,同时伴有将要发生严重后果的强烈担心。

一、流行病学

根据 DSM-Ⅲ 中诊断统计惊恐障碍的人群发病率发现:惊恐障碍 1 个月、6 个月和终身患病率分别为 0.5%、0.8% 和 1.6%。女性的惊恐障碍发病率要高于男性,约是男性患者的两倍;最近的流行病学调查显示惊恐障碍的一年和终身患病率分别为 2.1% 和 5.1%。惊恐障碍常发生于年轻成年人,30 岁年龄段尤其多见,少数可以在老年期发病。

二、临床表现

(一)惊恐发作

典型惊恐发作往往发生在日常活动时(吃饭、看电视、逛街等),患者体验到突然发作的、不可抗拒的害怕、恐惧、忧虑和一种厄运将至的感觉。其主要症状包括气促和窒息感、哽噎感、心悸和心率增加、胸部不适或疼痛、出汗、眩晕、失去平衡感或要昏厥、恶心或腹部不适、人格解体或现实解体、麻木或针刺感、潮热或发冷、震颤或发抖、害怕即将死亡、害怕发疯或失去控制。临床上患者不会同时出现上述所有症状,而是仅出现其中的某一种或某几种。每次发作通常持续 5～20 分钟,很少长至 1 小时。惊恐发作的突出特点为突然产生的焦虑,反应严重且担心会有灾难性的后果,有些患者有惊恐障碍性的过度换气,这可使症状进一步加重。

(二)预期焦虑与回避行为

多数患者在首次惊恐发作后和两次发作的间歇期,常表现为反复担心再次出现相似发作,因而惶惶不可终日,有时出现自主神经功能亢进。因担忧再次发作时会发生危险,常寻求他人陪伴,或回避一些自认为可能再次出现惊恐发作的活动和场合,如不愿独自外出,不愿去人多拥挤的场所;或者外出必须有人陪伴。

三、诊断与鉴别诊断

(一)诊断

当患者反复出现意外的惊恐发作,且伴有持续的预期性焦虑或与发作相关的显著行为变化达1个月以上,且此类障碍并非由物质或躯体疾病所导致,也不能由其他精神类疾病所解释,则可诊断为惊恐障碍(诊断标准如下)。

(1)反复出现不可预期的惊恐发作:一次惊恐发作是突然发生强烈的害怕或强烈的不适感,并在几分钟内达到高峰,发作期间出现下列4项及以上症状(这种突然发生的惊恐可以出现在平静状态或焦虑状态):①心悸、心慌或心率加速;②出汗;③震颤或发抖;④气短或窒息感;⑤哽咽感;⑥胸痛或胸部不适;⑦恶心或腹部不适;⑧感到头昏、脚步不稳、头重脚轻或昏厥;⑨发冷或发热;⑩感觉异常(麻木或针刺感);⑪实解体(感觉不真实)或人格解体(感觉脱离了自己);⑫害怕失去控制或"发疯";⑬濒死感。

可能观察到与特定文化有关的症状(例如,耳鸣、颈部酸痛、头疼、无法控制的尖叫或哭喊),此类症状不可作为诊断所需的4个症状之一。

(2)至少在1次发作之后,出现下列症状中的1~2种,且持续1个月(或更长)时间。①持续地担忧或担心再次的惊恐发作或其结果(失去控制、心肌梗死、"发疯");②在与惊恐发作相关的行为方面出现显著的不良变化(设计某些行为以回避惊恐发作,如回避锻炼或回避不熟悉的情况)。

(3)这种障碍不能归因于某种物质(滥用毒品、药物)的生理效应,或其他躯体疾病(例如,甲状腺功能亢进、心肺疾病)。

(4)这种障碍不能用其他精神障碍来更好地解释:未特定的焦虑障碍中,惊恐发作不仅仅出现于对害怕的社交情况的反应;特定恐怖症中,惊恐发作不仅仅出现于对有限的恐惧对象或情况的反应;强迫症中,惊恐发作不仅仅出现于对强迫思维的反应;创伤后应激障碍中,惊恐发作不仅仅出现于对创伤事件的提示物的反应;或分离焦虑障碍中,惊恐发作不仅仅出现于对与依恋对象分离的反应。

(二)鉴别诊断

惊恐障碍的核心症状是惊恐发作,但惊恐发作并非该病所特有的症状,可出现于任一种焦虑障碍的背景下,也可出现于其他精神障碍(抑郁障碍、创伤后应激障碍、物质使用障碍)中,以及某些躯体疾病(心脏的、呼吸系统的、前庭的、胃肠的)之中。当惊恐发作被确认后,应该被记录为标注("创伤后应激障碍伴惊恐发作")而不单独诊断惊恐障碍。

临床上在做出惊恐障碍的诊断前,应首先排除前述的精神障碍和躯体疾病。在与其他精神障碍的鉴别中需要特别注意与广泛性焦虑障碍伴惊恐发作、抑郁症伴惊恐发作、躯体形式障碍的鉴别。惊恐障碍患者随着病程的延长可以出现继发的慢性广泛性的焦虑情绪和典型抑郁症状,此时应仔细询问症状发生发展的时间顺序。躯体形式障碍的患者可表现出显著的自主神经亢进症状或类似急性焦虑症状,但往往症状是持续存在,而非发作性。躯体疾病需要鉴别的有甲状腺功能亢进、甲状腺功能减退、心律失常、冠状动脉供血不足、二尖瓣脱垂、低血糖等。其中特别容易混淆的是二尖瓣脱垂,该病也可突然发生心悸、胸痛、气急、头昏及濒死感、失控感等症状,借助超声心动图可鉴别。

四、病程和预后

(一)自然病程

一般而言,惊恐障碍若不做治疗,病程是非常多变的。目前没有可靠的方法了解病程的发展。病程中可能出现自发的痊愈,但是几个月或几年之后却又再度爆发,甚至有患者几年或几十年不能离家的情况存在。惊恐障碍长期频繁发作后也可能发展成真正的心血管疾病。有结果显示,惊恐障碍患者大约 33% 痊愈,50% 伴有限的功能损害,20% 或更少的患者有较重的功能损害。

(二)预后

由于惊恐障碍发展不稳定,因此预后也较不稳定。研究发现大多数社会功能良好,而伴焦虑或抑郁的患者则不稳定。预后较差的危险因子包括更严重的初始惊恐发作、更严重的初始广场恐惧、疾病持续时间较长、共病抑郁、曾经与父母分离、人际敏感性高、单身等。

五、病因和发病机制研究

(一)生物学因素

惊恐障碍的生物学病因假说包括:蓝斑过度反应、5-羟色胺系统功能紊乱、γ-氨基丁酸(GABA)-苯二氮䓬受体复合体结合力下降、脑干二氧化碳(CO_2)化学受体敏感性增高、乳酸钠水平的异常、下丘脑-垂体-肾上腺轴系统异常等。神经影像学研究认为惊恐障碍与以杏仁核为基础的恐惧网络有关;研究显示与健康对照相比,惊恐障碍者静止状态下双侧杏仁核、海马、丘脑、中脑、脑桥、延髓和小脑的葡萄糖吸收明显增高。目前的临床药物研究结果也支持 5-羟色胺系统在惊恐障治疗中的重要作用。

(二)心理因素

行为理论及学习理论的学者认为焦虑是以对某些环境刺激的恐惧为条件的。因此惊恐障碍的形成与条件反射密不可分。认知理论则认为惊恐发作的患者更为担心严重的躯体或精神疾病的出现。当代精神分析理论中依然以焦虑的内在冲突模型作为主要原则,但是缺乏证据以及无法解释器质性因素的作用使得精神分析理论在解释惊恐障碍存在很多不确定因素。也有研究发现儿童时期严重的创伤事件和父母的不良态度与惊恐障碍有关。

六、治疗

惊恐障碍的治疗目标为控制急性发作,减轻发作间歇期的焦虑症状,减少回避行为,预防再次发作。

(一)药物治疗

1.抗抑郁剂

选择性 5-羟色胺再摄取抑制剂(SSRIs)、5-羟色胺-去甲肾上腺素再摄取抑制剂(SNRIs)等抗抑郁剂是目前治疗惊恐障碍的首选药物。但需要注意此类药物起效较慢,在用药初期,可能需要合并使用苯二氮䓬类药物 2.苯二氮䓬类

尽管抗抑郁剂成为惊恐障碍的一线治疗,苯二氮䓬类的高效能在急性期治疗中非常有效,并且不良反应较小、容易耐受。首选为阿普唑仑、氯硝西泮。

2.其他药物

目前临床上使用并证明有效的药物还包括丁螺环酮、可乐定、吲哚洛尔、丙戊酸钠,以及非典型抗精神病药物等。

(二)心理治疗

1.认知行为治疗

可减轻对焦虑的躯体反应的害怕,而这种害怕被认为是此病的基础。并且能帮助个体面对恐惧性场景,并成功减少回避行为。当前较为主流的方法包括内观暴露、情景暴露、认知重构、呼吸控制、应用放松训练。

2.支持性心理治疗

向患者解释疾病的性质及预后,以减轻患者的心理负担和发作间歇期的焦虑情绪,同时可鼓励患者坚持治疗计划。

3.精神动力学治疗

传统精神动力学治疗可能对那些缺乏独立和自信的患者有所帮助,对某些患者来说是一种有用的辅助治疗,但不适合急性期使用。

七、预防和康复

(一)预防

惊恐障碍的影响因素较多,因此需要从以下多方面进行预防。包括平时注意锻炼身体,因为惊恐障碍主要与担心躯体状况有关;关注儿童的幼年早期发育,有研究发现惊恐障碍与童年创伤有关;降低不确定性,更多了解各种可能发生的情况,以降低焦虑。

(二)康复

惊恐障碍的康复不仅需要适当的药物和心理治疗,也需要社会系统的支持,比如亲人的关心和支持及陪伴。

(尹文卅)

第二节 社交焦虑障碍

社交焦虑障碍也称社交恐惧症,是对社交或公开场合感到强烈恐惧或忧虑,并因而尽力回避的一种心理疾病。其核心特征是显著而持续地害怕在社交场合、公众面前可能出丑或陷入尴尬的场景。

一、流行病学

根据 DSM-Ⅲ-R 诊断标准的研究发现社交焦虑障碍的终生患病率为 13.3%,年发病率为 7.9%,月发病率为 4.5%,并且女性较男性更为常见(15.5% vs.11.1%)。根据 DSM-Ⅳ 进行的流行病学调查显示社交焦虑障碍的一年和终生患病率分别为 2.8% 和 5.0%。

二、临床表现

社交焦虑障碍患者在处于被关注并可能被评论的情境下可产生不恰当的焦虑。患者有回避这些场景的倾向,且不完全的融人其中,如他们回避交谈或坐在最不显眼的地方。甚至只是想象可能遇到的物体或场景也会引起严重的焦虑。社交恐惧者常有会被别人挑剔的先占观念,尽管他们也知道这种想法是毫无根据的。不同患者表现均不相同,需要指出的是排尿恐惧和呕吐恐惧也是社交恐惧的一种。

三、诊断与鉴别诊断

(一)诊断

社交焦虑障碍的诊断要点为有明显的害怕或回避会暴露于陌生人的场景,或者害怕尴尬、害怕丢脸的行为举止;患者会意识到害怕是过分的或不合理的,影响功能或引起明显的痛苦并且不是由其他疾病引起的(诊断标准如下)。

(1)个体由于面对可能被他人审视的一种或多种社交情况时而产生显著的害怕或焦虑。例如,社交互动(对话、会见陌生人),被观看(吃、喝的时候),以及在他人面前表演(演讲时)。儿童的这种焦虑必须出现在于同伴交往时,而不仅仅是与成人互动时。

(2)个体害怕自己的言行或呈现的焦虑症状会导致负性的评价(被羞辱或尴尬;导致被拒绝或冒犯他人)。

(3)社交情况几乎总是能够促发害怕或焦虑(儿童的害怕或焦虑也可能表现为哭闹、发脾气、惊呆、依恋他人、畏缩或不敢在社交情况中讲话)。

(4)主动回避社交情况,或是带着强烈的害怕或焦虑去忍受。

(5)这种害怕或焦虑与社交情况和社会文化环境所造成的实际威胁不相称。

(6)这种害怕、焦虑或回避通常持续至少 6 个月。

(7)这种害怕、焦虑或回避引起有临床意义的痛苦,或导致社交、职业或其他重要功能方面的损害。

(8)这种害怕、焦虑或回避不能归因于某种物质(滥用的毒品、药物)的生理效应,或其他躯体疾病。

(9)这种害怕、焦虑或回避不能用其他精神障碍的症状来更好地解释,例如惊恐障碍、躯体变形障碍或孤独症(自闭症)谱系障碍。

(10)如果其他躯体疾病(帕金森病、肥胖症、烧伤或外伤造成的畸形)存在,则这种害怕、焦虑或回避是明确与其不相关或是过度的。

(二)鉴别诊断

1.回避型人格障碍

两者之间在回避行为上有类似之处,回避型人格障碍的核心恐惧也是他人的拒绝、嘲笑或羞辱,但是人格障碍的患者所针对的场景更为广泛,社交焦虑障碍患者则相对局限,且能认识到这种焦虑或担忧是过度的和不合理的。

2.抑郁症

两者都可出现社交行为的减少,但抑郁症患者系因情绪低落和动力不足所致,且除回避社交外,还有抑郁症的其他核心症状;本病患者则主要由于为避免社交场合的预期焦虑而采取回避的行为。

3.广场恐惧症

两种均存在对人多场合的恐惧和回避,但广场恐惧症患者所担忧的是在人多拥挤的场合出现危险是无法及时逃脱,即两者之间的主要区别在于焦虑的对象不同。

四、病程和预后

(一)自然病程

通常起病于 17～30 岁,平均发病年龄为 15 岁,主要是青少年期和成人早期,且疾病的病程常呈慢性,约 80% 的人从未接受治疗。社交焦虑障碍通常隐匿起病,没有明显的诱因,第一次发作是在公共场所,以后则在类似的场所出现焦虑;也有少数患者在一次出丑的社交经历之后急性起病。该病的病程呈慢性化,且发作逐渐加重,回避性也逐渐增强。

(二)预后

由于病程较长,因此该障碍的痊愈常常较晚,一般在发病 25 年后痊愈。社交焦虑障碍常常与其他疾病共病,尤其情绪障碍多见;该病患者发生抑郁障碍的风险增加 3～6 倍。社交焦虑障碍是一种高度致残的精神障碍,它对社会功能和生活质量的影响在过去很大程度上被低估了。因此,如不能获得及时有效的治疗,患者的生活治疗将受到极大的影响。

五、病因和发病机制研究

(一)生物学因素

社交焦虑的生物学病因目前并未明确,许多研究的重复性较差。可能的机制包括去甲肾上腺素系统的功能亢进、5-HT 系统敏感性升高、HPA 轴过度反应等。影像学研究提示以杏仁核为核心的条件性恐惧网络超敏可能与该病的发生有关。也有研究提示遗传因素也是可能的病因之一。

(二)社会心理因素

过分关注和在意别人的评价是该障碍的基本认知因素。成年前的一些负性经历可能会导致社交恐惧的发生,例如父母婚姻冲突、父母过度保护或抛弃、儿童期虐待、儿童期缺乏与成人的亲近关系、儿童期频繁搬迁、学校表现差等因素均可能导致社交焦虑障碍。

六、治疗

(一)药物治疗

研究证实多种类型的药物对社交焦虑障碍有明确的疗效,临床常用的药物包括 SSRIs 类抗抑郁剂、苯二氮䓬类,也可使用 β 受体阻滞剂、单胺氧化酶抑制剂、5-羟色胺和去甲肾上腺素再摄取抑制剂(SNRI)、去甲肾上腺素及特异性 5-羟色胺能抗抑郁剂(NaSSA)等。

1.选择性五羟色胺再摄取抑制剂(SSRIs)

SSRIs 是社交恐惧的一线用药;疗效及耐受性好;每天一次用药;对共病抑郁、惊恐、广泛性焦虑障碍或强迫症均有效。

2.其他新型抗抑郁剂

文拉法辛、米氮平等也有一定疗效。

3.苯二氮䓬类

临床上广泛应用并在开放性试验中被报道有效;一般耐受良好;在某些患者中使用时要考虑药物依赖的可能及撤药反应(常用药物氯硝西泮、阿普唑仑)。

4.β受体阻滞剂

对于表演前焦虑高度有效,可以在表演事件前1小时左右按需服用。对于广泛性社交焦虑障碍的患者大部分没有帮助(常用药物普萘洛尔、阿替洛尔)。

5.单胺氧化酶抑制剂(MAOIs)

研究中显示出高度有效性;但耐受性较差,且需要饮食限制;对一些共病抑郁、社交恐惧和惊恐等有效;对于难治的患者可以尝试。

6.其他药物

加巴喷丁、丁螺环酮、安非他酮、托吡酯、普瑞巴林、非典型抗精神病药等均有研究报道有效。D-环丝氨酸被认为与暴露疗法联合使用有效。

(二)心理治疗

1.认知行为治疗

该疗法是目前最为常用的社交焦虑障碍的心理治疗方法,包括3种主要的认知行为技术:暴露疗法、认知重建和社交技能训练。暴露疗法应从较低焦虑的场景开始,包括想象暴露与真实暴露两种形式;认知重建主要针对自我概念差、害怕别人负性评价的患者,与暴露疗法联合使用效果会更好;社交技能训练主要采用模仿、角色表演和指定练习等方式,帮助患者学会适当的社交行为,减轻在既往恐惧的社交场合的焦虑。

最近,虚拟现实技术的发展为社交焦虑障碍的治疗提供了新的暴露治疗途径,这种计算机模拟技术提高了暴露场景的真实感和可操作性。

2.动力性心理治疗

虽然随着药物治疗和认知行为治疗的发展,该疗法不再像以前受欢迎和受关注,但动力性心理治疗能够识别出那些与社交焦虑和回避行为相关的潜意识冲突,通过对这些冲突的探索将使患者长期获益。

(三)联合治疗

药物与心理治疗的联合对于急性期的治疗并没有显著优势,但对于长期预后可能有一定帮助。近些年来,N-甲基-D-天冬氨酸受体激动剂D-环丝氨酸与暴露疗法联合治疗社交焦虑获得了初步成功,被认为是一种有前途的联合治疗方法。

七、预防和康复

(一)预防

由于社交焦虑障碍的发病年龄较早,且患者往往存在一定的个性基础,因此该病的预防重点在于青春期前的心理教育,以及对于敏感人群的早期识别。对可能引起社交焦虑的因素有所意识,并针对性地进行社交技能的练习,指导某些社交技能欠佳的个体对某些重要场合的活动事先进行必要的准备,减少预期的紧张。

(二)康复

由于社交焦虑病程较长,因此康复需要的时间也较长,此时不仅是继续接受常规的治疗,还需要家人和社会的帮助、鼓励和包容,带其在实践中克服因恐惧担心产生的焦虑,以及因此带来的回避行为,只有回归到日常的工作生活中,该病才能真正地康复。

(尹文卅)

第三节 广泛性焦虑障碍

广泛性焦虑障碍是以持续的显著紧张不安,伴有自主神经功能兴奋和过分警觉为特征的一种慢性焦虑障碍。该障碍是在没有惊恐障碍的情况下,表现出的显著的慢性焦虑。与其他焦虑障碍不同,广泛性焦虑障碍不受任何特定环境的限制或因环境而持续加重。通常患者具有特征性的表情,并且表现出坐立不安,甚至有颤抖、皮肤苍白,手心、脚心,以及腋窝汗水淋漓。该病通常始于儿童或青少年期,但也可以在任何年龄开始。广泛性焦虑障碍与正常人"焦虑"的区别在于,该病的担忧是明确过度的、普遍且难以控制的,且伴有明显的痛苦和社会功能损害。

一、流行病学

美国的一项调查发现广泛性焦虑障碍的年患病率为1.5%,亚临床广泛性焦虑障碍的年患病率为3.6%,在女性(2.7%)和老年(2.2%)人中患病率更高。Blazer 等的报告显示其终生患病率为4.1%~6.6%,女性两倍于男性。同时,广泛性焦虑障碍与其他精神障碍有较高的共病率,如59%与抑郁症共病,56%与其他焦虑障碍共病。

二、临床表现

广泛性焦虑障碍的症状具有持续性,而且对患者而言带来持续性的伤害和痛苦。主要表现为经常或持续的,无明确对象或固定内容的紧张不安,或对现实生活中的某些问题过分担心和烦恼。这种紧张担心与现实很不相称,使患者感到难以忍受,但又无法摆脱;常伴有自主神经功能亢进、运动型紧张和过分警惕。也可以出现抑郁症状、强迫症状和人格解体,但不是主要临床表现。

(一)焦虑体验

表现为对未来可能发生的、难以预料的某种危险或不幸事件的持续、过度担心。担心的内容可以是一些明确的非现实的威胁或可能发生的不幸事件,如亲人是否会发生意外,自己的钱财是否会意外损失;也可以是无法明确描述的对象或内容,而只是一种莫名的提心吊胆或惶恐不安。这种焦虑与惊恐障碍、广场恐惧症等疾病中出现的"预期焦虑"不同,后者是对现实中将要发生的某种情景提前出现的焦虑体验;如惊恐障碍是对再次惊恐发作的担忧,广场恐惧症是要进入恐惧环境前出现的担忧。

(二)运动不安

表现为坐立不安、来回走动、面部表情不自然、四肢的轻微震颤,肌肉紧张,有时出现肌肉抽动或动作僵硬,患者常感到疲乏。

(三)自主神经功能亢进

常有心悸、心慌、气急、胸闷、头昏、头痛,多汗、面赤、口干、胃部不适、腹泻、尿频、尿急等症状。

(四)警觉性增高

主要表现为易激惹、易惊吓、入睡困难、易惊醒,惊跳反应亢进、注意力难以集中等。

三、诊断与鉴别诊断

(一)诊断

广泛性焦虑障碍的诊断要点包括持续 6 个月以上的慢性焦虑、没有固定内容的过分的担心和紧张不安、给患者带来明显的痛苦和功能损害,且这些症状并非继发于其他精神障碍或躯体疾病。广泛性焦虑障碍一直存在诊断扩大化的担忧和争论,因此需要特别区分个体的表现属于正常"焦虑"反应还是广泛性焦虑的症状。除了焦虑"持续 6 个月以上"的时间限定外,在做出诊断之前还需要仔细判断焦虑表现是否是合理的、是否其他个体在面临相似情景时也会出现相同的表现,以及焦虑现象是否给个体带来了痛苦体验及对其社会功能造成严重影响。需要特别注意的是,当某些特殊的不良刺激因素持续存在时,一些个体的"正常焦虑"也会带来痛苦体验及功能影响,且持续时间超过 6 个月。广泛性焦虑障碍诊断标准如下。

(1)在至少 6 个月的多数日子里,对于诸多事件或活动(工作或学校表现)表现出过分的焦虑和担心(焦虑性期待)。

(2)个体难以控制这种担心。

(3)这种焦虑和担心与下列 6 种症状中至少 3 种有关(在过去 6 个月中,至少一些症状在多数日子里存在),儿童只需 1 项:①坐立不安或感到激动或紧张。②容易疲倦。③注意力难以集中或头脑一片空白。④易怒。⑤肌肉紧张。⑥睡眠障碍(难以入睡或保持睡眠状态,或休息不充分、质量不满意的睡眠)。⑦这种焦虑、担心或躯体症状引起有临床意义的痛苦,或导致社交、职业或其他重要功能方面的损害。⑧这种障碍不能归因于某种物质(滥用的毒品、药物)的生理效应,或其他躯体疾病(甲状腺功能亢进)。⑨这种障碍不能用其他精神障碍来更好地解释:惊恐障碍中的焦虑或担心发生惊恐发作,社交焦虑障碍(社交恐怖症)中的负性评价,强迫症中的被污染或其他强迫思维,分离焦虑障碍中的依恋对象的离别,创伤后应激障碍中的创伤性事件的提示物,神经性厌食症中的体重增加,躯体症状障碍中的躯体不适,躯体变形障碍中的感到外貌存在瑕疵,疾病焦虑障碍中的感到有严重的疾病或像精神分裂症或妄想障碍中的妄想信念的内容。

(二)鉴别诊断

1.抑郁障碍

抑郁症常常伴有一定的焦虑症状,尤其老年抑郁症患者焦虑症状或激动不安非常多见,广泛性焦虑障碍患者由于长期的紧张不安也可以出现不愉快、自责等抑郁症状。但广泛性焦虑障碍患者通常先有焦虑症状,随着病程的迁延才出现抑郁症状,且无昼重夜轻的规律,失眠以入睡困难多见,早醒较少;且食欲通常不受影响,也较少出现兴趣缺乏等症状。

2.惊恐障碍

该病以惊恐发作为核心症状,是急性焦虑障碍,症状更为剧烈,并且持续时间常常较短,与广泛性焦虑障碍相反。其发作间歇期的担忧往往为预期焦虑,有明确的担忧对象,很少泛化。

3.躯体疾病

有些躯体疾病可能具有会被误认为是焦虑障碍的症状。所有的案例在做出该诊断前都应该考虑到躯体疾病的可能性。此外,许多患者出于对躯体疾病预后的过分担心,可以出现典型的广泛性焦虑障碍的表现,当符合该病的诊断标准后仍可做出该病的诊断。

四、病程和预后

(一)自然病程

广泛性焦虑障碍起病缓慢,病程多迁延数年之久,较惊恐障碍的病程更为漫长。往往无明显诱因。许多患者常记不起何时开始出现症状,认为从小就是如此;在其一生中从来就没有不焦虑的时候。起病年龄越早,焦虑症状越重,社会功能也较多受到损害。

一般而言,由于广泛性焦虑障碍不存在特定的对象,这类患者似乎只是随着病程的不断延长才逐渐认识到他们的慢性紧张、反应增高、担忧和焦虑体验是过度的、不合理的,或者认识到需要治疗。这些患者常常觉得生命之中时时刻刻都处于焦虑之中。

(二)预后

该病自行缓解较少,甚至可能随着病程迁延愈发严重影响到正常的生活和社会功能。有关预后的研究结论大相径庭,有研究认为痊愈和好转率占75%,有的认为占50%以下。然而,尽管慌张症状常迁延不愈,但通常不会导致明显的精神残疾和社会功能丧失。但若发展为重性抑郁障碍则需要特别关注。

五、病因和发病机制研究

(一)生物学因素

1.遗传

双生子研究显示本病的遗传度约为30%,Noyes等则报告广泛性焦虑障碍患者的亲属中本病的患病风险为19.5%,而正常对照组该风险为3.5%。有关该病的分子遗传学研究较少,仅有的研究提示该病可能与多巴胺 D_2 受体基因、5-羟色胺转运体基因、多巴胺转运体基因存在关联。

2.神经生化

基于苯二氮䓬类药物对焦虑的良好疗效,研究发现 γ-氨基丁酸(GABA)——苯二氮䓬受体系统是广泛性焦虑的发病基础之一;5-HT$_{1A}$激动剂治疗焦虑有效,提示5-羟色胺系统在该病的发生中也有重要作用;也有研究提示 GAD 患者存在去甲肾上腺素能调节紊乱,如与健康对照相比,GAD 患者血浆去甲肾上腺素及其代谢产物水平升高。

3.神经影像

研究显示 GAD 患者表现出杏仁核体积增加,功能磁共振研究发现 GAD 患者表现出前额叶皮质活动增强及基底神经节活动降低。

(二)心理因素

1.精神动力性理论

弗洛伊德认为焦虑是一种生理的紧张状态,起源于未获得解决的潜意识冲突。该理论认为当外部世界、本我和超我对自我造成压抑,而自我不能运用有效的防御机制时,便会出现病理性焦虑。在广泛性焦虑障碍中,焦虑通过未经修饰的防御机制而被直接地体验到。

2.认知行为理论

Aeron Beck 的认知理论认为焦虑是个体面临危险的一种反应,信息处理的持久歪曲导致对危险的误解和焦虑体验,如果个体具有自主神经系统过度反应的遗传素质,且对以前的神经刺激的焦虑条件化的广泛反应,则会出现广泛性焦虑障碍。

此外,约1/3的广泛性焦虑患者伴有人格障碍,如依赖型人格障碍、回避性人格障碍患者等,也与焦虑人格特质有关。

六、治疗

(一)药物治疗

目前临床上对于广泛性焦虑障碍的药物治疗主要有选择 5-羟色胺再摄取抑制剂、5-羟色胺和去甲肾上腺素再摄取抑制剂、苯二氮䓬类、丁螺环酮、三环类抗抑郁剂等。

1.5-羟色胺和去甲肾上腺素再摄取抑制剂(SNRI)

一线治疗;文拉法辛缓释剂和度洛西汀被 FDA 批准用于 GAD 的治疗,其疗效在大型对照试验中得到证实;每天一次用药;文拉法辛推荐起始剂量 75 mg/d,这个剂量可能对一些患者已经足够;度洛西汀推荐剂量为 60 mg/d。

2.选择性五羟色胺再摄取抑制剂(SSRIs)

一线治疗;帕罗西汀被 FDA 批准;总体上耐受性良好;每天一次用药;推荐起始剂量20 mg/d,这个剂量可能对许多患者已经足够;其他 SSRIs 也有效。

3.苯二氮䓬类

该类药物对 GAD 的疗效众所周知并被广泛使用;似乎都有相似的效果;部分患者有依赖和撤药反应问题;可能对广泛性焦虑障碍的躯体症状比认知症状更为有效。

4.丁螺环酮

耐受性好;与苯二氮䓬类相比,起效时间较长;最近曾使用苯二氮䓬类治疗者可能疗效和依从性较差。

5.三环类抗抑郁药(TCAs)

很少试验证明其疗效;比苯二氮䓬类、丁螺环酮和新型抗抑郁药更多不良反应;与苯二氮䓬类相比起效延迟;可能对焦虑的认知比对躯体症状更有效。

6.其他药物

(1)曲唑酮:治疗本病有效,剂量 150～300 mg/d,不良反应较苯二氮䓬类和丁螺环酮多。

(2)普萘洛尔:在有明显心悸和颤抖的患者中加用可能有效。

(二)心理治疗

与其他焦虑障碍相比,对广泛性焦虑障碍心理治疗的研究较少,因此目前没有足够循证医学证据证明心理治疗对于治疗该病的有效性。但是根据现有的研究结果和临床实践的经验治疗发现心理治疗对 GAD 有较明确的疗效。

1.支持性心理治疗

通过心理教育向患者解释有关疾病的知识,降低患者对疾病的继发焦虑,通过倾听、鼓励、支持等技巧向患者传递积极情绪,增进治疗依从性。

2.认知行为治疗

目前普遍认为认知行为疗法是治疗广泛性焦虑障碍的最优选择。根据前文描述的广泛性焦虑障碍认知特点,这一疾病的许多方面都可作为 CBT 干预的焦点,包括对威胁感知升高的倾向;对于可能灾难性后果的预期;面对矛盾或模棱两可情景时解决问题困难;担忧的核心特征及焦虑的躯体症状。针对广泛性焦虑障碍已发展出多种治疗,包括认知重构;行为焦虑处理,例如放松和再呼吸技巧;伴或不伴认知成分的暴露疗法。有研究提示单纯的行为治疗疗效欠佳,而单纯的认知疗法可有效改善患者症状。

3.生物反馈治疗

运用生物反馈信息指导和训练患者进行放松练习,可减轻焦虑,对广泛性焦虑的治疗有效。

七、预防和康复

目前对于广泛性焦虑障碍成因的机制尚未明确,因此无法有针对性有效地对其进行预防。但是在日常生活中做好放松、保持积极的心态依然是针对焦虑障碍的有效方法。除了常规的药物和心理治疗之外,仍然需要强调亲人朋友的支持和鼓励。

(尹文卅)

第四节 分离焦虑障碍

分离焦虑障碍是指当与生活中重要的依恋对象分离或预期分离时所出现的不恰当的、过度的恐惧、害怕或焦虑。长期以来该病一直作为儿童情绪障碍的一种,而在成人中没有该诊断。但越来越多的证据显示,这种焦虑障碍并非儿童所特有,成人也可以有类似的临床症状。因此,在DSM-5中分离焦虑障碍被作为焦虑障碍的一个亚型单独列出。

一、流行病学

早年的研究数据多来自儿童,研究发现分离焦虑障碍在青春期之前的发病率为3.5%~4.1%。而女童发病率约为男童两倍。近年来的研究发现成年人分离焦虑的患病率达6.6%,且其中77.5%起病于成年之后。

二、临床表现

通常分离焦虑障碍表现为患者因分离而出现的过度焦虑、抑郁,以及一些不安行为,如哭泣、躯体不适、逃避或是采取能获得安全的行为。常见的临床表现为坐立不安、避免目光接触、小声说话、拒绝工作(求学)、与分离相关的噩梦及躯体症状等。这些症状往往造成患者个人的痛苦,并对其社会功能有显著影响,且对成年人的影响远大于儿童。

三、诊断与鉴别诊断

(一)诊断

分离焦虑障碍的诊断要点包括:在与重要的依恋对象分离时产生过度焦虑、恐惧等情绪反应和回避行为,症状持续6个月(儿童为4周)以上无法改善,对生活造成严重影响,且不是由其他精神障碍所导致的(诊断标准如下)。

(1)个体与其依恋对象离别时,会产生与其发育阶段不相称的、过度的害怕或焦虑,至少符合以下表现中的3种:①当预期或经历与家庭或与主要依恋对象离别时,产生反复的、过度的痛苦。②持续性和过度地担心会失去主要依恋对象,或担心他们可能受到诸如疾病、受伤、灾难或死亡的伤害。③持续的、过度地担心会经历导致与主要依恋对象离别的不幸事件(走失、被绑架、事故、生病)。④因害怕离别,持续表现不愿或拒绝出门、离开家、去上学、去工作或去其他地方。

⑤持续和过度地害怕或不愿独处或不愿在家或其他场所与主要依恋对象不在一起。⑥持续性地不愿或拒绝在家以外的地方睡觉或不愿在家或其主要依恋对象不在身边时睡觉。⑦反复做内容与离别有关的噩梦。⑧当与主要依恋对象离别或预期离别时,反复地抱怨躯体性症状(头疼、胃疼、恶心、呕吐)。

(2)这种害怕、焦虑或回避是持续性的,儿童和青少年至少持续4周,成人则至少持续6个月。

(3)这种障碍引起有临床意义的痛苦,或导致社交、学业、职业或其他重要功能方面的损害。

(4)这种障碍不能用其他精神障碍来更好地解释,例如孤独症(自闭症)谱系障碍中的因不愿过度改变而导致拒绝离家,精神病性障碍中的因妄想或幻觉而忧虑分别,广场恐怖症中的因没有一个信任的同伴陪伴而拒绝出门,广泛性焦虑障碍中的担心疾病或伤害会降临到其他重要的人身上,或疾病焦虑障碍中的担心会患病。

(二)鉴别诊断

分离焦虑障碍的主要特点在于由现实的或预期的分离所引起,导致焦虑及各种为了缓解焦虑伴发的症状。需要与以下疾病鉴别。

1.社交焦虑障碍

该病患者常为了回避社交场合而不愿离开家,与重要依恋对象的出现或缺失没有相关性;而分离焦虑障碍患者只要依恋对象存在,通常在社交场合并不出现严重的焦虑或担忧。

2.惊恐障碍

该病主要表现为急性焦虑发作,患者常由于担心惊恐发作而要求亲人陪伴,但其核心的担忧并非亲人的离开,而是惊恐发作时无法自我救助,而其所要求的陪伴者往往不具有不可替代性。但需要注意,分离焦虑障碍患者在依恋对象突然离开时也可出现惊恐发作。

四、病程和预后

一般认为,婴儿在7~24个月的时候是分离焦虑最明显的时候,随着孩子慢慢成长,尤其是到学前期,分离焦虑逐渐减弱。儿童分离焦虑是必然出现的,但是如果其表现异乎寻常或是过于强烈则可能形成分离焦虑障碍。儿童分离焦虑障碍的预后较为良好,接受治疗的儿童青少年患者通常能顺利度过该阶段,即使未予治疗,80%~95%的儿童青少年患者会自行缓解。但部分可能在青少年早期再次出现并可能持续到成年,影响到正常的工作和生活。成人分离焦虑障碍患者约2/3起病于成年后,通常接受治疗后症状缓解较好,但长期预后尚缺乏相关数据。

五、病因和发病机制研究

分离焦虑障碍的病因主要与家庭教育和养育方式有关,与家庭中重要客体的依恋关系相关,一般而言,父母的过度保护和焦虑可能是产生分离焦虑障碍的影响因素之一。同时遗传易感性也在该病的发生中扮演重要角色,但是尚缺乏相关证据。总体而言,该病的病因和发病机制研究仍不足,其具体病因尚不明确。

六、治疗

(一)认知行为治疗

认知行为治疗被认为是治疗分离焦虑的最好方法,目前比较流行的方法有交感互动疗法,改变父母(重要依恋对象)与患者之间的互动方式,从而减少分离焦虑行为、增强自控同时减少依恋对象的焦虑。成年分离焦虑患者可采用逐级暴露疗法,提高患者对于分离所产生的焦虑的耐受度和控制能力。

(二)家庭治疗

目前认为分离焦虑障碍的关键在于家庭结构模式,因此家庭治疗也是治疗分离焦虑的最佳方法之一,从家庭角色的视角出发改善家庭关系。家庭治疗对成年患者同样有效。

(三)药物治疗

对于恐惧、焦虑症状严重者,也可采用药物治疗缓解期焦虑症状,所用药物以 SSRIs、SNRIs 为主,某些情况下也可短期使用苯二氮䓬类药物。

七、预防和康复

分离焦虑障碍的预防关键在于患者的依恋对象。对儿童而言,父母担心分离造成的焦虑往往会遗传给孩子;因此,父母学会如何在保护好孩子的前提下又适当地使其自然成长非常重要。分离焦虑的预后良好,但是要完全康复依然需要患者的依恋对象对自己曾经的照顾或相处方式有所认识和改变,形成新的家庭结构并将其稳定。

(尹文卅)

第五节 进食障碍

进食障碍是一种以进食行为异常为主要表现的精神障碍,主要包括神经性厌食、神经性贪食、神经性呕吐及非典型进食障碍。

一、神经性厌食

神经性厌食(anorexia nervosa,AN)是一种多见于青少年女性的进食行为异常,特征是故意限制饮食或采取过度运动、引吐、导泻等方法减轻体重,使体重降至明显低于正常的标准。常有营养不良、代谢和内分泌紊乱。

(一)流行病学特点

国外研究资料报道一般人群中发病率为 1% 左右,在女性中发病率为 0.9%～1.2%,在男性为 0.3%。90%～95% 的患者为女性,男女性患者的临床表现相似。发病高峰年龄为 13～14 岁及 17～18 岁。30 岁后起病罕见。一般青春期前起病者症状较严重,青春期起病者预后较青春前期和成年期起病的预后好。发达国家发病率较高。

(二)病因与发病机制

神经性厌食病因与发病机制不明,是综合因素作用的结果,与生物学因素、心理因素和社会文化因素有关。

1.生物学因素

(1)双生子研究发现基因对神经性厌食症候群有显著影响。共患率:单卵双生子为 65%;双卵双生子为 32%;女性同胞 6%～10%。

（2）家系研究发现进食障碍的生物学亲属中神经性厌食的患病风险增高,在女性亲属的患病相对危险度为11.4。

（3）基因研究:多基因研究提出初步的证据认为染色体1p上有易感位点。

（4）神经生化:饥饿本身可导致下丘脑及代谢的改变;神经性厌食状与去甲肾上腺素、5-HT、多巴胺、阿片样神经递质的改变有关,也与神经调质如促肾上腺皮质激素释放素的变化有关;在一定条件下,下丘脑的肾上腺素和5-HT水平与食欲下降有关,而去甲肾上腺素刺激进食;神经性厌食女性的存在5-HT水平调节障碍,并且病情恢复后仍持续存在,提示5-HT递质与发病有关;另外,神经性厌食患者对高卡路里食物异常的喜好也在病情恢复后持续存在。

2.心理因素

人格因素:压抑情绪、追求完美、刻板的性格特点是发病的危险因素。

3.社会文化因素

神经性厌食女性发病率远高于男性,性成熟时(月经初潮、青春期)发病率升高。因此研究认为,社会给予女性更多的关于苗条的压力,苗条被描述为成功和美丽必备的条件。另外,传统社会希望女孩成人后表现出作为"女性"的价值,如照顾别人、注重关系、互相依赖。而男孩则被训练为独立、自主。现代社会使女性的角色转向独立和自主,因而一些女性会产生角色的困惑。而神经性厌食可能是这些压力综合作用的结果。

4.高危人群

从事某些注重外表和体重的职业,如芭蕾舞演员、长跑运动员、体操运动员、滑冰运动员及时装模特。患某些慢性疾病的女性如胆囊纤维化、糖尿病,以及患心境障碍尤其是抑郁症者。追求高成就感的职业女性和同性恋男性。

(三)临床表现

1.精神症状

恐惧发胖和对体形的过度关注是临床的核心症状。多数患者存在体像障碍,即已经十分消瘦仍认为自己胖或某些部位胖、过大。患者常采取过度运动,进食后诱吐、导泻或减肥药等方式来避免体重的增加。继而有意限制饮食。对食物的选择严格,仅进食自己认为不会发胖的食物。患者进食缓慢,有时嚼而不咽,或剩下部分食物。少数患者有偷窃食物、储藏食物、强迫他人进食、暴食等行为。常伴情绪低落、易怒冲动、焦虑、强迫症状、情绪不稳。

患者常共病心境恶劣、抑郁症、焦虑障碍、物质滥用。神经性厌食共患者格障碍常表现为强迫、人际关系不安全感、完美主义、对负性情绪不能承受、刻板地控制冲动、自我认同模糊、好争、责任感强和内疚。有暴食症状的患者还可出现冲动、自伤行为。患者通常在情感、性成熟、分离个性的问题上存在困惑,害怕被控制。

2.躯体症状

患者通常看起来比实际年龄小,但慢性者可显得老于实际年龄。患者通常瘦弱、乳房萎缩、贫血、皮肤干燥发黄(高胡萝卜素血症)、脱发、毛发和指甲变脆、细柔的胎毛样体毛、水肿。神经性厌食常伴有畏寒、头晕、便秘、腹部不适感;有暴食/清除症状的患者还可出现龋齿、指间关节处的皮肤硬皮化。患者尽管营养不良却活动增多,若出现昏睡则提示可能出现水电解质紊乱、脱水、心血管损害或严重的抑郁。

3.并发症

（1）心血管并发症:明显的心动过缓(30～40次/分)、心电图改变(心电低电压、T波倒置、

ST-T 改变、心律不齐)。其中 Q-T 延长、心肌损害和继发于水电解质紊乱的心律失常可致死。

(2)内分泌并发症:停经(饥饿导致的性激素水平下降);甲状腺功能下降、生长素分泌下降(胰岛素样生长因子)、血清瘦素水平下降。激素水平在体重恢复后可以回到正常。多尿(垂体后叶素分泌异常)。

(3)骨骼系统:骨骼系统的改变与内分泌变化有关,大多数女性患者出现某些部位的骨密度下降,导致骨质减少或骨质疏松。体重恢复后骨密度可升高,但骨质减少常持续存在。

(4)消化道并发症:便秘、胃动力下降、胃排空延迟常见,胰腺炎也可发生。

(5)神经系统:脑灰质容积减少、脑室扩大、脑沟增宽,皮质萎缩(假性萎缩),体重恢复后可纠正。

(6)血液系统:贫血、白细胞减少症、血小板减少症。体重回升后可恢复。

(7)生育:不孕、早产及其他产科问题。

4.实验室检查

(1)全血细胞检查:Hb 可由于脱水而升高,可见白细胞减少、血小板减少。

(2)肾功能和电解质:尿素氮和肌酐升高(脱水导致)低钠血症(过量水摄入或神经性尿崩症,约 40%患者出现,可使用垂体加压素治疗,体重回升后可逆),低钾低氯(呕吐,饥饿致)。

(3)血糖:低血糖症(长期饥饿和糖原储备底下所致)。

(4)甲状腺功能:rT_3 升高,T_3/T_4 低(不需要激素替代治疗,体重回升后可恢复)。

(5)清蛋白/总蛋白:通常正常。

(6)内分泌:高氢化可的松血症、生长激素水平升高、促性腺激素释放激素水平升高、性激素水平下降。

(四)病程及预后

本病为慢性易复发性病程。少于 1/2 的患者完全康复,1/3 部分改善,1/5 迁延不愈。其中完全康复的患者中,1/3 可能复发。若起病早期获得住院治疗,则 3/4 的患者可以康复,平均达到康复的时间是 5 年,提示早期治疗的患者预后好。

对预后有利的因素有病程短、治疗时体重相对较高、症状不典型(无认识症状如过分担心体重或体像障碍)。

神经性厌食是精神障碍中死亡率最高的疾病,国外报道死亡率是每车 0.56%,是一般女性的12 倍,自杀率也增高。长期随访研究报道女患者的死亡率是 7.4%,4/10 的死亡是由于自杀。死亡的预测因素有严重低钠血症、治疗时低体重、社会功能受损、病程长、暴食及清除行为、共病物质滥用及心境障碍。除自杀外,常见的死因是营养不良和心脏衰竭。

(五)诊断与鉴别诊断

1.神经性厌食诊断的主要依据

(1)有意限制进食或通过过度运动、诱吐、导泻、服药等方法减轻体重。

(2)担心发胖,即便已经很消瘦仍认为自己太胖。

(3)体重减轻标准的 15%以上或 Quetelet 体重指数小于 17.5。

(4)女性闭经(连续 3 个月未行经,或只在服用激素后月经来潮),男性性功能低下或性器官发育呈幼稚型。

(5)除外由躯体疾病所致的体重减轻。

(6)除外厌食是由精神症状继发引起。

2.神经性厌食分型

(1)局限型：在当前的神经性厌食发作中,没有定期地暴食或清除行为(呕吐、滥用泻药、利尿剂、灌肠剂)。

(2)暴食/清除型：在当前的神经性厌食发作中,有定期地暴食或清除行为(呕吐、滥用泻药、利尿剂、灌肠剂)。

大部分神经性厌食患者有暴食/清除行为,50％的患者诊断由局限型转为暴食/清除型,尤其在病程最初的 5 年内。

3.鉴别诊断

首先必须与由躯体疾病引起的消瘦相鉴别。如糖尿病、甲状腺功能疾病、大肠炎性疾病、胃酸异常疾病、Addison 病、肠动力障碍如(失迟缓症)及大脑肿瘤,通过详细了解病史,详细认真的体格检查及实验室检查不难区别。另外,精神障碍中转换障碍、精神分裂症、心境障碍也可以出现体重下降、暴食及清除行为,详细的精神检查也有利于鉴别。

(六)治疗

大部分患者因长期节食而导致营养不良、躯体状态欠佳等许多问题,应帮助其尽快恢复。必要时需住院治疗。一般原则有以下几种。

1.治疗选择

多数患者可在门诊治疗,住院治疗的标准：①患者的体重降低到危险水平。②体重下降迅速。③存在严重抑郁。④门诊治疗失败。

2.综合治疗效果更好

(1)药物治疗：高剂量 5-HT 再摄取阻断抗抑郁药物(SSRI)如氟伏沙明(尤其针对有对食物的强迫观念者)和 5-HT 及 NE 再摄取阻断抗抑郁药物(文拉法辛)有疗效;过去采用 TCA 及氯米帕明帮助增加体重。安非他酮由于可能引起患者抽搐而不建议用于治疗。临床有证据发现低剂量的非典型抗精神病药物有一定疗效,没有充足的证据证明非典型抗精神病药物治疗进食障碍的利弊。单纯药物治疗效果欠佳。

(2)心理治疗：CBT 治疗、家庭治疗、人际关系治疗(IPT)。

(3)教育：营养学方面的教育。

3.可能需要强制住院

强制性治疗用于厌食症目前在伦理学上有争议,只在存在躯体危险时作为最后的手段。

4.恢复进食需注意的问题

(1)纠正水电解质紊乱,并在恢复进食后第一周内每 3 天复查,之后每周复查。

(2)缓慢增加卡路里的摄入量,每 3～5 天增加 200～300 cal,体重每周增加 0.5～1 kg 为宜。

(3)规律监测是否出现心动过缓或水肿。

二、神经性贪食

神经性贪食(bulimia nervosa,BN)是反复发作和不可抗拒的摄食欲望及暴食行为,进食后常采取引吐、导泻、利尿、禁食或过度运动等方法以消除暴食后发胖的一种进食障碍。可与神经性厌食交替出现。年轻女性患病率为 1％～3％。

（一）流行病学特点

国外资料报道终身患病率为 $1\%\sim4.2\%$（美国 APA，2000），$90\%\sim95\%$ 患者为女性。典型起病年龄是青少年后期及成年早期，晚于神经性厌食。

（二）病因与发病机制

神经性贪食本病病因与发病机制不明，是综合因素作用的结果，与生物学因素、心理因素和社会文化因素有关。

1.生物学因素

（1）双生子研究中单卵双生子发病较双卵双生子发病增高，遗传的可能性为 $31\%\sim83\%$。

（2）家系研究中，神经性贪食一级亲属进食障碍的发病高于对照者。

（3）基因方面，初步的研究发现染色体 10p 与神经性贪食的发病有关。

（4）神经生化：5-HT 在食欲、饱腹感、食物选择、进食方式有重要作用，在神经性贪食的患者，诱导进食的神经肽 Y 和肽 YY 水平升高；胆囊收缩素与饱腹感和停止进食有关，在某些患者水平下降。

2.心理因素

适应困难，心理冲突，处理应激的能力差。

3.社会文化及家庭因素

完美主义、审美观的不同，家庭矛盾冲突。

（三）临床表现

1.精神症状

以频繁的失去控制的暴食发作为主要特征。患者有不可抗拒的进食欲望及食量大，进食速度快。常因腹胀疼痛才停止进食。食后因担心发胖常诱发呕吐。严重的可边吃边吐。也常采取导泻、利尿、减肥药或过度活动等方式手段来避免体重的增加。这种暴食行为常偷偷进行，患者可为此感到害羞、厌恶或内疚，常伴有情绪障碍如愤怒、焦虑、抑郁等，有的为此产生自杀观念或行动。

2.躯体症状

患者可在正常体重，也有些患者过重或者肥胖。患者可能有外周水肿、胃胀气、虚弱、疲劳和口腔科问题，在国外常由口腔科医师最早发现。由于自行诱导呕吐，患者常出现手背皮肤肿紫或结茧。

3.并发症

并发症最常由清除行为导致，也可继发于营养不良和贪食。

（1）心血管系统：低血钾症、心律失常、肌肉虚弱、手足抽搐、代谢性碱中毒（继发于呕吐或腹泻）骨骼肌结缔组织病和心肌病（继发与催吐药）。

（2）消化系统：食管炎、胸痛、消化不良、胃食管反流症、食管破裂、食管裂孔疝、巴雷特氏食管（继发于呕吐），肠易激综合征、结肠黑色素沉着病、弛缓性或泻药性结肠炎（继发于滥用泻药）。

（3）口腔/牙：釉质损害、牙龈萎缩、腮腺肿胀、唾液腺增生、血清淀粉酶增高。

（4）生殖系统：不孕、自发性流产、剖宫产、出生低体重、产后抑郁。

（四）病程和预后

症状可迁延数年呈慢性病程，发作期间食欲可正常，体重多数正常。总体预后较神经性厌食好。接受治疗的患者半数以上可有好的缓解，少数患者迁延不愈。约 1/3 的康复患者复发。预后不良的因素包括病程长、既往治疗失败、共病物质滥用、B 型性格。

死亡率较神经性厌食低,研究资料不多,有研究认为在 0.3% 左右。

(五)诊断与鉴别诊断

1.诊断依据

(1)持续或发作性的难以控制的进食欲望和行为,短时间内(2 小时)摄入大量食物。

(2)有担心发胖的恐惧心理。

(3)常采用诱吐、导泻、间歇禁食、利尿或减肥药来抵消暴食引起的发胖。

(4)发作性暴食每周至少 2 次,持续至少 3 个月。

(5)除外器质性病变及精神分裂症等所致或继发的暴食。

2.分型

(1)局限型:在当前的神经性厌食发作中,没有定期地暴食或清除行为(呕吐、滥用泻药、利尿剂、灌肠剂)。

(2)暴食/清除型:在当前的神经性厌食发作中,有定期地暴食或清除行为(呕吐、滥用泻药、利尿剂、灌肠剂)。

患者由神经性贪食转诊为神经性厌食的情况少见。当患者在神经性厌食的情况下发生暴食时,不单独诊断神经性贪食。

3.鉴别诊断

应当注意临床有很多情况表现类似神经性贪食。

(1)神经系统疾病可影响食欲和进食行为调节,包括大脑肿瘤(垂体或下丘脑)、颞叶癫痫的暴食症状、Kleine-Levin 或 Kluver-Bucy 综合征的暴食。

(2)胃肠道疾病:如吸收障碍、溃疡、肠炎。

(3)内分泌疾病:一些激素与营养不良和低代谢有关,如肾上腺疾病、糖尿病、垂体功能障碍、甲状腺功能亢进。

(4)精神障碍:重症抑郁、边缘人格障碍。

(六)治疗

一般可采用门诊治疗,若存在低血钾、水电解质紊乱或有强烈的自杀观念和行为的患者则需住院治疗。

药物治疗:美国 FDA 批准氟西汀 60 mg/d 用于贪食症治疗,抗抑郁药物治疗贪食症剂量高于治疗抑郁症,有研究认为各种抗抑郁药物疗效没有差别。除抗抑郁药物外,其他药物不推荐用于贪食症的治疗。药物治疗疗程大于 1 年。

心理治疗:CBT 治疗疗效可靠,其他治疗包括家庭治疗、IPT 治疗、自助小组治疗也可能有效。

教育:营养学方面的教育。

三、心因性呕吐

心因性呕吐又称神经性呕吐是一组以自发或故意诱发反复呕吐为特征的精神障碍,呕吐物为刚刚进食的食物。多不伴有其他的症状,呕吐常与心理社会因素有关,无器质性病变,无明显的体重减轻。

临床表现为通常在进食后无恶心及不适的情况下喷射性呕吐,不影响食欲,吐后可再食。多在情绪紧张或不畅的情况时发生。由于患者无明显的减轻体重的想法,吐后往往再食,因此身体状况多良好。

心因性呕吐的诊断标准(CCMD-3)。

(1)自发或故意诱发反复发生与进食后的呕吐,呕吐物为刚刚进食的食物。

(2)体重减轻不显著(体重保持在正常体重的 80% 以上)。

(3)可有害怕发胖或减轻体重的想法。

(4)这种呕吐几乎每天发生,并且至少持续 1 个月。

(5)排除躯体疾病导致的呕吐及癔症或神经症等。

通常止呕药作用有限,行为疗法有一定疗效。此外,小剂量的舒必利治疗有效。抗抑郁剂、抗焦虑药物对缓解精神症状有一定帮助。

四、非典型进食障碍

非典型进食障碍(eating disorder not specific,EDNOS)在临床更为常见,患者表现类似神经性厌食状或暴食症状但不符合神经性厌食和神经性贪食的诊断标准(如未闭经或贪食/清除行为频率不符合标准)。有些患者不停咀嚼且吐出,有些患者夜间进食。DSM-Ⅳ-TR 关于这类障碍的诊断标准如下。

(1)符合神经性厌食除闭经外所有标准的女性患者。

(2)除体重明显下降外,符合神经性厌食所有诊断标准,患者当前可以处于正常范围体重。

(3)符合神经性贪食所有的诊断标准,除外贪食或清除行为少于 2 次/周,或者病程少于 3 个月。

(4)正常体重的患者,进食少量食物后经常使用不适当的补偿方法。

(5)反复地咀嚼和吐出大量食物,但不吞咽。

(6)贪吃症:经常进食大量食物,但缺乏神经性贪食常见的不适当补偿行为。

(尹文卅)

第六节　性功能障碍

一、概述

由心理因素引起的正常性交过程的反复失败,不能产生有效的性行为所必需的生理反应,造成心理上的痛苦和不满,称为性功能障碍。不包括各种器质性病因、躯体因素及衰老所引起的性功能障碍。目前,尚缺乏有关性功能障碍确切的流行病学资料。

二、病因与发病机制

性功能障碍与心理社会因素密切相关,常见的原因有以下几个方面。

(一)家庭环境因素

夫妻关系紧张,感情不和,家庭关系及功能系统紊乱,缺乏相互尊重、理解、支持、和谐的家庭气氛,夫妻间存在着气愤、敌意的负性情绪,使相互间缺乏性吸引力。

(二)社会文化因素

由于童年的家庭教育、偏僻落后的生存环境、宗教影响,使个体对性行为存在偏见,认为性行为是罪恶的、肮脏的、见不得人的,从而易发生心理抑制,出现性功能障碍。

(三)缺乏性技术

缺乏性交前的准备活动及深入的体验交流与密切的配合,匆匆行事,毫无快感。

(四)操作性焦虑

由于初次性交失败,或有被虐待、被强奸及其他性创伤的体验,使个体一步入性交环境就紧张害怕、焦虑不安,从而建立不良的条件反射,引发性功能障碍。

(五)非正常性行为

一方过去有婚外性行为历史或具有同性恋倾向。

(六)某些疾病

因脑器质性疾病、躯体疾病、长期服药、某些精神疾病、乙醇(酒精)或药物成瘾、吸食毒品而引起的性功能障碍,不是本节讨论的内容。

三、临床表现

现将临床上几种常见的性功能障碍介绍如下。

(一)性欲减退

性欲是个体对性关系的兴趣,成年夫妻长期共同生活,由于缺乏性兴趣和性活动的要求,每月性交少于 1 次,并持续 3 个月以上,致使配偶感到不满,患者深感内疚和痛苦,在排除其他疾病的基础上,方可做出诊断。

性欲减退的原因有患者缺乏自信、体像不满意、长期的性压抑、住宿环境拥挤、夫妻间关系紧张、相互间的性吸引力下降、长期躯体不适及服用某些药物等。

(二)阳痿

阳痿是指男性患者不能产生或维持满意性交所需要的阴茎勃起,或虽能勃起但不能维持完成性交所需要的硬度。临床上将阳痿分为功能性和器质性阳痿,如果在手淫时、睡梦中、早晨醒来或其他场合性交时阴茎仍能勃起属功能性的;而在上述各种场合不能勃起的则多属器质性阳痿。

凡男性患者,年龄在 20~65 岁;虽有性欲,但性交时阴茎不能勃起,或勃起不充分或历时短暂,以致不能插入阴道;持续至少 3 个月,在排除器质性、药物及乙醇所致的性功能障碍的基础上即可做出诊断。

(三)早泄

早泄是在性交过程中,不能随意控制射精反射,在阴茎进入阴道前或刚进入阴道,即出现难以控制的射精,使性交双方都不能获得性的满足。

发病原因多由心理因素引起,如性交环境不安全、首次性交的紧张情绪、害怕性能力不足等。

男性患者,性交时射精过早,致使男女双方都不满意,并持续至少 3 个月,排除器质性因素或其他因素方可做出诊断。

(四)性乐高潮缺乏

男性性乐高潮缺乏是指在性交过程中持续或反复出现射精延迟或射精不能,并缺乏性乐高潮体验。

女性性乐高潮缺乏,不但与其达到性高潮的能力有关,而且也与男性的性经验有关。由于各种原因可使 30% 的妇女经常缺乏性乐高潮,随着年龄的增加女性有性乐高潮体验者逐渐增加,到 35 岁时只剩下 5% 的人数缺乏性乐高潮体验。过去缺乏性乐高潮体验普遍认为不是异常,近年来随着社会的发展引起了个体的期望值和态度的变化,从而使有些女性认为自己有异常,尽管她们以前没有规律的性高潮也能从亲密的性关系中获得满足。

造成性乐高潮缺乏的原因主要是种种因素引起的心理抑制,如紧张害怕、害羞、怕怀孕、怕被歧视及其他躯体不适。

男女双方性交时缺乏性乐高潮体验,男性则同时伴有不能射精或射精延迟;持续至少 3 个月;并非器质性或躯体疾病所致,符合以上几点即可诊断为该病。

(五)阴道痉挛

阴道痉挛是指在性交或试图性交时环绕阴道口外 1/3 部位的肌肉非自主性痉挛,致使阴茎不能插入或引起阴道疼痛。

其发病原因多为心理社会因素所致,如儿童或青少年期受宗教因素影响,对性活动抱有偏见,认为性生活是下流和邪恶的,早年的性创伤经历,如强奸、乱伦;妊娠及性病恐惧;家庭不正确的教育模式等。

(六)性交疼痛

性交疼痛是指性交引起的男性或女性生殖器疼痛,如排除局部性器官的病理变化,则主要与情绪因素有关。

常见的病因有性交方式不正确、性交焦虑等,应及时给予性行为指导。

(七)冷阴

冷阴指成年女性有性欲,但难以产生或维持满意的性交所需要的生殖器的适当反应,如阴道湿润和阴唇膨胀,以致性交时阴茎不能舒适地插入阴道。

冷阴属性唤起障碍。从主观上讲是缺乏动情感受,不能产生性兴趣。一般分为原发性和继发性、完全性和境遇性。境遇性冷阴往往预示着夫妻关系不良。

四、治疗

性功能障碍的治疗一般包括心理行为指导及药物治疗。

(一)心理治疗

医师应态度和蔼,取得配偶双方的配合,帮助男女双方认识病情,认真分析性功能障碍的发病原因,有针对性地进行治疗。

通过与患者双方的心理沟通和情感联系,为改善夫妻关系,应消除以下认知误区:①认为男性是性行为的发动者,并能迅速进入性兴奋状态,女性应是被动的、含蓄的;②认为男人都本能地知道在性交期间如何取悦女性,不能让女性快乐就是缺乏关怀和感情,而不是不懂性交技术;③认为性活动一定会引起性交和性乐高潮。

促进男女双方的感情交流并讨论性活动的自主性,逐渐形成男女双方皆可发起性活动的自然状态。

男女双方应相互理解,相互体贴,消除顾虑和误会,使性活动在自然、和谐、愉快的气氛中进行。

(二)行为治疗

行为治疗是把治疗着眼点放在可观察的外在行为或可以具体描述的心理状态上,是以实验得出的学习原理为原则。目前,性功能障碍的行为治疗方法主要是由 Masters 和 Johnson 倡导的,这类方法是以指导和练习为主。

(1)要求男女双方共同参与治疗:详细了解性生活不满意的原因,取得患者双方的理解和合作,有针对性地开展性教育,端正性态度。

(2)学习技术:针对不同类型的患者,分别给予性交技术的指导。首先应交流性技术,以达到相互沟通和认同;其次是给予具体的性技术指导,性技术是以治疗、挽救家庭、提高性生活质量为目的,应与黄色文艺以性刺激为目的加以区别。临床上常用的治疗方法是性感集中训练、系统脱敏疗法、放松及催眠疗法等。

(3)家庭练习:在对患者进行性技术指导之后,常要求患者回家进行练习,练习的内容应循序渐进,避免急于求成,其目的是增加夫妻感情及掌握必要的性知识和技术。

(三)药物治疗

应注意药物治疗的范围,对于伴有焦虑、抑郁的早泄患者应适量选用抗焦虑、抗抑郁药;睾酮对女性性欲减退有一定疗效,但不宜长期应用;有报道认为可用溴隐亭 2.5 mg 治疗性激起障碍。

(尹文卅)

第十章
神经内科护理

第一节 脊髓压迫症

一、疾病概述

（一）概念和特点

脊髓压迫症是一组椎管内占位性病变引起的脊髓受压综合征，随着病变进展出现脊髓半切和横贯性损害及椎管梗阻，脊神经根和血管可不同程度受累。

（二）病因

脊髓是含水分丰富的柔软组织，对外来机械压力及缺血缺氧的耐受能力差，脊髓压迫症与机械压迫、血供障碍及占位病变直接浸润破坏有关。急性压迫型：多由急性硬膜外血肿、外伤后椎管内血肿、椎管内出血等引起，病变发展快，在较短时间内（1～3天内）迅速压迫脊髓，使脊髓动脉血供减少，静脉回流受阻，受损区神经细胞、胶质细胞及神经轴突水肿、变性，若不能及时解除病因，可出现脊髓坏死。慢性压迫型：常由先天性脊柱畸形和椎管内良性肿瘤引起，病变发展速度较慢，可在一定的时间内不表现出相应的临床症状。发病后期出现失代偿症状，机械压迫表现为神经根脊髓半切或横贯性损害。

（三）临床表现

1.急性脊髓压迫症

发病及进展迅速，常于数小时至数天内脊髓功能完全丧失，多表现为脊髓横贯性损害，出现脊髓休克，病变以下呈弛缓性瘫，各种反射消失。

2.慢性脊髓压迫症

病情缓慢进展，早期症状体征可不明显。可分为3期。

（1）根痛期（神经根刺激期）：出现神经根痛及脊膜刺激症状。晚间症状加重，白天减轻；咳嗽、排便和用力等加腹压动作可使疼痛加剧，改变体位也使症状减轻或加重。

（2）脊髓部分受压期：表现脊髓半切综合征，同侧损害节段以下上运动神经元性瘫痪、腱反射亢进、病理征阳性，同侧深感觉障碍及病变对侧损害节段以下痛温觉减退或丧失，而触觉良好，病变侧损害节段以下血管舒缩功能障碍。

（3）脊髓完全受压期：出现脊髓完全横贯性损害，表现的运动、感觉与自主神经功能障碍和急性脊髓炎一致。

(四)辅助检查

1.脑脊液检查

常规、生化检查及动力学变化对确定脊髓压迫症和程度很有价值。

2.影像学检查

脊柱 X 线平片、CT 及 MRI、脊髓造影等也可以确定病变的节段、性质及压迫程度。

(五)治疗原则

(1)早期诊断,及早手术,尽快去除病因。恶性肿瘤或转移瘤可酌情手术、放疗或化疗。

(2)急性脊髓压迫症需在 6 小时内减压,如硬脊膜外脓肿应紧急手术并给予足量抗生素,脊柱结核在根治术同时抗结核治疗。

(3)瘫痪肢体应积极进行康复治疗及功能训练,预防并发症。

二、护理评估

(一)一般评估

1.生命体征

患者因感染引起的体温升高和心率加快。疾病波及高段颈髓和延髓时,易致呼吸肌瘫痪,观察呼吸的频率和节律。延髓心血管中枢受影响时,患者心率和血压波动较大。

2.患者主诉

了解发病前数天或 1~2 周有无发热、全身不适或上呼吸道感染症状、促发脊髓炎的主要原因及诱因等。询问其首发症状和典型表现,肌无力的部位,感觉障碍的部位和性质,大小便失禁/潴留,有无长期卧床并发症。

(二)身体评估

1.头颈部

评估患者的意识状态和面容,患者的营养状态。面部表情是否淡漠、颜色是否正常,有无畸形、面肌抽动、眼睑水肿、眼球突出、眼球震颤、巩膜黄染、结膜充血。有无张口呼吸或鼻翼翕动,有无咳嗽无力。头颅大小、形状,注意有无头颅畸形。注意头颈部有无局部肿块或压痛;颈动脉搏动是否对称。有无头部活动受限、不自主活动及抬头无力。角膜反射、咽反射是否存在或消失,有无构音障碍或吞咽困难。脑膜刺激征是否阳性。

2.胸部

患者胸廓、脊柱有无畸形,有无呼吸困难。肺部感染者,可触及语音震颤。心脏及肺部叩诊和听诊是否异常,注意两侧对比。皮肤干燥和多汗的部位。感觉检查宜在环境安静、患者清醒配合的情况下进行,注意感觉障碍的部位、性质、范围、感觉变化的平面及双侧对称性等。

(1)浅感觉。①痛觉:用针尖轻刺皮肤,确定痛觉减退、消失或过敏区域。检查时应掌握刺激强度,可从无痛觉区向正常区检查,自上而下,两侧对比。②温度觉:以盛有冷水(5~10 ℃)和热水(40~45 ℃)的两试管,分别接触患者皮肤,询问其感觉。③触觉:以棉花、棉签轻触患者皮肤,询问其感觉。

(2)深感觉。①位置觉:嘱患者闭目,医者用手指从两侧轻轻夹住患者的手指或足趾,作伸屈动作,询问其被夹指、趾的名称和被扳动的方向。②震动觉:将音叉震动后,放在患者的骨突起部的皮肤上,询问其有无震动及震动持续时间。③实体感觉:嘱患者闭目,用手触摸分辨物体的大小、方圆、硬度。④两点分辨觉:以圆规的两个尖端,触及身体不同部位,测定患者分辨两点距离的能力。

3.腹部

患者腹部和膀胱区外形和膀胱区是否正常,触诊有无局部压痛、反跳痛,双侧感觉是否存在,是否对称,记录感觉变化的部位。腹壁反射、提睾反射是否存在和对称。两便失禁是否引起压疮。留置尿道者,观察尿道口有无脓性分泌物,尿液的性质。叩诊膀胱区,判断有无尿潴留。肠鸣音是否减弱或消失。

4.四肢

患者四肢外形,有无畸形,四肢肌力和肌张力。触诊患者的肌力和肌张力,肌张力增高或降低,肌张力异常的形式。感觉障碍的部位和性质,病理反射阳性。评估患者四肢腱反射的强弱。病理反射是否阳性。

根据肌力的情况,一般均将肌力分为以下0~5级,共6个级别。

0级:完全瘫痪,测不到肌肉收缩。

1级:仅测到肌肉收缩,但不能产生动作。

2级:肢体能在床上平行移动,但不能抵抗自身重力,即不能抬离床面。

3级:肢体可以克服地心吸收力,能抬离床面,但不能抵抗阻力。

4级:肢体能做对抗外界阻力的运动,但不完全。

5级:肌力正常。

(三)心理-社会评估

主要了解患者患病后的情绪反应,及其学习、工作与家庭生活等情况,家庭成员的支持程度,家庭经济能力和社会支持资源。

(四)辅助检查结果评估

(1)实验室检查急性期血常规可见白细胞计数升高,脑脊液白细胞增多,蛋白含量明显增高。

(2)磁共振检查(MRI):MRI检查可在早期明确脊髓病变的性质、范围、程度。早期,脊髓病变段呈弥漫肿胀、增粗。后期,脊髓不再肿胀,少部分患者出现脊髓萎缩。

(五)常用药物治疗效果的评估

严格按医嘱用药,严禁骤然停药,否则会引发病情加重。急性期大剂量应用糖皮质激素,注意观察患者症状是否改善及其不良反应。长期大量应用糖皮质激素可引起物质代谢和水盐代谢紊乱,出现类肾上腺皮质功能亢进综合征,如水肿、低血钾、高血压、糖尿病、皮肤变薄、满月脸、水牛背、向心性肥胖、多毛、痤疮、肌无力和肌萎缩等症状,一般不需格外治疗,停药后可自行消退。骨质疏松及椎骨压迫性骨折是各种年龄患者应用糖皮质激素治疗中严重的合并症。

三、主要护理诊断/问题

(一)躯体移动障碍

躯体移动障碍与脊髓病变有关。

(二)低效性呼吸型态

低效性呼吸型态与呼吸肌麻痹有关。

(三)尿潴留

尿潴留与膀胱自主神经功能障碍有关。

（四）生活自理缺陷

生活自理缺陷与肢体瘫痪有关。

（五）潜在并发症

压疮、坠积性肺炎、尿路感染。

四、护理措施

（一）病情观察

监测生命体征,应严密观察有无呼吸困难、心率加快、血压升高、体温升高,有无发绀、吞咽及言语障碍等。定期监测血生化指标。判断瘫痪和感觉平面有无上升,疾病有无进展或加重。

（二）一般护理

1.休息与活动

急性期特别是并发有心肌炎时应卧床休息。如有呼吸肌麻痹应取平卧位,头偏向一侧。恢复期可适当活动与休息相结合,但避免过度劳累。

2.吸氧

给予低流量吸氧。如出现呼吸无力、呼吸困难应及时通知医师,必要时给予气管插管或气管切开、呼吸机辅助呼吸。

（三）合理饮食

保证机体足够的营养,进食高蛋白、高热量、高维生素、易消化、含钾丰富(如橘子、香蕉等)的食物。吞咽困难进食呛咳者,应给予鼻饲,切勿勉强进食,以免引起吸入性肺炎及窒息。口腔护理一天两次,根据患者的情况选择合适的漱口液,可以自理的患者尽量鼓励患者自己洗漱。

（四）皮肤护理

大小便失禁、腹泻、发热、出汗、自主神经功能紊乱等都会使皮肤处于潮湿环境中,发生压疮的危险会增加,必须加强皮肤护理。对骨突或受压部位,如脚踝、足跟、骶尾部等部位常检查,加强营养;使用一些护理用品和用具,如给予气垫床、赛肤润、美皮康和海绵垫等;每2小时翻身、拍背1次。输液以健侧、上肢为原则,输液前认真观察准备输液肢体一侧的皮肤情况,输液后随时观察输液肢体局部及皮肤情况,以免液体外渗造成皮肤红肿;给予洗漱、浸泡时水温勿过热以免造成烫伤,冰袋降温时间勿过长引起冻伤。

（五）康复训练

在脊髓受损初期,就应与康复师根据患者情况制订康复计划,保持各关节的正常功能位,每次翻身后将肢体位置摆放正确,做关节的被动或主动运动。给予日常生活活动训练,使患者能自行穿脱衣服、进食、盥洗、大小便、淋浴及开关门窗、电灯、水龙头等,增进患者的自我照顾能力。

（六）排泄异常的护理

1.尿失禁患者

护理人员要根据给患者输液或饮水的时间,给予排便用品,协助其排便,同时在患者小腹部加压,增加膀胱内压,锻炼恢复自主排尿功能。

2.尿潴留患者

应给予留置导尿,根据入量(输液、饮水)时间,适时、规律地夹闭、开放尿管,以维持膀胱充盈、收缩功能;同时在排放尿液时可采用一些方法刺激诱导膀胱收缩,如轻敲患者下腹部、听流水声和热敷膀胱区。对留置导尿管的患者:应每天消毒尿道口,观察尿液的色、量是否正常,是否有沉淀,尿道口有无分泌物;当尿常规化验有感染时,可根据医嘱给予膀胱冲洗,再留取化验至正常,注意操作时保持无菌规范;患者病情允许的情况下,尽早拔除尿管。

3.大便秘结的患者

应保持适当的高纤维饮食与水分的摄取。餐后胃肠蠕动增强,当患者有便意感时,指导并协助患者增加腹压来引发排便。每天固定时间进行排便训练,养成排便规律。必要时肛门塞入开塞露,无效时可给予不保留灌肠。

4.大便失禁的患者

选择易消化、吸收的高营养、低排泄的要素饮食,同时指导患者练习腹肌加压与肛门括约肌收缩,掌握进食后的排便时间规律,协助放置排便用品(便盆、尿垫);随时清洁排便后肛门周围皮肤。

(七)心理护理

患者均为突然发病且伴有肢体瘫痪、排泄异常等,严重影响其正常生活,加之对疾病知识、治疗效果不了解容易产生恐惧感。而且本病病程较长,患者可出现不同程度的情绪低落,对治疗和康复缺乏信心,护理人员应及时向患者介绍疾病相关知识,动员和指导家人和朋友在各个方面关心、支持、帮助患者,减轻其思想负担,去除紧张情绪,鼓励患者表达自己的感受,倾听患者的诉说。帮助患者做肢体活动,给予精神上的鼓励及生活支持,树立战胜疾病的信心。

(八)健康教育

(1)瘫痪肢体应早期作被动运动、按摩,以改善血液循环,促进瘫痪肢体的恢复。保持肢体的功能位置,预防足下垂及畸形。同时可配合物理治疗、针灸治疗。

(2)训练患者正确的咳嗽、咳痰方法,变换体位方法。

(3)提出治疗与护理的配合及要求,包括休息与活动、饮食、皮质类固醇激素的应用及其注意事项。

(4)增加营养,增强体质,预防感冒。

(5)带尿管出院者,应指导留置尿管的护理及膀胱功能的训练。

(6)长期卧床者,应每2小时翻身、拍背1次,预防压疮及坠积性肺炎。

(7)出现生命体征改变、肢体感觉障碍、潜在并发症及时就诊。

五、护理效果评估

(1)患者自觉症状(肌力增强、感觉障碍减退)逐渐好转,生活基本自理。

(2)患者大小便失禁,逐渐控制。

(3)患者无尿路感染。

(4)患者皮肤完好,无压疮。

(5)患者大小便潴留逐渐解除,大小便通畅。

(刘书峰)

第二节　三叉神经痛

三叉神经痛是指三叉神经分布范围内反复发作短暂性剧烈疼痛,分为原发性及继发性两种。前者病因未明,可能是某些致病因素使三叉神经脱髓鞘而产生异位冲动或伪突触传递,近年来由于显微血管减压术的开展,多数认为主要原因是邻近血管压迫三叉神经根所致。继发性三叉神经痛常见原因有鼻咽癌颅底转移、中颅窝脑膜瘤、听神经瘤、半月节肿瘤、动脉瘤压迫、颅底骨折、脑膜炎、颅底蛛网膜炎、三叉神经节带状疱疹病毒感染等。

一、病因和发病机制

近年来由于显微血管减压术的开展,认为三叉神经痛的病因是邻近血管压迫了三叉神经根所致。绝大部分为小脑上动脉从三叉神经根的上方或内上方压迫了神经根,少数为小脑前下动脉从三叉神经根的下方压迫了神经根。血管对神经的压迫,使神经纤维挤压在一起,逐渐使其发生脱髓鞘改变,从而引起相邻纤维之间的短路现象,轻微的刺激即可形成一系列的冲动通过短路传入中枢,引起一阵阵剧烈的疼痛。

二、临床表现

多发生于 40 岁以上,女略多于男,多为单侧发病。突发闪电样、刀割样、钻顶样、烧灼样剧痛,严格限三叉神经感觉支配区内,伴有面部抽搐,又称"痛性抽搐",每次发作持续数秒钟至1～2 分钟即骤然停止,间歇期无任何疼痛。在疲劳或紧张时发作较频。

三、治疗原则

三叉神经痛,无论原发性或继发性,在未明确病因或难以查出病因的情况下均可用药物治疗或封闭治疗,以缓解症状,倘若一旦确诊病因,应针对病因治疗,除非因高龄、身患严重疾病等因素难以接受者或病因去除治疗后仍疼痛发作,可继续采用药物治疗或封闭疗法。若服药不良反应大者亦可先选择封闭疗法。

四、治疗

(一)药物治疗

三叉神经痛的药物治疗,主要用于患者发病初期或症状较轻者。经过一段时间的药物治疗,部分患者可达到完全治愈或症状得到缓解,表现在发作程度减轻、发作次数减少。

目前应用最广泛的、最有效的药物是抗癫痫药。在用药方面应根据患者的具体情况进行具体分析,各药可单独使用,亦可互相联合应用。在采用药物治疗过程中,应特别注意各种药物不良反应,联合应用。在采用药物治疗过程中,应特别注意各种药物不良反应,进行必要的检测,以免发生不良反应。

1.痛痉宁

痛痉宁亦称卡马西平、痛可宁等。该药对三叉神经脊束核及丘脑中央内侧核部位的突触传导有明显的抑制作用。用药达到有效治疗量后多数患者于 24 小时内发作性疼痛即消失或明显减轻,文献报道,卡马西平可使 70％以上的患者完全止痛,20％患者疼痛缓解,此药需长期服用才能维持疗效,多数停药后疼痛再现。不少患者服药后疗效有时会逐渐下降,需加大剂量。此药不能根治三叉神经痛,复发者再次服用仍有效。

用法与用量:口服开始时一次 0.1～0.2 g,每天 1～2 次,然后逐天增加 0.1 g。每天最大剂量不超过1.6 g,取得疗效后,可逐天逐次地减量,维持在最小有效量。如最大剂量应用 2 周后疼痛仍不消失或减轻时,则应停止服用,改用其他药物或治疗方法。

不良反应有眩晕、嗜睡、步态不稳、恶心,数天后消失,偶有白细胞计数减少、皮疹,可停药。

2.苯妥英钠

苯妥英钠为一种抗癫痫药,在未开始应用卡马西平之前,该药曾被认为是治疗三叉神经痛的首选药物,本药疗效不如卡马西平,止痛效果不完全,长期使用止痛效果减弱,因此,目前已列为第二位选用药物。

本品主要通过增高周围神经对电刺激的兴奋阈值及抑制脑干三叉神经脊髓束的突触间传导而起作用。其疗效仅次于卡马西平,文献报道有效率为 88％～96％,但需长期用药,停药后易复发。

用法与用量:成人开始时每次 0.1 g,每天 3 次口服。如用药后疼痛不见缓解,可加大剂量到每天0.2 g,每天 3 次,但最大剂量不超过 0.8 g/d。取得疗效后再逐渐递减剂量,以最小量维持。肌内注射或静脉注射:一次 0.125～0.250 g,每天总量不超过 0.5 g。临用时用等渗盐水溶解后方可使用。

不良反应为长期服用该药或剂量过大,可出现头痛、头晕、嗜睡、共济失调,以及神经性震颤等。一般减量或停药后可自行恢复。本品对胃有刺激性,易引起厌食、恶心、呕吐及上腹痛等症状。饭后服用可减轻上述症状。长期服用可出现黏膜溃疡,多见于口腔及生殖器,并可引起牙龈增生,同时服用钙盐及抗过敏药可减轻。苯妥英钠并可引起白细胞计数减少、视力减退等症状。大剂量静脉注射,可引起心肌收缩力减弱、血管扩张、血压下降,严重时可引起心脏传导阻滞,心脏骤停。

3.氯硝西泮

本品为抗癫痫药物,对三叉神经痛也有一定疗效。服药 4～12 天,血浆药浓度达到稳定水平,为30～60 μg/mL。口服氯硝基安定后,30～60 分钟作用逐渐明显,维持 6～8 小时,一般在最初 2 周内可达最大效应,其效果次于卡马西平和苯妥英钠。

用法与用量:氯硝西泮药效强,开始 1 mg/d,分 3 次服,即可产生治疗效果。而后每 3 天调整药量 0.5～1.0 mg,直至达到满意的治疗效果,至维持剂量为 3～12 mg/d。最大剂量为20 mg/d。

不良反应有嗜睡、行为障碍、共济失调、眩晕、言语不清、肌张力低下等,对肝肾功能也有一定的损害,有明显肝脏疾病的禁用。

4.山莨菪碱

山莨菪碱为从我国特产茄科植物山莨菪中提取的一种生物碱,其作用与阿托品相似,可使平滑肌松弛,解除血管痉挛(尤其是微血管),同时具有镇痛作用。本药对治疗三叉神经痛有一定疗效,近期效果满意,据文献报道有效率为76.1％～78.4％,止痛时间一般为 2～6 个月,个别达5 年之久。

用法与用量：①口服每次 5～10 mg，每天 3 次，或每次 20～30 mg，每天 1 次。②肌内注射每次 10 mg，每天 2～3 次，待疼痛减轻或疼痛发作次数减少后改为每次 10 mg，每天一次。

不良反应有口干、面红、轻度扩瞳、排尿困难、视近物模糊及心率增快等反应。以上反应多在 1～3 小时内消失，长期用药不会蓄积中毒。有青光眼和心脏病患者忌用。

5.巴氯芬

巴氯芬化学名［β-(P-氯茶基)γ-氨基丁酸］是抑制性神经递质 γ 氨基丁酸的类似物，临床实验研究表明本品能缓解三叉神经痛。

用法：巴氯芬开始每次 10 mg，每天 3 次，隔天增加每天 10 mg，直到治疗的第 2 周结束时，将用量递增至每天 60～80 mg。

每天平均维持量：单用者为 50～60 mg，与卡马西平或苯妥英钠合用者为 30～40 mg。文献报道，治疗三叉神经痛的近期疗效，巴氯芬与卡马西平几乎相同，但远期疗效不如卡马西平，巴氯芬与卡马西平或苯妥英钠均具有协同作用，且比卡马西平更安全，这一特点使巴氯芬在治疗三叉神经痛方面颇受欢迎。

6.麻黄碱

本品可以兴奋脑啡肽系统，因而具有镇痛作用，其镇痛程度为吗啡的 1/12～1/7。

用法：每次 30 mg，肌内注射，每天 2 次。甲状腺功能亢进、高血压、动脉硬化、心绞痛等患者禁用。

7.硫酸镁

本品在眶上孔或眶下孔注射可治疗三叉神经痛。

8.维生素 B_{12}

文献报道，用大剂量维生素 B_{12}，对治疗三叉神经痛确有较好疗效。

方法：维生素 B_{12} 4 000 μg 加维生素 B_1 200 mg 加 2% 普鲁卡因 4 mL 对准扳机点作深浅上下左右四点式注药，对放射的始端做深层肌下进药，放射的终点做浅层四点式进药，药量可根据疼痛轻重适量进入。但由于药物作用扳机点可能变位，治疗时可酌情根据变位更换进药部位。

9.哌咪清（匹莫齐特）

文献报道，用其他药物治疗无效的顽固性三叉神经痛患者本品有效，且其疗效明显优于卡马西平。开始剂量为每天 4 mg，逐渐增加至每天 12～14 mg，分 2 次服用。不良反应以锥体外系反应较常见，亦可有口干、无力、失眠等。

10.维生素 B_1

在神经组织蛋白合成过程中起辅酶作用，参与胆碱代谢，其止痛效果差，只能作为辅助药物。用法与用量：①肌内注射 1 mg/d，每天 1 次，10 天后改为 2～3 次/周，持续 3 周为 1 个疗程。②三叉神经分支注射：根据疼痛部位可做眶上神经、眶下神经、上颌神经和下颌神经注射。剂量为每次 500～1 000 μg，每周 2～3 次。③穴位注射：每次 25～100 μg，每周 2～3 次。常用颊车、下关、四白及阿是穴等。

11.激素

原发性三叉神经痛和继发性三叉神经痛的病例，其病理改变在光镜和电镜下都表现为三叉神经后根有脱髓鞘改变。在临床治疗中发现，许多用卡马西平、苯妥英钠等治疗无效的患者，改用强的松、地塞米松等治疗有效。这种激素治疗的原理与治疗脱髓鞘疾病相同，利用激素的免疫抑制作用达到治疗三叉神经痛的目的。由于各学者报告的病例少，只是对一部分卡马西平、苯妥英钠治疗无效者应用有效,其长期效果和机理有待进一步观察。剂量与用量:①强的松(泼尼松、去氧可的松),每次 5 mg,每天 3 次。②地塞米松(氟美松),每次 0.75 mg,每天 3 次。注射剂每支5 mg,每次 5 mg,每天一次,肌内或静脉注射。

(二)神经封闭法

神经封闭法主要包括三叉神经半月节及其周围支酒精封闭术和半月节射频热凝法,其原理是通过酒精的化学作用或热凝的物理作用于三叉神经纤维,使其发生坏变,从而阻断神经传导达到止痛目的。

1.三叉神经酒精封闭法

封闭用酒精一般在浓度80%左右(因封闭前注入局麻,故常用98%浓度)。

(1)眶上神经封闭:适用于三叉神经第1支痛。方法为患者取坐或卧位,位于眶上缘中内1/3交界处触及切迹,皮肤消毒及局麻后,用短细针头自切迹刺入皮肤直达骨面,找到骨孔后刺入,待患者出现放射痛时,先注入2%利多卡因 0.5~1 mL,待眶上神经分布区针感消失,再缓慢注入酒精 0.5 mL 左右。

(2)眶下神经封闭:在眶下孔封闭三叉神经上颌支的眶下神经。适用于三叉神经第2支痛(主要疼痛局限在鼻旁、下眼睑、上唇等部位)。方法为患者取坐或卧位,位于距眶下缘约 1 cm,距鼻中线 3 cm,触及眶下孔,该孔走向与矢状面成 40°~45°角,长约 1 cm,故穿刺时针头由眶下孔做 40°~45°角向外上、后进针,深度不超过 1 cm,患者出现放射痛时,以下操作同眶上神经封闭。

(3)后上齿槽神经封闭:在上颌结节的后上齿槽孔处进行。适用于三叉神经第二支痛(痛区局限在上白齿及其外侧黏膜者)。方法为患者取坐或卧位,头转向健侧,穿刺点在颧弓下缘与齿槽嵴成角处,即相当于过眼眶外缘的垂线与颧骨下缘相交点,局部消毒后,先用左手指将附近皮肤向下前方拉紧,继之以4~5 cm长穿刺针自穿刺点稍向后上方刺入直达齿槽嵴的后侧骨面,然后紧贴骨面缓慢深入 2 cm 左右,即达后上齿槽孔处,先注入2%利多卡因,后再注入酒精。

(4)颏神经封闭:在下颌骨的颏孔处进行,适用于三叉神经第三支痛(主要局限在颏部、下唇)。方法为在下颌骨上、下缘间之中点相当于咬肌前缘和颏正中线之间中点找到颏孔,然后自后上方并与皮肤成45°角向前下进针刺入骨面,插入颏孔,以下操作同眶上神经封闭。

(5)上颌神经封闭:用于三叉神经第二支痛(痛区广泛及眶下神经封闭失效者)。上颌神经主干自圆孔穿出颅腔至翼腭窝。方法常用侧入法:穿刺点位于眼眶外缘至耳道间连线中点下方,穿刺针自该点垂直刺入深约 4 cm,触及翼突板,继之退针 2 cm 左右稍改向前方15°角重新刺入,滑过翼板前缘,再深入 0.5 cm 即入翼腭窝内,患者有放射痛时,回抽无血后,先注入 2%利多卡因,待上颌部感觉麻后,注入酒精 1 mL。

(6)下颌神经封闭:用于三叉神经第 3 支痛(痛区广泛及眶下神经封闭失效者)。下颌神经主干自卵圆孔穿出。方法常用侧入法,穿刺点同上颌神经穿刺点,垂直进针达翼突板后,退针 2 cm再改向上后方15°角进针,患者出现放射痛后,注药同上颌神经封闭。

(7)半月神经节封闭:用于三叉神经 2、3 支痛或 1、2、3 支痛。常用前入法:穿刺点在口角上方及外侧约 3 cm 处,自该点进针,方向后、上、内即正面看应对准向前直视的瞳孔,从侧面看朝颧弓中点,约进针 5 cm 处达颅底触及试探,当刺入卵圆孔时,患者即出现放射痛(下颌区),则再推进 0.5 cm,上颌部亦出现剧痛即确入半月节内。回抽无血、无脑脊液,先注入 2%利多卡因0.5 mL同侧面部麻木后,再缓慢注入酒精 0.5 mL。

以上酒精封闭法的治疗效果差异较大,短者数月,长者可达数年。复发者可重复封闭,但难以根治。

2.三叉神经半月节射频热凝法

该法首先由 Sweat(1974)提出,它通过穿刺半月节插入电极后用电刺激确定电极位置,从而有选择地用射频温控定量灶性破坏法,达到止痛目的。

(1)半月节穿刺:同半月节封闭术。

(2)电刺激:穿入成功后,插入电极通入 0.2～0.3 V,用 50～75 w/s 的方波电流,这时患者感觉有刺激区的蚁行感。

(3)射频温探破坏:电刺激准确定位后,打开射频发生器,产生射频电场,此时为进一步了解电极位置,可将温度控制在 42～44 ℃,这种电流可造成可逆性损伤并刺激产生疼痛,一旦电极位置无误,则可将温度增高,每次 5 ℃,增高至 60～80 ℃,每次 30～60 秒,在破坏第 1 支时,则稍缓慢加热并检查角膜反射。此方法有效率为 85% 左右,但仍复发而不能根治。

3.三叉神经痛的 γ 刀放射疗法

1991 年,有学者利用 MRI 定位像输入 HP-9000 计算机,使用 Gamma plan 进行定位和定量计算,选择三叉神经感觉根进脑干区为靶点照射,达到缓解症状目的,其疗效尚不明确。

五、护理

(一)护理评估

1.健康史评估

(1)原发性三叉神经痛是一种病因尚不明确的疾病。但三叉神经痛可继发于脑桥、小脑脚占位病变压迫三叉神经,以及多发硬化等所致。因此,应询问患者是否患有多发硬化,检查有无占位性病变,每次面部疼痛有无诱因。

(2)评估患者年龄。此病多发生于中老年人。40 岁以上起病者占 70%～80%,女略多于男比例为 3:1。

2.临床观察与评估

(1)评估疼痛的部位、性质、程度、时间。通常疼痛无预兆,大多数人单侧,开始和停止都很突然,间歇期可完全正常。发作表现为电击样、针刺样、刀割样或撕裂样的剧烈疼痛,每次数秒至2 分钟。疼痛以面颊、上下颌及舌部最为明显;口角、鼻翼、颊部和舌部为敏感区。轻触即可诱发,称为扳机点;当碰及触发点如洗脸、刷牙时疼痛发作。或当因咀嚼、呵欠和讲话等引起疼痛。以致患者不敢做这些动作。表现为面色憔悴、精神抑郁和情绪低落。

(2)严重者伴有面部肌肉的反复性抽搐、口角牵向患侧,称为痛性抽搐。并可伴有面部发红、皮温增高、结膜充血和流泪等。严重者可昼夜发作,夜不成眠或睡后痛醒。

(3)病程可呈周期性。每次发作期可为数天、数周或数月不等;缓解期亦可数天至数年不等。病程愈长,发作愈频繁愈重。神经系统检查一般无阳性体征。

(4)心理评估。使用焦虑量表评估患者的焦虑程度。

(二)患者问题

1.疼痛

主要由于三叉神经受损引起面颊、上下颌及舌疼痛。

2.焦虑

焦虑与疼痛反复、频繁发作有关。

(三)护理目标

(1)患者自感疼痛减轻或缓解。

(2)患者述舒适感增加,焦虑症状减轻。

(四)护理措施

1.治疗护理

(1)药物治疗:原发性三叉神经痛首选卡马西平治疗。其不良反应为头晕、嗜睡、口干、恶心、皮疹、再生障碍性贫血、肝功能损害、智力和体力衰弱等。护理者必须注意观察,每1~2个月复查肝功和血常规。偶有皮疹、肝功能损害和白细胞计数减少,需停药;也可按医师建议单独或联合使用苯妥英钠、氯硝西泮、巴氯芬、野木瓜等治疗。

(2)封闭治疗:三叉神经封闭是注射药物于三叉神经分支或三叉神经半月节上,阻断其传导,导致面部感觉丧失,获得一段时间的止痛效果。注射药物有无水乙醇、甘油等。封闭术的止痛效果往往不够满意,远期疗效较差,还有可能引起角膜溃疡、失明、颅神经损害、动脉损伤等并发症。且对三叉神经第一支疼痛不适用。但对全身状况差不能耐受手术的患者、鉴别诊断,以及为手术创造条件的过渡性治疗仍有一定的价值。

(3)经皮选择性半月神经节射频电凝治疗:在 X 线监视下或经 CT 导向将射频电极针经皮插入半月神经节,通电加热至 65~75 ℃维持 1 分钟,可选择性地破坏节后无髓鞘的传导痛温觉的 Aβ 和 C 细纤维,保留有髓鞘的传导触觉的 Aα 和粗纤维,疗效可达 90% 以上,但有面部感觉异常、角膜炎、咀嚼无力、复视和带状疱疹等并发症。长期随访复发率为 21%~28%,但重复应用仍有效。本方法尤其适用于年老体弱不适合手术治疗的患者、手术治疗后复发者,以及不愿意接受手术治疗的患者。

射频电凝治疗后并发症的观察护理:观察患者的恶心、呕吐反应,随时处理污物,遵医嘱补液补钾;询问患者有无局部皮肤感觉减退,观察其是否有同侧角膜反射迟钝、咀嚼无力、面部异样不适感觉。并注意给患者进餐软食,洗脸水温要适宜。如有术中穿刺方向偏内、偏深误伤视神经引起视力减退、复视等并发症,应积极遵医嘱给予治疗并防止患者活动摔伤、碰伤。

(4)外科治疗如下。①三叉神经周围支切除及抽除术:两者手术较简单,因神经再生而容易复发,故有效时间短,目前较少采用,仅限于第一支疼痛者姑息使用。②三叉神经感觉根切断术:经枕下入路三叉神经感觉根切断术,三叉神经痛均适用此种入路,手术操作较复杂,危险性大,术后反应较多,但常可发现病因,可很好保护运动根及保留部分面部和角膜触觉,复发率低,至今仍广泛使用。③三叉神经脊束切断术:此手术危险性太大,术后并发症严重,现很少采用。④微血管减压术:已知有 85%~96% 的三叉神经痛患者是由于三叉神经根存在血管压迫所致,用手术方法将压迫神经的血管从三叉神经根部移开,疼痛则会消失,这就是微血管减压术,因为微血管减压术是针对三叉神经痛的主要病因进行治疗,去除血管对神经的压迫后,约 90% 的患者疼痛可以完全消失,面部感觉完全保留,而达到根治的目的,微血管减压术可以保留三叉神经功能,运用显微外科技术进行手术,减小了手术创伤,很少遗留永久性神经功能障碍,术中手术探查可以发现引起三叉神经痛的少见病因,如影像学未发现的小肿瘤、蛛网膜增厚及粘连等,因而成为原发性三叉神经痛的首选手术治疗方法。

三叉神经微血管减压术的手术适应证:正规药物治疗一段时间后,药物效果不明显或疗效明显减退的患者;药物过敏或严重不良反应不能耐受;疼痛严重,影响工作、生活和休息者。

微血管减压术治疗三叉神经痛的临床有效率为 90%～98%,影响其疗效的因素很多,其中压迫血管的类型、神经受压的程度及减压方式的不同对其临床治疗和预后的判断有着重要的意义。微血管减压术治疗三叉神经痛也存在 5%～10% 的复发率,不同术者和手术方法的不同差异很大。研究表明,患者的性别、年龄、疼痛的支数、疼痛部位、病程、近期疗效及压迫血管的类型可能与复发存在一定的联系。导致三叉神经痛术后复发的主要原因:①病程>8 年;②静脉为压迫因素;③术后无即刻症状消失者。三叉神经痛复发最多见于术后 2 年内,2 年后复发率明显降低。

2.心理支持

由于本病为突然发作的反复的阵发性剧痛,易出现精神抑郁和情绪低落等表现,护士应关心、理解、休谅患者,帮助其减轻心理压力,增强战胜疾病的信心。

3.健康教育

指导患者生活有规律,合理休息、娱乐;鼓励患者运用指导式想象、听音乐、阅读报刊等分散注意力,消除紧张情绪。

(刘书峰)

第三节　面　神　经　炎

面神经炎又称 Bell 麻痹,系面神经在茎乳孔以上面神经管内段的急性非化脓性炎症。

一、病因

病因不明,一般认为面部受冷风吹袭、病毒感染、自主神经功能紊乱造成面神经的营养微血管痉挛,引起局部组织缺血、缺氧所致。近年来也有认为可能是一种免疫反应。膝状神经节综合征则系带状疱疹病毒感染,使膝状神经节及面神经发生炎症所致。

二、临床表现

无年龄和性别差异,多为单侧,偶见双侧,多为吉兰-巴雷综合征。发病与季节无关,通常急性起病,数小时至 3 天达到高峰。病前 1～3 天患侧乳突区可有疼痛。同侧额纹消失,眼裂增大,闭眼时,眼睑闭合不全,眼球向外上方转动并露出白色巩膜,称 Bell 现象。病侧鼻唇沟变浅,口角下垂。不能做噘嘴和吹口哨动作,鼓腮时病侧口角漏气,食物常滞留于齿颊之间。

若病变波及鼓索神经,尚可有同侧舌前 2/3 味觉减退或消失。镫骨肌支以上部位受累时,出现同侧听觉过敏。膝状神经节受累时除面瘫、味觉障碍和听觉过敏外,还有同侧唾液、泪腺分泌障碍,耳内或耳后疼痛,外耳道及耳郭部位带状疱疹,称膝状神经节综合征。一般预后良好,通常于起病 1～2 周后开始恢复,2～3 个月内痊愈。发病时伴有乳突疼痛、老年、患有糖尿病和动脉硬化者预后差。可遗有面肌痉挛或面肌抽搐。可根据肌电图检查及面神经传导功能测定判断面神经受损的程度和预后。

三、诊断与鉴别诊断

根据急性起病的周围性面瘫即可诊断。但需与以下疾病鉴别。

(1)吉兰-巴雷综合征:可有周围面瘫,多为双侧性,并伴有对称性肢体瘫痪和脑脊液蛋白-细胞分离。

(2)中耳炎迷路炎乳突炎等并发的耳源性面神经麻痹,以及腮腺炎肿瘤下颌化脓性淋巴结炎等所致者多有原发病的特殊症状及病史。

(3)颅后窝肿瘤或脑膜炎引起的周围性面瘫:起病较慢,且有原发病及其他脑神经受损表现。

四、治疗

(一)急性期治疗

以改善局部血液循环,消除面神经的炎症和水肿为主。如系带状疱疹所致的亨特综合征,可口服阿昔洛韦 5 mg/(kg·d),每天 3 次,连服 7~10 天。①皮质类固醇激素:泼尼松(20~30 mg)每天 1 次,口服,连续 7~10 天。②改善微循环,减轻水肿:706 代血浆(羟乙基淀粉)或右旋糖酐-40250~500 mL,静脉滴注每天 1 次,连续 7~10 天,亦可加用脱水利尿药。③神经营养代谢药物的应用:维生素 B_1 50~100 mg,维生素 B_{12} 500 μg,胞磷胆碱 250 mg,辅酶 Q_{10} 5~10 mg 等,肌内注射,每天 1 次。④理疗:茎乳孔附近超短波透热疗法,红外线照射。

(二)恢复期治疗

以促进神经功能恢复为主。①口服维生素 B_1、维生素 B_{12} 各 1 至 2 片,每天 3 次;地巴唑 10~20 mg,每天 3 次。亦可用加兰他敏 2.5~5 mg,肌内注射,每天 1 次。②中药,针灸,理疗。③采用眼罩,滴眼药水,涂眼药膏等方法保护暴露的角膜。④病后 2 年仍不恢复者,可考虑行神经移植治疗。

五、护理

(一)一般护理

(1)病后两周内应注意休息,减少外出。

(2)本病一般预后良好,约 80% 患者可在 3~6 周内痊愈,因此应向患者说明病情,使其积极配合治疗,解除心理压力,尤其年轻患者,应保持健康心态。

(3)给予易消化、高热能的半流饮食,保证机体足够营养代谢,增加身体抵抗力。

(二)观察要点

面神经炎是神经科常见病之一,在护理观察中主要注意以下两方面的鉴别。

1.分清面瘫属中枢性还是周围性瘫痪

中枢性面瘫系由对侧皮质延髓束受损引起的,故只产生对侧下部面肌瘫痪,表现为鼻唇沟浅、口角下坠、露齿、鼓腮、吹口哨时出现肌肉瘫痪,而皱额、闭眼仍正常或稍差。哭笑等情感运动时,面肌仍能收缩。周围性面瘫所有表情肌均瘫痪,不论随意或情感活动,肌肉均无收缩。

2.正确判断患病一侧

面肌挛缩时病侧鼻唇沟加深,眼裂缩小,易误认健侧为病侧。如让患者露齿时可见挛缩侧面肌不收缩,而健侧面肌收缩正常。

(三)保护暴露的角膜及防止结膜炎

由于患者不能闭眼,因此必须注意眼的清洁卫生。①外出必须戴眼罩,避免尘沙进入眼内。②每天抗生素眼药水滴眼,入睡前用眼药膏,以防止角膜炎或暴露性角结膜炎。③擦拭眼泪的正确方法是向上,以防止加重外翻。④注意用眼卫生,养成良好习惯,不能用脏手、脏手帕擦泪。

(四)保持口腔清洁防止牙周炎

由于患侧面肌瘫痪,进食时食物残渣常停留于患侧颊齿间,故应注意口腔卫生。①经常漱口,必要时使用消毒漱口液;②正确使用刷牙方法,应采用"短横法或竖转动法"两种方法,以去除菌斑及食物残片;③牙齿的邻面与间隙容易堆积菌斑而发生牙周炎,可用牙线紧贴牙齿颈部,然后在邻面做上下移动,每个牙齿 4～6 次,直至刮净;④牙龈乳头萎缩和齿间空隙大的情况下可用牙签沿着牙龈的形态线平行插入,不宜垂直插入,以免影响美观和功能。

(五)家庭护理

1.注意面部保暖

夏天避免在窗下睡觉,冬天迎风乘车要戴口罩,在野外作业时注意面部及耳后的保护。耳后及病侧面部给予温热敷。

2.平时加强身体锻炼

增强抗风寒侵袭的能力,积极治疗其他炎性疾病。

3.瘫痪面肌锻炼

因面肌瘫痪后常松弛无力,患者自己可对着镜用手掌贴于瘫痪的面肌上做环形按摩,每天3～4次,每次 15 分钟,以促进血液循环,并可减轻患者面肌受健侧的过度牵拉。当神经功能开始恢复时,鼓励患者练习病侧的各单个面肌的随意运动,以促进瘫痪肌的早日康复。

(刘书峰)

第四节　脊　髓　炎

一、概述

脊髓炎系指由于感染或毒素侵及脊髓所致的疾病,更因其在脊髓的病变常为横贯性者,故亦称横贯性脊髓炎。

二、病因

脊髓炎不是一个独立的疾病,它可由许多不同的病因所引起,主要包括感染与毒素两类。

(一)感染

感染是引致脊髓炎的主要原因之一。可以是原发的,亦可以为继发的。原发性者最为多见,即指由于病毒所引致的急性脊髓炎而言。继发性者为起病于急性传染病,如麻疹、猩红热、白喉、流行性感冒、丹毒、水痘、肺炎、心内膜炎、淋病与百日咳等病的病程中,疫苗接种后或泌尿系统慢性感染性疾病时。

（二）毒素

无论外源毒素或内源毒素，当作用于脊髓时均可引致脊髓炎。较为常见可能引起脊髓炎的外源毒素有下列几种：一氧化碳中毒、二氧化碳中毒、脊髓麻醉与蛛网膜下腔注射药物等。脊髓炎亦偶可发生妊娠或产后期。

三、病理

脊髓炎的病理改变，主要在脊髓本身。

（一）急性期

脊髓肿胀、充血、发软、灰质与白质界限不清。镜检则可见细胞浸润，小量出血，神经胶质增生，血管壁增厚，神经细胞和纤维变性改变。

（二）慢性期

脊髓萎缩、苍白、发硬，镜检则可见神经细胞和纤维消失，神经胶质纤维增生。

四、临床表现

病毒所致的急性脊髓炎多见于青壮年，散在发病。起病较急，一般多有轻度前驱症状，如低热、全身不适或上呼吸道感染的症状，脊髓症状急骤发生。可有下肢的麻木与麻刺感，背痛并放射至下肢或围绕躯体的束带状感觉等，一般持续一或二天（罕有持续数小时者），长者可至 1 周，即显现脊髓横贯性损害症状，因脊髓横贯性损害可为完全性者，亦可为不完全性者，同时因脊髓罹患部位的不同，故其症状与体征亦各异，胸节脊髓最易罹患，此盖因胸髓最长与循环功能不全之故，兹依脊髓罹患节段，分别论述其症状与体征如下。

（一）胸髓

胸髓脊髓炎患者的最初症状为下肢肌力弱，可迅速进展而成完全性瘫痪。病之早期，瘫痪为弛缓性者，此时肌张力低下，浅层反射与深层反射消失，病理反射不能引出，是谓脊髓休克，为痉挛性截瘫。与此同时出现膀胱与直肠的麻痹，故初为尿与大便潴留，其后为失禁。因病变的横贯性，故所有感觉束皆受损，因此病变水平下的各种感觉皆减退或消失。感觉障碍的程度，决定于病变的严重度。瘫痪的下肢可出现血管运动障碍，如水肿与少汗或无汗。阴茎异常搏起偶可见到。

由于感觉消失，营养障碍与污染，故压疮常发生于骶部，股骨粗隆，足跟等骨骼隆起处。

（二）颈髓

颈髓脊髓炎患者，弛缓性瘫痪见于上肢，而痉挛性瘫痪见于下肢。感觉障碍在相应的颈髓病变水平下，病变若在高颈髓（颈髓 3、4）则为完全性痉挛性四肢瘫痪且并有膈肌瘫痪，可出现呼吸麻痹，并有高热，可导致死亡。

（三）腰骶髓

严重的腰骶髓脊髓炎呈现下肢的完全性弛缓性瘫痪，明显的膀胱与直肠功能障碍，下肢腱反射消失，其后肌肉萎缩。

五、实验室检查

血液中白细胞数增多，尤以中性多形核者为甚。脑脊髓液压力可正常，除个别急性期脊髓水肿严重者外，一般无椎管阻塞现象。脑脊髓液外观无色透明，白细胞数可增高，主要为淋巴细胞，蛋白质含量增高、糖与氯化物含量正常。

六、诊断与鉴别诊断

确定脊髓炎的部位与病理诊断并不困难,其特点包括起病急骤,有前驱症状,迅即发生的脊髓横贯性损害症状与体征及脑脊髓液的异常等。但欲确定病因则有时不易,详细的病史非常重要,例如起病前不久曾疫苗接种,则其脊髓炎极可能与之有关。

本病需与急性硬脊膜外脓肿,急性多发性神经根神经炎,视神经脊髓炎和脊髓瘤相鉴别。

七、治疗

一切脊髓炎患者在急性期皆应绝对卧床休息。急性期可应用糖皮质激素,如氢化可的松 100~200 mg 或地塞米松 5~10 mg 静脉滴注,1 天 1 次,连续 10 天,以后改为口服强的松,已有并发感染或为预防感染,可选用适当的抗生素,并应加用维生素 B$_1$、B$_{12}$等。

有呼吸困难者应注意呼吸道通畅,勤翻身,定时拍背,务使痰液尽量排出,如痰不能咳出或有分泌物储积,可行气管切开。

必须采取一切措施预防压疮的发生,患者睡衣与被褥必须保持清洁、干燥、柔软、且无任何皱折。骶部应置于裹有白布的橡皮圈上,体位应定时变换,受压部分的皮肤亦应涂擦滑石粉。若压疮已发生,可局部应用氧化锌粉、代马妥或鞣酸软膏。

尿潴留时应使用留置导尿管,每 3~4 小时放尿一次,每天应以 3% 硼酸或 1% 呋喃西林或者 1% 高锰酸钾液,每次 250 mL 冲洗灌注,应停留 0.5 小时再放出,每天冲洗 1~2 次,一有功能恢复迹象时则应取去导尿管,训练患者自动排尿。

便秘时应在食物中增加蔬菜,给予缓泻剂,必要时灌肠。

急性期时应注意避免屈曲性截瘫的发生,以及注意足下垂的预防,急性期后应对瘫痪肢进行按摩、全关节的被动运动与温浴,可改善局部血循环与防止挛缩。急性期后仍为弛缓性瘫痪时,可应用平流电治疗。

八、护理

(一)评估要点

1.一般情况

了解患者起病的方式、缓急;有无接种疫苗、病毒感染史;有无受凉、过劳、外伤等明显的诱因和前驱症状。评估患者的生命体征有无改变,了解对疾病的认识。

2.专科情况

(1)评估患者是否存在呼吸费力、吞咽困难和构音障碍。

(2)评估患者感觉障碍的部位、类型、范围及性质。观察双下肢麻木、无力的范围、持续时间;了解运动障碍的性质、分布、程度及伴发症状。评估运动和感觉障碍的平面是否上升。

(3)评估排尿情况:观察排尿的方式、次数与量,了解膀胱是否膨隆。区分是尿潴留还是充溢性尿失禁。

(4)评估皮肤的情况:有无皮肤破损、发红等。

3.实验室及其他检查

(1)肌电图是否呈失神经改变;下肢体感诱发电位及运动诱发电位是否异常。

(2)脊髓 MRI 是否有典型的改变,即病变部位脊髓增粗。

(二)护理诊断

1.躯体移动障碍

躯体移动障碍与脊髓病变所致截瘫有关。

2.排尿异常

排尿异常与自主神经功能障碍有关。

3.低效性呼吸型态

低效性呼吸型态与高位脊髓病变所致呼吸肌麻痹有关。

4.感知改变

感知改变与脊髓病变、感觉传导通路受损有关。

5.潜在并发症

压疮、肺炎、泌尿系统感染。

(三)护理措施

1.心理护理

双下肢麻木、无力易引起患者情绪紧张,护理人员应给予安慰,向患者及家属讲解疼痛过程。教会患者分散注意力的方法,如听音乐、看书。多与患者进行沟通,树立战胜疾病的信心,提高疗效。

2.病情观察

(1)监测生命体征:如血压偏低、心率慢、呼吸慢、血氧饱和度低、肌张力低,立即报告医师,同时建立静脉通道,每15分钟监测生命体征1次,直至正常。

(2)观察双下肢麻木、无力的范围、持续时间。

(3)监测血常规、脑脊液中淋巴细胞及蛋白、肝功能、肾功能情况,并准确记录。

3.皮肤护理

每1~2小时翻身1次,并观察受压部位皮肤情况。保持皮肤清洁、干燥,床单柔软、平坦、舒适,受压部位皮肤用软枕、海绵垫悬空,防止压疮形成。保持肢体的功能位置,定时活动,防止关节挛缩和畸形,避免屈曲性痉挛的发生。

4.饮食护理

饮食上给予清淡、易消化、营养丰富的食物,新鲜的瓜果和蔬菜,如苹果、梨、香蕉、冬瓜、木耳等,避免辛辣刺激性强和油炸食物。

5.预防并发症

(1)预防压疮,做到"七勤"。如已发生压疮,应积极换药治疗。

(2)做好便秘、尿失禁、尿潴留的护理,防治尿路感染。

(3)注意保暖,避免受凉。经常拍背,帮助排痰,防止坠积性肺炎。

(四)应急措施

如患者出现呼吸费力、呼吸动度减小、呼吸浅慢、发绀、吞咽困难时,即刻给予清理呼吸道,吸氧,建立人工气道,应用简易呼吸器进行人工捏球辅助呼吸,有条件者给予呼吸机辅助呼吸;建立静脉液路,按医嘱给予抢救用药,必要时行气管插管或气管切开。

(五)健康教育

1.入院教育

(1)鼓励患者保持良好的心态,关心、体贴、尊重患者,树立战胜疾病的信心。

(2)告知本病的治疗、护理及预后等相关知识。

(3)病情稳定后及早开始瘫痪肢体的功能锻炼。

2.住院教育

(1)指导患者按医嘱正确服药,告知药物的不良反应与服药注意事项。

(2)给予高热量、高蛋白、高维生素饮食,多吃酸性及纤维素丰富的食物,少食胀气食物。

(3)告知患者及家属膀胱充盈的表现及尿路感染的表现,鼓励多饮水,2 500~3 000 mL/ d,保持会阴部清洁。保持床单位及衣物整洁、干燥。

(4)指导患者早期进行肢体的被动与主动运动。

3.出院指导

(1)坚持肢体的功能锻炼和日常生活动作的训练,忌烟酒,做力所能及的家务和工作,促进功能恢复。

(2)患者出院后,继续遵医嘱服药。

(3)定期门诊复查,一旦发现肢体麻木、乏力、四肢瘫痪等情况,立即就医。

(刘书峰)

第十一章
消化内科护理

第一节　反流性食管炎

反流性食管炎(reflux esophagitis,RE)是指胃、十二指肠内容物反流入食管所引起的食管黏膜炎症、糜烂、溃疡和纤维化等病变,甚至引起咽喉、气道等食管以外的组织损害。其发病男性多于女性,男女比例大约为3:2,发病率为1.92%。随着年龄的增长,食管下段括约肌收缩力的下降,胃、十二指肠内容物自发性反流,而使老年人反流性食管炎的发病率有所增加。

一、病因与发病机制

(一)抗反流屏障削弱

食管下括约肌是指食管末端3~4 cm长的环形肌束。正常人静息时压力为1.3~4.0 kPa(10~30 mmHg),为一高压带,防止胃内容物反流入食管。由于年龄的增长,机体老化导致食管下括约肌的收缩力下降引起食物反流。一过性食管下括约肌松弛也是反流性食管炎的主要发病机制。

(二)食管清除作用减弱

正常情况下,一旦发生食物的反流,大部分反流物通过1~2次食管自发和继发性的蠕动性收缩将食管内容物排入胃内,即容量清除,剩余的部分则由唾液缓慢地中和。老年人食管蠕动缓慢和唾液产生减少,影响了食管的清除作用。

(三)食管黏膜屏障作用下降

反流物进入食管后,可以凭借食管上皮表面黏液、不移动水层和表面HCO_3^-、复层鳞状上皮等构成上皮屏障,以及黏膜下丰富的血液供应构成的后上皮屏障,发挥其抗反流物对食管黏膜损伤的作用。随着机体老化,食管黏膜逐渐萎缩,黏膜屏障作用下降。

二、护理评估

(一)健康史
询问患者的饮食结构及习惯、有无长期服用药物史。

(二)身体评估
1.反流症状

反酸、反胃(指胃内容物在无恶心和不用力的情况下涌入口腔)、嗳气等,多在餐后明显或加重,平卧或躯体前屈时易出现。

2.反流物引起的刺激症状

患者胸骨后或剑突下有烧灼感、胸痛、吞咽困难等。由胸骨下段向上伸延,常在餐后1小时出现,平卧、弯腰或腹压增高时可加重。反流物刺激食管痉挛导致胸痛,常发生在胸骨后或剑突下。严重时可为剧烈刺痛,可放射到后背、胸部、肩部、颈部、耳后,有的酷似心绞痛的特点。

3.其他症状

咽部不适,有异物感、棉团感或堵塞感,可能与酸反流引起食管上段括约肌压力升高有关。

4.并发症

(1)上消化道出血:因食管黏膜炎症、糜烂及溃疡可以导致上消化道出血。

(2)食管狭窄:食管炎反复发作致使纤维组织增生,最终导致瘢痕性狭窄。

(3)Barrett 食管:在食管黏膜的修复过程中,食管-贲门交界处 2 cm 以上的食管鳞状上皮被特殊的柱状上皮取代,称之为 Barrett 食管。Barrett 食管发生溃疡时,又称 Barrett 溃疡。Barrett食管是食管癌的主要癌前病变,其腺癌的发生率较正常人高 30~50 倍。

(三)辅助检查

1.内镜检查

内镜检查是反流性食管炎最准确、最可靠的诊断方法,能判断其严重程度和有无并发症,结合活检可与其他疾病相鉴别。

2.24 小时食管 pH 监测

应用便携式 pH 记录仪在生理状态下对患者进行 24 小时食管 pH 监测,可提供食管是否存在过度酸反流的客观依据。在进行该项检查前 3 天,应停用抑酸药与促胃肠动力的药物。

3.食管吞钡 X 线检查

对不愿意接受或不能耐受内镜检查者行该检查。严重患者可发现阳性 X 线征。

(四)心理-社会状况

反流性食管炎长期持续存在,病情反复、病程迁延,因此患者会出现食欲减退,体重下降,导致患者心情烦躁、焦虑;合并消化道出血时会使患者紧张、恐惧。应注意评估患者的情绪状态及对本病的认知程度。

三、常见护理诊断及问题

(一)疼痛

胸痛与胃食管黏膜炎性病变有关。

(二)营养失调

低于机体需要量与害怕进食、消化吸收不良等有关。

(三)有体液不足的危险

体液不足的危险与合并消化道出血引起活动性体液丢失、呕吐及液体摄入量不足有关。

(四)焦虑

焦虑与病情反复、病程迁延有关。

(五)知识缺乏

缺乏对反流性食管炎病因和预防知识的了解。

四、诊断要点与治疗原则

(一)诊断要点

临床上有明显的反流症状;内镜下有反流性食管炎的表现,过度酸反流的客观依据即可做出诊断。

(二)治疗原则

以药物治疗为主,对药物治疗无效或发生并发症者可做手术治疗。

1.药物治疗

目前多主张采用递减法,即开始使用质子泵抑制剂加促胃肠动力药,迅速控制症状,待症状控制后再减量维持。

(1)促胃肠动力药:目前主要常用的药物是西沙必利。常用量为每次 5~15 mg,每天 3~4 次,疗程8~12周。

(2)抑酸药。①H_2 受体拮抗剂(H_2RA):西咪替丁 400 mg、雷尼替丁 150 mg、法莫替丁 20 mg,每天 2 次,疗程 8~12 周;②质子泵抑制剂(PPI):奥美拉唑 20 mg、兰索拉唑 30 mg、泮托拉唑 40 mg、雷贝拉唑 10 mg 和埃索美拉唑 20 mg,一天 1 次,疗程 4~8 周;③抗酸药:仅用于症状轻、间歇发作的患者作为临时缓解症状用。反流性食管炎有并发症或停药后很快复发者,需要长期维持治疗。H_2RA、西沙必利、PPI 均可用于维持治疗,其中以 PPI 效果最好。维持治疗的剂量因患者而异,以调整至患者无症状的最低剂量为合适剂量。

2.手术治疗

手术为不同术式的胃底折叠术。手术指征为:①经内科治疗无效;②虽经内科治疗有效,但患者不能忍受长期服药;③经反复扩张治疗后仍反复发作的食管狭窄;④确证由反流性食管炎引起的严重呼吸道疾病。

3.并发症的治疗

(1)食管狭窄:大部分狭窄可行内镜下食管扩张术治疗。扩张后予以长程 PPI 维持治疗可防止狭窄复发。少数严重瘢痕性狭窄需行手术切除。

(2)Barrett 食管:药物治疗是预防 Barrett 食管发生和发展的重要措施,必须使用 PPI 治疗及长期维持。

五、护理措施

(一)一般护理

为减少平卧时及夜间反流可将床头抬高 15~20 cm。避免睡前 2 小时内进食,白天进餐后亦不宜立即卧床。应避免食用使食管下括约肌压力降低的食物和药物,如高脂肪、巧克力、咖啡、浓茶及硝酸甘油、钙离子阻滞剂等。应戒烟及禁酒。减少一切影响腹压增高的因素,如肥胖、便秘、紧束腰带等。

(二)用药护理

遵医嘱给予药物治疗,注意观察药物的疗效及不良反应。

1.H_2 受体拮抗剂

药物应在餐中或餐后即刻服用,若需同时服用抗酸药,则两药应间隔 1 小时以上。若静脉给药应注意控制速度,过快可引起低血压和心律失常。西咪替丁对雄性激素受体有亲和力,可导致男性乳腺发育、阳痿,以及性功能紊乱,应做好解释工作。该药物主要通过肾排泄,用药期间应监测肾功能。

2.质子泵抑制剂

奥美拉唑可引起头晕,应嘱患者用药期间避免开车或做其他必须高度集中注意力的工作。兰索拉唑的不良反应包括荨麻疹、皮疹、瘙痒、头痛、口苦、肝功能异常等,轻度不良反应不影响继续用药,较严重时应及时停药。泮托拉唑的不良反应较少,偶可引起头痛和腹泻。

3.抗酸药

该药在饭后 1 小时和睡前服用。服用片剂时应嚼服,乳剂给药前应充分摇匀。抗酸剂应避免与奶制品、酸性饮料及食物同时服用。

(三)饮食护理

(1)指导患者有规律地进餐,饮食不宜过饱,选择营养丰富、易消化的食物。避免摄入过咸、过甜、过辣的刺激性食物。

(2)制定饮食计划:与患者共同制订饮食计划,指导患者及家属改进烹饪技巧,增加食物的色、香、味,引起患者食欲。

(3)观察并记录患者每天进餐次数、量、种类,以了解其摄入营养素的情况。

六、健康指导

(一)疾病知识的指导

向患者及家属介绍本病的有关病因,避免诱发因素。保持良好的心理状态,平时生活要有规律,合理安排工作和休息时间,注意劳逸结合,积极配合治疗。

(二)饮食指导

指导患者加强饮食卫生和饮食营养,养成有规律的饮食习惯;避免过冷、过热、辛辣等刺激性食物及浓茶、咖啡等饮料;嗜酒者应戒酒。

(三)用药指导

根据病因及病情进行指导,嘱患者长期维持治疗,介绍药物的不良反应,如有异常及时复诊。

(满中萍)

第二节 消化性溃疡

消化性溃疡主要指发生于胃和十二指肠的慢性溃疡,即胃溃疡(GU)和十二指肠溃疡(DU),因溃疡的形成与胃酸/胃蛋白酶的消化作用有关而得名。临床以慢性病程、周期性发作和节律性上腹部疼痛为主要特点。消化性溃疡是消化系统的常见病,我国总发病率为10%～12%,秋冬和冬春之交好发。临床上十二指肠溃疡较胃溃疡多见,二者之比约为 3∶1。男性患病较女性多见,男女之比为(3～4)∶1。十二指肠溃疡好发于青壮年,胃溃疡的发病年龄高峰比十二指肠溃疡约晚 10 年。

一、病因及诊断检查

(一)致病因素

1.幽门螺杆菌感染

大量研究表明幽门螺杆菌感染是消化性溃疡的主要病因,尤其是十二指肠溃疡。其机制尚未完全阐明,可能是幽门螺杆菌感染通过直接或间接作用于胃、十二指肠黏膜,胃酸分泌增加,使黏膜屏障作用削弱,引起局部炎症和免疫反应,导致胃、十二指肠黏膜损害和溃疡形成。

2.胃酸和胃蛋白酶

消化性溃疡的最终形成是由于胃酸/胃蛋白酶对黏膜的自身消化所致。胃酸分泌增多不仅破坏胃黏膜屏障,还能激活胃蛋白酶,从而降解蛋白质分子,损伤黏膜,故胃酸在溃疡的形成过程中起关键作用,是溃疡形成的直接原因。

3.非甾体抗炎药

非甾体抗炎药如阿司匹林、吲哚美辛、糖皮质激素等可直接作用于胃、十二指肠黏膜,损害黏膜屏障,主要通过抑制前列腺素合成,削弱其对黏膜的保护作用。

4.其他因素

(1)遗传:O 型血人群的十二指肠溃疡发病率高于其他血型。

(2)吸烟:烟草中的尼古丁成分可引起胃酸分泌增加、幽门括约肌张力降低、胆汁及胰液反流增多,从而削弱胃肠黏膜屏障。

(3)胃十二指肠运动异常:胃排空增快,可使十二指肠壶腹部酸负荷增大;胃排空延缓,可引起十二指肠液反流入胃,而损伤胃黏膜。

总之,胃酸/胃蛋白酶的损害作用增强和/或胃、十二指肠黏膜防御/修复机制减弱是本病发生的根本环节。但胃和十二指肠溃疡发病机制也有所不同,胃溃疡的发病主要是防御/修复机制减弱,十二指肠溃疡的发病主要是损害作用增强。

(二)身体状况

临床表现轻重不一,部分患者可无症状或症状较轻,或以出血、穿孔等并发症为首发表现。典型的消化性溃疡有如下临床特点。①慢性病程:病史可达数年至数十年。②周期性发作:发作与缓解交替出现,发作常有季节性,多在春秋季好发。③节律性上腹部疼痛:腹痛与进食之间有明显的相关性和节律性。

1.症状

(1)上腹部疼痛:为本病的主要症状,疼痛部位多位于中上腹,偏右或偏左。疼痛性质可为钝痛、胀痛、灼痛、剧痛或饥饿不适感。多数患者疼痛有典型的节律性,胃溃疡疼痛常在餐后 1 小时内发生,至下次餐前消失,即进食-疼痛-缓解,故又称饱食痛;十二指肠溃疡疼痛常在两餐之间发生,至下次进餐后缓解,即疼痛-进食-缓解,故又称空腹痛或饥饿痛,部分患者也可出现午夜痛。

(2)其他:可有反酸、嗳气、恶心、呕吐、腹胀、食欲减退等消化不良的症状,或有失眠、多汗等自主神经功能失调的表现,病程长者可出现消瘦、体重下降和贫血。

2.体征

溃疡发作期上腹部可有局限性轻压痛,胃溃疡压痛点常位于剑突下或剑突下稍偏左,十二指肠溃疡压痛点多在中上腹或中上腹稍偏右。缓解期无明显体征。

3.并发症

(1)出血:是最常见的并发症。出血引起的临床表现取决于出血的量和速度,轻者仅表现为呕血与黑粪,重者可出现低血量持久休克征象。

(2)穿孔:急性穿孔是最严重的并发症,常见诱因有饮食过饱、饮酒、劳累、服用非甾体抗炎药等。表现为突发的剧烈腹痛,迅速蔓延至全腹,并出现腹肌紧张、弥漫性腹部压痛、反跳痛,肝浊音界缩小或消失,肠鸣音减弱或消失等体征,部分患者出现休克。慢性穿孔的症状不如急性穿孔剧烈,往往表现为腹痛规律的改变,顽固而持久,常放射至背部。

(3)幽门梗阻:多由十二指肠溃疡或幽门管溃疡引起。溃疡急性发作时炎症水肿可引起暂时性梗阻,慢性溃疡愈合后形成瘢痕可致永久性梗阻。主要表现为上腹胀痛,餐后明显,频繁大量呕吐,呕吐物含酸腐味宿食。严重呕吐可致脱水和低氯低钾性碱中毒,常继发营养不良和体重减轻。上腹部空腹振水音、胃蠕动波及插胃管抽液量超过 200 mL 是幽门梗阻的特征性表现。

(4)癌变:少数胃溃疡可发生癌变。对有长期胃溃疡病史、年龄在 45 岁以上、胃溃疡上腹痛的节律性消失、症状顽固且经严格内科治疗无效、粪便隐血试验持续阳性者,应考虑癌变,需进一步检查和定期随访。

(三)心理-社会状况

由于本病病程长、周期性发作和节律性腹痛,会使患者产生紧张、焦虑或抑郁等情绪,当并发出血、穿孔或癌变时,易产生恐惧心理。

(四)实验室及其他检查

1.胃镜及胃黏膜活组织检查

胃镜及胃黏膜活组织检查是确诊消化性溃疡首选的检查方法。胃镜检查可直接观察溃疡部位、病变大小和性质,还可在直视下取活组织做病理学检查及幽门螺杆菌检测。

2.X 线钡剂检查

龛影是溃疡的 X 线检查直接征象,对溃疡有确诊价值;激惹和变形等间接征象,提示可能有溃疡的发生。

3.幽门螺杆菌检测

幽门螺杆菌检测是消化性溃疡诊断的常规检查项目,因为有无幽门螺杆菌感染决定治疗方案的选择。

4.粪便隐血试验

隐血试验阳性提示溃疡活动期,胃溃疡患者如隐血试验持续阳性,提示有癌变的可能。

二、护理诊断及医护合作性问题

(1)疼痛:腹痛与胃酸刺激溃疡面、引起化学性炎症或并发穿孔等有关。

(2)营养失调(低于机体需要量):与疼痛所致摄食减少或频繁呕吐有关。

(3)焦虑:与溃疡反复发作、迁延不愈或出现并发症使病情加重有关。

(4)潜在并发症:上消化道出血、穿孔、幽门梗阻、癌变。

(5)缺乏溃疡病防治知识。

三、治疗及护理措施

(一)治疗要点

本病的治疗目的是消除病因、控制症状、促进溃疡愈合、防止复发和防治并发症。

1.一般治疗

注意休息,劳逸结合,饮食规律,戒烟、酒,消除紧张、焦虑情绪,停用或慎用非甾体抗炎药等。

2.药物治疗

(1)抑制胃酸药物:有碱性抗酸药和抑制胃酸分泌药两大类。

1)碱性抗酸药:如氢氧化铝、铝碳酸镁及其复方制剂等,能中和胃酸,缓解疼痛,因其疗效差,不良反应较多,现很少应用。

2)抑制胃酸分泌的药物。①H_2受体拮抗药:是目前临床使用最为广泛的抑制胃酸分泌、治疗消化性溃疡的药物。常用药物有西咪替丁、雷尼替丁和法莫替丁等,4～6周为1个疗程。②质子泵抑制药:是目前最强的抑制胃酸分泌药物,其解除溃疡疼痛,促进溃疡愈合的效果优于H_2受体拮抗药,且能抑制幽门螺杆菌的生长。常用药物有奥美拉唑、兰索拉唑和泮托拉唑等,疗程一般为6～8周。

(2)保护胃黏膜药物:常用硫糖铝、枸橼酸铋钾和米索前列醇。

(3)根除幽门螺杆菌药物:对于有幽门螺杆菌感染的消化性溃疡,无论初发或复发、活动或静止、有无并发症,均应予以根除幽门螺杆菌治疗。

3.手术治疗

对于大量出血经内科治疗无效、急性穿孔、瘢痕性幽门梗阻、胃溃疡有癌变、正规内科治疗无效的顽固性溃疡者可选择手术治疗。

(二)护理措施

1.病情观察

密切观察患者腹痛的规律和特点,与进食、服药的关系,呕吐物及粪便的颜色和性状;监测生命体征及腹部体征的变化。观察患者有无出血、穿孔、幽门梗阻和癌变征象,一旦发现及时通知医师,并配合做好各项护理工作。

2.生活护理

(1)适当休息:溃疡活动期且症状较重或有并发症者,应适当休息。

(2)饮食护理:基本要求同慢性胃炎。指导患者进餐定时定量、少食多餐、细嚼慢咽。选择营养丰富、易消化,低脂、适量蛋白质的食物,如脱脂牛奶、鸡蛋和鱼等;主食以面食为主,因其柔软、含碱且易消化,不习惯于面食则以软米饭或米粥代替;避免辛辣、油炸、过酸、过咸食物及浓茶、咖啡等刺激食物和饮料,以减少胃酸分泌。

3.药物治疗的护理

严格遵医嘱用药,注意观察药物的疗效及不良反应,并告知患者用药的注意事项。

(1)碱性抗酸药:应在饭后1小时和睡前服用,避免与奶制品、酸性食物及饮料同服。氢氧化铝凝胶能阻碍磷的吸收,引起磷缺乏症,长期大量服用还可引起严重便秘;服用镁制剂可引起腹泻。

(2)H_2受体拮抗药:应在餐中或餐后即刻服用,也可将一天的剂量在睡前顿服,若与抗酸药联用时,两药间隔1小时以上。静脉给药时要注意控制速度,避免低血压和心律失常的发生。长期大量应用西咪替丁可出现男性乳房肿胀、性欲减退、腹泻、眩晕、头痛、肌肉痉挛或肌痛、皮疹、脱发,偶见粒细胞减少、精神错乱等。

(3)质子泵抑制药:奥美拉唑可引起头晕,告知患者服药期间避免从事注意力高度集中的工作;兰索拉唑的主要不良反应有荨麻疹、皮疹、瘙痒、头痛、口干、肝功能异常等,不良反应严重时应及时停药;泮托拉唑的不良反应较少,偶有头痛和腹泻。

(4)保护胃黏膜药物:硫糖铝片应在餐前 1 小时服用,可有便秘、口干、皮疹、眩晕、嗜睡等不良反应;米索前列醇可引起子宫收缩,孕妇禁用。

(5)根除幽门螺杆菌药物:应在餐后服用抗生素,尽量减少对胃黏膜的刺激,服药要定时定量,以达到根除幽门螺杆菌的目的。

4.并发症的护理

(1)穿孔:急性消化道穿孔时,禁食并胃肠减压,做好术前准备工作;慢性穿孔时,密切观察疼痛的性质,指导患者遵医嘱用药。

(2)幽门梗阻:观察患者呕吐物的性状,准确记录出入液量,重者禁食禁水、胃肠减压,及时纠正水、电解质、酸碱平衡紊乱。

5.心理护理

正确评估患者及家属的心理反应,告知患者及家属,经过正规治疗和积极预防,溃疡是可以痊愈的,并说明不良情绪会诱发和加重病情,使患者树立信心,消除紧张、恐惧心理。指导患者心理放松,转移注意力,保持乐观的情绪。

6.健康指导

(1)疾病知识指导:向患者及家属介绍导致溃疡发生及加重的相关因素;指导患者生活规律,保持乐观的心态,保证充足的睡眠和休息,适当锻炼,提高机体抵抗力;建立合理的饮食习惯和结构,戒除烟酒,避免摄入刺激性食物。

(2)用药指导:指导患者严格遵医嘱正确服药,学会观察药物疗效和不良反应,不可擅自停药和减量,以避免溃疡复发;忌用或慎用对胃黏膜有损害的药物,如阿司匹林、咖啡因、糖皮质激素等;若用药后腹痛节律改变或出现并发症应及时就医。

(满中萍)

第三节 慢 性 胃 炎

慢性胃炎是指由多种原因引起的胃黏膜慢性炎症。其发病率在各种胃病中居首位,男性多于女性,各个年龄段均可发病,且随年龄增长发病率逐渐增高。慢性胃炎的分类方法很多,2000 年全国慢性胃炎研讨会共识意见中采纳了国际上新悉尼系统的分类方法,将慢性胃炎分为浅表性(又称非萎缩性)、萎缩性和特殊类型三大类。慢性浅表性胃炎是指不伴有胃黏膜萎缩性改变的慢性炎症,幽门螺杆菌感染是其主要病因;慢性萎缩性胃炎是指胃黏膜已经发生了萎缩性改变,常伴有肠上皮化生,又分为多灶萎缩性胃炎和自身免疫性胃炎两大类;特殊类型胃炎种类很多,临床上较少见。

一、病因及诊断检查

(一)致病因素

1.幽门螺杆菌感染

幽门螺杆菌感染是慢性浅表性胃炎最主要的病因。幽门螺杆菌具有鞭毛,其分泌的黏液素可直接侵袭胃黏膜,释放的尿素酶可分解尿素产生 NH_3 中和胃酸,使幽门螺杆菌在胃黏膜定居和繁殖,同时可损伤上皮细胞膜;幽门螺杆菌产生的细胞毒素还可引起炎症反应和菌体壁诱导自身免疫反应的发生,导致胃黏膜慢性炎症。

2.饮食因素

高盐饮食,长期饮烈酒、浓茶、咖啡,摄取过热、过冷、过于粗糙的食物等,均易引起慢性胃炎。

3.自身免疫

患者血液中存在自身抗体,如抗壁细胞抗体和抗内因子抗体,可使壁细胞数目减少,胃酸分泌减少或缺失,还可使维生素 B_{12} 吸收障碍导致恶性贫血。

4.其他因素

各种原因引起的十二指肠液反流入胃,削弱或破坏胃黏膜的屏障功能而损伤胃黏膜;老年人胃黏膜退行性病变;胃黏膜营养因子缺乏,如胃泌素缺乏;服用非甾体抗炎药等,均可引起慢性胃炎。

(二)身体状况

慢性胃炎起病缓慢,病程迁延,常反复发作,缺乏特异性症状。由幽门螺杆菌感染引起的慢性胃炎患者多数无症状;部分患者有上腹不适、腹部隐痛、腹胀、食欲减退、恶心和呕吐等消化不良的表现;少数患者可有少量上消化道出血;自身免疫性胃炎患者可出现明显厌食、体重减轻和贫血。体格检查可有上腹部轻微压痛。

(三)心理-社会状况

病情反复、病程迁延不愈可使患者出现烦躁、焦虑等不良情绪。

(四)实验室及其他检查

1.胃镜及活组织检查

胃镜及活组织检查是诊断慢性胃炎最可靠的方法。慢性浅表性胃炎可见红斑(点、片状或条状)、黏膜粗糙不平、出血点或出血斑;慢性萎缩性胃炎可见黏膜呈颗粒状、黏膜血管显露、色泽灰暗、皱襞细小。

2.幽门螺杆菌检测

可通过侵入性(如快速尿素酶试验、组织学检查和幽门螺杆菌培养等)和非侵入性(如 [13]C 或 [14]C 尿素呼气试验、粪便幽门螺杆菌抗原检测和血清学检查等)方法检测幽门螺杆菌。

3.胃液分析

自身免疫性胃炎时,胃酸缺乏;多灶萎缩性胃炎时,胃酸分泌正常或偏低。

4.血清学检查

自身免疫性胃炎时,血清抗壁细胞抗体和抗内因子抗体可呈阳性,血清胃泌素水平明显升高;多灶萎缩性胃炎时,血清胃泌素水平正常或偏低。

二、护理诊断及医护合作性问题

(一)疼痛
腹痛与胃黏膜炎性病变有关。

(二)营养失调
低于机体需要量与厌食、消化吸收不良等有关。

(三)焦虑
焦虑与病情反复、病程迁延有关。

(四)潜在并发症
癌变。

(五)知识缺乏
缺乏对慢性胃炎病因和预防知识的了解。

三、治疗及护理措施

(一)治疗要点
治疗原则是积极祛除病因,根除幽门螺杆菌感染,对症处理,防治癌前病变。

1.病因治疗

根除幽门螺杆菌感染:目前多采用的治疗方案是以胶体铋剂或质子泵抑制药为基础加上两种抗生素的三联治疗方案。如常用奥美拉唑或枸橼酸铋钾,与阿莫西林及甲硝唑或克拉霉素3种药物联用,两周为1个疗程。治疗失败后再治疗比较困难,可换用两种抗生素,或采用胶体铋剂和质子泵抑制药合用的四联疗法。

其他病因治疗:因非甾体抗炎药引起者,应立即停药并给予制酸药或硫糖铝;因十二指肠液反流引起者,应用硫糖铝或氢氧化铝凝胶吸附胆汁;因胃动力学改变引起者,应给予多潘立酮或莫沙必利等。

2.对症处理

有胃酸缺乏和贫血者,可用胃蛋白酶合剂等以助消化;对于上腹胀满者,可选用胃动力药、理气类中药;有恶性贫血时可肌内注射维生素 B_{12}。

3.胃黏膜异型增生的治疗

异型增生是癌前病变,应定期随访,给予高度重视。对不典型增生者可给予维生素 C、维生素 E,β 胡萝卜素、叶酸和微量元素硒预防胃癌的发生;对已经明确的重度异型增生可手术治疗,目前多采用内镜下胃黏膜切除术。

(二)护理措施

1.病情观察

主要观察有无上腹不适、腹胀、食欲减退等消化不良的表现;观察腹痛的部位、性质,呕吐物与大便的颜色、量及性状;评估实验室及胃镜检查结果。

2.饮食护理

(1)营养状况评估:观察并记录患者每天进餐次数、量和品种,以了解机体的营养摄入状况。定期监测体重,监测血红蛋白浓度、血清蛋白等有关营养指标的变化。

(2)制定饮食计划:①与患者及其家属共同制定饮食计划,以营养丰富、易消化、少刺激为原则。②胃酸低者可适当食用刺激胃酸分泌或酸性的食物,如浓肉汤、鸡汤、山楂、食醋等;胃酸高者应指导患者避免食用酸性和多脂肪食物,可进食牛奶、菜泥、面包等。③鼓励患者养成良好的饮食习惯,进食应规律,少食多餐,细嚼慢咽。④避免摄入过冷、过热、过咸、过甜、辛辣和粗糙的食物,戒除烟酒。⑤提供舒适的进餐环境,改进烹饪技巧,保持口腔清洁卫生,以促进患者的食欲。

3.药物治疗的护理

(1)严格遵医嘱用药,注意观察药物的疗效及不良反应。

(2)枸橼酸铋钾:宜在餐前半小时服用,因其在酸性环境中方起作用;服药时要用吸管直接吸入,防止将牙齿、舌染黑;部分患者服药后出现便秘或黑粪,少数患者有恶心、一过性血清转氨酶升高,停药后可自行消失,极少数患者可能出现急性肾衰竭。

(3)抗菌药物:服用阿莫西林前应详细询问患者有无青霉素过敏史,用药过程中要注意观察有无变态反应的发生;服用甲硝唑可引起恶心、呕吐等胃肠道反应及口腔金属味、舌炎、排尿困难等不良反应,宜在餐后半小时服用。

(4)多潘立酮及西沙必利:应在餐前服用,不宜与阿托品等解痉药合用。

4.心理护理

护理人员应主动安慰、关心患者,向患者说明不良情绪会诱发和加重病情,经过正规的治疗和护理慢性胃炎可以康复。

5.健康指导

向患者及家属介绍本病的有关知识、预防措施等;指导患者避免诱发因素,保持愉快的心情,生活规律,养成良好的饮食习惯,戒除烟酒;向患者介绍服用药物后可能出现的不良反应,指导患者按医嘱坚持用药,定期复查,如有异常及时复诊。

(满中萍)

第四节 病毒性肝炎

一、甲型病毒性肝炎

甲型病毒性肝炎旧称流行性黄疸或传染性肝炎,早在 8 世纪就有记载。目前全世界有 40 亿人口受到该病的威胁。近年对其病原学和诊断技术等方面的研究进展较大,并已成功研制出甲型肝炎病毒减毒活疫苗和灭活疫苗,可有效控制甲型肝炎的流行。

(一)病因

甲型肝炎传染源是患者和亚临床感染者。潜伏期后期及黄疸出现前数天传染性最强,黄疸出现后2周粪便仍可能排出病毒,但传染性已明显减弱。本病无慢性甲肝病毒(HAV)携带者。

(二)诊断要点

甲型病毒性肝炎主要依据流行病学资料、临床特点、常规实验室检查和特异性血清学诊断。流行病学资料应参考当地甲型肝炎流行疫情,病前有无肝炎患者密切接触史及个人、集体饮食卫生状况。急性黄疸型病例黄疸期诊断不难。在黄疸前期获得诊断称为早期诊断,此期表现似"感冒"或"急性胃肠炎",如尿色变为深黄色应疑及本病。急性无黄疸型及亚临床型病例不易早期发现,诊断主要依赖肝功能检查。根据特异性血清学检查可做出病因学诊断。凡慢性肝炎和重型肝炎,一般不考虑甲型肝炎的诊断。

1.分型

甲型肝炎潜伏期为 2~6 周,平均 4 周,临床分为急性黄疸型(AIH)、急性无黄疸型和亚临床型。

(1)急性黄疸型。①黄疸前期:急性起病,多有畏寒发热,体温 38 ℃左右,全身乏力,食欲缺乏,厌油、恶心、呕吐,上腹部饱胀不适或腹泻。少数病例以上呼吸道感染症状为主要表现,偶见荨麻疹,继之尿色加深。本期一般持续 5~7 天。②黄疸期:热退后出现黄疸,可见皮肤巩膜不同程度黄染。肝区隐痛,肝大,触之有充实感,伴有叩痛和压痛,尿色进一步加深。黄疸出现后全身及消化道症状减轻,否则可能发生重症化,但重症化者罕见。本期持续 2~6 周。③恢复期:黄疸逐渐消退,症状逐渐消失,肝脏逐渐回缩至正常,肝功能逐渐恢复。本期持续 2~4 周。

(2)急性无黄疸型:起病较缓慢,除无黄疸外,其他临床表现与黄疸型相似,症状一般较轻。多在 3 个月内恢复。

(3)亚临床型:部分患者无明显临床症状,但肝功能能有轻度异常。

(4)急性淤胆型:本型实为黄疸型肝炎的一种特殊形式,特点是肝内胆汁淤积性黄疸持续较久,消化道症状轻,肝实质损害不明显。而黄疸很深,多有皮肤瘙痒及粪色变浅,预后良好。

2.实验室检查

(1)常规检查:外周血白细胞总数正常或偏低,淋巴细胞相对增多,偶见异型淋巴细胞,一般不超过 10%,这可能是淋巴细胞受病毒抗原刺激后发生的母细胞转化现象。黄疸前期末尿胆原及尿胆红素开始呈阳性反应,是早期诊断的重要依据。血清丙氨酸氨基转移酶(ALT)于黄疸前期早期开始升高,血清胆红素在黄疸前期末开始升高。血清 ALT 高峰在血清胆红素高峰之前,一般在黄疸消退后一至数周恢复正常。急性黄疸型血浆球蛋白常见轻度升高,但随病情恢复而逐渐恢复。急性无黄疸型和亚临床型病例肝功能改变以单项 ALT 轻中度升高为特点。急性淤胆型病例血清胆红素显著升高而 ALT 仅轻度升高,两者形成明显反差,同时伴有血清碱性磷酸酶(ALP)及 γ-谷氨酰转移肽酶(GGT)明显升高。

(2)特异性血清学检查:特异性血清学检查是确诊甲型肝炎的主要指标。血清 IgM 型甲型肝炎病毒抗体(抗-HAV-IgM)于发病数天即可检出,黄疸期达到高峰,一般持续 2~4 个月,以后逐渐下降乃至消失。目前临床上主要用酶联免疫吸附法(ELISA)检查血清抗-HAV-IgM,以作为早期诊断甲型肝炎的特异性指标。血清抗-HAV-IgM 出现于病程恢复期,较持久,甚至终生阳性,是获得免疫力的标志,一般用于流行病学调查。新近报道应用线性多抗原肽包被进行 ELISA 检测 HAV 感染,其敏感性和特异性分别高于 90% 和 95%。

(三)鉴别要点

本病需与药物性肝炎、传染性单核细胞增多症、钩端螺旋体病、急性结石性胆管炎、原发性胆汁性肝硬化、妊娠期肝内胆汁淤积症、胆总管梗阻、妊娠急性脂肪肝等鉴别。其他如血吸虫病、肝吸虫病、肝结核、脂肪肝、肝淤血及原发性肝癌等均可有肝大或 ALT 升高,鉴别诊断时应加以考虑。与乙型、丙型、丁型及戊型病毒型肝炎急性期鉴别除参考流行病学特点及输血史等资料外,主要依据血清抗-HAV-IgM 的检测。

(四)规范化治疗

急性期应强调卧床休息,给予清淡而营养丰富的饮食,外加充足的 B 族维生素及维生素 C。进食过少及呕吐者,应每天静脉滴注 10％的葡萄糖液 1 000～1 500 mL,酌情加入能量合剂及 10％氯化钾。热重者可服用茵陈蒿汤、栀子柏皮汤加减;湿重者可服用茵陈胃苓汤加减;湿热并重者宜用茵陈蒿汤和胃苓汤合方加减;肝气郁结者可用逍遥散;脾虚湿困者可用平胃散。

二、乙型病毒性肝炎

慢性乙型病毒性肝炎是由乙型肝炎病毒感染致肝脏发生炎症及肝细胞坏死,持续 6 个月以上而病毒仍未被清除的疾病。我国是慢性乙型病毒性肝炎的高发区,人群中约有 9.09％为乙型肝炎病毒携带者。该疾病呈慢性进行性发展,间有反复急性发作,可演变为肝硬化、肝癌或肝功能衰竭等,严重危害人民健康,故对该疾病的早发现、早诊断、早治疗很重要。

(一)病因

1.传染源

传染源主要是有 HBV DNA 复制的急、慢性患者和无症状慢性 HBV 携带者。

2.传播途径

主要通过血清及日常密切接触而传播。血液传播途径除输血及血制品外,可通过注射,刺伤,共用牙刷、剃刀及外科器械等方式传播,经微量血液也可传播。由于患者唾液、精液、初乳、汗液、血性分泌物均可检出 HBsAg,故密切的生活接触可能是重要传播途径。所谓"密切生活接触"可能是由于微小创伤所致的一种特殊经血传播形式,而非消化道或呼吸道传播。另一种重要的传播方式是母-婴传播(垂直传播)。生于 HBsAg/HBeAg 阳性母亲的婴儿,HBV 感染率高达 95％,大部分在分娩过程中感染,低于10％可能为宫内感染。因此,医源性或非医源性经血液传播,是本病的传播途径。

3.易感人群

感染后患者对同一 HBsAg 亚型HBV 可获得持久免疫力。但对其他亚型免疫力不完全,偶可再感染其他亚型,故极少数患者血清抗-HBs(某一亚型感染后)和 HBsAg(另一亚型再感染)可同时阳性。

(二)诊断要点

急性肝炎病程超过半年,或原有乙型病毒性肝炎或 HBsAg 携带史,本次又因同一病原再次出现肝炎症状、体征及肝功能异常者可以诊断为慢性乙型病毒性肝炎。发病日期不明或虽无肝炎病史,但肝组织病理学检查符合慢性乙型病毒性肝炎,或根据症状、体征、化验及 B 超检查综合分析,也可做出相应诊断。

1.分型

据 HBeAg 可分为 2 型。

(1)HBeAg 阳性慢性乙型病毒性肝炎:血清 HBsAg、HBV DNA 和 HBeAg 阳性,抗-HBe 阴性,血清 ALT 持续或反复升高,或肝组织学检查有肝炎病变。

(2)HBeAg 阴性慢性乙型病毒性肝炎:血清 HBsAg 和 HBVDNA 阳性,HBeAg 持续阴性,抗-HBe 阳性或阴性,血清 ALT 持续或反复异常,或肝组织学检查有肝炎病变。

2.分度

根据生化学试验及其他临床和辅助检查结果,可进一步分 3 度。

（1）轻度：临床症状、体征轻微或缺如，肝功能指标仅1或2项轻度异常。

（2）中度：症状、体征、实验室检查居于轻度和重度之间。

（3）重度：有明显或持续的肝炎症状，如乏力、食欲缺乏、尿黄、便溏等，伴有肝病面容、肝掌、蜘蛛痣、脾大，并排除其他原因，且无门静脉高压症者。实验室检查血清 ALT 和/或天冬氨酸氨基转移酶（AST）反复或持续升高，清蛋白降低或 A/G 比值异常，球蛋白明显升高。除前述条件外，凡清蛋白不超过 32 g/L，胆红素大于 5 倍正常值上限，凝血酶原活动度为 40%～60%，胆碱酯酶低于 2 500 U/L，4 项检测中有 1 项达上述程度者即可诊断为重度慢性肝炎。

3.B 超检查结果可供慢性乙型病毒性肝炎诊断参考

（1）轻度：B 超检查肝脾无明显异常改变。

（2）中度：B 超检查可见肝内回声增粗，肝和/或脾轻度大，肝内管道（主要指肝静脉）走行多清晰，门静脉和脾静脉内径无增宽。

（3）重度：B 超检查可见肝内回声明显增粗，分布不均匀；肝表面欠光滑，边缘变钝；肝内管道走行欠清晰或轻度狭窄、扭曲；门静脉和脾静脉内径增宽；脾大；胆囊有时可见"双层征"。

4.组织病理学诊断

组织病理学诊断包括病因（根据血清或肝组织的肝炎病毒学检测结果确定病因）、病变程度及分级分期结果。

(三)鉴别要点

本病应与慢性丙型病毒性肝炎、嗜肝病毒感染所致肝损害、酒精性及非酒精性肝炎、药物性肝炎、自身免疫性肝炎、肝硬化、肝癌等鉴别。

(四)规范化治疗

1.治疗的总体目标

最大限度地长期抑制或消除乙肝病毒，减轻肝细胞炎症坏死及肝纤维化，延缓和阻止疾病进展，减少和防止肝脏失代偿、肝硬化、肝癌及其并发症的发生，从而改善生活质量和延长存活时间。主要包括抗病毒、免疫调节、抗炎保肝、抗纤维化和对症治疗，其中抗病毒治疗是关键，只要有适应证，且条件允许。就应进行规范的抗病毒治疗。

2.抗病毒治疗的一般适应证

（1）HBV DNA≥$2×10^4$U/mL（HBeAg 阴性者为不低于 $2×10^3$U/mL）。

（2）ALT≥$2×$ULN；如用干扰素治疗，ALT 应不高于 $10×$ULN，血总胆红素水平应低于 $2×$ULN。

（3）如 ALT<$2×$ULN，但肝组织学显示 Knodell HAI≥4，或≥G_2。

具有（1）并有（2）或（3）的患者应进行抗病毒治疗；对达不到上述治疗标准者，应监测病情变化，如持续 HBV DNA 阳性，且 ALT 异常，也应考虑抗病毒治疗。ULN 为正常参考值上限。

3.HBeAg 阳性慢性乙型肝炎患者

对于 HBV DNA 定量不低于 $2×10^4$U/mL，ALT 水平不低于 $2×$ULN 者，或 ALT<$2×$ULN，但肝组织学显示 Knodell HAI≥4，或≥G_2炎症坏死者，应进行抗病毒治疗。可根据具体情况和患者的意愿，选用IFN-α，ALT 水平应低于 $10×$ULN，或核苷（酸）类似物治疗。对 HBV DNA 阳性但低于 $2×10^4$U/mL 者，经监测病情 3 个月，HBV DNA 仍未转阴，且 ALT 异常，则应抗病毒治疗。

（1）普通 IFN-α：5 MU（可根据患者的耐受情况适当调整剂量），每周 3 次或隔天 1 次，皮下或肌内注射，一般疗程为 6 个月。如有应答，为提高疗效也可延长疗程至 1 年或更长。应注意剂量及疗程的个体化。如治疗 6 个月无应答者,可改用其他抗病毒药物。

(2)聚乙二醇干扰素 α-2a:180 μg,每周 1 次,皮下注射,疗程 1 年。剂量应根据患者耐受性等因素决定。

(3)拉米夫定:100 mg,每天 1 次,口服。治疗 1 年时,如 HBV DNA 检测不到(PCR 法)或低于检测下限、ALT 复常、HBeAg 转阴但未出现抗-HBe 者,建议继续用药直至 HBeAg 血清学转归,经监测 2 次(每次至少间隔 6 个月)仍保持不变者可以停药,但停药后需密切监测肝脏生化学和病毒学指标。

(4)阿德福韦酯:10 mg,每天 1 次,口服。疗程可参照拉米夫定。

(5)恩替卡韦:0.5 mg(对拉米夫定耐药患者 1 mg),每天 1 次,口服。疗程可参照拉米夫定。

4.HBeAg 阴性慢性乙型肝炎患者

HBV DNA 定量不低于 2×10^3 U/mL,ALT 水平不低于 $2 \times$ ULN 者,或 ALT<2 ULN,但肝组织学检查显示 Knodell HAI≥4,或 G2 炎症坏死者,应进行抗病毒治疗。由于难以确定治疗终点,因此,应治疗至检测不出 HBVDNA(PCR 法),ALT 复常。此类患者复发率高,疗程宜长,至少为 1 年。

因需要较长期治疗,最好选用 IFN-α(ALT 水平应低于 $10 \times$ ULN)或阿德福韦酯或恩替卡韦等耐药发生率低的核苷(酸)类似物治疗。对达不到上述推荐治疗标准者,则应监测病情变化,如持续 HBV DNA 阳性,且 ALT 异常,也应考虑抗病毒治疗。

(1)普通 IFN-α:5 MU,每周 3 次或隔天 1 次,皮下或肌内注射,疗程至少 1 年。

(2)聚乙二醇干扰素 α-2a:180 μg,每周 1 次,皮下注射,疗程至少 1 年。

(3)阿德福韦酯:10 mg,每天 1 次,口服,疗程至少 1 年。当监测 3 次(每次至少间隔 6 个月)HBV DNA 检测不到(PCR 法)或低于检测下限和 ALT 正常时可以停药。

(4)拉米夫定:100 mg,每天 1 次,口服,疗程至少 1 年。治疗终点同阿德福韦酯。

(5)恩替卡韦:0.5 mg(对拉米夫定耐药患者 1 mg),每天 1 次,口服。疗程可参照阿德福韦酯。

5.应用化疗和免疫抑制剂治疗的患者

对于因其他疾病而接受化疗、免疫抑制剂(特别是肾上腺糖皮质激素)治疗的 HBsAg 阳性者,即使 HBV DNA 阴性和 ALT 正常,也应在治疗前 1 周开始服用拉米夫定,每天 100 mg,化疗和免疫抑制剂治疗停止后,应根据患者病情决定拉米夫定停药时间。对拉米夫定耐药者,可改用其他已批准的能治疗耐药变异的核苷(酸)类似物。核苷(酸)类似物停用后可出现复发,甚至病情恶化,应十分注意。

6.其他特殊情况的处理

(1)经过规范的普通 IFN-α 治疗无应答患者,再次应用普通 IFN-α 治疗的疗效很低。可试用聚乙二醇干扰素 α-2a 或核苷(酸)类似物治疗。

(2)强化治疗指在治疗初始阶段每天应用普通 IFN-α,连续 2~3 周后改为隔天 1 次或每周 3 次的治疗。目前对此疗法意见不一,因此不予推荐。

(3)应用核苷(酸)类似物发生耐药突变后的治疗,拉米夫定治疗期间可发生耐药突变,出现"反弹",建议加用其他已批准的能治疗耐药变异的核苷(酸)类似物,并重叠 1~3 个月或根据HBV DNA 检测阴性后撤换拉米夫定,也可使用 IFN-α(建议重叠用药 1~3 个月)。

(4)停用核苷(酸)类似物后复发者的治疗,如停药前无拉米夫定耐药,可再用拉米夫定治疗,或其他核苷(酸)类似物治疗。如无禁忌证,也可用 IFN-α 治疗。

7.儿童患者间隔

12 岁以上慢性乙型病毒性肝炎患儿,其普通 IFN-α 治疗的适应证、疗效及安全性与成人相似,剂量为3～6 μU/m²,最大剂量不超过 10 μU/m²。在知情同意的基础上,也可按成人的剂量和疗程用拉米夫定治疗。

三、丙型病毒性肝炎

慢性丙型病毒性肝炎是一种主要经血液传播的疾病,是由丙型肝炎病毒(HCV)感染导致的慢性传染病。慢性 HCV 感染可导致肝脏慢性炎症坏死,部分患者可发展为肝硬化甚至肝细胞癌(HCC),严重危害人民健康,已成为严重的社会和公共卫生问题。

(一)病因

1.传染源

传染源主要为急、慢性患者和慢性 HCV 携带者。

2.传播途径

传播途径与乙型肝炎相同,主要有以下 3 种。

(1)通过输血或血制品传播:由于 HCV 感染者病毒血症水平低,所以输血和血制品(输 HCV 数量较多)是最主要的传播途径。经初步调查,输血后非甲非乙型肝炎患者血清丙型肝炎抗体(抗-HCV)阳性率高达 80% 以上,已成为大多数(80%～90%)输血后肝炎的原因。但供血员血清抗-HCV 阳性率较低,欧美各国为 0.35%～1.40%,故目前公认,反复输入多个供血员血液或血制品者更易发生丙型肝炎,输血 3 次以上者感染 HCV 的危险性增高 2～6 倍。国内曾因单采血浆回输血细胞时污染,造成丙型肝炎暴发流行,经 2 年以上随访,血清抗-HCV 阳性率达到 100%。1989 年国外综合资料表明,抗-HCV 阳性率在输血后非甲非乙型肝炎患者为 85%,血源性凝血因子治疗的血友病患者为 60%～70%,静脉药瘾患者为 50%～70%。

(2)通过非输血途径传播:丙型肝炎也多见于非输血人群,主要通过反复注射、针刺、含 HCV 血液反复污染皮肤黏膜隐性伤口及性接触等其他密切接触方式而传播。这是世界各国广泛存在的散发性丙型肝炎的传播途径。

(3)母婴传播:要准确评估 HCV 垂直传播很困难,因为在新生儿中所检测到的抗-HCV 实际可能来源于母体(被动传递)。检测 HCV RNA 提示,HGV 有可能由母体传播给新生儿。

3.易感人群

对 HCV 无免疫力者普遍易感。在西方国家,除反复输血者外,静脉药瘾者、同性恋等混乱性接触者及血液透析患者丙型肝炎发病率较高。本病可发生于任何年龄,一般儿童和青少年 HCV 感染率较低,中青年次之。男性 HCV 感染率大于女性。HCV 多见于 16 岁以上人群。HCV 感染恢复后血清抗体水平低,免疫保护能力弱,有再次感染 HCV 的可能性。

(二)诊断要点

1.诊断依据

HCV 感染超过 6 个月,或发病日期不明、无肝炎史,但肝脏组织病理学检查符合慢性肝炎,或根据症状、体征、实验室及影像学检查结果综合分析,做出诊断。

2.病变程度判定

慢性肝炎按炎症活动度(G)可分为轻、中、重3度,并应标明分期(S)。

(1)轻度慢性肝炎(包括原慢性迁延性肝炎及轻型慢性活动性肝炎):$G_{1\sim2}$,$S_{0\sim2}$。①肝细胞变性,点、灶状坏死或凋亡小体。②汇管区有(无)炎症细胞浸润、扩大,有或无局限性碎屑坏死(界面肝炎)。③小叶结构完整。

(2)中度慢性肝炎(相当于原中型慢性活动性肝炎):G_3,$S_{1\sim3}$。①汇管区炎症明显,伴中度碎屑坏死。②小叶内炎症严重,融合坏死或伴少数桥接坏死。③纤维间隔形成,小叶结构大部分保存。

(3)重度慢性肝炎(相当于原重型慢性活动性肝炎):G_4,$S_{2\sim4}$。①汇管区炎症严重或伴重度碎屑坏死。②桥接坏死累及多数小叶。③大量纤维间隔,小叶结构紊乱,或形成早期肝硬化。

3.组织病理学诊断

组织病理学诊断包括病因(根据血清或肝组织的肝炎病毒学检测结果确定病因)、病变程度及分级分期结果,如病毒性肝炎,丙型,慢性,中度,G_3/S_4。

(三)鉴别要点

本病应与慢性乙型病毒性肝炎、药物性肝炎、酒精性肝炎、非酒精性肝炎、自身免疫性肝炎、病毒感染所致肝损害、肝硬化、肝癌等鉴别。

(四)规范化治疗

1.抗病毒治疗的目的

清除或持续抑制体内的 HCV,以改善或减轻肝损害,阻止进展为肝硬化、肝衰竭或 HCC,并提高患者的生活质量。治疗前应进行 HCV RNA 基因分型(1 型和非 1 型)和血中 HCV RNA 定量,以决定抗病毒治疗的疗程和利巴韦林的剂量。

2.HCV RNA 基因为 1 型和/或 HCV RNA 定量不低于 4×10^5 U/mL 者

可选用下列方案之一。

(1)聚乙二醇干扰素 α 联合利巴韦林治疗方案:聚乙二醇干扰素 α-2a 180 μg,每周 1 次,皮下注射,联合口服利巴韦林 1 000 mg/d,至 12 周时检测 HCV RNA。

如 HCV RNA 下降幅度少于 2 个对数级,则考虑停药;如 HCV RNA 定性检测为阴转,或低于定量法的最低检测限。继续治疗至 48 周;如 HCV RNA 未转阴,但下降超过 2 个对数级,则继续治疗到 24 周;如 24 周时 HCV RNA 转阴,可继续治疗到 48 周;如果 24 周时仍未转阴,则停药观察。

(2)普通 IFN-α 联合利巴韦林治疗方案:IFN-α 3～5 mU,隔天 1 次,肌内或皮下注射,联合口服利巴韦林 1 000 mg/d,建议治疗 48 周。

(3)不能耐受利巴韦林不良反应者的治疗方案:可单用普通 IFN-α 复合 IFN 或 PEG-IFN,方法同上。

3.HCV RNA 基因为非 1 型和/或 HCV RNA 定量小于 4×10^5 U/mL 者

可采用以下治疗方案之一。

(1)聚乙二醇干扰素 α 联合利巴韦林治疗方案:聚乙二醇干扰素 α-2a 180 μg,每周 1 次,皮下注射,联合应用利巴韦林 800 mg/d,治疗 24 周。

(2)普通 IFN-α 联合利巴韦林治疗方案:IFN-α 3 mU,每周 3 次,肌内或皮下注射,联合应用利巴韦林 800～1 000 mg/d,治疗 24～48 周。

(3)不能耐受利巴韦林不良反应者的治疗方案：可单用普通 IFN-α 或聚乙二醇干扰素 α。

四、丁型病毒性肝炎

丁型病毒型肝炎是由于丁型肝炎病毒（HDV）与 HBV 共同感染引起的以肝细胞损害为主的传染病，呈世界性分布，易使肝炎慢性化和重型化。

（一）病因

HDV 感染呈全球性分布。意大利是 HDV 感染的发现地。地中海沿岸、中东地区、非洲和南美洲亚马逊河流域是 HDV 感染的高流行区。HDV 感染在地方性高发区的持久流行，是由 HDV 在 HBsAg 携带者之间不断传播所致。除南欧为地方性高流行区之外，其他发达国家 HDV 感染率一般只占 HBsAg 携带者的 5% 以下。发展中国家 HBsAg 携带者较高，有引起 HDV 感染传播的基础。我国各地 HBsAg 阳性者中 HDV 感染率为 0～32%，北方偏低，南方较高。活动性乙型慢性肝炎和重型肝炎患者 HDV 感染率明显高于无症状慢性 HBsAg 携带者。

1.传染源

传染源主要是急、慢性丁型肝炎患者和 HDV 携带者。

2.传播途径

输血或血制品是传播 HDV 的最重要途径之一。其他包括经注射和针刺传播，日常生活密切接触传播，以及围生期传播等。我国 HDV 传播方式以生活密切接触为主。

3.易感人群

HDV 感染分两种类型：①HDV/HBV 同时感染，感染对象是正常人群或未接受 HBV 感染的人群。②HDV/HBV 重叠感染，感染对象是已受 HBV 感染的人群，包括无症状慢性 HBsAg 携带者和乙型肝炎患者，他们体内含有 HBV 及 HBsAg，一旦感染 HDV，极有利于 HDV 的复制，所以这一类人群对 HDV 的易感性更强。

（二）诊断要点

我国是 HBV 感染高发区，应随时警惕 HDV 感染。HDV 与 HBV 同时感染所致急性丁型肝炎，仅凭临床资料不能确定病因。凡无症状慢性 HBsAg 携带者突然出现急性肝炎样症状、重型肝炎样表现或迅速向慢性肝炎发展者，以及慢性乙型肝炎病情突然恶化而陷入肝衰竭者，均应想到 HDV 重叠感染，及时进行特异性检查，以明确病因。

1.临床表现

HDV 感染一般只与 HBV 感染同时发生或继发于 HBV 感染者中，故其临床表现部分取决于 HBV 感染状态。

（1）HDV 与 HBV 同时感染（急性丁型肝炎）：潜伏期为 6～12 周，其临床表现与急性自限性乙型肝炎类似，多数为急性黄疸型肝炎。在病程中可先后发生两次肝功能损害，即血清胆红素和转氨酶出现两个高峰。整个病程较短，HDV 感染常随 HBV 感染终止而终止，预后良好，很少向重型肝炎、慢性肝炎或无症状慢性 HDV 携带者发展。

（2）HDV 与 HBV 重叠感染：潜伏期为 3～4 周。其临床表现轻重悬殊，复杂多样。

急性肝炎样丁型肝炎：在无症状慢性 HBsAg 携带者基础上重叠感染 HDV 后，最常见的临床表现形式是急性肝炎样发作，有时病情较重，血清转氨酶持续升高达数月之久，或血清胆红素及转氨酶升高呈双峰曲线。在 HDV 感染期间，血清 HBsAg 水平常下降，甚至转阴，有时可使

HBsAg 携带状态结束。

慢性丁型肝炎:无症状慢性 HBsAg 携带者重叠感染 HDV 后,更容易发展成慢性肝炎。慢性化后发展为肝硬化的进程较快。早期认为丁型肝炎不易转化为肝癌,近年来在病理诊断为原发性肝癌的患者中,HDV 标志阳性者可达 11%～22%,故丁型肝炎与原发性肝癌的关系不容忽视。

(3)重型丁型肝炎:在无症状慢性 HBsAg 携带者基础上重叠感染 HDV 时,颇易发展成急性或亚急性重型肝炎。在"暴发性肝炎"中,HDV 感染标志阳性率高达 21%～60%,认为 HDV 感染是促成大块肝坏死的一个重要因素。按国内诊断标准,这些"暴发性肝炎"应包括急性和亚急性重型肝炎。HDV 重叠感染易使原有慢性乙型肝炎病情加重。如有些慢性乙型肝炎患者,病情本来相对稳定或进展缓慢,血清 HDV 标志转阳,临床状况可突然恶化,继而发生肝衰竭,甚至死亡,颇似慢性重型肝炎,这种情况国内相当多见。

2.实验室检查

近年丁型肝炎的特异诊断方法日臻完善,从受检者血清中检测到 HDAg 或 HDV RNA,或从血清中检测抗-HDV,均为确诊依据。

(三)鉴别要点

应注意与慢性重型乙型病毒型肝炎相鉴别。

(四)规范化治疗

丁型病毒性肝炎以护肝对症治疗为主。近年研究表明,IFN-α 可能抑制 HDV RNA 复制,经治疗后,可使部分病例血清 DHV RNA 转阴,所用剂量宜大,疗程宜长。目前 IFN-α 是唯一可供选择的治疗慢性丁型肝炎的药物,但其疗效有限。IFN-α 900 万单位。每周 3 次,或者每天 500 万单位,疗程 1 年,能使40%～70%的患者血清中 HDV RNA 消失,但是抑制 HDV 复制的作用很短暂,停止治疗后 60%～97%的患者复发。

五、戊型病毒性肝炎

戊型病毒型肝炎原称肠道传播的非甲非乙型肝炎或流行性非甲非乙型肝炎,其流行病学特点及临床表现颇像甲型肝炎,但两者的病因完全不同。

(一)病因

戊型肝炎流行最早发现于印度,开始疑为甲型肝炎,但回顾性血清学分析,证明既非甲型肝炎,也非乙型肝炎。本病流行地域广泛,在发展中国家以流行为主,发达国家以散发为主。其流行特点与甲型肝炎相似,传染源是戊型肝炎患者和阴性感染患者,经粪-口传播。潜伏期末和急性期初传染性最强。流行规律大体分 2 种:一种为长期流行,常持续数月,可长达 20 个月,多由水源不断污染所致;另一种为短期流行,约 1 周即止,多为水源一次性污染引起。与甲型肝炎相比,本病发病年龄偏大,16～35 岁者占 75%,平均 27 岁。孕妇易感性较高。

(二)诊断要点

流行病学资料、临床特点和常规实验室检查仅作临床诊断参考,特异血清病原学检查是确诊依据,同时排除 HAV、HBV、HCV 感染。

1.临床表现

本病潜伏期 15～75 天,平均约 6 周。绝大多数为急性病例,包括急性黄疸型和急性无黄疸型肝炎,两者比例约为 1:13。临床表现与甲型肝炎相似,但其黄疸前期较长,症状较重。除淤胆型病例外,黄疸常于一周内消退。戊型肝炎胆汁淤积症状(如灰浅色大便、全身瘙痒等)较甲型肝炎为重,大约20%的急性戊型肝炎患者会发展成淤胆型肝炎。部分患者有关节疼痛。

2.实验室检查

用戊型肝炎患者急性期血清IgM型抗体建立酶联免疫吸附(ELISA)法,可用于检测拟诊患者粪便内的HEAg,此抗原在黄疸出现第14～18天的粪便中较易检出,但阳性率不高。用荧光素标记戊型肝炎恢复期血清IgG,以实验动物HEAg阳性肝组织作抗原片,进行荧光抗体阻断实验,可用于检测血清戊型肝炎抗体(抗-HEV),阳性率50%～100%。但本法不适用于临床常规检查。

用重组抗原或合成肽原建立ELISA法检测血清抗-HEV,已在国内普遍开展,敏感性和特异性均较满意。用本法检测血清抗-HEV-IgM,对诊断现症戊型肝炎更有价值。

(三)鉴别要点

应注意与HAV、HBV、HCV相鉴别。

(四)规范化治疗

急性期应强调卧床休息,给予清淡而营养丰富的饮食,外加充足的B族维生素及维生素C。

HEV ORF2结构蛋白可用于研制有效疫苗,并能对HEV株提供交叉保护。HEV ORF2蛋白具有较好的免疫原性,用其免疫猕猴能避免动物发生戊型肝炎和HEV感染。该疫苗正在研制,安全性和有效性正在评估。

六、护理措施

(1)甲、戊型肝炎进行消化道隔离;急性乙型肝炎进行血液(体液)隔离至HBsAg转阴;慢性乙型和丙型肝炎患者应分别按病毒携带者管理。

(2)向患者及家属说明休息是肝炎治疗的重要措施。重型肝炎、急性肝炎、慢性活动期应卧床休息;慢性肝炎病情好转后,体力活动以不感疲劳为度。

(3)急性期患者宜进食清淡、易消化的饮食,蛋白质以营养价值高的动物蛋白为主1.0～1.5 g/(kg·d);慢性肝炎患者宜高蛋白、高热量、高维生素易消化饮食,蛋白质1.5～2.0 g/(kg·d);重症肝炎患者宜低脂、低盐、易消化饮食,有肝性脑病先兆者应限制蛋白质摄入,蛋白质摄入小于0.5 g/(kg·d);合并腹水、少尿者,钠摄入限制在0.5 g/d。

(4)各型肝炎患者均应戒烟和禁饮酒。

(5)皮肤瘙痒者及时修剪指甲,避免搔抓,防止皮肤破损。

(6)应向患者解释注射干扰素后可出现发热、头痛、全身酸痛等"流感样综合征",体温常随药物剂量增大而增高,不良反应随治疗次数增加而逐渐减轻。发热时多饮水、休息,必要时按医嘱对症处理。

(7)密切观察有无皮肤瘀点瘀斑、牙龈出血、便血等出血倾向;观察有无性格改变、计算力减退、嗜睡、烦躁等肝性脑病的早期表现。如有异常及时报告医师。

(8)让患者家属了解肝病患者易生气、易急躁的特点,对患者要多加宽容理解;护理人员多与患者热情、友好交谈沟通,缓解患者焦虑、悲观、抑郁等心理问题;向患者说明保持豁达、乐观的心情对于肝脏疾病的重要性。

七、应急措施

(一)消化道出血

(1)立即取平卧位,头偏向一侧,保持呼吸道通畅,防止窒息。

(2)通知医师,建立静脉液路。

(3)合血、吸氧、备好急救药品及器械,准确记录出血量。

(4)监测生命体征的变化,观察有无四肢湿冷、面色苍白等休克体征的出现,如有异常,及时报告医师并配合抢救。

(二)肝性脑病

(1)如有烦躁,做好保护性措施,必要时给予约束,防止患者自伤或伤及他人。

(2)昏迷者,平卧位,头偏向一侧,保持呼吸道通畅。

(3)吸氧,密切观察神志和生命体征的变化,定时翻身。

(4)遵医嘱给予准确及时的治疗。

八、健康教育

(1)宣传各类型病毒性肝炎的发病及传播知识,重视预防接种的重要性。

(2)对于急性肝炎患者要强调彻底治疗的重要性及早期隔离的必要性。

(3)慢性患者、病毒携带者及家属采取适当的家庭隔离措施,对家中密切接触者鼓励尽早进行预防接种。

(4)应用抗病毒药物者必须在医师的指导、监督下进行,不得擅自加量或停药,并定期检查肝功能和血常规。

(5)慢性肝炎患者出院后避免过度劳累、酗酒、不合理用药等,避免反复发作,并定期监测肝功能。

(6)对于乙肝病毒携带者禁止献血和从事饮食、水管、托幼等工作。

(满中萍)

第五节 肝 硬 化

肝硬化是一种由不同病因引起的慢性进行性弥漫性肝病。病理特点为广泛的肝细胞变性坏死、再生结节形成、结缔组织增生,致使正常肝小叶结构破坏和假小叶形成。临床可有多系统受累,主要表现为肝功能损害和门静脉高压,晚期出现消化道出血、肝性脑病、感染等严重并发症。在我国,肝硬化是常见疾病和主要死因之一。

一、病因与发病机制

(一)病毒性肝炎

病毒性肝炎主要为乙型病毒性肝炎,其次为丙型肝炎,或乙型加丁型重叠感染,甲型和戊型一般不发展为肝硬化。

(二)日本血吸虫病

我国长江流域血吸虫病流行区多见。反复或长期感染血吸虫病者,虫卵及其毒性产物在肝脏汇管区刺激结缔组织增生,导致肝纤维化和门脉高压,称为血吸虫病性肝纤维化。

(三)乙醇中毒

长期大量饮酒者,乙醇及其中间代谢产物(乙醛)直接引起酒精性肝炎,并发展为肝硬化,酗酒所致的长期营养失调也对肝脏起一定损害作用。

(四)药物或化学毒物

长期服用双醋酚丁、甲基多巴等药物,或长期反复接触磷、砷、四氯化碳等化学毒物,可引起中毒性肝炎,最终演变为肝硬化

(五)胆汁淤积

持续存在肝外胆管阻塞或肝内胆汁淤积时,高浓度的胆汁酸和胆红素损害肝细胞,导致肝硬化。

(六)循环障碍

慢性充血性心力衰竭、缩窄性心包炎、肝静脉或下腔静脉阻塞等使肝脏长期淤血,肝细胞缺氧、坏死和结缔组织增生,最后发展为肝硬化。

(七)遗传和代谢疾病

由于遗传性或代谢性疾病,某些物质或其代谢产物沉积于肝,造成肝损害,并可致肝硬化,如肝豆状核变性、血色病、半乳糖血症和 α1-抗胰蛋白酶缺乏症。

(八)营养失调

食物中长期缺乏蛋白质、维生素、胆碱等,以及慢性炎症性肠病,可引起营养不良和吸收不良,降低肝细胞对致病因素的抵抗力,成为肝硬化的直接或间接病因。

此外,部分病例发病原因难以确定,称为隐源性肝硬化,其中部分病例与无黄疸型病毒性肝炎,尤其是丙型肝炎有关。自身免疫性肝炎也可发展为肝硬化。各种病因引起的肝硬化,其病理变化和发展演变过程是基本一致的。特征为广泛肝细胞变性坏死,结节性再生,弥漫性结缔组织增生,假小叶形成。上述病理变化造成肝内血管扭曲、受压、闭塞而致血管床缩小,肝内门静脉、肝静脉和肝动脉小分支之间发生异常吻合而形成短路,导致肝血循环紊乱。这些严重的肝内血液循环障碍,是形成门静脉高压的病理基础,且使肝细胞营养障碍加重,促使肝硬化病变进一步发展。

二、临床表现

肝硬化的病程发展通常比较缓慢,可隐伏 3～5 年或更长时间。临床上分为肝功能代偿期和失代偿期。

(一)代偿期

早期症状轻,以乏力、食欲缺乏为主要表现,可伴有恶心、厌油腻、腹胀、上腹隐痛及腹泻等。症状常因劳累或伴发病而出现,经休息或治疗可缓解。患者营养状况一般或消瘦,肝轻度大,质地偏硬,可有轻度压痛,脾轻至中度大。肝功能多在正常范围内或轻度异常。

(二)失代偿期

失代偿期主要为肝功能减退和门静脉高压所致的全身多系统症状和体征。

1.肝功能减退

（1）全身症状和体征：一般状况与营养状况均较差，乏力、消瘦、不规则低热、面色灰暗黝黑（肝病面容）、皮肤干枯粗糙、水肿、舌炎、口角炎等。

（2）消化道症状：食欲减退甚至畏食、进食后上腹饱胀不适、恶心、呕吐、稍进油腻肉食易引起腹泻，因腹水和胃肠积气而腹胀不适。肝细胞有进行性或广泛性坏死时可出现黄疸。

（3）出血倾向和贫血：常有鼻出血、牙龈出血、皮肤紫癜和胃肠出血等倾向，系肝合成凝血因子减少、脾功能亢进和毛细血管脆性增加所致。贫血可因缺铁、缺乏叶酸和维生素 B_{12}，脾功能亢进等因素引起。

（4）内分泌失调：①雌激素增多、雄激素和糖皮质激素减少，肝对雌激素的灭活功能减退，故体内雌激素增多。雌激素增多时，通过负反馈抑制腺垂体分泌促性腺激素及促肾上腺皮质激素的功能，致雄激素和肾上腺糖皮质激素减少。雌激素与雄激素比例失调，男性患者常有性欲减退、睾丸萎缩、毛发脱落及乳房发育；女性患者可有月经失调、闭经、不孕等。部分患者出现蜘蛛痣，主要分布在面颈部、上胸、肩背和上肢等上腔静脉引流区域；手掌大小鱼际和指端腹侧部位皮肤发红称为肝掌。肾上腺皮质功能减退，表现为面部和其他暴露部位皮肤色素沉着。②醛固酮和血管升压素增多、肝功能减退时对醛固酮和血管升压素的灭活作用减弱，致体内醛固酮及血管升压素增多。醛固酮作用于远端肾小管，使钠重吸收增加；血管升压素作用于集合管，使水的重吸收增加。水、钠潴留导致尿少、水肿，并促进腹水形成。

2.门静脉高压

（1）脾大：门静脉高压致脾静脉压力增高，脾淤血而大，一般为轻、中度大，有时可为巨脾。上消化道大量出血时，脾可暂时缩小，待出血停止并补足血容量后，脾再度增大。晚期脾大常伴有对血细胞破坏增加，使周围血中白细胞、红细胞和血小板计数减少，称为脾功能亢进。

（2）侧支循环的建立和开放：正常情况下，门静脉系与腔静脉系之间的交通支很细小，血流量很少。门静脉高压形成后，来自消化器官和脾的回心血液流经肝脏受阻，使门腔静脉交通支充盈扩张，血流量增加，建立起侧支循环（图 11-1）。

临床上重要的侧支循环：①食管下段和胃底静脉曲张，主要是门静脉系的胃冠状静脉和腔静脉系的食管静脉、奇静脉等沟通开放，常在恶心、呕吐、咳嗽、负重等使腹内压突然升高，或因粗糙食物机械损伤、胃酸反流腐蚀损伤时，导致曲张静脉破裂出血，出现呕血、黑便及休克等表现。②腹壁静脉曲张，由于脐静脉重新开放，与附脐静脉、腹壁静脉等连接，在脐周和腹壁可见迂曲静脉以脐为中心向上及下腹壁延伸。③痔核形成，为门静脉系的直肠上静脉与下腔静脉系的直肠中、下静脉吻合扩张形成，破裂时引起便血。

（3）腹水：是肝硬化肝功能失代偿期最为显著的临床表现。腹水出现前，常有腹胀，以饭后明显。大量腹水时腹部隆起，腹壁绷紧发亮，患者行动困难，可发生脐疝，膈抬高，出现呼吸困难、心悸。部分患者伴有胸腔积液。

腹水形成的因素：①门静脉压力增高使腹腔脏器毛细血管床静水压增高，组织间液回吸收减少而漏入腹腔。②低清蛋白血症系指血浆清蛋白＜30 g/L，肝功能减退使清蛋白合成减少及蛋白质摄入和吸收障碍，低清蛋白血症时血浆胶体渗透压降低，血管内液外渗。③肝淋巴液生成过多，肝静脉回流受阻时，肝内淋巴液生成增多，超过胸导管引流能力，淋巴管内压力增高，使大量淋巴液自肝包膜和肝门淋巴管渗出至腹腔。④血管升压素及继发性醛固酮增多，引起水钠重吸收增加。⑤肾脏因素，有效循环血容量不足致肾血流量减少，肾小球滤过率降低，排钠和排尿量减少。

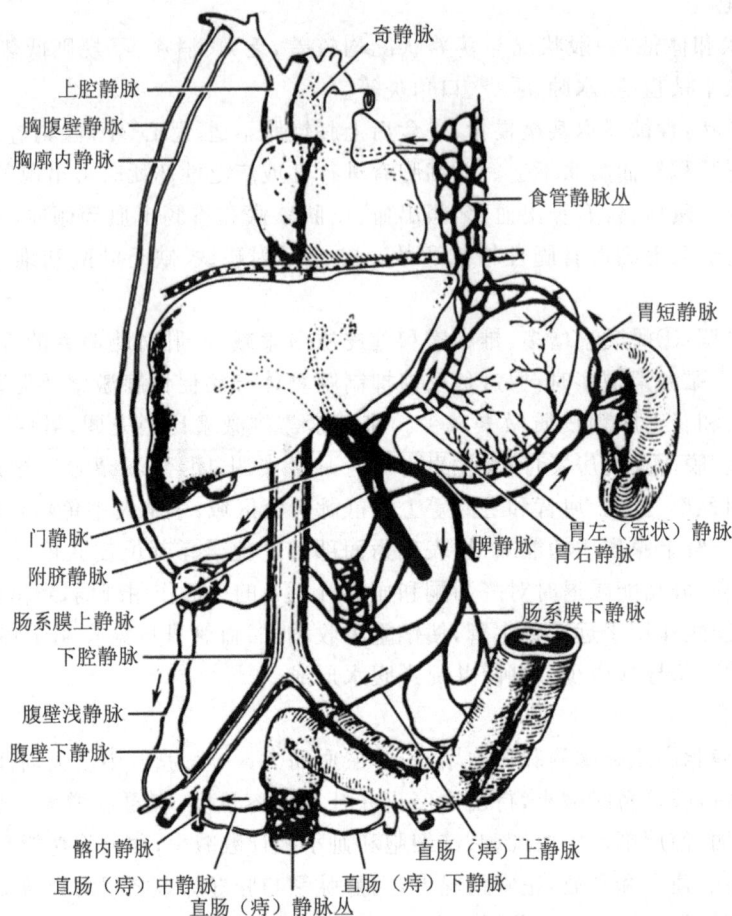

奇静脉
上腔静脉
胸腹壁静脉
胸廓内静脉
食管静脉丛
胃短静脉
门静脉
附脐静脉
肠系膜上静脉
下腔静脉
腹壁浅静脉
腹壁下静脉
脾静脉
胃左（冠状）静脉
胃右静脉
肠系膜下静脉
髂内静脉
直肠（痔）中静脉
直肠（痔）静脉丛
直肠（痔）上静脉
直肠（痔）下静脉

图 11-1　门静脉回流受阻时,侧支循环血流方向示意图

3.肝脏情况

早期肝脏增大,表面尚平滑,质中等硬;晚期肝脏缩小,表面可呈结节状,质地坚硬;一般无压痛,但在肝细胞进行性坏死或并发肝炎和肝周围炎时可有压痛与叩击痛。

三、并发症

(一)上消化道出血

上消化道出血为本病最常见的并发症。由于食管下段或胃底静脉曲张破裂,引起突然大量的呕血和黑便,常引起出血性休克或诱发肝性脑病,死亡率高。

(二)感染

由于患者抵抗力低下、门腔静脉侧支循环开放等因素,增加细菌入侵繁殖机会,易并发感染如肺炎、胆道感染、大肠埃希菌败血症、自发性腹膜炎等。自发性腹膜炎系指无任何邻近组织炎症的情况下发生的腹膜和/或腹水的细菌性感染。其主要原因是肝硬化时单核-吞噬细胞的噬菌作用减弱,肠道内细菌异常繁殖并经由肠壁进入腹膜腔,以及带菌的淋巴液漏入腹腔引起感染,致病菌多为革兰氏阴性杆菌。患者可出现发热、腹痛、腹胀、腹膜刺激征、腹水迅速增长或持续不减,少数病例发生中毒性休克。

(三)肝性脑病

肝性脑病是晚期肝硬化的最严重并发症。

(四)原发性肝癌

肝硬化患者短期内出现肝脏迅速增大、持续性肝区疼痛、腹水增多且为血性、不明原因的发热等,应考虑并发原发性肝癌,需做进一步检查。

(五)功能性肾衰竭

功能性肾衰竭又称肝、肾综合征,表现为少尿或无尿、氮质血症、稀释性低钠血症和低尿钠,但肾无明显器质性损害。主要由于肾血管收缩和肾内血液重新分布,导致肾皮质血流量和肾小球滤过率下降等因素引起。

(六)电解质和酸碱平衡紊乱

出现腹水和其他并发症后患者电解质紊乱趋于明显,常见的如下。

1.低钠血症

长期低钠饮食致原发性低钠,长期利尿和大量放腹水等致钠丢失,血管升压素增多使水潴留超过钠潴留而致稀释性低钠。

2.低钾低氯血症与代谢性碱中毒

进食少、呕吐、腹泻、长期应用利尿剂或高渗葡萄糖液、继发性醛固酮增多等可引起低钾低氯,而低钾低氯血症可致代谢性碱中毒,诱发肝性脑病。

四、护理

(一)护理目标

患者能描述营养不良的原因,遵循饮食计划,保证各种营养物质的摄入;能叙述腹水和水肿的主要原因,腹水和水肿有所减轻,身体舒适感增加;能了解常见并发症防治知识,尽力避免并发症;无皮肤破损或感染,焦虑减轻或消失。

(二)护理措施

1.一般护理

(1)休息和活动:休息代偿期患者宜适当减少活动、避免劳累、保证休息,失代偿期尤当出现并发症时患者需卧床休息。

(2)饮食护理:饮食以高热量、高蛋白(肝性脑病除外)和维生素丰富而易消化的食物为原则。盐和水的摄入视病情调整,有腹水者应低盐或无盐饮食,钠限制在每天 500～800 mg(氯化钠 1.2～2.0 g),进水量限制在每天 1 000 mL 左右。应向患者介绍各种食物的成分,例如高钠食物有咸肉、酱菜、酱油、罐头食品、含钠味精等,应尽量少食用;含钠较少的食物有粮谷类、瓜茄类、水果等;含钾多的食物有水果、硬壳果、马铃薯、干豆、肉类等。评估患者有无不恰当的饮食习惯而加重水、钠潴留,切实控制钠和水的摄入量。限钠饮食常使患者感到食物淡而无味,可适量添加柠檬汁、食醋等,改善食品的调味,以增进食欲。禁酒,忌用对肝有损害药物。有食管静脉曲张者避免进食粗糙、坚硬食物。避免损伤曲张静脉,食管胃底静脉曲张者应食菜泥、肉末、软食,进餐时细嚼慢咽,咽下的食团宜小且外表光滑,切勿混入糠皮、硬屑、鱼刺、甲壳等,药物应磨成粉末,以防损伤曲张的静脉导致出血。

2.体液过多的护理

(1)休息和体位:多卧床休息,卧床时尽量取平卧位,以增加肝、肾血流量,改善肝细胞的营养,提高肾小球滤过率。可抬高下肢,以减轻水肿。阴囊水肿者可用托带托起阴囊,以利水肿消退。大量腹水者卧床时可取半卧位,以使膈下降,有利于呼吸运动,减轻呼吸困难和心悸。

(2)避免腹内压骤增:大量腹水时,应避免使腹内压突然剧增的因素,例如剧烈咳嗽、打喷嚏、用力排便等。

(3)用药护理:使用利尿剂时应特别注意维持水、电解质和酸碱平衡。利尿速度不宜过快,以每天体重减轻不超过 0.5 kg 为宜。

(4)病情监测:观察腹水和下肢水肿的消长,准确记录出入量,测量腹围、体重,并教会患者正确的测量和记录方法。进食量不足、呕吐、腹泻者,或遵医嘱应用利尿剂、放腹水后更应密切观察。监测血清电解质和酸碱度的变化,以及时发现并纠正水、电解质、酸碱平衡紊乱,防止肝性脑病、功能性肾衰竭的发生。

(5)腹腔穿刺放腹水的护理:术前说明注意事项,测量体重、腹围、生命体征,排空膀胱以免误伤;术中及术后监测生命体征,观察有无不适反应;术毕用无菌敷料覆盖穿刺部位,如有溢液可用吸收性明胶海绵处置;术毕缚紧腹带,以免腹内压骤然下降;记录抽出腹水的量、性质和颜色,标本及时送检。

3.活动无耐力护理

肝硬化患者的精神、体力状况随病情进展而减退,疲倦乏力、精神不振逐渐加重,严重时衰弱而卧床不起。应根据病情适当安排休息和活动。代偿期患者无明显的精神、体力减退,可参加轻工作,避免过度疲劳;失代偿期患者以卧床休息为主,但过多的躺卧易引起消化不良、情绪不佳,故应视病情安排适量的活动,活动量以不感到疲劳、不加重症状为度。

4.有皮肤完整性受损危险的护理

肝硬化患者因常有皮肤干燥、水肿,有黄疸时可有皮肤瘙痒和长期卧床等因素,易发生皮肤破损和继发感染。除常规的皮肤护理、预防压疮措施外,应注意沐浴时避免水温过高,或使用有刺激性的皂类和沐浴液,沐浴后可使用性质柔和的润肤品,以减轻皮肤干燥和瘙痒;皮肤瘙痒者给予止痒处理,嘱患者勿用手抓搔,以免皮肤破损。

5.心理护理

及时了解并减轻各种焦虑,护理人员应关心患者,鼓励其说出心中的顾虑与疑问,护士应耐心倾听并给予解答。

6.健康指导

(1)心理指导:护士应帮助患者和家属掌握本病的有关知识和自我护理方法,分析和消除不利于个人和家庭应对的各种因素,家属应理解和关心患者,细心观察、及早识别病情变化,例如当患者出现性格、行为改变等可能为肝性脑病的前驱症状时,或消化道出血等其他并发症时,应及时就诊。定期门诊随诊。

(2)休息指导:保证身心两方面的休息,应有足够的休息和睡眠,生活起居有规律。活动量以不加重疲劳感和其他症状为度。应十分注意情绪的调节和稳定。在安排好治疗、身体调理的同时,勿过多考虑病情,遇事豁达开朗。

(3)生活指导:注意保暖和个人卫生,预防感染。切实遵循饮食治疗原则和计划,安排好营养食谱。

(4)用药指导:按医师处方用药,加用药物需征得医师同意,以免服药不当而加重肝脏负担和肝功能损害。应向患者详细介绍所用药物的名称、剂量、给药时间和方法,教会其观察药物疗效和不良反应。例如服用利尿剂者,如出现软弱无力、心悸等症状时,提示低钠、低钾血症,应及时就医。

(三)护理评价

患者能自己选择符合饮食治疗计划的食物,保证每天所需热量、蛋白质、维生素等营养成分的摄入;能陈述减轻水、钠潴留的有关措施,正确测量和记录出入量、腹围和体重,腹水和皮下水肿及其引起的身体不适有所减轻;能按计划进行活动和休息,活动未致疲乏感加重,活动耐力增加;皮肤无破损和感染,瘙痒感减轻或消失。

(满中萍)

第六节 慢性胰腺炎

慢性胰腺炎是一种伴有胰实质进行性毁损的慢性炎症,我国以胆石症为常见原因,国外则以慢性酒精中毒为主要病因。慢性胰腺炎可伴急性发作,称为慢性复发性胰腺炎。由于本病临床表现缺乏特异性,可为腹痛、腹泻、消瘦、黄疸、腹部肿块、糖尿病等,易被误诊为消化性溃疡、慢性胃炎、胆管疾病、肠炎、消化不良、胃肠神经官能症等。本病虽发病率不高,但近年来有逐步增高的趋势。

一、病因

慢性胰腺炎的发病因素与急性胰腺炎相似,主要有胆管系统疾病、乙醇、腹部外伤、代谢和内分泌障碍、营养不良、高钙血症、高脂血症、血管病变、血色病、先天性遗传性疾病、肝脏疾病及免疫功能异常等。

二、临床表现

慢性胰腺炎的症状繁多且无特异性。典型病例可出现五联症,即上腹疼痛、胰腺钙化、胰腺假性囊肿、糖尿病及脂肪泻。但是同时具备上述五联症的患者较少,临床上常以某一或某些症状为主要特征。

(一)腹痛

腹痛为最常见症状,见于 $60\%\sim100\%$ 的病例,疼痛常剧烈,并持续较长时间。一般呈钻痛或钝痛,绞痛少见。多局限于上腹部,放射至季肋下,半数以上病例放射至背部。疼痛发作的频度和持续时间不一,一般随着病变的进展,疼痛期逐渐延长,间歇期逐渐变短,最后整天腹痛。在无痛期,常有轻度上腹部持续隐痛或不适。

痛时患者取坐位,膝屈曲,压迫腹部可使疼痛部分缓解,躺下或进食则加重(这种体位称为胰体位)。

(二)体重减轻

体重减轻是慢性胰腺炎常见的表现,见于 3/4 以上病例。主要由于患者担心进食后疼痛而减少进食所致。少数患者因胰功能不全、消化吸收不良或糖尿病而有严重消瘦,经过补充营养及助消化剂后,体重减轻往往可暂时好转。

(三)食欲减退

患者常有食欲欠佳,特别是厌油类或肉食。有时食后腹胀、恶心和呕吐。

(四)吸收不良

吸收不良表现疾病后期,胰脏丧失90％以上的分泌能力,可引起脂肪泻。患者有腹泻,大便量多、带滴滴、恶臭。由于脂肪吸收不良,临床上也可出现脂溶性维生素缺乏症状。碳水化合物的消化吸收一般不受影响。

(五)黄疸

少数病例可出现明显黄疸(血清胆红素高达 20 mg/dL),由胰腺纤维化压迫胆总管所致,但更常见假性囊肿或肿瘤的压迫所致。

(六)糖尿病症状

约 2/3 的慢性胰腺炎病例有葡萄糖耐量降低,半数有显性糖尿病,常出现于反复发作腹痛持续几年以后。当糖尿病出现时,一般均有某种程度的吸收不良存在。糖尿病症状一般较轻,易用胰岛素控制。偶可发生低血糖、糖尿病酸中毒、微血管病变和肾病变。

(七)其他

少数病例腹部可扪及包块,易误诊为胰腺肿瘤。个别患者呈抑郁状态或有幻觉、定向力障碍等。

三、并发症

慢性胰腺炎的并发症甚多,一些与胰腺炎有直接关系,另一些则可能是病因(如乙醇)作用的后果。

(一)假性囊肿

假性囊肿见于 9％～48％的慢性胰腺炎患者。多数为单个囊肿。囊肿大小不一,表现多样。假性囊肿内胰液泄漏至腹腔,可引起胰性无痛性腹水,呈隐匿起病,腹水量甚大,内含高活性淀粉酶。

巨大假性囊肿,压迫胃肠道,可引起幽门或十二指肠近端狭窄,甚至压迫十二指肠空肠交接处和横结肠,引起不全性或完全性梗阻。假性囊肿破入邻近脏器可引起内瘘。囊肿内胰酶腐蚀囊肿壁内小血管可引起囊肿内出血,如腐蚀邻近大血管,可引起消化道出血或腹腔内出血。

(二)胆管梗阻

8％～55％的慢性胰腺炎患者发生胆总管的胰内段梗阻,临床上有无黄疸不定。有黄疸者中罕有需手术治疗者。

(三)其他

酒精性慢性胰腺炎可合并存在酒精性肝硬化。慢性胰腺炎患者好发口腔、咽、肺、胃和结肠癌肿。

四、实验室检查

(一)血清和尿淀粉酶测定

慢性胰腺炎急性发作时血尿淀粉酶浓度和 Cam/Ccr 比值可一过性地增高。随着病变的进展和较多的胰实质毁损,在急性炎症发作时可不合并淀粉酶升高。测定血清胰型淀粉酶同工酶

(Pam)可作为反映慢性胰腺炎时胰功能不全的试验。

(二)葡萄糖耐量试验

葡萄糖耐量试验可出现糖尿病曲线。有报告慢性胰腺炎患者中78.7%试验阳性。

(三)胰腺外分泌功能试验

在慢性胰腺炎时有80%～90%病例胰外分泌功能异常。

(四)吸收功能试验

最简便的是做粪便脂肪和肌纤维检查。

(五)血清转铁蛋白放射免疫测定

慢性胰腺炎血清转铁蛋白明显增高,特别对酒精性钙化性胰腺炎有特异价值。

五、护理

(一)体位

协助患者卧床休息,选择舒适的卧位。有腹膜炎者宜取半卧位,利于引流和使炎症局限。

(二)饮食

脂肪对胰腺分泌具有强烈的刺激作用并可使腹痛加剧。因此,一般以适量的优质蛋白、丰富的维生素、低脂无刺激性半流质或软饭为宜,如米粥、藕粉、脱脂奶粉、新鲜蔬菜及水果等。每天脂肪供给量应控制在20～30 g,避免粗糙、干硬、胀气及刺激性食物或调味品。少食多餐、禁止饮酒。对伴糖尿病患者,应按糖尿病饮食进餐。

(三)疼痛护理

绝对禁酒、避免进食大量肉类饮食、服用大剂量胰酶制剂等均可使胰液与胰酶的分泌减少,缓解疼痛。护理中应注意观察疼痛的性质、部位、程度及持续时间,有无腹膜刺激征。协助取舒适卧位以减轻疼痛。适当应用非麻醉性镇痛剂,如阿司匹林、吲哚美辛、布洛芬、对乙酰氨基酚等非团体抗感染药。对腹痛严重,确实影响生活质量者,可酌情使用麻醉性镇痛剂,但应避免长期使用,以免导致患者对药物产生依赖性。给药20～30分钟后须评估并记录镇痛药物的效果及不良反应。

(四)维持营养需要量

蛋白-热量营养不良在慢性胰腺炎患者是非常普遍的。进餐前30分钟为患者镇痛,以防止餐后腹痛加剧,使患者惧怕进食。进餐时胰酶制剂同食物一起服用,可以保证酶和食物适当混合,取得满意效果。同时,根据医嘱及时给予静脉补液,保证热量供给,维持水、电解质、酸碱平衡。严重的慢性胰腺炎患者和中至重度营养不良者,在准备手术阶段应考虑提供肠外或肠内营养支持。护理上需加强肠内、外营养液的输注护理,防止并发症。

(五)心理护理

因病程迁延,反复疼痛、腹泻等症状,患者常有消极悲观的情绪反应,对手术及预后的担心常引起焦虑和恐惧。护理上应关心患者,采用同情、安慰、鼓励法与患者沟通,稳定患者情绪,讲解疾病知识,帮助患者树立战胜疾病的信心。

(满中萍)

第七节　急性胰腺炎

急性胰腺炎是常见的急腹症之一,为胰酶对胰脏本身自身消化所引起的化学性炎症。胰腺病变轻重不等,轻者以水肿为主,临床经过属自限性,一次发作数天后即可完全恢复,少数呈复发性急性胰腺炎;重者胰腺出血坏死,易并发休克、胰假性囊肿和脓肿等,死亡率高达 25%～40%。

关于急性胰腺炎的发生率,目前尚无精确统计。国内报告急性胰腺炎患者约占住院患者的 0.32%～2.04%。本病患者一般女多于男,患者的平均年龄 50～60 岁。职业以工人多见。

一、病因及发病机制

胰腺是一个其有内、外分泌功能的实质性器官,胰腺的腺泡分泌胰液(外分泌),对食物的消化起重要作用;而散在地分布在胰腺内的胰岛,其功能细胞主要分泌胰岛素和胰高糖素(内分泌)。正常情况下,当胰液中无活力的胰蛋白酶原等进入十二指肠时,在碱性环境中被胆汁和十二指肠液中的肠激酶激活,成为具有消化能力的胰蛋白酶。在胆总管、胰管、壶腹部炎症、梗阻等病理情况下,多种胰酶在胰腺内被激活,并大量溢出管壁及腺泡壁外,导致胰腺自身消化,引起水肿、出血、坏死等,而产生急性胰腺炎。

引起急性胰腺炎的病因甚多。常见病因为胆道疾病、酗酒。急性胰腺炎的各种致病相关因素。

(一)梗阻因素

胆石症常是老年人急性胰腺炎首次发作的原因,老年女性特别常见。一般认为是在胆石一过性阻塞胰管开口处或紧邻此开口处的胆总管时发生。如在胆石性胰腺炎发作后立即仔细收集和检查粪便,常常可以找到胆结石。胆石症引起胰腺炎的机制尚不清楚。可能是乏特氏壶腹被胆石阻塞,引起胆汁反流入胰管,损伤胰腺实质。也有认为是胰管一过性梗阻而无胆汁反流。

有人认为副乳头的先天畸形和狭窄必然引起胰腺炎。奥狄氏括约肌压力增高是急性胰腺炎反复发作的原因之一,据此内镜下括约肌切开术治疗已获得良好效果。胰小管或壶腹周围的小肿瘤也能引起胰腺炎。

(二)毒素和药物因素

乙醇、甲醇、蝎毒和有机磷杀虫剂等均可引起急性胰腺炎。

药物诱发的胰腺炎通常与对药物的超敏有关而与剂量无关。其特点是在接触药物的第一个月内发生,通常病情轻且有自限性。与成人胰腺炎发病有关的药物最常见的是硫唑嘌呤及其类似物 6-巯基嘌呤。应用这类药物的个体中有 3%～5%发生胰腺炎,引起儿童胰腺炎最常见的药物是丙戊酸。

(三)代谢因素

三酰甘油水平超过 11.3 mmol/L 时,易发中至重度的急性胰腺炎。如其水平降至5.65 mmol/L以下,反复发作次数可明显减少。各种原因引起的高钙血症亦易发生急性胰腺炎。

(四)外伤因素

胰腺的创伤或手术都可引起胰腺炎。内镜逆行胰胆管造影所致创伤也可引起胰腺炎,发生率为1%～5%。

(五)先天性因素

胰腺炎的易感性呈常染色体显性遗传。临床特点是儿童或青年期起病,逐渐演变成慢性胰腺炎和胰功能不全。胰腺结石可显著。少数家族还合并有氨基酸尿症。

(六)感染因素

血管功能不全(低容量灌注,动脉粥样硬化)和血管炎可能因减少胰腺血流而引起或加重胰腺炎。

二、临床表现

急性胰腺炎的临床表现和病程,取决于其病因、病理类型和治疗是否及时。水肿型胰腺炎一般3～5天内症状即可消失,但常有反复发作。如症状持续一周以上,应警惕已演变为出血坏死型胰腺炎。出血坏死型胰腺炎亦可在一开始时即发生,呈暴发性经过。

(一)腹痛

腹痛为本病最主要表现,约见于95%急性胰腺炎病例,多数突然发作,常在饱餐和饮酒后发生。轻重不一,轻者上腹钝痛,患者常能忍受,重者呈腹绞痛、钻痛或刀割痛。疼痛常呈持续性伴阵发性加剧。疼痛的部位可因病变的部位不同而异,通常在上中腹部。如炎症以胰头部为主,疼痛常在右上腹及中上腹部;如炎症以胰体、尾部为主,常为中上腹及左上腹疼痛,并向腰背放射。疼痛在弯腰或起坐前倾时可减轻。病情轻者腹痛3～5天缓解;出血坏死型的病情发展较快,腹痛延续较长。由于渗出液扩散至腹腔,腹痛可弥漫至全腹。极少数患者尤其年老体弱者可无腹痛或极轻微痛。

腹肌常紧张,并可有反跳痛。但不像消化道穿孔时表现的肌强硬,如检查者将手紧贴于患者腹部,仍可能按压下去。有时按压腹部反可使腹痛减轻。腹痛发生的原因是胰管扩张;胰腺炎症、水肿;渗出物、出血或胰酶消化产物进入后腹膜腔,刺激腹腔神经丛;化学性腹膜炎;胆管和十二指肠痉挛及梗阻。

(二)恶心、呕吐

84%的患者有频繁恶心和呕吐,常在进食后发生。呕吐物多为胃内容物,重者含胆汁甚至血样物。呕吐是机体对腹痛或胰腺炎症刺激的一种防御性反射。呕吐后,进入十二指肠的胃酸减少,从而减少胰泌素及胆囊收缩素的释放,减少了胰液胰酶的分泌。

(三)发热

大多数患者有中度以上发热,少数可超过39.0 ℃,一般持续3～5天。发热系胰腺炎症或坏死产物进入血循环,作用于中枢神经系统体温调节中枢所致。多数发热患者中找不到感染的证据,但如果高热不退强烈提示合并感染或并发胰腺脓肿。

(四)黄疸

黄疸可于发病后1～2天出现,常为暂时性阻塞性黄疸。黄疸的发生主要由于肿大的胰头部压迫了胆总管所致。合并存在的胆道病变如胆石症和胆道炎症亦是黄疸的常见原因。少数患者后期可因并发肝损害而引起肝细胞性黄疸。

(五)低血压及休克

出血坏死型胰腺炎常发生低血压和休克。患者烦躁不安,皮肤苍白、湿冷、呈花斑状,脉细弱,血压下降,少数可在发病后短期内猝死。发生休克的机制主要有以下几点。

(1)胰舒血管素原释放,被胰蛋白酶激活后致血浆中缓激肽生成增多。缓激肽可引起血管扩张,毛细血管通透性增加,使血压下降。

(2)血液和血浆渗出到腹腔或后腹膜腔,引起血容量不足,这种体液丧失量可达血容量的30%。

(3)腹膜炎时大量体液流入腹腔或积聚于麻痹的肠腔内。

(4)呕吐丢失体液和电解质。

(5)坏死的胰腺释放心肌抑制因子使心肌收缩不良。

(6)少数患者并发肺栓塞、胃肠道出血。

(六)肠麻痹

肠麻痹是重型或出血坏死型胰腺炎的主要表现。初期,邻近胰腺的上腹部可见扩张的充气肠襻,后期则整个肠道均发生肠麻痹性梗阻。临床上以高度腹胀、肠鸣音消失为主要表现。肠麻痹可能是肠管对腹膜炎的一种反应。另外,炎症的直接作用,血管和循环的异常、低钠和低钾血症,肠壁神经丛的损害也是肠麻痹发生的重要促发因素。

(七)腹水

胰腺炎时常有少量腹水,由胰腺和腹膜在炎症过程中液体渗出或漏出所致。淋巴管受阻塞或不畅可能也起作用。偶尔出现大量的顽固性腹水,多由于假性囊肿中液体外漏引起。胰性腹水中淀粉酶含量甚高,以此可以与其他原因的腹水区别。

(八)胸膜炎

胸膜炎常见于严重病例,系腹腔内炎性渗出透过横膈微孔进入胸腔所引起的炎性反应。

(九)电解质紊乱

胰腺炎时,机体处于代谢紊乱状态,可以发生电解质平衡失调,血清钠、镁、钾常降低。特别是血钙降低,约见于25%的病例,常低于2.25 mmol/L(9 mg/dL),如低于1.75 mmol/L(7 mg/dL)提示预后不良。血钙下降的原因是大量钙沉积于脂肪坏死区,同时胰高糖素分泌增加刺激,降钙素分泌,抑制了肾小管对钙的重吸收。

(十)皮下淤血斑

出血坏死型胰腺炎,因血性渗出物透过腹膜后渗入皮下,可在肋腹部形成蓝绿-棕色血斑,称为Grey-Turner征;如在脐周围出现蓝色斑,称为Cullen征。此两种征象无早期诊断价值,但有确诊意义。

三、并发症

急性水肿型胰腺炎很少有并发症发生,而急性出血坏死型则常出现多种并发症。

(一)局部并发症

1.胰脓肿形成

出血坏死型胰腺炎起病2~3周以后,如继发细菌感染,于胰腺内及其周围可有脓肿形成。检查局部有包块,全身感染中毒症状。

2.胰假性囊肿

胰假性囊肿系由胰液和坏死组织在胰腺本身或其周围被包裹而成。常发生于出血坏死型胰腺炎起病后3~4周,多位于胰体尾部。囊肿可累及邻近组织,引起相应的压迫症状,如黄疸、门脉高压、肠梗阻、肾盂积水等。囊肿穿破可造成胰源性腹水。

3.胰性腹膜炎

含有活性胰酶的渗出物进入腹腔,可引起化学性腹膜炎。腹腔内出现渗出性腹水。如继发感染,则可引起细菌性腹膜炎。

4.其他

胰局部炎症和纤维素性渗出可累及周围脏器,引起脾周围炎、脾梗阻、脾粘连、结肠粘连(常见为脾曲综合征)、小肠坏死出血及肾周围炎。

(二)全身并发症

1.败血症

败血症常见于胰腺炎并发胰腺脓肿时,死亡率甚高。病原体大多数为革兰氏阴性杆菌,如大肠埃希菌、产碱杆菌、产气杆菌、铜绿假单胞菌等。患者表现为持续高热,白细胞升高,以及明显的全身毒性症状。

2.呼吸功能不全

因腹胀、腹痛,患者的膈运动受限,加之磷脂酶 A 和在该酶作用下生成的溶血卵磷脂对肺泡的损害,可发生肺炎、肺淤血、肺水肿、肺不张和肺梗死,患者出现呼吸困难,血氧饱和度降低,严重者发生急性呼吸窘迫综合征。

3.心律失常和心功能不全

因有效血容量减少和心肌抑制因子的释放,导致心肌缺血和损害,临床上表现为心律失常和急性心力衰竭。

4.急性肾衰竭

出血坏死型胰腺炎晚期,可因休克、严重感染、电解质紊乱和播散性血管内凝血而发生急性肾衰竭。

5.胰性脑病

出血坏死型胰腺炎时,大量活性蛋白水解酶、磷脂酶 A 进入脑内,损伤脑组织和血管,引起中枢神经系统损害综合征,称为胰性脑病。偶可引起脱髓鞘病变。患者可出现谵妄、意识模糊、昏迷、烦躁不安、抑郁、恐惧、妄想、幻觉、语言障碍、共济失调、震颤、反射亢进或消失及偏瘫等。脑电图可见异常。某些患者昏迷系并发糖尿病所致。

6.消化道出血

消化道出血可为上消化道或下消化道出血。上消化道出血主要为胃黏膜炎性糜烂或应激性溃疡,或因脾静脉阻塞引起食管静脉破裂。下消化道出血则由于结肠本身或结肠血管受累所致。近年来发现胰腺炎时可发生胃肠型微动脉瘤,瘤破裂后可引起大出血。

7.糖尿病

5％～35％的患者在病程中出现糖尿病,常见于暴发性坏死型胰腺炎患者,是由 B 细胞遭到破坏,胰岛素分泌下降;A 细胞受刺激,胰高糖素分泌增加所致。严重病例可发生糖尿病酮症酸中毒和糖尿病昏迷。

8.慢性胰腺炎

重症胰腺炎病例可因胰腺泡大量破坏而并发胰外分泌功能不全,演变成慢性胰腺炎。

9.猝死

猝死见于极少数病例,由胰腺-心脏性反应所致。

四、检查

实验室检查对胰腺炎的诊断具有决定性意义,一般对水肿型胰腺炎,检测血清淀粉酶和尿淀粉酶已足够,对出血坏死型胰腺炎,则需检查更多项目。

(一)淀粉酶测定

血清淀粉酶常于起病后 2～6 小时开始上升,12～24 小时达高峰。一般大于 500 U。轻者 24～72 小时即可恢复正常,最迟不超过 5 天。如血清淀粉酶持续增高达 1 周以上,常提示有胰管阻塞或假性囊肿等并发症。病情严重度与淀粉酶升高程度之间并不一致,出血坏死型胰腺炎,因胰腺泡广泛破坏,血清淀粉酶值可正常甚至低于正常。若无肾功能不良,则尿淀粉酶常明显增高,一般在血清淀粉酶增高后 2 小时开始增高,维持时间较长,在血清淀粉酶恢复正常后仍可增高。尿淀粉酶下降缓慢,为时可达 1～2 周,故适用于起病后较晚入院的患者。

胰淀粉酶分子量约为 55 000,易通过肾小球。急性胰腺炎时胰腺释放胰舒血管素,体内产生大量激肽类物质,引起肾小球通透性增加,肾脏对胰淀粉酶清除率增加,而对肌酐清除率无改变。故淀粉酶,肌酐清除率比率(cam/ccr)测定可提高急性胰腺炎的诊断特异性。正常人 cam/ccr 为 1.5％～5.5％。平均为 3.1％±1.1％,急性胰腺炎为 9.8％±1.1％,胆总管结石时为 3.2％±0.3％。cam/ccr＞5.5％即可诊断急性胰腺炎。

(二)血清胰蛋白酶测定

应用放射免疫法测定,正常人及非胰病患者平均为 400 ng/mL。急性胰腺炎时增高 10～40 倍。因胰蛋白酶仅来自胰腺,故具特异性。

(三)血清脂肪酶测定

血清脂肪酶正常范围为 0.2～1.5 U。急性胰腺炎时脂肪酶血中活性升高,常人于 1.7 U。该酶在病程中升高较晚,且持续时间较长,达 7～10 天。在淀粉酶恢复正常时,脂肪酶仍升高,故对起病后就诊较晚的急性胰腺炎病例有诊断价值。特别有助于与腮腺炎加以鉴别,后者无脂肪酶升高。

(四)血清正铁清蛋白(MHA)测定

腹腔内出血后,红细胞破坏释放的血红蛋白经脂肪酸和弹性蛋门酶作用,转变为正铁血红蛋白。正铁血红蛋白与清蛋白结合形成 MHA。出血坏死型胰腺炎起病 12 小时后血中 MHA 即出现,而水肿型胰腺炎呈阴性,故可作该两型胰腺炎的鉴别。

(五)血清电解质测定

急性胰腺炎时血钙通常不低于 2.12 mmol/L。血钙＜1.75 mmol/L。仅见于重症胰腺炎患者。低钙血症可持续至临床恢复后 4 周。如胰腺炎由高钙血症引起,则出现血钙升高。对任何胰腺炎发作期血钙正常的患者,在恢复期均应检查有无高钙血症存在。

(六)其他

测定 α_2 巨球蛋白、α_1 抗胰蛋白酶、磷脂酶 A_2、C-反应蛋白、胰蛋白酶原激活肽及粒细胞弹性蛋白酶等均有助于鉴别轻、重型急性胰腺炎,并能帮助病情判断。

五、护理

(一)休息

发作期绝对卧床休息,或取屈膝侧卧位等舒适体位,避免衣服过紧、剧痛而辗转不安者要防止坠床,保证睡眠,保持安静。

(二)输液

急性出血坏死型胰腺炎的抗休克和纠正酸碱平衡紊乱自入院始贯穿于整个病程中,护理上需经常、准确记录 24 小时出入量,依据病情灵活调节补液速度,保证液体在规定的时间内输完,每天尿量应＞500 mL。必要时建立两条静脉通道。

(三)饮食

饮食治疗是综合治疗中的重要环节。近年来临床中发现,少数胰腺炎患者往往在有效的治疗后,因饮食不当而加重病情,甚至危及生命。采用分期饮食新法则取得较满意效果。胰腺炎的分期饮食分为禁食、胰腺炎Ⅰ号、胰腺炎Ⅱ号、胰腺炎Ⅲ号、低脂饮食五期。

1.禁食

绝对禁食可使胰腺安静休息,胰腺分泌减少至最低限度。患者需限制饮水,口渴者可含漱或湿润口唇。此期患者需静脉补充足够液体及电解质。禁食适用于胰腺炎的急性期,一般患者2～3 天,重症患者5～7 天。

2.胰腺炎Ⅰ号饮食

该饮食内不含脂肪和蛋白质。主要食物有米汤、果子水、藕粉,每天 6 餐,每次约 100 mL,每天热量约为 1.4 kJ,用于病情好转初期的试餐阶段。此期仍需给患者补充足够液体及电解质。Ⅰ号饮食适用于急性胰腺炎患者的康复初期,一般在病后 5～7 天。

3.胰腺炎Ⅱ号饮食

该饮食内含少量蛋白质,但不含脂肪。主要食物有小豆汤、果子水、藕粉、龙须面和少量鸡蛋清,每天 6 餐,每次约 200 mL,每天热量约为 1.84 kJ。此期可给患者补充少量液体及电解质。Ⅱ号饮食适用于急性胰腺炎患者的康复中期(病后 8～10 天)及慢性胰腺炎患者。

4.胰腺炎Ⅲ号饮食

该饮食内含有蛋白质和极少量脂类。主要食物有米粥、小豆汤、龙须面、菜末、鸡蛋清和豆油(5～10 g/d),每天 5 餐,每次约 400 mL,总热量约为 4.5 kJ。Ⅲ号饮食适用于急、慢性胰腺炎患者康复后期,一般在病后 15 天左右。

5.低脂饮食

该饮食内含有蛋白质和少量脂肪(约 30 g),每天 4～5 餐,用于基本痊愈患者。

(四)营养

急性胰腺炎时,机体处于高分解代谢状态,代谢率可高于正常水平的 20％～25％,同时由于感染使大量血浆渗出。因此如无合理的营养支持,必将使患者的营养状况进一步恶化,降低机体抵抗力、延缓康复。

1.全胃肠外营养(TPN)支持的护理

急性胰腺炎特别是急性出血坏死型胰腺炎患者的营养任务主要由 TPN 来承担。TPN 具有使消化道休息、减少胰腺分泌、减轻疼痛、补充体内营养不良、刺激免疫机制、促进胰外漏自发愈合等优点。近年来更有代谢调理学说认为通过营养支持供给机体所需的能源和氮源,同时使用药物或生物制剂调理体内代谢反应,可降低分解代谢,共同达到减少机体蛋白质的分解,保存器官结构和功能的目的。应用 TPN 时需严密监护,最初数天每 6 小时检查血糖、尿糖,每 1～2 天检测血钾、钠、氯、钙、磷;定期检测肝、肾功能;准确记录 24 小时出入量;经常巡视,保持输液速度恒定,不突然更换无糖溶液;每天或隔天检查导管、消毒插管处皮肤,更换无菌敷料,防止发生感染。一旦发生感染要立即拔管,尖端部分常规送细菌培养。TPN 支持一般经过 2 周左右的时间,逐渐过渡到肠道营养(EN)支持。

2.EN 支持的护理

EN 即从空肠造口管中滴入要素饮食,混合奶、鱼汤、菜汤、果汁等多种营养。EN 护理要求如下。

(1)应用不能过早,一定待胃肠功能恢复、肛门排气后使用。

(2)EN 开始前 3 天,每 6 小时监测尿糖 1 次,每天监测血糖、电解质、酸碱度、血红蛋白、肝功能,病情稳定后改为每周 2 次。

(3)营养液浓度从 5% 开始渐增加到 25%,多以 20% 以下的浓度为宜。现配现用,4 ℃下保存。

(4)营养液滴速由慢到快,从 40 mL/h(15~20 滴/分)逐渐增加到 100~120 mL/h。由于小肠有规律性蠕动,当蠕动波近造瘘管时可使局部压力增高,甚至发生滴入液体逆流,因此在滴入过程中要随时调节滴速。

(5)滴入空肠的溶液温度要恒定在 40 ℃左右,因肠管对温度非常敏感,故需将滴入管用温水槽或热水袋加温,如果应用不当很容易发生腹胀、恶心、呕吐、腹痛、腹泻等症状。

(6)灌注时取半卧位,滴注时床头升高 45°,注意电解质补充,不足的部分可用温盐水代替。

3.口服饮食的护理

经过 3~4 周的 EN 支持,此时患者进入恢复阶段,食欲增加,护理上要指导患者订好食谱,少吃多餐,食物要多样化,告诫患者切不可暴饮暴食增加胰腺负担,防止再次诱发急性胰腺炎。

(五)胃肠减压

抽吸胃内容和胃内气体可减少胰腺分泌,防止呕吐。虽本疗法对轻-中度急性胰腺炎无明显疗效,但对并发麻痹性肠梗阻的严重病例,胃肠减压是不可缺少的治疗措施。减压同时可向胃管内间歇注入氢氧化铝凝胶等碱性药物中和胃酸,间接抑制胰腺分泌。腹痛基本缓解后即可停止胃肠减压。

(六)药物治疗的护理

1.镇痛解痉

予阿托品、山莨菪碱、溴丙胺太林、可待因、水杨酸、异丙嗪、哌替啶等及时对症处理减轻患者痛苦。据报道静脉滴注硫酸镁有一定镇痛效果。禁单用吗啡止痛,因其可引起奥狄括约肌痉挛加重疼痛。抗胆碱能药亦不宜长期使用。

2.预防感染

轻症急性水肿型胰腺炎通常无须使用抗生素。出血坏死型易并发感染,应使用足量有效抗生素。处理时应按医嘱正确使用抗生素,合理安排输注顺序,保证体内有效浓度,保持患者体表清洁,尤其应注意口腔及会阴部清洁,出汗多时应尽快擦干并及时更换衣、裤等。

3.抑制胰腺分泌

抗胆碱能药物、制酸剂、H₂ 受体拮抗剂、胰岛素与胰高糖素联合应用、生长抑素、降钙素、缩胆囊素受体拮抗剂(丙谷胺)等均有抑制胰腺分泌作用。使用时注意抗胆碱能药不能用于有肠麻痹者及老年人,H₂ 受体拮抗剂可有皮肤过敏。

4.抗胰酶药物

早期应用抗胰酶药物可防止向重型转化和缩短病程。常用药有 FOY(Gabexate Meslate)、

Micaclid、胞磷胆碱、6-氨基己酸等。使用前二者时应控制速度,药液不可溢出血管外,注意测血压,观察有无皮疹发生。对有精神障碍者慎用胞磷胆碱。

5.胰酶替代治疗

慢性胰功能不全者需长期用胰浸膏。每餐前服用效佳。注意观察少数患者可出现变态反应和叶酸水平下降。

(七)心理护理

对急性发作患者应予以充分的安慰,帮助患者减轻或去除疼痛加重的因素。由于疼痛持续时间长,患者常有不安和郁闷而主诉增多,护理时应以耐心的态度对待患者的痛苦和不安情绪,耐心听取其诉说,尽量理解其心理状态。采用松弛疗法,皮肤刺激疗法等方法减轻疼痛。对禁食等各项治疗处理方法及重要意义向患者充分解释,关心、支持和照顾患者,使其情绪稳定、配合治疗,促进病情好转。

（满中萍）

第八节 炎症性肠病

炎症性肠病是一种病因不明的肠道慢性非特异性炎症性疾病。包括溃疡性结肠炎(ulcerative colitis,UC)和克罗恩病(Crohn's disease,CD)。一般认为,UC 和 CD 是同一疾病的不同亚类,组织损伤的基本病理过程相似,但可能由于致病因素不同,发病的具体环节不同,最终导致组织损害的表现不同。

一、溃疡性结肠炎

UC 是一种病因不明的直肠和结肠慢性非特异性炎症性疾病。病变主要位于大肠的黏膜与黏膜下层。主要症状有腹泻、黏液脓血便和腹痛,病程漫长,病情轻重不一,常反复发作。本病多见于 20～40 岁,男女发病率无明显差别。

(一)病理

病变主要位于直肠和乙状结肠,可延伸到降结肠,甚至整个结肠。病变一般仅限于黏膜和黏膜下层,少数重症者可累及肌层。活动期黏膜呈弥漫性炎症反应,可见水肿、充血与灶性出血,黏膜脆弱,触之易出血。由于黏膜与黏膜下层有炎性细胞浸润,大量中性粒胞在肠腺隐窝底部聚集,形成小的隐窝脓肿。当隐窝脓肿融合破溃,黏膜即出现广泛的浅小溃疡,并可逐渐融合成不规则的大片溃疡。结肠炎症在反复发作的慢性过程中,大量新生肉芽组织增生,常出现炎性息肉。黏膜因不断破坏和修复,丧失其正常结构,并且由于溃疡愈合形成瘢痕,黏膜肌层与肌层增厚,使结肠变形缩短,结肠袋消失,甚至出现肠腔狭窄。少数患者有结肠癌变,以恶性程度较高的未分化型多见。

(二)临床分型

临床上根据本病的病程、程度、范围和病期进行综合分型。

1.根据病程经过分型

(1)初发型:无既往史的首次发作。

(2)慢性复发型:最多见,发作期与缓解期交替。

(3)慢性持续型:病变范围广,症状持续半年以上。

(4)急性暴发型:少见,病情严重,全身毒血症状明显,易发生大出血和其他并发症。

上述后3型可相互转化。

2.根据病情程度分型

(1)轻型:多见,腹泻每天4次以下,便血轻或无,无发热、脉速,贫血轻或无,血沉正常。

(2)重型:腹泻频繁并有明显黏液脓血便,有发热、脉速等全身症状,血沉加快、血红蛋白下降。

(3)中型:介于轻型和重型之间。

3.根据病变范围分型

根据病变范围分型可分为直肠炎、直肠乙状结肠炎、左半结肠炎、全结肠炎,以及区域性结肠炎。

4.根据病期分型

根据病期分型可分为活动期和缓解期。

(三)临床表现

起病多数缓慢,少数急性起病,偶见急性暴发起病。病程长,呈慢性经过,常有发作期与缓解期交替,少数症状持续并逐渐加重。

1.症状

(1)消化系统表现:主要表现为腹泻与腹痛。①腹泻为最主要的症状,黏液脓血便是本病活动期的重要表现。腹泻主要与炎症导致大肠黏膜对水钠吸收障碍,以及结肠运动功能失常有关。粪便中的黏液或黏液脓血,为炎症渗出和黏膜糜烂及溃疡所致。排便次数和便血程度可反映病情程度,轻者每天排便2~4次,粪便呈糊状,可混有黏液、脓血,便血轻或无,重者腹泻每天可达10次以上,大量脓血,甚至呈血水样粪便。病变限于直肠和乙状结肠的患者,偶有腹泻与便秘交替的现象,此与病变直肠排空功能障碍有关。②腹痛,轻者或缓解期患者多无腹痛或仅有腹部不适,活动期有轻或中度腹痛,为左下腹的阵痛,亦可涉及全腹。有疼痛-便意-便后缓解的规律,大多伴有里急后重,为直肠炎症刺激所致。若并发中毒性巨结肠或腹膜炎,则腹痛持续且剧烈。③其他症状可有腹胀、食欲缺乏、恶心、呕吐等。

(2)全身表现:中、重型患者活动期有低热或中等度发热,高热多提示有并发症或急性暴发型。重症患者可出现衰弱、消瘦、贫血、低清蛋白血症、水和电解质平衡紊乱等表现。

(3)肠外表现:本病可伴有一系列肠外表现,包括口腔黏膜溃疡、结节性红斑、外周关节炎、坏疽性脓皮病、虹膜睫状体炎等。

2.体征

患者呈慢性病容,精神状态差,重者呈消瘦贫血貌。轻者仅有左下腹轻压痛,有时可触及痉挛的降结肠和乙状结肠。重症者常有明显腹部压痛和鼓肠。若有反跳痛、腹肌紧张、肠鸣音减弱等应注意中毒性巨结肠和肠穿孔等并发症。

(四)护理

1.护理目标

患者大便次数减少,粪质正常;腹痛缓解,营养改善,体重恢复,未发生并发症,焦虑减轻。

2.护理措施

(1)一般护理。①休息与活动:在急性发作期或病情严重时均应卧床休息,缓解期适当休息,注意劳逸结合。②合理饮食:指导患者食用质软、易消化、少纤维素又富含营养、有足够热量的食物,以利于吸收、减轻对肠黏膜的刺激并供给足够的热量,以维持机体代谢的需要。避免食用冷饮、水果、多纤维的蔬菜及其他刺激性食物,忌食牛乳和乳制品。急性发作期患者,应进流质或半流质饮食,病情严重者应禁食,按医嘱给予静脉高营养,以改善全身状况。应注意给患者提供良好的进餐环境,避免不良刺激,以增进患者食欲。

(2)病情观察:观察患者腹泻的次数、性质,腹泻伴随症状,如发热、腹痛等,监测粪便检查结果。严密观察腹痛的性质、部位,以及生命体征的变化,以了解病情的进展情况,如腹痛性质突然改变,应注意是否发生大出血、肠梗阻、中毒性巨结肠、肠穿孔等并发症。观察患者进食情况,定期测量患者的体重,监测血红蛋白、血清电解质和清蛋白的变化,了解营养状况的变化。

(3)用药护理:遵医嘱给予柳氮磺吡啶(SASP)、糖皮质激素、免疫抑制剂等治疗,以控制病情,使腹痛缓解。注意药物的疗效及不良反应,如应用 SASP 时,患者可出现恶心、呕吐、皮疹、粒细胞减少及再生障碍性贫血等。应嘱患者餐后服药,服药期间定期复查血象,应用糖皮质激素者,要注意激素不良反应,不可随意停药,防止反跳现象,应用硫唑嘌呤或巯嘌呤时患者可出现骨髓抑制的表现,应注意监测白细胞计数。

(4)心理护理:安慰鼓励患者,向患者解释病情,使患者以平和的心态应对疾病,自觉地配合治疗。

(5)健康指导。①心理指导:由于病情反复发作,迁延不愈,常给患者带来痛苦,尤其是排便次数的增加,给患者的精神和日常生活带来很多困扰,易产生自卑、忧虑,甚至恐惧心理。应鼓励患者以平和的心态应对疾病,积极配合治疗。②指导患者合理饮食及活动:指导患者食用质软、易消化、少纤维素又富含营养、有足够热量的食物,避免食用冷饮、水果、多纤维的蔬菜及其他刺激性食物,忌食牛乳和乳制品。在急性发作期或病情严重时均应卧床休息,缓解期适当休息,注意劳逸结合。③用药指导:嘱患者坚持治疗,不要随意更换药物或停药。教会患者识别药物的不良反应,出现异常症状要及时就诊,以免耽搁病情。

3.护理评价

患者腹泻、腹痛缓解,营养改善,体重恢复。

二、克罗恩病

CD 是一种病因尚不十分清楚的胃肠道慢性炎性肉芽肿性疾病。病变多见于末段回肠和邻近结肠,但从口腔至肛门各段消化道均可受累,呈节段性或跳跃式分布。临床上以腹痛、腹泻、体重下降、腹块、瘘管形成和肠梗阻为特点,可伴有发热等全身表现,以及关节、皮肤、眼、口腔黏膜等肠外损害。本病有终生复发倾向,重症患者迁延不愈,预后不良。

(一)病理

病变表现为同时累及回肠末段与邻近右侧结肠者,只涉及小肠者,局限在结肠者。病变可涉及口腔、食管、胃、十二指肠,但少见。

大体形态上,克罗恩病特点:①病变呈节段性或跳跃性,而不呈连续性。②黏膜溃疡早期呈鹅口疮样溃疡,随后溃疡增大、融合,形成纵行溃疡和裂隙溃疡,将黏膜分割呈鹅卵石样外观。③病变累及肠壁全层,肠壁增厚变硬,肠腔狭窄。

组织学上,克罗恩病的特点为:①非干酪性肉芽肿,由类上皮细胞和多核巨细胞构成,可发生在肠壁各层和局部淋巴结。②裂隙溃疡,呈缝隙状,可深达黏膜下层甚至肌层。③肠壁各层炎症,伴固有膜底部和黏膜下层淋巴细胞聚集、黏膜下层增宽、淋巴管扩张及神经节炎等。肠壁全层病变致肠腔狭窄,可发生肠梗阻。溃疡穿孔引起局部脓肿,或穿透至其他肠段、器官、腹壁,形成内瘘或外瘘。肠壁浆膜纤维素渗出、慢性穿孔均可引起肠粘连。

(二)临床分型

区别本病不同临床情况,有助全面估计病情和预后,制订治疗方案。

1.临床类型

依疾病行为分型,可分为狭窄型(以肠腔狭窄所致的临床表现为主)、穿通型(有瘘管形成)和非狭窄非穿通型(炎症型)。各型可有交叉或互相转化。

2.病变部位

参考影像和内镜结果确定,可分为小肠型、结肠型、回结肠型。如消化道其他部分受累亦应注明。

3.严重程度

根据主要临床表现的程度及并发症计算 CD 活动指数(CDAI),用于疾病活动期与缓解期区分、病情严重程度估计(轻、中、重度)和疗效评定。

(三)临床表现

起病大多隐匿、缓渐,从发病早期症状出现至确诊往往需数月至数年。病程呈慢性,长短不等的活动期与缓解期交替,有终生复发倾向。少数急性起病,可表现为急腹症,酷似急性阑尾炎或急性肠梗阻。腹痛、腹泻和体重下降三大症状是本病的主要临床表现。但本病的临床表现复杂多变,这与临床类型、病变部位、病期及并发症有关。

1.消化系统表现

(1)腹痛:为最常见症状。多位于右下腹或脐周,间歇性发作,常为痉挛性阵痛伴腹鸣。常于进餐后加重,排便或肛门排气后缓解。腹痛的发生可能与进餐引起胃肠反射或肠内容物通过炎症、狭窄肠段,引起局部肠痉挛有关。体检常有腹部压痛,部位多在右下腹。腹痛亦可由部分或完全性肠梗阻引起,此时伴有肠梗阻症状。出现持续性腹痛和明显压痛,提示炎症波及腹膜或腹腔内脓肿形成。全腹剧痛和腹肌紧张,提示病变肠段急性穿孔。

(2)腹泻:亦为本病常见症状,主要由病变肠段炎症渗出、蠕动增加及继发性吸收不良引起。腹泻先是间歇发作,病程后期可转为持续性。粪便多为糊状,一般无脓血和黏液。病变涉及下段结肠或肛门直肠者,可有黏液血便及里急后重。

(3)腹部包块:见于 10%~20%患者,由于肠粘连、肠壁增厚、肠系膜淋巴结肿大、内瘘或局部脓肿形成所致。多位于右下腹与脐周。固定的腹块提示有粘连,多已有内瘘形成。

(4)瘘管形成:是克罗恩病的特征性临床表现,因透壁性炎性病变穿透肠壁全层至肠外组织或器官而成。瘘分内瘘和外瘘,前者可通向其他肠段、肠系膜、膀胱、输尿管、阴道、腹膜后等处,后者通向腹壁或肛周皮肤。肠段之间内瘘形成可致腹泻加重及营养不良。肠瘘通向的组织与器官因粪便污染可致继发性感染。外瘘或通向膀胱、阴道的内瘘均可见粪便与气体排出。

(5)肛门周围病变:包括肛门周围瘘管、脓肿形成及肛裂等病变,见于部分患者,有结肠受累者较多见。有时这些病变可为本病的首发或突出的临床表现。

2.全身表现

(1)发热:为常见的全身表现之一,与肠道炎症活动及继发感染有关。间歇性低热或中度热常见,少数呈弛张高热伴毒血症。少数患者以发热为主要症状,甚至较长时间不明原因发热之后才出现消化道症状。

(2)营养障碍:由慢性腹泻、食欲减退及慢性消耗等因素所致。主要表现为体重下降,可有贫血、低蛋白血症和维生素缺乏等表现。青春期前患者常有生长发育迟滞。

3.肠外表现

本病肠外表现与溃疡性结肠炎的肠外表现相似,但发生率较高,据我国统计报道以口腔黏膜溃疡、皮肤结节性红斑、关节炎及眼病为常见。

(四)护理

1.护理目标

患者腹泻、腹痛缓解,营养改善,体重恢复,无并发症。

2.护理措施

(1)一般护理。①休息与活动:在急性发作期或病情严重时均应卧床休息,缓解期适当休息,注意劳逸结合。必须戒烟。②合理饮食:一般给高营养低渣饮食,适当给予叶酸、维生素 B_{12} 等多种维生素。重症患者酌用要素饮食或全胃肠外营养,除营养支持外还有助诱导缓解。

(2)病情观察:观察患者腹泻的次数、性质,腹泻伴随症状,如发热、腹痛等,监测粪便检查结果。严密观察腹痛的性质、部位,以及生命体征的变化,测量患者的体重,监测血红蛋白、血清电解质和清蛋白的变化,了解营养状况的变化。

(3)用药护理:遵医嘱腹痛、腹泻可使用抗胆碱能药物或止泻药,合并感染者静脉途径给予广谱抗生素。给予柳氮磺吡啶(SASP)、糖皮质激素、免疫抑制剂等治疗,以控制病情,使腹痛缓解。注意避免药物的不良反应,如应嘱患者餐后服药,服药期间定期复查血象,不可随意停药,防止反跳现象等。

(4)心理护理:向患者解释病情,使患者树立战胜疾病信心,自觉地配合治疗。

(5)健康指导。①疾病知识指导:指导患者合理休息与活动,戒烟,食用质软、易消化、少纤维素又富含营养、有足够热量的食物,避免食用冷饮、水果、多纤维的蔬菜及其他刺激性食物,忌食牛乳和乳制品。②安慰鼓励患者:使患者树立信心,积极地配合治疗。③用药指导:嘱患者坚持服药并了解药物的不良反应,病情有异常变化要及时就诊。

3.护理评价

患者腹泻、腹痛缓解,无发热、营养不良,体重增加。

（满中萍）

参 考 文 献

[1] 徐玮,张磊,孙丽君,等.现代内科疾病诊疗精要[M].青岛:中国海洋大学出版社,2021.

[2] 李欣吉,郭小庆,宋洁,等.实用内科疾病诊疗常规[M].青岛:中国海洋大学出版社,2020.

[3] 张鸣青.内科诊疗精粹[M].济南:山东大学出版社,2021.

[4] 王蓓,彭飞,杨亚娟.内科疾病健康宣教手册[M].上海:上海科学技术出版社,2020.

[5] 赵晓宁.内科疾病诊断与治疗精要[M].开封:河南大学出版社,2021.

[6] 方千峰.常见内科疾病临床诊治与进展[M].北京:中国纺织出版社,2020.

[7] 王桥霞.临床内科疾病诊疗[M].北京:科学技术文献出版社,2020.

[8] 金琦.内科临床诊断与治疗要点[M].北京:中国纺织出版社,2021.

[9] 扈红蕾.内科疾病临床指南[M].长春:吉林科学技术出版社,2020.

[10] 孙京喜.内科疾病诊断与防治[M].北京:中国纺织出版社,2020.

[11] 赵振兴.内科疾病临证点拨[M].太原:山西科学技术出版社,2021.

[12] 周光耀.实用内科疾病诊疗技术[M].天津:天津科学技术出版社,2020.

[13] 王少杰.内科疾病诊断治疗学[M].天津:天津科学技术出版社,2020.

[14] 黄佳滨.实用内科疾病诊治实践[M].北京:中国纺织出版社,2021.

[15] 王佳宏.内科疾病诊疗与临床检验[M].天津:天津科学技术出版社,2020.

[16] 李海霞.临床内科疾病诊治与康复[M].长春:吉林科学技术出版社,2020.

[17] 邹琼辉.常见内科疾病诊疗与预防[M].汕头:汕头大学出版社,2021.

[18] 刘兵.临床内科疾病诊断与治疗[M].北京:科学技术文献出版社,2020.

[19] 黄峰.实用内科诊断治疗学[M].济南:山东大学出版社,2021.

[20] 甘晓雅.临床内科疾病的诊治与护理[M].北京:科学技术文献出版社,2020.

[21] 王为光.现代内科疾病临床诊疗[M].北京:中国纺织出版社,2021.

[22] 金爱萍.内科疾病鉴别诊断学[M].天津:天津科学技术出版社,2020.

[23] 李振作.临床内科疾病诊断与治疗[M].南昌:江西科学技术出版社,2020.

[24] 刘丹,吕鸥,张兰.临床常见内科疾病与用药规范[M].北京:中国纺织出版社,2021.

[25] 马路.临床内科疾病诊断与治疗[M].天津:天津科学技术出版社,2020.

[26] 吴展华.现代临床内科疾病学[M].天津:天津科学技术出版社,2020.

[27] 徐新娟,杨毅宁.内科临床诊疗思维解析[M].北京:科学出版社,2021.

[28] 常文龙.内科疾病临床检验与治疗[M].天津:天津科学技术出版社,2020.

[29] 刘江波,徐琦,王秀英.临床内科疾病诊疗与药物应用[M].汕头:汕头大学出版社,2021.

[30] 徐玉生.现代内科疾病诊疗思维[M].北京:科学技术文献出版社,2020.

[31] 赵淑堂.临床内科常见病理论与诊断精要[M].哈尔滨:黑龙江科学技术出版社,2021.

[32] 赵粤.现代临床内科疾病诊疗[M].北京:科学技术文献出版社,2020.

[33] 徐化高.现代实用内科疾病诊疗学[M].北京:中国纺织出版社,2021.

[34] 耿海林.实用内科疾病治疗学[M].哈尔滨:黑龙江科学技术出版社,2020.

[35] 刘雪艳.内科常见疾病临床诊断与治疗[M].哈尔滨:黑龙江科学技术出版社,2021.

[36] 孙尚斐,庄培英,曾艳芳.头孢曲松钠联合盐酸氨溴索治疗老年慢性支气管炎的效果研究[J].当代医药论丛,2021,19(12):101-102.

[37] 尚喜雨,曲震理,刘尚书,等.艾叶提取物对2型糖尿病小鼠血糖和氧化应激的影响[J].中国现代医药杂志,2020,22(5):35-37.

[38] 曾雪亮,李蓓,曾韬慧,等.穿心莲内酯抗心律失常作用及机制研究[J].中国医学创新,2021,18(15):7-10.

[39] 陈芸,付惠玲,汪宇.甲型、乙型流行性感冒患儿口服磷酸奥司他韦的治疗效果对比观察[J].山东医药,2020,60(30):84-86.

[40] 刘书艳,贾志英,米亚静.依那普利联合氢氯噻嗪治疗小儿急性肾小球肾炎疗效及对血清IL-18和sFas/sFasL水平的影响[J].实验与检验医学,2021,39(3):581-584.